图解疼痛治疗学
Pain Review

第2版

原　著　Steven D. Waldman
主　译　王保国　罗　芳　安立新

人民卫生出版社
·北　京·

图书在版编目（CIP）数据

图解疼痛治疗学/（美）史蒂芬·D. 沃尔德曼
（Steven D. Waldman）原著；王保国，罗芳，安立新主
译. —北京：人民卫生出版社，2021.10
　　ISBN 978-7-117-31936-2

　　Ⅰ.①图… Ⅱ.①史…②王…③罗…④安… Ⅲ.
①疼痛-治疗学-图解 Ⅳ.①R441.1-64

　　中国版本图书馆 CIP 数据核字（2021）第 161942 号

人卫智网　www.ipmph.com	医学教育、学术、考试、健康， 购书智慧智能综合服务平台	
人卫官网　www.pmph.com	人卫官方资讯发布平台	

图字：01-2017-5546 号

图解疼痛治疗学
Tujie Tengtong Zhiliaoxue

主　　译：王保国　罗芳　安立新
出版发行：人民卫生出版社（中继线 010-59780011）
地　　址：北京市朝阳区潘家园南里 19 号
邮　　编：100021
E - mail：pmph @ pmph.com
购书热线：010-59787592　010-59787584　010-65264830
印　　刷：北京盛通印刷股份有限公司
经　　销：新华书店
开　　本：889×1194　1/16　印张：48
字　　数：2037 千字
版　　次：2021 年 10 月第 1 版
印　　次：2021 年 11 月第 1 次印刷
标准书号：ISBN 978-7-117-31936-2
定　　价：398.00 元

打击盗版举报电话：010-59787491　E-mail：WQ @ pmph.com
质量问题联系电话：010-59787234　E-mail：zhiliang @ pmph.com

图解疼痛治疗学
Pain Review

第2版

原　著　Steven D. Waldman

主　译　王保国　罗　芳　安立新

译校者（按姓氏拼音排序）

安立新　边佳佳　陈　征　韩雪野　季雨薇

贾子普　李多依　李文静　罗　芳　孟　岚

任　浩　齐　正　申　颖　孙晨力　汪　洋

王保国　王清原　王邵恒　王喜迎　王晓迪

熊　蔚　徐　瑾　杨　莹　姚敬文　张一强

赵春美　周明月

人民卫生出版社
·北京·

ELSEVIER

Elsevier(Singapore) Pte Ltd.

3 Killiney Road

#08-01 Winsland House I

Singapore 239519

Tel:(65) 6349-0200

Fax:(65) 6733-1817

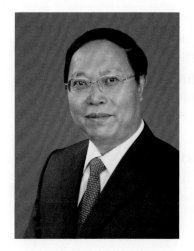

王保国，国务院特殊津贴专家，留美博士后。首都医科大学三博脑科医院党委书记，麻醉学科首席专家，首都医科大学麻醉学系教授、博士研究生导师。历任首都医科大学附属北京天坛医院麻醉科主任、医务处长、院长助理；三博脑科医院管理集团股份有限公司副总经理；中国非公立医疗机构协会常务理事和麻醉专业委员会首任主任委员；北京医师协会疼痛专科医师分会会长，麻醉专科医师分会首任会长；北京市临床麻醉和疼痛治疗质量控制与改进中心第一至第五届主任；北京医师协会疑难疼痛会诊中心主任；中华医学会麻醉学分会神经外科麻醉学组首任组长；亚洲神经外科麻醉和重症治疗学会第三任会长；中国医师协会麻醉学医师分会第一至第五届常务委员、疼痛专业委员会第一和第二届常务委员、神经调控专业委员会第一至第三届常务委员；北京健康管理协会副会长；北京医院协会常务理事。主要研究方向：神经外科麻醉、疑难疼痛诊疗、血液保护、脑健康和脑保护。已培养博士后5人、博士20余人、硕士60余人。承担国家"七五"攻关、"八五"攻关、"863"计划、"973"计划、国家重点研发计划重点专项、国家自然科学基金等项目课题。曾获国家"八五"攻关重大成果奖、国家科技进步三等奖、北京市科技进步二等奖和三等奖及全国防治非典型肺炎优秀共产党员和先进工作者荣誉，入选2017年全国人民好医生。

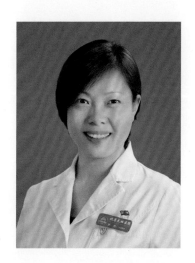

罗芳，麻醉学博士，主任医师，教授，博士研究生导师。首都医科大学附属北京天坛医院疼痛科主任。中国医师协会疼痛医师专业委员会常务委员，中国软组织疼痛协会副主任委员，中国女医师协会疼痛医师分会常务委员，北京医师协会疼痛专科医师分会副会长，《中国疼痛医学杂志》编委。发表第一或责任作者SCI论文42篇。获得北京市卫生局科技成果二等奖（第一完成人）。申请并转化专利3项。擅长头面部疼痛诊治、颈椎间盘腰椎间盘源性疼痛介入治疗、吗啡泵治疗癌痛。

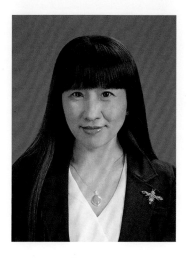

安立新，医学博士，主任医师，副教授，硕士研究生导师。首都医科大学附属北京友谊医院麻醉科副主任。现任中国中西医结合学会麻醉专业委员会第三届常务委员、中华医学会麻醉学分会中西医结合学组秘书、北京中西医结合学会麻醉与镇痛专业委员会委员、中国心胸血管麻醉学会围手术期感染控制分会委员、中国心胸血管麻醉学会日间手术麻醉分会委员。BMC anesthesiology等多种SCI杂志审稿专家。主要研究方向：全身麻醉药的神经毒性作用；针药复合麻醉在围手术期的应用。承担完成首都特色专项、北京市中医局项目、国家重点研发计划重点专项、教育教学课题等省部级、国家级项目9项，发表SCI文章10余篇，荣获2020年度首都医科大学教学奖。

译者序

第 1 版 *Pain Review* 的中译版《图解疼痛治疗学》出版后，得到了疼痛专科医师的喜爱。Steven D. Waldman 博士在第 1 版的基础上出版了彩色的第 2 版。人民卫生出版社及时引进了翻译版权，由我联合首都医科大学附属北京天坛医院的罗芳教授和首都医科大学附属北京友谊医院的安立新教授，组织研究生和同事们共同完成翻译，奉献给大家。

第 2 版不但图片多为彩色，而且增加了新内容，尤其是增加了超声引导穿刺相关章节，可使疼痛的介入治疗更加精准。

在此，我再次衷心感谢 Steven D. Waldman 教授的好书，感谢人民卫生出版社给我们提供了翻译的机会，也感谢我们 3 位主译的研究生和同事们的翻译和校对工作。

由于时间仓促和水平有限，译文中不免存在不足和错误之处，敬请广大读者和专家指正。

王保国

2021 年于首都医科大学三博脑科医院

睡眠教学法:就是在睡觉的过程中利用磁盘或磁带学习的艺术或过程。

儿时,我总是对我和我哥哥 Howard 如饥似渴地阅读的漫画背面的广告着迷。其中的许多关于项目和服务的广告有一张特征性照片,一位留有大白胡子的俄罗斯科学家站在一位沉睡的女人旁边招徕顾客,宣传仅需 19.95 美元,你就可以买到可以教你睡觉时学习的课程。鉴于俄罗斯不久前刚发射了人造卫星,并引爆了一枚氢弹,我完全相信这是我以前所没有经历过的。我必须承认,我购买睡眠教学法的一部分欲望是因为我讨厌学校和一直在寻找更简单的方法来完成我的学业。

虽然我从来没有骗父母花 19.95 美元去购买睡眠教学法,他们还是给我买了一副 1.99 美元的 X 线视力眼镜,这在当时算得上是一大笔开销。不用说,它们几乎和我所预计的那样不起效,我开始怀疑刊登在漫画后面的其他广告是否也是个骗局。

读者可能会问:"一个关于睡觉学习的广告与疼痛治疗有何关系?"嗯,最近 26 年来我哥哥和我都在从事疼痛治疗的工作,我仍然总是能找到更容易的方法做事情。为了准备美国麻醉委员会的疼痛治疗再认证考试,我发现没有一本有条理和省时省力的参考书。于是我与出版公司联系,我们共同努力的结果是出版了 *Pain Review*。

在写这本书的过程中,我致力于不仅要讨论必需的特殊疼痛治疗的内容,而且章节的组织要短小、简洁,易于阅读。我相信,通过将庞杂的疼痛治疗相关知识分解成更小的、更易于管理的信息包,复习整个专业内容就变得不那么艰巨。我在各个章节中大量使用了插图,因为图片是最好的传递概念和技术的方式。

无论您是为准备疼痛治疗的认证考试,还是想更多地了解该专业,我希望本书都会满足您的需求,并帮助您学习。

Steven D. Waldman, MD, JD

原著致谢

"千里之行,始于足下。"
——老子

致我的孩子们——David Mayo、Corey、Jennifer 和 Reid——他们都厌倦了听我引用上述名言……但是,在日常生活中,他们仍然坚定不移地遵循着它永恒的智慧!

目录

第二篇　神经解剖学

第三篇　疼痛疾病

第四篇　诊断性检查

第五篇　神经阻滞、治疗性注射与高级介入性疼痛治疗技术

第六篇　物理和行为疗法

第七篇　药理学

第八篇　特殊人群

第九篇　疼痛治疗的伦理与法律问题

第1章
脑神经概述

脑神经检查异常能够提示临床医师患者可能存在中枢神经系统疾病,也可能患有严重的全身性疾病。所以,应对所有患有不明原因的疼痛患者进行细致的脑神经检查。脑神经异常可能涉及某一个或多个脑神经。识别这些脑神经的异常有助于中枢神经系统病变的定位,或利于观察一些疾病的演变或发展过程,如脑膜炎、假性脑瘤,或存在的全身性疾病如糖尿病、结节病、食物中毒、重症肌无力、吉兰-巴雷综合征、血管炎等。特殊的脑神经异常的常见原因将在各个章节中讨论。表1-1列举了12对脑神经。"登上古老的奥林匹亚塔,一个芬兰人和一个德国人在跳马"这首经典的藏头诗已经被新的表盘模式记忆方法所取代,以帮助学习者更好地记忆脑神经的名称和功能(图1-1)。表盘模式列出的脑神经将在后续章节中逐一介绍。

中讨论。脑神经的传出纤维起源于大脑深处的运动神经核,从大脑和脑干表面穿出(图1-2)。脑神经的传入纤维来自大脑外部的感觉器官(例如眼或鼻)或神经节,进入大脑,终止于感觉核。影响外周神经或神经干的病变称为核下病变。影响脑神经核的病变被称为核病变。影响脑神经与中枢连接的病变被称为核上病变。当评估患者存在脑神经异常时,应关注第一和第二对脑神经,即嗅神经和视神经,它们与鼻和眼的特殊解剖结构有着密切的联系,并且多种疾病可能表现为脑神经病变,这对临床医师是很有帮助的。其余的10对脑神经在结构和功能上更加与脊神经相似,因此,更易受来自外部病变的侵袭和/或挤压,如肿瘤、动脉瘤,或血管畸形,而不是原发性疾病。

表1-1　脑神经

- 第一对　嗅神经(olfactory nerve)
- 第二对　视神经(optic nerve)
- 第三对　动眼神经(oculomotor nerve)
- 第四对　滑车神经(trochlear nerve)
- 第五对　三叉神经(trigeminal nerve)
- 第六对　展神经(abducens nerve)
- 第七对　面神经(facial nerve)
- 第八对　听神经(acoustic/auditory/vestibulocochlear nerve)
- 第九对　舌咽神经(glossopharyngeal nerve)
- 第十对　迷走神经(vagus nerve)
- 第十一对　副神经(accessory nerve)
- 第十二对　舌下神经(hypoglossal nerve)

为更好地理解脑神经功能异常,首先要掌握其解剖。本章概要介绍12对脑神经,具体的脑神经解剖学将在各个章节

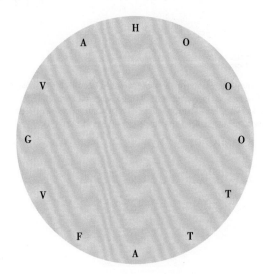

图1-1　12对脑神经表盘模式图

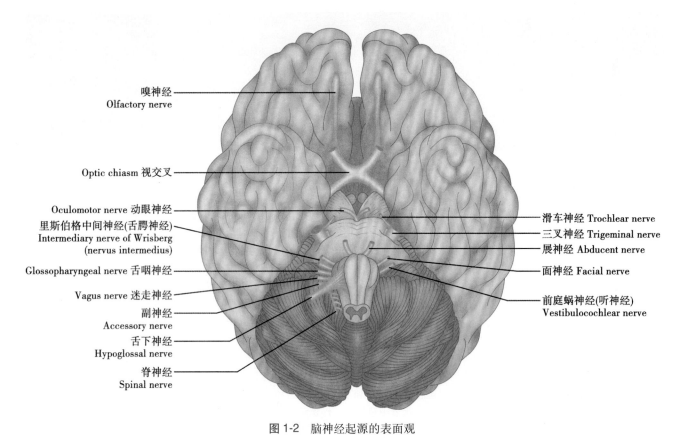

图 1-2 脑神经起源的表面观

（李多依 王保国 译）

推荐阅读

Fisch A: Clinical examination of the cranial nerves. In Tubbs RS, Rizk E, Shoja MM, et al (eds): Nerves and Nerve Injuries, San Diego, Academic Press, 2015, pp 195–225.
Weiss K, Eldevik OP, Bieliauskas L, et al: Cranial nerve clock: Part I. A declarative memory paradigm, Academic Radiology 8:1215–1222, 2001.

嗅神经是第一对脑神经,用罗马数字 I 来表示。嗅神经由负责嗅觉的特殊传入神经纤维组成(图 2-1)。嗅神经及其相连结构由嗅觉感受细胞组成,它是一种化学感受器,位于鼻腔顶部、鼻中隔和上鼻甲的嗅上皮中(图 2-2)。吸入的物质进入鼻腔,在鼻腔潮湿的环境中溶解会刺激化学感受器,当达到阈值后,这些化学感受器便产生动作电位。动作电位的触发与刺激强度成正比。外界刺激经嗅神经纤维穿过筛板到达嗅球(二级感觉神经元胞体所在处),然后组成嗅束。

嗅束投射到大脑皮质的外侧、中间及内侧的嗅觉区域。外侧嗅觉区域对人体的嗅觉最为重要,中间区域则次之。内侧嗅觉区域与边缘系统相联系,介导人体对气味的情绪反应。如图 2-3 所示嗅觉感受细胞、嗅觉上皮、嗅球、嗅束和相关区域合称为嗅脑。

嗅觉的 3 个区域通过相互联系的纤维网与自主神经中枢相互作用。内侧前脑束将三个嗅觉区域的信息传递至丘脑下部,终纹则将嗅觉信息由杏仁核传递至大脑皮质的视前区。髓纹携嗅觉信息至缰核,并与下丘脑表面的一些脑神经相连,共同介导对气味的内脏反应。例如迷走神经(第十对脑神经)的背侧感觉核可以调节恶心呕吐并改变胃肠道的运动,而上下泌涎核则可调节唾液分泌。

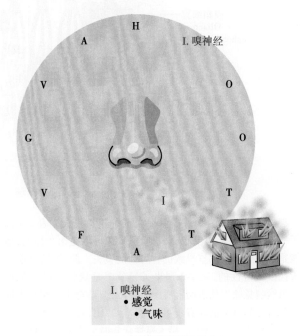

I. 嗅神经
- 感觉
- 气味

图 2-1　嗅神经(脑神经 I)

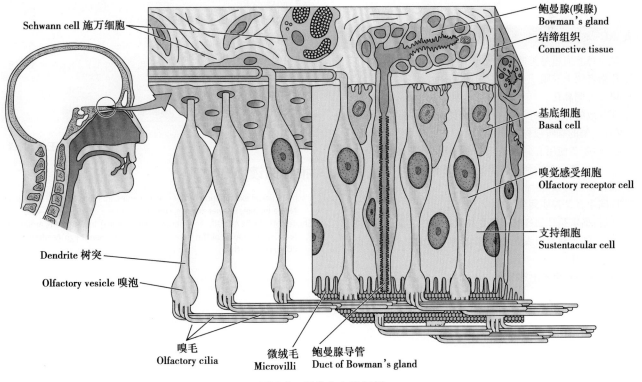

Schwann cell 施万细胞

鲍曼腺(嗅腺)
Bowman's gland

结缔组织
Connective tissue

基底细胞
Basal cell

嗅觉感受细胞
Olfactory receptor cell

支持细胞
Sustentacular cell

Dendrite 树突

Olfactory vesicle 嗅泡

嗅毛
Olfactory cilia

微绒毛
Microvilli

鲍曼腺导管
Duct of Bowman's gland

图 2-2　嗅觉上皮的解剖

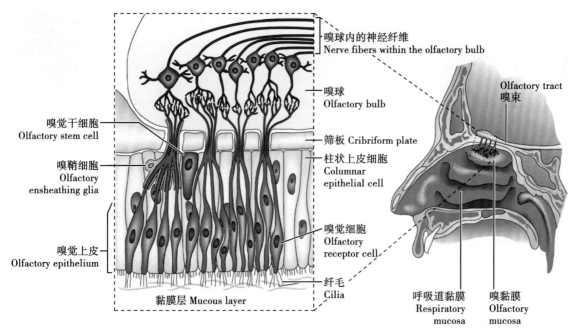

图 2-3 嗅球、嗅束和嗅觉相关区域

嗅神经的异常会导致嗅觉缺失或称嗅觉丧失。表 2-1 描述了一种简单的嗅觉测试方法。嗅觉缺失可以是永久性的，也可能是严重过敏或感冒导致的暂时性的丧失。此外，还可能为先天性或获得性的，表 2-2 列出了导致嗅觉缺失的最常见原因。虽然嗅觉缺失从表面上看影响甚微，但是对于一些对人体具有危害性的日常活动有着重要的警示作用，它的缺失会与一些疾病或死亡有关。例如，摄入腐烂食物时无法闻到食物散发出来的有毒气体的味道，如硫醇的味道；屋子起火后也无法闻到浓烟的味道等，这些危险所致的伤害都是无法闻到气味所致。

表 2-1 如何测试嗅神经的功能
1. 确定鼻腔通道是否通畅
2. 让患者闭上双眼
3. 堵住一侧鼻孔
4. 在开放的鼻孔附近放置一个装有无刺激气味物质的小瓶（如新鲜的咖啡或柠檬油） 注意：避免使用有刺激性气味的物质如薄荷油，因为这些可能会刺激到鼻黏膜三叉神经末梢
5. 嘱患者用力吸气
6. 询问患者是否能闻到气味 注意：确定是什么气味需要更高级中枢的功能，此处重要的是检查患者是否能感知到气味的存在而非识别气味
7. 另一侧鼻孔重复上述步骤

表 2-2 嗅觉缺失的原因
• 先天性
• 上呼吸道感染
• 含有锌的鼻喷剂
• 面部或鼻外伤
• 长期暴露于烟草的烟雾中
• 扁桃体肿大
• 鼻息肉
• 副鼻窦炎
• 颅脑外伤损伤了筛板或皮质嗅觉区
• 脑血管意外
• 位于以下部位的肿瘤 鼻旁窦 垂体 前颅窝肿瘤，如胶质瘤、脑膜瘤、神经母细胞瘤

（李多依　王保国 译）

推荐阅读

Fisch A: Clinical examination of the cranial nerves. In: Tubbs RS (ed): Nerves and Nerve Injuries, Elsevier Science, London, Volume 2, 2015, pp 195–225.

Shipley MT, Puche AC: Olfactory nerve (cranial nerve I). In: Daroff RB, Aminoff MJ (eds): Encyclopedia of the Neurological Sciences, San Diego, Academic Press, 2014, pp 638–642.

视神经的功能解剖

视神经被称为第二对脑神经,以罗马数字Ⅱ表示。视神经由特殊感觉传入纤维将视觉冲动从视网膜传递至大脑皮质进行处理和翻译(图3-1)。临床医生需要先了解与视神经功能异常相关的解剖结构,以便能更好地了解视觉异常的发生机制。光线以光子的形式进入眼,依次穿过角膜、房水、瞳孔、晶状体和玻璃体最后到达视网膜(图3-1)。位于视网膜深层的视锥细胞和视杆细胞是特殊的感光细胞,将光学信号转变为电信号。感光细胞受到刺激发生超极化,使得视觉传导通路上的二级感觉神经元双极细胞发生去极化(刺激)或超极化(抑制)。

双极细胞突触具有刺激型节细胞和抑制型节细胞,它们是视觉传导通路上的二级感觉神经元。节细胞的轴突在视网膜中心附近的视盘聚集后穿出到达眼球的后侧面构成视神经(脑神经Ⅱ)(图3-2)。视神经从视神经管穿出眼眶,进入颅中窝与同侧的视神经汇合形成视交叉。每一侧的视神经部分纤维穿过中线并穿出视交叉加入对侧视束(图3-3)。

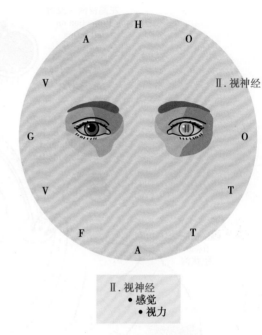

Ⅱ.视神经
- 感觉
- 视力

图3-1 视神经(脑神经Ⅱ)

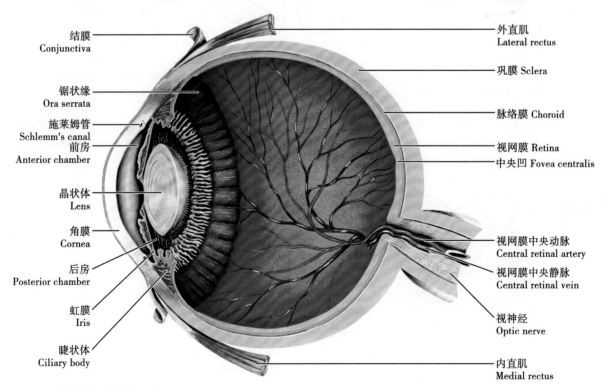

结膜 Conjunctiva
锯状缘 Ora serrata
施莱姆管 Schlemm's canal
前房 Anterior chamber
晶状体 Lens
角膜 Cornea
后房 Posterior chamber
虹膜 Iris
睫状体 Ciliary body

外直肌 Lateral rectus
巩膜 Sclera
脉络膜 Choroid
视网膜 Retina
中央凹 Fovea centralis
视网膜中央动脉 Central retinal artery
视网膜中央静脉 Central retinal vein
视神经 Optic nerve
内直肌 Medial rectus

图3-2 光在眼内的传导通路。(From Aaron M, Solley WA, Broocker G:Chapter 1-General Eye Examination. In:Palay DA, Krachmer JH[eds]:Primary Care Ophthalmology, ed 2. Philadelphia, Mosby, 2005, pp 1-23.)

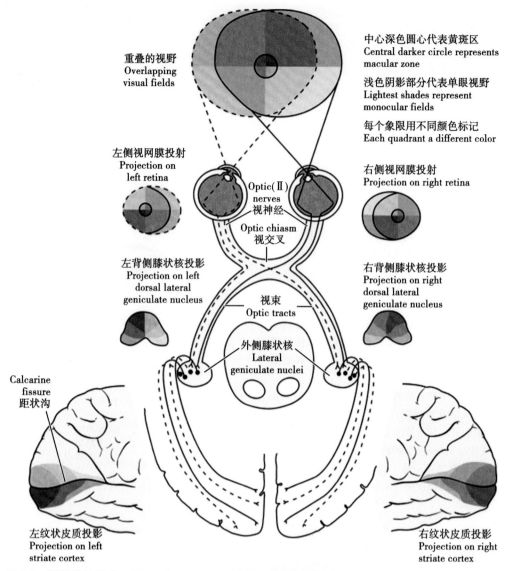

中心深色圆心代表黄斑区
Central darker circle represents macular zone

浅色阴影部分代表单眼视野
Lightest shades represent monocular fields

每个象限用不同颜色标记
Each quadrant a different color

重叠的视野
Overlapping visual fields

左侧视网膜投射
Projection on left retina

右侧视网膜投射
Projection on right retina

Optic(Ⅱ) nerves 视神经

Optic chiasm 视交叉

左背侧膝状核投影
Projection on left dorsal lateral geniculate nucleus

右背侧膝状核投影
Projection on right dorsal lateral geniculate nucleus

视束
Optic tracts

外侧膝状核
Lateral geniculate nuclei

Calcarine fissure 距状沟

左纹状皮质投影
Projection on left striate cortex

右纹状皮质投影
Projection on right striate cortex

图 3-3　视觉传导通路。(From Remington LA：Chapter 13-Visual Pathway. In：Remington LA(ed)：Clinical Anatomy and Physiology of the Visual System，ed 3. St. Louis，Butterworth-Heinemann，2012，pp 233-252.)

　　两侧的视神经纤维组成视束，经中脑的大脑脚绕行。在对侧的丘脑外侧膝状体核的三级感觉神经元与绝大部分神经束纤维组成突触（见图 3-3）。少部分视束纤维行至中脑前庭区为瞳孔的光反射提供必要信息。外侧膝状核内的三级感觉神经元通过视辐射投射到位于枕叶的初级视皮质（图 3-4）。

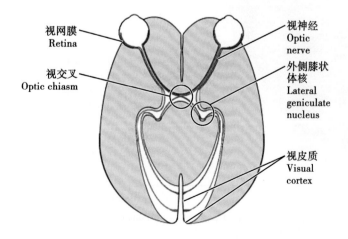

视网膜
Retina

视神经
Optic nerve

视交叉
Optic chiasm

外侧膝状体核
Lateral geniculate nucleus

视皮质
Visual cortex

图 3-4　视野传导通路。视觉通路从双眼视网膜开始经视神经离开眼。视野左侧光信号经过视交叉传递到右侧膝状核（LGN）。反之，视野右侧的信息传递到左侧膝状核。来自双眼的信息在视交叉处交叉。视觉信息从双侧膝状核传递到各自大脑半球的视皮质。(From Escobar A：Qualia as the fundamental nature of visual awareness. J Theor Biol 2011；279[1]：172-176.)

视野传导通路

当眼睛固定注视前方一点时,该眼所能看到的全部范围,称为视野。应记住,视野所见的光线经角膜穿过狭窄的瞳孔会聚进入眼内,然后投射到视网膜上形成上下颠倒的映像(图3-3)。这意味着视网膜的上半部分接受来自视野下半部分的光刺激,而下半部分接受视野上半部分的光刺激。此外,视网膜右侧接受来自视野左侧的光刺激,视网膜左侧接受来自视野右侧的光刺激。

由于两侧的节细胞以相同的方式由视网膜形成视神经并携带信息至初级视皮质,因此临床上为了方便将每只眼的视野分为4个象限:①鼻侧视网膜,位于内侧至中央凹;②颞侧

视网膜,位于外侧至中央凹;③上半部视网膜,位于上侧至中央凹;④下半部视网膜,位于下侧至中央凹(图3-3)。鼻侧视网膜节细胞的轴突于视交叉处交叉上行后投射到对侧膝状体核和中脑。颞侧视网膜节细胞的轴突在同侧传导并投射于同侧的膝状体核和中脑(图3-4)。上半部视网膜节细胞的轴突携带来自下视野投射的影像,通过顶叶的视觉辐射区传至距状沟上方的初级视皮质部位(图3-4和图3-5)。下半部视网膜节细胞的轴突携带来自上视野投射的影像,通过颞叶的视觉辐射区传至投射距状沟下方的初级视皮质部位(图3-4和图3-5)。从视网膜或中央凹发出的节细胞轴突投射到枕极顶部。临床医生可通过上述视觉通路和视神经的功能解剖学知识,根据患者的症状和视觉异常来推测受损的视觉通路部位。

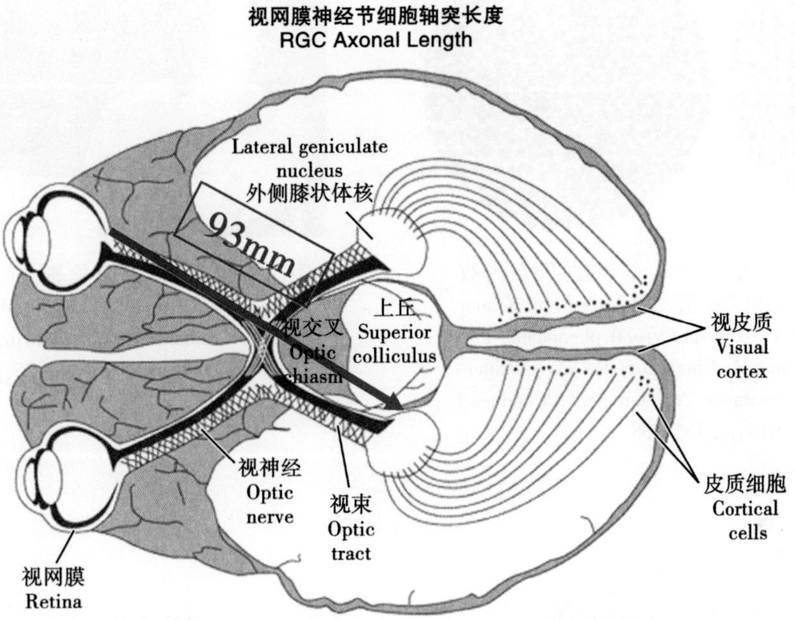

图 3-5 视束和来自视皮质的投射。(From Yücel Y,Gupta N:Glaucoma of the brain:a disease model for the study of transsynaptic neural degeneration. In:Nucci C,Cerulli L,Osborne NN,Bagetta G[eds]:Progress in Brain Research,San Diego,Elsevier,2008,Volume 173,pp 465-478.)

视神经和视觉通路的临床评估

评估视网膜功能对于评估视神经功能是非常必要的。临床医生要分别检查患者每只眼的视力。远视力使用斯涅伦视力表进行检查,近视力检测嘱患者尽力阅读距离眼前约35cm距离耶格近视力表上最小的字。色盲发生率约在男性为3%~4%,在女性则为0.3%。色盲的检查是通过让患者阅读等色图板,如Ishihara图板,视力正常的患者若无法读出图片中隐藏的数字可高度怀疑患有色盲症(图3-6)。

下一步与视觉通路有关的视神经功能评估的检查是查视野。虽然患者的面部特征和眼球或眼眶的形状会导致一些视野上的差异,但仍有一般规律可循。健康人可看到外侧90°~100°的范围和内侧60°左右的范围。眼球固定于中央,可看到上方50°~60°及下方60°~70°的范围。评估视野是否有缺失的

最简单的方法是面对面检查法。此法需要临床医师以自身视野作为对照。检查时,检查者位于患者对面约0.9m远,两人同时遮住对侧眼,检查者缓慢将自己的手指移至视野的4个象限,嘱患者在第二次看到手指时提示检查者,此时检查者对自己和患者所做的反应进行对比(图3-7)。临床医师应重视视野的检查结果,并应意识到一些特定形式的视野缺失与特定的视神经或视觉通路上的异常有关,例如枕叶的肿瘤或卒中常伴有同侧偏盲;垂体瘤的患者常伴有双颞侧偏盲等等(图3-8)。

进行视网膜和视盘眼底检查是评估视神经的一项必要内容。视神经盘位于眼底中心的内侧稍向上的部位,呈卵圆形,浅粉色。视盘边缘清晰且稍稍隆起(图3-9)。视神经盘苍白或情况欠佳高度提示视神经病变,如视神经头部的肿胀称为视盘水肿。视盘水肿往往是颅内压增高的病理征象(图3-10)。值得注意的是,多发性硬化合并视神经炎时表现可能与视盘水肿相似,诊断时容易混淆。

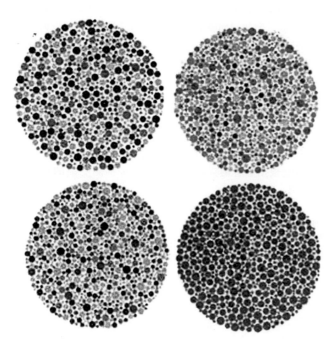

图 3-6　Ishihara 色盲测试显示(从左至右)圆盘内数字:29 和 5(第一排);2 和 16(第二排)。(From Kumar A,Choudhury R:Chapter 5-Unusual visual phenomena and colour blindness. In:Kumar A,Choudhury R[eds]:Principles of Colour and Appearance Measurement, Woodhead Publishing,Cambridge 2014,pp 185-208.)

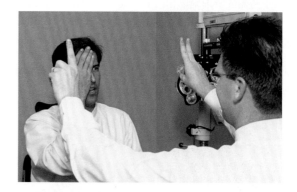

图 3-7　面对面法视野检查。(From Aaron M,Solley WA,Broocker G:Chapter 1-General Eye Examination. In:Palay DA,Krachmer JH[eds]:Primary Care Ophthalmology,ed 2. Philadelphia,Mosby,2005,pp 1-23.)

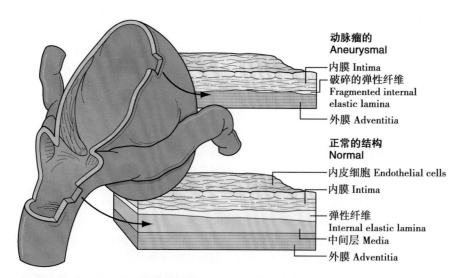

图 3-8　特定的视野缺失与特定的视神经和视觉通路功能异常相关,如同侧偏盲常与枕叶肿瘤或脑卒中相关;双颞侧偏盲常伴有垂体腺瘤和动脉瘤。(From Grant GA,Ellenbogen RG:Chapter 2-Clinical Evaluation of the Nervous System. In:Principles of Neurological Surgery,ed 3. Philadelphia,Saunders,2012,pp 37-52.)

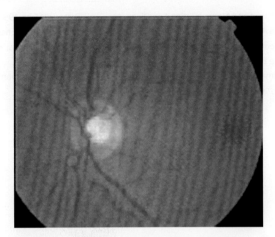

图 3-9　正常的视盘。（From Fingeret M，Medeiros FA，Susanna R Jr，Weinreb RN：Five rules to evaluate the optic disk and retinal nerve fiber layer for glaucoma. Optometry 2005；76［11］：661-668.）

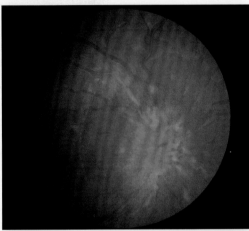

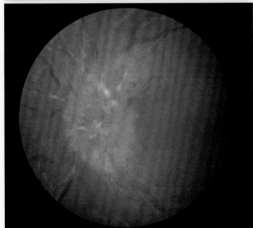

图 3-10　视盘水肿。（From Rogers DL：A review of pediatric idiopathic intracranial hypertension. Pediatr Clin North Am 2014；61［3］：579-590.）

眼底镜检查发现视网膜血管异常可以为临床医师提供有价值的诊断信息。视网膜中央动脉从视盘向外穿行出一小段距离，其闭塞可导致视觉突然丧失，并伴有视盘苍白水肿、动脉变细。视网膜动脉呈银丝状改变常提示动脉硬化。系统性高

血压可导致动脉变细，视网膜上出现棉絮样斑块。视神经和视觉通路常见异常疾病见表 3-1。

表 3-1　导致视觉损害的常见疾病

全身系统性疾病

- 糖尿病
- 高血压
- 维生素 A 缺乏
- 维生素 B_{12} 缺乏
- 铅中毒
- 偏头痛先兆
- Graves 病
- 结节病
- 胶原血管病
- 动脉硬化和卒中
- 镰状细胞（贫血）病
- 多发性硬化
- Refsum 病
- Tay-Sachs 病

感染

- HIV 相关感染，包括巨细胞病毒感染
- 沙眼
- 细菌感染，包括淋病双球菌
- 寄生虫感染，包括盘尾丝虫病
- 螺旋菌感染，包括梅毒
- 病毒感染
- 麻风

眼部疾病

- 黄斑变性
- 青光眼
- 白内障
- 视网膜色素炎
- 视锥和视杆细胞发育不良
- 卵黄状黄斑营养不良

创伤

- 烧伤
- 枪弹伤
- 药物不良反应
- 皮筋和橡皮条导致的损伤
- 鱼钩伤
- 烟花伤
- 运动所致损伤
- 眼部手术并发症

肿瘤

- 视神经胶质瘤
- 黑色素瘤
- 垂体腺瘤

（李多依　王保国　译）

推荐阅读

Fingeret M, Medeiros FA, Susanna Jr R, Weinreb RN: Five rules to evaluate the optic disk and retinal nerve fiber layer for glaucoma, Optometry - Journal of the American Optometric Association 76(11):661–668, 2005 Nov.

Fisch A: Clinical examination of the cranial nerves. In: Tubbs RS, et al (eds): Nerves and Nerve Injuries, San Diego, Academic Press, 2015,pp 195–225.

Sadun AA, Wang MY: Optic nerve (cranial nerve II). In: Aminoff M (ed): Encyclopedia of the Neurological Sciences, ed 2. San Diego, Academic Press, 2014, pp 672–674.

Waldman SD: Migraine headache. In: Waldman SD (ed): Atlas of Common Pain Syndromes, ed 3. Philadelphia, Saunders, 2015.

动眼神经是第三对脑神经,用罗马数字Ⅲ来表示,由一般躯体运动和一般内脏运动两种传出纤维组成,具有两种不同的功能。动眼神经的一般躯体运动纤维支配6组眼外肌的其中4组:①同侧下直肌;②同侧下斜肌;③同侧内直肌;④对侧上直肌(图4-1)。上斜肌由滑车神经(脑神经Ⅳ)支配;外直肌由展神经(脑神经Ⅵ)支配(参见第5章和第7章)。表4-1总结了6块眼外肌的功能。动眼神经的一般躯体传出纤维也支配上睑提肌的运动,上睑提肌可抬高上眼睑(图4-2)。

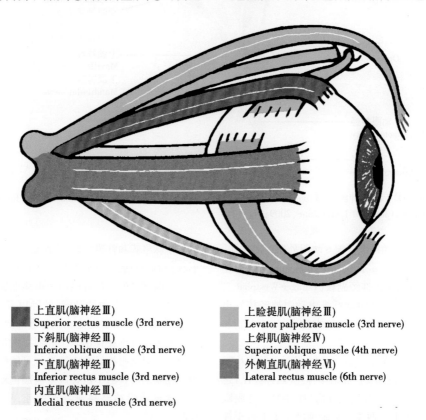

上直肌(脑神经Ⅲ)
Superior rectus muscle (3rd nerve)

下斜肌(脑神经Ⅲ)
Inferior oblique muscle (3rd nerve)

下直肌(脑神经Ⅲ)
Inferior rectus muscle (3rd nerve)

内直肌(脑神经Ⅲ)
Medial rectus muscle (3rd nerve)

上睑提肌(脑神经Ⅲ)
Levator palpebrae muscle (3rd nerve)

上斜肌(脑神经Ⅳ)
Superior oblique muscle (4th nerve)

外侧直肌(脑神经Ⅵ)
Lateral rectus muscle (6th nerve)

图 4-1　眼外肌。(From Wojno TH:Orbital Disease. In:Palay DA,Krachmer JH [eds],Primary Care Ophthalmology,ed 2. Philadelphia,Mosby,2005,pp 275-292.)

表 4-1　眼外肌的运动

肌肉	支配	主要活动	次要活动	其他
上直肌	CN Ⅲ	上提	内旋	内收
内直肌	CN Ⅲ	内收	…	…
下直肌	CN Ⅲ	下压	外旋	内收
下斜肌	CN Ⅲ	外旋	上提	外展
上斜肌	CN Ⅳ	内旋	下压	外展
外直肌	CN Ⅵ	外展	…	…

CN,脑神经。

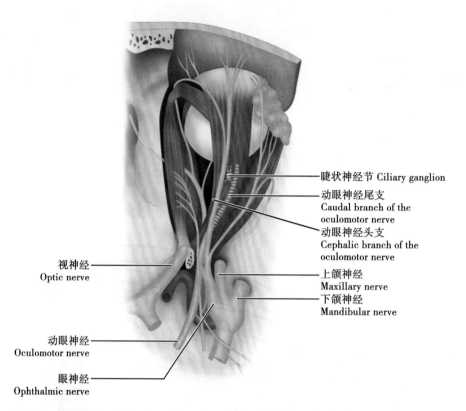

睫状神经节 Ciliary ganglion

动眼神经尾支 Caudal branch of the oculomotor nerve

动眼神经头支 Cephalic branch of the oculomotor nerve

视神经 Optic nerve

上颌神经 Maxillary nerve

下颌神经 Mandibular nerve

动眼神经 Oculomotor nerve

眼神经 Ophthalmic nerve

图 4-2 动眼神经。(From Jean-Pierre Barral：Manual Therapy for the Cranial Nerves. Edinburgh，Churchill Livingstone，2009；Fig. 12-1.)

动眼神经的一般躯体运动纤维支配 6 块眼外肌中的 4 块，它起源于中脑上丘平面大脑导水管腹侧中线附近的动眼神经核（图 4-3）。动眼神经核与动眼神经副核（Edinger-Westphal 二氏核）相邻（见下文）。一般躯体运动纤维由动眼神经核发出后穿行于中脑被盖腹侧，穿过红核及大脑脚的中部，于中脑和脑桥之间的脚间窝穿出。

动眼神经（脑神经Ⅲ）从脑干穿出，经过大脑后动脉和小脑上动脉，从硬脑膜穿出进入海绵窦。在滑车神经（脑神经Ⅳ）之上走行于海绵窦外侧壁，经眶上裂进入眶内（图 4-3）。在眼眶内穿过眼外肌腱环后分为上下两支。动眼神经上支上行至视神经外侧支配上直肌和上睑提肌。动眼神经下支又分为 3 支，支配内直肌、下直肌和下斜肌（图 4-2）。

动眼神经的一般内脏运动纤维通过副交感支配瞳孔括约肌和睫状肌参与调节反射和瞳孔对光反射（图 4-2）。进入眶内后，副交感的节前纤维下支与睫状神经节（位于眼外肌腱环附近上直肌深部）发生突触联系（图 4-2）。节后纤维以睫短神经穿出睫状神经节，并视神经附近进入眼球后方。节后纤维向前走行于脉络膜和虹膜之间，支配睫状肌（睫状肌改变晶状体的形状）和虹膜括约肌（收缩虹膜孔）（图 4-2）。

动眼神经的异常可能因中枢病变影响了动眼神经核或动眼神经副核，如卒中或肿瘤、脓肿以及动脉瘤等占位性病变。硬膜下血肿、矢状窦血栓或脓肿会导致颅内压增加，使动眼神经核或传出纤维在穿出脑干和眼眶时出现功能异常。由于脑脊液丢失对动眼神经造成的牵拉可能导致第三对脑神经的麻痹。糖尿病所致的小血管病变或颞侧动脉炎引起的脉管炎可能会导致动眼神经缺血甚至梗死，从而表现出相应的病理症状。

几乎所有的动眼神经病变都会表现出一些症状，如复视、斜视等眼外肌麻痹的症状，或者眼睑下垂使向上和向下视物不能等（图 4-4）。动眼神经内脏纤维受损可导致双侧瞳孔不等大、直接或间接对光反射消失和/或眼调节功能丧失。例如，梅毒常出现阿罗瞳孔（Argyll Robertson Pupil）、艾迪瞳（Adie's Pupil）和马卡斯-格恩瞳（Marcus Gunn Pupil）。

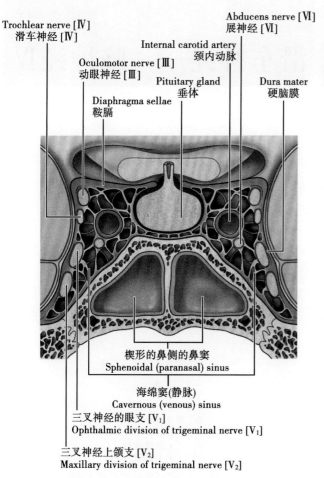

Trochlear nerve [Ⅳ]
滑车神经 [Ⅳ]

Oculomotor nerve [Ⅲ]
动眼神经 [Ⅲ]

Diaphragma sellae
鞍膈

Internal carotid artery
颈内动脉

Pituitary gland
垂体

Abducens nerve [Ⅵ]
展神经 [Ⅵ]

Dura mater
硬脑膜

楔形的鼻侧的鼻窦
Sphenoidal (paranasal) sinus

海绵窦(静脉)
Cavernous (venous) sinus

三叉神经的眼支 [V₁]
Ophthalmic division of trigeminal nerve [V₁]

三叉神经上颌支 [V₂]
Maxillary division of trigeminal nerve [V₂]

图 4-3 动眼神经(脑神经Ⅲ)从脑干穿出,经过大脑后动脉和小脑上动脉,从硬脑膜穿出进入海绵窦。在滑车神经(脑神经Ⅳ)之上走行于海绵窦外侧壁,经眶上裂进入眶内。(Reprinted from Drake R, Vogl W, Mitchell A: Gray's Anatomy for Students, ed2. London, Churchill Livingstone,2010;with permission.)

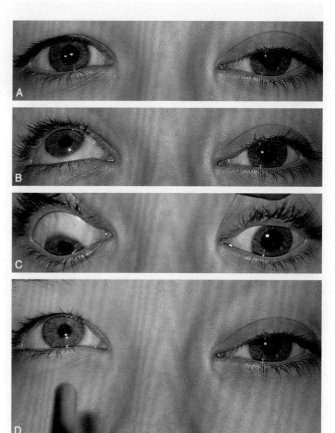

图 4-4 在大部分动眼神经疾病,主要表现为眼外肌麻痹征象,出现复视、斜视、不能向上或向下看或眼睑下垂(A～D)。(From Prasad S,Volpe NJ:Paralytic strabismus:third,fourth, and sixth nerve palsy. Neurol Clin 2010; 28 [3] pp 803-833.)

(李多依 王保国 译)

推荐阅读

Brazis PW: Isolated palsies of cranial nerves III, IV, and VI, Seminars in Neurology, 29 (2009), pp 14–28.

Prasad S, Volpe NJ: Paralytic strabismus: third, fourth, and sixth nerve palsy, Neurologic Clinics Volume 28(3):803–833, 2010 August.

Rucker JC, Rudich DS: Oculomotor nerve (cranial nerve III). In: Daroff RD, Aminoff MJ (eds): Encyclopedia of the Neurological Sciences, ed 2. 2014, pp 633–635.

Waldman SD: Post-dural puncture headache. In: Waldman SD (ed): Atlas of Uncommon Pain Syndromes, ed 3. Philadelphia, Saunders, 2015.

滑车神经(脑神经Ⅳ)以罗马数字Ⅳ表示,由一般躯体运动纤维组成,支配对侧眼眶的上斜肌(图5-1)。眼外上斜肌收缩(内收内旋),使眼球下压和外展。如第4章所述,眼外上斜肌与其他5块眼外肌一起参与眼睛跟踪或注视物体的功能。

滑车神经纤维起源于下丘水平的中脑被盖上大脑脚腹侧的滑车神经核。滑车神经从神经核发出后,绕过大脑脚向背侧穿行,然后交叉于前髓帆。交叉纤维在对侧下丘处出脑干背侧,然后绕过脑干,离开蛛网膜下腔,与动眼神经(脑神经Ⅲ)一起走行于小脑上动脉和大脑后动脉之间(图5-2)。然后进入海绵窦,在最前方与动眼神经(脑神经Ⅲ)、三叉神经(脑神经Ⅴ)、展神经(脑神经Ⅵ)一起沿海绵窦外侧壁走行。

滑车神经穿出海绵窦,经眶上裂进入眼眶。与动眼神经不同,滑车神经不穿过眼外肌腱环,而是从其上方经过(图5-3)。然后在上睑提肌和上直肌上方沿眶顶向内穿行,支配上斜肌(图5-2)。

中枢神经系统的病变如卒中和肿瘤、脓肿、动脉瘤等占位性病变都会造成滑车神经功能异常。硬膜下血肿、矢状窦血栓或脓肿导致的颅内压增加,使滑车神经核和/或传出纤维在穿出脑干和行至眼眶时受到损害,从而导致神经功能异常(图5-4)。由于脑脊液丢失对滑车神经造成的牵拉可能导致第四对脑神经麻痹。糖尿病所致的微血管病变或颞动脉炎引起的脉管炎可导致滑车神经缺血甚至梗死,从而表现出相应的病理症状。

几乎所有的滑车神经的病变都会表现出上斜肌麻痹,常见的表现是向内和向下注视障碍(图5-5)。患者通常主诉由于单

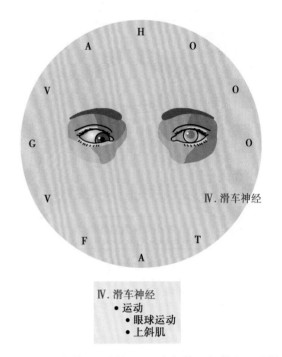

图 5-1　滑车神经(脑神经Ⅳ)由躯体一般传出运动纤维组成,支配对侧眼眶上斜肌

眼或双眼不能下视,造成下楼梯的困难。体格检查时临床医生可发现患者存在眼外翻(向外旋转),这是由于下斜肌失去对抗

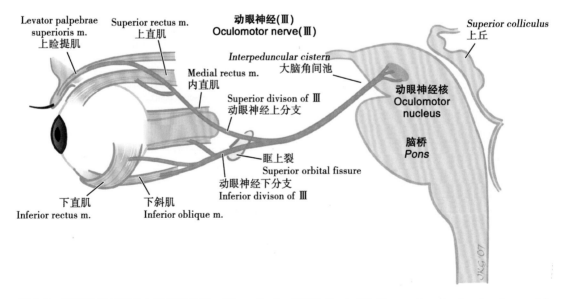

图 5-2　滑车神经与眼外上斜肌的关系。(From Smoker WRK,Reede DL:Denervation atrophy of motor cranial nerves. Neuroimaging Clinics of North America 2008 May;18[2]:387-411.)

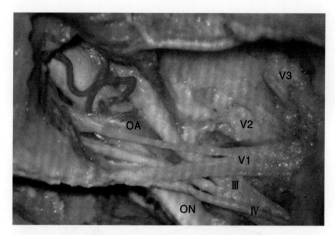

图 5-3　滑车神经走行。(From Iaconetta G, Notaris MD Galino AP：Chapter 21-Anatomy of the Trochlear Nerve. In：Tubbs RS, Rizk E, Shoja MM, et al[eds]. Nerves and Nerve Injuries. San Diego, Academic Press, 2015, pp 311-317.)

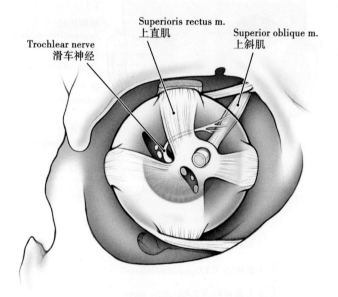

图 5-4　滑车神经末端与眼眶和眼外肌腱环之间的关系

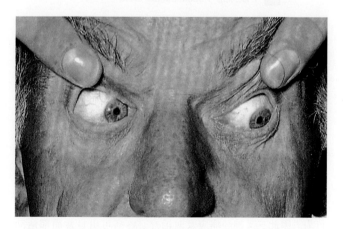

图 5-5　临床检查：右侧第四脑神经麻痹,65 岁,有 6 个月的垂直图像分离病史。注意右眼向下和向内的注视减少。(From Smoker WRK, Reede DL：Denervation atrophy of motor cranial nerves. Neuroimag Clin N Am 2008 May；18[2]：387-411.)

作用所致(图 5-6)。患者为了能向下看可能会通过将脸向前下偏转,同时将下颌转向患侧来代偿。

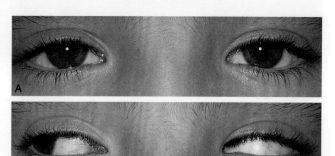

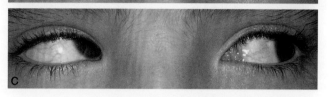

图 5-6　7 岁女童,双侧先天性第四脑神经麻痹。脑 MRI 正常。(A)双眼正视前方；(B)向右侧看时左眼上斜,左眼下斜肌作用过度；(C)向左看右眼上斜,右眼下斜肌作用过度。(From Prasad S, Volpe NJ：Paralytic strabismus：third, fourth, and sixth nerve palsy. Neurol Clin 2010 Aug；28[3]：803-833.)

（李多依　王保国　译）

推荐阅读

Brazis PW: Isolated palsies of cranial nerves III, IV, and VI, Seminars in Neurology 29:14-28, 2009.

Iaconetta G, Notaris M: Galino, AP: Anatomy of the trochlear nerve. In: Tubbs RS, Rizk E, Shoja MM, Loukas M, Barbaro N (eds): Nerves and Nerve Injuries, San Diego, Academic Press, 2015, pp 311–317.

Prasad S, Volpe NJ: Paralytic strabismus: third, fourth, and sixth nerve palsy, Neurologic Clinics 28:803–833, 2010 August.

Rucker JC, Rudich DS: Trochlear nerve (cranial nerve IV). In: Daroff RB, Aminoff MJ (eds): Encyclopedia of the Neurological Sciences, ed 2. 2014, pp 534–535.

Waldman SD: Post-dural puncture headache. In: Waldman SD (ed): Atlas of Uncommon Pain Syndromes, ed 3. Philadelphia, Saunders, 2015.

三叉神经是第五对脑神经,以罗马数字Ⅴ表示。三叉神经有三大分支,伺服前额和眼部(眼支Ⅴ1)、面颊(上颌支Ⅴ2)及下面部和下颌(下颌支Ⅴ3)区域的皮肤感觉,此外还支配咀嚼肌的运动(图6-1)。三叉神经的纤维起源于最大的脑神经核——三叉神经核。三叉神经核从中脑一直延伸至上颈髓,并分为三部分:①三叉神经中脑核,接受来自下颌和牙的本体感受器和机械感受器纤维;②三叉神经脑桥核,接受传导触觉和位置觉的纤维;③三叉神经脊束核,接受传导痛温觉的纤维。

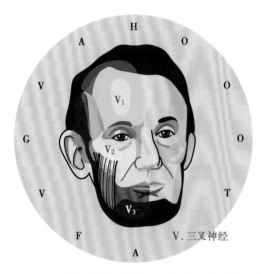

图6-1 三叉神经(脑神经Ⅴ)。三叉神经有三大分支,伺服前额和眼部(眼支Ⅴ1)、面颊(上颌支Ⅴ2)、下面部和下颌(下颌支Ⅴ3)区域的皮肤感觉,此外还支配咀嚼肌的运动

三叉神经的感觉纤维在中脑脑桥水平接受小的运动神经根的加入,在颅后窝前侧方穿行并跨过岩骨,进入由硬脑膜向颅中窝凹陷形成的凹槽,这个凹槽称美克尔腔。神经节后方的硬膜囊称为三叉神经池,内含脑脊液。

三叉神经节呈独木舟状,分为三大感觉分支:①眼支(Ⅴ1)由眶上裂出颅;②上颌支(Ⅴ2)经圆孔出颅后进入翼腭窝,继续前行经眶下裂入眶;③下颌支(Ⅴ3)经卵圆孔前行出颅(图6-2)。一些小的运动神经根经卵圆孔离开颅腔,汇入下颌支。

三叉神经节发出的三大主支(图6-3)由不同的部位出颅后各自分布到不同的皮肤区域。每个分支经不同部位离开头颅。第一支(Ⅴ1:眼神经)由眶上裂出颅入眶,分布到眼球和前额以上的皮肤。

第二支(Ⅴ2:上颌神经),经圆孔出颅入眶后间隙,即翼腭窝。然后加入眶下管行至眶下,经眶下孔出眶。分布到眼下方

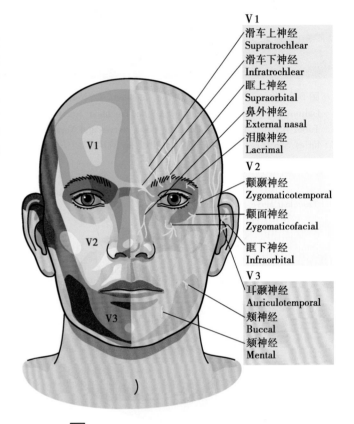

V1
滑车上神经 Supratrochlear
滑车下神经 Infratrochlear
眶上神经 Supraorbital
鼻外神经 External nasal
泪腺神经 Lacrimal

V2
颧颞神经 Zygomaticotemporal
颧面神经 Zygomaticofacial
眶下神经 Infraorbital

V3
耳颞神经 Auriculotemporal
颊神经 Buccal
颏神经 Mental

■ 眼神经 V1,Ophthalmic nerve
□ 上颌神经 V2,Maxillary nerve
■ 下颌神经 V3,Mandibular nerve

图6-2 三叉神经的感觉分支和外周分支。(From Waldman SD:Atlas of Interventional Pain Management,ed 4. Philadelphia,Saunders,2015;Fig. 16-1.)

和口上方的皮肤区域。第三支(Ⅴ3:下颌神经)自卵圆孔出颅,它的感觉纤维直接分布到靶组织,或再入颏管伺服牙齿区域感觉,其终末分支向前方经颏孔穿出,伺服下颌部的皮肤感觉。

三叉神经病变通常表现为三叉神经痛,但也可表现为感觉障碍、听力损害等(表6-1)。迂曲的血管在三叉神经根出脑干段压迫三叉神经可导致三叉神经痛。听神经瘤、胆脂瘤、动脉瘤、血管瘤以及颅骨畸形均可产生神经受压。三叉神经痛的严重程度与集丛性头痛相当。难以控制的疼痛还可能导致自杀行为。因此三叉神经痛应及时治疗。疼痛可由日常面部活动所诱发,如刷牙、剃须、洗脸等。大多数患者的疼痛可用药物控制。2%~3%的三叉神经痛患者同时伴有多发性硬化。三叉神经痛又叫作痛性抽搐。很少发生单纯三叉神经下颌支麻痹(图6-4)。

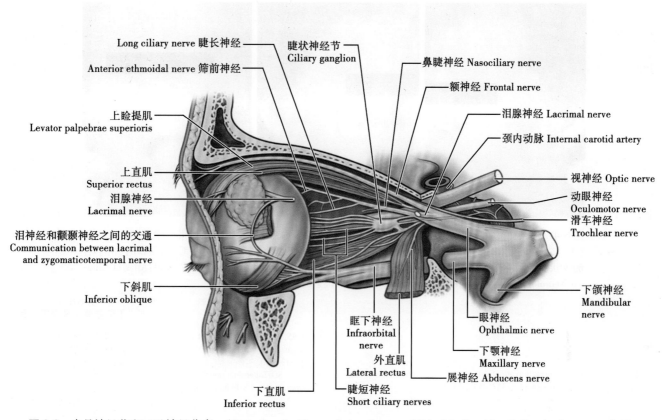

图 6-3 半月神经节和三叉神经分支。(Reproduced with permission. Image published in Standring S, Gray's Anatomy, ed 40. The orbit and accessory visual apparatus. London, Churchill Livingstone, 2008, p 668.)

表 6-1 三叉神经疾患	
疼痛性疾病	本体感觉异常
三叉神经痛	**听力损害**
带状疱疹后神经痛	鼓膜张肌麻痹导致听力受损
三叉神经自主性头痛	**运动障碍**
感觉障碍	咀嚼肌无力与萎缩
麻木	下颌骨向患侧偏移
感觉减退	牙关紧闭
感觉异常	**三叉神经反射障碍**
感觉迟钝	角膜反射
痛性感觉缺失	下颌反射
三叉神经延髓外侧综合征	喷嚏反射
触觉位置觉异常	
两点辨别感觉异常	

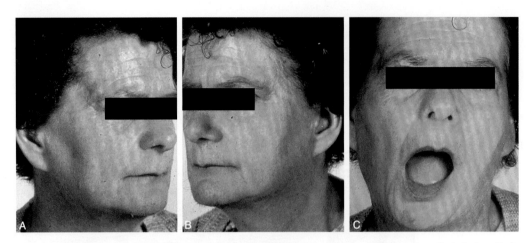

图6-4 临床检查:左侧V3轻瘫。图片分别为闭口右斜(A)、闭口左斜(B)和张口状态(C)。注意(A)与正常左侧(B)相比,右侧脸颊出现凹陷(咬肌萎缩)和颞窝(颞肌萎缩)。(C)当张口时,由于右侧翼状肌活动不受限,下颌骨向右侧偏斜。(From Perkin D,Rose FC,Blackwood W,et al:Atlas of Clinical Neurology. London,Gower Medical Publishing;1986;with permission.)

（李多依　王保国 译）

推荐阅读

Smoker WRK, Reede DL: Denervation atrophy of motor cranial nerves, Neuroimaging Clinics of North America 18(2):387–411, 2008 May.

Tubbs RS, Rizk E, Shoja MM, et al (eds): Anatomy of the trigeminal nerve. In: Hogan E (ed): Nerves and Nerve Injuries, San Diego, Academic Press, 2015, pp 319–350.

Waldman SD: Trigeminal neuralgia. In: Waldman SD (ed): Atlas of Common Pain Syndromes, ed 3. Philadelphia, Saunders, 2015.

展神经为第六对脑神经,以罗马数字Ⅵ表示。展神经由一般躯体运动纤维组成,支配同侧外直肌(图 7-1 和图 7-2)。如第 4 章所述,外直肌收缩使眼球外展。外直肌同其他 5 块眼外肌共同完成眼睛跟踪和注视物体的重要功能。

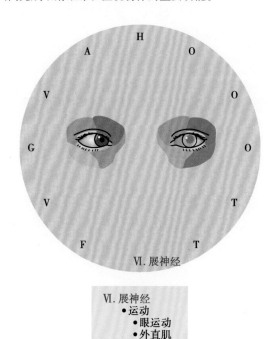

图 7-1　展神经(脑神经Ⅵ)。展神经由一般躯体运动纤维组成,支配同侧外直肌。外直肌的收缩使眼球外展

展神经起源于面丘水平脑桥尾部的第四脑室腹侧的展神经核。离开展神经核后向腹侧穿行,自脑桥延髓沟中线两侧出脑干,然后上行至脑桥腹侧的表面,达颞骨岩部的顶端后转向前入海绵窦(图 7-2),在窦内与动眼神经(脑神经Ⅲ)、滑车神经(脑神经Ⅳ)和三叉神经(脑神经Ⅴ)一起走行于窦外侧壁。出海绵窦后,展神经由眶上裂穿出入眶,经眼外肌腱环支配外直肌(图 7-3)。

展神经功能异常可由中枢神经病变导致,如卒中(特别是脑桥的)或占位性病变,如肿瘤、脓肿、动脉瘤。硬膜下血肿、矢状窦血栓、脓肿会导致颅内压升高,进而在展神经出脑干至穿入眶前前,压迫展神经核或传导纤维均可导致神经功能受损。脑脊液的丢失对展神经产生牵拉作用会导致脑神经Ⅵ的麻痹。糖尿病所致的微血管病变或颞侧动脉炎相关的脉管炎可导致展神经缺血甚至梗死,从而表现出一系列病理征象。从统计学上讲,糖尿病相关的微血管病变很少引起单独的展神经麻痹。

绝大多数的展神经病变会表现出外直肌麻痹。常见的临

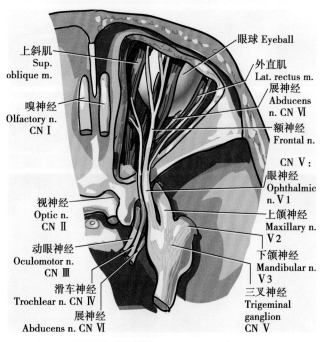

图 7-2　展神经与外直肌的关系。CN,脑神经。(From Waldman SD:Pain Management,2nd ed. Color drawings by Joseph I. Bloch. Philadelphia,Saunders,2011,Fig. 42-2.)

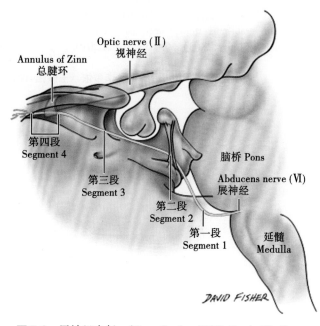

图 7-3　展神经走行。(From Smoker WRK,Reede DL:Denervation atrophy of motor cranial nerves. Neuroimaging Clinics of North America,18(2):387-411,May 2008.)

床表现为水平复视,即注视物体时眼球无法向患侧转动。临床上,患者表现为眼球无法由注视的中线向患侧外展和无法向健侧内收(图7-4)。

推荐阅读

Prasad S, Volpe NJ: Paralytic strabismus: third, fourth, and sixth nerve palsy, Neurologic Clinics 28(3):803–833, August 2010.

Waldman SD: Post-dural puncture headache. In: Waldman SD (ed): Atlas of Uncommon Pain Syndromes, ed 3. Philadelphia, Saunders, 2015.

Wojno TH: Orbital disease. In: Palay DA, Krachmer JH (eds): Primary Care Ophthalmology, ed 2. Philadelphia, Mosby, 2005, pp 275–292.

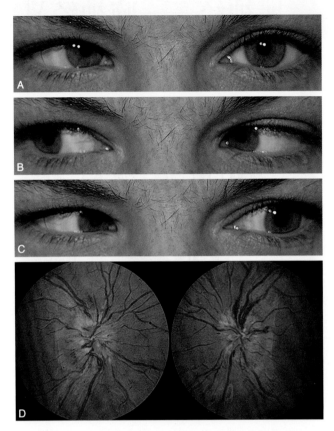

图7-4 一名29岁女性,因怀孕后出现假性脑瘤导致左第六脑神经麻痹。脑 MRI、MRV 及脑脊液成分均正常。颅内压力为 35cmH$_2$O。(A)平视前方时患侧眼内斜。(B)向右注视。(C)左侧外展功能欠佳,右侧内收功能正常。(D)双侧视盘水肿。(From Prasad S, Volpe NJ, Paralytic strabismus: third, fourth, and sixth nerve palsy. Neurologic Clinics,28(3):803-833,August 2010.)

(李多依 王保国 译)

面神经为第七对脑神经,以罗马数字Ⅶ来表示。面神经由4种神经纤维成分组成,并各司其功能(图 8-1 和图 8-3)。第一种也是最重要的一种纤维成分为特殊运动纤维(图 8-2),是面神经最大的组成部分,运动支配面肌的随意表情运动,还包括颊肌、枕肌、颈阔肌,同时还有二腹肌的后腹、茎突舌骨肌和镫骨肌。

面神经的第二个功能是由一般内脏纤维支配的一般内脏运动(见图 8-2)。内脏运动成分支配的区域同时还有副交感神经纤维的分布,包括鼻咽部及硬腭和软腭的黏膜上皮、泪腺、下颌下腺以及舌下腺(见图 8-2)。

面神经的第三个组成部分为特殊感觉神经纤维(见图8-2),感受传导舌前 2/3 以硬腭、软腭的味觉(见图 8-2)。

面神经的第四个组成成分为一般躯体感觉纤维(见图8-2),伺服耳郭、外耳和耳后一小部分区域的皮肤感觉。内脏运动、特殊感觉和一般感觉根由特殊运动纤维分出并且被包裹在面神经鞘内,称为中间神经。

面神经为头部提供感觉、运动和神经节前副交感神经纤维。神经的运动部分来自脑桥的面神经核(图 8-3)。神经的感觉部分起源于脑桥下缘的中间神经。面神经的感觉部分在离

开脑桥的位置,容易受到异常血管的压迫,可能导致三叉神经痛样综合征(如膝状神经痛)和面部肌张力障碍(称为面肌痉挛)。离开脑桥后,面神经的运动和感觉纤维汇合出蛛网膜下腔一起穿过颞骨进入内耳道。面神经穿过颞骨这一点处,如面神经肿胀、感染和发炎,将会导致面神经麻痹。随后,面神经通过茎突孔离开颅底,向下穿行,然后向前穿过腮腺,在腮腺中分成纤维,为面部表情的肌肉提供神经支配。在腮腺手术时经常会损伤该神经。

临床上最常见的面神经异常为 Bell 麻痹,或称面神经麻痹。表现为突发的面部表情肌瘫痪,通常会给患者带来很大苦恼(图 8-4)。Bell 麻痹的其他症状和体征见表 8-1。Bell 麻痹的程度由轻到重不等,可于 48 小时内达到高峰。确切的病因不明,现大多认为可能是由于病毒感染所引起的神经炎症、肿胀、缺血。单纯疱疹病毒是最常见的致病因素。有一些证据表明短疗程的口服泼尼松治疗中给予阿昔洛韦可以缩短病程并改善预后。但是,对 Bell 麻痹患者最重要的治疗是保护暴露的角膜,特别是在睡眠中,防止角膜损伤,可采用滴眼液和眼罩。Bell 麻痹的病人在出现症状后其恢复时间因人而异,大多数人在症状出现后 2 周可见好转或痊愈,在 3~6 个月时恢复正常功

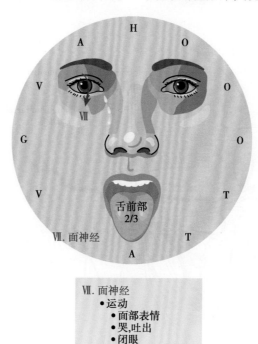

图 8-1 面神经(脑神经Ⅶ)。面神经由 4 种纤维组成,每种纤维都有自己独特的功能

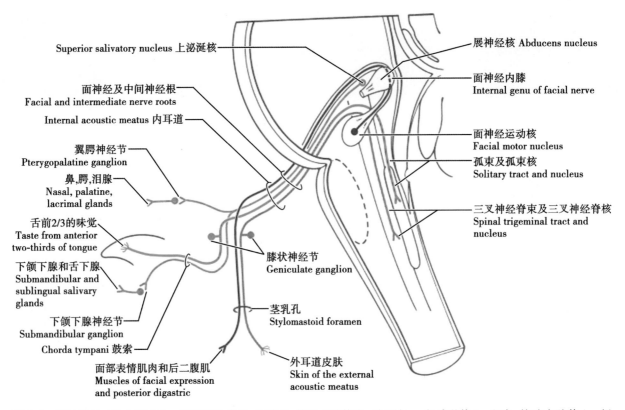

Superior salivary nucleus 上泌涎核
面神经及中间神经根 Facial and intermediate nerve roots
Internal acoustic meatus 内耳道
翼腭神经节 Pterygopalatine ganglion
鼻,腭,泪腺 Nasal, palatine, lacrimal glands
舌前2/3的味觉 Taste from anterior two-thirds of tongue
下颌下腺和舌下腺 Submandibular and sublingual salivary glands
下颌下腺神经节 Submandibular ganglion
Chorda tympani 鼓索
面部表情肌肉和后二腹肌 Muscles of facial expression and posterior digastric
膝状神经节 Geniculate ganglion
茎乳孔 Stylomastoid foramen
外耳道皮肤 Skin of the external acoustic meatus
展神经核 Abducens nucleus
面神经内膝 Internal genu of facial nerve
面神经运动核 Facial motor nucleus
孤束及孤束核 Solitary tract and nucleus
三叉神经脊束及三叉神经脊核 Spinal trigeminal tract and nucleus

图 8-2　面神经的 4 种功能成分。面部运动传出 = 深蓝色；特殊内脏传出 = 浅蓝色；一般感觉传入 = 红色；特殊内脏传入 = 绿色。（From Lysek MC Jr：Chapter 24-Anatomy of the Facial Nerve. In：Tubbs RS，et al［eds］：Nerves and Nerve Injuries. San Diego，Academic Press，2015，pp 357-369.）

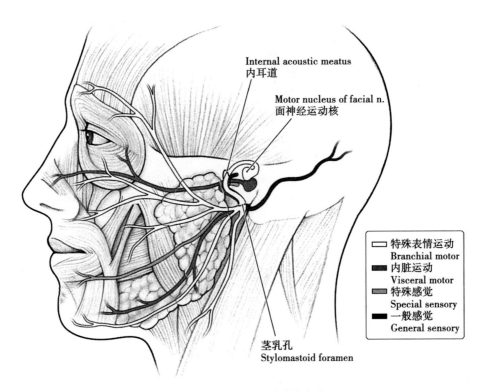

Internal acoustic meatus 内耳道
Motor nucleus of facial n. 面神经运动核
茎乳孔 Stylomastoid foramen

特殊表情运动 Branchial motor
内脏运动 Visceral motor
特殊感觉 Special sensory
一般感觉 General sensory

图 8-3　面神经的 4 种功能成分

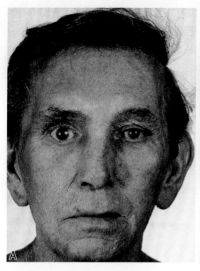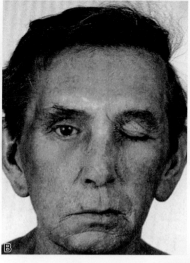

图 8-4　Bell 麻痹。临床检查：下运动神经元右侧面神经麻痹。睁眼（A）和闭眼（B）的照片。注意所有面部肌肉受累，口角下垂，鼻唇沟变平，无法闭眼。（From Perkin D，Rose FC，Blackwood W，et al：Atlas of Clinical Neurology. London，Gower Medical Publishing，1986；with permission.）

能。长时间无好转或永久性麻痹的病例很少见。应该注意的是，如果面神经的损伤更靠近神经根部，对面肌的运动功能影响会有所减轻（图 8-5）。

表 8-1　Bell 麻痹的体征和症状

- 单侧面部瘫痪或无力突然发作
- 面部下垂和难以形成面部表情
- 无法完全闭上眼睛并保护角膜
- 患侧的耳朵后面或前面疼痛
- 受累一侧的听觉过敏（对大声过敏）
- 疼痛，通常在患侧的耳朵
- 头痛
- 舌头前三分之二的味觉下降
- 唾液分泌增加，伴随流口水

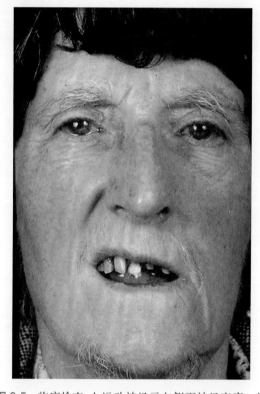

图 8-5　临床检查：上运动神经元左侧面神经麻痹。临床照片显示的下面部外观与图 8-4 中所示患者相似。但是，请注意上面部肌肉。（From Perkin D，Rose FC，Blackwood W，et al：Atlas of Clinical Neurology. London，Gower Medical Publishing，1986；with permission.）

（贾子普　王保国　译）

推荐阅读

Ellis H: Anatomy of the salivary glands, Surgery (Oxford) 30(11):569–572, November 2012.

Lysek Jr MC: Anatomy of the facial nerve. In: Tubbs RS, Rizk E, Shoja MM, et al (eds): Nerves and Nerve Injuries, San Diego, Academic Press, 2015, pp 357–364.

Smoker WRK, Reede DL: Denervation atrophy of motor cranial nerves, Neuroimaging Clinics of North America, 18(2):387–411, May 2008.

第八对脑神经有多个名字——听觉神经、听神经和前庭蜗神经,以罗马数字Ⅷ表示(图 9-1)。它由两种神经束组成,即蜗神经和前庭神经,并各管各的特殊功能,各有各的特殊的外周感受器、中枢传导通路和终止点(图 9-2)。下文将分别介绍以便理解。

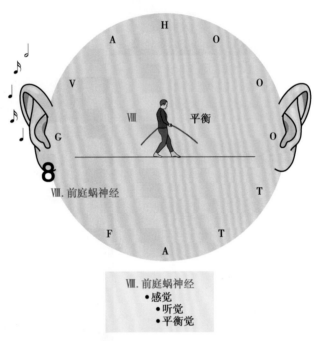

图 9-1　第八对脑神经又称为听觉神经、听神经和前庭蜗神经(脑神经Ⅷ)。其由两种神经束组成,即蜗神经和前庭神经,并各司其特殊功能,并各有其特殊的外周感受器、中枢传导通路和终止点

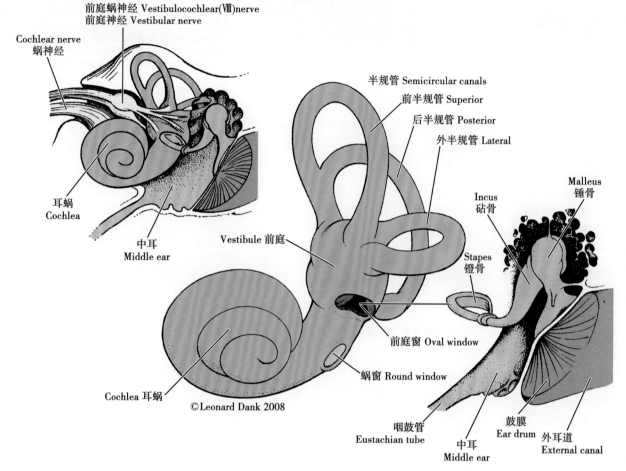

耳——中耳和内耳
Ear—Middle and inner ear

图 9-2 图示前庭蜗神经(Ⅷ)起自耳蜗和半规管(左上图)、耳蜗和半规管(中图)及中耳结构(右下图)。(From Zandian A,Tubbs RS,Loukas M:Chapter 25-Anatomy of the Vestibulocochlear Nerve. In:Tubbs RS et al[eds]:Nerves and Nerve Injuries. San Diego,Academic Press,2015,pp 365-370.)

耳蜗神经

蜗神经的主要功能是传导声音及其发生方位的电冲动。蜗神经起源于螺旋神经节(位于骨螺旋层内缘附近)的双极细胞。外周纤维将穿过螺旋器(Corti 器),在此将声波转换为电活动,然后上行传至听觉皮质(图 9-2)。中枢纤维向下穿过螺旋孔束的开口或中央孔到达内耳道的外部,然后与前庭神经一起沿内耳道走行。蜗神经继而穿过蛛网膜下腔至(小脑)绒球上方水平并终止于蜗神经核。

起源于螺旋器的动作电位从耳蜗神经核发出后上行穿过梯状体,然后交叉到对侧达橄榄核(图 9-2)。上橄榄核是接受双耳传入的声音的最重要的部位之一。在声音向上传导的过程中,一部分纤维继续上行至下丘,而另一部分则在交叉上行至对侧下丘前停留于外侧丘系核(图 9-2)。从下丘开始,声觉传导通路分为交叉至下丘或继续传导至丘脑腹后侧的内侧膝状体。信号从内侧膝状体向上传至听觉皮质。

前庭神经

前庭神经主要负责维持平衡觉。其前庭双极神经元胞体在内耳道聚集成前庭神经节(图 9-2)。每一个双极细胞的上下细胞群对应于前庭神经干的上下两部分。

前庭上神经支配耳道上外侧嵴、球囊斑的前上部和椭圆囊斑。前庭下神经支配耳道后嵴和球囊斑的绝大部分。在前庭神经节的内侧,这两部分前庭神经纤维合并为一支,然后进入脑干。大部分传入纤维终止于四脑室底部含有前庭神经二级神经元胞体的神经核中。有一些前庭神经只接受初级传入纤维,但大多数接受来自小脑、网状结构、脊髓和对侧前庭神经核的纤维。前庭神经纤维由前庭神经核发出后经过脊髓、眼外神经核、小脑来维持平衡觉。人体的前庭神经投射路径尚未完全明确,但是纤维会延伸至听觉皮质也称脑岛附近的颞叶。

临床上,听神经的障碍常表现为听觉、平衡觉的异常或二者都有。常见的听神经异常导致的疾病如表 9-1 所述。

表9-1　常见的前庭蜗神经疾患

听觉障碍

- 脑桥小脑角肿瘤
- 听神经瘤
- 感染
- 药物引起的听觉毒性反应
- 年老
- 暴露于噪声环境
- 基因缺陷
- 卒中

平衡觉障碍

- 梅尼埃病
- 中耳炎
- 迷路炎
- 卒中

耳科疾患

- 药物性损害

（贾子普　王保国　译）

推荐阅读

Angeles Fernandez-Gil M, Palacios-Bote R, Leo-Barahona M, et al: Anatomy of the brainstem: a gaze into the stem of life, Semin Ultrasound CT MR 31(3):196–219, 2010.

De Foer B, Kenis C, Van Melkebeke D, et al: Pathology of the vestibulocochlear nerve, European Journal of Radiology 74(2):349–358, 2010.

Zandian A, Tubbs RS, Loukas M: Anatomy of the vestibulocochlear nerve. In: Tubbs RS, Rizk E, Shoja MM, et al (eds): Nerves and Nerve Injuries, San Diego, Academic Press, 2015, pp 365–370.

舌咽神经是第九对脑神经,以罗马数字 Ⅸ 表示(图10-1)。舌咽神经含 5 种纤维成分,各司其功能。第一种是特殊运动纤维,支配茎突咽肌,该肌在吞咽和讲话时使咽部自动上提。

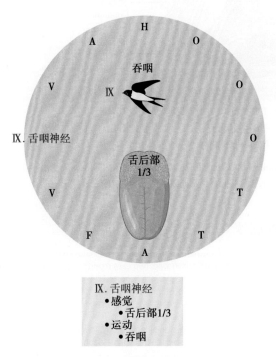

图 10-1　舌咽神经(脑神经Ⅸ)

第二种为一般内脏运动纤维,为副交感纤维,支配范围包括咽喉部的腺体和平滑肌以及胸腹部内脏。第三种为一般内脏感觉纤维,传导来自颈动脉窦压力感受器和颈动脉体化学感受器的信息,从而维持内环境平衡。

第四种为一般躯体感觉纤维,传导耳外、鼓膜内表面、咽上部和舌后部 1/3 的表面感觉。第五种为特殊感觉纤维,传导舌后部 2/3 的味觉。

为了便于理解,舌咽神经的各种纤维类型的解剖及其功能将分别阐述。特殊运动纤维起源于延髓网状系统的疑核,然后向前外侧穿出,与其他纤维成分一起走行于橄榄和小脑脚之间(图10-2)。所有的纤维成分一起经颈静脉孔出颅底。特殊运动支向下深穿到茎突,支配茎突咽肌的后侧,自主控制该肌在吞咽和讲话时的运动(图10-3)。

一般内脏运动的节前纤维起源于延髓腹侧的下泌涎核然后向前外侧走行,与舌咽神经的其他纤维成分一起在橄榄和小脑脚之间出脑干。内脏运动纤维由延髓外侧部穿出后加入舌咽神经的其他纤维中入颈静脉孔。颈静脉孔内有两个舌咽神

经节,包含介导舌咽神经一般、内脏和特殊感觉的神经细胞的胞体。内脏运动纤维不与神经节换元,而是与舌咽神经其他一般感觉纤维一起作为鼓室神经直接从下侧的神经节穿出。出颈静脉孔之前,鼓室神经在颞岩部经鼓室小管的下孔向上穿入鼓室,形成中耳表面的神经丛并传导感觉。特殊运动纤维穿行到此神经丛并在此接合形成岩小神经,再经颞骨向回穿入中颅窝。岩小神经前行与三叉神经的第三支(下颌神经)一起经卵圆孔出颅。其节后纤维自耳神经节与三叉神经的分支耳颞神经一起走行并进入腮腺。该纤维传导高级中枢发出的冲动,控制腮腺分泌的增加或减少。

舌咽神经的一般内脏感觉纤维支配颈动脉窦的压力感受器和颈动脉体的化学感受器(图10-3)。感觉纤维由颈动脉窦或颈动脉体发出后上行,在舌下神经下部汇入舌咽神经的其他纤维成分。纤维离开神经节后上行经颈静脉孔入颅。在颅内出颈静脉孔后,一般内脏感觉神经进入橄榄和小脑下脚之间的延髓外侧,然后下行至孤束核尾部换元后在网状结构和下丘脑内发生相互联络,介导心血管系统和呼吸系统的反射,从而调节血压、血浆二氧化碳和氧气浓度来维持机体内环境的稳定。

一般躯体感觉纤维传导耳外侧皮肤、鼓膜内表面、咽上壁和舌后 1/3 的痛、温、触觉。发自耳外皮肤的感觉纤维与迷走神经耳支一起走行,并与鼓室神经一起支配中耳。痛温触觉信息从咽上和舌后 1/3 开始经舌咽神经的咽支向上传导。在颈静脉孔处舌咽神经的上部或下部是其外周神经元的胞体所在。一般感觉神经离开舌咽神经节后向上穿过颈静脉孔后进入脑干,再向下经三叉神经脊髓束止于三叉神经脊束核。上行的二级神经元起源于三叉神经脊束核,由此发出纤维经三叉神经丘脑束腹侧至对侧丘脑的腹后正中核,三级神经元从该处发出经内囊后肢投射到大脑后正中回的感觉皮质。

从舌后 1/3 起源的特殊感觉纤维经舌咽神经的咽支上行到达舌咽神经节的下部,此处含有初级神经元的胞体。中枢传导的过程中,神经纤维离开下神经节向上穿过颈静脉孔进入橄榄和小脑下脚之间延髓腹侧水平处的脑干,然后上行入孤束核,此处还有自面神经和迷走神经的特殊感觉纤维的味觉纤维。二级神经元起自孤束核,向双侧投射并经中央束上行传导至下丘脑的腹后正中核,接着三级神经元经内囊后肢投射至顶叶的味觉皮质。

临床中最常见的是舌咽神经痛,此病较少见,表现为突发的第九对脑神经支配区域的疼痛。有些类似于三叉神经痛,但是疼痛程度比三叉神经痛要低。少数舌咽神经痛伴有心律失常和心搏停止,认为是由于舌咽神经在出颈静脉孔时与迷走神经非常接近造成的溢流现象。

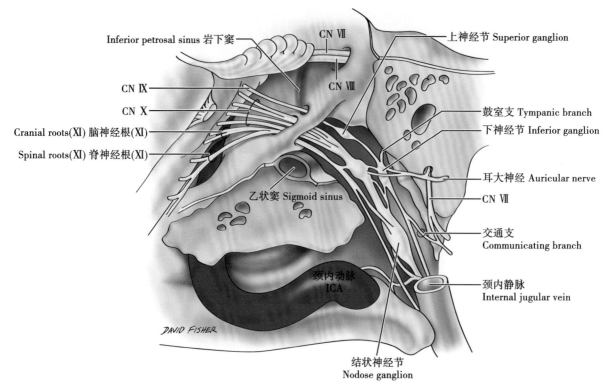

Inferior petrosal sinus 岩下窦
CN VII
CN VIII
上神经节 Superior ganglion
CN IX
CN X
Cranial roots(XI) 脑神经根(XI)
Spinal roots(XI) 脊神经根(XI)
鼓室支 Tympanic branch
下神经节 Inferior ganglion
耳大神经 Auricular nerve
乙状窦 Sigmoid sinus
CN VII
交通支 Communicating branch
颈内动脉 ICA
颈内静脉 Internal jugular vein
DAVID FISHER
结状神经节 Nodose ganglion

图 10-2 舌咽神经出脑干的通路。(From Tubbs RS,Shoja M,Loukas M:Chapter 26-Anatomy of the Glossopharyngeal Nerve. In:Tubbs RS,et al[eds]:Nerves and Nerve Injuries. San Diego,Academic Press,2015,pp 371-383.)

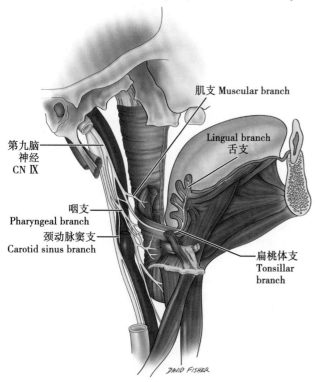

肌支 Muscular branch
Lingual branch 舌支
第九脑神经 CN IX
咽支 Pharyngeal branch
颈动脉窦支 Carotid sinus branch
扁桃体支 Tonsillar branch
DAVID FISHER

图 10-3 舌咽神经与迷走神经和脊副神经出颈静脉孔。注意舌咽神经(IX)的咽支和颈动脉窦支。(From Tubbs RS, Shoja M,Loukas M:Chapter 26-Anatomy of the Glossopharyngeal Nerve. In:Tubbs RS,et al[eds]:Nerves and Nerve Injuries,San Diego,Academic Press,2015,pp 371-383.)

推荐阅读

Krasoudakis A, Anyfantakis D, Hadjipetrou A, et al: Glossopharyngeal neuralgia associated with cardiac syncope: two case reports and literature review, International Journal of Surgery Case Reports 12:4–6, 2015.

Tubbs RS, Shoja MM, Loukas M: Anatomy of the glossopharyngeal nerve. In: Tubbs RS, Rizk E, Shoja MM, et al (eds): Nerves and Nerve Injuries, San Diego, Academic Press, 2015, pp 371–383.

Waldman SD: Glossopharyngeal neuralgia. In: Waldman SD (ed): Atlas of Uncommon Pain Syndromes, ed 3. Philadelphia, Saunders, 2014.

(贾子普 王保国 译)

第 11 章
迷走神经——脑神经 X

迷走神经是第十对脑神经,以罗马数字 X 表示(图 11-1)。迷走神经由 5 种纤维成分组成,并各司其功能。第一种为特殊内脏纤维,支配咽部肌肉和部分喉部肌肉。茎突咽肌由舌咽神经支配,腭帆张肌由三叉神经支配,舌及舌腭肌由脑神经 XII 支配。

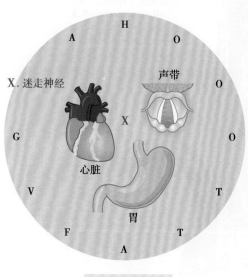

X.迷走神经
- 感觉
  - 多种
- 运动
  - 多种

图 11-1　迷走神经(脑神经 X)

第二种为一般内脏传出纤维,此类的副交感神经分布于咽喉部的腺体和胸腹部的内脏。第三种为一般内脏传入纤维,接受喉、食管、气管及胸腹部内脏的内脏感觉,同时接受来自主动脉弓压力感受器和主动脉体化学感受器的信息。

第四种纤维为一般躯体传入纤维,传导耳下皮肤、鼓室膜外表面、咽部以及外耳道的皮肤感觉。第五种为特殊内脏传入纤维,传导舌根和会厌部味蕾的味觉。

下面将分别介绍每种纤维的解剖及功能,以便更好地了解迷走神经。特殊传出纤维由延髓网状结构中的疑核发出后向前外侧穿行,出延髓后方至橄榄形成 8 至 12 根较小的根状结构。这些根状结构随脊副神经一起走行并穿入颅底的颈静脉孔。其余的迷走神经纤维同样进入颈静脉孔并到达位于颈静脉孔内的迷走神经上、下神经节。特殊内脏传入纤维在下神经节下方加入迷走神经。

向下穿出颈静脉孔后,迷走神经在动脉鞘中走行于颈内静脉和颈内动脉之间,并发出特殊内脏传出纤维的三大主支:

①咽支;②喉上神经;③喉返神经(图 11-2)。咽支支配腭提肌、咽鼓管咽肌、上中下咽缩肌、咽腭肌以及舌的舌腭肌。

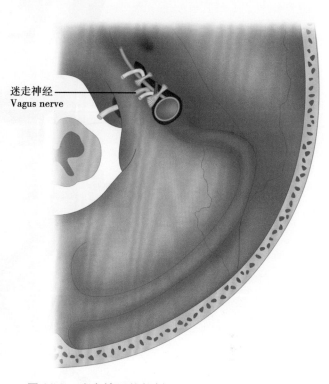

迷走神经
Vagus nerve

图 11-2　迷走神经的解剖。(From Barral JP, Croibier A: Chapter 22-Vagus nerve. In: Croibier A, Jean-Pierre Barral [eds]: Manual Therapy for the Cranial Nerves, Edinburgh, Churchill Livingstone, 2009, pp 191-207.)

迷走神经主干的分支位于咽神经的下方,喉上神经向内穿行至咽附近后分为内支和外支。喉上神经外支支配下部咽缩肌,并支配环甲肌的运动,从而来协助声带运动。喉上神经内支为喉的初级感觉神经。

喉返神经支配喉部内在肌群的运动,是参与声带运动的主要肌群(图 11-2 和图 11-3)。左、右喉返神经的起点和行程略有不同,左侧喉返神经由迷走神经主干在主动脉弓水平分出,继而绕主动脉弓后方上行,穿上纵隔进入食管和气管之间的沟内;而右侧喉返神经由迷走神经主干在右锁骨下动脉水平分出并进入上纵隔,然后绕锁骨下动脉后侧上行到食管和气管之间的沟内。

一般内脏传出纤维提供咽喉部平滑肌和腺体、胸腹部内脏的副交感神经支配。刺激这些纤维会引起平滑肌的收缩和该神经纤维所支配的腺体分泌增加。同时还会降低心率,导致支气管收缩,增加细支气管分泌物,增强胃肠道运动和增加胃肠

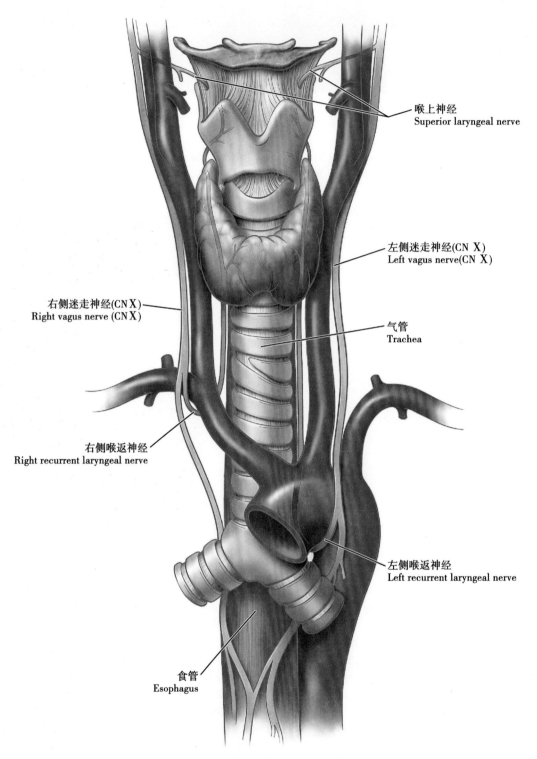

图 11-3 喉部喉上神经及喉返神经的分布。（From Deslauriers J：Anatomy of the neck and cervicothoracic junction. Thorac Surg Clin 2007 Nov；17[4]：529-547.）

道分泌。

　　一般内脏传出纤维起源于迷走神经背侧运动核,该核位于延髓腹侧四脑室的顶端和延髓尾侧的灰质中。这些纤维经三叉神经脊髓束向下穿行出延髓外侧,并在此与其他纤维一起经颈静脉孔出颅,并且在动脉鞘内走行于颈内静脉和颈内动脉之间。这些纤维的分支进入胸内,并分叉在主要的脉管系统和食

管周围形成神经丛,然后重新结合作为副交感神经的节前纤维来支配胃、小肠和腹部的其他器官(图 11-3)。

　　迷走神经的一般内脏传入纤维,接受喉、食管、气管及胸腹部内脏的内脏感觉,同时接受来自主动脉弓压力感受器和主动脉体化学感受器的信息。这些纤维围绕在腹部脏器周围并与胃神经接合,上行穿过横膈的食管裂孔汇入食管神经丛;这些

一般内脏传入纤维还与心脏和肺发出的一般内脏传入纤维一起加入食管神经丛的上行神经中,形成左、右侧迷走神经,在动脉鞘的颈内静脉和颈内动脉之间上行。

在颈静脉孔内,这些纤维进入迷走神经下神经节,然后出孔上行至延髓,此后在孤束内下行与孤束尾核形成突触并放射至网状结构的多个区域,发挥其对心血管、呼吸和胃肠功能的自主控制。

一般躯体传入纤维传导耳后皮肤、鼓室外膜、咽部和外耳道的皮肤感觉。其感觉纤维起自外耳、外耳道及鼓室膜外表面,然后经迷走神经耳支入颈静脉孔,然后进入迷走神经上神经节。

来自喉和咽的一般躯体信息经喉返神经和喉下神经,然后二者合并上行入颈静脉孔最后进入迷走神经上神经节。这些一般感觉传入纤维穿过颈静脉孔进入脑干的延髓水平,然后经三叉神经脊髓束下行并与三叉神经脊束核形成突触。从三叉神经脊束核发出的二级神经元中枢突经腹侧三叉丘脑束投射至对侧丘脑的腹后内侧核。来自丘脑的三级神经元经内囊后肢投射到中央后回的感觉皮质。

临床上,迷走神经的异常不太容易判断,一些体格检查有助于临床医师对迷走神经的异常进行诊断。最能反映迷走神经病变的检查包括继发于受损侧喉部内在肌麻痹的声音嘶哑,和/或由于腭帆提肌麻痹导致受损侧软腭不能上抬所致的吞咽困难。临床医师还应注意患者的悬雍垂可能会由于失去了正常腭帆提肌的对抗而偏向受损神经的对侧。手术的创伤或肿瘤、腺体肿大对喉返神经的压迫会造成同侧控制声带的喉内在肌群麻痹。

（贾子普 王保国 译）

推荐阅读

Câmara R, Griessenauer CJ: Anatomy of the vagus nerve. In: Tubbs RS, Rizk E, Shoja MM, et al (eds): Nerves and Nerve Injuries, San Diego, Academic Press, 2015, pp 385–397.

Hermanowicz N: Cranial nerves IX (glossopharyngeal) and X (vagus). In Goetz CG (ed): Textbook of Clinical Neurology, ed 3. Philadelphia, Saunders, 2007, pp 217–229.

副神经是第十一对脑神经，以罗马数字Ⅺ来表示。副神经又被称为脊副神经，是由脑根和脊髓根一起组成的特殊内脏传出纤维（图 12-1）。脑根起自疑核，并向前向外于橄榄和小脑下脚处并在脑神经Ⅹ下面穿出脑干。副神经中较小的脑根与较大的脊髓根汇合后穿过颈静脉孔（图 12-2），在颈静脉孔内来自脑根的纤维与来自脊髓根的纤维分离，与迷走神经一起，与舌咽神经伴行走行出颅（图 12-2）。源自脑的副神经纤维随同迷走神经的颅外部支配咽喉的运动。

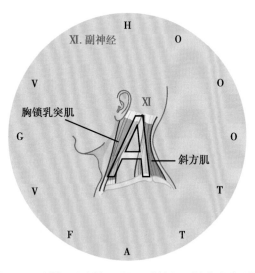

图 12-1　副神经（脑神经Ⅺ）。副神经又被称为脊副神经，是由脑根和脊髓根一起组成的特殊内脏传出纤维

副神经的脊髓根起自颈髓上部 5 或 6 个节段腹外侧的灰质部分，这些运动纤维向外侧走行并于背侧和腹侧的脊神经根之间穿出颈髓，脊髓根随后进入后颅凹然后再与脑根合并一起穿过颈静脉孔，此后脑根再次从中分出与迷走神经同行。

副神经的脊髓根出颈静脉孔后经内侧的茎突向下向后绕行，进入胸锁乳突肌上部的深层，在此处有一部分神经纤维支配该肌肉，另一部分绕向颈后三角后方支配斜方肌（图 12-2）。

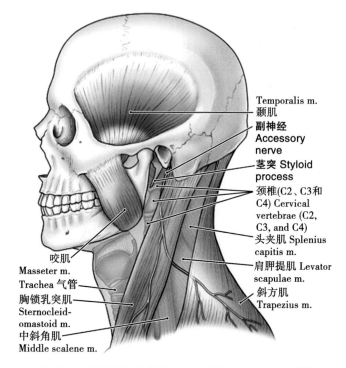

图 12-2　副神经与迷走神经和舌咽神经一起穿出颈静脉孔。起自 C1-C4 的脊髓根，经枕骨大孔上行，然后反折通过颈静脉孔。该神经支配胸锁乳突肌，然后穿过颈后三角支配斜方肌。无皮肤感觉神经分布。（Reprinted with permission from Spence A：Basic Human Anatomy，ed 2. San Francisco，Benjamin Cummings，1982.）

临床中副神经的损伤表现为胸锁乳突肌和/或斜方肌的力弱或麻痹。副神经脊髓根损伤为下运动神经元的损伤，表现为胸锁乳突肌和/或斜方肌的力弱或迟缓性麻痹。检查胸锁乳突肌的力量时检查者嘱病人转头并推病人下颌向受损侧施加力量（图 12-3）。斜方肌肌力差表现为垂肩，特征为患侧肩胛骨下垂并侧旋（图 12-4）。

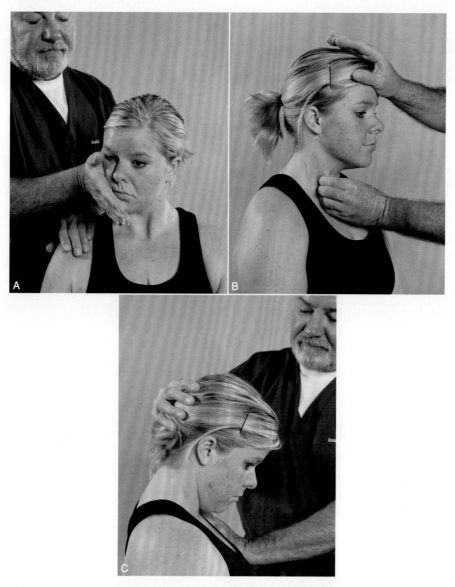

图 12-3　患者坐位进行胸锁乳突肌及斜方肌检查。A. 抗阻力旋转。B. 胸锁乳突肌屈曲触诊。C. 抗阻力伸展。（From Gatterman MI：Chapter 4-Physical Examination. In：Gatterman MI［ed］：Whiplash. St. Louis，Mosby，2012，pp 49-69.）

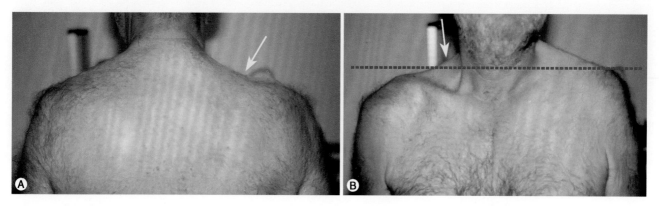

图 12-4　斜方肌肌力减弱的特征是肩下垂。（From Preston DC，Shapiro BE：31-Proximal Neuropathies of the Shoulder and Arm. In：Preston DC，Shapiro BE［eds］：Electromyography and Neuromuscular Disorders，ed 3. London，Saunders，2013，pp 487-500.）

（贾子普　王保国　译）

推荐阅读

Benninger B: The accessory nerve (CN XI). In: Tubbs RS, Rizk E, Shoja MM, et al (eds): Nerves and Nerve Injuries, San Diego, Academic Press, 2015, pp 399–415.

Campos D, Rieger A, Mohr H, et al: Anatomy and evolution of accessory nerve: Cranial or spinal origins? A review, Journal of Morphological Science 28:222–227, 2011.

Preston DC, Shapiro BS: Proximal neuropathies of the shoulder and arm. In: Preston DC, Shapiro BE (eds): Electromyography and Neuromuscular Disorders, ed 3. London, Saunders, 2013, pp 487–500.

舌下神经是第十一对脑神经,以罗马数字Ⅻ来表示(图13-1)。仅有一般躯体运动纤维组分,支配舌体的全部内在肌和四分之三的外在肌。一般躯体运动传出纤维由延髓被盖的舌下神经核发出后从脑干腹侧穿出,以若干根丝自锥体和橄榄

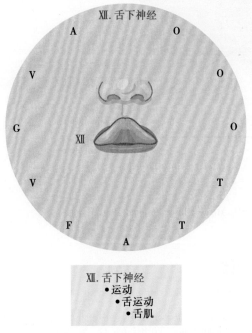

图 13-1　舌下神经(脑神经Ⅻ)。仅有一般躯体运动纤维,支配舌体的全部内在肌和四分之三的外在肌

的延髓腹外侧沟出脑(图13-1)。根丝汇成舌下神经,经舌下神经孔穿出后颅窝,位于舌咽神经、迷走神经和副神经穿出颈静脉孔处的中部(图13-2)。然后在颈内动脉和颈内静脉之间弓形向前下走行,随后向前经颈总动脉分叉处的侧方到达舌骨舌肌外侧(图13-3)。舌下神经支配全部舌内肌和3组舌外肌,即颏舌肌、茎突舌肌以及舌骨舌肌。舌腭肌则由迷走神经支配。

舌下神经损伤时,由于患侧舌下神经支配的肌肉瘫痪导致伸舌偏向患侧。还可造成受损侧的舌萎缩(图13-4)。评估舌下神经功能时,检查者嘱病人在中线处吐舌,然后检查者可将压舌板压向舌体一侧,并嘱病人用力对抗压舌板的力量。

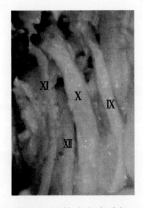

图 13-2　舌下神经的颅外走行解剖。(From Bademci G, Yaşargil MG. Microsurgical anatomy of the hypoglossal nerve. J Clin Neurosci 2006 Oct;13[8]:841-847.)

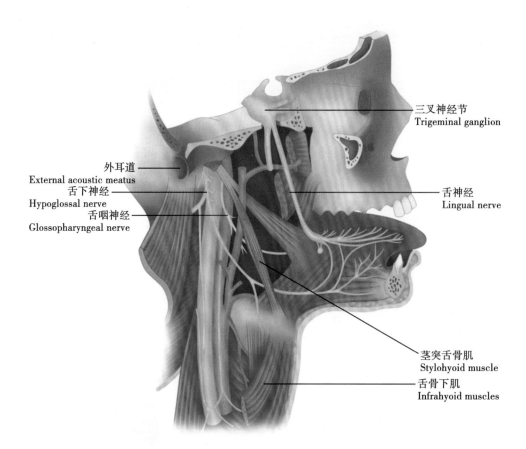

图 13-3 舌下神经的颅外走行示意图。(From Waldman SD：Atlas of Interventional Pain Management，ed 4. Philadelphia，Elsevier，2015，Fig. 25. 3.)

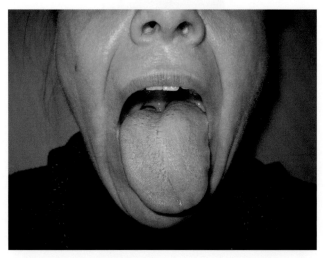

图 13-4 舌下神经损伤的特征是伸舌偏向患侧，图中患者左侧舌下神经损伤，舌偏向左侧。(From Stich O，Nagy S，Reinhard M，et al：Hypoglossal nerve palsy after extensive vomiting. J Clin Neurosci 2012 May；9[5]：744.)

推荐阅读

Alves P: Imaging the hypoglossal nerve, European Journal of Radiology 74:368–377, 2010.

Bademci G, Yaşargil MG: Microsurgical anatomy of the hypoglossal nerve, Journal of Clinical Neuroscience 13(8):841–847, October 2006.

Binder DK, Sonne DC, Fischbein NJ: *The hypoglossal nerve*, Cranial nerves: Anatomy, Pathology, Imaging. In: Binder DK, Sonne DC, Fischbein NJ (eds): New York, Thieme Medical Publishers, 2010.

Joseph SC, Loukas M: The hypoglossal nerve. In: Tubbs RS, Rizk E, Shoja MM, et al (eds): Nerves and Nerve Injuries, San Diego, Academic Press, 2015, pp 417–425.

Learned KO, Thaler ER, O'Malley Jr BW, Grady MS, Loevner LA: Hypoglossal nerve palsy missed and misinterpreted: the hidden skull base, Journal of Computer Assisted Tomography 36:718–724, 2012.

(贾子普 王保国 译)

蝶腭神经节（翼腭神经节、鼻神经节、Meckel 神经节）位于中鼻甲后方的翼腭窝内（图 14-1）。表面覆盖 1～1.5mm 厚的结缔组织和黏膜。在这个 5mm 大的三角形区域中，发出了很多重要的分支到达半月神经节、三叉神经、颈内动脉丛、面神经和颈上神经节。蝶腭神经节的阻滞可通过经鼻给予表面局部麻醉、经侧方入路或经腭上神经孔注射麻醉剂阻滞。

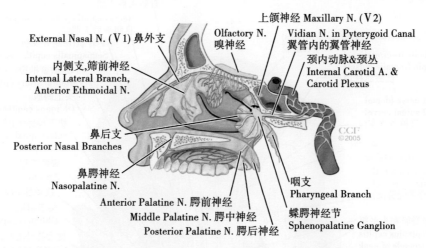

图 14-1　蝶腭神经节。（From Narouze S：Complications of head and neck procedures. Tech RegAnesth Pain Manag 207 Jul；11［3］：171-177.）

（贾子普　王保国　译）

推荐阅读

Netter FH: Nerves of the nasal cavity. In: Atlas of Human Anatomy, ed 4. Philadelphia, Saunders, 2006.

Waldman SD: Cluster headache. In: Waldman SD (ed): Atlas of Common Pain Syndromes, ed 3. Philadelphia, Saunders, 2015.

Waldman SD: Sphenopalatine ganglion block: transnasal approach. In: Atlas of Interventional Pain Management, ed 4. Philadelphia, Saunders, 2015, pp 11–14.

枕大神经是来自第二颈神经背支的主要分支,部分为第三颈神经发出的分支。枕大神经穿透筋膜在上项嵴的下方与枕动脉并行。枕大神经支配后方头皮中部的区域,且最远能延伸支配至头颅顶点前方(图 15-1)。

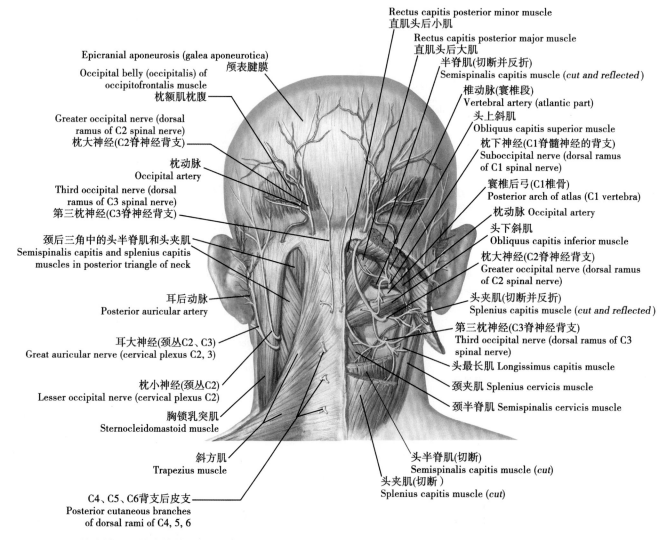

图 15-1 枕大神经和枕小神经的解剖结构。(From Payne R:Pain,Treatment,injury,Disease,Future Directions. In:Tubbs RS,Shoja M,Loukas M,et al(eds):Spinner and Nicholas Barbaro,San Diego,Academic Press,Elsevier 2015,pp 35-51.)

(陈征 王保国 译)

枕小神经来自第二、三颈神经腹支的主要分支。沿胸锁乳突肌后缘上行,并分叉支配后侧方头皮和耳郭背面上部的皮肤(图 15-1)。枕大神经和枕小神经参与了枕神经性头痛的发生。枕神经痛的特点为持续性的头颅底部的疼痛,并在枕大、枕小神经支配区域偶有伴随突发的休克样感觉异常(图 15-1)。

推荐阅读

Mohamed El, Sekily N, Zedan IH: Surgical anatomy of greater occipital nerve and its relation to occipital artery, Alexandria Journal of Medicine, 51(3): 199–206, September 2015.

Waldman SD: Occipital neuralgia. In: Waldman SD (ed): Atlas of Common Pain Syndromes, ed 3. Philadelphia, Saunders, 2015.

颞下颌关节是一个可以进行滑动和转动运动的关节。是机体使用最频繁的关节。颞下颌关节是颞骨鳞部和下颌头之间的关节(图16-1)。下颌髁状突为椭圆形,沿长轴方向指向中间外侧面方向。颞骨的关节面由凹陷的关节窝和凸起的关节隆起组成。

颞骨的关节面和下颌髁状突被半月形的关节盘分隔开,关节盘为一纤维性的鞍状结构,将关节分为前后两部分(图16-1)。关节盘较厚的前带连于关节前方,较厚的后带连于后方关节。后方关节有血管供应并且有感觉纤维分布。关节盘前、后带之间的部分即为中带。

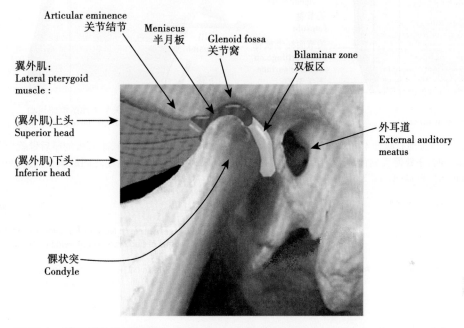

图16-1 颞下颌关节的解剖。(From Stassen LF, O'Halloran M: Functional surgery of the temporomandibular joint with conscious sedation for "closed lock" using eminectomy as a treatment: a case series. J Oral Maxil Surg 2011 Jun;69[6]:e42-e49.)

张口时,颞下颌关节发生两种运动:①旋转;②滑动。闭口时,关节盘的后带立即移向下颌髁状突的上方。张开口时,下颌髁状突与关节盘较薄的中带一起向前滑动,并形成髁状突和关节突之间的关节面(图16-2)。张口过大时,髁状突可能会部分性或完全性地脱位至关节盘前带的下方。

颞下颌关节功能紊乱时,关节盘的后带移位至髁状突的前方。当关节盘滑至前方时,后带还仍旧在髁状突的前方,导致关节盘的双层带拉长并变得薄弱。当由于髁状突的滑动使移位的后带还原至正常位置时,患者会感觉到有关节弹响,并且由于后带有感觉神经存在而导致疼痛。如果髁状突完全滑动后后带没有还原归位,则会导致患者发生摩擦样的疼痛。如果这个病理情况持续存在,随着时间的推移,关节盘的双带可能会发生穿孔或破损,进而导致颞下颌关节功能的进一步破坏。

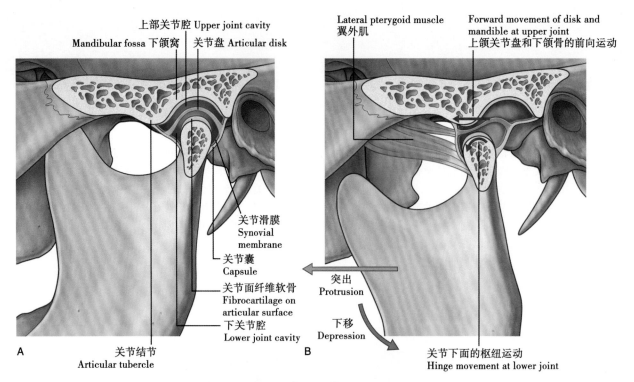

图 16-2 颞下颌关节必须有两种不同的运动才能张嘴：①旋转；②平移。当口闭上时，半月板的厚后带就位于下颌髁突的正上方。当口张开时，下颌髁突向前移动，半月板较薄的中间区域成为髁突和关节隆起之间的关节面。（From Drake R，et al：Gray's Anatomy for Students，ed 3. Philadelphia，Elsevier，2014. ）

（陈征　王保国　译）

推荐阅读

Netter FH: Muscles involved in mastication. In: Atlas of Human Anatomy, ed 4. Philadelphia, Saunders, 2006.

Shik Yin C, Lee YJ, Lee YJ: Neurological influences of the temporomandibular joint, Journal of Bodywork and Movement Therapies, 11(4):285–294, October 2007.

Waldman SD: Trigeminal neuralgia. In: Waldman SD (ed): Atlas of Common Pain Syndromes, ed 3. Philadelphia, Saunders, 2015.

浅层颈丛由第一至四颈神经纤维的前支组成。每一根神经分为上行支和下行支。这些神经分支共同组成颈丛,支配相应部位的运动和感觉(图 17-1)。其中最重要的运动支是膈神经,其运动纤维与副神经形成交通支,到达椎旁和颈部的深肌层。除了第一颈神经以外,每一根神经都传导皮肤特定的感觉。这些神经集中于胸锁乳突肌后缘中点处,传输下颌骨下方、颈部和锁骨上窝的皮肤感觉。浅颈丛的末端感觉神经纤维的分支有耳大神经和枕小神经。

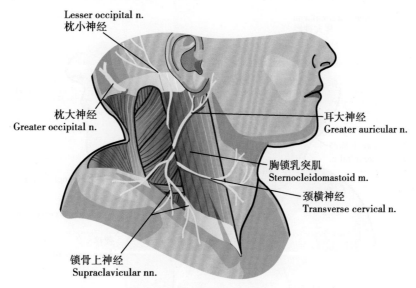

图 17-1 浅层颈丛。(From Waldman SD:Pain Management. Philadelphia,Elsevier,2015,Fig. 150. 6.)

（陈征　王保国 译）

推荐阅读

Netter FH: Cutaneous nerves of the head and neck. In: Atlas of Human Anatomy, ed 4. Philadelphia, Saunders, 2006.

Pappas JL, Warfield CA: Cervical plexus block. In: Waldman SD (ed): Pain Management. Philadelphia, Saunders, 2007, pp 1173–1190.

Waldman SD: Superficial cervical plexus block. In: Atlas of Interventional Pain Management, ed 4. Philadelphia, Saunders, 2016.

深层颈丛由第一至四颈神经纤维的前支组成。每一根神经分为上行支和下行支共同组成颈丛,分别发出神经纤维向上和向下支配相应部位的运动和感觉(图 18-1)。其中最重要的运动支是膈神经,其运动纤维与副神经形成交通支,到达椎旁和颈部的深肌层。除了第一颈神经以外,每一根神经都支配特定的皮区感觉。深层颈丛的末端感觉神经纤维的分支有耳大神经和枕小神经。

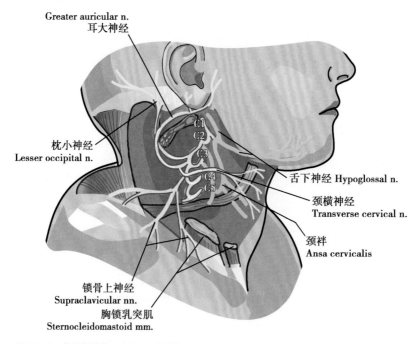

图 18-1 深层颈丛。(From Waldman SD:Pain Management. Philadelphia,Elsevier,2007,1st ed,Fig. 141-9.)

(陈征 王保国 译)

推荐阅读

Cesmebasi A: Anatomy of the cervical plexus and its branches. In: Tubbs RS, Rizk E, Shoja MM, et al (eds): Nerves and Nerve Injuries, San Diego, Academic Press, 2015, pp 441–449.

Netter FH: Nerves of the head and neck. In: Atlas of Human Anatomy, ed 4. Philadelphia, Saunders, 2006.

Waldman SD: Deep cervical plexus block. In: Waldman SD (ed): Atlas of Interventional Pain Management, ed 2. Philadelphia, Saunders, 2004.

星状神经节由颈下神经节和第一胸神经节融合而成,位于第七颈椎椎体前方(图19-1)。该神经节前方的结构包括皮肤、皮下组织、胸锁乳突肌和颈动脉鞘。肺尖位于该神经节的前下方,中间区域的结构有颈前筋膜、第七颈椎椎体、食管和胸导管,星状神经节后方的结构有颈长肌、前三角肌、椎动脉、臂丛神经鞘和第一肋的颈部。

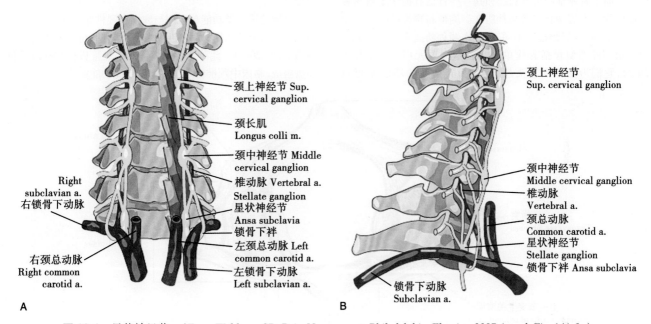

A　B

图 19-1　星状神经节。（From Waldman SD：Pain Management. Philadelphia，Elsevier，2007 1st ed，Fig. 141-9.）

（陈征　王保国　译）

推荐阅读

Netter FH: Nerves of the head and neck. In: Atlas of Human Anatomy, ed 4. Philadelphia, Saunders, 2006.

Waldman SD: Stellate ganglion block. In: Waldman SD (ed): Atlas of Interventional Pain Management, ed 4. Philadelphia, Saunders, 2016.

颈椎椎体

全面了解颈椎的解剖功能和其一些特性有助于了解多种疼痛的发生发展变化以及病灶所在。胸椎和腰椎的每一个单元的功能相似,而颈椎则不同,它是由两种功能不同的单元组成。第一种类型包括寰枕单元和寰枢椎单元(图 20-1 和图 20-2),它们为支撑固定头颅的结构,其独特的功能是可以通过自身调整使头颅发生运动,从而将眼、耳、鼻、喉的功能发挥到最佳状态。最上端的这两个功能单元最容易发生创伤和关节炎性改变,并且会随着年龄的增加发生退行性改变。

颈椎的第二类功能单元则与胸椎和腰椎非常相似,首先它起到支撑头颅的作用,另外使一些感觉器官的位置能固定在头颅当中(图 20-3)。此单元由中下段五个颈椎椎体和相应的椎间盘组成,临床中颈椎的疼痛多发生于此功能单元。

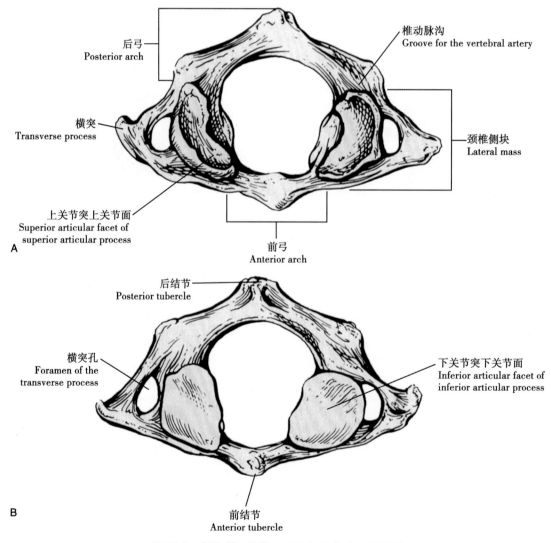

后弓
Posterior arch

椎动脉沟
Groove for the vertebral artery

横突
Transverse process

颈椎侧块
Lateral mass

上关节突上关节面
Superior articular facet of
superior articular process

前弓
Anterior arch

A

后结节
Posterior tubercle

横突孔
Foramen of the
transverse process

下关节突下关节面
Inferior articular facet of
inferior articular process

前结节
Anterior tubercle

B

图 20-1 寰椎-第一颈椎。(A)上面观;(B)下面观

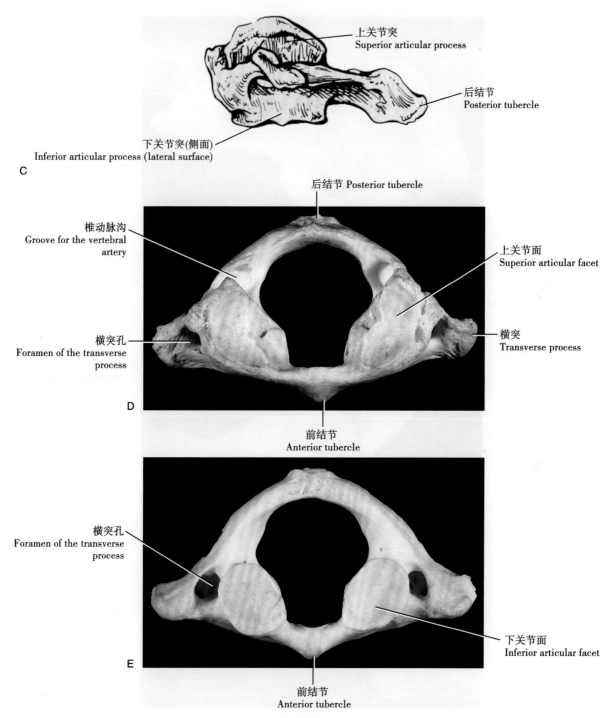

图 20-1(续)　(C)寰椎的侧视图;(D)上面观;(E)下面观

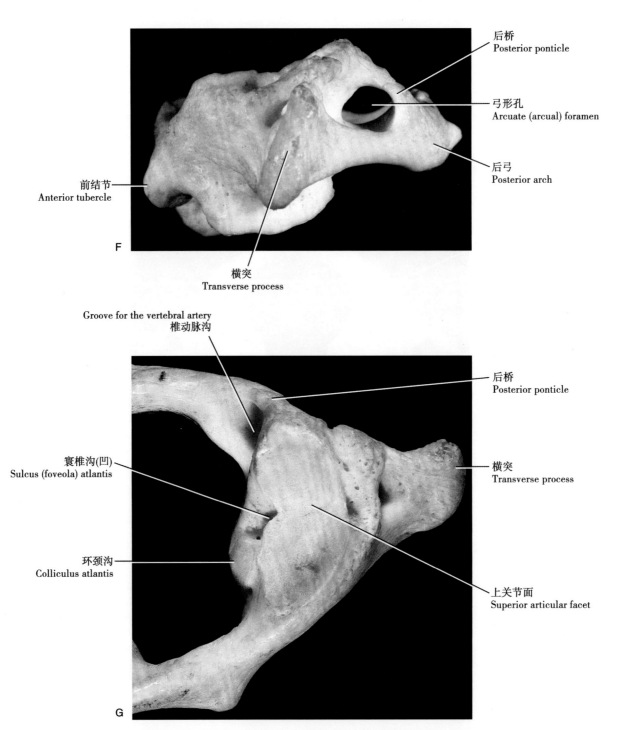

图 20-1(续) （F)寰椎的侧视图；(G)颈椎侧块的特写(俯视图)。注意侧块内侧面上的环颈沟(窝)。(From Cramer GD：Chapter 5-The Cervical Region. In：Cramer GD，Darby SA［eds］：Clinical Anatomy of the Spine，Spinal Cord，and Ans，ed 3. St. Louis，Mosby，2014，pp 135-209.)

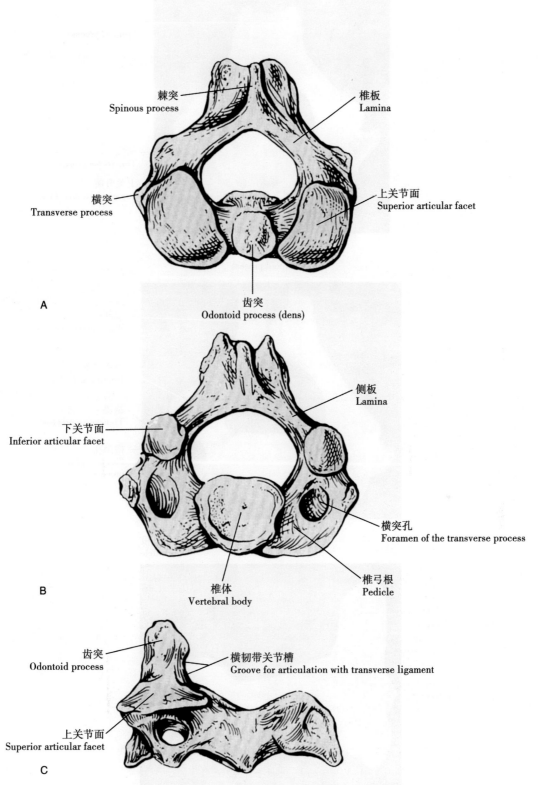

图 20-2 枢椎-第二颈椎。(A)上面观;(B)下面观;(C)第二颈椎侧视图

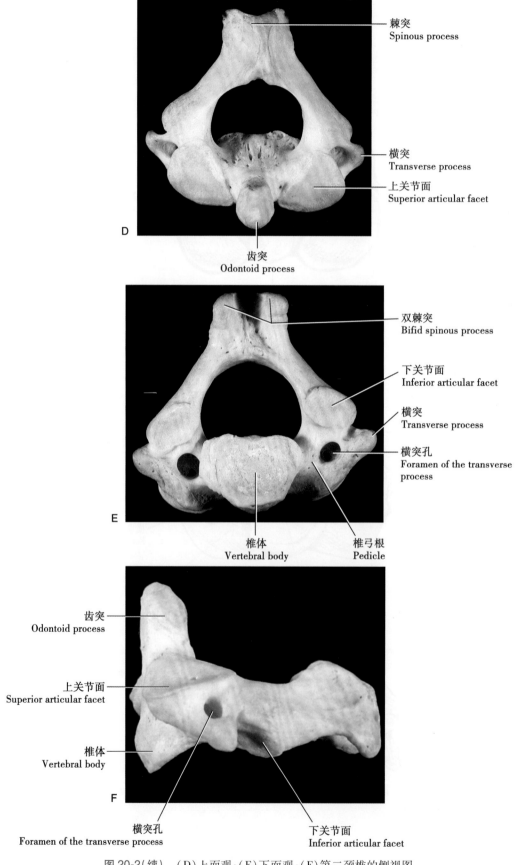

棘突
Spinous process

横突
Transverse process

上关节面
Superior articular facet

齿突
Odontoid process

D

双棘突
Bifid spinous process

下关节面
Inferior articular facet

横突
Transverse process

横突孔
Foramen of the transverse process

椎体
Vertebral body

椎弓根
Pedicle

E

齿突
Odontoid process

上关节面
Superior articular facet

椎体
Vertebral body

横突孔
Foramen of the transverse process

下关节面
Inferior articular facet

F

图 20-2(续)　(D)上面观;(E)下面观;(F)第二颈椎的侧视图

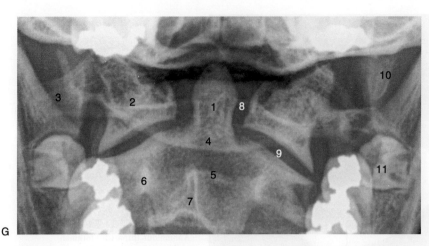

1. 齿突 Odontoid process (dens)
2. C1侧块 C1 Lateral mass
3. C1横突 C1 Transverse process
4. C1后弓 C1 Posterior arch
5. C2椎体 C2 Vertebral body
6. C2椎弓根 C2 Pedicle
7. C2棘突 C2 Spinous process
8. 齿突-侧块间隙 Odontoid-lateral mass space
9. 寰枢椎外侧关节 Lateral atlanto-axial articulation
10. 茎突 Styloid process
11. 未萌出的第三磨牙 Unerupted third molar

图 20-2(续) （G）上面观的前后"张口"视图，显示寰椎、枢椎和相关的骨结构。（From Cramer GD：Chapter 5-The Cervical Region. In：Cramer GD，Darby SA[eds]：Clinical Anatomy of the Spine，Spinal Cord，and Ans，ed 3. St. Louis，Mosby，2014，pp 135-209.）

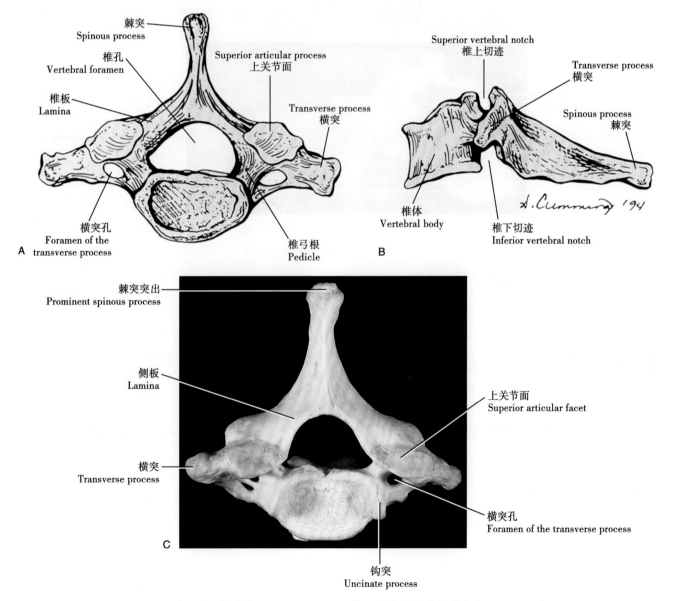

图 20-3 典型的颈椎影像。（A)上面观；（B)第七颈椎侧视图，椎体突出；（C)上面观

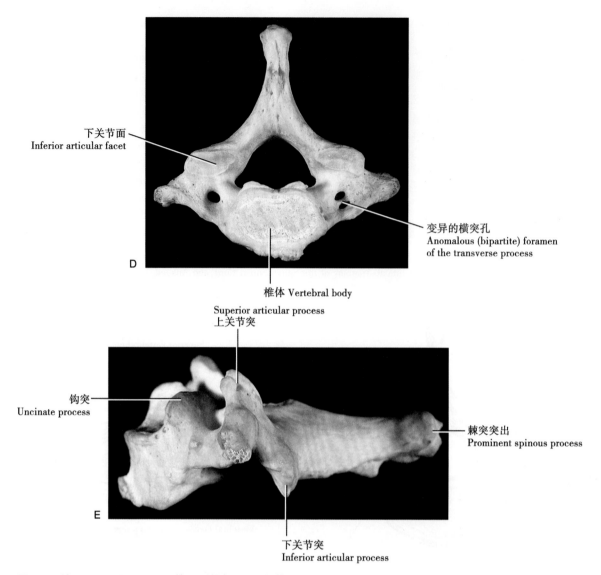

下关节面
Inferior articular facet

变异的横突孔
Anomalous (bipartite) foramen
of the transverse process

椎体 Vertebral body

Superior articular process
上关节突

钩突
Uncinate process

棘突突出
Prominent spinous process

下关节突
Inferior articular process

图 20-3(续) (D)下面观;(E)第七颈椎侧视图,椎体突出。(From Cramer GD:Chapter 5-The Cervical Region. In:Cramer GD, Darby SA[eds]:Clinical Anatomy of the Spine, Spinal Cord, and Ans, ed 3. St. Louis, Mosby, 2014, pp 135-209.)

颈椎的运动

颈椎的运动范围很大,全部的颈椎椎体和椎间盘都可以发生运动。活动度最大的部位发生于寰枕关节到第三颈椎的节段。颈髓的运动与颈椎运动同时发生,并且伴随相应肌肉的运动。最上端两个节段参与绝大部分的旋转、屈曲、仰伸和侧屈的运动。颈椎位于屈曲位时,椎管被拉长,椎间孔变大,椎间盘的前部被压缩(图 20-4)。颈椎仰伸位时,椎管变短,椎间孔变小,椎间盘的后部被压缩(图 20-4)。侧屈和/或旋转时,对侧椎间孔变大而同侧椎间孔变小。健康人发生这些改变是不会造成功能障碍或疼痛,但是某些疾病状态时,这些运动会由于神经受压或受损导致相应的疼痛和功能障碍。

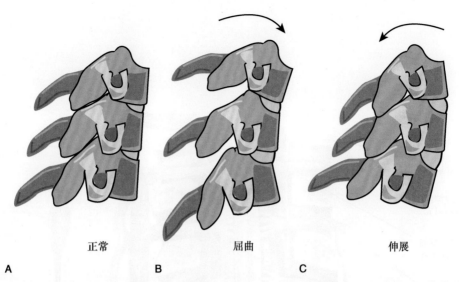

正常　　　　　　　　屈曲　　　　　　　　伸展

A　　　　　　　　　B　　　　　　　　　C

图 20-4　颈椎在不同位置时的功能单元示意图。(A)正常;(B)屈曲;(C)伸展。(From Waldman SD:Physical Diagnosis of Pain:An Atlas of Signs and Symptoms. Philadelphia,Saunders,2006,Fig. 1-3.)

颈椎椎管

骨性的椎管结构不仅是保护颈髓的管腔,并且还有颈神经根的出口。由于许多颈部神经根和其他神经纤维在此处穿过椎管到达下部的机体,因此颈髓比胸、腰段脊髓在椎管内占据的分量和空间要大。颈椎椎管空间的缩小使创伤时脑脊液的缓冲作用减小,并且在骨性或椎间盘结构压缩时导致颈髓受压而产生脊髓病变。退行性改变和长时间的椎间盘突出会侵犯颈髓。由于脊髓疾病导致的神经功能的缺陷比较隐匿——往往容易延误诊断。

颈椎椎管呈漏斗形,寰枢椎部位的直径最大,颈 5-6 椎间隙最窄,因此不难理解导致疼痛的病灶通常位于这个最狭窄的部位。人类三角形的颈椎管在人群中有着很大的解剖变异。类似于三叶草形状者容易因病理改变而导致神经根病变,椎管狭窄者容易影响颈髓的活动范围。

颈神经与颈椎椎体之间的关系

颈神经根由两部分组成,即背侧的神经根负责传导感觉,腹侧的神经根负责传递运动信息。当腹侧与背侧的神经根出脊髓后便结合成同一个解剖结构即颈神经根。这些结合后的神经纤维出椎间孔后发出很多小分支,这些小分支的前部支配前方的 Luschka 假关节和椎间盘纤维环,后部支配相邻椎体的关节突,关节突中有神经根穿出。这些神经纤维负责传导特定解剖结构的疼痛冲动,还可以区分由于脊髓神经根受压导致的椎间盘部位或椎骨关节突部位的疼痛,还传导来自颈髓的疼痛。这些神经纤维穿出椎间孔后结合成单个的神经根向前下方走行于由椎体组成的一个保护性的沟槽中,然后分布于头部、颈部和上肢(图 20-5 和图 20-6)。

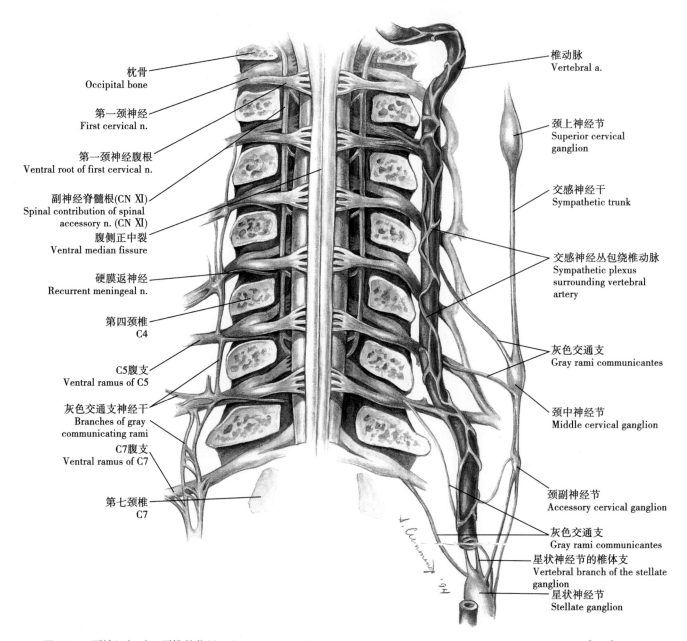

枕骨
Occipital bone

第一颈神经
First cervical n.

第一颈神经腹根
Ventral root of first cervical n.

副神经脊髓根(CN XI)
Spinal contribution of spinal
accessory n. (CN XI)

腹侧正中裂
Ventral median fissure

硬膜返神经
Recurrent meningeal n.

第四颈椎
C4

C5腹支
Ventral ramus of C5

灰色交通支神经干
Branches of gray
communicating rami

C7腹支
Ventral ramus of C7

第七颈椎
C7

椎动脉
Vertebral a.

颈上神经节
Superior cervical
ganglion

交感神经干
Sympathetic trunk

交感神经丛包绕椎动脉
Sympathetic plexus
surrounding vertebral
artery

灰色交通支
Gray rami communicantes

颈中神经节
Middle cervical ganglion

颈副神经节
Accessory cervical ganglion

灰色交通支
Gray rami communicantes

星状神经节的椎体支
Vertebral branch of the stellate
ganglion

星状神经节
Stellate ganglion

图 20-5　颈神经相对于颈椎的位置。(From Cramer GD:Chapter 5-The Cervical Region. In:Cramer GD,Darby SA[eds]:Clinical Anatomy of the Spine,Spinal Cord,and Ans,ed 3. St. Louis,Mosby,2014,pp 135-209.)

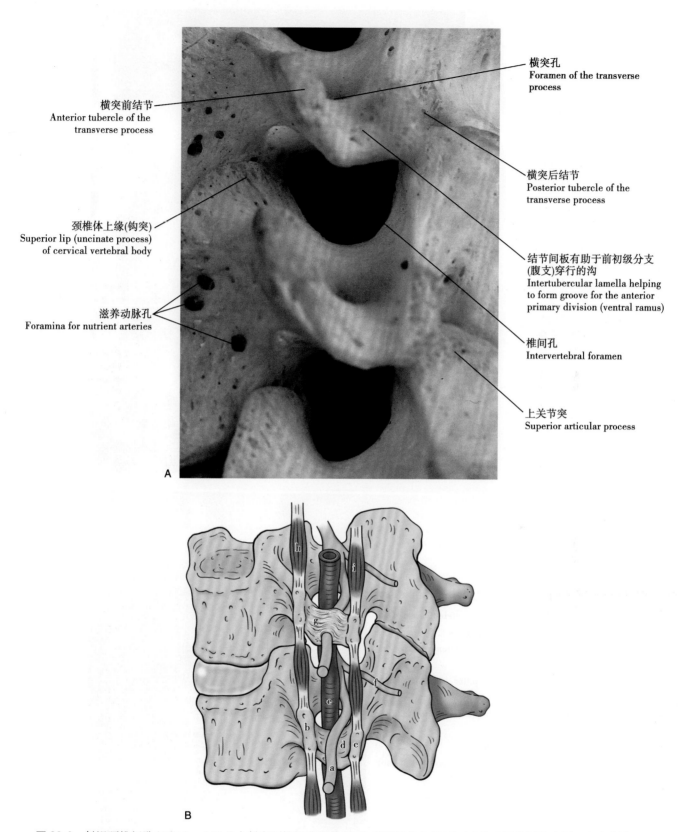

横突孔
Foramen of the transverse process

横突前结节
Anterior tubercle of the transverse process

横突后结节
Posterior tubercle of the transverse process

颈椎体上缘(钩突)
Superior lip (uncinate process) of cervical vertebral body

结节间板有助于前初级分支(腹支)穿行的沟
Intertubercular lamella helping to form groove for the anterior primary division (ventral ramus)

滋养动脉孔
Foramina for nutrient arteries

椎间孔
Intervertebral foramen

上关节突
Superior articular process

图 20-6 斜视颈椎间孔(IVFs)。(A)几个斜向颈椎间孔的特写,注意颈椎体上缘(钩突)构成了椎间孔边界。(B)脊神经沟由典型颈椎横突的前后结节和结节间板形成,注意脊神经的沟实际上是初级前分支(APD)。另外,注意,将 APD 固定在适当位置的正常结缔组织也在上横突的脊神经沟中,这种结缔组织常延伸到脊髓神经的近端。结缔组织保护脆弱的颈背根和腹根免受颈部或上肢极端运动可能引起的牵引损伤。结缔组织在下横突被切除,以显示沿着结节间板的 APD。图示结构如下:a. 初级前分支(腹支);b. 横突孔前结节;c. 后结节;d. 结节间板;e. 椎动脉;f. 初级后分支(背支);g. 围绕着 APD 并将 APD 固定在脊神经槽上的结缔组织;h. 横贯前肌;i. 横贯后肌

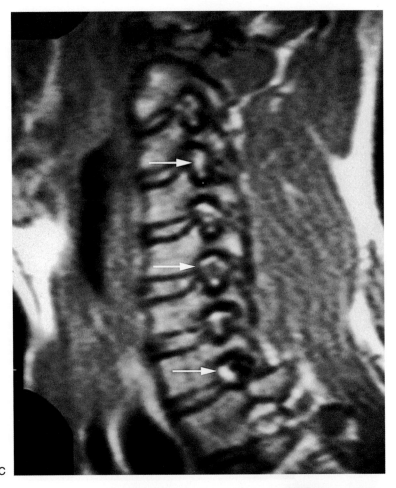

C

1. C4椎体 C4 Vertebral body
2. C5椎弓根 C5 Pedicle
3. C5-C6椎间盘 C5-C6 Intervertebral disk
4. C5-C6椎间孔 C5-C6 Intervertebral foramen
5. C6横突 C6 Transverse process
6. C2横突孔 C2 Foramen of the transverse process
7. 舌骨 Hyoid bone
8. C6关节柱 C6 Articular pillar
9. C7侧板 C7 Lamina
10. 钩突 Uncinate process (uncovertebral joint)
11. 气管 Trachea
12. C3椎弓根 C3 Pedicle
13. C4-C5关节突关节 C4-C5 Zygapophysial joint
14. 第一肋 First rib
15. C1后结节 C1 Posterior tubercle
16. 耳垂 Lobule of ear

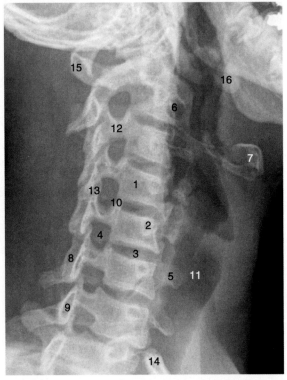

D

图 20-6(续) （C）因为颈椎间孔是向前向侧偏斜的，所以与矢状面成 40°~45°角的 MRI 扫描能最好的显示其结构。注意，在此矢状位 MRI 中，可以看到 C2-3 至 T1-2 斜椎间孔（箭头指向 C3-4、C5-6 和 C7-T1 IVF）。（D）颈部的 X 线片。From Cramer GD：Chapter 5-The Cervical Region. In：Cramer GD，Darby SA［eds］：Clinical Anatomy of the Spine，Spinal Cord，and Ans，ed 3. St. Louis，Mosby，2014，pp135-209. ）

临床意义

颈椎的骨性成分无论是在结构上还是功能上都是一个十分重要的解剖学要素。对于保证人类每日的生命安全是至关重要的。除了颈源性和紧张性头痛以外，临床中常遇到的疼痛通常不是由于最上两节的颈椎所造成。下面五个节段是导致常见的多种疼痛发生发展的根源，特别是颈髓的病变和包括颈椎小关节综合征在内的颈部疼痛。

（陈征　王保国　译）

推荐阅读

Arakal RG, Mani M, Ramachandran R: Applied anatomy of the normal and aging spine. In Joseph Yue James, et al (eds): The Comprehensive Treatment of the Aging Spine. Philadelphia, Saunders, 2011, pp 9–15.

Cramer Gregory D: The cervical region. In: Cramer GD, Darby SA, (eds): Clinical Anatomy of the Spine, Spinal Cord, and Ans, ed 3. St. Louis, Mosby, 2014, pp 135–209.

Netter FH: Cervical vertebrae: atlas and axis. In: Atlas of Human Anatomy, ed 4. Philadelphia, Saunders, 2006.

Netter FH: Cervical vertebrae: uncovertebral joints. In: Atlas of Human Anatomy, ed 4. Philadelphia, Saunders, 2006.

第 21 章
颈椎间盘的功能解剖

颈椎间盘有两个主要功能:第一是作为颈髓的缓冲结构;第二是使颈髓的同步运动便于进行同时防止神经组织和横贯于颈髓的血管受到侵犯。颈椎间盘的缓冲和运动/保护功能同样也是其他间盘结构的功能,并且也会受一些物理学因素的影响。

要了解健康人的颈椎间盘是如何变为疾病状态并产生功能缺陷的机制,可以把间盘想成一个接近于填满液体的容器。容器外有顶部和底部,称为终板,由相对不可弯曲的透明软骨组成。颈椎间盘边缘为编织状的纤维弹性组织交叉呈基质样物质并牢牢地固定于顶端和底端的终板。这个交织而成的纤维基质叫做纤维环,包绕于间盘的侧面(图 21-1)。这个相交错的纤维环包绕在周围,非常坚韧,有助于颈椎进行大范围的活动(图 21-2)。

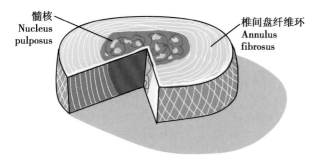

图 21-1 颈椎间盘可以被想成一个密闭的、充满液体的容器。(From Waldman SD:Physical Diagnosis of Pain:An Atlas of Signs and Symptoms,ed 3. Philadelphia,Saunders,2016,Fig. 2-1.)

髓核
Nucleus pulposus

椎间盘纤维环
Annulus fibrosus

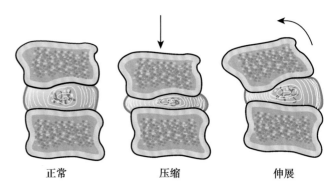

正常　　　　　压缩　　　　　伸展

图 21-2 颈椎间盘是一个柔韧性很强的结构,该图显示了颈椎的活动度。(From Waldman SD:Physical Diagnosis of Pain:An Atlas of Signs and Symptoms,ed 3. Philadelphia,Saunders,2016,Fig. 2-2.)

在这个有着上下终板的容器中,纤维环围绕的中心是一个含水的呈胶状的黏多糖,称为髓核(图 21-1)。不可压缩,可以传递来自间盘任何一个部位的压力到达髓核周围。在健康人中,这个含水的胶样体发挥着间盘内的压力支撑作用,用以使邻近的椎体分开,同时保护脊髓和出入的神经根。当颈髓活动时,这个不可活动的髓核继续维持间盘内的压力支撑作用而间盘其他部位的纤维则受到压缩。

颈椎间盘随着年龄的增长血运将变少,并且其吸水能力也下降,导致间盘的缓冲作用和协助运动的作用都减弱,纤维环的退变会使这个问题更加严重,会使间盘侧壁部分膨出,使髓核的压力通过间盘作用此处。这样就加剧了间盘的功能障碍并且使间盘的情况进一步恶化,最终导致纤维化的完全破坏和髓核脱出(图 21-3)。间盘的退变导致了临床上常见的一些颈椎疼痛情况。

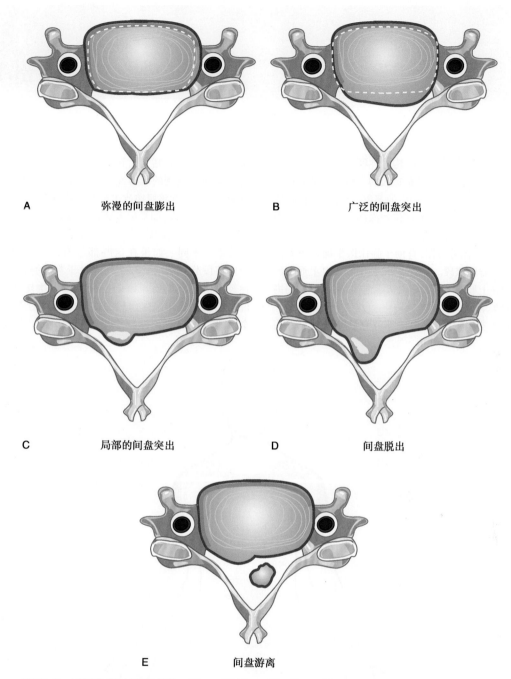

图 21-3 不同类型的间盘病变。（From Waldman SD：Physical Diagnosis of Pain：An Atlas of Signs and Symptoms，ed 3. Philadelphia，Saunders，2016，Fig. 3-4.）

（陈征　王保国 译）

推荐阅读

Waldman SD, Campbell RSD: Degenerative intervertebral disk disease of the cervical spine. In: Waldman SD, Campbell SD (eds): Imaging of Pain. Philadelphia, Saunders, 2011, pp 41–42.

Manchukanti L, Singh V, Boswell MV: Cervical radiculopathy. In: Waldman SD (ed): Pain Management. Philadelphia, Saunders, 2007.

Sial KA, Simopoulos TT, Bajwa ZH, et al (eds): Cervical facet syndrome. In: Waldman SD (ed): Pain Management. Philadelphia, Saunders, 2007.

Waldman SD: Functional anatomy of the cervical spine. In: Physical Diagnosis of Pain: An Atlas of Signs and Symptoms, ed 3. Philadelphia, Saunders, 2016.

人类的皮肤、肌肉和深层组织结构的神经支配和分布早在胚胎发育阶段就已经确定了,而且是惊人的一致。脊髓的每一个节段和相应的神经根都对应于相应的部位,这样可以使临床医生通过疼痛的类型、肌肉无力的部位和深部腱反射的改变来判断可能的脊髓功能缺陷的节段。

图 22-1 显示了皮区分布图,有助于临床医生确定患者的疼痛来源于哪一个脊髓节段。一般来讲,颈髓节段自上而下的支配分布规律为在上肢的外侧面是由头端向尾端,在上肢的内侧面是由尾端向头端。

一般来说在人类,越接近肌肉的部位脊髓节段越靠近头侧,腹侧肌肉的脊髓支配节段要高于相应的背侧肌肉。应该记住的是,所感觉到的肌肉或关节疼痛不一定来源于该部位,它可能是由于支配该肌肉或关节的颈髓节段发生了病变。

进一步来讲,如果患者感觉上肢的深部组织疼痛(如关节和肌腱附着点),临床医生应该警惕与皮肤或肌肉的节段对应关系的不同。如果在这些部位有疼痛,临床医生应参考骨骼节段分布图(图 22-2),这对于判断脊髓水平是否发生神经损伤是很重要。如果在骨节段发生疼痛,说明病变部位可能会比临床医生预想的皮肤或肌肉的支配要高或低几个节段。

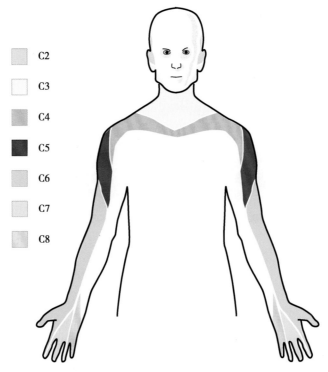

C2
C3
C4
C5
C6
C7
C8

图 22-1 颈髓皮肤节段分布图。(From Waldman SD：Physical Diagnosis of Pain：An Atlas of Signs and Symptoms，ed 3. Philadelphia，Saunders，2016，Fig. 9-1.)

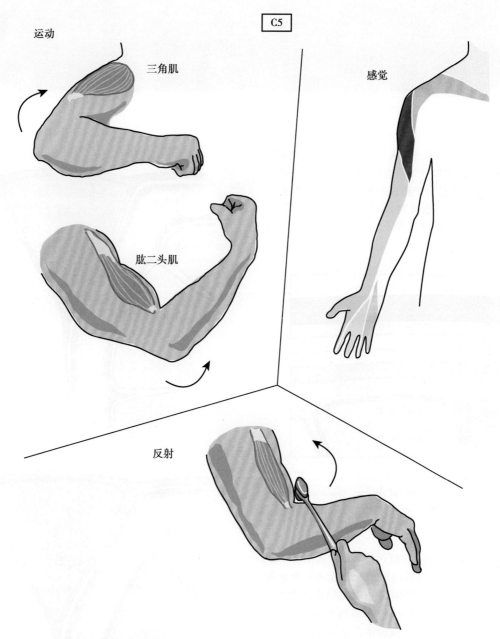

图 22-2　颈髓骨骼节段分布图。（From Waldman SD：Physical Diagnosis of Pain：An Atlas of Signs and Symptoms，ed 3. Philadelphia，Saunders，2016，Fig. 9-2. ）

（贾子普　王保国　译）

推荐阅读

Bible JE: Cervical dermatome overlap: frequently forgotten in search of a clear answer, The Spine Journal Volume 16(1):63–64, 1 January 2016.

Waldman SD: The cervical dermatomes. In: Physical Diagnosis of Pain: An Atlas of Signs and Symptoms, ed 3. Philadelphia, Saunders, 2016.

脑膜和颅骨、脊柱、脑脊液一起包绕着中枢神经系统并作
为它的初级保护屏障。脑膜由 3 层组成:①硬膜;②蛛网膜;
③软脑膜(图 23-1)。硬膜位于脑膜的最表层,由蛛网膜将
硬膜隔离出一个硬膜下腔,在蛛网膜和软脑膜之间存在蛛
网膜下腔,其内有脑脊液和脑血管。软脑膜与脑组织和脊
髓相连。

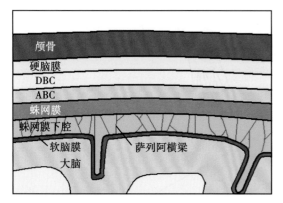

图 23-1 颅骨和脑膜的关系。(From JinX, Yang KH,
King AI: Mechanical properties of bovine pia-arachnoid
complex in shear. J Biomech 2011 Feb 3; 44 [3]: 467-
474.)

硬膜为较厚的双层纤维状膜,包括外层的骨膜层和内层
的脑膜层。它们正常融合并且可以分隔开形成大的静脉通
道,被称为硬膜窦。硬膜上有大的血管,并且可以再分为更小
的毛细血管。可以把硬膜想象成一个包绕蛛网膜的信封。硬
膜起到支撑硬膜窦的作用,同时分隔和遮盖中枢神经系统的
不同结构,如大脑镰。硬膜接受来自前颅凹和中颅凹的三
叉神经、嗅神经分支、动眼神经、迷走神经及舌下神经的感
觉分布。

脑膜的中间层为很薄很脆弱的网状膜结构,称为蛛网膜。
与软脑膜不同的是,蛛网膜并不包绕着脑组织,而是看上去像
个稍大一些的囊并有很多细丝,这些细丝称为蛛网膜小梁,可
以经蛛网膜穿至蛛网膜下腔与软脑膜上的组织融合。这些蛛
网膜小梁帮助维持中枢神经系统内容物的稳定和起到对脑膜
的缓冲作用。蛛网膜被覆扁平间皮细胞,在健康人中不对蛛网
膜下腔的脑脊液产生渗透作用。蛛网膜下腔在小脑延髓池增
宽,该部位位于小脑和延髓之间,并且包含很多贯穿中枢神经
系统的池状结构。较小的蛛网膜颗粒伸延到矢状窦和静脉腔
隙,单向吸收过多的脑脊液(图 23-2)。

与脑和脊髓相邻最近的是软脑膜,也是脑膜的最内层。此
膜较精细,覆盖于脑沟回的表面同时也覆盖着脊髓。软脑膜负

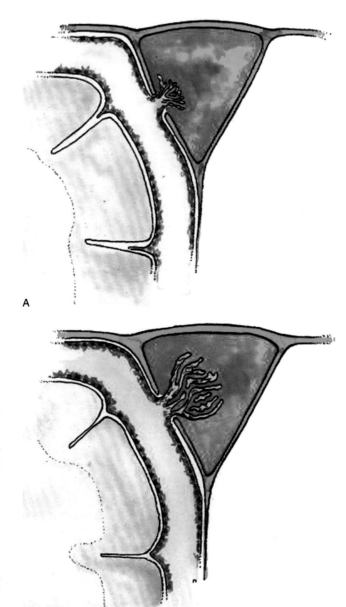

图 23-2 蛛网膜颗粒。蛛网膜颗粒是通过硬脑膜进入
脑静脉窦的内衬有内皮细胞的指状脑膜突起(A)。它
们具有类似阀门的功能。当脑脊液压力升高时,蛛网膜
绒毛就会形成,从而增加其交换表面和脑脊液的吸收
(B)。(From Sakka L, Coll G, Chazal J: Anatomy and
physiology of cerebrospinal fluid. Eur Ann Otorhinolaryngol
Head Neck Dis 2011 Dec; 128 [6]: 309-316.)

责对从蛛网膜发出的穿至蛛网膜下腔的血管起到机械支撑作用。血管周围间隙被称为维乔-罗宾间隙,该间隙为这些血管从软脑膜穿出的部位,经一个很大的毛细血管网来供应脑和脊髓的血供。与蛛网膜一样,软脑膜也是由没有渗透性的一层扁平细胞覆盖。

（贾子普　王保国　译）

推荐阅读

Netter FH: Meninges and superficial cerebral veins. In: Atlas of Human Anatomy, ed 4. Philadelphia, Saunders, 2006.

Sakka L, Coll G, Chazal J: Anatomy and physiology of cerebrospinal fluid, European Annals of Otorhinolaryngology, Head and Neck Diseases, 128(6): 309–316, December 2011.

颈部的硬膜外腔上界为骨膜和硬脊膜在枕大孔处的融合。对于此结构我们应该认识到,如果在颈部硬膜外腔注入足够大剂量的注射液,将有可能突破限制而发生液体外渗。以上事实能够解释在注入大剂量的局部麻醉药行颈部硬膜外阻滞早期出现的一些问题。

硬膜外腔继续向下延伸至骶尾部。颈部硬膜外腔前界为后纵韧带,后界为椎板和黄韧带(图 24-1)。应该注意到的是颈部的黄韧带非常薄弱,而向下到腰椎会变得越来越厚。该结构具有临床意义,提示在行颈部硬膜外腔穿刺时其"阻力消失试验"与腰段和下胸段相比会不明显。

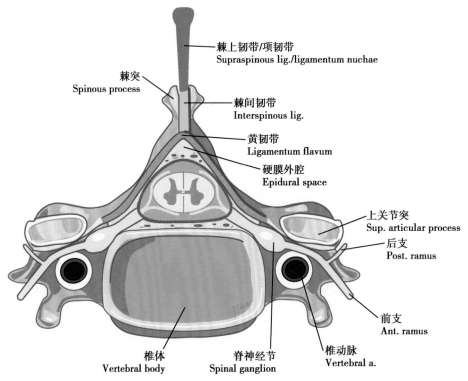

棘上韧带/项韧带
Supraspinous lig./ligamentum nuchae

棘突
Spinous process

棘间韧带
Interspinous lig.

黄韧带
Ligamentum flavum

硬膜外腔
Epidural space

上关节突
Sup. articular process

后支
Post. ramus

前支
Ant. ramus

椎动脉
Vertebral a.

椎体
Vertebral body

脊神经节
Spinal ganglion

图 24-1　颈部硬膜外腔。(From Waldman SD:Pain Management,ed 2. Philadelphia,Saunders,2015,Fig. 153-1.)

椎弓根和椎间孔构成了硬膜外腔的侧界。颈部区域椎间孔随年龄而发生的退行性改变和狭窄会比较明显。故此,老年人行颈部硬膜外阻滞时,局部麻醉药于椎间孔的漏出量会减少,因此在计算注药量时也应相应减少。

黄韧带和硬膜之间的空隙在 L2 水平是最大的,成人可达

5.0~6.0mm。在颈部,由于颈髓的增大以及支配上肢的神经节的存在,导致腔隙在 C7 水平减小到 1.5~2.0mm(图 24-2A)。仰伸颈部时会导致颈膨大上移,进而导致 C7-T1 水平的硬膜外间隙增宽为 3.0~4.0mm(图 24-2B)。这一现象对于在临床中行侧位或俯卧位颈部硬膜外阻滞时很重要。

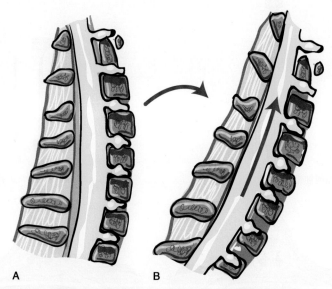

图 24-2 （A）颈椎在中立位置的侧视图。（B）颈椎前屈并伸展头颈部的侧视图。黄韧带和硬脑膜之间的距离在 L2 内部空间最大，成年人的距离为 5.0~6.0mm。在第七颈椎处，该距离减小到 1.5~2.0mm，然后在 C7-T1 间隙处增大到 3.0~4.0mm。（From Waldman SD：Pain Management，ed 2. Philadelphia，Saunders，2015，Fig. 153-3.）

硬膜外腔内容物

脂肪

硬膜外腔被腔隙状的脂肪组织所填充。脂肪组织含量的变化与体内其他部位的脂肪含量的多少成正比。硬膜外的脂肪相对含有一些血管，并且随年龄的增长密度会发生改变。这种改变导致了成人在给药时剂量的差异性，特别是在行骶部硬膜外阻滞时。硬膜外的脂肪有两个功能：①与硬膜及硬膜囊一起对硬膜外腔的其他物质进行缓冲；②作为将药物注射入颈部硬膜外腔的储存部位。第二个功能的临床意义在于颈部硬膜外注射可以给予阿片类药物。

硬膜外静脉

硬膜外静脉聚集在硬膜外腔的前侧方但会延伸至整个硬膜外腔。由于这些静脉没有静脉瓣，所以可以传导胸腔内和腹腔内的压力，因此 Valsalva 呼吸、妊娠子宫或肿瘤压迫下腔静脉时，会导致胸腔或腹腔压力的增加，使硬膜外静脉扩张，硬膜外腔容积减小。容积的减少直接影响着达到相应水平神经阻滞效果的药物需要量。由于这些静脉丛引流整个脊柱的血液，因此也成为了血源性感染蔓延的通道。

硬膜外动脉

动脉经过以下两条通路进入颈部硬膜外腔，提供颈部硬膜外内骨和韧带以及脊髓的血供：①椎间孔；②直接与椎动脉颅内段吻合。硬膜外动脉有很多明显的吻合支。硬膜外动脉主要位于硬膜外腔的侧部，它的损伤会导致硬膜外血肿从而影响脊髓本身的血供。

淋巴

硬膜外腔的淋巴聚集在硬膜根部的区域，并在此处将蛛网膜下腔和硬膜外腔内的物质转移。

由中线进针入颈部硬膜外腔时发生的结构改变

当硬膜外针进入皮肤和皮下组织后，会垂直于两棘突之间穿过棘上韧带（图 24-3A）。棘上韧带会产生一定的阻力，但该韧带比较致密，即便穿刺针不持于手中，也能使针固定其上。

棘间韧带是穿刺针前进时遇到的又一阻力（图 24-3B）。当穿刺针针尖进入棘间韧带和黄韧带之间时，疼痛治疗医生可能会感觉到一个"错误的"阻力消失。由于颈部韧带较薄，因此这种显现在颈部比在腰部明显。

当针尖进入黄韧带时会感到明显的阻力增加。由于黄韧带几乎都是由弹性纤维蛋白组成的，因此当穿刺针在韧带中拖动时会一直感觉到阻力的存在（图 24-3C）。当针尖进入硬膜外腔时，会感到阻力的突然消失（图 24-3D）。向正常的硬膜外腔内注射药物的时候应该是无阻力的。

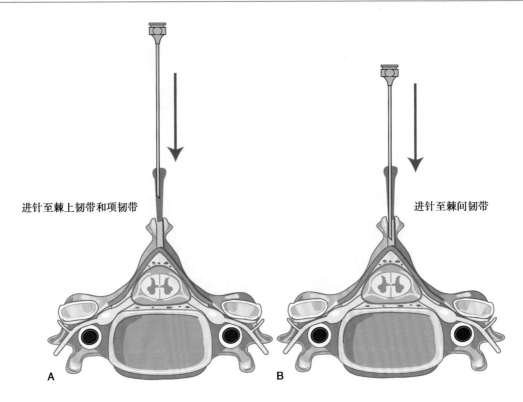

进针至棘上韧带和项韧带

进针至棘间韧带

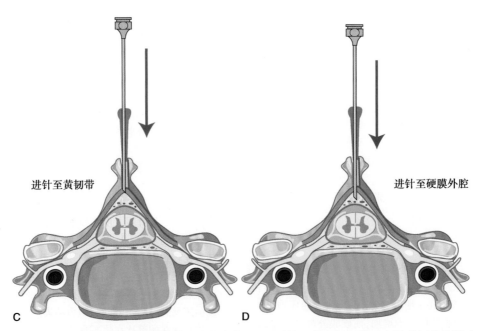

进针至黄韧带

进针至硬膜外腔

图24-3　（A）棘上韧带是进针时遇到的第一个阻力点。（B）进针至棘突间韧带时会遇到额外的阻力。（C）进针至黄韧带。（D）穿刺针穿透黄韧带时"明显的"阻力消失。（From Waldman SD：Pain Management，ed 2. Philadelphia，Saunders，2015，Fig. 153-4. ）

（贾子普　王保国　译）

推荐阅读

Waldman SD: Cervical epidural block: translaminar approach. In: Waldman SD (ed): Atlas of Interventional Pain Management, ed 4. Philadelphia, Saunders, 2016.

Waldman SD: Cervical epidural nerve block. In: Waldman SD (ed): Pain Management. Philadelphia, Saunders, 2007, pp 1210–1219.

颈椎小关节也称关节突关节,是一种运动关节,由相邻椎体的上下关节面组成(图 25-1)。颈椎小关节面与水平面呈 45°角,与矢状面成 85°角。除了寰枕关节和寰枢关节外,其余关节均由滑膜相连并且有真正的关节囊。与脊柱其他位置的关节囊相比,颈部的关节囊相对松弛,以便各关节之间可以更好地滑动。关节囊上分布有丰富的 Ⅰ、Ⅱ、Ⅲ 型机械性刺激感受器和神经末梢,传导小关节的痛觉。这些神经支配作为本体感受器同样十分重要,它可以在一定的运动范围内引发肌肉的保护性反射,从而对关节起到保护作用。

颈部的关节容易受到关节炎和急性或慢性创伤的影响。这些损伤容易导致滑膜囊的炎症和粘连,进而发生继发性疼痛。

寰枢椎和寰枕关节由第一和第二颈神经的腹侧支支配。C2-C3 小关节由第三颈神经背侧支的两分支支配,其余的颈部关节包括 C3-C4 至 C7-T1 的小关节由脊神经中间支的背侧支支配,其支配范围向头端上升一个水平。每一个小关节接受两个脊髓节段的支配。该解剖基础有着重要的临床意义,可以解释小关节介导的紊乱性疼痛,也可以解释阻滞受损椎体节段以上的背侧神经可以使疼痛得到完全的缓解。

每一个关节都接受来自该关节水平和上一个椎体平面的背支纤维的支配。在每一节段水平,背支发出中间支包绕着各个椎体的关节凸面(图 25-2)。在 C4-C7 水平其位置是固定不变的,因此有易于治疗颈椎小关节综合征。

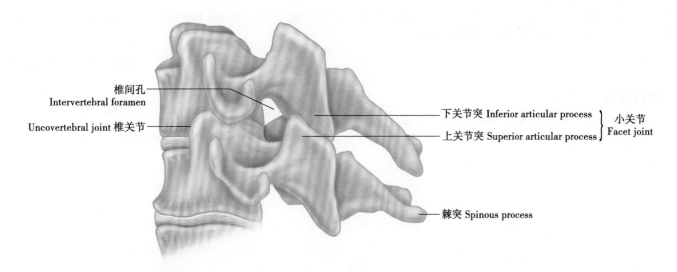

椎间孔
Intervertebral foramen

Uncovertebral joint 钩椎关节

下关节突 Inferior articular process
上关节突 Superior articular process
小关节 Facet joint

棘突 Spinous process

图 25-1 颈椎小关节。(From Lawry GV, Hall H, Ammendolia C, et al: Chapter 8-The Spine. In: Lawry GV, Kreder HJ, Hawker GA, et al (eds): Fam's Musculoskeletal Examination and Joint Injection Techniques, ed 2. Lawry GV, Kreder HJ, Hawker GA, et al. Philadelphia, Mosby, 2010, pp 103-118.)

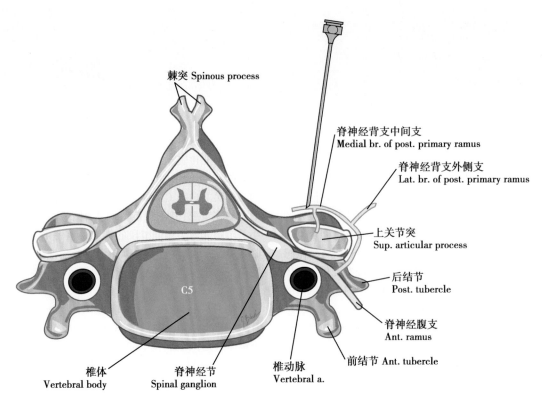

棘突 Spinous process

脊神经背支中间支
Medial br. of post. primary ramus

脊神经背支外侧支
Lat. br. of post. primary ramus

上关节突
Sup. articular process

后结节
Post. tubercle

脊神经腹支
Ant. ramus

前结节 Ant. tubercle

椎动脉
Vertebral a.

椎体
Vertebral body

脊神经节
Spinal ganglion

C5

图 25-2　颈椎小关节的神经支配。(From Waldman SD：Atlas of Interventional Pain Management，ed 4. Philadelphia，Saunders，2015，Fig. 41-6.)

（贾子普　王保国　译）

推荐阅读

Cramer GD: General characteristics of the spine. In: Cramer GD, Darby SA (eds): Clinical Anatomy of the Spine, Spinal Cord, and Ans, ed 3. St. Louis, Mosby, 2014, pp 15–64.

Netter FH: Cervical vertebrae: atlas and axis. In: Atlas of Human Anatomy, ed 4. Philadelphia, Saunders, 2006.

Netter FH: Cervical vertebrae: uncovertebral joints. In: Atlas of Human Anatomy, ed 4. Philadelphia, Saunders, 2006.

Waldman SD: Cervical facet block: medial branch approach. In: Waldman SD (ed): Atlas of Interventional Pain Management, ed 2. Philadelphia, Saunders, 2004.

第 26 章
第三枕神经

第三枕神经起源于第三颈神经的斜方肌水平的上分支纤维(图 26-1)。第三枕神经沿 C3 椎体的上关节突背侧走行(图 26-2)。来自第三枕神经的神经纤维、一部分 C3 内侧分支、极少部分的第二颈椎神经交通支构成了 C2-C3 小关节的神经支配。随后,第三枕神经的纤维向上走行,形成同侧枕下区域的感觉神经。当第三枕神经被局麻药成功阻滞时,患者将在同侧耳后的一小区域出现麻木感(图 26-3)。

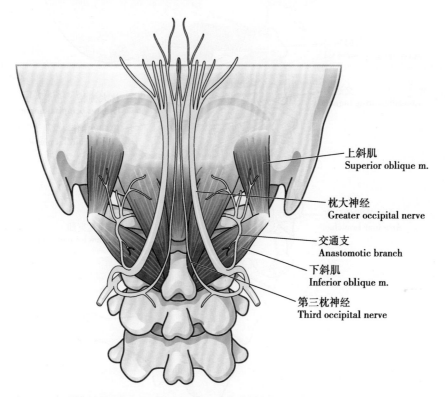

上斜肌
Superior oblique m.

枕大神经
Greater occipital nerve

交通支
Anastomotic branch

下斜肌
Inferior oblique m.

第三枕神经
Third occipital nerve

图 26-1　颈椎后视图,显示第三枕神经的解剖结构。(From Waldman SD: Atlas of Interventional Pain Management, ed 4. Philadelphia, Elsevier, 2015, Fig. 39-1.)

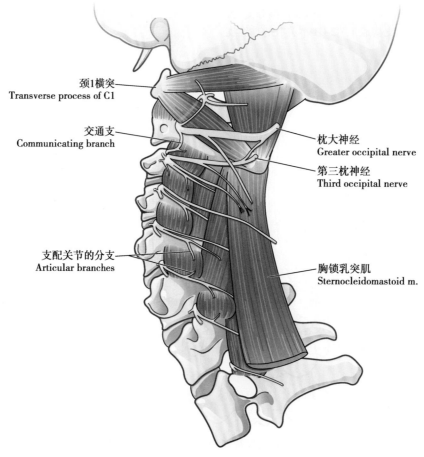

颈1横突
Transverse process of C1

交通支
Communicating branch

枕大神经
Greater occipital nerve

第三枕神经
Third occipital nerve

支配关节的分支
Articular branches

胸锁乳突肌
Sternocleidomastoid m.

图 26-2　颈椎侧视图,示第三枕神经的解剖结构。(From Waldman SD:Atlas of Interventional Pain Management,ed 4. Philadelphia,Elsevier,2015,Fig. 39-2.)

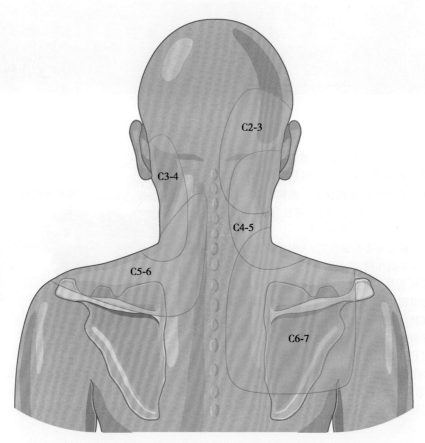

图 26-3　第三枕神经感觉分布图（C2-C3）（From Waldman SD：Atlas of Interventional Pain Management，ed 4. Philadelphia，Elsevier，2015，Fig. 39-3.）

（贾子普　王保国　译）

推荐阅读

Lee M, Lineberry K, Reed D, Guyuron B: The role of the third occipital nerve in surgical treatment of occipital migraine headaches, Journal of Plastic, Reconstructive & Aesthetic Surgery, 66(10), 1335-1339, October 2013.

Contreras R, Ortega-Romero A: Ultrasound-guided interventional procedures for cervical pain, Techniques in Regional Anesthesia and Pain Management, 17(3):64-80, July 2013.

Cooper WM, Masih AK: Chapter 16-Cervicogenic Headache. In Headache and Migraine Biology and Management. In: Diamond S (ed): San Diego, Academic Press, Elsevier, 2015, pp 203-212.

复杂的韧带系统可以起到固定和保护颈髓的作用。韧带固定上颈椎的椎体同时更好地维持其功能。横韧带牢固地固定和保护与寰椎前部相对合的枢椎的齿状突。该韧带起源于寰椎的隆起处,保持其在齿状突上旋转时的稳定性,同时保证颈椎在屈曲、后仰和侧屈时的稳定(图 27-1)。

翼状韧带作为稳定颈椎最重要的韧带之一,对于限制颈椎的轴向旋转和侧屈起到重要的作用,并且可以保证一定程度的屈曲和仰伸。翼状韧带从齿状突侧方发出连向同侧的枕骨髁和同侧的寰椎。翼状韧带损伤后,关节的过度活动会导致明显的功能障碍和疼痛的症状(图 27-1)。

颈椎前方的寰枕韧带十分结实而且坚固,通过一个束状结构进一步在中线位置起到加强固定的作用(图 27-2)。这条重要的韧带从枕骨大孔的前缘发出,向下至寰椎的弓形结构前方,然后继续向下与前纵韧带并行。由顶盖膜发出的后纵韧带同样通过限制脊柱的过屈和过伸活动来维持颈椎的稳定性(见图 27-3)。

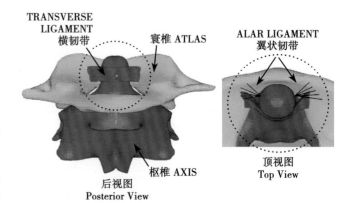

图 27-1 横韧带和翼状韧带。(From Pérez del Palomar A,Calvo B,Doblaré M:An accurate finite element model of the cervical spine under quasi-static loading. J Biomech 2008;41[3]:523-531.)

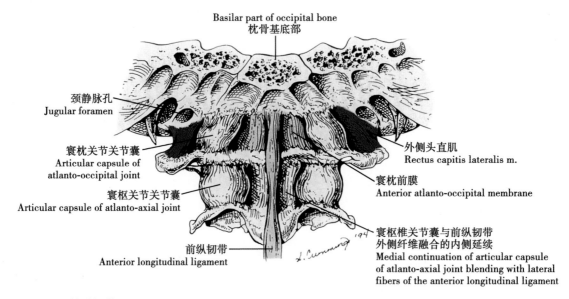

图 27-2 前纵韧带(From Gatterman MI:Chapter 2-Functional Anatomy of the Cervi-cal Spine. In:Gatterman MI (ed):Whiplash. St. Louis,Mosby,2012,pp 9-43.)

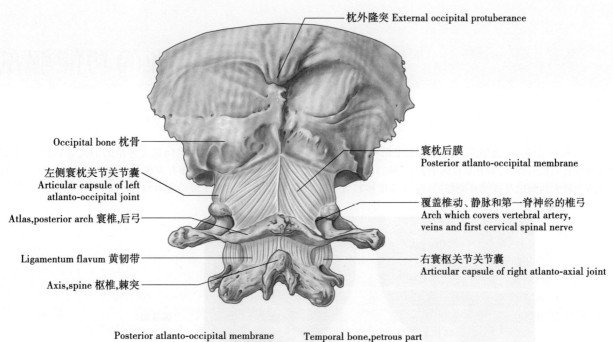

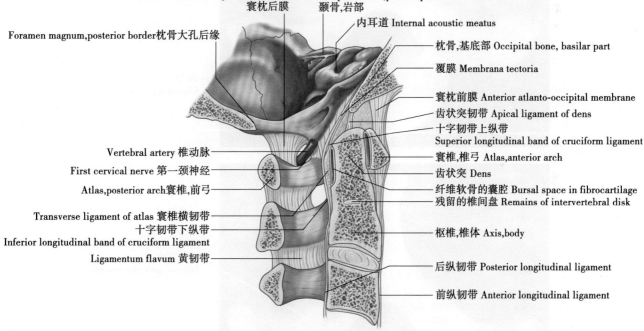

图 27-3　枕寰枢椎复合体:后视图和矢状位视图。(From Standring S:Gray's Anatomy,ed 40. Philadelphia,Churchill Living-stone/Elsevier,2009;with permission.)

　　参与维持颈椎稳定性的韧带还有棘上韧带、棘间韧带和黄韧带。项韧带是一个致密的纤维带,由枕部隆突一直延伸到第七颈椎的棘突。然后继续向尾端沿棘突顶端延伸形成棘上韧带(见图 27-3)。棘间韧带走行于棘突之间,其作用为限制脊柱的弯曲和保持椎体与椎体之间的相对稳定。黄韧带是在硬膜外麻醉时进行阻力消失试验的重要标志,由头侧脊椎的前面向下延伸至尾侧脊椎的后面并且与小关节囊的腹侧表面相连(见图 27-3)。

（贾子普　王保国　译）

推荐阅读

Netter FH: Cervical vertebrae: atlas and axis. In: Atlas of Human Anatomy, ed 4. Philadelphia, Saunders, 2006.

Netter FH: Cervical vertebrae: uncovertebral joints. In: Atlas of Human Anatomy, ed 4. Philadelphia, Saunders, 2006.

Ombregt L: Applied anatomy of the cervical spine. In: Ombregt L (ed): A System of Orthopaedic Medicine, ed 3. Philadelphia, Churchill Livingstone, 2013, pp e1–e12.

Waldman SD: Cervical facet block: medial branch approach. In: Waldman SD (ed): Atlas of Interventional Pain Management, ed 2. Philadelphia, Saunders, 2004.

12 个胸椎的结构可以被想成 3 种类型,最上面 4 个较小的胸椎与颈椎有类似的特点(如有垂直的小关节和向后的棘突),最下面四个较大的胸椎与腰椎有类似的特点(如椎体较大、较大的横突和棘突、更多地向侧方伸出的小关节)(图 28-1 和图 28-2)。中间 4 个胸椎兼有颈椎和腰椎的特点(如斜向下的小关节、长而细的向下倾斜的棘突)。

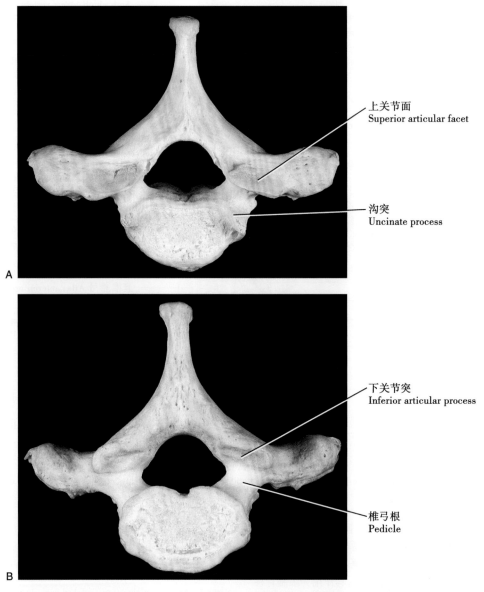

上关节面
Superior articular facet

沟突
Uncinate process

下关节突
Inferior articular process

椎弓根
Pedicle

图 28-1 第一胸椎。(A)俯视观;(B)仰视观

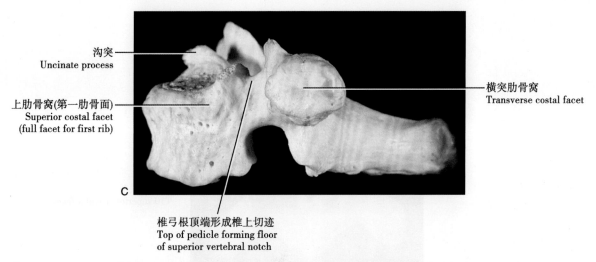

图 28-1(续)　(C)侧视观。(From Cramer GD:Chapter 6-The Thoracic Region. In:Cramer GD,Darby SA[eds]:Clinical Anatomy of the Spine,Spinal Cord,and Ans,ed 3. St. Louis,Mosby,2014,pp 210-245.)

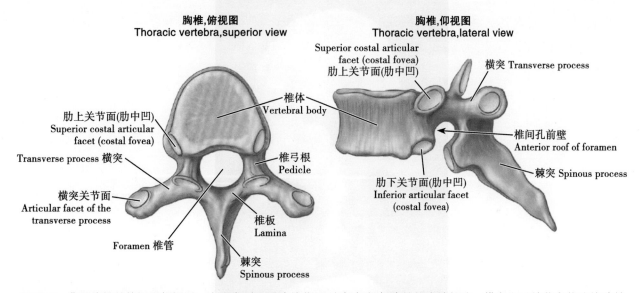

图 28-2　典型胸椎的俯视和侧视图。应注意到上下肋关节面,它们与相邻肋骨的头端相连。横突也呈关节突状连接肋结节。(From Vallieres E:The costovertebral angle. Thorac Surg Clin 2007;17[4]:503-10;with permission.)

虽然每个患者胸椎的变异性很大,但还是有一定普遍性的。大多数患者前 10 个胸椎的特征是与肋骨相连。每个椎体都包括一对肋骨半关节面,分别在两个横突上(见图 28-1)。典型的肋骨关节面具有下半关节面、胸椎椎体横突和下面椎体的上半关节面。

第十一和第十二胸椎椎体没有上肋半关节面。第十一和第十二肋分别直接与第十一和第十二胸椎体相连(图 28-3)。

T1-T2 上胸椎椎间隙和 T10-T12 下胸椎椎间隙的硬膜外阻滞技术要点是相同的(见图 28-1),与行腰椎的硬膜外阻滞方法类似。T3-T9 节段则不同,因为此段的棘突斜向下成角的角度很大,所以中段胸椎的硬膜外阻滞常需行旁正中入路。

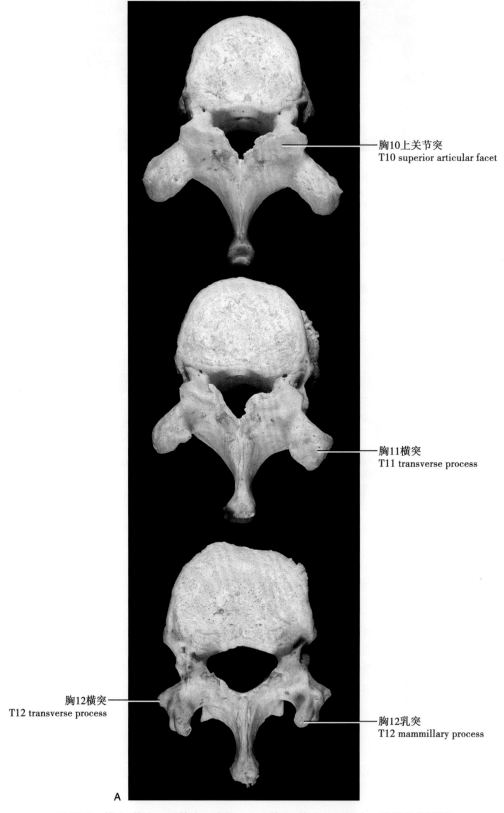

胸10上关节突
T10 superior articular facet

胸11横突
T11 transverse process

胸12横突
T12 transverse process

胸12乳突
T12 mammillary process

A

图 28-3 第十、第十一和第十二胸椎。(A)第十、第十一和第十二胸椎的俯视图

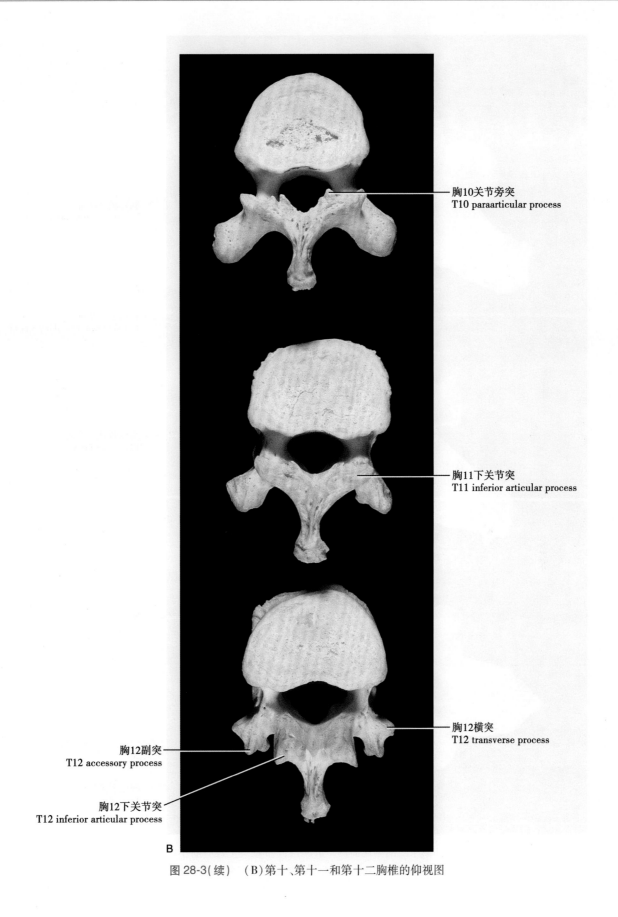

胸10关节旁突
T10 paraarticular process

胸11下关节突
T11 inferior articular process

胸12横突
T12 transverse process

胸12副突
T12 accessory process

胸12下关节突
T12 inferior articular process

B

图 28-3(续)　(B)第十、第十一和第十二胸椎的仰视图

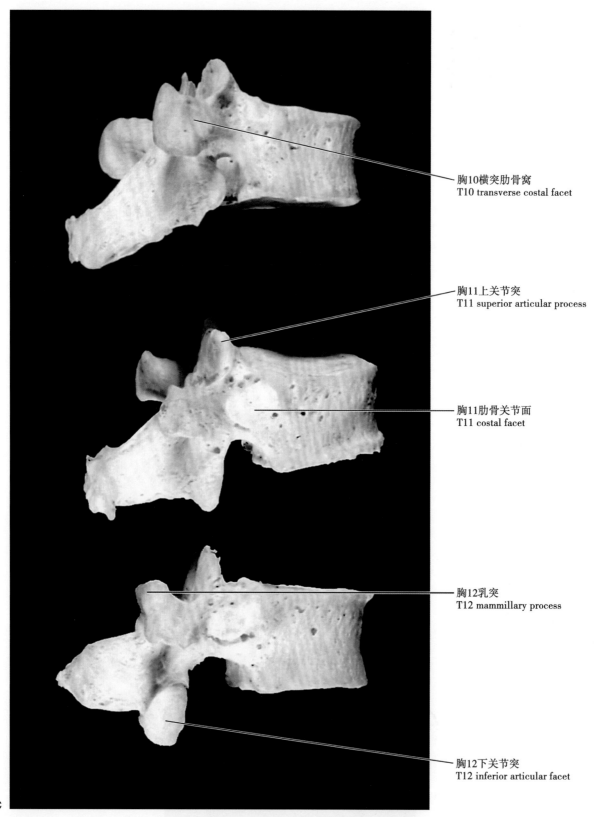

胸10横突肋骨窝
T10 transverse costal facet

胸11上关节突
T11 superior articular process

胸11肋骨关节面
T11 costal facet

胸12乳突
T12 mammillary process

胸12下关节突
T12 inferior articular facet

C

图 28-3(续) （C)第十、第十一和第十二的侧视面图。请注意，T10 横突上没有肋小凹。(From Cramer GD：Chapter 6-The Thoracic Region. In：Cramer GD，Darby SA［eds］：Clinical Anatomy of the Spine，Spinal Cord，and Ans，ed 3. St. Louis，Mosby，2014，pp 210-245.)

（贾子普　王保国　译）

推荐阅读

Cramer GD: The thoracic region. In: Cramer GD, Darby SA (eds): Clinical Anatomy of the Spine, Spinal Cord, and Ans, ed 3. St. Louis, Mosby, 2014, pp 210–245.

Naidu BV, Rajesh PV: Relevant surgical anatomy of the chest wall, Thorac Surg Clin 20(4):453–463, 2010.

Waldman SD: Thoracic epidural block: the translaminar approach. In: Atlas of Interventional Pain Management, ed 4. Philadelphia, Saunders, 2015.

第 29 章
胸部皮区

对于人类而言,皮肤、肌肉和深层次结构的神经支配源于胚胎的早期发育阶段,并且不同人变异性极低。每一个脊髓节段和相应的脊神经都有其相应的支配区域,临床医生可以通过疼痛的形式、肌力的减弱和深部腱反射的改变来确定可能发生病变的脊髓水平。

图 29-1 是一个皮区分布图,有助于确定特定的脊髓节段,并对患者的疼痛治疗有所帮助。大体上讲,对于人类而言,越靠近端的肌肉,则支配其的脊髓节段越靠头部,支配腹侧肌肉的脊髓节段要高于支配背侧的。要牢记,来自某一区域或关节的疼痛感觉不一定就是该区域或关节所发出的,很可能是颈髓某节段的病变所引起。胸段脊髓的皮区分布于腋部和胸部区域,T3 至 T12 覆盖了胸部和躯干一直到腰髋部。重要的体表标志对于临床医生来说是十分有用的,对于大部分患者来说,乳头平 T4 皮区的中部,脐平 T10,T12 则位于髂嵴水平。

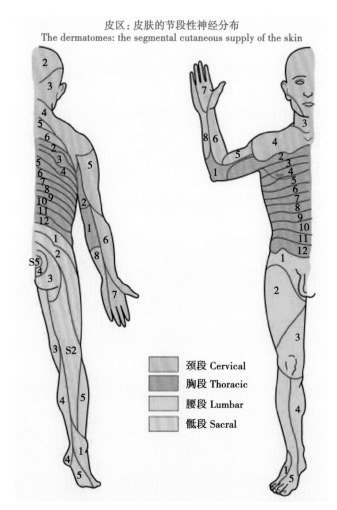

皮区:皮肤的节段性神经分布
The dermatomes: the segmental cutaneous supply of the skin

颈段 Cervical
胸段 Thoracic
腰段 Lumbar
骶段 Sacral

图 29-1 胸部皮区图。(From Harold Ellis:Anatomy of the spinal nerves and dermatomes. Anaesth Intens Care 2006 Nov;7[11]:405-406.)

(姚敬文　安立新 译)

推荐阅读

Campbell W: DeJong's The Neurological Examination, ed 6. Philadelphia, Lippincott Williams and Wilkins, 2005.

Ellis H: Anatomy of the spinal nerves and dermatomes, Anaesthesia & Intensive Care Medicine 7(11):405–406, 2006.

Goetz CG: Textbook of Clinical Neurology, ed 2. Philadelphia, Saunders, 2003.

骨性成分

腰椎由 5 个椎体组成,从头端到尾端依次为 L1 至 L5。腰椎的主要功能支撑上半身体的重量并参与下半躯干和骨盆的屈伸侧弯运动。与脊柱其他部位的椎体一样,腰椎通过一骨性通道包绕着马尾和相关结构,起到间接的保护作用。

腰椎体的结构相似,但是上腰椎与下腰椎的功能特点却不相似。

每一个椎体都是由前方的受力椎体体部和后方的髓弓组成(图 30-1)。后方的髓弓通过 3 个特定的突起使维持姿势的肌肉和各种韧带与之相连。这些突起为后正中的棘突和两侧的横突。髓弓位于棘突和横突之间,又叫椎板,横突和椎体之间的区域叫椎弓根。

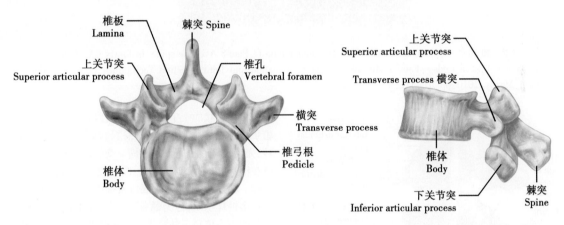

图 30-1 腰椎的解剖。(From Arakal RG , et al:The Comprehensive Treatment of the Aging Spine. Philadelphia, Saunders , 2011 , Fig. 2-4.)

运动

3 个关节参与相邻椎体之间的运动。首先是椎体的上、下终板和其内部的椎间盘(图 30-2);另外两个平面关节,被称为关节突关节,由上方椎体的下关节突和同侧下方椎体的上关节突组成(图 30-3)。该结构有助于屈、伸和限制侧弯运动,同时还可明显维持腰椎的侧方稳定性。

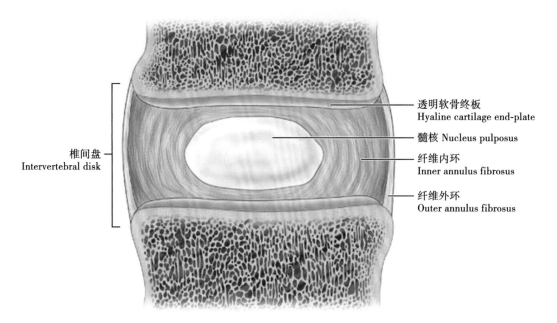

图 30-2　椎间盘。（From Lawry GV, Hall H, Ammendolia C, Fam 8 AG: The spine. In Lawry GV, Kreder HJ, Hawker GA, et al（eds）: Fam's Musculoskeletal Examination and Joint Injection Techniques, ed 2. Philadelphia, Mosby, 2010, pp 103-118.）

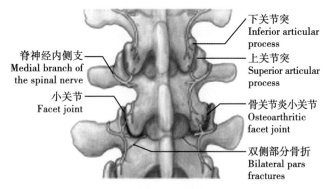

图 30-3　关节突关节由相邻上椎体的下关节突和下相邻椎体的同侧上关节突组成。（From Hooten WM, Cohen SP: Evaluation and treatment of low back pain: a clinically focused review for primary carespecialists. Mayo Clin Proc 2015 Dec; 90[12]: 1699-1718.）

椎间盘

椎间盘有两大主要功能：①首先作为腰椎的主要减震结构；②协助腰部脊柱的同步运动，同时保护神经结构和横穿脊柱的相关结构不受冲击。腰椎间盘的减震功能和运动/保护功能均取决于结构以及影响椎间盘的物理定律（见下文）。

为了了解正常腰椎间盘的功能和疾病状态时功能的障碍，可以将椎间盘想象成一个充满液体的容器。容器外的顶部和底部就叫终板，由相对不可弯曲的透明软骨组成。腰椎间盘的

侧方由编织状的十字交叉纤维弹性组织基质组成，并牢固地附着于顶和底部的终板，这个编织状的十字交叉纤维叫作纤维环，完全环绕在椎间盘的四周。交织的纤维环形成一个网罩包绕在四周，极其结实并具韧性，有助于腰椎运动时间盘的广泛压缩。在这个由终板顶、底以及周围纤维环组成的容器内部是一黏多糖样物质，称为髓核。髓核不可压缩，将来自间盘任一部位的压力传导至髓核周围。在健康人中，这个被水填充的胶样体由间盘内产生出压力驱使相邻椎体分开，并且保护着脊髓和穿出的神经根。当腰椎活动时，不可压缩的髓核维持了一个持续性的间盘内压力，而有些纤维变松弛，有些纤维则收缩。

随着年龄的增长，腰椎间盘的血管变少，间盘的吸水能力丧失，导致缓冲功能和协助运动功能的退行性改变。纤维环的退变使此问题更加严重，导致部分椎间盘壁的膨出，髓核功能也出现异常最终使压力作用于整个椎间盘。间盘功能的恶化会导致进一步退变，即可能最终导致纤维环真正的完全破坏和髓核的突出。椎间盘的这种退行性改变是临床实践中很多腰椎疼痛产生的原因。

（姚敬文　安立新　译）

推荐阅读

Lawry GV, Hall H, Ammendolia C, et al: The spine. In Lawry GV, Kreder HJ, Hawker GA, et al (eds): Fam's Musculoskeletal Examination and Joint Injection Techniques, ed 2. Philadelphia, Mosby, 2010, pp 103–118.

Netter FH: The lumbar spine. In: Atlas of Human Anatomy, ed 4. Philadelphia, Saunders, 2006.

Waldman SD: Functional anatomy of the lumbar spine. In: Physical Diagnosis of Pain: An Atlas of Signs and Symptoms, ed 3. Philadelphia, Saunders, 2016.

正常椎间盘

正常椎间盘包括中央的胶样髓核,由密集的环状弹性纤维即纤维环包绕。间盘的顶部和底部包括连接于相邻椎体的软骨性终板。磁共振显示正常的腰椎间盘 T1 相呈均匀低信号,T2 相呈高信号。健康人腰椎间盘的边缘延伸不超过相邻椎体的边缘(图 31-1)。

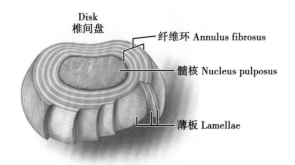

图 31-1　腰椎间盘。(From Hooten WM,Cohen SP:Evaluation and treatment of low back pain:a clinically focused review for primary care specialists. Mayo Clin Proc 2015 Dec;90[12]:1699-1718.)

退变的椎间盘

如果间盘发生退变,髓核和纤维环的结构和化学改变都会在磁共振和间盘功能上反映出来。这种退行性改变过程是一种随年龄增长而发生的正常现象,可因腰椎的创伤、感染和吸烟而加重。如果退变严重,很多患者(但不是全部患者)都会出现临床症状。

发生退变时,髓核无法继续维持足够的水分,且保持髓核呈胶样状态所必需的维持蛋白多糖混合物的能力也丧失了。退变使髓核基质产生的裂缝被胶原质所代替,导致了缓冲能力和屈曲能力的进一步退化。如果继续发展,基于物理学原理,间盘维持足够的间盘内压力将相邻椎体推开的这种力不再存在,导致功能进一步恶化并出现临床症状。

退行性改变除了影响髓核外还影响纤维环。纤维环老化时,这个弹性纤维的编织网之中会出现小的撕裂。撕裂使暴露的胶原纤维刺激富含神经的组织向内生长,可能导致椎间盘性疼痛。磁共振可以清晰地看见这些破裂呈一线形结构并且在T2 相呈高信号,在受损间盘处行椎间盘造影可看到病变(图31-2)。椎间盘造影术确定疼痛原因后,采用腰椎间盘电热纤

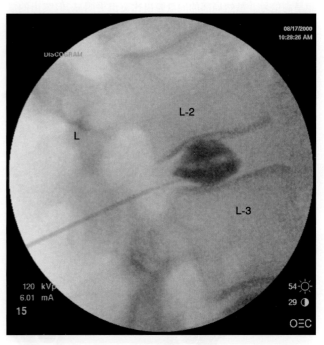

图 31-2　椎间盘造影术在受损间盘处可看到病变。(From Waldman SD:Atlas of Interventional Pain Management,ed 2. Philadelphia,Saunders,2004,p 565.)

维环成形术治疗破裂的纤维环能得到良好的治疗效果。

广泛的椎间盘膨出

随着退变继续发展,纤维环进一步被破坏、撕裂,髓核继续失水,因此间盘内压力丢失,间盘狭窄,可能导致临床症状的进一步严重。由于间盘内压力的下降导致间盘空隙逐渐狭窄时,前后纵韧带紧张度降低,使间盘膨出于椎体边缘(图 31-3A 和B)。这样可能会导致骨或间盘对神经的侵犯,由此引发的疼痛是纤维环自己发出的。磁共振清晰地显示了这点。临床医师应注意患者的疼痛症状和功能障碍可能是多种因素共同作用的结果。

局部的椎间盘突出

随着纤维环和髓核的进一步退变,纤维环的完整包裹和压缩髓核的能力丧失了,髓核不能压缩的性质也没有了,这就导致了纤维环局部的薄弱,使髓核突出到椎管内或压迫疼痛敏感的结构(图 31-3C)。这样的突出是局部的并且很容易在 MRI 的 T1 和 T2 相中看到。这些局部的间盘突出如果没有侵犯到痛觉敏感结构可能没有临床症状,但也可能有很明显的临床症状。如果突出部位延伸至神经孔或椎管内则会表现出椎间盘

性疼痛或根性疼痛。

局部的椎间盘脱出

　　局部的椎间盘脱出经常会产生症状,这是由于间盘常会向头端或尾端移动,侵犯穿出的神经根,并且在激惹到神经根时产生强烈的炎性反应。化学性激惹被认为是导致很多局部间盘脱出的患者强烈疼痛的原因,并且可以在 MRI 中看到在 T2 相呈高信号。虽然局部的间盘脱出比突出更明显,但突出的成分都相似,仍然是来源于间盘(图 31-3D)。

游离间盘

　　当髓核内物质从间盘中分离和游离出时,这个间盘的断片就叫游离间盘(图 31-3E)。游离间盘的断片常常会向头端或尾端方向移动,并且从下方压迫神经根或者游离至后纵韧带和脊柱骨性结构之间。游离间盘断片会引发临床上明显的疼痛症状并常需手术治疗。核磁 T1 相的对比增强显示游离间盘断片常呈增强信号,在 T2 相中由于髓核出现炎症反应因此显示其周围边缘为高信号。如果漏诊或术中没有取出游离间盘会导致手术效果欠佳。

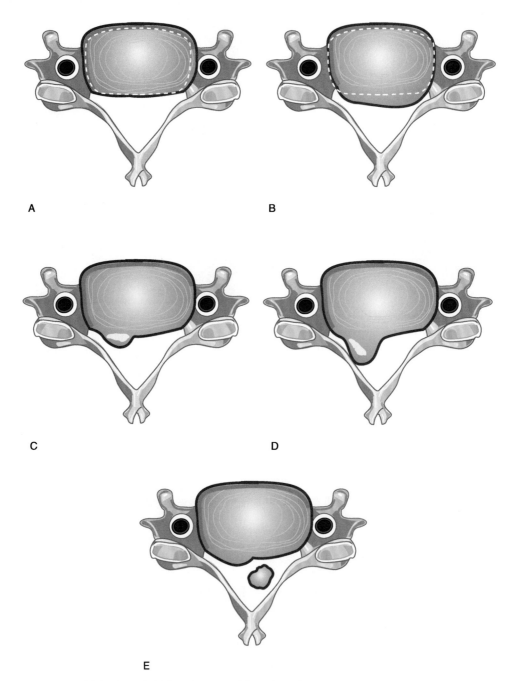

图 31-3　不同类型的腰椎间盘退变。(A)弥漫的间盘膨出;(B)广泛的间盘突出;(C)局部的间盘突出;(D)间盘脱出;(E)间盘游离。(From Waldman SD：Physical Diagnosis of Pain：An Atlas of Signs and Symptoms. Philadelphia,Saunders,2006,p 226.)

(姚敬文　安立新　译)

推荐阅读

Netter FH: The lumbar spine. In: Atlas of Human Anatomy, ed 4. Philadelphia, Saunders, 2006.

Waldman SD: Functional anatomy of the lumbar spine. In: Physical Diagnosis of Pain: An Atlas of Signs and Symptoms. Philadelphia, Saunders, 2006.

第 32 章
骶骨的功能解剖

骶骨

三角形的骶骨包括 5 块融合的向背侧突起的椎骨（图 32-1）。骶骨以楔形形态插入到两髂骨之间，与上方的第五腰椎和尾端的尾骨形成关节。骶骨前方的凹面有 4 对开放的骶孔，上 4 个骶神经前支由此穿行。骶骨后孔较前孔小。注射入骶管内的药物可有效地被骶棘和多裂肌阻挡以防漏出。退化的前关节突向下突出到骶管裂孔的两侧。这个骨性的突出叫

骶骨角，是临床中行骶骨硬膜外神经阻滞的重要解剖标志。

虽然骶骨存在性别和种族的差异性，但是不会影响骶骨硬膜外神经阻滞的成功进行。

尾骨

三角形的尾骨由 3~4 块退化的椎体组成（图 32-1），其上表面与骶骨的下表面形成关节突，尾骨的顶端是行骶骨硬膜外神经阻滞时重要的解剖标志。

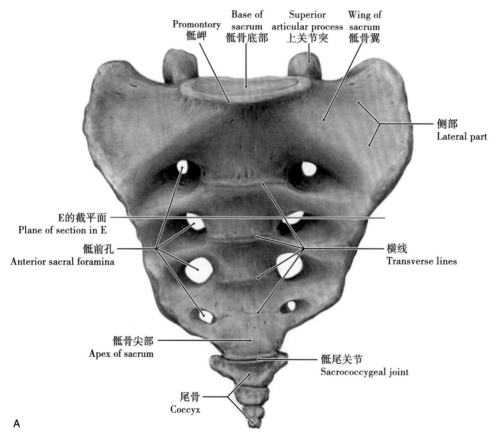

图 32-1 骶骨和尾骨。（A）前（骨盆）视图

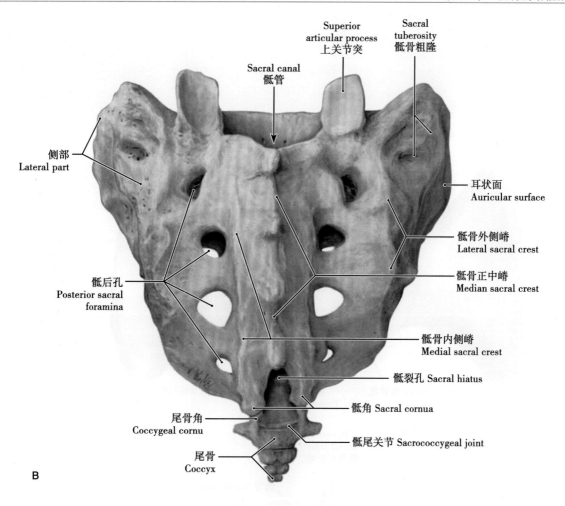

B

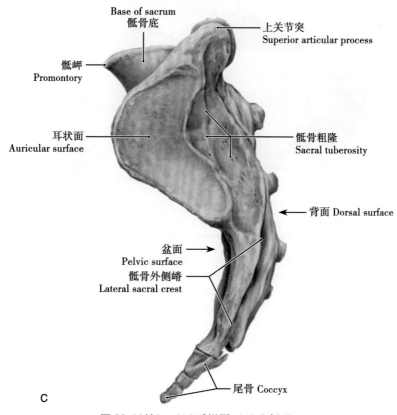

C

图 32-1(续)　(B)后视图;(C)左侧观

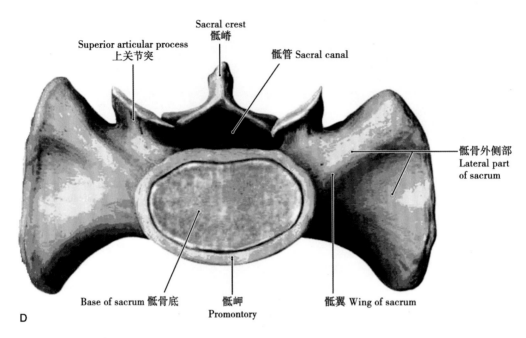

Sacral crest
骶嵴

Superior articular process
上关节突

骶管 Sacral canal

骶骨外侧部
Lateral part
of sacrum

Base of sacrum 骶骨底

骶岬
Promontory

骶翼 Wing of sacrum

D

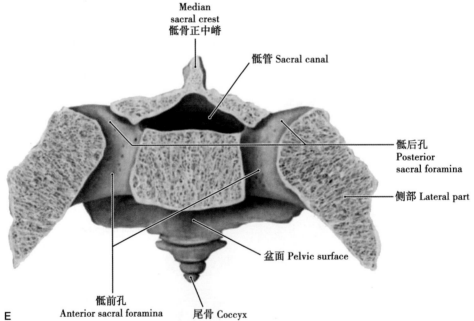

Median
sacral crest
骶骨正中嵴

骶管 Sacral canal

骶后孔
Posterior
sacral foramina

侧部 Lateral part

盆面 Pelvic surface

骶前孔
Anterior sacral foramina

尾骨 Coccyx

E

图 32-1(续) (D)骶骨,俯视;(E)骶骨横切面(截面水平如 A 所示)。(From Chapter 20-Percutaneous Sacroplasty. In:Daniel H. KimYong-Chul KimKyung-Hoon Kim,[ed]:Minimally Invasive Percutaneous Spinal Techniques. New York,W. B. Saunders,2010,Fig. 20-9.)

骶骨裂孔

骶骨裂孔是 S4 的下半部和整个 S5 椎体在后方中线不完

全的融合所形成的(图 32-2)。这个 U 形的裂隙后方由骶韧带所覆盖,同样是骶管硬膜外阻滞的重要定位标志,穿透骶韧带后就直接到达了骶管的硬膜外间隙。

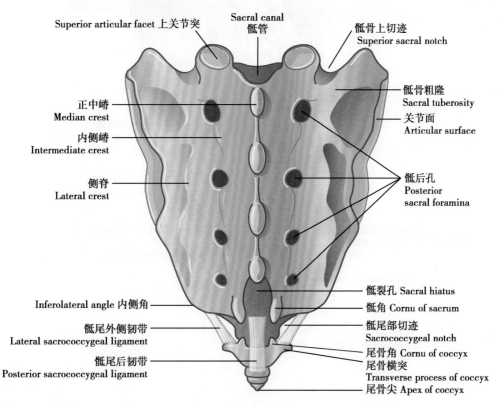

图 32-2　骶骨裂孔。(From Waldman SD:Atlas of Interventional Pain Management, ed 4. Philadel-phia,Saunders,2016,Fig. 105-3.)

骶管

骶管为腰椎管的继续延伸并向下终止于骶骨裂孔(见图 32-1)。除了骶管内容物的干性标本显示骶管的容量近 34ml。但需要强调的是,在日常疼痛管理实践中,行局部麻醉时的间隙容量较小(5~10ml)。大量局麻药的使用,特别是在特定区域行疼痛治疗时,会导致不良的局麻药副作用,如尿失禁和尿潴留,应尽量避免。

骶管内容物

骶管内包含硬膜囊的下端终点,位于 S1 和 S3 之间(图

32-3)。5 对骶神经根和尾神经穿过骶管,为脊髓终丝即神经丝的终末端。S1-S4 神经根的前后支分别从各自的骶管前、后孔穿出。S5 神经根和尾神经通过骶管裂孔穿出骶管。这些神经支配相应皮区和肌肉的感觉和运动,还提供骨盆中一些器官的部分神经支配,包括子宫、输卵管、膀胱和前列腺。

骶管内还包含有硬膜外静脉丛,通常终止于 S4,但也可能会继续向下延,大多数的血管都会聚集在骶管的前部。当穿刺针进入或在硬膜囊内向头端置管时很容易损伤硬膜囊和硬膜外血管。硬膜囊的其他部位为脂肪组织所填塞,并随着年龄的增加脂肪组织密度变大。一些研究认为这种改变与成人行骶管硬膜外神经阻滞"效果不佳"的发生率增加有关。

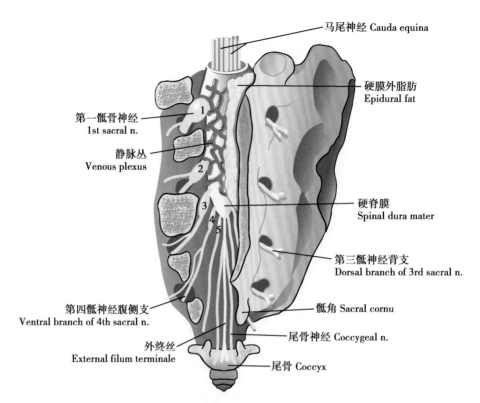

图 32-3 骶管内容物。(From Waldman SD：Atlas of Interventional Pain Management，ed 4. Philadelphia，Saunders，2016，Fig. 105-4.)

（姚敬文 安立新 译）

推荐阅读

Kim KH, Yoon JY: Percutaneous sacroplasty. In: Kim YC, Kim KH, (eds): Minimally Invasive Percutaneous Spinal Techniques. New York, Saunders, 2010, pp 277–286.

Netter FH: The sacrum. In: Atlas of Human Anatomy, ed 4. Philadelphia, Saunders, 2006.

Waldman SD: Caudal epidural nerve block. In: Atlas of Interventional Pain Management, ed 4. Philadelphia, Saunders, 2016.

臂丛由 C5、C6、C7、C8 和 T1 脊神经前支组成,有时也会有 C4 和 T2 脊神经的加入。臂丛支配相应部位的运动和感觉。臂丛支配除肩胛提肌和斜方肌以外的上肢肌肉的运动,和除腋窝以外的上肢皮肤的感觉。腋窝的皮肤感觉则由肋间臂神经分布。背部的肩胛区感觉则由臂丛背支的皮神经分布(图 33-1)。臂丛神经通过灰交通支与交感干相交通,灰交通支由颈交感神经节的中前方和第一胸交感神经节发出。

从结构上来讲,臂丛神经所划分为的根、干、股、束、支是最好理解的。下面将分别讨论臂丛的每一分支(图 33-2)。

臂丛神经根由 C5 到 T1 脊神经前侧和腹侧的分支组成。这些神经根穿出相应的神经孔后重组为 3 个干,C5 和 C6 的腹侧支组成上干,C7 的腹侧支继续延伸为中干,C8 的腹侧支和 T1 组成下干。

每一支神经干继续分为前股和后股,前股负责支配上肢屈肌,后股负责支配上肢伸肌。上、中干的前股组成侧束,下干的前股组成中束,上中下干的后股组成后束。各束的命名是按照其与腋动脉的位置而得(图 33-2)。

臂丛神经的终支有运动和感觉两种神经纤维(图 33-2)。肌皮神经由侧束发出支配上肢的屈曲运动和前臂桡侧的感觉。尺神经由中束发出支配手内在肌群的运动和小指、环指以及手背尺侧的感觉。

正中神经由侧束和中束发出支配前臂主要屈肌和拇指鱼际肌的运动,还支配拇指、示指、中指以及环指桡侧的皮肤感觉。桡神经由臂丛后束发出,支配肘、腕和指的伸肌运动,同时支配手背桡侧的皮肤感觉。腋神经也从后束发出,支配大部分三角肌和大圆肌的运动,同时支配肩关节的感觉以及三角肌下部的皮肤感觉。

臂丛神经的分支从臂丛发出但却包含着运动和感觉的神经纤维。这些分支包括背侧肩胛神经,它由 C5 神经根发出支配大、小菱形肌的运动。Bell 胸长神经由 C5-C7 发出,支配前

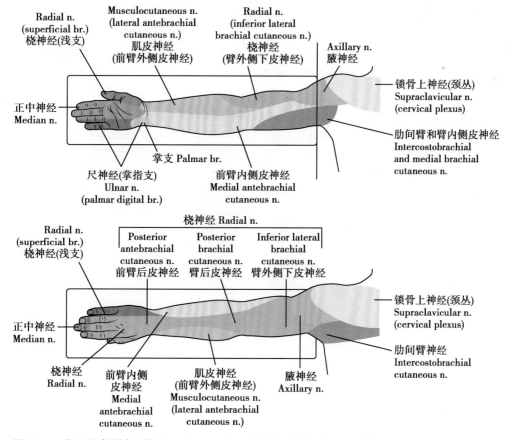

图 33-1 臂丛的感觉神经分布。(From Rathmell JP,Neal JM,Viscomi CM:Requisites in Anesthesiology:Regional Anesthesia. Philadelphia,Mosby,2004,p 61.)

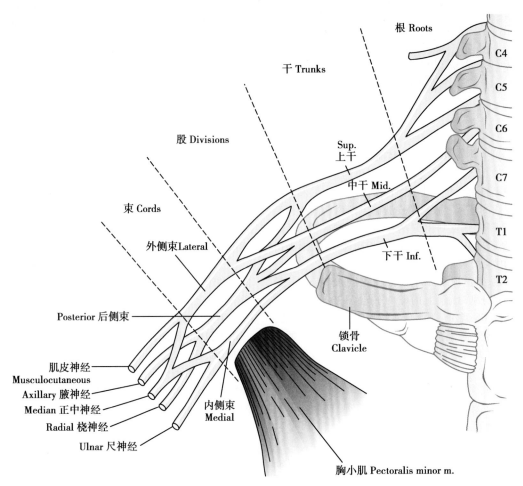

图 33-2 臂丛神经的细分。（From Rathmell JP, Neal JM, Viscomi CM: Requisites in Anesthesiology: Regional Anesthesia. Philadelphia, Mosby, 2004, p 60.）

锯肌。由上干发出的锁骨下神经支配锁骨下肌肉的运动, 锁骨上神经支配冈上肌和冈下肌的运动。由侧束发出的胸外侧神经支配胸大肌锁骨头的运动。从中束发出的胸正中神经支配胸大肌胸骨头和锁骨头的运动以及胸小肌的运动。

臂丛神经皮支包括正中神经皮支, 传导上肢中间远端的感觉和前臂尺侧的感觉。临床中任何臂丛神经分支的病变都会造成臂丛相应部位运动和感觉缺陷。

（姚敬文 安立新 译）

推荐阅读

Chen N, Yang LJS, Chung KC: Anatomy of the brachial plexus. In: Kevin C, Chung KC, Yang LJS, McGillicuddy JE (eds): Practical Management of Pediatric and Adult Brachial Plexus Palsies. Philadelphia, Saunders, 2012, pp 3–12.

Gregory J, Cowey A, Jones M, et al: The anatomy, investigations and management of adult brachial plexus injuries, Orthopaedics and Trauma 23(6):420–432, December 2009.

Netter FH: The brachial plexus. In: Atlas of Human Anatomy, ed 4. Philadelphia, Saunders, 2006.

肌皮神经由臂丛侧束发出,位于胸大肌下界水平,支配上肢的屈曲运动和前臂桡侧的感觉(图 34-1)。肌皮神经由喙肱肌穿出负责支配运动。然后于肱肌和肱二头肌之间斜行穿出并支配它们的运动,然后终止于上肢外侧。在肘上的肱二头肌肌腱的外侧方,该神经穿透深筋膜继续下行形成前臂外侧皮神经。

肌皮神经的损伤可以是由于神经穿过肱二头肌和肱肌深筋膜时受到挤压所引起,或是继发于肩关节脱位的神经拉伤。由刺伤或手术创伤导致的神经横断伤比较少见。临床中不包括臂丛的单个神经的损伤会表现出无痛性的肘屈曲和旋后的力弱,同时伴有前臂桡侧局部的感觉缺失。

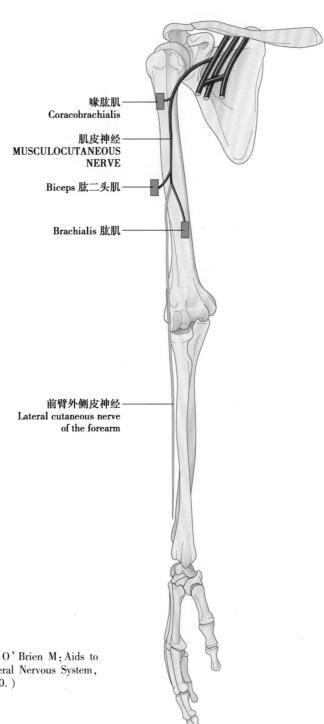

喙肱肌
Coracobrachialis

肌皮神经
MUSCULOCUTANEOUS
NERVE

Biceps 肱二头肌

Brachialis 肱肌

前臂外侧皮神经
Lateral cutaneous nerve
of the forearm

图 34-1 肌皮神经。(From O'Brien M: Aids to the Examination of the Peripheral Nervous System, ed 5. Edinburgh, Saunders, 2010.)

(姚敬文　安立新　译)

推荐阅读

Campbell W: DeJong's The Neurological Examination, ed 6. Philadelphia, Lippincott Williams and Wilkins, 2005.

Floranda EE, Jacobs BC: Evaluation and treatment of upper extremity nerve entrapment syndromes, Primary Care: Clinics in Office Practice 40(4):925–943, December 2013.

Netter FH: The brachial artery in situ. In: Atlas of Human Anatomy, ed 4. Philadelphia, Saunders, 2006.

尺神经由臂丛中束发出(参看第 33 章)。由 C6-T1 脊神经根纤维参与组成。位于腋动脉前下方,即 3:00 到 6:00 的象限中。出腋窝后,尺神经下行与肱动脉共同进入前上臂,在上臂中部穿行于鹰嘴和肱骨内上髁之间(图 35-1),继而下行穿过尺

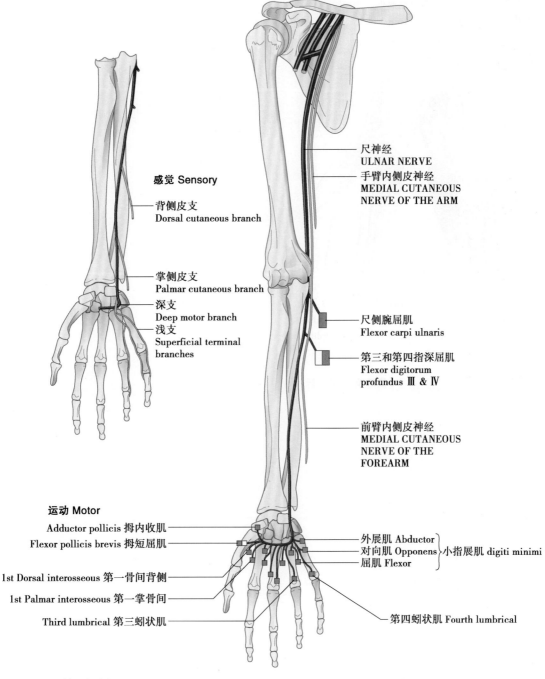

感觉 Sensory

背侧皮支
Dorsal cutaneous branch

掌侧皮支
Palmar cutaneous branch

深支
Deep motor branch

浅支
Superficial terminal branches

运动 Motor

Adductor pollicis 拇内收肌

Flexor pollicis brevis 拇短屈肌

1st Dorsal interosseous 第一骨间背侧

1st Palmar interosseous 第一掌骨间

Third lumbrical 第三蚓状肌

尺神经
ULNAR NERVE

手臂内侧皮神经
MEDIAL CUTANEOUS NERVE OF THE ARM

尺侧腕屈肌
Flexor carpi ulnaris

第三和第四指深屈肌
Flexor digitorum profundus III & IV

前臂内侧皮神经
MEDIAL CUTANEOUS NERVE OF THE FOREARM

外展肌 Abductor
对向肌 Opponens } 小指展肌 digiti minimi
屈肌 Flexor

第四蚓状肌 Fourth lumbrical

图 35-1　尺神经解剖。(From O'Brien M:Aids to the Examination of the Peripheral Nervous System,ed 5. Edinburgh,Saunders,2010.)

侧腕屈肌,然后转向桡侧与尺动脉伴行,尺神经在距腕横纹约2.54cm处分为背侧支和掌侧支。背侧支支配手背尺侧、小指背侧和环指尺侧半背面的感觉(图35-1)。掌侧支支配手掌尺侧、小指掌侧和环指尺侧半掌面的皮肤感觉(图35-1和图35-2)。临床中常见的尺神经受压的部位在肘部,称为迟发性尺神经麻痹。

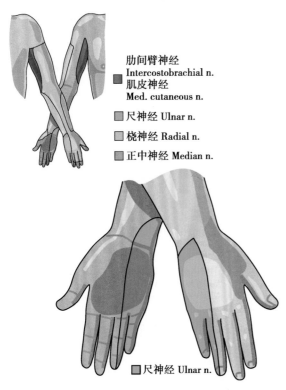

肋间臂神经
Intercostobrachial n.
肌皮神经
Med. cutaneous n.

尺神经 Ulnar n.

桡神经 Radial n.

正中神经 Median n.

尺神经 Ulnar n.

图 35-2　尺神经的感觉分布。(From Waldman SD:Ulnar nerve block at the elbow. In:Waldman SD[ed]:Atlas of Interventional Pain Management, ed 4. Philadelphia, Saunders,2016,p 256,Fig. 57-6.)

(姚敬文　安立新　译)

推荐阅读

Campbell W: DeJong's The Neurological Examination, ed 6. Philadelphia, Lippincott Williams and Wilkins, 2005.

Floranda EE, Jacobs BC: Evaluation and treatment of upper extremity nerve entrapment syndromes, Primary Care: Clinics in Office Practice 40(4): 925–943, December 2013.

Netter FH: The brachial artery in situ. In: Atlas of Human Anatomy, ed 4. Philadelphia, Saunders, 2006.

Waldman SD: Ulnar nerve block at the elbow. In: Waldman SD (ed): Atlas of Interventional Pain Management, ed 4. Philadelphia, Saunders, 2016.

正中神经从臂丛的侧束和中束发出，由 C5-T1 脊神经纤维组成（见第 33 章）。该神经位于腋动脉的前上方。出腋窝后下行至上臂并与肱动脉伴行。在肘窝水平，肱动脉走行于肱二头肌内侧，而正中神经就位于肱动脉的内侧。当正中神经继续下行至前臂时，发出分支支配前臂屈肌的运动（图 36-1）。这些分支容易因韧带的异常、肌肉的肥大和直接的创伤而受到损伤。

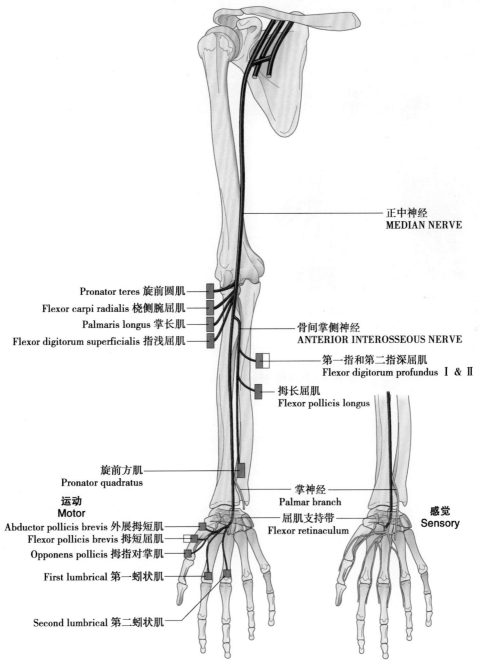

图 36-1　正中神经的解剖。（ From O'Brien M：Aids to the Examination of the Peripheral Nervous System，ed 5. Edinburgh，Saunders，2010. ）

正中神经在接近腕部的部位与桡骨重合,在腕的深部位与掌长肌肌腱和桡侧腕屈肌肌腱之间。向下走行于手屈肌支持带的下方然后穿过腕管,其神经末端支配部分手掌表面、拇指掌面、示指掌面、中指掌面和环指桡侧面的皮肤感觉(图36-2),同时还支配示指、中指和环指桡侧背部远端的皮肤感觉。临床上正中神经的损伤通常发生于腕部,导致腕管综合征。

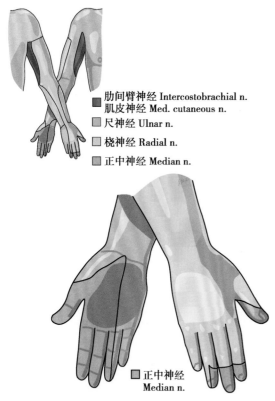

肋间臂神经 Intercostobrachial n.
肌皮神经 Med. cutaneous n.
尺神经 Ulnar n.
桡神经 Radial n.
正中神经 Median n.

正中神经
Median n.

图36-2 正中神经的感觉分布。(From Waldman SD:Atlas of Interventional Pain Management, ed 4. Philadelphia, Elsevier, 2015, Fig. 56-10.)

(姚敬文 安立新 译)

推荐阅读

Campbell W: DeJong's The Neurological Examination, ed 6. Philadelphia, Lippincott Williams and Wilkins, 2005.

Floranda EE, Jacobs BC: Evaluation and treatment of upper extremity nerve entrapment syndromes, Primary Care: Clinics in Office Practice 40(4):925–943, December 2013.

Netter FH: The brachial artery in situ. In: Atlas of Human Anatomy, ed 4. Philadelphia, Saunders, 2006.

Waldman SD: Median nerve block at the wrist. In: Waldman SD (ed): Atlas of Interventional Pain Management, ed 4. Philadelphia, Saunders, 2016.

第 37 章
桡神经

桡神经自臂丛后束发出,由C5-T1脊神经组成(图33-1)。桡神经位于腋动脉后下方,即6:00到9:00的象限中。出腋窝后,桡神经走行于肱三头肌长头的内侧,然后绕至肱骨后方,形成肱三头肌运动支。然后继续下行发出若干感觉支支配上臂感觉(图37-1)。

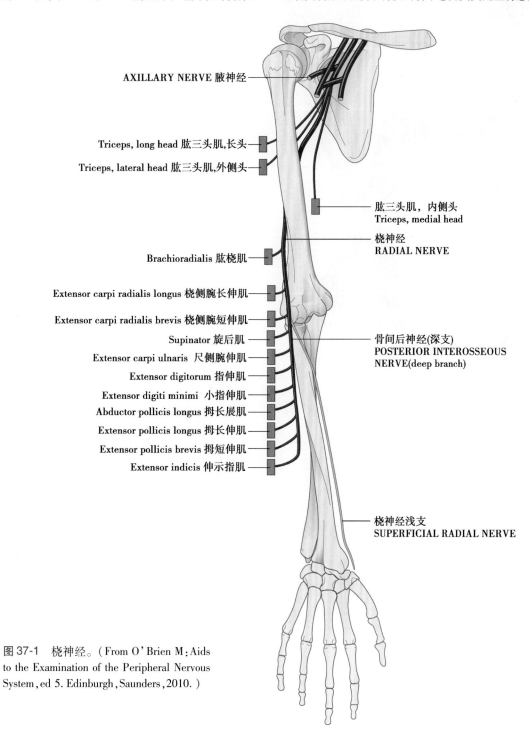

AXILLARY NERVE 腋神经

Triceps, long head 肱三头肌,长头
Triceps, lateral head 肱三头肌,外侧头

肱三头肌,内侧头
Triceps, medial head

桡神经
RADIAL NERVE

Brachioradialis 肱桡肌

Extensor carpi radialis longus 桡侧腕长伸肌
Extensor carpi radialis brevis 桡侧腕短伸肌
Supinator 旋后肌
Extensor carpi ulnaris 尺侧腕伸肌
Extensor digitorum 指伸肌
Extensor digiti minimi 小指伸肌
Abductor pollicis longus 拇长展肌
Extensor pollicis longus 拇长伸肌
Extensor pollicis brevis 拇短伸肌
Extensor indicis 伸示指肌

骨间后神经(深支)
POSTERIOR INTEROSSEOUS
NERVE(deep branch)

桡神经浅支
SUPERFICIAL RADIAL NERVE

图 37-1　桡神经。(From O' Brien M：Aids to the Examination of the Peripheral Nervous System，ed 5. Edinburgh，Saunders，2010.)

97

桡神经在肱骨外上髁桡神经沟的部位发出两终支。浅支继续沿桡动脉外侧下行,支配腕背侧、拇指示指及中指背侧的皮肤感觉(图 37-2)。深支支配前臂大部分伸肌的运动。临床中桡神经的损伤通常较正中神经和尺神经少。桡神经的麻痹通常由于上臂骨折时损伤了绕行肱骨的桡神经所造成,其损伤表现为伸腕力弱、不能伸指,以及前臂的旋后不能,并且出现手背桡侧及桡侧三个半手指背部的麻木。

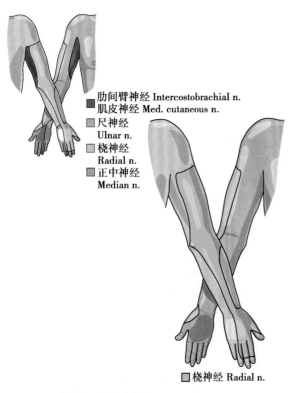

肋间臂神经 Intercostobrachial n.
肌皮神经 Med. cutaneous n.
尺神经 Ulnar n.
桡神经 Radial n.
正中神经 Median n.

桡神经 Radial n.

图 37-2　桡神经的感觉分布。(From Waldman SD:Atlas of Interventional Pain Management, ed 4. Philadelphia, Elsevier, 2015, Fig. 58-3.)

(姚敬文　安立新　译)

推荐阅读

Campbell W: DeJong's The Neurological Examination, ed 6. Philadelphia, Lippincott Williams and Wilkins, 2005.

Floranda EE, Jacobs BC: Evaluation and treatment of upper extremity nerve entrapment syndromes, Primary Care: Clinics in Office Practice 40(4):925–943, December 2013.

Netter FH: The brachial artery in situ. In: Atlas of Human Anatomy, ed 4. Philadelphia, Saunders, 2006.

Waldman SD: Radial nerve block at the wrist. In: Waldman SD (ed): Atlas of Interventional Pain Management, ed 4. Philadelphia, Saunders, 2016.

肩关节是一个很独特的关节。膝关节和髋关节因其有坚强的骨性结构,故存在自身固有的稳定性。但肩关节与这两者不同,它由复杂的复合韧带结构、肌腱、肌肉和特有的盂唇及肩袖等软组织构成,因而变得相对不稳定。肩关节的这种结构减少了关节的稳定性,但也增加了运动幅度。虽然肩关节不像膝髋关节那样承重,但却由于其运动范围过大承担着巨大的机械性作用力。日常的活动如举物过头或投掷运动等扩大了这些机械性负荷的因素会导致肩关节易发生反复的运动损伤。

必须全面地了解肩关节的功能解剖才可有效地从肩关节的体格检查中获取更多的信息。在全面了解肩关节功能解剖之前,还必须认识到肩关节不像膝关节那样是一个单独的关节,它是由 4 个独立的关节整合成一个整体共同发挥功能的(图 38-1)。这 4 个关节是:

- 胸锁关节
- 肩锁关节
- 盂肱关节
- 肩胛胸廓关节

盂肱关节负责肩关节主要的功能活动,其他关节与相应的部位一起协同活动使肩关节到达最大范围的活动。肱骨头和关节窝与众不同的物理特征可使肩关节的活动范围进一步加大。大部分关节的关节面与其对应结构的形状是相匹配的(比如髋臼和股骨头),圆而大的肱骨头与更小而浅的卵圆形关节窝却是惊人的不匹配(图 38-2 和图 38-3)。而正是这种不匹配使肩关节有着独特的活动范围,但却不稳定,是造成肩关节容易损伤的主要原因。最后,肩关节是人体最容易脱位的大关节。

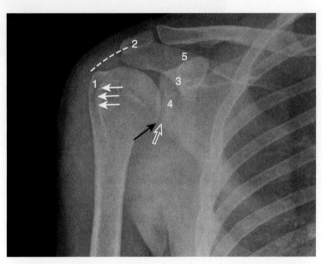

图 38-2　肩关节前后位的 X 线片。1,大结节;2,肩峰;3,喙突;4,肩胛盂(前缘);5,肩胛冈;白色实箭头,小粗隆;黑色实箭头,肩锁关节;白色中空箭头,肩关节盂肱关节;虚线,三角下脂肪平面(肩峰下囊轮廓)。(From Waldman SD, Campbell RSD: Imaging of Pain. Philadelphia, Saunders, 2010, p 218, Fig. 85-1.)

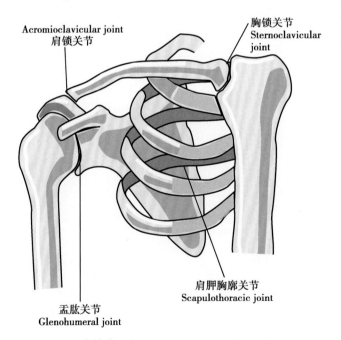

Acromioclavicular joint
肩锁关节

胸锁关节
Sternoclavicular joint

肩胛胸廓关节
Scapulothoracic joint

盂肱关节
Glenohumeral joint

图 38-1　肩关节。(From Waldman SD: Physical Diagnosis of Pain: An Atlas of Signs and Symptoms, ed 3. Philadelphia, Saunders, 2015, Fig. 17-1.)

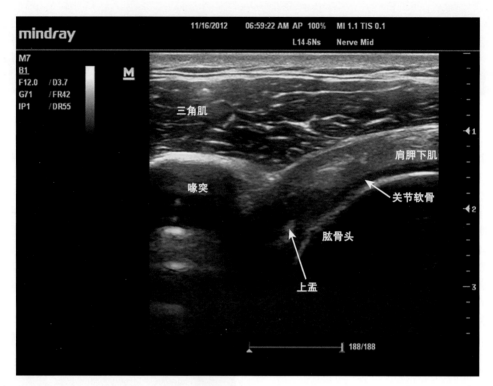

图 38-3 超声图像显示盂肱关节的解剖。（From Waldman SD：Physical Diagnosis of Pain：An Atlas of Signs and Symptoms，ed 3. Philadelphia，Saunders，2015，Fig. 17-5.）

（姚敬文 安立新 译）

推荐阅读

Netter FH: Shoulder (glenohumeral joint). In: Atlas of Human Anatomy, ed 4. Philadelphia, Saunders, 2006.

Waldman SD: Clinical correlates: functional anatomy of the shoulder. In: Physical Diagnosis of Pain: An Atlas of Signs and Symptoms, ed 3. Philadelphia, Saunders, 2016.

肩锁关节由锁骨末端和肩峰前内侧组成(图 39-1)。喙锁韧带连接于锁骨远端底部和喙突之间,使关节力量加强。在锁骨与喙突之间可触及一小切迹。该关节被关节囊完全包裹,肩锁韧带上部连接锁骨远端和肩峰的上表面,并覆盖于关节的上部,肩锁韧带下部连接锁骨的下部远端和肩峰,覆盖于关节下部。这些韧带的作用都是加强关节的稳定性。肩锁关节不一定有关节盘。肩锁关节的容积很小,因此不要强行将大容量的局麻药和皮质类固醇注射入关节内间隙以免损伤关节。

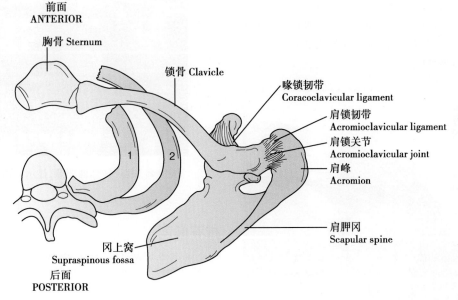

前面
ANTERIOR

胸骨 Sternum

锁骨 Clavicle

喙锁韧带
Coracoclavicular ligament

肩锁韧带
Acromioclavicular ligament

肩锁关节
Acromioclavicular joint

肩峰
Acromion

肩胛冈
Scapular spine

冈上窝
Supraspinous fossa

后面
POSTERIOR

图 39-1　肩锁关节。(From Fritz S:Mosby's Essential Sciences for Therapeutic Massage:Anatomy,Physiology,Biomechanics and Pathology,ed 3. St. Louis,Mosby,2009.)

(姚敬文　安立新　译)

推荐阅读

Lawry GV, Kreder HJ, Hawker GA, et al (eds): Fam's Musculoskeletal Examination and Joint Injection Techniques, ed 2. Philadelphia, Mosby, 2010, pp 7–19.

Netter FH: Shoulder (acromioclavicular joint). In: Atlas of Human Anatomy, ed 4. Philadelphia, Saunders, 2006.

Waldman SD: Clinical correlates: functional anatomy of the shoulder. In Physical Diagnosis of Pain: An Atlas of Signs and Symptoms, Philadelphia, Saunders, 2006.

弓形肩峰位于肩关节上方，与锁骨远端构成肩锁关节。肩锁关节由锁骨末端和肩峰前内侧组成。喙锁韧带连接于锁骨远端底部和喙突之间，使关节力量加强。在锁骨与喙突之间可触及一小切迹。该关节被关节囊完全包裹，肩锁韧带上部连接锁骨远端和肩峰的上表面，并覆盖于关节的上部。肩锁韧带下部连接锁骨的下部远端和肩峰，覆盖于关节下部。三角肌下滑囊主要位于肩峰扩展部的下面。该部位于三角肌和关节囊之间（图40-1）。三角肌下滑囊容易因肩关节的过度或不恰当使用而继发滑囊炎（图40-2）。

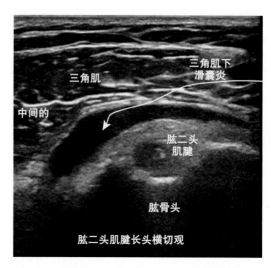

图40-2　超声横切面图像，显示三角肌下滑囊炎

（姚敬文　安立新　译）

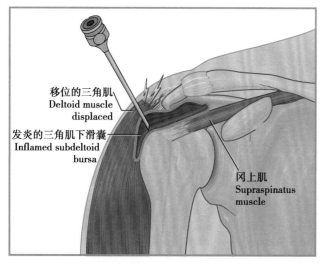

图40-1　三角肌下滑囊注射。（From Waldman SD: Atlas of Pain Management Injection Techniques, ed 3. Philadelphia, Saunders, 2015, Fig. 37-3.）

推荐阅读

Waldman SD: Subdeltoid bursitis. In: Waldman SD (ed): Atlas of Common Pain Syndromes, ed 4. Philadelphia, Saunders, 2015.

第41章
肱二头肌肌腱

肱二头肌肌腱与肌腱套的联合腱一同起到稳定肘关节的作用。肱二头肌由肌皮神经支配,将前臂旋前并弯曲肘关节。肱二头肌由一个长头和一个短头组成(图41-1)。长头起自肩胛骨的盂上结节,短头起自肩胛骨喙突尖。长头通过二头肌间沟出肩关节,在此易受到炎症侵犯。在上臂的中部长头和短头会合。二头肌共同走行于桡骨结节后面。肱二头肌和肌腱易受到创伤、劳损的损伤。如果损伤严重,长头的肌腱可能破裂造成患者撕裂性"大力水手肩"。

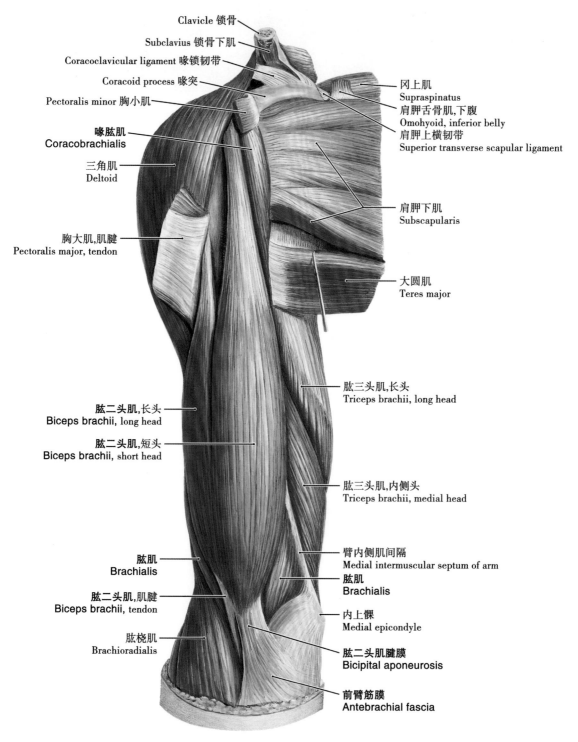

Clavicle 锁骨
Subclavius 锁骨下肌
Coracoclavicular ligament 喙锁韧带
Coracoid process 喙突
Pectoralis minor 胸小肌
喙肱肌
Coracobrachialis
三角肌
Deltoid
胸大肌,肌腱
Pectoralis major, tendon
肱二头肌,长头
Biceps brachii, long head
肱二头肌,短头
Biceps brachii, short head
肱肌
Brachialis
肱二头肌,肌腱
Biceps brachii, tendon
肱桡肌
Brachioradialis

冈上肌
Supraspinatus
肩胛舌骨肌,下腹
Omohyoid, inferior belly
肩胛上横韧带
Superior transverse scapular ligament
肩胛下肌
Subscapularis
大圆肌
Teres major
肱三头肌,长头
Triceps brachii, long head
肱三头肌,内侧头
Triceps brachii, medial head
臂内侧肌间隔
Medial intermuscular septum of arm
肱肌
Brachialis
内上髁
Medial epicondyle
肱二头肌腱膜
Bicipital aponeurosis
前臂筋膜
Antebrachial fascia

图 41-1 肱二头肌和肌腱。(From Putz R, Sobotta J: Atlas of Human Anatomy, ed 14. Munich, Urban & Fischer/ Elsevier, 2008, with permission.)

(姚敬文 安立新 译)

推荐阅读

Ombregt Ludwig: Applied anatomy of the elbow. In: Ombregt L (ed): A System of Orthopaedic Medicine, ed 3. Philadelphia, Churchill Livingstone, 2013, pp e91–e101.

Netter FH: Muscle of the rotator cuff. In: Atlas of Human Anatomy, ed 4. Philadelphia, Saunders, 2006.

Waldman SD: Bicipital tendinitis. In: Waldman SD (ed): Atlas of Common Pain Syndromes, ed 2. Philadelphia, Saunders, 2008.

为了更好地理解肩部回旋肌群在健康和疾病中的作用,临床医生必须将它们作为一个肌腱功能的整体单位,而不应区分对待。这组肌群是由冈上肌、冈下肌、小圆肌和肩胛下肌组成。重要的不仅仅是肌肉本身和筋膜,更重要的是它们的肌腱组成了功能单位,称为肩袖(图 42-1)。

冈上肌起自肩胛骨上方,其筋膜包绕上方的肱骨头,并延伸形成强壮的肌腱附着到肱骨大结节的最高处。冈下肌起自肩胛骨的下方,该肌的肌纤维转变形成致密的肌腱,穿过肩关节囊的后方,附着到肱骨大结节的中部。小圆肌起自肩胛骨和冈下肌的中外侧部,该肌纤维和筋膜转变形成肌腱穿过肩关节囊的后下方,进而附着到肱骨大结节的下方。肩胛下肌起自肩胛骨前表面的内侧,该肌纤维转变形成肌腱,向外延伸附着于肱骨小结节上。

组成该肩袖的肌腱单位主要作用之一是在肩部活动时对肩关节起稳定作用,并且加强力量较弱的肩关节囊。冈上肌和冈下肌肌腱单位有助于加强肩关节囊的上方结构;而小圆肌肌腱单位加强肩关节囊后方结构;冈下肌肌腱单位加强关节囊前面的结构。回旋套也用于上肢外展动作的启动。除此之外,在肩部运动时肩袖与三角肌内在的向上的力量相抗衡,同样对肩关节起稳定作用。

在研究肩袖在肩部运动中所起到的作用时,需要将这些肌肉和相关的起作用的筋膜和肌腱作为一个单一的单位看待。它们一同协作维持肩关节在大角度和多方位运动中的稳定。当肩关节在一定范围内活动时,肩袖中的每一条肌肉平滑而精

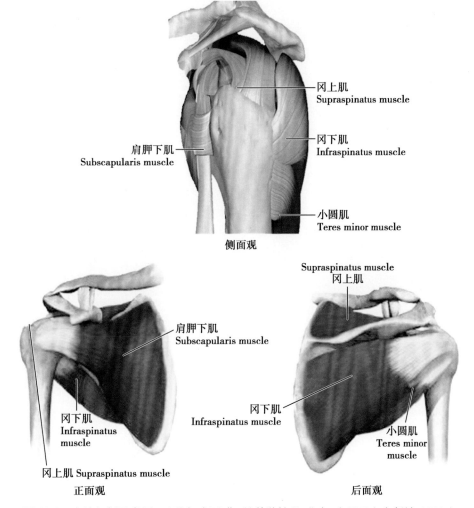

图 42-1　肩袖解剖示意图。(引自:杨述华.骨科学教程.北京:人民卫生出版社,2014.)

细的改变舒缩强度和速度,共同完成一些令人不可思议的动作。另外要认识到的是肩袖并非作为一个孤立的结构起作用,而是与肩部其他肌肉和结构协作,包括肱三头肌、肱二头肌长头和喙肱韧带、盂肱韧带,这样肩关节的运动较身体其他关节更为复杂和特殊。

考虑到该肌腱单位内各个组成部分及与周围结构相互作用的复杂性,如果其中一个结构出现疾病会严重影响其他相互依赖的单位功能,这就不足为奇。由于肩袖肌腱的血供极其微弱,这些组成部分尤其易受损伤。缺血或慢性炎症导致的腱性功能降低,首当其冲的见于肌腱病变,如果不加以治疗,最终将导致肩袖撕裂。

(姚敬文 安立新 译)

推荐阅读

Flinn SR, DeMott L: Functional Anatomy. In cooper C (ed): Fundamentals of Hand Therapy, ed 2. St. Louis, Mosby, 2014, pp 15–34.

Netter FH: Muscles of the rotator cuff. In: Atlas of Human Anatomy, ed 4. Philadelphia, Saunders, 2006.

Waldman SD: Rotator cuff tear. In: Waldman SD (ed): Atlas of Common Pain Syndromes, ed 4. Philadelphia, Saunders, 2015.

冈上肌是肩袖中最重要的肌肉。该肌肉稳固肩关节，并与三角肌一起通过固定肱骨头于关节窝内将上臂与肩相连。冈上肌由冈上神经支配。冈上肌发自肩胛骨的冈上窝，并附着到肱骨大结节的上面(图 43-1)。该肌肉越过肩关节上面，而肌腱下方与关节囊紧密相连。冈上肌和肌腱易受到创伤和磨损以及过度使用的损伤。

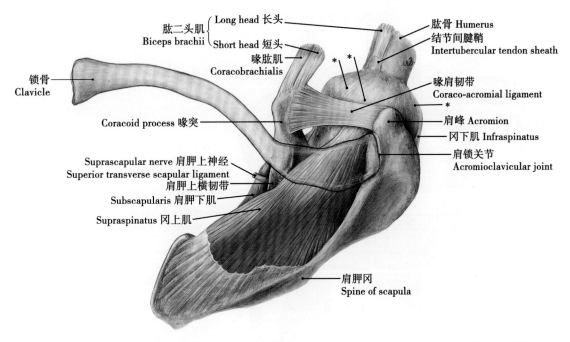

图 43-1　冈上肌。（From Sobotta P：Atlas of Human Anatomy，ed 14. Munich，Urban & Fischer/Elsevier，2008，with permission. ）

（姚敬文　安立新　译）

推荐阅读

Netter FH: Muscles of the rotator cuff. In: Atlas of Human Anatomy, ed 4. Philadelphia, Saunders, 2006.

Ombregt L: Applied anatomy of the shoulder. In: Ombregt L (ed): A System of Orthopaedic Medicine, ed 3. Philadelphia, Churchill Livingstone, 2013, pp e39–e51.

冈下肌是肩袖的组成部分。该肌肉稳固肩关节,并与小圆肌一同外展上肢。冈下肌由肩胛上神经支配。该肌肉起自肩胛骨的冈下窝,附着到肱骨大结节的中部(图 44-1)。冈下肌肌

腱炎症常常发生于该附着部位。冈下肌及其肌腱会因过度或不适当运动造成创伤、劳损和撕裂。

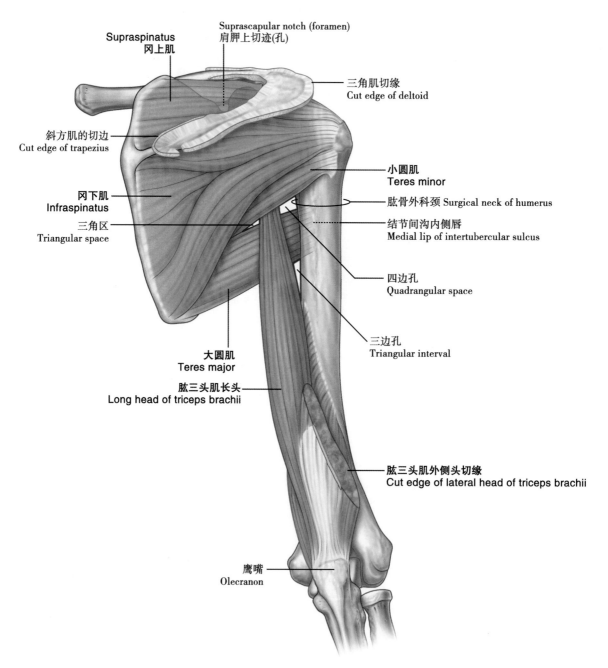

Supraspinatus
冈上肌

Suprascapular notch (foramen)
肩胛上切迹(孔)

三角肌切缘
Cut edge of deltoid

斜方肌的切边
Cut edge of trapezius

冈下肌
Infraspinatus

三角区
Triangular space

小圆肌
Teres minor

肱骨外科颈 Surgical neck of humerus

结节间沟内侧唇
Medial lip of intertubercular sulcus

四边孔
Quadrangular space

三边孔
Triangular interval

大圆肌
Teres major

肱三头肌长头
Long head of triceps brachii

肱三头肌外侧头切缘
Cut edge of lateral head of triceps brachii

鹰嘴
Olecranon

图 44-1 肩背肌,包括肩袖的冈上肌、冈下肌和小圆肌。(From Drake R,et al:Gray's Anatomy for Students,ed 3. Philadelphia,Elsevier,2014,Fig. 7. 37.)

(姚敬文 安立新 译)

108

推荐阅读

Butler MW: Common shoulder diagnoses. In: Cooper C (ed): Fundamentals of Hand Therapy, ed 2. St. Louis, Mosby, 2014, pp 219–255.
Netter FH: Muscles of the rotator cuff. In: Atlas of Human Anatomy, ed 4. Philadelphia, Saunders, 2006.

肩胛下肌是肩袖的一部分。该肌肉与冈上肌、冈下肌和小圆肌共同维持肩关节的稳定性。肩胛下肌对上肢起到内收的作用。该肌肉由臂丛后束发出的分支以及上下肩胛下神经支配。肩胛下肌起自肩胛下窝前表面，附着到肱骨小结节。肩胛下肌肌腱炎症常常发生于该附着部位（图 45-1）。肩胛下肌及其肌腱会因过度或不适当运动造成创伤、劳损和撕裂。

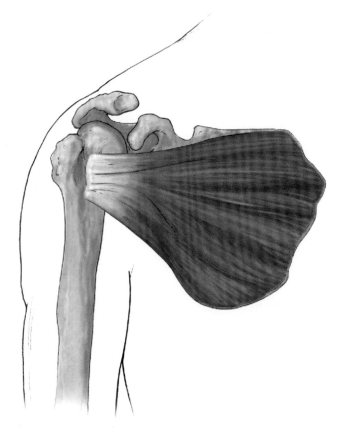

图 45-1　肩胛下肌的图示，显示其起源和附着。（From Dodson CC, Williams RJ Ⅲ : Chapter 30-Traumatic Shoulder Muscle Ruptures. In: Johnson DL, Mair SD［eds］: Clinical Sports Medicine. Philadelphia, Mosby, 2006, pp 299-306）

（姚敬文　安立新　译）

推荐阅读

Dodson CC, Williams III RJ: Traumatic shoulder muscle ruptures. In: Johnson DL, Mair SD (eds): Clinical Sports Medicine, Philadelphia, Mosby, 2006, pp 299–306.

Netter FH: Muscles of the rotator cuff. In: Atlas of Human Anatomy, ed 4. Philadelphia, Saunders, 2006.

小圆肌是肩袖的一部分,负责在肩胛盂支撑肱部的头部(图 46-1)。与后三角肌一起使肱部旋转,并辅助肱部的横向外展、伸展和横向伸展(图 46-2)。小圆肌由腋神经后支支配。如果腋神经后支和/或旋支后动脉受损,可能会发生选择性肌肉萎缩。

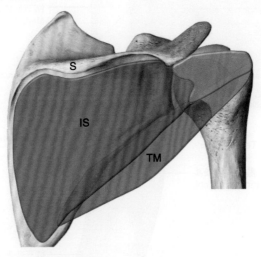

图 46-1　肩部背侧肌肉,包括肩袖的冈上肌(S)、冈下肌(IS)和小圆肌(TM)。(From Drake R,et al:Gray's Anatomy for Students,ed 3. Philadelphia,Saunders,2014,Fig. 7. 37.)

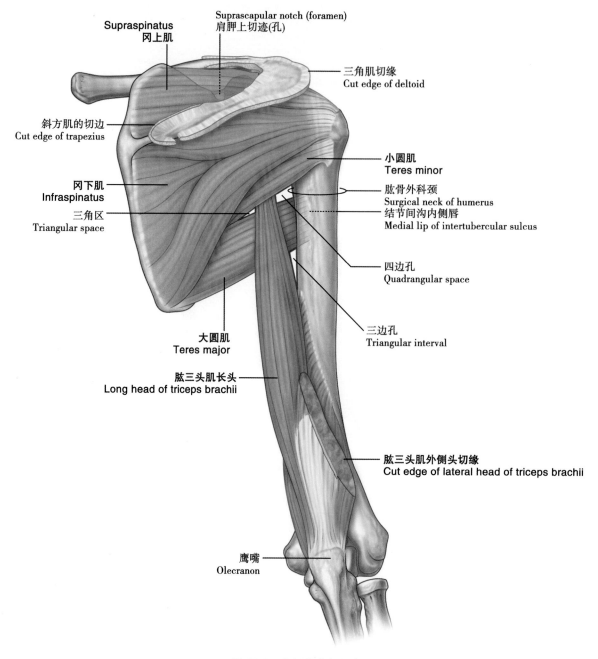

图 46-2 肩部的背部肌肉

（姚敬文 安立新 译）

推荐阅读

Cooper A, Ali A: Rotator cuff tears, Surgery (Oxford) 31(4):168–171, 2013 April.
Corazza A, Orlandi D, Fabbro E, et al: Dynamic high-resolution ultrasound of the shoulder: how we do it, Eur J Radiol 84(2): 266–277, February 2015.

肩胛骨喙突向肩关节关节窝的前上方延伸（图 47-1）。喙突为喙肱韧带和肱二头肌短头提供附着点。而肱二头肌长头恰起自肩胛骨盂上结节的喙突下方。肱二头肌长头通过二头肌间沟出肩关节，在此处为肌腱炎的好发部位。长短头在上臂的中段会合。会合而成的二头肌附着到桡骨粗隆的后方。

喙突下囊恰位于肩关节囊和喙突之间。在上肢极限运动时，该囊易受到肱骨头对喙突施压造成的损伤，或肌腱单位的陈旧损伤使肱骨头运动异常造成功能障碍。

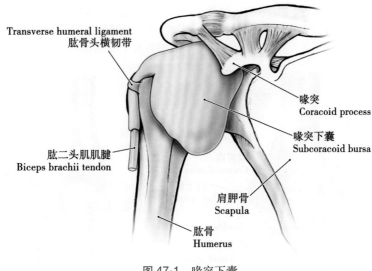

图 47-1　喙突下囊

（姚敬文　安立新　译）

推荐阅读

Drakes S, Thomas S, Kim S, et al: Ultrasonography of subcoracoid bursal impingement syndrome, PM&R 7(3):329–333, March 2015.

Waldman SD: Subcoracoid bursitis. In: Atlas of Pain Management Injection Techniques, ed 4. Philadelphia, Saunders, 2016.

肘关节的正常功能对于人类日常的生活与活动至关重要。当肘关节功能障碍时,沐浴、穿衣甚至如厕都将成为问题。与膝关节相类似,肘关节传统上认为是一种铰链关节,但事实上肘关节之所以具有特别复杂的运动范围是由于该关节的功能活动类似枢纽,能够旋前旋后,从而使得高度灵活的手指及其相应拇指的运动如此精确。组成肘关节的 3 块骨头——肱骨、尺骨和桡骨——每一块骨都具有特殊的骨端用以增强肘关节的功能和力量(图 48-1)。

从功能解剖学的观点来说,肘关节有 3 个区域与关节疾病有关:①肱桡连接面;②肱尺连接面;③桡尺连接面。肱尺连接面由包括肱骨滑车和滑车切迹、尺骨冠状突和尺骨鹰嘴所围成的区域组成。肱桡连接面由肱骨头和桡骨头围成的区域组成。桡尺连接面由桡骨头和尺骨的桡切迹围成的区域组成。

肱桡连接面和肱尺连接面促成了肘关节铰链型的运动方式。关节连接面以及周围的韧带加强了肘关节在屈曲和轻度伸展拉长中的稳定性。健康人的肘关节最大屈曲角度可达

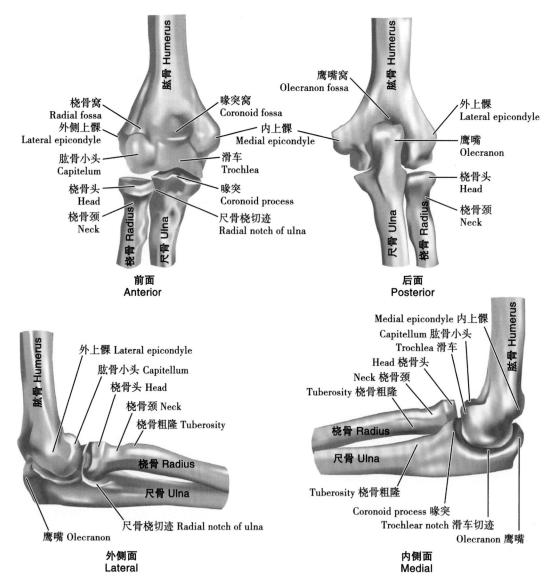

图 48-1　肘关节的骨骼解剖。(From Day JS：UHMWPE Biomaterials Handbook，ed 2. Academic Press，San Diego，2009，Fig. 10-2.)

150°。从肱骨滑车和滑车切迹的结构来看,上肢伸展时,前臂处于外翻位。这种外翻成作为提物角,在男性大约 10°~15°,女性大约 18°。当上肢屈曲时,前臂内翻,很自然地就将手靠近了口唇,以利于喂食。上肢于肘关节的屈曲运动主要是由于肱二头肌和肱肌的屈曲以及相拮抗的肱三头肌的伸展造成。肌肉的交汇点往往是肘关节疼痛和功能障碍的好发部位。

除了骨性结构和周围的韧带以外,肘关节具有很多滑液囊,对该关节各方面的运动起到润滑缓冲的作用(图 48-2)。这些滑液囊极易受到劳损、炎症甚至是感染损伤,也同样是肘关节功能障碍和疼痛的好发部位。需要尤为注意到的是,鹰嘴和尺骨滑液囊受累最为常见。当这些滑液囊发生炎症时,骨性结构发生碰撞,造成相关联的肌腱和腱性连接发生炎症,有时会出现神经卡压。

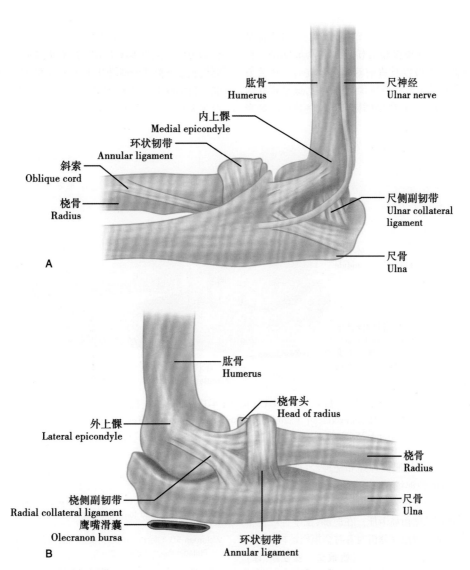

图 48-2　肘部韧带。(From Fam AG, Lawry GV, Kreder HJ[eds]: Musculoskeletal Examination and Joint Injection Techniques, ed 2. Philadelphia, Mosby, 2010, pp 25-32.)

（姚敬文　安立新 译）

推荐阅读

Netter FH: Bones of the elbow. In: Atlas of Human Anatomy, ed 4. Philadelphia, Saunders, 2006.

Waldman SD: Clinical correlates: functional anatomy of the shoulder. In Physical Diagnosis of Pain: An Atlas of Signs and Symptoms, ed 3. Philadelphia, Saunders, 2016.

　　肘关节是一个富含滑液的铰链关节,它连接了肱骨、桡骨和尺骨。该关节主要用于腕部定位并协助手的功能活动。在肘关节处可屈曲或伸展上肢以及将前臂旋前和旋后。该关节上排列有滑膜。关节整体由致密的囊状结构覆盖,该结构在内侧形成尺侧副韧带,在外侧形成桡侧副韧带。这些致密的韧带与深部的骨性结构一同将关节的稳固性加强到最大,防止半脱位和脱位。关节囊前后面的致密性较弱,当有关节液渗出时可延展长度。鹰嘴滑囊位于肘关节后方,即尺骨鹰嘴和被覆的皮肤下(图 49-1)。鹰嘴滑囊可因直接的创伤或关节的过度使用产生炎症。

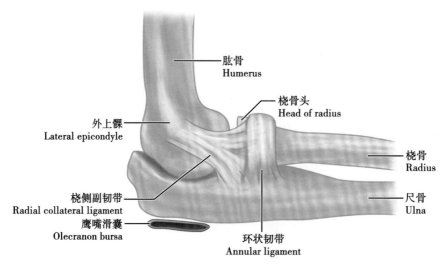

图 49-1　鹰嘴滑囊。(From Lawry GV:Chapter 4-The Elbow. In:Fam AG,Lawry GV,Kreder HJ[eds]:Musculoskeletal Examination and Joint Injection Techniques. Philadelphia,Mosby,2006,pp 25-32.)

　　肘关节的神经分布主要为肌皮神经和桡神经,加入了部分尺神经和正中神经,后两种神经在一定程度上可能发生变异。在上臂的中部,尺神经走行于尺骨鹰嘴,肱骨内上髁的内侧。在该点,尺神经易受到直接的创伤和卡压。在肘部,正中神经位于肱动脉的内侧,在肱动脉穿刺血气分析时有时会损伤该神经。

（姚敬文　安立新　译）

推荐阅读

Lawry GV: The Elbow. In Fam AG, Lawry GV, Kreder HJ (eds): Musculoskeletal Examination and Joint Injection Techniques, Philadelphia, Mosby, 2006, pp 25–32.

Waldman SD: Olecranon bursitis. In: Atlas of Common Pain Syndromes, ed 4. Philadelphia, Saunders, 2015.

桡神经由颈 5 到胸 1 脊神经的神经纤维组成。该神经位于腋动脉的后下方。桡神经穿出腋窝后,走行于肱三头肌内侧头和长头之间。该神经弧形越过肱骨后方后,发出运动支到达肱三头肌。继续下行,发出一系列的感觉支到达上臂。在位于肱骨外上髁和桡神经沟之间的一点,该神经发出它的两条终末支(图 50-1)。表皮支继续与桡动脉相伴下行,发出感觉支到达腕部背面和部分拇指、示指和中指的背面。位于后方的深部骨间支发出运动支支配前臂的伸展活动。

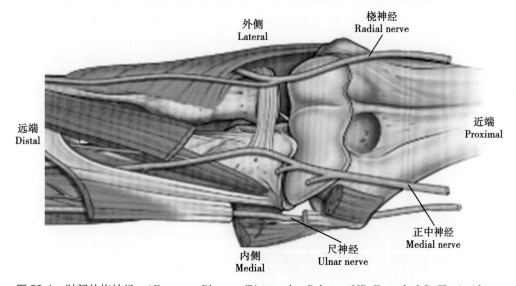

图 50-1 肘部的桡神经。(From van Rheenen TA, van den Bekerom MP, Eygendaal D: The incidence of neurologic complications and associated risk factors in elbow surgery: an analysis of 2759 cases. J Shoulder Elbow Surg 2015 Dec;24[12]:1991-1997.)

(姚敬文 安立新 译)

推荐阅读

Tsai P, Steinberg DR: Median and radial nerve compression about the elbow, J Bone Joint Surg Am 90A:420–428, 2008.
Waldman SD: Radial nerve block at the elbow. In: Waldman SD (ed): Atlas of Interventional Pain Management, ed 4. Philadelphia, Saunders, 2015.

尺神经由颈 6 到胸 1 脊神经根的神经纤维组成。该神经位于腋动脉前下方 3:00 到 6:00 的象限区域。穿出腋窝后,该神经与腋动脉相伴下行经过上臂。在上臂中点,该神经走行于内侧并穿过尺骨鹰嘴和肱骨内上髁。这一段路径叫作尺神经管(图 51-1)。正是在该点,尺神经易受到卡压,出现肘管综合征。此后尺神经穿过肘管,走行在尺侧腕屈肌端之间,继续在桡侧与尺动脉相伴下行。在接近腕横纹上约 2.5cm 处,尺神经分成背支和掌支。背支发出感觉支分布于手背的尺侧以及小指和无名指尺侧半的背面。掌支发出感觉神经分布于手掌的尺面以及小指和无名指尺侧半的掌面。

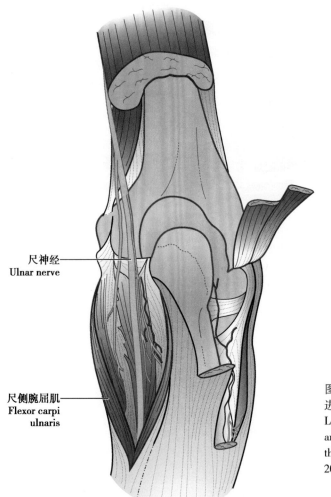

尺神经
Ulnar nerve

尺侧腕屈肌
Flexor carpi
ulnaris

图 51-1 肘管。右肘后视图显示尺神经进入二头腕屈肌之间的肘管。(From Lowe W,Chaitow L:Chapter 12-Elbow,forearm,wrist and hand. In:Lowe W(ed):Orthopedic Massage,ed 2. Edinburgh,Mosby,2009,pp 255-282.)

(姚敬文 安立新 译)

推荐阅读

Waldman SD: Cubital tunnel syndrome. In: Atlas of Pain Management Injection Techniques, ed 4. Philadelphia, Saunders, 2016.

第52章
骨间前神经

正中神经由颈 5 到胸 1 脊神经根的纤维组成。该神经位于腋动脉的前下方。穿出腋窝后，该神经与肱动脉相伴在上臂下行。于肘关节水平，肱动脉位于肱二头肌的内侧。当正中神经下行经过前臂时，发出一系列分支，支配前臂肌群的屈曲运动，这些分支中就包括骨间前神经（图 52-1）。这些神经分支可由于韧带畸形、肌肥大和直接的创伤造成神经卡压。

当骨间神经受累时，可发生所谓的骨间前神经综合征。该神经行经桡骨表面到达腕部。在腕部，该神经位于掌长肌腱和桡侧腕屈肌之间。正中神经的终末支发出感觉支到达手的部分掌面以及拇指、示指、中指和示指桡侧半手指的掌面。正中神经同样发出感觉支分布到示指中指以及示指桡侧半手指远端的背侧面。

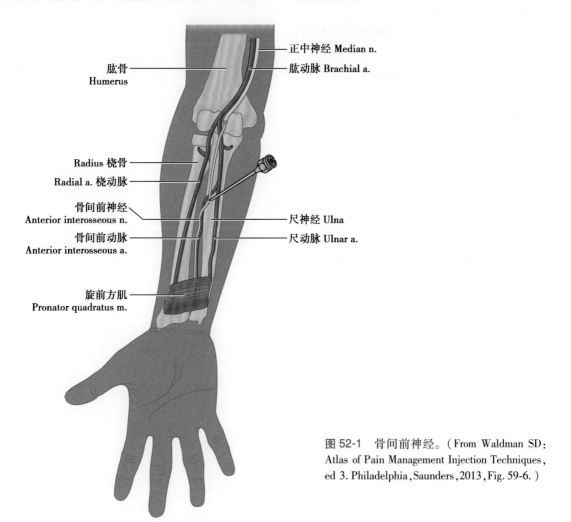

图 52-1　骨间前神经。（From Waldman SD：Atlas of Pain Management Injection Techniques，ed 3. Philadelphia，Saunders，2013，Fig. 59-6. ）

（姚敬文　安立新　译）

推荐阅读

Waldman SD: Anterior interosseous syndrome. In: Atlas of Pain Management Injection Techniques, ed 4. Philadelphia, Saunders, 2016.

119

第 53 章
前臂外侧皮神经

前臂外侧皮神经由肌皮神经延续而来。肌皮神经穿经筋膜外侧到达肱二头肌腱,继续前行到达前臂成为前臂外侧皮神经。在此部位该神经易受到卡压。该神经行经头静脉后方,并在此分出掌神经支,继续沿前臂的桡骨边缘下行,在前臂发出感觉支分布于前臂掌面的外侧半。继续向前走行在腕部的桡动脉前方,并在腕部发出感觉支分布于拇指的基底部。背侧神经支发出感觉支到达前臂的背侧面。

(姚敬文　安立新 译)

推荐阅读

Preston DC, Shapiro BE: Proximal neuropathies of the shoulder and arm. In Preston DC, Shapiro BE (eds): Electromyography and Neuromuscular Disorders, ed 3. London, Saunders, 2013, pp 487–500.

Waldman SD: Lateral antebrachial cutaneous nerve entrapment syndrome. In: Atlas of Pain Management Injection Techniques, ed 4. Philadelphia, Saunders, 2016.

人类的手腕起到将手上的力与运动传递到前臂和邻近的上肢。腕关节的活动平面有3个：

1. 屈曲/伸展。
2. 桡侧偏/尺侧偏。
3. 旋前/旋后。

在理解手腕的功能解剖时，要注意的是手腕并不是一个单纯的关节而是由五个独立的关节或空间组成的复合体，它们互相协作，保证人的日常生活有效进行（图54-1）。这5个关节为：

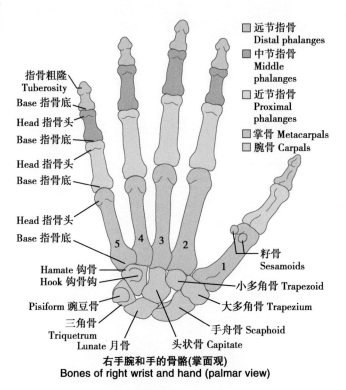

右手腕和手的骨骼(掌面观)
Bones of right wrist and hand (palmar view)

图 54-1　手腕的骨骼解剖。(From Pratt NE: Anatomy and kinesiology of the hand. In: Skirven TM, Osterman AL, Fedorczyk JM, et al. [eds]: Rehabilitation of the Hand and Upper Extremity, ed 6. Philadelphia, Mosby, 2011.)

1. 桡尺远侧关节，包括桡骨远端和尺骨以及它们之间的骨间膜。
2. 桡腕关节，由桡骨远端和相邻的舟骨、月骨组成。
3. 尺腕关节，由尺骨远端和三角骨的纤维软骨组成，后者主要起到连接尺骨远端与月骨、三角骨的作用。
4. 近端腕骨间关节，通过背侧、掌侧和骨间韧带连接了舟状骨、月骨和三角骨。
5. 腕关节，由头状骨、钩骨、大多角骨和小多角骨组成。

由韧带结构和被称作为三角纤维软骨（triangular fibrocarti-

lage, TFC）的特殊结构所组成的复合体，使得手腕部的各种骨性结构得以相互作用。尽管本章对腕部韧带不作过多的描述，临床医师也需要理解该部位的基本解剖结构。通常来说，这些韧带可作为腕关节的固有韧带（例如，起自桡骨远端或尺骨，附着到腕部的骨内）。腕部所有的韧带均类似于腕部的骨骼，它们也起到将手的力与运动传递到前臂和邻近的上肢。由于欠缺肌肉和（或）软组织，腕部的韧带样结构，如神经、血管和骨骼更易受到损伤。

三角纤维软骨复合体的功能类似于椎间盘，在一定程度上类似于韧带，该特殊结构主要位于尺骨远端和月骨、三角骨之间（图54-2）。TFC 由相当坚韧的弹性纤维组成，它像椎间盘一样，吸收腕部的冲撞力，并稳定桡尺远侧关节。TFC 易受创伤，由于血

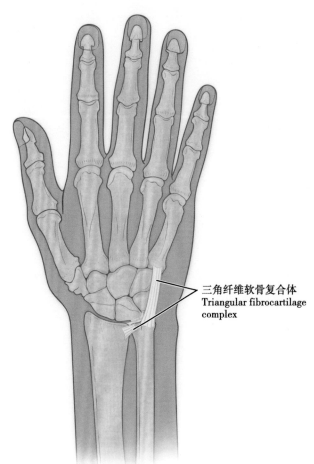

三角纤维软骨复合体
Triangular fibrocartilage complex

图54-2　三角纤维软骨复合体。(From Waldman SD: Chapter 52-Triangular Fibrocartilage Tear Syndrome. In: Waldman SD [ed]: Atlas of Uncommon Pain Syndromes, ed 3. Philadelphia, Saunders, 2014, pp 149-154.)

供不佳,损伤或外科手术后恢复起来较慢,尤其是它的桡侧面。

支撑手腕运动的肌腱单位起自肘关节,并附着到手掌。这些肌腱分为屈肌、伸肌和旋肌。腕部主要的屈肌为桡侧腕屈肌和尺侧腕屈肌。主要的伸肌为桡侧腕长伸肌和桡侧腕短伸肌。桡侧主要的旋肌为拇长伸肌,尺侧为尺伸肌。屈肌肌腱由屈肌支持带支撑,后者从大多角骨和舟状骨向外延伸到豌豆骨和钩骨的钩突。屈肌支持带避免了屈肌肌腱在负荷下过于弓形弯曲,它将屈肌肌腱的力量增加有五倍之多。

(姚敬文　安立新　译)

推荐阅读

Netter FH: Bones of the wrist. In: Atlas of Human Anatomy, ed 4. Philadelphia, Saunders, 2006.

Netter FH: Ligaments of the wrist. In: Atlas of Human Anatomy, ed 4. Philadelphia, Saunders, 2006.

Waldman SD: Functional anatomy of the wrist. In: Physical Diagnosis of Pain: An Atlas of Signs and Symptoms, Philadelphia, Saunders, 2006.

Waldman SD: Triangular Fibrocartilage Tear Syndrome. In: Atlas of Uncommon Pain Syndromes, ed 3. Philadelphia, Saunders, 2014, pp 149–154.

正中神经由颈 5 到胸 1 脊神经根发出的纤维组成。该神经走行于腋动脉前上方,位于 12:00 到 3:00 象限内。穿出腋窝后,该神经与肱动脉相伴沿上臂下行。在肘关节水平,正中神经位于肱动脉内侧。到达前臂后发出数条分支配前臂屈肌运动。这些分支容易受到走行异常的韧带、肥大肌纤维和直接创伤的卡压。在腕关节,该神经贴近桡骨下行。它位于掌长肌腱和桡侧腕屈肌腱之间的深部。

正中神经走行于屈肌支持带正下方,穿经腕管后,神经终末支到达手掌的部分掌面以及拇指、示指、中指和环指桡侧半的掌面,传导感觉(图 55-1)。该神经还发出感觉支到达示指、中指和环指远端的背侧面。大鱼际运动支为对掌肌肉提供运动神经(图 55-2)。腕管在 3 个切面上被骨骼束缚,被覆腕横韧

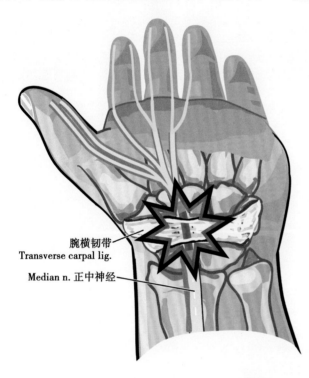

腕横韧带
Transverse carpal lig.

Median n. 正中神经

图 55-1　腕管综合征:相关解剖学。(From Waldman SD:Physical Diagnosis of Pain:An Atlas of Signs and Symptoms,ed 2. Philadelphia, 2010,Saunders,p 162.)

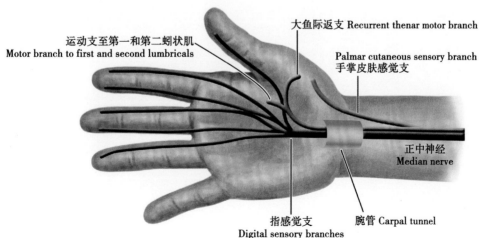

大鱼际返支 Recurrent thenar motor branch

运动支至第一和第二蚓状肌
Motor branch to first and second lumbricals

Palmar cutaneous sensory branch
手掌皮肤感觉支

正中神经
Median nerve

指感觉支
Digital sensory branches

腕管 Carpal tunnel

图 55-2　腕部正中神经解剖,显示远端运动和感觉支。(From Algahtani H,Watson BV,Thomson J,et al:Idiopathic bilateral carpal tunnel syndrome in a 9-month-old infant presenting as apseudo-dystonia. Pediatr Neurol 2014 Jul;51[1]:147-150.)

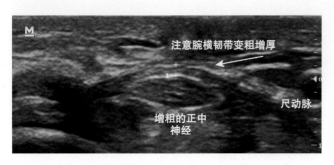

图 55-3　腕管的横切面超声图像。当正中神经从增厚的横腕韧带下方通过时，请注意增粗的正中神经

带(图 55-3)。除了正中神经外，腕管包括一些屈肌腱鞘、血管和淋巴。正中神经在腕管受压称作为腕管综合征。

（姚敬文　安立新　译）

推荐阅读

Waldman SD: Carpal tunnel syndrome. In: Atlas of Pain Management Injection Techniques, ed 4. Philadelphia, Saunders, 2016.

Waldman SD: Common sports injuries. In: Waldman SD (ed): Pain Management. Philadelphia, Saunders, 2007, pp 376–402.

尺骨管也称作为 Guyon 管,位于腕关节中的豌豆骨和钩骨之间,中间走行有尺神经和动脉(图 56-1)。正是走行于尺骨管内的尺神经容易受到卡压,产生类似于正中神经在腕管内卡压的症状。尺骨管综合征是由于尺神经穿行经过腕部 Guyon 管时受到挤压造成的。尺神经在该解剖部位受到卡压的常见原因有占位性病变(包括腱鞘囊肿和尺动脉瘤)、远端尺骨和腕骨骨折,以及尺神经穿经该狭窄腔隙时因反复的运动造成的损伤。该种卡压性神经病变多见于纯运动神经病变而无疼痛症状。

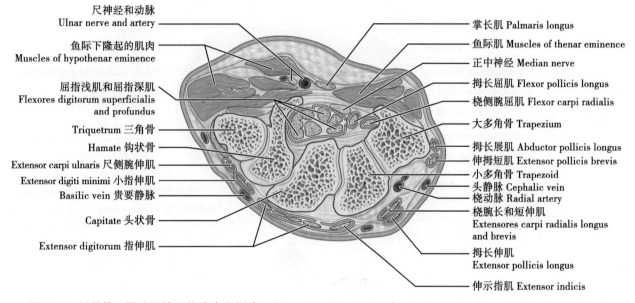

尺神经和动脉
Ulnar nerve and artery

鱼际下隆起的肌肉
Muscles of hypothenar eminence

屈指浅肌和屈指深肌
Flexores digitorum superficialis
and profundus

Triquetrum 三角骨

Hamate 钩状骨

Extensor carpi ulnaris 尺侧腕伸肌

Extensor digiti minimi 小指伸肌

Basilic vein 贵要静脉

Capitate 头状骨

Extensor digitorum 指伸肌

掌长肌 Palmaris longus

鱼际肌 Muscles of thenar eminence

正中神经 Median nerve

拇长屈肌 Flexor pollicis longus

桡侧腕屈肌 Flexor carpi radialis

大多角骨 Trapezium

拇长展肌 Abductor pollicis longus

伸拇短肌 Extensor pollicis brevis

小多角骨 Trapezoid

头静脉 Cephalic vein

桡动脉 Radial artery

桡腕长和短伸肌
Extensores carpi radialis longus
and brevis

拇长伸肌
Extensor pollicis longus

伸示指肌 Extensor indicis

图 56-1　尺骨管。图示尺神经的浅支和深支。(From Standring S; Gray's Anatomy: The Anatomical Basis of Clinical Practice, ed 41. London, Elsevier, 2014, Fig. 50. 25; with permission.)

(姚敬文　安立新　译)

推荐阅读

Bachoura A, Jacoby SM: Ulnar tunnel syndrome, Orthopedic Clinics of North America, 43(4):467–474, October 2012.

Waldman SD: Ulnar tunnel syndrome. In: Atlas of Pain Management Injection Techniques, ed 4. Philadelphia, Saunders, 2016.

腕掌关节是一个鞍状的滑液关节,位于大多角骨和第一掌骨的基底之间(图 57-1)。手指的腕掌关节是滑行平面型关节,可作为腕骨和掌骨之间的关节,也可以是掌骨和掌骨之间的关节。该关节主要用来优化手的捏合功能。该关节可屈曲、伸

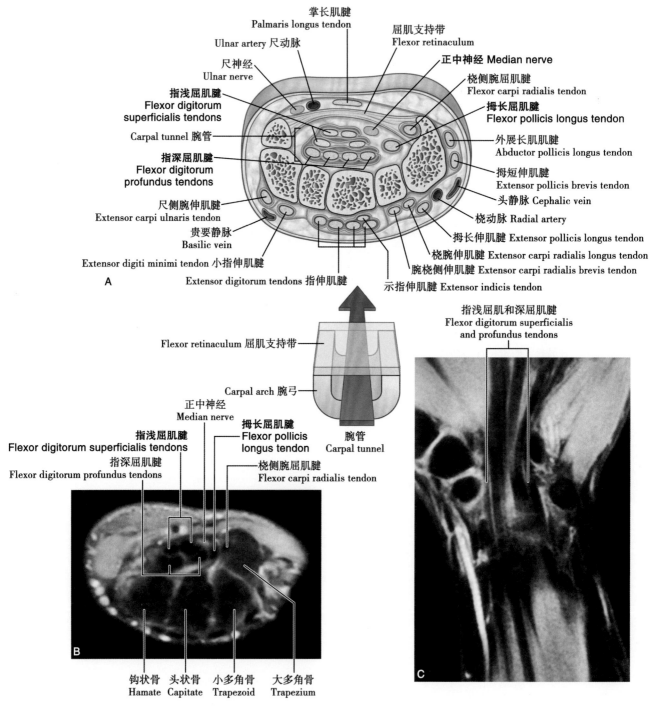

图 57-1 腕掌关节。(From Drake R,et al:Gray's Anatomy for Students,ed 3. Philadelphia,Elsevier,2014,Fig. 7. 95.)

展、内收、外展，并允许适度的旋转。手指的腕掌关节的功能是协助手掌抓握物品。

　　该关节被覆滑膜，由此组成的滑膜腔可进行关节内注射。该关节外被覆相对薄弱的关节囊，包绕整个关节并易受到创伤导致半脱位。腕掌关节也可因直接的创伤或过度使用产生炎症。

（姚敬文　安立新　译）

推荐阅读

Netter FH: Bones of the hand. In: Atlas of Human Anatomy, ed 4. Philadelphia, Saunders, 2006.

Waldman SD: Injection of the carpometacarpal joint of the thumb. In: Atlas of Pain Management Injection Techniques, ed 2. Philadelphia, Saunders, 2007.

手指的腕掌关节为滑液平面关节,位于腕骨和掌骨之间,并且作为掌骨间的关节连接(图 58-1)。这些关节仅限于轻微的滑动,而小指的腕掌关节活动范围最大。该关节主要用于完

善手的抓握功能。对于大多数人来说,腕掌关节共有一个关节间隙。该关节被前方、后方和骨间韧带所加强。

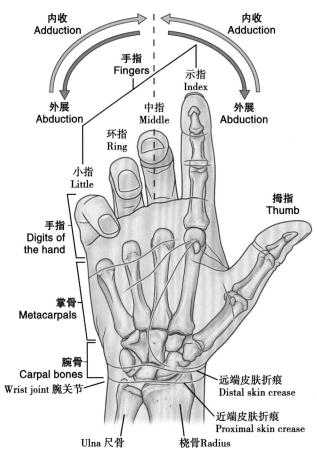

图 58-1　手指的腕掌关节。(From Drake R,et al:Gray's Anatomy for Students,ed 3. Philadelphia,Elsevier,2014,Fig. 7. 91.)

(姚敬文　安立新　译)

推荐阅读

Netter FH: Bones of the hand. In: Atlas of Human Anatomy, ed 4. Philadelphia, Saunders, 2006.

Waldman SD: Injection of the carpometacarpal joint of the fingers. In: Atlas of Pain Management Injection Techniques, ed 4. Philadelphia, Saunders, 2016.

掌指关节呈椭圆形,为滑液关节,位于指骨近端和相应的掌骨头之间(图 59-1)。该关节的主要作用为完善手的抓握功能。该关节可屈曲、伸展、内收和外展。该关节被覆滑囊,后者围成的滑囊间隙可进行关节腔内注射。如果关节位于半脱位状态,被覆全关节的关节囊很容易受到创伤。关节外面由韧带加强;掌侧韧带尤为强韧。

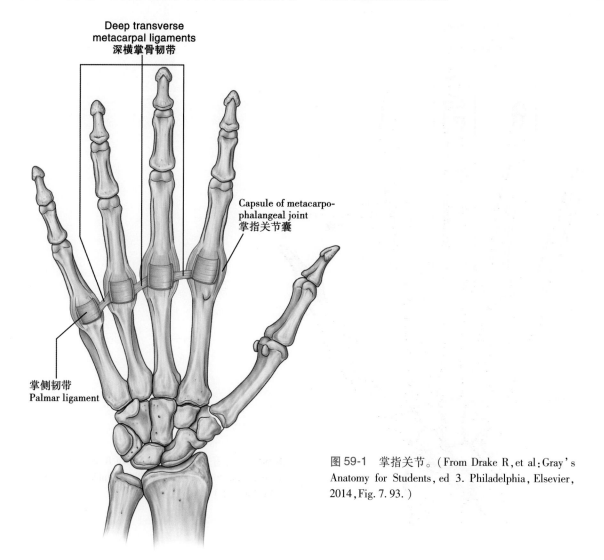

Deep transverse
metacarpal ligaments
深横掌骨韧带

Capsule of metacarpo-
phalangeal joint
掌指关节囊

掌侧韧带
Palmar ligament

图 59-1 掌指关节。(From Drake R,et al:Gray's Anatomy for Students, ed 3. Philadelphia, Elsevier, 2014,Fig. 7. 93.)

(姚敬文 安立新 译)

推荐阅读

Netter FH: Bones of the hand. In: Atlas of Human Anatomy, ed 4. Philadelphia, Saunders, 2006.
Waldman SD: Injection of the metacarpophalangeal joints of the fingers. In: Atlas of Pain Management Injection Techniques, ed 4. Philadelphia, Saunders, 2016.

指间关节是由滑囊被覆的铰链关节,位于手指骨之间(图60-1)。指间关节的主要是用来完善手的抓握功能。该关节可屈曲也可伸展。该关节被覆滑囊,后者围成的滑囊腔可进行关节腔内注射。如果关节位于半脱位状态,被覆全关节的关节囊很容易受到创伤。掌侧侧副韧带用来加固关节,掌侧韧带尤为强韧。

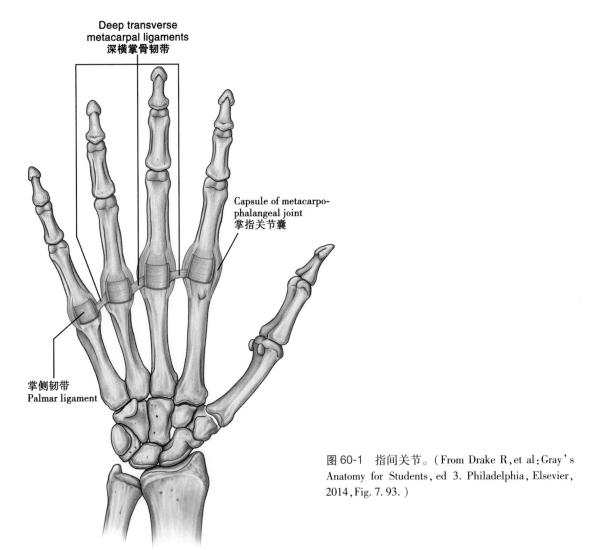

Deep transverse
metacarpal ligaments
深横掌骨韧带

Capsule of metacarpo-
phalangeal joint
掌指关节囊

掌侧韧带
Palmar ligament

图 60-1　指间关节。(From Drake R,et al:Gray's Anatomy for Students,ed 3. Philadelphia, Elsevier, 2014,Fig. 7. 93.)

(姚敬文　安立新　译)

推荐阅读

Netter FH: Bones of the hand. In: Atlas of Human Anatomy, ed 4. Philadelphia, Saunders, 2006.
Waldman SD: Injection of the interphalangeal joints of the fingers. In: Atlas of Pain Management Injection Techniques, ed 4. Philadelphia, Saunders, 2016.

肋间神经发自胸部的脊柱旁神经前支。肋间神经位于肋间内肌和最内肌之间,邻近肋间动脉(图61-1和图61-2)。典型的肋间神经具有4条主要分支。第一支是无髓鞘的灰交通支的节后纤维,与交感干相连。第二支是皮神经后支,分布于脊柱旁的肌肉和皮肤。第三支是外侧皮神经分支,起自腋前线。外侧皮神经支发出表皮分支支配胸腹壁的大部分。第四支是皮神经前支,发出分支分布于胸腹壁的中线(图61-3)。有时候有些肋间神经越过中线到达对侧胸腹壁。第十二对肋间神经称作为肋下神经,它的特殊性在于它发出第一腰神经,组成腰丛。

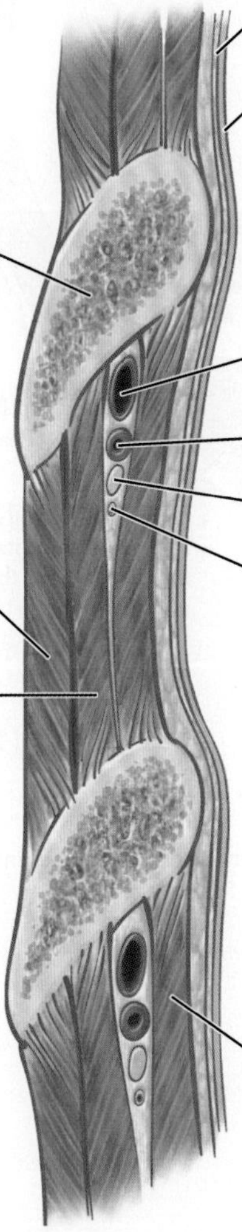

胸内筋膜
Endothoracic fascia
胸膜壁层
Parietal pleura

肋骨
Rib

静脉
Vein

动脉
Artery

神经
Nerve

淋巴管
Lymphatic

肋间外肌
External intercostal muscle

肋间内肌
Internal intercostal muscle

最内肋间肌
Innermost intercostal muscle

图61-1 典型的肋间神经。(From Rendina EA,Ciccone AM:The intercostal space. Thorac Surg Clin 2007;17[4]:491-501.)

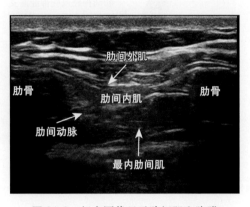

图61-2 超声图像显示肋间肌和胸膜

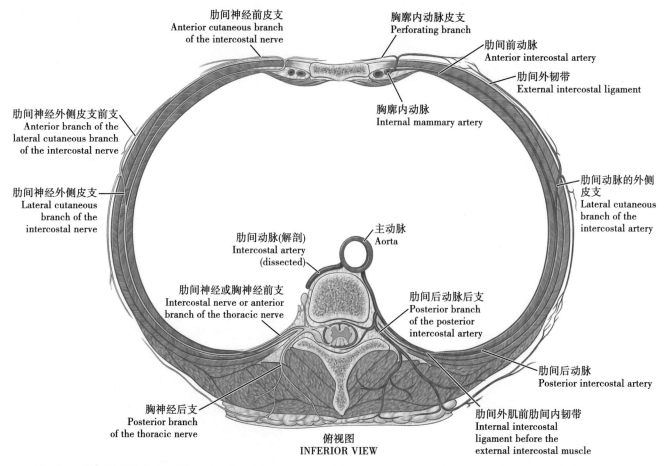

图 61-3 肋间神经的分布。(From Rendina EA,Ciccone AM:The intercostal space. Thorac Surg Clin 2007;17[4]:491-501.)

（姚敬文 安立新 译）

推荐阅读

Netter FH: Typical thoracic spinal nerve. In: Atlas of Human Anatomy, ed 4. Philadelphia, Saunders, 2006.

Rendina EA, Ciccone AM: The intercostal space, Thorac Surg Clin 17(4):491–501, 2007.

Waldman SD: Intercostal nerve block. In: Atlas of Interventional Pain Management, ed 4. Philadelphia, Saunders, 2016.

胸交感神经穿出椎间孔与相应的脊柱旁胸神经伴行(图62-1)。离开椎间孔后,胸廓脊柱旁神经发出回旋支环绕椎间孔发出分支到达脊柱的韧带、脊膜和相应的椎骨。该神经通过有髓的白交通支节前纤维和无髓的灰交通支节后节前纤维

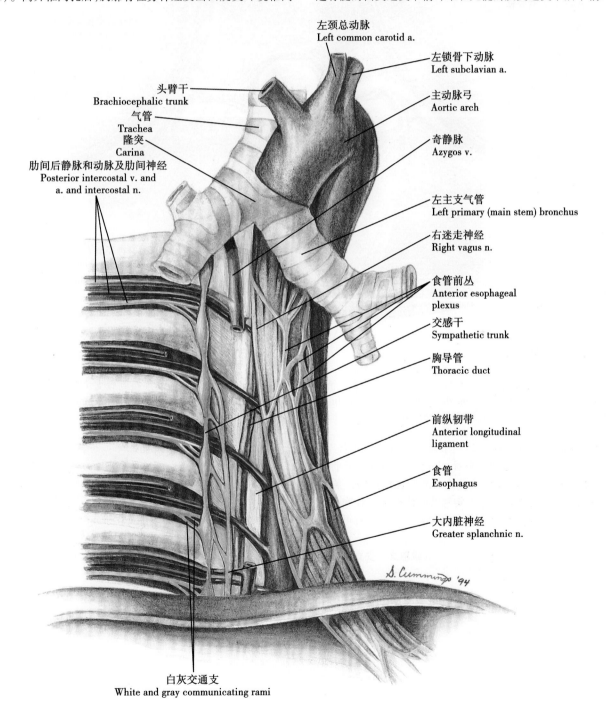

左颈总动脉
Left common carotid a.

左锁骨下动脉
Left subclavian a.

主动脉弓
Aortic arch

奇静脉
Azygos v.

头臂干
Brachiocephalic trunk

气管
Trachea

隆突
Carina

肋间后静脉和动脉及肋间神经
Posterior intercostal v. and
a. and intercostal n.

左主支气管
Left primary (main stem) bronchus

右迷走神经
Right vagus n.

食管前丛
Anterior esophageal
plexus

交感干
Sympathetic trunk

胸导管
Thoracic duct

前纵韧带
Anterior longitudinal
ligament

食管
Esophagus

大内脏神经
Greater splanchnic n.

白灰交通支
White and gray communicating rami

图62-1 胸交感干。(From Cramer GD:Chapter 6-The Thoracic Region. In:Cramer GD,Darby SA[eds]:Clinical Anatomy of the Spine,Spinal Cord,and Ans,ed 3. St. Louis,Mosby,2014,pp 210-245.)

与胸交感干相沟通（图62-2）。在胸交感神经节水平，节前和节后神经纤维形成突触连接。除此之外，一些节后纤维通过灰交通支加入相应的躯体神经。这些神经纤维发出交感支支配血管、汗腺和皮肤的立毛肌。其他胸交感神经节后纤维加入心脏神经丛，并沿交感干上行和下行终止于远端的神经节。

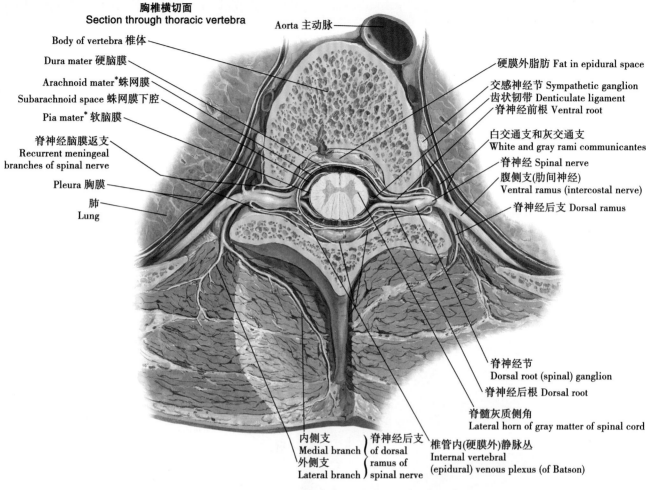

胸椎横切面
Section through thoracic vertebra

Aorta 主动脉

Body of vertebra 椎体
Dura mater 硬脑膜
Arachnoid mater* 蛛网膜
Subarachnoid space 蛛网膜下腔
Pia mater* 软脑膜
脊神经脑膜返支 Recurrent meningeal branches of spinal nerve
Pleura 胸膜
肺 Lung

硬膜外脂肪 Fat in epidural space
交感神经节 Sympathetic ganglion
齿状韧带 Denticulate ligament
脊神经前根 Ventral root
白交通支和灰交通支 White and gray rami communicantes
脊神经 Spinal nerve
腹侧支(肋间神经) Ventral ramus (intercostal nerve)
脊神经后支 Dorsal ramus

内侧支 Medial branch
外侧支 Lateral branch
脊神经后支 of dorsal ramus of spinal nerve

脊神经节 Dorsal root (spinal) ganglion
脊神经后根 Dorsal root
脊髓灰质侧角 Lateral horn of gray matter of spinal cord
椎管内(硬膜外)静脉丛 Internal vertebral (epidural) venous plexus (of Batson)

图 62-2 白交通支和灰交通支与交感神经节的关系。清楚地显示了白交通支和灰交通支连接到腹支。（From Payne R：Chapter 11-Surgical Exposure for the Nerves of the Back. In：Tubbs RS，Rizk E，Shoja MM，et al［eds］：Nerves and Nerve Injuries. San Diego，Academic Press，2015，pp 155-167.）

第一胸神经节与低位颈神经节融合组成星状神经节。沿交感干向尾端走行的趋势来看，上位胸神经节靠近肋骨正下缘，而下位胸神经节靠近椎体后外侧面的前方。胸膜腔位于交感干的前外侧。由于胸廓的躯体神经邻近胸交感干，当施行胸交感神经节阻滞时，两类神经的通路均有可能被阻滞。

（姚敬文 安立新 译）

推荐阅读

Cramer GD: The thoracic region. In: Cramer GD, Darby SA (eds): Clinical Anatomy of the Spine, Spinal Cord, and Ans, ed 3. St. Louis, Mosby, 2014, pp 210–245.

Netter FH: Typical thoracic spinal nerve. In: Atlas of Human Anatomy, ed 4. Philadelphia, Saunders, 2006.

Waldman SD: Thoracic sympathetic ganglion block. In: Atlas of Interventional Pain Management, ed 4. Philadelphia, Saunders, 2016.

腹腔内脏交感神经发自脊髓的前外侧角。起自胸 5 到胸 12 的节前纤维穿出脊髓与腹侧根相伴加入白交通支，然后到达交感链。除了与交感链形成突触连接外，一些节前纤维穿过交感链，最后与腹腔神经节形成突触连接。内脏大神经、小神经和最小神经发出节前纤维到达腹腔神经丛，传导内脏器官的伤害性信息。由椎体、外侧胸膜、腹侧后纵隔和背侧椎体旁的后纵隔围成狭小的空间，内脏神经即位于该空间内。这一空间由于膈脚的束缚趋向尾端。这一空间在左右两个分别大约 10ml 的容积。

内脏大神经起自胸 5 到胸 10 的脊神经根（图 63-1）。该神经与胸廓脊柱旁神经相伴行，穿过膈脚到达腹腔，终止于相应的腹腔神经节。内脏小神经发自胸 10 到胸 11 脊神经根，与大神经一同终止于腹腔神经节。内脏最小神经起自胸 11 到胸 12 脊神经根，穿过膈肌到达腹腔神经节。

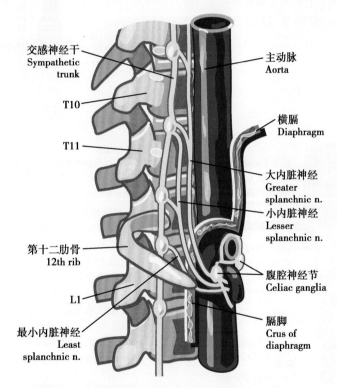

图 63-1　内脏神经。（From Waldman SD：Pain Management，ed 2. Color drawings by Bloch JI. Philadelphia，Elsevier，2011，Fig. 160. 2. ）

（姚敬文　安立新　译）

推荐阅读

Netter FH: Sympathetic nervous system: general topography. In: Atlas of Human Anatomy, ed 4. Philadelphia, Saunders, 2006.
Waldman SD: Splanchnic nerve block: classic two-needle technique. In: Atlas of Interventional Pain Management, ed 4. Philadelphia, Saunders, 2016.

腹腔内脏的交感神经支配起源于脊髓的前外侧角。发自胸5到胸12的节前纤维穿出脊髓后与腹根相伴,加入白交通支,到达交感链。一些节前纤维与交感链形成突触,另一些穿过交感链后最终与腹腔神经节形成突触。内脏大神经、小神经和最小神经的节前纤维到达腹腔神经丛。内脏大神经起自胸5到胸10脊神经(图64-1)。该神经与胸廓脊柱旁神经伴行穿过膈脚到达腹腔,终止于相应的腹腔神经节。内脏小神经发自胸10到胸11脊神经根,与大神经相伴行终止于腹腔神经节。内脏最小神经起自胸11到胸12脊神经根,穿过膈肌到达腹腔神经节。

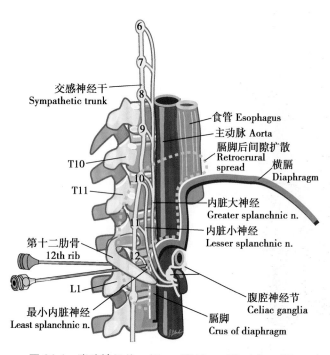

图 64-1 腹腔神经丛。(From Waldman SD:Atlas of Interventional Pain Management,ed 4. Philadelphia,Elsevier,2015,Fig. 75-7.)

腹腔神经节在不同患者之间存在解剖差异,但对腹腔神经节的解剖研究可得出如下的一般性的结论。神经节的数目从1个到5个不等,直径从0.5cm到4.5cm不等。该神经节位于主动脉前和前外侧。左侧的神经节位置较右侧一致性地偏低一个脊椎水平,但是两组神经节均位于腹腔动脉水平之下。通常大概位于第一腰椎水平。

发自腹腔神经节的节后纤维沿血管走行,分布于腹腔内脏器官(图64-2)。这些器官包括远端食管的大部分、胃、十二指肠、小肠、升结肠和近端横结肠、肾上腺、胰腺、脾、肝和胆道系统。正是这些发自内脏神经节的节后纤维以及腹腔神经节组

成了腹腔神经丛。虽然膈肌分隔了胸腹腔,但仍允许胸腹腔间的一些结构通过,包括主动脉、腔静脉和内脏神经。上两位或三位椎体和椎间盘的前外侧面都附着有膈脚。它是内脏神经丛腹腔神经节和低位神经丛穿出的障碍物。

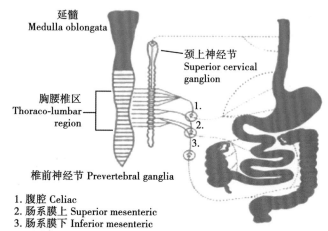

椎前神经节 Prevertebral ganglia

1. 腹腔 Celiac
2. 肠系膜上 Superior mesenteric
3. 肠系膜下 Inferior mesenteric

图 64-2 通向消化道的交感神经通路包括节前神经细胞(其胞体位于脊髓内),以及神经节后神经细胞(胞体位于腹部椎前交感神经节内)。有3个椎体前神经节,即腹腔神经节、肠系膜上神经节和肠系膜下神经节。交感通路上有两种突触。第一种是在神经节中神经节前纤维和神经节神经元之间的突触,利用乙酰胆碱和烟碱受体进行神经传递。第二种是交感神经节的节后纤维和肠神经系统的神经元之间的一种突触,它使用去甲肾上腺素作为神经递质。(From Wood JD:Autonomic Innervation. In:Johnson LR [ed]:Encyclopedia of Gastroenterology. Elsevier,2004,pp 126-130.)

腹腔神经丛位于膈脚的前方。该神经丛于主动脉前方绕主动脉延伸,在主动脉前方的神经丛密度最高。经主动脉单针穿刺进行腹腔神经丛阻滞时,针头需要靠近腹腔神经丛的高密度神经纤维。腹腔神经丛与周围结构的关系概述如下:主动脉靠前,位于椎体前表面稍靠左。下腔静脉靠右,肾脏邻近腹腔大血管的后外侧。胰腺位于腹腔神经丛的前方。所有的结构均位于腹膜后间隙内。

(姚敬文 安立新 译)

推荐阅读

Netter FH: Sympathetic nervous system: general topography. In: Atlas of Human Anatomy, ed 4. Philadelphia, Saunders, 2006.

Waldman SD: Celiac nerve block: classic two-needle retrocrural technique. In: Waldman SD (ed): Atlas of Interventional Pain Management, ed 4. Philadelphia, Saunders, 2015.

腰交感神经节前纤维穿出椎间孔，与腰椎旁神经伴行。腰椎旁神经穿出椎间孔后，发出回旋支攀绕通过椎间孔后分布于脊韧带、脊膜以及相应的椎骨。上位腰椎旁神经通过有髓的白交通支节前纤维与腰交感链相交通。五对腰神经与无髓的灰交通支节后纤维相交通。在腰交感神经节水平，节前和及其后纤维形成突触连接（图 65-1）。除此之外，一些节后纤维通过灰交通支返回到同侧的躯体神经。其他的腰交感神经节后纤维到达主动脉和腹腔下丛，并沿交感干终止于远端的神经节。

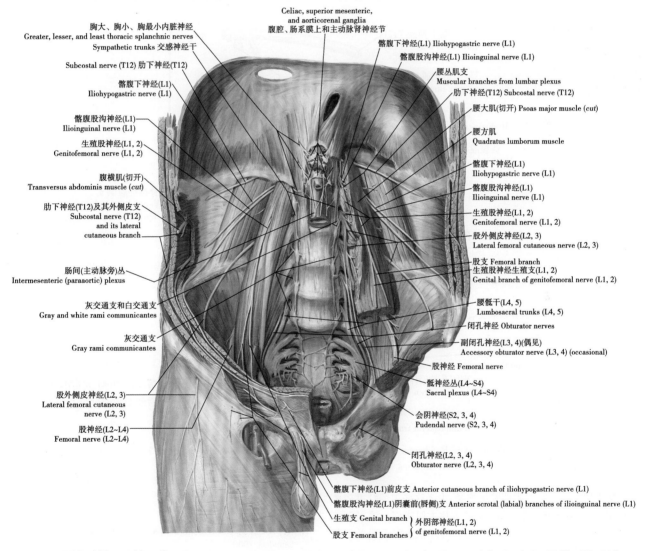

图 65-1　腰交感神经和神经节。（From Payne R：Chapter 11-Surgical Exposure for the Nerves of the Back. In：Tubbs RS，Rizk E，Shoja MM，et al［eds］：Nerves and Nerve Injuries. San Diego，Academic Press，2015，pp 155-167. ）

第一和第二腰神经节在很多人身上是融合在一起的。这些神经节和其余的腰神经链位于腰椎椎体的前外侧面。由于腰部的躯体神经邻近腰交感链，在施行腰交感神经节阻滞时，就有可能一并阻滞躯体神经和交感神经的共同通路。

（姚敬文　安立新　译）

推荐阅读

Netter FH: Autonomic nerves and ganglia of abdomen. In: Atlas of Human Anatomy, ed 4. Philadelphia, Saunders, 2006.
Waldman SD: Lumbar sympathetic nerve block. In: Waldman SD (ed): Atlas of Interventional Pain Management, ed 4. Philadelphia, Saunders, 2015.

腰丛位于腰大肌间隙内(图 66-1)。腰丛由腰 1 到腰 4 的 4 对腰神经腹支组成,在一部分人身上还加入了胸 12 神经。该神经位于相应椎骨的横突前方;在向下外侧走行的过程中,该神经分出一部分周围神经。髂腹股沟和髂腹下神经为腰 1 神经的分支,有时还会加入来自胸 12 神经的分支。生殖股神经由发自腰 1 和腰 2 的神经纤维组成。股外侧皮神经发自腰 2 腰 3 神经纤维组成。闭孔神经接受来自腰 2 到腰 4 的神经。股神经发自腰 2 到腰 4。疼痛医师需要清楚地认识到在急性脊髓损伤时周围神经的起源在不同患者有差异性。这种差异意味着在施行神经阻滞时要有基于解剖差异的理念。

架构 Schema

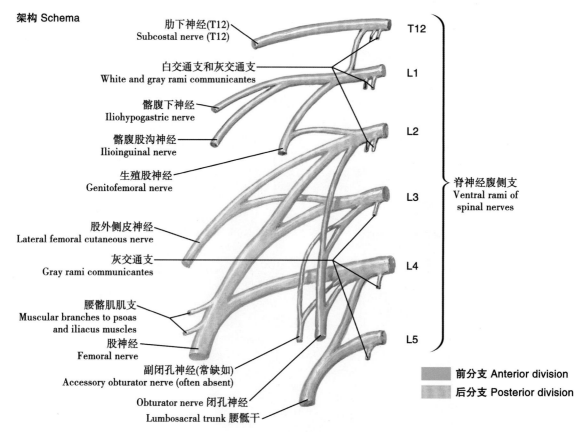

肋下神经(T12)
Subcostal nerve (T12)

白交通支和灰交通支
White and gray rami communicantes

髂腹下神经
Iliohypogastric nerve

髂腹股沟神经
Ilioinguinal nerve

生殖股神经
Genitofemoral nerve

股外侧皮神经
Lateral femoral cutaneous nerve

灰交通支
Gray rami communicantes

腰髂肌肌支
Muscular branches to psoas and iliacus muscles

股神经
Femoral nerve

副闭孔神经(常缺如)
Accessory obturator nerve (often absent)

Obturator nerve 闭孔神经
Lumbosacral trunk 腰骶干

T12
L1
L2
L3
L4
L5

脊神经腹侧支
Ventral rami of spinal nerves

前分支 Anterior division
后分支 Posterior division

图 66-1　腰丛。(From Payne R:Chapter 11-Surgical Exposure for the Nerves of the Back. In:Tubbs RS,Rizk E,Shoja MM,et al[eds]:Nerves and Nerve Injuries. San Diego,Academic Press,2015,pp 155-167.)

腰大肌间隙法可以阻滞腰丛神经,由于这些神经纤维内侧靠近椎体,外侧由腰方肌环绕,腹侧有腰大肌毗邻。注射到该腔隙中的药液向尾端和头端流动将腰神经根入腰大肌处的部位浸润。

(姚敬文　安立新　译)

推荐阅读

Netter FH: Lumbar plexus in situ. In: Atlas of Human Anatomy, ed 4. Philadelphia, Saunders, 2006.

Waldman SD: Lumbar plexus block. In: Waldman SD (ed): Atlas of Interventional Pain Management, ed 2. Philadelphia, Saunders, 2004.

坐骨神经支配下肢远端和足,但需除去小腿和足的内侧面的,因该部分由隐神经支配(图 67-1)。作为人身体中最大的神经,坐骨神经发自腰 4、腰 5 和骶 1 到骶 3 神经根。这些神经根在骶骨外侧的前面即梨状肌前表面融合。该神经向下穿行,穿出骨盆后通过坐骨切迹到达梨状肌下方。坐骨神经位于臀大肌前面,臀大肌下缘是大转子与坐骨结节连线的中点。坐骨神经

向下穿行通过小结节后到达股骨的后内侧。在大腿的中段,该神经发出分支到达大腿后群肌和大收肌。对于多数患者来说,该神经在腘窝上界分出纤维组成胫神经和腓总神经,少部分人的胫神经和腓总神经在全长均保持相互独立。胫神经下行支配下肢远端。腓总神经向外侧穿行支配部分膝关节,通过外侧皮神经支,发出感觉神经纤维到达小腿上部的背面和外侧面。

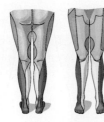

■ 股外侧皮神经 Lateral femoral cutaneous n.
☐ 股神经 Femoral n.
■ 闭孔神经 Obturator n.
☐ 大隐神经 Saphenous n.
■ 坐骨神经 Sciatic n.

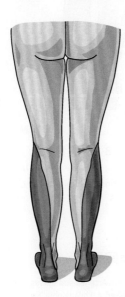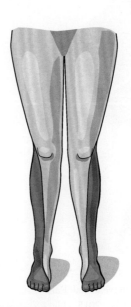

■ 坐骨神经 Sciatic n.

图 67-1 坐骨神经。(From Waldman SD:Atlas of Interventional Pain Management,ed 4. Philadelphia,Saunders,2015,Fig. 127-8.)

(姚敬文 安立新 译)

推荐阅读

Netter FH: Nerves of hip and buttock. In: Atlas of Human Anatomy, ed 4. Philadelphia, Saunders, 2006.
Waldman SD: Sciatic nerve block: the anterior approach. In: Waldman SD (ed): Atlas of Interventional Pain Management, ed 4. Philadelphia, Saunders, 2015.

股神经支配大腿的前面和内侧面。股神经源自腰2到腰4神经根的后支。该神经根在腰大肌处融合，并靠外侧于腰大肌和髂肌间下行到达进入到髂窝。股神经发出运动支支配髂肌，之后继续穿过腹股沟韧带进入到大腿（图68-1）。股神经在腹股沟韧带正下方时通过，走行于股动脉外侧，并与股动静脉一同包绕在股鞘内。该神经发出运动支到达缝匠肌、股四头肌和耻骨肌。发出感觉支到达膝关节和大腿前面的皮肤（图68-2）。神经阻滞的部位宜选择在股神经穿经股三角的位置。

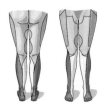

- 股外侧皮神经 Lateral femoral cutaneous n.
- 股神经 Femoral n.
- 闭孔神经 Obturator n.
- 大隐神经 Saphenous n.
- 坐骨神经 Sciatic n.

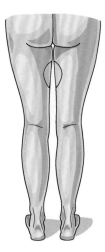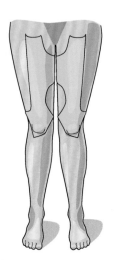

□ 股神经 Femoral n.

图68-2　股神经的感觉分布。（From Waldman SD：Femoral Nerve Block. In：Waldman SD［ed］：Atlas of Interventional Pain Management，ed 4. Philadelphia，Saunders，2015，Fig. 124-4. ）

（姚敬文　安立新　译）

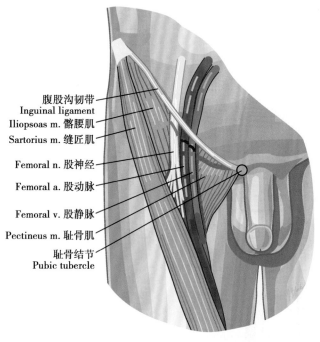

腹股沟韧带
Inguinal ligament
Iliopsoas m. 髂腰肌
Sartorius m. 缝匠肌
Femoral n. 股神经
Femoral a. 股动脉
Femoral v. 股静脉
Pectineus m. 耻骨肌
耻骨结节
Pubic tubercle

图68-1　股神经。（From Waldman SD：Femoral Nerve Block. In：Waldman SD［ed］：Atlas of Interventional Pain Management，ed 4. Philadelphia，Saunders，2015，Fig. 124-3. ）

推荐阅读

Netter FH: Arteries and nerves of thigh: anterior view. In: Atlas of Human Anatomy, ed 4. Philadelphia, Saunders, 2006.
Waldman SD: Femoral nerve block. In: Waldman SD (ed): Atlas of Interventional Pain Management, ed 4. Philadelphia, Saunders, 2015.

第 69 章
股外侧皮神经

股外侧皮神经发自腰 2 和腰 3 神经后根。该神经离开腰大肌后向外下方穿行，在髂前上棘水平恰位于髂腹股沟神经的正下方。该神经穿经腹股沟韧带的下方之后，到达阔筋膜下面，在此分出前后支（图 69-1）。前支发出有限的皮神经感觉支到达大腿的前外侧（图 69-2）。后支发出皮神经感觉支分布于大腿从大结节到膝关节区域的外侧（图 69-3）。股外侧皮神经卡压又叫作感觉异常性股痛。

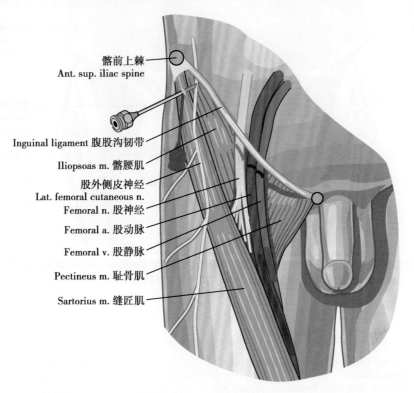

髂前上棘
Ant. sup. iliac spine

Inguinal ligament 腹股沟韧带
Iliopsoas m. 髂腰肌
股外侧皮神经
Lat. femoral cutaneous n.
Femoral n. 股神经
Femoral a. 股动脉
Femoral v. 股静脉
Pectineus m. 耻骨肌
Sartorius m. 缝匠肌

图 69-1　股外侧皮神经。（From Waldman SD：Lateral Femoral Cutaneous Nerve Block. In：Waldman SD［ed］：Atlas of Interventional Pain Management，ed 4. Philadelphia，Saunders，2015，Fig. 125-6. ）

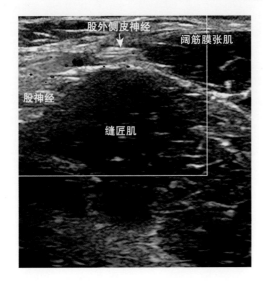

图 69-2　超声图像显示股外侧皮神经的关系。（股外侧皮神经）与股神经和缝匠肌

141

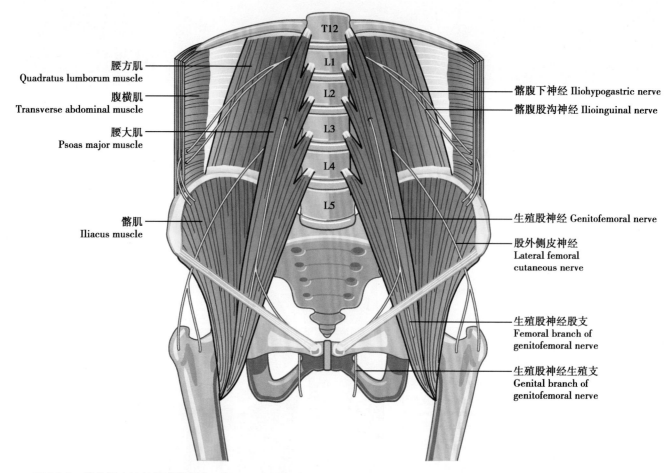

图 69-3　股外侧皮神经的感觉分布。（From Waldman SD：Lateral Femoral Cutaneous Nerve Block. In：Waldman SD［ed］：Atlas of Interventional Pain Management，ed 4. Philadelphia，Saunders，2015，Fig. 125-3.）

（姚敬文　安立新　译）

推荐阅读

Netter FH: Arteries and nerves of thigh: anterior view. In: Atlas of Human Anatomy, ed 4. Philadelphia, Saunders, 2006.

Waldman SD: Lateral femoral cutaneous nerve block: the anterior approach. In: Waldman SD (ed): Atlas of Interventional Pain Management, ed 2. Philadelphia, Saunders, 2004.

髂腹股沟神经是腰 1 神经根的分支。在一些人，该神经还加入了来自胸 12 神经的成分。该神经进入到髂骨的凹面，呈曲线路径走行。髂腹股沟神经在髂前上棘水平向前穿过腹横肌(图 70-1 和图 70-2)。该神经在向内下方走行的过程中与髂腹下神经相伴行，并且与精索相伴行，穿过腹股沟环进入到腹股沟管。髂腹股沟神经的感觉神经分布在不同的患者存在差异，可与髂腹下神经的分布区相重叠。通常，髂腹股沟神经发出感觉纤维分布于大腿内侧上方的皮肤和阴茎的根部以及男性的阴囊或女性的阴阜、大阴唇(图 70-3)。髂腹股沟神经的卡压引起髂腹股沟神经痛。

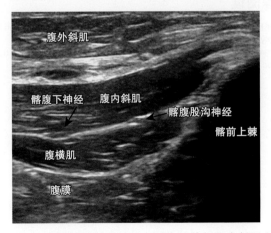

图 70-1　髂腹股沟神经。(From Waldman SD：Ilioinguinal Nerve Block. In：Waldman SD[ed]：Atlas of Interventional Pain Management，ed 4. Philadelphia，Saunders，2015，Fig. 86-6.)

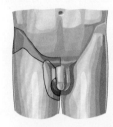

□ 髂腹下神经 Iliohypogastric n.
□ 髂腹股沟神经 Ilioinguinal n.
□ 生殖股神经 Genitofemoral n.

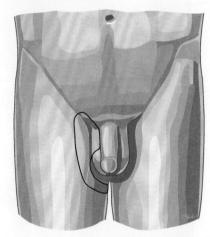

□ 髂腹股沟神经 Ilioinguinal n.

图 70-3　髂腹股沟神经的感觉分布。(From Waldman SD：Ilioinguinal Nerve Block. In：Waldman SD[ed]：Atlas of Interventional Pain Management, ed 4. Philadelphia, Saunders，2015，Fig. 86-5.)

（姚敬文　安立新　译）

推荐阅读

Netter FH: Arteries and nerves of thigh: anterior view. In: Atlas of Human Anatomy, ed 4. Philadelphia, Saunders, 2006.

Waldman SD: Ilioinguinal nerve block. In: Waldman SD (ed): Atlas of Interventional Pain Management, ed 4. Philadelphia, Saunders, 2015.

图 70-2　髂腹股沟神经的超声图像及其与腹内斜肌和髂腹下神经的关系

髂腹下神经由腰1神经根发出，并掺入胸12神经。该神经的走行路径呈曲线，进入到髂骨的凹面。该神经继续向前穿行穿过腹横肌到达腹横肌和腹外斜肌之间（图71-1）。髂腹下神经在该点分成前支和外侧支。外侧支发出感觉性皮神经支分布于臀部的后外侧面。前支穿过腹外斜肌在髂前上棘正下方发出皮神经感觉支到达尺骨表面腹部的皮肤（图71-2）。该神经与髂腹股沟神经相衔接，这样在感觉神经分布方面就存在个体差异。髂腹下神经卡压称为髂腹下神经痛。

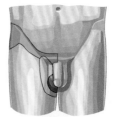

■ 髂腹下神经 Iliohypogastric n.
■ 髂腹股沟神经 Ilioinguinal n.
■ 生殖股神经 Genitofemoral n.

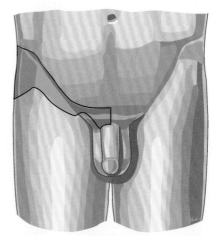

■ 髂腹下神经 Iliohypogastric n.

图71-2　髂腹下神经的感觉分布。（From Waldman SD：Iliohypogastric Nerve Block. In：Waldman SD［ed］：Atlas of Interventional Pain Management，ed 4. Philadelphia，Saunders，2015，Fig. 87-5. ）

（姚敬文　安立新 译）

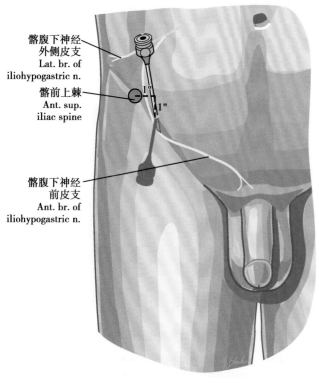

髂腹下神经
外侧皮支
Lat. br. of
iliohypogastric n.

髂前上棘
Ant. sup.
iliac spine

1"
1"

髂腹下神经
前皮支
Ant. br. of
iliohypogastric n.

图71-1　髂腹下神经。（From Waldman SD：Iliohypogastric Nerve Block. In：Waldman SD［ed］：Atlas ofInterventional Pain Management，ed 4. Philadelphia，Saunders，2015，Fig. 87-6. ）

推荐阅读

Netter FH: Arteries and nerves of thigh: anterior view. In: Atlas of Human Anatomy, ed 4. Philadelphia, Saunders, 2006.

Waldman SD: Iliohypogastric nerve block. In: Waldman SD (ed): Atlas of Interventional Pain Management, ed 2. Philadelphia, Saunders, 2004.

生殖股神经为腰1神经根的分支,部分人加入了胸12神经的成分。该神经走行路径为曲线,进入到髂骨的凹面。生殖股神经倾斜着向前下方走行,从腰大肌穿出后到达腰3和腰4椎体水平的腹部表面(图72-1)。该神经在输尿管后方沿腹膜下行,于腹股沟韧带上方分成生殖支和股支。男性的生殖股神经生殖支穿过腹股沟管到达腹股沟管深环,分布于提睾肌和阴囊表面的皮肤(图72-2)。女性的生殖支与圆韧带的走行路径一致,发出纤维分布于同侧的阴阜和大阴唇。对于男性和女性来说,股支在外侧下行到达髂外动脉,并于腹股沟韧带后方穿过。该神经进入到股动脉外侧的股鞘,分布于股三角前上方的皮肤。

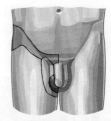

■ 髂腹下神经 Iliohypogastric n.
■ 髂腹股沟神经 Ilioinguinal n.
■ 生殖股神经 Genitofemoral n.

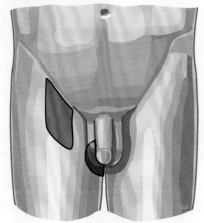

■ 生殖股神经 Genitofemoral n.

图72-2 股神经外生殖器的感觉分布。(From Waldman SD:Genitofemoral Nerve Block. In:Waldman SD[ed]:Atlas of Interventional Pain Management,ed 4. Philadelphia,Saunders,2015,Fig. 88-5.)

(姚敬文 安立新 译)

推荐阅读

Netter FH: Arteries and nerves of thigh: anterior view. In: Waldman SD (ed): Atlas of Human Anatomy, ed 4. Philadelphia, Saunders, 2006.
Waldman SD: Genitofemoral nerve block. In: Waldman SD (ed): Atlas of Interventional Pain Management, ed 2. Philadelphia, Saunders, 2004.

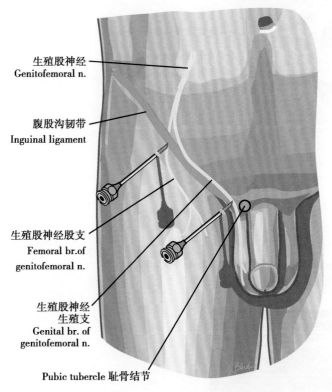

生殖股神经
Genitofemoral n.

腹股沟韧带
Inguinal ligament

生殖股神经股支
Femoral br. of
genitofemoral n.

生殖股神经
生殖支
Genital br. of
genitofemoral n.

Pubic tubercle 耻骨结节

图72-1 生殖股神经。(From Waldman SD:Genitofemoral Nerve Block. In:Waldman SD[ed]:Atlas of Interventional Pain Management,ed 4. Philadelphia,Saunders,2015,Fig. 88-6.)

闭孔神经为髋关节提供大部分神经支配。该神经发自于腰 2、腰 3 和腰 4 神经后支。该神经穿出腰大肌内侧缘后继续下行穿过盆腔，并在此与闭孔血管相伴行通过闭孔膜到达大腿（图 73-1）。该神经分成前支和后支（图 73-2）。前支发出关节支传导来自髋关节的感觉，发出运动支到达内收肌的表面以及发出皮神经支到达大腿远端的内侧面（图 73-3）。闭孔神经后支发出运动支到达内收肌深部，发出关节支到达膝关节后方。

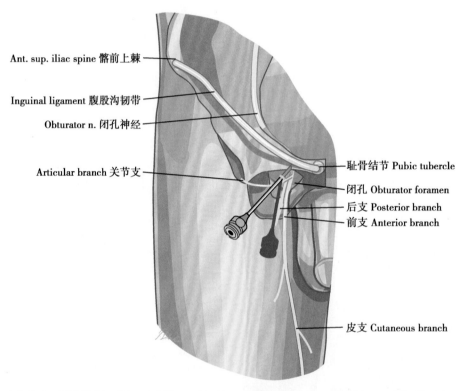

图 73-1 闭孔神经。（From Waldman SD：Obturator Nerve Block. In：Waldman SD［ed］：Atlas of Interventional Pain Management，ed 4. Philadelphia，Saunders，2015，Fig. 126-6.）

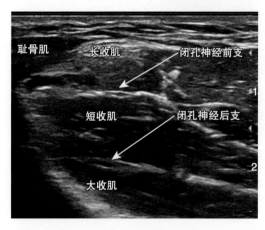

图 73-2 超声图像显示闭孔神经的前后分支。注意耻骨肌、长内收肌和短内收肌与神经的关系

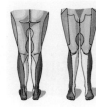

■ 股外侧皮神经 Lateral femoral cutaneous n.
□ 股神经 Femoral n.
■ 闭孔神经 Obturator n.
□ 隐神经 Saphenous n.
■ 坐骨神经 Sciatic n.

推荐阅读

Netter FH: Arteries and nerves of thigh: anterior view. In: Atlas of Human Anatomy, ed 4. Philadelphia, Saunders, 2006.

Waldman SD: Obturator nerve block. In: Waldman SD (ed): Atlas of Interventional Pain Management, ed 4. Philadelphia, Saunders, 2016.

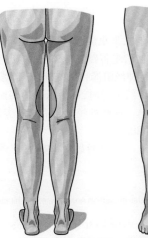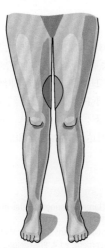

■ 闭孔神经 Obturator n.

图 73-3　闭孔神经的感觉分布。（From Waldman SD：Obturator Nerve Block：The anterior approach. In：Waldman SD［ed］：Atlas of Interventional Pain Management，ed 4. Philadelphia，Saunders，2015，Fig. 126-5. ）

（姚敬文　安立新 译）

腹下神经丛可以看作为腰交感链的延续。腹下神经丛的节前纤维主要起自脊髓的下胸段和上腰段。这些节前纤维与腰交感链通过白交通支相交通。节后纤维穿出腰交感链后与发自骶神经节的副交感纤维相伴行,组成上位腹下神经丛(图74-1)。

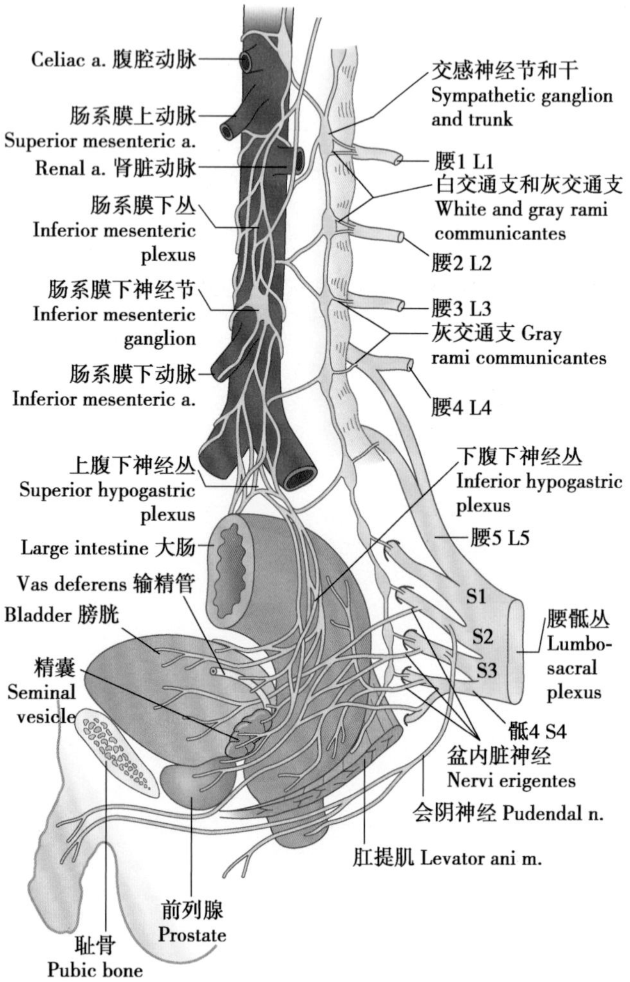

上位腹下神经丛位于腰4前方,聚集成簇。该神经在下行过程中于腰5水平,分成腹下神经,走行路径毗邻髂血管。沿外下方走行的腹下神经易于施行神经阻滞,即位于腰5到骶1间隙的水平。腹下神经从该点继续下行时,即沿骶骨的凹面,并越过直肠形成下位腹下神经丛。这些神经继续沿膀胱旁侧下行,发出分支到达盆腔内器官和血管。

(姚敬文 安立新 译)

推荐阅读

Netter FH: Nerves of large intestine. In: Atlas of Human Anatomy, ed 4. Philadelphia, Saunders, 2006.

Waldman SD: Hypogastric plexus block. In: Waldman SD (ed): Atlas of Interventional Pain Management, ed 4. Philadelphia, Saunders, 2016.

图74-1　腹下神经丛。(From Goodin DS: Chapter 2- Neurologic Complications of Aortic Disease and Surgery. In: Aminoff MJ, Josephson SA[eds]: Aminoff's Neurology and General Medicine, ed 5. Boston, Academic Press, 2014, pp 25-48.)

第75章
奇神经节

腰交感链继续向下走行进入到盆腔,穿经骶骨前面。盆腔内的每一侧交感链均由4~5个神经节组成,这些神经节由节间束连接起来,终末端的神经节称作为终端簇即奇神经节(亦称为Walther节)。奇神经节位于尾骨的前方、骶尾连接处,在该水平易于施行神经阻滞(图75-1)。该神经节接受来自腰骶部的交感和副交感神经纤维,并发出交感纤维分布于盆腔内的脏器和生殖器。

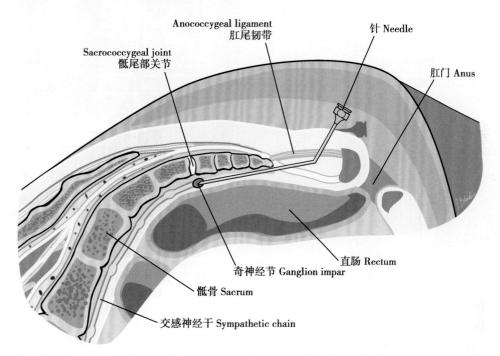

图75-1 奇神经节。(From Waldman SD:Ganglion of Walther[Impar] Block. In:Waldman SD [ed]:Atlas of Interventional Pain Management,ed 4. Philadelphia,Saunders,2015,Fig. 115-4.)

(姚敬文 安立新 译)

推荐阅读

Netter FH: Nerves of large intestine. In: Atlas of Human Anatomy, ed 4. Philadelphia, Saunders, 2006.
Waldman SD: Ganglion of Walther (Impar) block. In: Waldman SD (ed): Atlas of Interventional Pain Management, ed 4. Philadelphia, Saunders, 2016.

第 76 章
胫神经

胫神经是坐骨神经的两条主要终末延伸支之一,另一条为腓总神经。胫神经发出感觉支分布于小腿的后方、足跟和足底内侧面(图 76-1)。胫神经与坐骨神经在腘窝的上缘分开,并沿稍内侧的路线向下穿过腘窝(图 76-2)。该神经于膝关节的阻滞部位恰位于腘窝的正下方,此处易于操作(图 76-3)。胫神经沿其走行路径继续下行,穿行于腓肠肌的两个头之间,向深部穿入比目鱼肌。该神经向内侧走行于跟骨腱和内踝之间,并在此处分成跖内侧神经和跖外侧神经(图 76-1 和图 76-4)。胫神经在该点时而会受到压迫,导致所谓的跗管综合征。

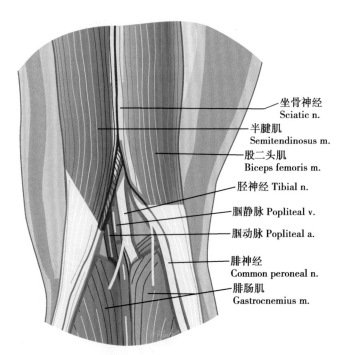

图 76-2 胫神经。(From Waldman SD: Tibial Nerve Block at the Knee. In: Waldman SD[ed]: Atlas of Interventional Pain Management, ed 4. Philadelphia, Saunders, 2015, Fig. 132-2.)

坐骨神经 Sciatic n.
半腱肌 Semitendinosus m.
股二头肌 Biceps femoris m.
胫神经 Tibial n.
腘静脉 Popliteal v.
腘动脉 Popliteal a.
腓神经 Common peroneal n.
腓肠肌 Gastrocnemius m.

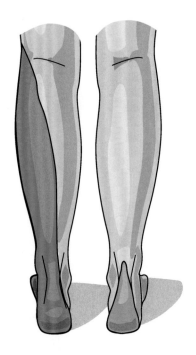

■ 胫神经 Tibial n.
■ 坐骨神经 Sciatic n.

图 76-1 胫神经感觉分布。(From Waldman SD: Tibial Nerve Block at the Knee. In: Waldman SD[ed]: Atlas of Interventional Pain Management, ed 4. Philadelphia, Saunders, 2015, Fig. 132-3.)

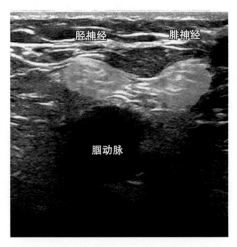

胫神经   腓神经

腘动脉

图 76-3 超声图像显示胫骨和腓总神经在其与坐骨神经分叉处的下方。注意腘动脉的关系

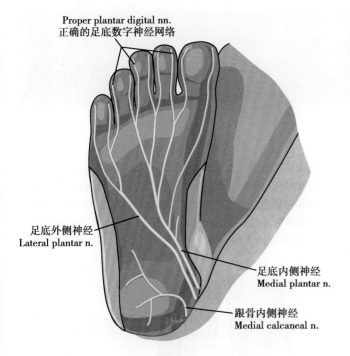

■ 胫神经 Tibial n.

图 76-4　内侧和外侧足底神经的感觉分布。（From Waldman SD：Tibial Nerve Block at the Knee. In：Waldman SD［ed］：Atlas of Interventional Pain Management，ed 4. Philadelphia，Saunders，2015，Fig. 132-4.）

（姚敬文　安立新　译）

推荐阅读

Netter FH: Arteries and nerves of thigh: posterior views. In: Atlas of Human Anatomy, ed 4. Philadelphia, Saunders, 2006.

Waldman SD: Tibial nerve block at the knee. In: Waldman SD (ed): Atlas of Interventional Pain Management, ed 4. Philadelphia, Saunders, 2016.

腓总神经为坐骨神经两条终末的延续之一,另外一条为胫神经。腓总神经发出感觉支分布于膝关节下方和小腿的后外侧面的皮肤(图 77-1)。腓总神经起自 L4、L5 和 S1、S2 神经根后支。该神经于腘窝上界从坐骨神经分出,沿外侧下行于腓骨头的后方(图 77-2)。腓总神经在该点易受到卡压,例如打石膏

和扎加压止血带。该神经在沿外侧下行时也容易受到挤压,尤其在腓骨管内缠绕腓骨处,腓骨管由腓骨长肌肌腱附着组成的后壁和腓骨组成。该神经于腓骨管远端分出两只终末支,腓浅神经和腓深神经。这两条终末支均易受创伤,作为诊断和治疗手段,两条终末支需分别加以阻滞。

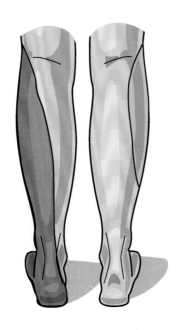
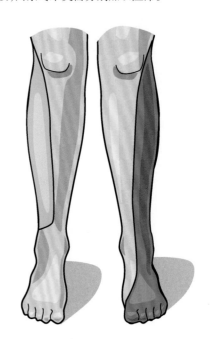

■ 腓总神经 Common peroneal n.
■ 坐骨神经 Sciatic n.

图 77-1 腓总神经的感觉分布。(From Waldman SD:Common Peroneal Nerve Block at the Knee. In:Waldman SD[ed]:Atlas of Interventional Pain Management,ed 4. Philadelphia, Saunders,2015,Fig. 137-2.)

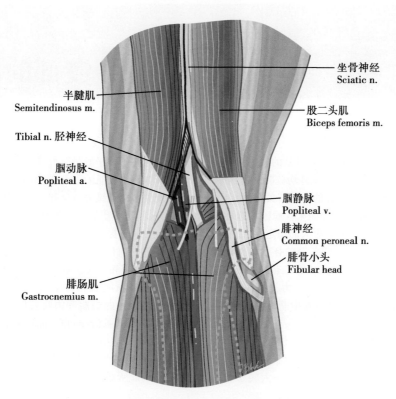

半腱肌
Semitendinosus m.

Tibial n. 胫神经

腘动脉
Popliteal a.

腓肠肌
Gastrocnemius m.

坐骨神经
Sciatic n.

股二头肌
Biceps femoris m.

腘静脉
Popliteal v.

腓神经
Common peroneal n.

腓骨小头
Fibular head

图 77-2　腓总神经。(From Waldman SD：Common Peroneal Nerve Block at the Knee. In：Waldman SD［ed］：Atlas of Interventional Pain Management，ed 4. Philadelphia，Saunders，2015，Fig. 137-3.)

（姚敬文　安立新　译）

推荐阅读

Netter FH: Arteries and nerves of thigh: posterior views. In: Atlas of Human Anatomy, ed 4. Philadelphia, Saunders, 2006.

Waldman SD: Common peroneal nerve block at the knee. In: Waldman SD (ed): Atlas of Interventional Pain Management, ed 4. Philadelphia, Saunders, 2016.

髋关节是一种球窝型关节,由股骨头和杯状的髋臼对合而成(图 78-1)。股骨头面上除了中心凹区域外均被覆透明软骨,中心凹区连接圆韧带。与其发生上同源的肩关节关节窝相比,髋关节窝较深,由髂骨、坐骨和耻骨延伸而来。髋臼的这种深杯状结构使得髋关节较肩关节相比具有更大的稳定性,而肩关节的稳定主要取决于韧带和关节盂。髋关节的杯状结构被赋予了一种马蹄形的关节软骨,该软骨的开放面上有圆韧带通过(图 78-1)。在圆韧带内是闭孔动脉的中央支,为股骨头中央凹提供血液供应。如果受到创伤,该血供极易中断,可能导致股骨头缺血性坏死(图 78-2)。

股骨头与股骨干由股骨颈相连,成人直立位时,颈干角为 125°～140°,这样使得股骨头排列在股骨髁的冠状平面上。股骨颈和股骨干的连接部位有两个骨性突出面——大转子和小

转子。大转子位于股骨颈外侧,作为臀肌的附着点;内侧的小转子成为臀内收肌的附着点(图 78-3)。

髋关节由纤维关节囊和 3 条韧带(髂股韧带、坐股韧带和耻股韧带)进一步加强。髂股韧带在前方起支撑作用,坐股韧带和耻股韧带提供后方的支撑作用。

臀部的肌肉运动方位有 3 种:①屈曲和伸展;②内收和外展;③内旋和外旋。屈曲运动主要依赖髂腰肌;伸展运动靠臀大肌和腘绳肌。臀中肌对髋关节起到外展的作用;内收主要依靠内收短肌和内收长肌。外旋主要依赖闭孔肌和股方肌以及庶肌(gemelli muscle);内旋的驱动来自阔筋膜张肌、臀中肌和臀小肌。滑液囊对这些肌肉的运动起到缓冲的作用,这些滑液囊易受到炎症的损伤,也被认为是功能障碍和疼痛的病灶所在。

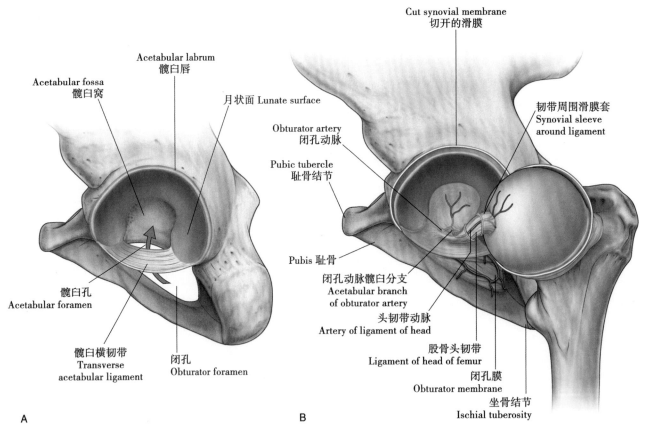

图 78-1 髋关节。(A)髋臼横韧带;(B)股骨头韧带。股骨头已经从髋臼外侧旋转出来显示韧带。(From Drake R,et al: Gray's Anatomy for Students,ed 3. Philadelphia,Churchill Livingstone,2014,Fig. 6. 30.)

臀部,横断面

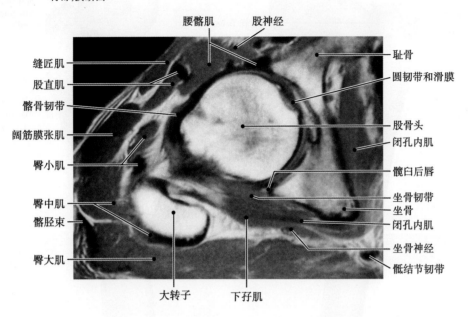

腰髂肌　股神经

缝匠肌
股直肌
髂骨韧带
阔筋膜张肌
臀小肌
臀中肌
髂胫束
臀大肌

大转子　下孖肌

耻骨
圆韧带和滑膜
股骨头
闭孔内肌
髋臼后唇
坐骨韧带
坐骨
闭孔内肌
坐骨神经
骶结节韧带

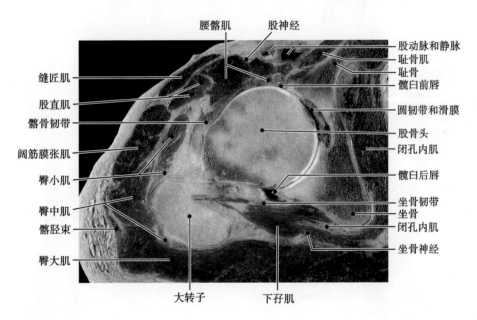

腰髂肌　股神经

缝匠肌
股直肌
髂骨韧带
阔筋膜张肌
臀小肌
臀中肌
髂胫束
臀大肌

大转子　下孖肌

股动脉和静脉
耻骨肌
耻骨
髋臼前唇
圆韧带和滑膜
股骨头
闭孔内肌
髋臼后唇
坐骨韧带
坐骨
闭孔内肌
坐骨神经

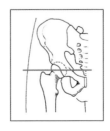

图 78-2　超声图像显示股骨头缺血性坏死

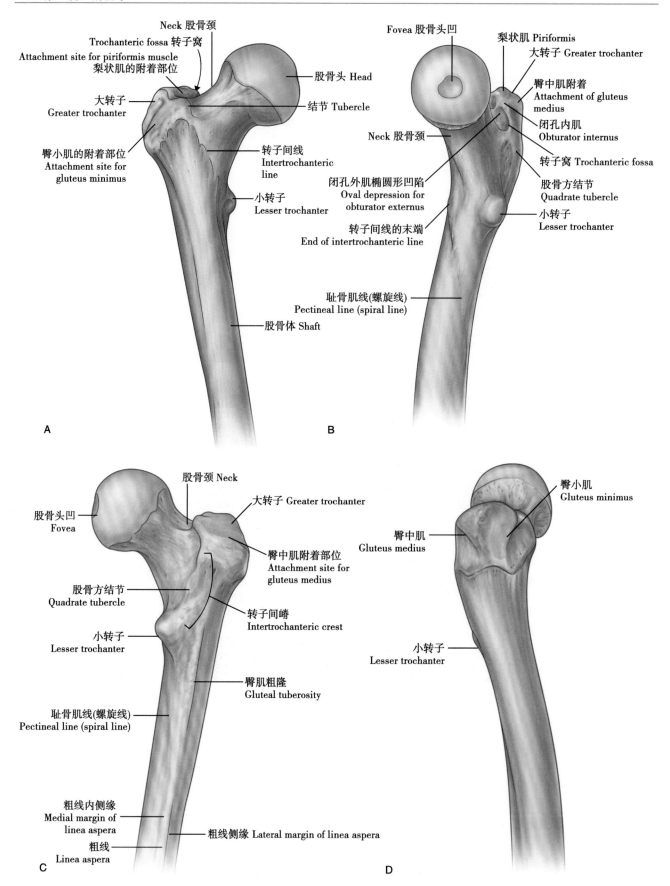

图 78-3 近端股骨。注意大转子和小转子。(From Drake R, et al: Gray's Anatomy for Students, ed 3. Philadelphia, Churchill Livingstone, 2014, Fig. 6. 26A.)

（姚敬文 安立新 译）

推荐阅读

Netter FH: Femur. In: Atlas of Human Anatomy, ed 4. Philadelphia, Saunders, 2006.

Waldman SD: Clinical correlates: functional anatomy of the hip. In: Physical Diagnosis of Pain: An Atlas of Signs and Symptoms, ed 3. Philadelphia, Saunders, 2016.

坐骨滑囊位于臀大肌和坐骨结节之间（图 79-1）。臀大肌的运动姿势包括坐位骑马时躯干与大腿呈屈曲状。这一动作可刺激坐骨滑囊，并通过滑囊反复对坐骨结节施压。腿后群肌在坐骨结节有共同的起点，这一起点可因运动过度或运动不当受到刺激。腿后群肌的运动包括下肢的在膝关节的屈曲。该组肌群可因弹性地面或不平整地面的奔跑引起肌腱炎。

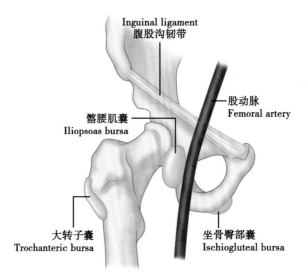

图 79-1　坐骨滑囊。(From Polley HF, Hunder GG[eds]: Rheumatologic Interviewing and Physical Examination of the Joints, ed 2. Philadelphia, Saunders, 1978, p 183.)

（姚敬文　安立新　译）

推荐阅读

Waldman SD: Ischial bursitis pain. In: Atlas of Pain Management Injection Techniques, ed 4. Philadelphia, Saunders, 2016.

臀大肌囊位于臀大肌、臀中肌和臀小肌之间以及上述肌肉与覆盖的骨骼之间(图 80-1)。这些滑囊可单独存在,或形成多节段的囊状结构,并被分隔成为小腔。臀大肌囊的大小、数量和位置均有个体差异。臀大肌的运动包括骑马坐位时躯干向大腿屈曲。这一运动可刺激臀大肌囊,另外,反复的运动包括奔跑也可造成重复的创伤。

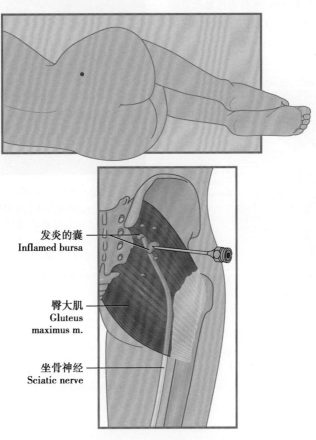

发炎的囊
Inflamed bursa

臀大肌
Gluteus
maximus m.

坐骨神经
Sciatic nerve

图 80-1 臀大肌囊。(From Waldman SD:Atlas of Pain Management Injection Techniques, ed 3. Philadelphia, Saunders,2013,Fig. 99-2.)

(姚敬文 安立新 译)

推荐阅读

Waldman SD: Gluteal bursitis pain. In: Atlas of Pain Management Injection Techniques, ed 4. Philadelphia, Saunders, 2016.

股骨转子囊位于大转子和臀中肌肌腱与髂胫束之间(图81-1)。臀中肌起自髂骨的表面,肌纤维靠外侧下行到达大转子的外侧面。臀中肌在行走和奔跑时能够稳定骨盆的位置。这种运动激起转子间囊反复受到撞击,例如来自弹性地面或不平整地面上的慢跑,或者下肢强化锻炼造成的过度使用(图81-2)。臀中肌由臀上神经支配。

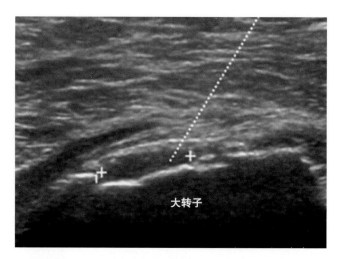

图81-2 大转子滑囊炎。髋矢状位超声图显示在大转子附近有少量液体(用卡尺表示)。当患者处于侧卧位时,可以很容易地将细针插入集聚的液体中,以便注射皮质类固醇。(From Louis LJ:Musculoskeletal ultrasound intervention:principles and advances. Ultra-sound Clinics 2009;4[2]:217-236.)

(姚敬文 安立新 译)

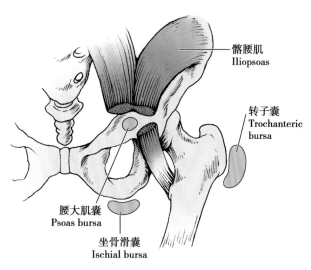

图81-1 转子囊。(From Norris CM:Chapter 8-The Hip and Thigh. In:Norris CM[ed]:Managing Sports Injuries,ed 4. Oxford,Churchill Livingstone,2011,pp 143-164.)

推荐阅读

Norris CM: The hip and thigh. In: Norris CM (ed): Managing Sports Injuries, ed 4. Oxford, Churchill Livingstone, 2011, pp 143–164.

Waldman SD: Trochanteric bursitis pain. In: Waldman SD (ed): Atlas of Pain Management Injection Techniques, ed 4. Philadelphia, Saunders, 2016.

脊柱的骶尾部,是一个三角形椎体融合结构,构成后凸的骶曲,终止于臀上方的尾骨。髂翼(又叫无名骨)附着在两侧,形成球状凹槽结构,槽背面高耸前面低矮。这一结构形成了 3 个关节:前正中的耻骨联合、背侧的左右骶髂关节(图 82-1 和图 82-2)。若干条韧带和关节囊附着在这些关节上,限制关节运动并对关节起到稳定作用(图 82-3 和图 82-4)。髋关节由股骨头和髂翼深部的髋臼窝组成。髋关节直接将下肢和脊柱联

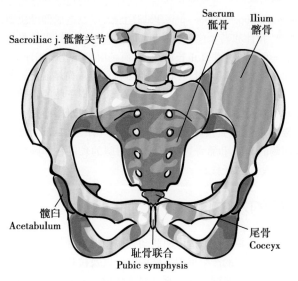

图 82-1 骨性骨盆的解剖。(From Waldman SD:Sacro-iliac Joint Pain and Related Disorders. In:Waldman SD [ed]:Pain Management, ed 2. Philadelphia, Saunders, 2015,Fig. 95-1.)

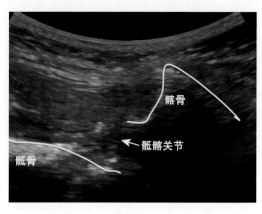

图 82-2 显示骶髂关节的超声图像

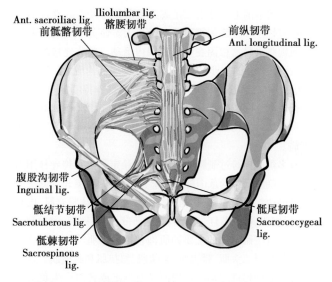

图 82-3 骨盆前韧带。(From Waldman SD:Sacroiliac Joint Pain and Related Disorders. In:Pain Management, ed 2. Philadelphia,Saunders,2015,Fig. 95-2.)

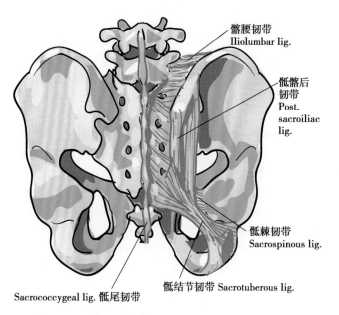

图 82-4 骨盆的后韧带。(From Waldman SD:Sacroiliac Joint Pain and Related Disorders. In:Waldman SD [ed]:Pain Management,ed 2. Philadelphia,Saunders,2015,Fig. 95-3.)

系起来,承载由于地心引力和运动造成的地面冲击。无论是在运动还是静止,腰椎前凸和骶曲都起到生理平衡作用。前后平面上的骨盆倾斜和腰椎前凸是由附着的肌肉和关节囊的牵引形成的,但由于自我支撑机制,这种改变对骶髂关节的意义不大。位于髂翼间的骶尾骨正如拱门中的重心石一样,只允许头尾和前后的运动方向。基于关节面积不同,神经分布的广泛性是有变异的,神经来源包括腰3到骶1的前后支。

骶髂关节是一个滑囊(能动)关节,随着年龄的增长,灵活性降低。关节的上三分之二在成人逐渐纤维变性。女性的骨盆为适应怀孕和分娩的需要活动性更大。该关节上附着的韧带和肌肉将大骨盆稳固在一定范围内运动。关节连接的不规则形状更限制了进一步的活动,骨面上的嵴和沟增大了阻力摩擦,从而进一步保障这一重心结构的稳定性。持续的负重(比如说长时间站立或坐位)和骶骨基底的解剖改变(例如双下肢不对称或韧带损伤)与关节的过度活动有关,并可导致下背部的疼痛。

有多组肌肉跨过骶髂关节,并起到稳定骨盆和传导作用力的功能。胸腰筋膜的范围跨过第十二肋、腰的棘突和外侧突以及骨盆的边缘。筋膜和肌肉的附着扩展范围到达竖脊肌、内斜肌、下后锯肌、骶结节韧带、背侧骶尾韧带、髂腰韧带、髂后棘和骶嵴。附着于骶尾部的主要的肌肉包括臀大肌、臀中肌、背阔肌、多裂肌、股二头肌、腰大肌、梨状肌、斜方肌和腹横肌。这些肌肉并不起到促进运动的作用而是对行走或奔跑产生负荷力和非负荷力时起到稳定作用。

运动

骶髂关节的运动也为韧带所束缚,这些韧带在功能上组成了骶髂关节的远端三分之二。该关节的运动维度有3种:前后、头尾和左右。主要韧带的运动形式如下(见图82-3和图82-4):

1. 骨间韧带在头端或前后方向上防止关节分离和运动过度。

2. 背侧的骶髂韧带覆盖骨间韧带并协助其功能。

3. 骶髂前韧带是由前下关节囊增厚形成,限制了头尾和左右运动过度。

4. 骶棘韧带限制了骨盆以脊柱为轴心的旋转运动。

5. 髂腰韧带限制了远端腰椎节段和骶骨的运动,并有助于将骶椎的位置稳定在髂翼之间。

6. 骶结节韧带限制了髂骨以脊柱为轴心的屈曲。

7. 耻骨联合限制了髂翼的运动,并缓冲切应力和左右方向上力的传导。

下面要分析的是盆腔和骶髂关节的运动方式和功能。可以肯定的是支撑身体重量的来自地面传导的力通过双腿到达骨盆传到脊柱。这些力在身体中的平衡点叫作重心,大约位于脐下2cm。地心引力也可假想成一条力线,当它在以髂臼为中心前后作用时可产生不同的效应。身体的姿势和位置、肌肉的力量以及身体重量的分布决定着力线的位移。前方的

力线将骨盆向前(向下)旋转骨盆,降低骶结节韧带的张力,并维持前骨间膜韧带的张力。当重力线后移作用于髂臼,可后旋骨盆(例如骨盆前缘向上倾斜),这样后骨间膜韧带和骶结节韧带受到牵拉。如果我们在股骨头间做一条线,就很容易假想到这一情况。腰3水平的垂直运动范围大约2.5cm。在行走时骨盆以脊柱为轴也在做旋转运动。当大腿向前迈步时,骨盆的髂翼朝向中线前旋,而脊柱和骶骨则以一个较小的角度逆向旋转。骶髂关节即位于这些运动平面中,并且力可沿垂直、水平和旋转方向传导。转呼啦圈的人和肚皮舞者有着极好的骨盆运动节律,带给人以视觉的美感。

非直接创伤造成的关节功能障碍常见于后骨间韧带和骶结节韧带稳固性不够造成的骨盆前方的平衡丧失。拉伸或屈曲使得骨盆前方的髂翼倾斜,这样就会将髂翼和骶骨稍稍分离,造成单侧的前后运动,尤其在不使用肢具的情况下。运动的一侧肢体前旋造成的联动效应使得骨盆的边缘和髂后上棘(posterior superior iliac spine,PSIS)上抬,以及造成仰卧位腿的"明显"拉伸和高坐位下肢长度缩短。(这里用到明显是指拉长的一侧下肢并非真正长度改变,而是由于与髂臼相连,看起来像是延长一样,此时髂臼处于仰卧位前旋或向尾端旋转的位置。高坐位时,髂臼后缘邻近骶髂关节,使得下肢的延伸很明显)。单侧的骶髂前旋不会造成腿的不对称拉伸,而是会拉长髂腰肌,类似于紧张而又敏感的臀屈肌。单侧的后旋可能会造成同侧的PSIS和髂骨边缘下沉,此时腿的长度在仰卧位时缩短在高坐位时延长。

疼痛的发生

持续的单侧受力造成的联动效应使得附着的肌筋膜平衡性下降。疼痛的产生可因下肢的缩短以及拉长的下肢的截除和触痛引起骨膜刺激或血循环淤血造成。关节连线可因肌群和肌腱的牵拉而受到应力拉伸,从而对抗关节分离和正常的姿势运动。

骶髂关节的神经支配较密集,来自若干节段水平的脊神经(腰3到骶1),在受到刺激时可产生类似于腰椎间盘突出样症状。周围的肌肉例如臀大肌和腘绳肌,在受到牵拉时将疼痛传导到臀和相应的坐骨区域。最常见到的症状描述无外乎关节沿线到达同侧臀和转子间的疼痛或痛觉超敏(图82-5)。

另有一些其他的疼痛疾病,尽管很少报道,发生在脐与髂前上棘(anterior superior iliac spine,ASIS)间线上前正中线旁开约5.1cm,或发生在腹股沟和睾丸。坐位时可能改变髂臼和股骨头之间的位置关系,使得骨盆前旋,从而引发疼痛。在躯体位置确定时由于坐骨结节是不能位移的,骨盆就很容易丧失保持槽状的平衡支撑,从而进一步向一侧偏斜。倾斜的力量造成在骶髂关节前后或左右方向的力矩产生。由于股骨头位置确定,骨盆得以支撑,站立位时可缓解疼痛。坐骨神经牵拉产生的不适也可通过骨盆的旋转运动将身体重量转移到对侧下肢而得到缓解。

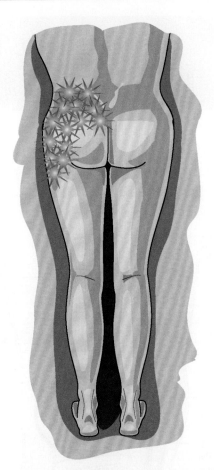

图 82-5　骶髂关节疼痛的分布。(From Waldman SD：Sacroiliac Joint Pain and Related Disorders. In：Waldman SD[ed]：Pain Management，ed 2. Philadelphia，Saunders，2015，Fig. 95-5.)

（姚敬文　安立新　译）

推荐阅读

Netter FH: Pelvic diaphragm: male. In: Atlas of Human Anatomy, ed 4. Philadelphia, Saunders, 2006.

Simon S: Sacroiliac joint pain and related disorders. In: Waldman SD (ed): Pain Management. Philadelphia, Saunders, 2007.

从关节面和关节容积来讲,膝关节是身体中最大的关节。它能够进行一系列极其复杂的运动,包括高度协调一致的屈曲和伸展。膝关节最好被认为是一个能够锁定在稳定位置的凸轮。膝关节即使是最简单的运动也包含股骨在胫骨面上协调一致的滚动和滑动。由于这些运动的复合,膝关节很容易因为局部解剖上的微小改变发生功能障碍,关节炎或软骨韧带的损伤可造成的解剖学改变相对较小。

尽管临床医生和患者们均将膝关节作为一个单一关节看待,而如果将该关节看成两个分开的部分而非相关的关节对于我们理解功能解剖更有帮助:胫股关节连接和髌股关节连接(图 83-1)。这两个关节共用同一个滑液囊腔,其中一个关节的功能障碍很容易影响到另一个。

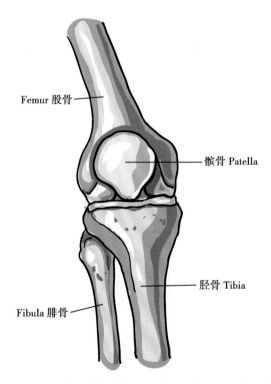

图 83-1 如果将膝关节视为两个独立但又相互关联的关节,胫股关节和髌股关节,则膝关节的功能解剖更容易理解。(From Waldman SD:Physical Diagnosis of Pain:An Atlas of Signs and Symptoms,ed 3. Philadelphia,Saunders,2016,Fig. 195-1.)

胫股关节由股骨和胫骨形成关节连接。插入到两骨中间的是两块纤维软骨结构,即内侧半月板和外侧半月板(图83-2)。半月板的作用是将作用在股骨上的力传递到胫骨上。半月板具有可塑性,能够根据作用在关节上力的大小改变形

状。内外侧半月板血供相对较少,营养主要来源于滑液。这么说来,当半月板受到创伤时修复的可能性极小。

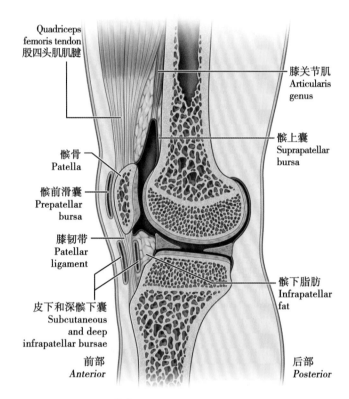

图 83-2 股胫关节。(From Drake R,et al:Gray's Anatomy for Students,ed 3. Philadelphia,Elsevier,2014,Fig. 6.71.)

髌股关节的主要功能是通过嵌入到股四头肌腱中的籽骨——髌骨增强股四头肌的机械效能。髌骨的内侧和外侧关节面与股骨的关节沟相连接(图 83-3)。进一步来说,髌骨只有上极与股骨的关节面相接触。当膝关节屈曲时,髌骨被拉向股骨的滑车间沟。

膝关节的稳定性来自周围的韧带和肌肉,也有部分骨骼的因素参与。膝关节主要的韧带为前、后交叉韧带,起到膝关节前后方的稳定作用,而内外侧副韧带支撑关节内侧和外侧的稳定性(图 83-4)。上述所有的韧带也能防止胫骨在任意方向上的过度旋转。另有一些次要的韧带,对该关节固有的稳定性提供支撑。

膝关节的伸展主要依靠股四头肌,该肌肉通过股四头肌腱附着于髌骨(图 83-5)。股内侧肌和股外侧肌的纤维腱性延展结构插入到髌骨的侧面,极易受到劳损和牵拉的损伤。腘绳肌为膝关节部位主要的屈肌,另外腓肠肌、缝匠肌和股薄肌也对

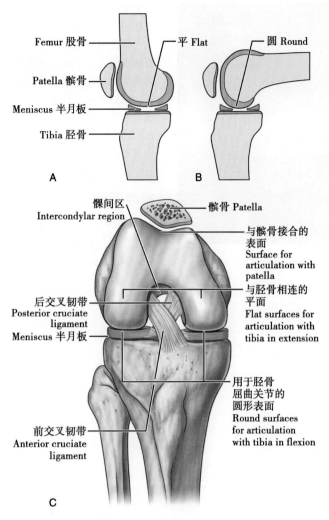

图 83-3 髌股关节。（From Drake R, et al: Gray's Anatomy for Students, ed 3. Philadelphia, Elsevier, 2014, Fig. 6. 69.）

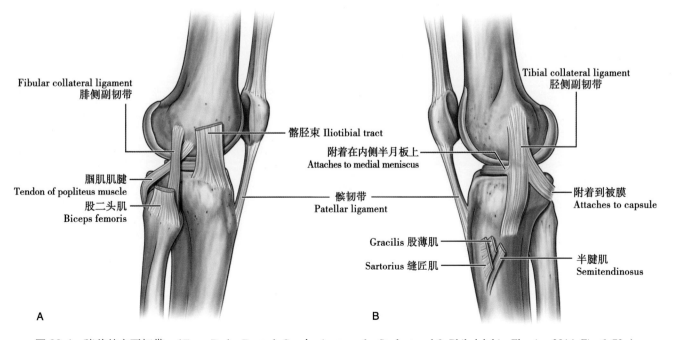

图 83-4 膝盖的主要韧带。（From Drake R, et al: Gray's Anatomy for Students, ed 3. Philadelphia, Elsevier, 2014, Fig. 6. 73.）

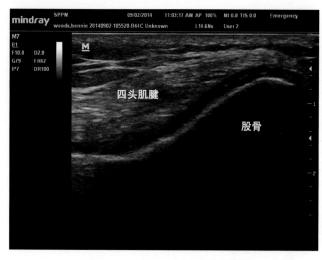

图 83-5 四头肌肌腱的超声图像

膝关节的屈曲起到一部分作用。该关节的内旋是通过腘绳肌起作用，外旋靠股二头肌控制。

膝关节周围有一系列滑液囊，对关节运动起到润滑作用。滑液囊由一个个囊状结构组成，它的存在促进肌肉和肌腱相互间的滑动。这些滑液囊排列在滑囊膜上，由血管网供血，该血管网分泌滑液。滑囊的炎症可导致滑液产生的增多，造成滑液囊的肿胀。滑囊的废用和不适当的运动可出现炎症、肿大，偶尔会出现感染。由于膝关节的共用同一个关节囊腔，滑囊的炎症可导致全关节严重的功能障碍和疼痛。

（姚敬文 安立新 译）

推荐阅读

Netter FH: Knee: medial and lateral views. In: Atlas of Human Anatomy, ed 4. Philadelphia, Saunders, 2006.

Waldman SD: Functional anatomy of the knee. In: Physical Diagnosis of Pain: An Atlas of Signs and Symptoms, ed 3. Philadelphia, Saunders, 2016.

髌上囊从髌骨正下方向上延伸至股四头肌及其肌腱下（图84-1）。该囊的固定部分依赖于股中间肌，又叫作后蹠节肌。股四头肌腱和髌上囊均可因劳损、不适当运动或直接创伤发展成为炎症。股四头肌腱是由4条肌肉的肌纤维组成：股外侧肌、股中间肌、股内侧肌和股直肌。这些肌肉起到以膝关节为支点伸小腿的作用。这些肌肉的肌腱相交汇共同形成一条极

为强壮的肌腱。髌骨作为籽骨，位于股四头肌腱中，周围包绕肌腱纤维，并在髌骨内侧外侧形成支持带，用于加强膝关节的稳固性。这些纤维起到伸展的作用并易于劳损，肌腱本身可出现肌腱炎。髌上、髌下和髌前囊可同时发生炎症，并伴有股四头肌腱的功能障碍。

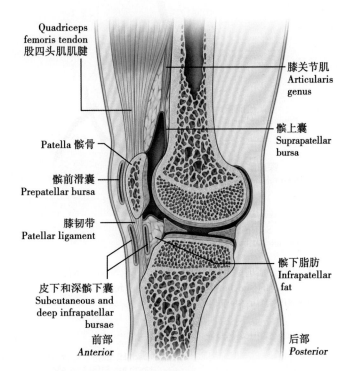

Quadriceps femoris tendon
股四头肌肌腱

膝关节肌
Articularis genus

Patella 髌骨

髌上囊
Suprapatellar bursa

髌前滑囊
Prepatellar bursa

膝韧带
Patellar ligament

髌下脂肪
Infrapatellar fat

皮下和深髌下囊
Subcutaneous and deep infrapatellar bursae

前部
Anterior

后部
Posterior

图 84-1　髌上囊。（From Drake, et al: Gray's Anatomy for Students, ed 3. Philadelphia, Churchill Livingstone, 2014, Fig. 6.17B. ）

（姚敬文　安立新　译）

推荐阅读

Netter FH: Knee: medial and lateral views. In: Atlas of Human Anatomy, ed 4. Philadelphia, Saunders, 2006.

Waldman SD: Functional anatomy of the knee. In: Physical Diagnosis of Pain: An Atlas of Signs and Symptoms, ed 3. Philadelphia, Saunders, 2016.

髌前囊位于皮下组织和髌骨之间(图85-1)。该囊的位置为髌韧带所固定。股四头肌腱和髌前囊均可因劳损、不适当运动或直接创伤产生炎症。股四头肌腱是由4条肌肉的肌纤维组成:股外侧肌、股中间肌、股内侧肌和股直肌。这些肌肉起到以膝关节为支点伸小腿的作用。这些肌肉的肌腱相交汇共同形成一条极为强壮的肌腱。髌骨作为籽骨,位于股四头肌腱中,周围包绕肌腱纤维,并在髌骨内侧外侧形成支持带,用于加强膝关节的稳固性。这些纤维起到伸展的作用并易于劳损,肌腱本身可出现腱炎。髌上、髌下和髌前囊可同时发生炎症,并伴有股四头肌腱的功能障碍。

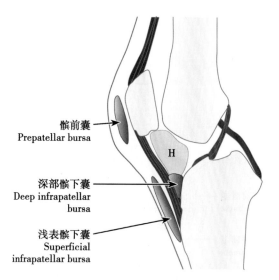

图85-1 髌前囊。(From Steinbach LS,Stevens KJ:Imaging of cysts and bursae about the knee. Radiol Clin North Am 2013 May;51[3]:433-454.)

(姚敬文 安立新 译)

推荐阅读

Netter FH: Knee: medial and lateral views. In: Atlas of Human Anatomy, ed 4. Philadelphia, Saunders, 2006.

Steinbach LS, Stevens KJ: Imaging of cysts and bursae about the knee, Radiol Clin North Am 51(3):433–454, 2013 May.

Waldman SD: Functional anatomy of the knee. In: Physical Diagnosis of Pain: An Atlas of Signs and Symptoms, ed 3. Philadelphia, Saunders, 2016.

浅表髌下囊位于皮下组织和髌韧带之间（图 86-1）。该囊的位置为髌韧带所固定。髌韧带和浅表髌下囊均可因劳损、不适当运动或直接创伤产生炎症。髌韧带附着在髌骨下缘的上方达到胫骨水平。组成髌韧带的纤维为股四头肌肌腱的延伸。股四头肌肌腱是由 4 条肌肉的肌纤维组成：股外侧肌、股中间肌、股内侧肌和股直肌。这些肌肉起到以膝关节为支点伸小腿的作用。这些肌肉的肌腱相交汇共同形成一条极为强壮的肌腱。髌骨作为籽骨，位于股四头肌腱中，周围包绕肌腱纤维，并在髌骨内侧外侧形成支持带，用于加强膝关节的稳固性。这些纤维起到伸展的作用并易于劳损，肌腱本身可出现肌腱炎。

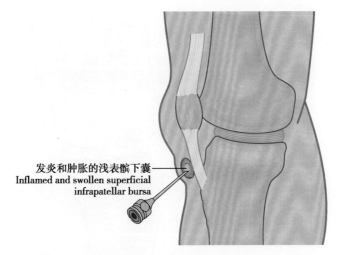

发炎和肿胀的浅表髌下囊
Inflamed and swollen superficial
infrapatellar bursa

图 86-1 浅表髌下囊。（From Waldman SD：Atlas of Pain Management Injection Techniques，ed 3. Philadelphia，Saunders，2013，Fig. 125-1. ）

（姚敬文 安立新 译）

推荐阅读

Netter FH: Knee: medial and lateral views. In: Atlas of Human Anatomy, ed 4. Philadelphia, Saunders, 2006.

Steinbach LS, Stevens KJ: Imaging of cysts and bursae about the knee, Radiologic Clinics of North America 51(3):433–454, May 2013.

Waldman SD: Functional anatomy of the knee. In: Physical Diagnosis of Pain: An Atlas of Signs and Symptoms, ed 3. Philadelphia, Saunders, 2016.

深部髌下囊位于髌韧带和胫骨之间（图 87-1）。该囊的位置为髌韧带所固定。髌韧带和深部髌下囊均可因劳损、不适当运动或直接创伤产生炎症。髌韧带附着在髌骨下缘的上方达到胫骨水平。组成髌韧带的纤维为股四头肌肌腱的延伸。股四头肌肌腱是由 4 条肌肉的肌纤维组成：股外侧肌、股中间肌、股内侧肌和股直肌。这些肌肉起到以膝关节为支点伸小腿的作用。这些肌肉的肌腱相交汇共同形成一条极为强壮的肌腱。髌骨作为籽骨，位于股四头肌腱中，周围包绕肌腱纤维，并在髌骨内侧外侧形成支持带，用于加强膝关节的稳固性。这些纤维起到伸展的作用并易于劳损，肌腱本身可出现肌腱炎。

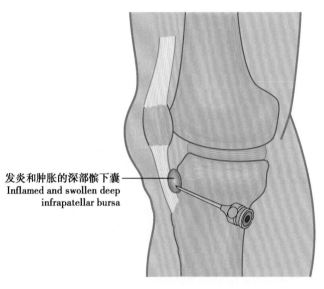

发炎和肿胀的深部髌下囊
Inflamed and swollen deep
infrapatellar bursa

图 87-1　深部髌下囊。（From Waldman SD：Atlas of Pain Management Injection Techniques，ed 3. Philadelphia，Saunders，2013，Fig. 126-1. ）

（姚敬文　安立新　译）

推荐阅读

Netter FH: Knee: medial and lateral views. In: Atlas of Human Anatomy, ed 4. Philadelphia, Saunders, 2006.

Steinbach LS, Stevens KJ: Imaging of cysts and bursae about the knee, Radiologic Clinics of North America 51(3):433–454, May 2013.

Waldman SD: Functional anatomy of the knee. In: Physical Diagnosis of Pain: An Atlas of Signs and Symptoms 3rd ed. Philadelphia, Saunders, 2066.

鹅足滑囊位于缝匠肌、股薄肌和半腱肌的联合肌腱与内侧胫骨之间(图 88-1)。在劳损、不适当运动或直接创伤的情况下,该滑囊极易发生炎症。如果膝关节内侧受到创伤时常常累及内侧副韧带。内侧副韧带是一条较宽的扁平的类似于绷带样的韧带,起自股骨的内侧髁,止于胫骨干的内侧,止点恰位于半膜肌肌沟上方。该韧带也同时附着于内侧半月板软骨上。内侧副韧带下半段被覆缝匠肌、股薄肌和半腱肌的联合肌腱。

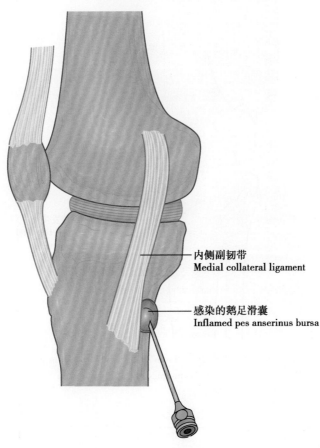

内侧副韧带
Medial collateral ligament

感染的鹅足滑囊
Inflamed pes anserinus bursa

图 88-1 鹅足滑囊。(From Waldman SD: Atlas of Pain Management Injection Techniques, ed 3. Philadelphia, Saunders, 2013, Fig. 127-3.)

(姚敬文 安立新 译)

推荐阅读

Netter FH: Knee: medial and lateral views. In: Atlas of Human Anatomy, ed 4. Philadelphia, Saunders, 2006.

Steinbach LS, Stevens KJ: Imaging of cysts and bursae about the knee, Radiologic Clinics of North America 51(3):433–454, May 2013.

Waldman SD: Functional anatomy of the knee. In: Physical Diagnosis of Pain: An Atlas of Signs and Symptoms, ed 3. Philadelphia, Saunders, 2016.

髂胫带滑囊位于髂胫带和股骨外侧髁之间。髂胫带为阔筋膜的延伸,后者附着到胫骨外侧髁。髂胫带在股骨外上髁骨面上前后摩擦,这样就刺激到下方的髂胫滑囊(图 89-1)。髂胫滑囊可因劳损、不适当运动或直接创伤引发炎症。

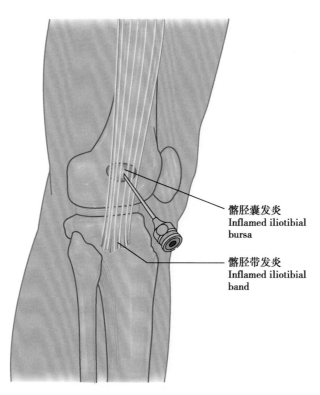

图 89-1　髂胫带滑囊。(From Waldman SD; Atlas of Pain Management Injection Techniques, ed 3. Philadelphia, Saunders, 2013, Fig. 128-1.)

（姚敬文　安立新　译）

推荐阅读

Waldman SD: Iliotibial band bursitis pain. In: Atlas of Pain Management Injection
　　Techniques, ed 4. Philadelphia, Saunders, 2016.

为了更好地理解足踝部的功能解剖,临床医师需要将踝关节看成 3 组独立的功能单位:①由跟骨和距骨组成的后足;②由 5 块跗骨组成的中足;③由跖骨和趾骨组成的前足(图 90-1)。尽管这 3 部分功能迥异,但正常的行走需要这几组功能单位高度和精细的协调作用。

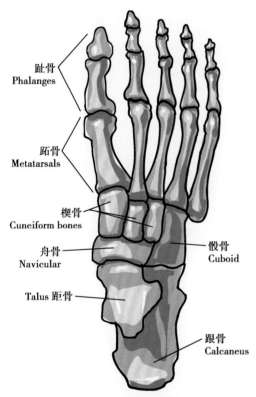

图 90-1　足与踝关节。(From Waldman SD:Physical Diagnosis of Pain:An Atlas of Signs and Symptoms, ed 3. Philadelphia,Saunders,2016,Fig. 229-1.)

后足

由胫骨、腓骨远端和距骨组成的和胫腓远端关节基本上不能活动,但允许在行走过程中足的背屈和跖屈。内踝和外踝延伸到距骨的侧面,形成踝眼,稳定踝关节防止发生旋转(图 90-2)。内侧三角韧带,距腓前韧带、距腓后韧带和外侧跟腓韧带也对该关节的稳定性起到一定作用。这些韧带很容易劳损和扭伤,尽管可能遭受到的创伤较为轻微,但常常造成踝关节的疼痛和功能障碍。

跟距关节位于距骨和跟骨之间,该关节的存在为踝关节加

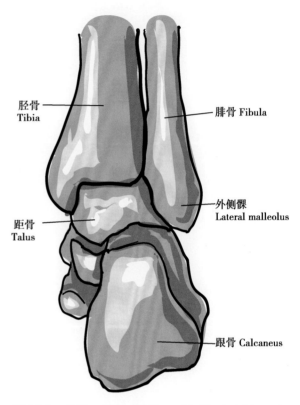

图 90-2　后足。(From Waldman SD:Physical Diagnosis of Pain:An Atlas of Signs and Symptoms, ed 3. Philadelphia,Saunders,2016,Fig. 229-2.)

大了活动范围,并限制距骨、跟骨外踝组成的踝眼结构对踝关节的作用,只允许足的内翻不超过 30°,外翻 15°~20°,这样行走在不平的路面上就获得了稳定性。

中足

中足由跟骨和距骨、舟骨组成的关节形成。该关节使得足的内收角度达到 20°,外展角度大约 10°。这些运动增加了足的灵活性,且有助于攀爬运动,舟状骨、楔形骨和骰骨组成的跗骨间关节的滑动也有利于足的内收外展运动。

前足

跖趾关节的作用是增加足的背屈和跖屈角度,第一跖趾关节可将足背屈 80°~90°,其余跖趾关节可将足背屈约 40°。第

一跖趾关节可将足跖屈 50° 其余各跖趾关节可将足跖屈 35°~40°。

趾间关节分为近端趾间关节和远端趾间关节。近端趾间关节不能够使足背屈，但允许约 50° 的足面跖屈。远端趾间关节运动可使足面背屈约 25°，跖屈 40°~50°。

（姚敬文 安立新 译）

推荐阅读

Netter FH: Bones of the foot. In: Atlas of Human Anatomy, ed 4. Philadelphia, Saunders, 2006.

Netter FH: Ligaments and tendons of the ankle. In: Atlas of Human Anatomy, ed 4. Philadelphia, Saunders, 2006.

Waldman SD: Functional anatomy of the ankle and foot. In: Physical Diagnosis of Pain: An Atlas of Signs and Symptoms, ed 3. Philadelphia, Saunders, 2016.

踝关节是一组位于胫骨远端、内外踝和距骨趾间的铰链关节。关节面上被覆透明软骨，为关节炎的好发部位。该关节周围包绕致密的关节囊，增强了该关节的稳固性。关节囊为滑液囊，附着于关节软骨上。该关节的神经支配来自腓深神经和胫神经。

踝关节主要的韧带包括三角韧带、距腓前韧带、跟腓韧带和距腓后韧带，这些韧带增强了关节的力量。三角韧带的强度极大，在距腓前韧带用力过度时通常遭受损伤。三角韧带分为两层结构（图 91-1）。两侧结构均附着在内踝上。韧带较深的一层附着在距骨体的内侧，浅层纤维附着于距骨内侧和跟骨的载距突以及舟骨结节上。

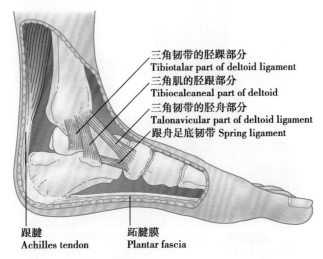

三角韧带的胫踝部分
Tibiotalar part of deltoid ligament
三角肌的胫跟部分
Tibiocalcaneal part of deltoid
三角韧带的胫舟部分
Talonavicular part of deltoid ligament
跟舟足底韧带 Spring ligament

跟腱
Achilles tendon
跖腱膜
Plantar fascia

图 91-1　三角韧带。（From Wilson D，Allen G：Chapter 57-Ultrasound of the Ankle and Foot. In：Allan PL，Baxter GM，Weston MJ［eds］：Clinical Ultrasound，ed 3. Edinburgh，Churchill Livingstone，2011，pp 1093-1108.）

（姚敬文　安立新　译）

推荐阅读

Netter FH: Bones of the foot. In: Atlas of Human Anatomy, ed 4. Philadelphia, Saunders, 2006.
Netter FH: Ligaments and tendons of the ankle. In: Atlas of Human Anatomy, ed 4. Philadelphia, Saunders, 2006.
Norris CM: The ankle. In: Norris CM (ed): Managing Sports Injuries, ed 4. Oxford, Churchill Livingstone, 2011, pp 230–240.
Waldman SD: Functional anatomy of the ankle and foot. In: Physical Diagnosis of Pain: An Atlas of Signs and Symptoms, ed 3. Philadelphia, Saunders, 2016.

踝关节是位于胫骨远端、内外踝和距骨之间的铰链关节。关节面上被覆透明软骨,为关节炎的好发部位。该关节周围包绕致密的关节囊,增强了该关节的稳固性。关节囊为滑液囊,附着于关节软骨上。该关节的神经支配来自腓深神经和胫神经。

踝关节主要的韧带包括三角韧带、距腓前韧带、跟腓韧带和距腓后韧带,这些韧带增强了关节的力量。距腓韧带不如三角韧带那么强有力,且容易劳损。距腓前韧带起自外踝的前缘,止于距骨的外侧表面(图 92-1)。

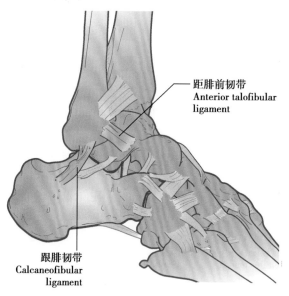

距腓前韧带
Anterior talofibular
ligament

跟腓韧带
Calcaneofibular
ligament

图 92-1　距腓前韧带。(From Lowe W,Chaitow L:Chapter 6-Foot,Ankle,and Lower Leg. In:Lowe W[ed]:Orthopedic Massage,ed 2. Edinburgh,Mosby,2009,pp 77-115.)

(姚敬文　安立新 译)

推荐阅读

Netter FH: Bones of the foot. In: Atlas of Human Anatomy, ed 4. Philadelphia, Saunders, 2006.

Netter FH: Ligaments and tendons of the ankle. In: Atlas of Human Anatomy, ed 4. Philadelphia, Saunders, 2006.

Waldman SD: Functional anatomy of the ankle and foot. In: Physical Diagnosis of Pain: An Atlas of Signs and Symptoms, ed 3. Philadelphia, Saunders, 2016.

腓总神经为坐骨神经两条主要终末分支之一,另一条分支为胫神经。腓总神经发出感觉支分布于膝关节下部和上段小腿的后外侧面皮肤。该神经起自腰4、腰5、骶1和骶2神经根后支。该神经在腘窝上界从坐骨神经中分出,沿外侧继续下行绕过腓骨头后方。腓总神经在该部位很容易受到挤压,如不恰当的应用肢具、止血带等。腓总神经在外侧下行绕过腓骨头穿经腓骨管时也容易受到卡压。腓骨管由腓骨长肌的肌腱形成的后壁及腓骨本身组成。于腓骨管的远端,该神经分出腓浅神

经和腓深神经两条终末支。两条终末支均易受到创伤,在诊断和治疗时需要分别加以阻滞。

腓深神经与胫动静脉相伴继续下行,发出感觉支分布于第一、第二脚趾间区域,以及邻近的足背面皮肤(图93-1)。尽管感觉神经分布面积不大,但该部位常常成为 Morton 神经瘤的手术部位,对于区域麻醉医师来说具有相当大的意义。腓深神经支配所有趾伸肌的运动。腓深神经穿过致密的踝关节浅筋膜正下方,在此处该神经容易受到卡压。

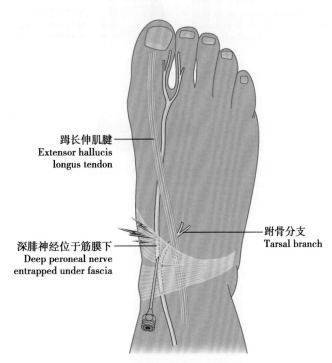

蹬长伸肌腱
Extensor hallucis longus tendon

深腓神经位于筋膜下
Deep peroneal nerve entrapped under fascia

跗骨分支
Tarsal branch

图93-1　前跗管。(From Waldman SD：Atlas of Pain Management Injection Techniques, ed 3. Philadelphia, Saunders, 2013, Fig. 142-1.)

(姚敬文　安立新 译)

推荐阅读

Netter FH: Bones of the foot. In: Atlas of Human Anatomy, ed 4. Philadelphia, Saunders, 2006.

Netter FH: Ligaments and tendons of the ankle. In: Atlas of Human Anatomy, ed 4. Philadelphia, Saunders, 2006.

Waldman SD: Functional anatomy of the ankle and foot. In: Physical Diagnosis of Pain: An Atlas of Signs and Symptoms, ed 3. Philadelphia, Saunders, 2016.

胫神经为坐骨神经两条主要终末分支之一，另一条分支为腓总神经。胫神经发出感觉支分布于小腿后面、足跟和足内侧跖面的皮肤。该神经在腘窝上界从坐骨神经中分出，稍靠内侧下行穿过腘窝。胫神经在踝关节处恰位于腘窝的正下方，此处易于施行神经阻滞。该神经下行途中经过腓肠肌两个头之间，穿经比目鱼肌到达深部组织。该神经在内侧的穿行路径位于

跟骨腱和内踝之间，并在此处分成内侧和外侧跖神经，发出感觉支到达足跟和足内侧的跖面（图 94-1）。胫神经在穿经后跗管过程中易受到挤压。后跗管由屈肌支持带、踝部的骨骼和腔隙韧带围成。跗管内除穿经胫神经外，还包括胫后动脉和一系列屈肌肌腱。

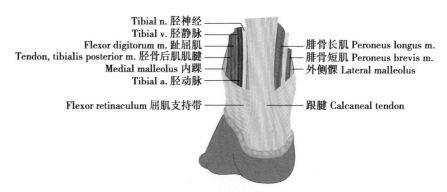

Tibial n. 胫神经
Tibial v. 胫静脉
Flexor digitorum m. 趾屈肌
Tendon, tibialis posterior m. 胫骨后肌肌腱
Medial malleolus 内踝
Tibial a. 胫动脉
Flexor retinaculum 屈肌支持带
腓骨长肌 Peroneus longus m.
腓骨短肌 Peroneus brevis m.
外侧踝 Lateral malleolus
跟腱 Calcaneal tendon

图 94-1　后跗管。（From Waldman SD：Atlas of Pain Management Injection Techniques，ed 3. Philadelphia，Saunders，2013，Fig. 143-1. ）

（姚敬文　安立新　译）

推荐阅读

Netter FH: Bones of the foot. In: Atlas of Human Anatomy, ed 4. Philadelphia, Saunders, 2006.

Netter FH: Ligaments and tendons of the ankle. In: Atlas of Human Anatomy, ed 4. Philadelphia, Saunders, 2006.

Waldman SD: Functional anatomy of the ankle and foot. In: Physical Diagnosis of Pain: An Atlas of Signs and Symptoms, ed 3. Philadelphia, Saunders, 2016.

跟腱是身体中最厚且最强壮的肌腱,尽管如此,该腱性结构也容易破裂。作为腓肠肌的总腱,跟骨腱起自小腿中部,下行附着于跟骨后方,此处易发生炎症(图 95-1)。跟腱在下行过程中逐渐缩窄,在附着跟骨的位点最窄约为 5cm。正是在这一

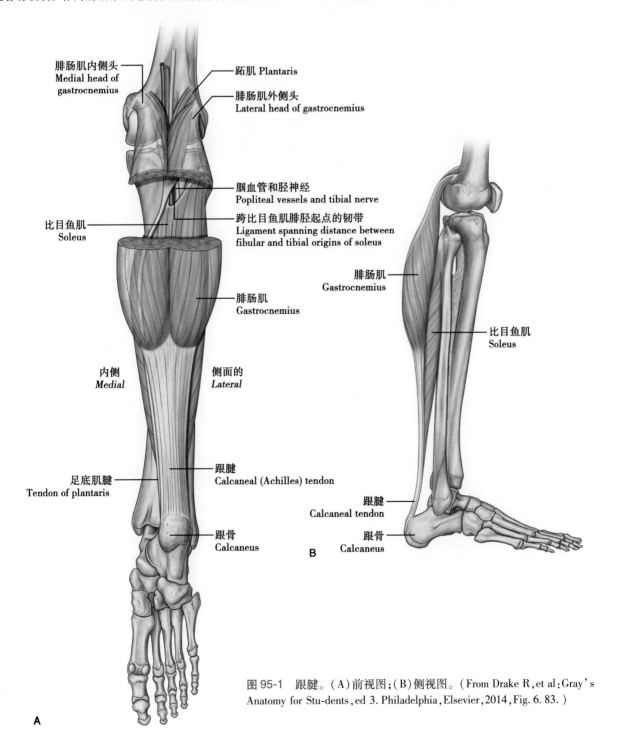

图 95-1 跟腱。(A)前视图;(B)侧视图。(From Drake R,et al:Gray's Anatomy for Stu-dents,ed 3. Philadelphia,Elsevier,2014,Fig. 6. 83.)

179

最窄的点,可产生肌腱炎。在跟腱和胫骨基底以及跟骨后上方之间存在一个滑液囊。该滑囊的炎症可与跟骨腱炎一并发生,进而混淆临床诊断。

（姚敬文　安立新　译）

推荐阅读

Netter FH: Bones of the foot. In: Atlas of Human Anatomy, ed 4. Philadelphia, Saunders, 2006.

Netter FH: Ligaments and tendons of the ankle. In: Atlas of Human Anatomy, ed 4. Philadelphia, Saunders, 2006.

Waldman SD: Functional anatomy of the ankle and foot. In: Physical Diagnosis of Pain: An Atlas of Signs and Symptoms, Philadelphia, Saunders, 2006.

跟腱囊位于跟骨腱和胫骨基底以及跟骨后方之间（图96-1）。在过度活动、不适当运动或直接创伤的情况下,该滑囊容易产生炎症。跟腱是身体中最厚且最强壮的腱性结构,尽管如此,该腱性结构也容易破裂。作为腓肠肌的总腱,跟腱起自小腿中部,下行附着于跟骨后方,此处易发生炎症（图96-1）。跟腱在下行过程中逐渐缩窄,在插入跟骨的位点最窄约为5cm。正是在这一最窄的点,容易发生腱炎。肌腱炎,尤其是在插入跟骨部位的肌腱与跟腱囊炎很相像,从而混淆临床诊断。

推荐阅读

Netter FH: Bones of the foot. In: Atlas of Human Anatomy, ed 4. Philadelphia, Saunders, 2006.
Netter FH: Ligaments and tendons of the ankle. In: Atlas of Human Anatomy, ed 4. Philadelphia, Saunders, 2006.
Waldman SD: Functional anatomy of the ankle and foot. In: Physical Diagnosis of Pain: An Atlas of Signs and Symptoms, ed 3. Philadelphia, Saunders, 2016.

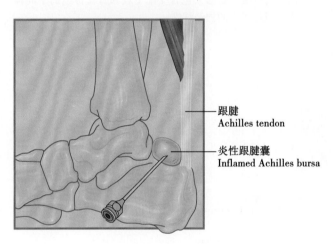

跟腱
Achilles tendon

炎性跟腱囊
Inflamed Achilles bursa

图96-1　跟腱囊。（From Waldman SD：Atlas of Pain Management Injection Techniques，ed 3. Philadelphia，Saunders，2013，Fig. 145-1. ）

（姚敬文　安立新　译）

第97章
脊髓——大体解剖

中枢神经系统由大脑和脊髓组成,协同和独立地控制和整合人类生存所需的多种功能。对于临床医生来说,重要的是要认识到脊髓不仅仅作为信息传递到大脑的渠道;它还无时无刻不在独立处理和调节大量数据。如果功能障碍的程度非常严重,如脊髓损伤的情况,这些独立功能障碍可能导致严重的发病,甚至可能使这些病患出现较高的死亡率。

健康成人脊髓的平均长度约为18英寸(45.72cm)。脊髓

后背面有一个浅显的纵行切迹被称为后正中沟,而相应的脊髓腹侧面较深的切迹被称为前正中裂(图97-1)。在颈和腰部的脊髓膨大是与负责整合和传递来自四肢感觉和运动信息有关的中间神经元所在灰质增加的结果(图97-2)。颈膨大包含支配上肢和肩部神经的中间神经元以及颈髓以下如胸、腰、骶部组织的神经纤维。腰膨大包含支配下肢和骨盆神经的中间神经元以及骶区以下的神经纤维。

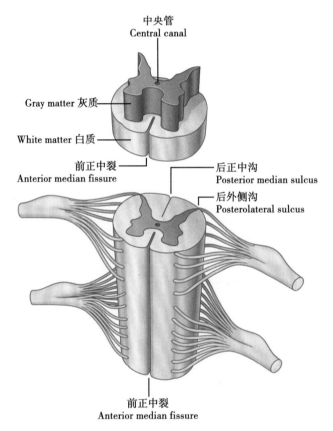

图97-1　脊髓断层解剖。(From Drake R, Wayne A, Vogl[eds]:Gray's Anatomy for Students,ed 3. Philadelphia,Elsevier,2014,Fig. 2. 48.)

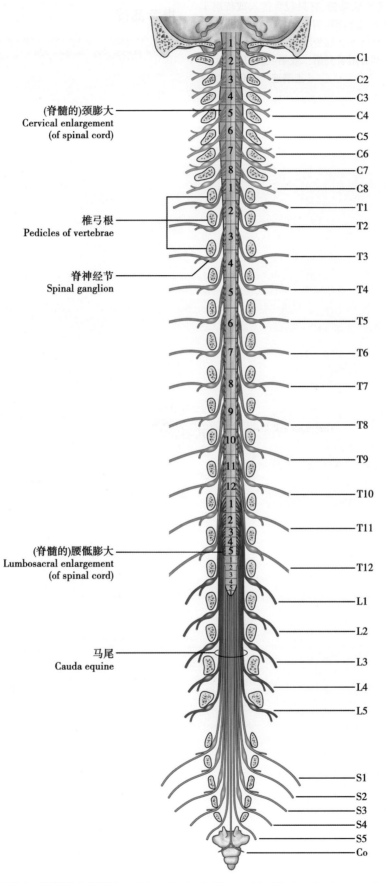

图 97-2　颈膨大和腰膨大。(From Drake R，Wayne A［eds］：Gray's Anatomy for Students，ed 3. Philadelphia，Elsevier，2014，Fig. 2.54.)

在腰膨大以下,脊髓变窄成骶髓,它只包含传入或传出于骨盆区域的神经束。脊髓末端逐渐变细,在第一腰椎水平形成脊髓圆锥。脊髓远端由一种纤维状韧带结构的终丝固定,并经圆锥下方作为尾骨韧带一部分附着到第二或第三骶段。

（王晓迪　王保国　译）

推荐阅读

Netter FH: Spinal cord and ventral rami in situ. In: Atlas of Human Anatomy, ed 4. Philadelphia, Saunders, 2006.

脊髓分为 31 个解剖节段,每个解剖节段由一个字母和数字来标识。在命名模式中,C 代表颈段,T 代表胸段,L 代表腰段,S 代表骶段,相应的数字表示特定的脊髓节段数(例如 L3,S1 等)。每个脊髓节段有对应的包含了感觉神经元的神经细胞体的成对背根神经节(图 98-1)。这些神经节位于上下椎弓根之间,通过背根神经与脊髓相连。背根神经(背根,后根)包含从背根感觉神经节中感觉神经元发出的轴突。背侧的感觉神经根与腹侧的运动神经根合成脊神经根,在相邻的椎骨间经椎间孔发出(见图 98-1)。

在背根的前方是脊髓发出的腹侧神经根(腹根、前根),它

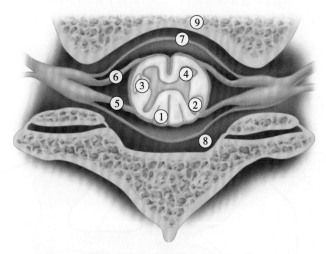

图 98-1　典型脊髓节段横断面。①后柱;②脊髓丘脑侧束;③皮质脊髓侧束;④前角细胞;⑤背根;⑥腹根;⑦硬脊膜;⑧硬膜外腔;⑨椎体。(From Siker ML, Bovi J, Alexander B: Chapter 30-Spinal Cord Tumors. In: Gunderson LL, Tepper JE[eds]: Clinical Radiation Oncology, ed 4. Philadelphia, Elsevier, 2016, pp 521-540.)

包含躯体和内脏神经元发出的轴突。在背根神经节的远端,感觉神经背根和腹侧神经根连在一起就形成一个单一的脊神经。这种单一的脊神经是一种包含运动和感觉纤维的混合神经,经椎间孔于相邻椎骨之间发出(见图 98-1)。脊神经分布和支配各自的相应的皮节、肌节和骨节。

(王晓迪　王保国　译)

推荐阅读

Netter FH: Spinal membranes and nerve roots. In: Atlas of Human Anatomy, ed 4. Philadelphia, Saunders, 2006.

Netter FH: Spinal nerve origin: cross section. In: Atlas of Human Anatomy, ed 4. Philadelphia, Saunders, 2006.

假如临床医生想要了解在健康和疾病状态下疼痛信息是如何调节和传输的,那么就必须明白脊髓的构成。功能上,脊髓由前正中裂和后正中沟分为两半。在内部,有一个主要由神经细胞体和神经胶质细胞组成的灰质结构呈 H 形(图 99-1)。在此结构的中心有一个上下贯通的中央管。从灰质向外突出的角分别发出后根、前根。围绕灰质的是白质,其中包含有髓鞘和无髓鞘轴突,然后把这些纤维组成传导束和传导柱(见下文)。

脊髓灰质的细胞体构成细胞核团,每个细胞团均有各自独特的功能,如经脊髓后根接收和释放周围感觉信息的感觉核组团分布在脊髓的背侧,而经前根释放运动指令的运动核组团分布在脊髓的腹侧(图 99-2)。关于脊髓后根传导感觉信息而前根传导运动指令的概念符合 Bell-Magendie 定律。需要注意的是,灰质中有一些特殊区域叫作灰质联合,它包含从一侧脊髓交叉到对侧的轴突。

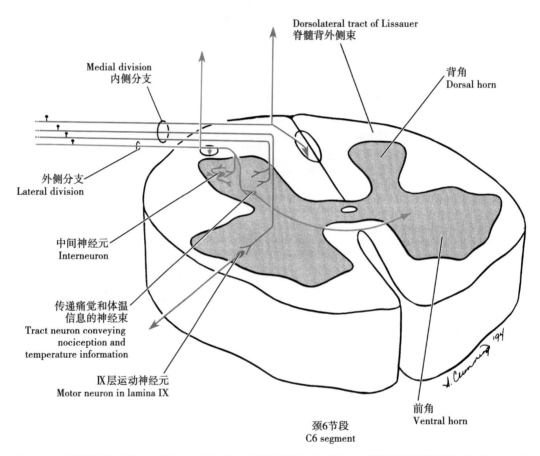

图 99-1　脊髓后根入髓区,图示一个神经根中的不同纤维。外侧分支纤维通过脊髓背外侧束进入与伤害性感受(痛觉)和体温相关的板层。这些纤维的联合侧支在 Lissauer 传导束中上行和下行,然后进入附近脊髓节段的背角。其中含有大直径纤维的内侧分支的一些纤维进入脊髓内侧的 Lissauer 传导束上行和下行。其他神经纤维则进入灰质的内侧,与不同板层的细胞发生突触联系,如脊髓前角IX层的 alpha 运动神经元。(From Darby SA, Frysztak RJ: Chapter 9-Neuroanatomy of the Spinal Cord. In: Cramer GD, Darby SA[eds]: Clinical Anatomy of the Spine, Spinal Cord, and Ans, ed 3. At. Louis, Mosby, 2014, pp 341-412.)

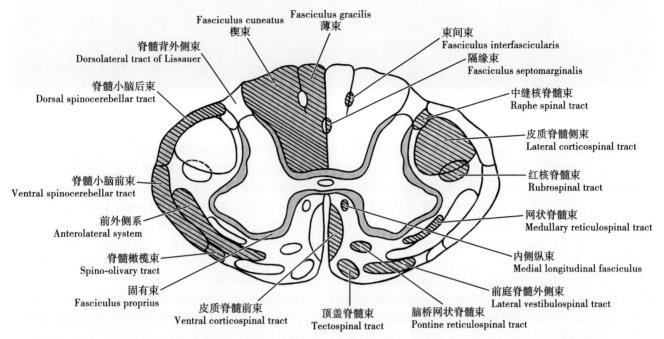

图 99-2　脊髓横断面,图示白质构成纤维束和传导束。边界通常是重叠的,但是为了便于说明,图中勾画得比较清晰。图的左侧表示上行传导束(灰色)。图的右侧表示下行传导束(黄色)。本体纤维束(蓝色)由本体感觉神经元的轴突组成。(From Darby SA,Frysztak RJ:Chapter 9-Neuroanatomy of the Spinal Cord. In:Cramer GD,Darby SA[eds]:Clinical Anatomy of the Spine,Spinal Cord,and Ans,ed 3. St. Louis,Mosby,2014,pp 341-412.)

　　正如灰质是由具有特定解剖区的各个核团组成的一样,白质包含由各种同一类轴突组成的神经束,它能够从一个特定的解剖区传入或传出相应的感觉或运动信息。一般来说,在神经束内所有轴突携带同一方向的信息,其中白质的上行纤维携带传送到脑干和大脑的信息,而白质下行传导束携带上级中枢传导到脊髓运动指令。类同于灰质,白质内的联合纤维在脊髓节段间传导感觉或运动信息。

(王晓迪　王保国　译)

推荐阅读

Darby SA, Frysztak RJ: Neuroanatomy of the spinal cord. In: Cramer GD, Darby SA, editors: Clinical Anatomy of the Spine, Spinal Cord, and Ans, ed 3. St. Louis, Mosby, 2014, pp 341–412.

Netter FH: Spinal membranes and nerve roots. In: Atlas of Human Anatomy, ed 4. Philadelphia, Saunders, 2006.

Netter FH: Spinal nerve origin: cross section. In: Atlas of Human Anatomy, ed 4. Philadelphia, Saunders, 2006.

在背根神经节的远端,感觉神经和腹侧神经根结合在一起,形成单一的脊髓神经。这种单一的脊神经是一种包含运动和感觉纤维的混合神经,经椎间孔于相邻椎骨之间发出。共有 31 对脊神经,每对都可以通过一个命名模式来识别。在这个命名模式里,C 代表颈段,T 为胸段,L 为腰段,S 为骶段,相应的数字表示特定的脊髓节段数(例如,L3,S1 等)(图 100-1)。

第一对脊神经为 C1 脊神经,它在颅骨和第一颈椎之间走行。在第一和第二颈椎间走行的第二对颈脊神经被称为 C2 脊神经。依次命名以下的颈脊神经,其中在第七颈椎与第一胸椎间走行的是最后一对颈脊神经。考虑到第一对颈脊神经在颅骨和第一颈椎间走行,而只有 7 节颈椎,所以最后一对颈脊神经被称为 C8。因此,有 7 节颈椎,但有 8 对颈脊神经。

其下第一胸椎的脊神经(T1)刚好在第一胸椎下方发出,第二胸椎神经(T2)出口在第二胸椎下方,其余脊髓神经顺序下移,等等。故胸脊神经的命名对应其发出的上方胸椎。

每个脊神经由以 3 个不同的同心层排列的结缔组织所覆盖。这些同心层是:①最外层的神经外膜;②中间的神经束膜;③最里面的神经内膜(图 100-2)。神经外膜是由胶原纤维的致密网络构成的,它形成了一个精密的袖套,用来保护神经的完整。在椎间孔水平,每个脊神经外膜移行成为硬脊膜。神经束膜将神经分隔成一系列神经束。这些神经束包含离散轴突束。该神经束膜还支持位于各神经束上的轴突动脉和静脉。围绕单个轴突的细密的结缔组织称之为神经内膜。从神经束膜血管发出的终端毛细血管提供每一轴突和相关的神经神经膜细胞所需的氧气和养分。

如前所述,每个脊神经是由腹根和背根纤维组成,并从椎间孔发出(图 100-3)。在脊神经向远端伸延过程中,它分为具有特定功能的几个分支。在胸、腰髓上段,每个脊神经的第一个分支,作为有髓纤维的白交通支(白支),连接内脏运动纤维到交感神经链上的相关自主神经节。从交感神经节发出的无髓鞘节后纤维分为两支,一支形成支配躯干和四肢的平滑肌和腺体的灰交通支(灰支),重新返回加入脊神经;而支配内脏的节前和节后纤维不再加入脊神经而形成离散形式的自主神经(如支配腹腔及盆腔器官的内脏神经)。总体上来说,白支和灰支作为交通分支被统称为交通支。每个脊神经背支负责提供一个称之为人体特定区域的皮节感官数据(图 100-4)。

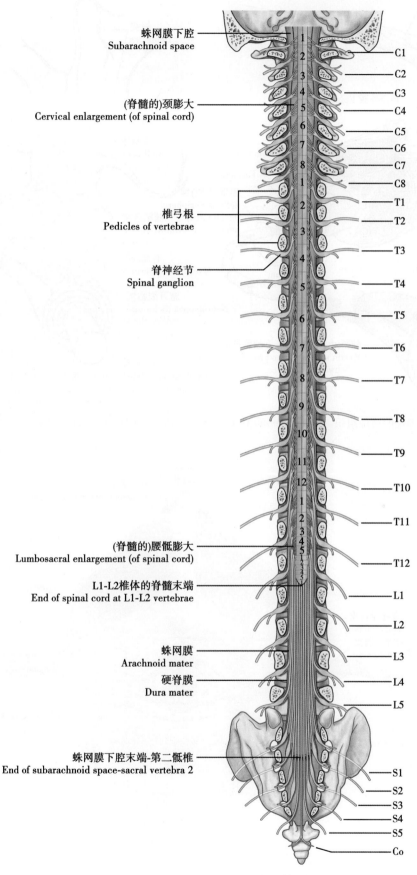

图 100-1　脊神经。(From Drake R, Wayne A [eds] : Gray's Anatomy for Students, ed 2. Philadelphia, Saunders, 2010, Fig. 2. 11.)

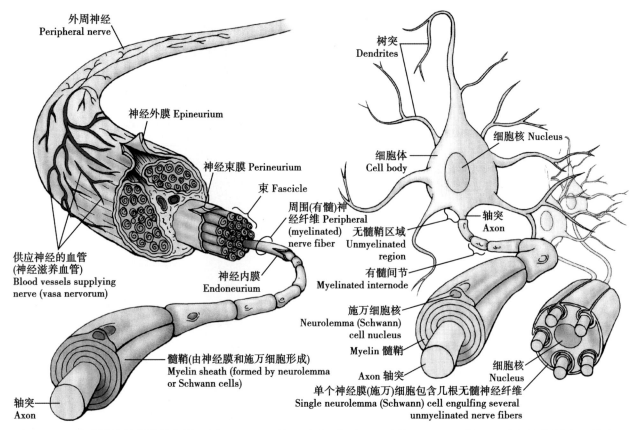

图 100-2 典型脊神经的结缔组织。(From Benzon H, et al: Raj's Practical Management of Pain, ed 4. Philadelphia, Mosby, 2008, Fig. 44-2B.)

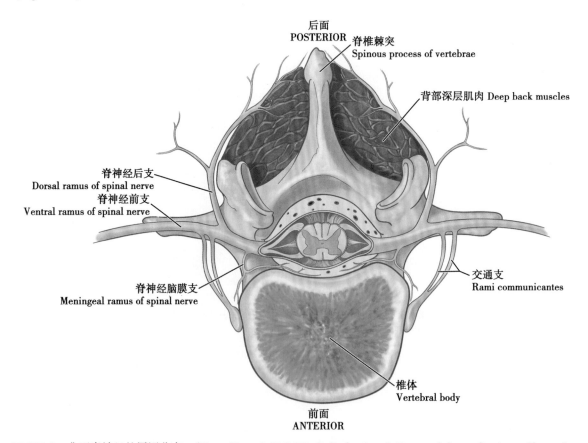

图 100-3 典型脊神经的周围分布。(From Wang J, Li J, Liu G, Deslauriers J: Nerves of the mediastinum. Thorac Surg Clin 2011 May; 21[2]: 239-249.)

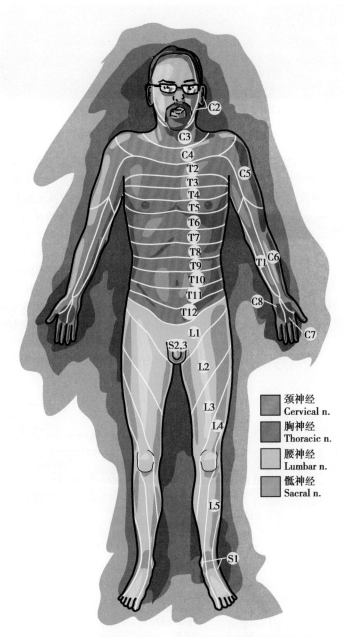

图 100-4　体感分布皮节。(From Winnie AP, Candido KD: Chapter 153-Subarachnoid Neurolytic Blocks. In: Waldman SD [ed]: Pain Management, ed 2. Philadelphia, Saunders, 2011, Fig. 162-1.)

（王晓迪　王保国　译）

推荐阅读

Netter FH: Spinal membranes and nerve roots. In: Atlas of Human Anatomy, ed 4. Philadelphia, Saunders, 2006.

Netter FH: Spinal nerve origin: cross section. In: Atlas of Human Anatomy, ed 4. Philadelphia, Saunders, 2006.

反射是对特定的刺激作用即刻无意识的反应,旨在帮助维持各种条件下的动态平衡。虽然反射可在脊髓水平或被来自更高中枢的下行纤维调控,但一般来说,一个特定的反射在相同刺激下显示了几乎无变异的相同的反应。特定的反射的传导通路被称为反射弧。一个典型的反射步骤总结于表 101-1。

脊髓灰质参与了从大脑发出的下行纤维调控,从简单的单突触牵张反射到复杂的反射。单突触反射是指感觉神经元之间与运动神经元直接形成突触而触发的反射。最常见的单突触反射弧是有助于自动调节骨骼肌的长度的简单牵张反射。牵张反射是指当伸展的肌肉放松受到牵张刺激时,存在能触发肌肉收缩的一种感觉神经元的激活(图 101-1)。

多突触反射是指初级感觉神经和终级运动神经元之间存在中间神经突触。多突触反射的一个常见例子是膝反射(图 101-2)。刺激到反应所需的时间与初级感觉神经元和终级运动神经元之间直接相关的中间神经元的数量成正比。

表 101-1 脊髓反射弧
1. 刺激到达和感受器激活
2. 感觉神经元激活
3. 中枢神经系统的信息处理
a. 脊髓的脊神经反射处理过程
b. 脑的脑神经反射处理过程
4. 运动神经元激活
5. 效应器反应

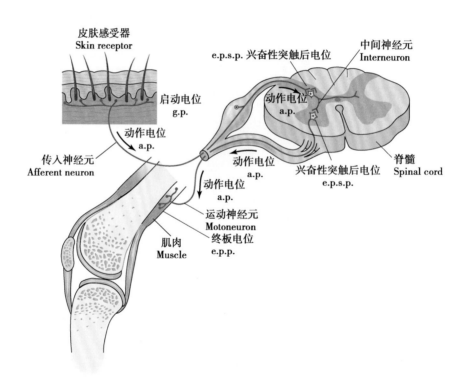

图 101-1 脊髓的单突触反射。介导疼痛刺激时腿回收的简单脊髓反射兴奋路径。在 3 个神经元和肌肉细胞中,兴奋起始于局部的慢电位,并以动作电位(a. p.)形式传播。慢电位是皮肤感受器的启动电位(g. p.)、中间神经元和运动神经元的兴奋性突触后电位(e. p. s. p.)和神经肌肉接头处的终板电位(e. p. p.)。(From Hille B, Catterall WA:Chapter 4-Electrical Excitability and Ion Channels. In:Brady ST, Siegel GJ, Albers RW, Price DL[eds]:Basic Neurochemistry, ed 8. New York, Academic Press, 2012, pp 63-80.)

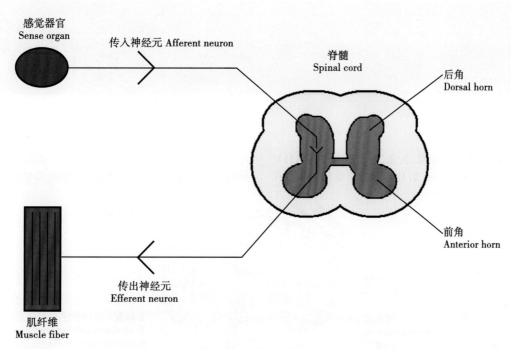

图 101-2　正常的腱反射弧。来自传入神经元的感觉信息通过脊髓的单突触或多突触系统激活效应运动神经元,从而导致快速的肌肉收缩和肢体运动。(From Godleski M:Burn-associated hyperreflexia:case series and discussion. Burns 2011 Jun;37[4]:e32-e36.)

(王晓迪　王保国　译)

推荐阅读

Campbell W: DeJong's The Neurological Examination, ed 6. Philadelphia, Lippincott Williams and Wilkins, 2005.

Goetz CG: Textbook of Clinical Neurology, ed 2. Philadelphia, Saunders, 2003.

第 102 章
后柱传导通路

在传导高度定位的精细触觉、压觉、振动和本体信息到对侧大脑半球初级感觉皮质方面,后柱传导通路发挥着重要作用,以维持机体动态平衡(图 102-1)。一级神经元接收来自下肢的接触、压觉、振动和本体感觉信息经背根进入中枢神经系

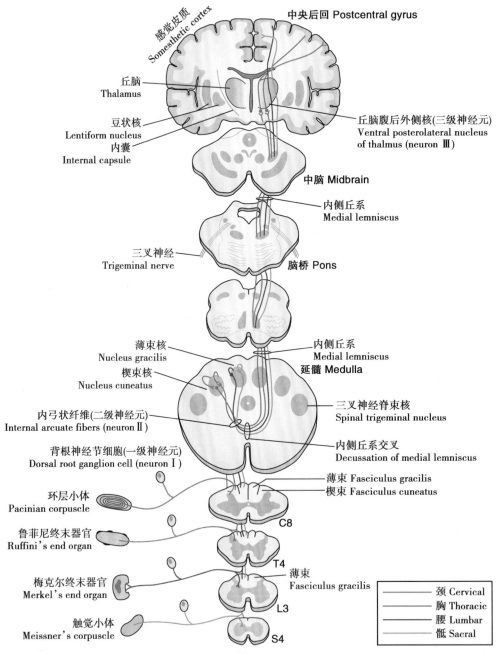

图 102-1　脊髓后柱和脑干内侧丘系的形成和传导。后柱由脊神经节细胞不交叉的上行和下行分支构成。薄束和楔束中的上升纤维与薄束核和楔束核细胞形成突触。形成内侧丘系的纤维起源于薄束核和楔束核的细胞,在延髓下部交叉,并上行至丘脑。这一通路介导的冲动包括本体感觉、振动觉和深触觉。脊髓神经节和传入纤维在不同水平进入脊髓的编码如图所示。
(From Rowin J, Meriggioli MN: Chapter 19-Proprioception, Touch, and Vibratory Sensation. In: Goetz CG: Textbook of Clinical Neurology, ed 3. Philadelphia, Saunders, 2007, pp 343-361.)

统,由薄束上传。一级神经元接收来自上肢接触、压觉、振动和本体感觉信息经背根进入中枢神经系统,由楔束上传。这些神经纤维与位于延髓的薄束核和楔束核形成突触。

在延髓与各自的神经核形成突触后,二级神经元离开延髓,立即交叉到对侧脑干,经带状的内侧丘系传导信息。内侧丘系继续保持每个信息类型排列,如精细触觉、压觉、振动和本体感觉,当它们进入丘脑腹后外侧核时开始分离。在丘脑腹后外侧核,传入信息是根据身体部位分别排列,并由此投射到初级感觉区的特定区域。初级感觉皮质呈感觉小人排列形状,脚趾在顶端,而头在另一端。应当指出的是,初级感觉皮质分配给一个特定部位的皮质特定区域,是与该部位包含的感受器数量成正比,而不是该部位的实际大小。因此,在初级感觉皮质,嘴唇对应的皮质投射面积比背部更大,尽管事实上背部的体表面积远大于嘴唇的体表面积。

（王晓迪　王保国　译）

推荐阅读

Darby SA, Frysztak RJ: Neuroanatomy of the spinal cord. In: Cramer GD, Darby SA (eds): Clinical Anatomy of the Spine, Spinal Cord, and Ans, ed 3. St. Louis, Mosby, 2014, pp 341–412.

Rowin J, Meriggioli MN: Proprioception, touch, and vibratory sensation. In: Goetz CG (ed): Textbook of Clinical Neurology, ed 3. Philadelphia, Saunders, 2007, pp 343–361.

脊髓丘脑传导通路传递传入信息入中枢,信息被感知后导致强迫行为(例如,躲避疼痛刺激、抓痒)。脊髓丘脑传导通路始于一级神经元,这些神经元将痛觉、触觉、压觉、痒和温度觉经后根传递到脊髓,在背角与二级神经元形成突触。与后柱传导通路不同的是脊髓丘脑传导通路的神经纤维经白质前连合交叉到脊髓的对侧,在对侧神经纤维又形成2束:①脊髓丘脑前束,传导触觉;②脊髓丘脑侧束,传导痛觉和温度觉(图103-1)。

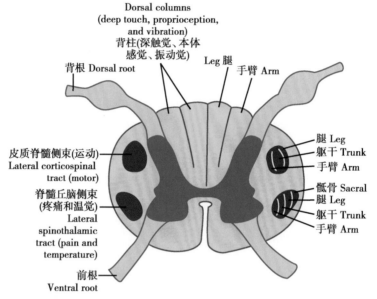

图103-1 脊髓丘脑外侧传导通路。(From Fitzsimmons AL,Wen PY:Chapter 99-Tumors of the Spinal Cord. In:Schapira AHV,Byrne E,DiMauro S,et al [eds]:Neurology and Clinical Neuroscience. Philadelphia,Mosby,2007,pp1341-1351.)

这些二级神经元的神经束在脊髓前外侧上行的过程中逐渐向脊髓背侧潜行,最终到达丘脑腹后外侧核,在这里三级神经元发出投射纤维到第一感觉皮质、扣带回、岛叶皮质。这些区域直接与疼痛的意识反应有关,也与疼痛引起的更为微妙的情感反应有关。单侧病变影响脊髓丘脑侧束会引起对侧身体损伤对应的下1~2个节段以下的麻木。

(王晓迪 王保国 译)

推荐阅读

Darby SA, Frysztak RJ: Neuroanatomy of the spinal cord. In: Cramer GD, Darby SA (eds): Clinical Anatomy of the Spine, Spinal Cord, and Ans, ed 3. St. Louis, Mosby, 2014, pp 341–412.

Rowin J, Meriggioli MN: Proprioception, touch, and vibratory sensation. In: Goetz CG (ed): Textbook of Clinical Neurology, ed 3. Philadelphia, Saunders, 2007, pp 343–361.

来源自高尔基腱器官、肌梭和关节囊的本体信息由第一级感觉神经元的背根在传递到脊髓后角灰质与二级神经元形成突触(图 104-1)。一部分二级神经元的纤维交叉到脊髓对侧,而另一部分不交叉仍保留在同侧。交叉后的第二级神经纤维沿着脊髓小脑前束上行,并经小脑上角进入小脑。而未交叉的仍在同侧的第二级神经纤维沿着脊髓小脑后束上行,并经小脑下角进入小脑。然后小脑介导处理以上的位置觉信息,进而协调整个身体的精细运动。

(王晓迪 王保国 译)

推荐阅读

Darby SA, Frysztak RJ: Neuroanatomy of the spinal cord. In: Cramer GD, Darby SA (eds): Clinical Anatomy of the Spine, Spinal Cord, and Ans, ed 3. St. Louis, Mosby, 2014, pp 341–412.

Rowin J, Meriggioli MN: Proprioception, touch, and vibratory sensation. In: Goetz CG (ed): Textbook of Clinical Neurology, ed 3. Philadelphia, Saunders, 2007, pp 343–361.

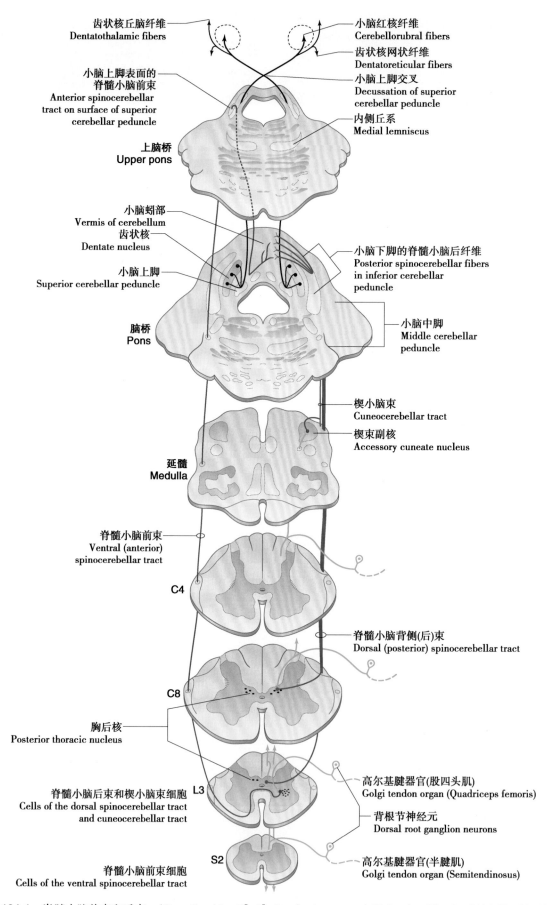

图 104-1 脊髓小脑前束和后束。(From Standring S[ed]:Gray's Anatomy,ed 41. London,Elsevier,2016,Fig. 20. 11.)

起源第一运动皮质锥体细胞的锥体系统能够随意控制骨骼肌的运动。这些锥体细胞的下行纤维到脑干或者直接到脊髓与下一级运动神经元形成突触。由于没有中间神经元介导，锥体系统的传导通路能够对骨骼肌非常迅速地控制。

锥体系统由 3 组下行运动神经束组成：①皮质延髓束；②皮质脊髓外侧束；③皮质脊髓前束（图 105-1）。皮质延髓束起源于大脑的第一运动皮质，终于脑干脑神经Ⅲ、Ⅳ、Ⅵ、Ⅶ、Ⅸ 和 Ⅻ 的运动核。这些脑神经运动核分别发出脑神经控制眼球、舌、面部表情等肌肉活动，以及颈部和背部的表浅肌肉运动。皮质脊髓束从第一大脑运动皮质直接下行到脊髓的前角灰质形成突触，它在延髓腹侧形成清晰可见的带状隆起。其中大约 85% 第一大脑运动皮质轴索在延髓交叉到对侧形成皮质脊髓外侧束（图 105-2）。皮质脊髓外侧束的纤维可以控制四肢的肌肉。其余 15% 第一大脑运动皮质轴索留在同侧形成皮质脊髓前束下行，在脊髓内经灰质前连合交叉与前角灰质形成突触，提供对中轴骨骼肌的控制。锥体系统损伤在临床上表现为下运动神经元病变（表 105-1）。

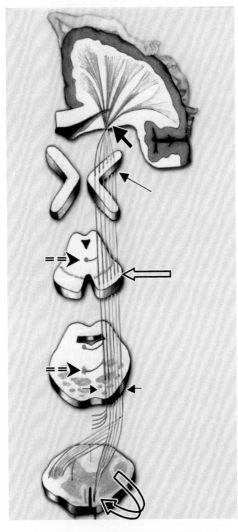

图 105-1 锥体系统。运动传导通路走行模式图。锥体系统的运动传导通路是上运动神经元的轴索，向下延伸合并形成放射冠（粗箭头）。继续向下穿过内囊后肢，那里的纤维排列是有规则的，最靠近内囊膝部的是上肢，位于后侧的是下肢（箭头）。该束一直延伸到中脑脚底五分之三的位置，与上半身有关的纤维位于中间，而与下半身有关的纤维则位于外侧（箭头所指）。进入脑桥时，神经束被脑桥小脑横向纤维（短箭头）分成许多束。当穿过中脑、脑桥和延髓时，一些轴索（皮质中脑束、皮质脑桥束和皮质延髓束）穿过中线，终止于对侧的脑神经运动核（虚线箭头）。在延髓中，这些束沿前缘聚集在一起，形成一个称为锥体的隆起（弯箭头）。（From ángeles Fernández-Gil M，Palacios-Bote R，Leo-Barahona M，et al：Anatomy of the brainstem：a gaze into the stem of life. Semin Ultrasound CT MR 2010 Jun；31［3］：196-219.）

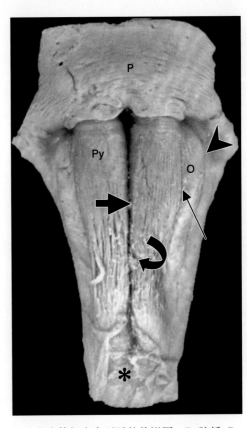

图 105-2 在大体标本中延髓的前视图。P，脑桥；Py，锥体；粗箭，前正中裂；弯箭，锥体交叉；圆圈，延髓橄榄；箭头，延髓橄榄后沟；细箭，橄榄前沟；星号，脑膜。（From ángeles Fernández-Gil M，Palacios-Bote R，Leo-Barahona M，et al：Anatomy of the brainstem：a gaze into the stem of life. Semin Ultrasound CT MR 2010 Jun；31［3］：196-219.）

表 105-1　下运动神经元病变的临床表现

- 受累肌肉松弛
- 深腱反射减弱或缺失
- 可见肌束震颤
- 存在异常的连枷样步态
- 麻痹仅限于受影响的特定肌肉群
- 随着时间的推移,可能会出现萎缩和挛缩

（王晓迪　王保国　译）

推荐阅读

Ángeles Fernández-Gil M, Palacios-Bote R, Leo-Barahona M, et al: Anatomy of the brainstem: a gaze into the stem of life, Semin Ultrasound CT MR 31(3):196–219, 2010 Jun.

Campbell W: DeJong's The Neurological Examination, ed 6. Philadelphia, Lippincott Williams and Wilkins, 2005.

Waldman SD: Pain Management, ed 2. Philadelphia, Saunders, 2007.

锥体外系是指在潜意识水平主要协调和处理运动指令的那些中枢核团及其相关神经纤维束(图 106-1)。其核团和纤维束在解剖上是相互独立的,不属于锥体系统,其纤维沿延髓的锥体系统走行到达目标肌肉,通过皮质延髓束和皮质脊髓束来传输信息。锥体外系的调控处理中枢(核团)列于表 106-1。这些中枢核团发出信息到不同的靶目标进行调控,包括:①第一运动皮质,调控锥体系的活动;②脑神经核,协调其对视觉、听觉和平衡信息输入的反射活动;③进入脊髓的下行传导通路,包括前庭脊髓束、顶盖脊髓束、红核脊髓束和网状脊髓束,它们

的功能归纳于表 106-2。

大脑核团是锥体外系中最重要的组成部分。它们在大脑内分布在丘脑的外侧,作为随意运动行为的调控处理中心。大脑核团实现这些职能与其说是通过向下一级运动神经元发出特殊的运动指令,还不如说是通过精细调节起源于锥体外系其他调控中心的运动指令。大脑核团也提供必要的固定模式重复运动的指令,如步行活动。锥体外系功能障碍的症状可以表现为帕金森病或类似帕金森的动作,如运动不能(指无法启动活动动作),或静坐不能(无法保持不动)。

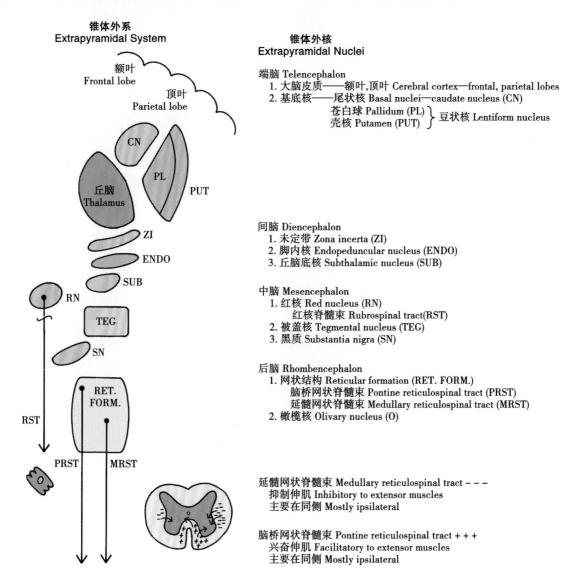

锥体外系
Extrapyramidal System

额叶 Frontal lobe
顶叶 Parietal lobe

CN
PL
PUT
丘脑 Thalamus
ZI
ENDO
SUB
RN
TEG
SN
RET. FORM.
RST
PRST MRST

锥体外核
Extrapyramidal Nuclei

端脑 Telencephalon
1. 大脑皮质——额叶,顶叶 Cerebral cortex—frontal, parietal lobes
2. 基底核——尾状核 Basal nuclei—caudate nucleus (CN)
    苍白球 Pallidum (PL)
    壳核 Putamen (PUT) } 豆状核 Lentiform nucleus

间脑 Diencephalon
1. 未定带 Zona incerta (ZI)
2. 脚内核 Endopeduncular nucleus (ENDO)
3. 丘脑底核 Subthalamic nucleus (SUB)

中脑 Mesencephalon
1. 红核 Red nucleus (RN)
    红核脊髓束 Rubrospinal tract(RST)
2. 被盖核 Tegmental nucleus (TEG)
3. 黑质 Substantia nigra (SN)

后脑 Rhombencephalon
1. 网状结构 Reticular formation (RET. FORM.)
    脑桥网状脊髓束 Pontine reticulospinal tract (PRST)
    延髓网状脊髓束 Medullary reticulospinal tract (MRST)
2. 橄榄核 Olivary nucleus (O)

延髓网状脊髓束 Medullary reticulospinal tract – – –
抑制伸肌 Inhibitory to extensor muscles
主要在同侧 Mostly ipsilateral

脑桥网状脊髓束 Pontine reticulospinal tract + + +
兴奋伸肌 Facilitatory to extensor muscles
主要在同侧 Mostly ipsilateral

图 106-1　锥体外系。(From de Lahunta A,Glass E:Chapter 8-Upper Motor Neuron. In:de Lahunta A,Glass E[eds]:Neuroanatomy and Clinical Neurology,ed 3. St. Louis,Saunders,2009,pp 192-220.)

表 106-1 锥体外系的初级处理中枢(神经核团)

处理中枢(神经核团)	位置	主要功能
前庭核	脑桥和延髓	平衡和平衡相关反射控制的处理
上丘	中脑	视觉和相关反射控制的处理
下丘	中脑	听觉和相关反射控制的处理
红核	中脑	骨骼肌张力的控制和调节
网状结构	中脑	感觉信息传入和运动指令传出的处理
大脑核团	大脑	组织和协调肢体和躯干运动
小脑核团	小脑	运动的协调、整合和感觉反馈的整合

表 106-2 直接下行到脊髓的锥体外束

锥体外束	功能
前庭脊髓束	直接传输从前庭核到脊髓平衡信息
顶盖脊髓束	传输因突然的动作、大声喧哗和/或强光而反应性改变头部、颈部、眼睛和手臂位置的指令
红核脊髓束	向脊髓运动神经元传递运动指令以维持肌肉张力
网状脊髓束	传输来自网状结构的运动指令

(王晓迪 王保国 译)

推荐阅读

Campbell W: DeJong's The Neurological Examination, ed 6. Philadelphia, Lippincott Williams and Wilkins, 2005.

Goetz CG: Textbook of Clinical Neurology, ed 2. Philadelphia, Saunders, 2003.

第 107 章

自主神经系统的交感神经部分

交感神经通过提高警觉,增加细胞的新陈代谢,使身体能够更好地处理威胁其完整性的应急状态来帮助维持机体的内环境平衡,通常称其为自主神经系统的"战斗或活跃"部分(表107-1)。交感神经分为 3 个部分:①节前神经元,其胞体位于T1 到 L2 脊髓节段的腹角灰质,其轴索行走于相应的前根;②神经节神经元,位于脊椎外侧的交感干神经节,或位于脊柱前方的共同神经节;③高度特殊分化的肾上腺髓质的神经元(图107-1)。

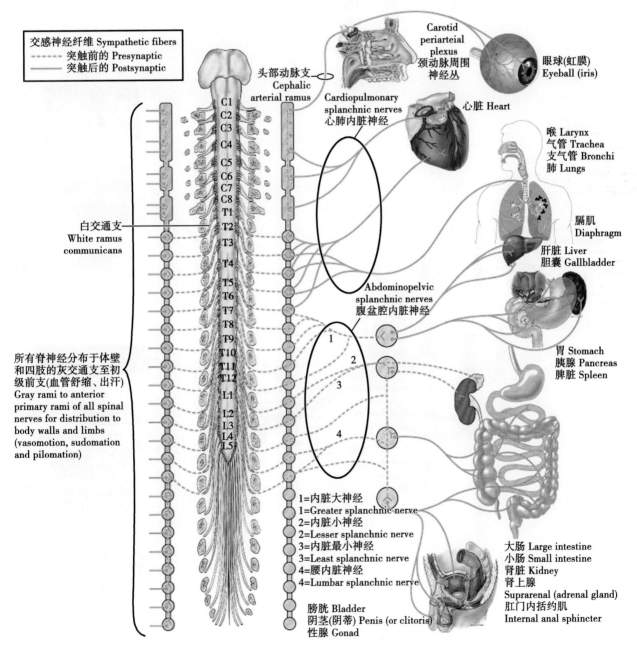

图 107-1　自主神经系统交感神经部分。(From Patel TR:Chapter 36-Anatomy of the Sympathetic Nervous System. In:Tubbs RS,Rizk E,Sho ja MM,et al(eds):Nerves and Nerve Injuries. San Diego,Academic Press,2015,pp 495-506.)

表 107-1　交感神经激活后的生理效应

1. 对疼痛的敏感性降低
2. 通过刺激网状激活系统提高警觉性
3. 血压升高
4. 心率增加
5. 呼吸频率增加
6. 呼吸深度增加
7. 肝脏和肌肉细胞糖原分解增加从而调动储存的能量
8. 脂肪细胞释放脂质
9. 由于锥体外系的刺激而使肌张力增高
10. 增加能量和兴奋的感觉

交感干神经节

交感干神经节负责胸腔、胸壁、腹壁、头部、颈部和肢体的

交感活动。交感干分布在脊椎的两侧,平均每侧有颈神经节 3个,胸神经节 11 或 12 个,腰神经节 3~5 个和骶神经节 4 或 5个。交感干的尾神经节融合形成单个终端节,被称为奇神经节(图 107-2)。

交感神经节前纤维经 T1 到 L2 脊髓节段的前根与后根汇合后出椎间孔成为脊神经根。当脊神经根离开椎间孔时,从各自的脊神经分支的白交通支携带有髓节前纤维进入毗邻的交感干神经节。然后这些有髓纤维将形成如下 3 种结构之一:①纤维可在进入交感干神经节的同一节段与神经节形成突触;②纤维可在交感干内上行或下行,然后与从其进入交感干不同的某一节段与神经节形成突触;或③纤维可能只是通过交感干而不与任何交感干神经节形成突触,最终与共同神经节或肾上腺髓质形成突触。

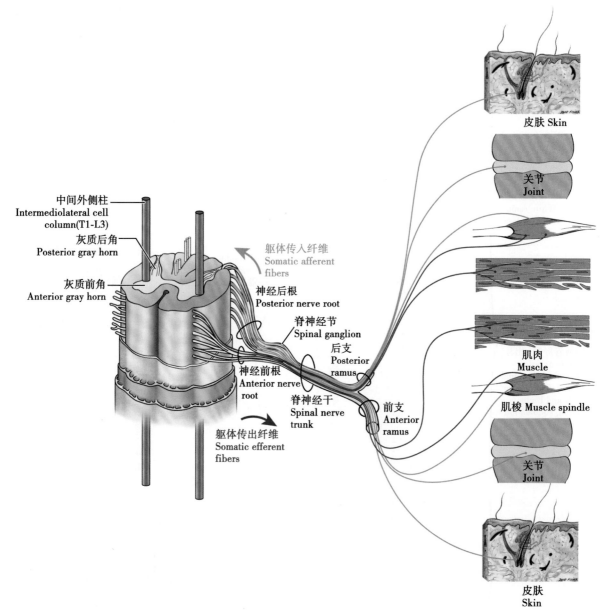

图 107-2　交感干神经节的解剖。(From Patel TR, Chapter 36-Anatomy of the Sympathetic Nervous System, In: Tubbs RS, Rizk E, Shoja MM, et al[eds]: Nerves and Nerve Injuries. San Diego, Academic Press, 2015, pp 495-506.)

应当指出,自主神经系统交感部分的特点之一是有较多分支——即单一的交感神经节前纤维可以与多个交感神经节神经元形成突触。支配胸腔内的特定结构(如心脏或肺)的节后纤维直接作为交感神经传递到这些器官提供交感神经支配。其他支配更广泛组织的节后纤维进入灰色交通支并再次返回脊神经,随后分布到目标组织,如血管平滑肌或皮肤汗腺体等。要正确认识节后纤维支配这些分散的组织。据估计,每根脊神

经的 8%~9% 部分是由这些节后交感神经纤维组成。

共同交感神经节

共同交感神经节常融合为单个神经节,而不是交感干神经节的成对神经节。交感神经节常位于降主动脉的前外侧,包括腹腔神经节、肠系膜上神经节和下交感神经节(图 107-3)。共

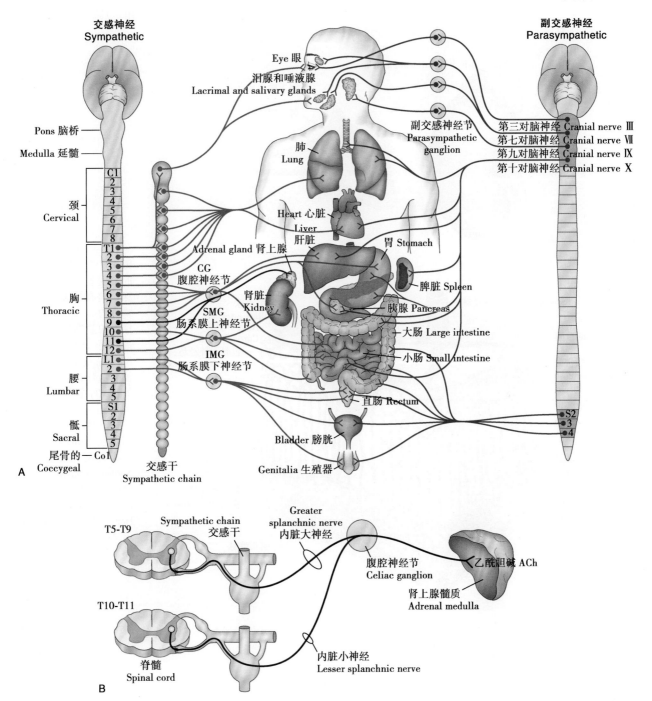

图 107-3　肾上腺髓质与交感神经系统的关系。(A)自主神经系统由左侧的交感神经系统和右侧的副交感神经系统组成。肾上腺髓质是交感神经系统的一部分。胸 1 到腰 2 脊神经(蓝色,T1-L2)接收来自中枢神经系统的信息,并将信息传输到脊髓附近的交感干或共同神经节、腹腔神经节、肠系膜上神经节或肠系膜下神经节中的突触。这些突触的神经递质是乙酰胆碱。然后节后神经以去甲肾上腺素作为神经递质,将信号传送到相应的器官以产生对来自中枢神经系统的信号的反应,如图所示。相反,内脏大神经和内脏小神经(紫色)经过腹腔神经节到达肾上腺髓质,并在肾上腺髓质形成突触,如图 B 所示。神经末梢在肾上腺髓质嗜铬细胞表面释放乙酰胆碱。这些细胞起着节后神经细胞的作用,但它们之间并没有形成神经连接,而是将肾上腺素分泌到血液中。
(From Norman AW, Henry HL: Chapter 11-Hormones of the Adrenal Medulla. In: Hormones, ed 3. San Diego, Academic Press, 2015, pp 1-25.)

同交感神经节释放能够激活交感神经支配腹腔、盆腔内脏的节后纤维。激活这些节后纤维有助于通过减少血液流向腹腔、盆腔内脏，减少诸如肠道等静息消化器官活动，而同时能增加在肝脏和肌肉细胞内以糖原形式储存的能量的释放来维持体内平衡。

肾上腺髓质

从 T3 到 T8 脊髓节段的交感神经节前纤维直接穿过交感干神经节终止于肾上腺髓质中心，未与交感干神经节形成突触（图 107-4）。在这一点上，它们与其说是类同于神经，还不如说是能与发挥内分泌腺体功能的高度分化的神经元形成突触。当这些特异的神经元受到刺激，它们会释放肾上腺素和去甲肾上腺素进入肾上腺髓质的毛细血管床，然后它们被转运到远处的终端器官以一种类同于激素的方式发挥作用。神经递质的血液流通，能使无交感神经节后纤维分布的组织也能接受到来自于交感神经系统的刺激，只要这些组织具有对肾上腺素和去甲肾上腺素敏感的受体。

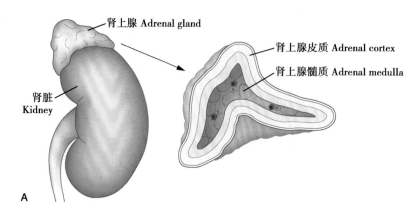

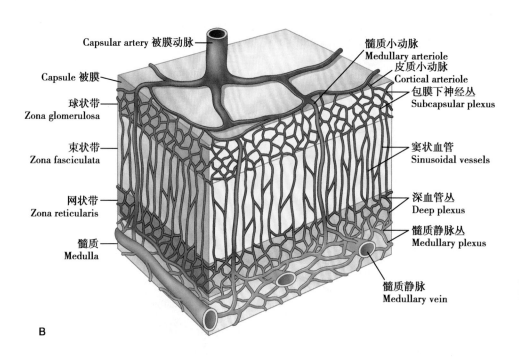

图 107-4 肾上腺髓质的解剖关系。（A）肾上腺包裹在脂肪中，位于肾脏的上方。起源于神经嵴的髓质是肾上腺的最内层。（B）图中描绘出了经过肾上腺的血流。从肾囊动脉分支出的窦状小管经过皮质将血液运输到腺体的中心——髓质。血液流经髓神经丛和髓静脉，然后离开肾上腺。（From Norman AW, Henry HL: Chapter 11-Hormones of the Adrenal Medulla. In: Hormones, ed 3. San Diego, Academic Press, 2015, pp 1-25.）

（王晓迪 王保国 译）

推荐阅读

Felten DL, O'Banion MK, Maida MS: Peripheral nervous system. In: Felten DL, O'Banion MK, Maida MS (eds): Netter's Atlas of Neuroscience, ed 3. Philadelphia, Elsevier, 2016, pp 153–232.

Patel TR: Anatomy of the sympathetic nervous system. In: Tubbs RS, Rizk E, Shoja MM, et al (eds): Nerves and Nerve Injuries, San Diego, Academic Press, 2015, pp 495–506.

自主神经系统的副交感神经部分通常被称为"休息与宁静"系统,因为其主要功能是能量储备和促进安静时的身体活动(例如消化)。不同于自主神经系统的交感神经部分,由于在刺激交感神经部分神经元时会产生深远的、弥散的影响。而对自

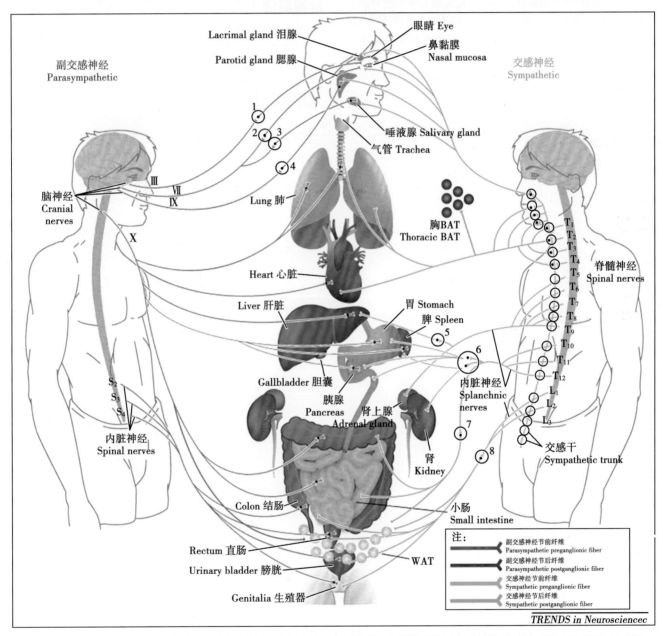

图 108-1　自主神经系统副交感神经部分的结构。副交感神经离开大脑,节前胆碱能副交感神经(红色)(第三对、第七对、第九对和第十对脑神经,以及骶神经 S2、S3 和 S4)支配靶器官。第三对(Ⅲ)脑神经的副交感神经节前纤维到睫状神经节形成突触(1)。第七对(Ⅶ)脑神经的副交感神经节前纤维在翼腭神经节(2)或下颌下神经节(3)形成突触。第九对脑神经(Ⅸ)的副交感神经节前纤维在耳听神经节(4)形成突触。迷走神经的副交感神经节前纤维轴突很长,在靶器官附近的副交感神经节才形成突触(紫色)。短副交感神经节后纤维也为胆碱能神经,其末端释放乙酰胆碱,传递大脑的副交感神经信息。对迷走神经(脑神经 X)的副交感特性研究较充分,因为它支配许多胸腹部器官,包括食管、气管、心脏、肺、胃、胰腺、肝脏和肾脏。(From Simonds SE,Cowley MA:Hypertension in obesity:is leptin the culprit? Trends in Neurosciences 2013;36[2],pp 121-132.)

主神经系统副交感神经的刺激会产生更有针对性和局部影响。据估计,典型的副交感神经节前纤维仅在 7 个或 8 个神经节与神经元发生突触联系。

　　自主神经系统的副交感神经部分有两个基本类型。①第一类型包括位于大脑、中脑,脑桥和延髓的节前神经元和细胞核以及位于脊髓 S2 至 S4 节段外侧灰角中的自主神经核。这些节前纤维在脑神经Ⅲ、Ⅶ、Ⅸ和Ⅹ中走行,在睫状、蝶腭、耳听和下颌下神经节发生突触。然后,节后短纤维将副交感神经指令传递至它们各自的靶器官(图 108-1)。②第二类型的节前神经元的节前纤维不进入脊神经的腹支,而是以离散神经形式走行,与位于靶器官(例如膀胱、子宫等)附近或其壁上的神经节中的细胞发生突触联系(见图 108-1)。刺激副交感神经可导致所有节前副交感神经元释放乙酰胆碱,使所有烟碱样受体兴奋,也可引起毒蕈碱受体的兴奋或抑制,这取决于乙酰胆碱结合毒蕈碱受体时释放的酶。表 108-1 总结了刺激自主神经系统副交感神经临床上观察到的特定反应。

表 108-1　刺激自主神经系统副交感神经临床观察到的反应

- 心率减慢
- 心肌收缩力减弱
- 呼吸道收缩
- 瞳孔收缩
- 排尿时膀胱收缩
- 性欲产生和加强
- 刺激和协调排便
- 分泌有助于吸收营养的激素
- 增加消化酶分泌
- 增加肠胃蠕动

（边佳佳　王保国　译）

推荐阅读

Patel TR: Anatomy of the sympathetic nervous system. In Shane R, Tubbs RS, Rizk E, Shoja MM, et al (eds): Nerves and Nerve Injuries, San Diego, Academic Press, 2015, pp 495–506.

Felten DL, O'Banion MK, Maida MS: Peripheral nervous system. In Felten DL, O'Banion MK, Maida MS, et al (eds): Netter's Atlas of Neuroscience, ed 3. Philadelphia, Elsevier, 2016, pp 153–232.

第 109 章
交感神经系统与副交感神经系统的关系

尽管一些器官仅接受交感神经或副交感神经支配,但绝大多数器官都接受自主神经系统两个部分的神经支配。从概念上讲,这种双重神经支配几乎总是彼此相互产生拮抗作用。这种拮抗作用在心脏、呼吸系统和胃肠系统中最明显。这种拮抗性双重神经支配还表现为,交感神经节后纤维和副交感神经节前纤维在心脏、肺、食管、腹腔、肠系膜和下腹神经丛汇合,都从神经丛分出并与血管联行以支配胸腹器官(图109-1)。

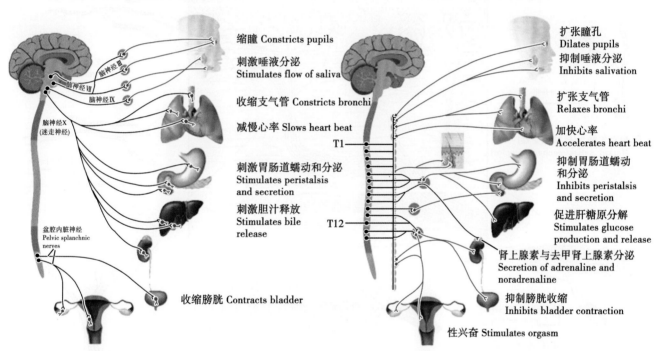

图 109-1　自主神经系统的组织结构图。(From Reicherter JM: Chapter 2-Anatomy and physiology for polygraph examiners. In: Krapohl DJ, Shaw PK[eds]: Fundamentals of Polygraph Practice. San Diego, Academic Press, 2015.)

（边佳佳　王保国 译）

推荐阅读

Benarroch E, Freeman R, Kaufmann H: Autonomic nervous system. In Goetz CG: Textbook of Clinical Neurology, ed 3. Philadelphia, Saunders, 2007, pp 383–404.

伤害感受器是维持体内平衡必不可少的疼痛感受器。伤害感受器自由地分布在皮肤的外层、血管壁、骨骼的骨膜和关节囊中,通常是游离的神经末梢,分布在较大的感受区域。因感受区域大,使疼痛刺激起源的确切定位有些困难。与上述结构相比,深部组织和内脏器官的伤害感受器明显更少。

伤害感受器有 3 种基本类型:①对极端温度敏感的感受器;②对机械损伤敏感的感受器;③对从受损细胞释放的细胞因子敏感的接受器,例如 P 物质(图 110-1)。尽管每种感受器都旨在识别特定类型的刺激,但应注意的是,每种感受器都会对这些伤害性刺激中的任何一种的极端水平产生反应。

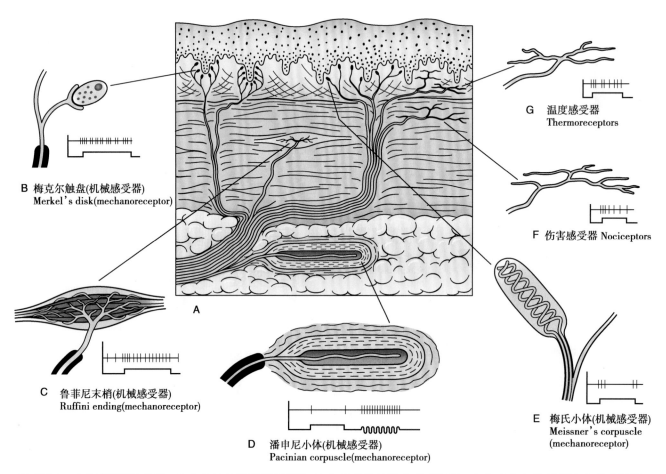

图 110-1 皮肤感受器的类型。C、D 和 E 是囊裹型感受器。D 和 E 是快速适应型感受器。B、C、F 和 G 为缓慢适应型感受器。给予连续重复刺激,缓慢适应型感受器在刺激过程中均可反应性发放冲动,而快速适应感受器仅在刺激开始和终止时发放冲动。(From Darby SA,Frysztak RJ:Chapter 9-Neuroanatomy of the Spinal Cord. In:Cramer GD,Darby SA[eds]:Clinical Anatomy of the Spine,Spinal Cord,and Ans,ed 3. st. Louis,Mosby,2014.)

当伤害感受器受到刺激时,第一个反应是激发接受器,立即向中枢神经系统发出信号,告知机体内稳态受到威胁。这种响应被称为快痛或锐痛,是中枢神经系统快速接收和处理信号刺激,并立即触发躯体反射,例如躲避反应是中枢神经发出的第一条命令。快速的疼痛信息由有髓的 A$_\delta$ 纤维传入背角,并从外侧脊髓丘脑束向上传递至丘脑、网状激活系统和初级感觉皮质。持续的组织损伤将导致持续的快速疼痛信息被伤害感

受器传递到中枢神经系统,中枢神经系统发出信号以阻止组织损伤进一步加重,或者开始减弱中枢神经的感知,使机体持续对其他保护性疼痛信息作出应答。

在第一个快速疼痛冲动的信息被发送到中枢神经系统之后,被称为慢痛或钝痛的持续性神经信号被传导至中枢神经系统。这些缓慢的疼痛冲动由无髓鞘的感觉纤维(称为 C 纤维)传导。缓慢的疼痛冲动导致网状激活系统和丘脑的进一步激

活,并由此产生痛性损伤的复合感知。这种慢痛或钝痛不容易被准确定位,通常被描述为沉闷不具体的疼痛,范围广泛,患者着急而触辨不清。

如前所述,深层组织和内脏器官的伤害感受器比皮肤外层、血管壁、骨膜和关节囊的伤害感受器少得多。当深部组织或内脏器官受伤时,疼痛往往难以局部定位,并且常常在远离实际损伤部位的区域被感知到(图 110-2),这种现象被称为牵涉痛,说明这些组织至少部分是被脊神经支配的。

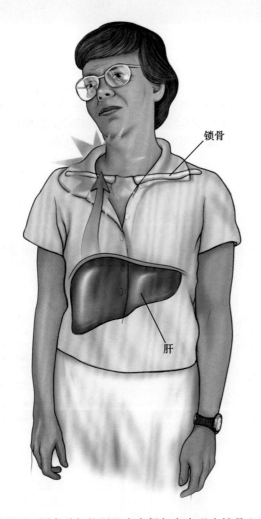

锁骨

肝

图 110-2　肝大引起的膈肌疼痛偶尔会表现为锁骨上区牵涉痛。(From Waldman SD[ed]:Atlas of Uncommon Pain Syndromes. Philadelphia,Elsevier,2014.)

（边佳佳　王保国　译）

推荐阅读

Ringkamp M, Meyer RA: Physiology of Noiciceptors. In Masland RH, Albright TD, Dallos P, et al: The Senses: A Comprehensive Reference, New York, Academic Press, 2008, pp 97–114.

温度感受器是驻留在皮肤、肝脏和骨骼肌以及下丘脑中的游离神经末梢,冷觉感受器的数量是热感受器的 3.5 倍。来自温度感受器的信息通过与传递疼痛信息相同的 A$_\delta$ 和 C 纤维来传递。神经纤维进入脊髓的背角,然后沿脊髓丘脑外侧束到达

丘脑,次级温度感受器纤维分布和投射到网状激活系统和初级感觉皮质(图 111-1)。温度感受器被称为阶段型感受器,因为它们能够对温度的微小变化非常迅速地做出反应,但是随着感受器温度达到稳定状态,感受器迅速适应并停止发射信息。

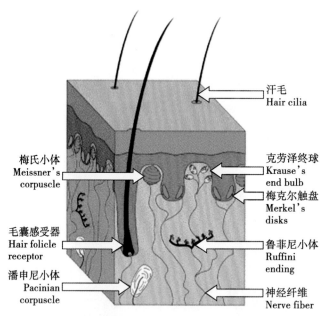

图 111-1 皮肤的断面模式图,显示感受触压和温度的梅氏小体、潘申尼小体、鲁菲尼氏小体和梅克尔触盘,以及感受气流和触觉的汗毛和毛囊感受器。(From Yamazaki H,Nishiyama M,Watanabe K,Sokolov M:Tactile sensing for object identification based on hetero-core fiber optics,Sensors and Actuators A:Physical, Volume 247, 15 August 2016, pp98-104, ISSN 0924-4247.)

（边佳佳　王保国　译）

推荐阅读

Ringkamp M, Meyer RA: Physiology of nociceptors. In: Bushnell MC, Basbaum (ed): The Senses: A Comprehensive Reference, New York, Academic Press, 2008, pp 97–114.

Felten DL, O'Banion MK, Maida MS: Peripheral nervous system. In: Felten DL, O'Banion MK, Maida MS (eds): Netter's Atlas of Neuroscience, ed 3. Philadelphia, Elsevier, 2016, pp 153–232.

弯曲、压缩、扭曲或拉伸等活动刺激机械感受器的细胞膜，引起系列反应，进而帮助机体维持体内平衡。机械感受器有 3 种基本类型：①触觉感受器；②压力感受器；③本体感受器。每种类型的机械感受器均有其特殊的功能，有助于警告生物体存在组织损伤的危险。

触觉感受器

触觉感受器可分为两个亚组：①囊裹型触觉感受器，包括梅氏小体（Meissner's corpuscle）、潘申尼小体（Pacinian corpuscle）和鲁菲尼小体（Ruffinian corpuscle）；②非囊裹型触觉感受器，包括梅克尔触盘、游离神经末梢和根毛丛（见图 112-1）。

梅氏小体位于触觉最敏感的区域，如乳头、口唇、外生殖器、指尖和眼睑。梅氏小体能够感测出细微的运动、轻触和微弱的振动，并且适应性强。

潘申尼小体是最大的囊裹型触觉感受器，位于手指、乳房、外生殖器、表浅和深筋膜、关节囊、骨膜、尿道、膀胱、胰腺和肠系膜。潘申尼小体主要对深压力作出反应，但也会对重复性振动或脉动刺激作出反应。像梅氏小体一样，潘申尼小体对重复刺激的适应性非常迅速。

鲁菲尼小体自由地分布在真皮中，属囊裹型触觉感受器，对皮肤的变形和拉伸产生反应。与梅氏小体和潘申尼小体不同，鲁菲尼小体是张力型感受器，对重复刺激的适应性非常缓慢。

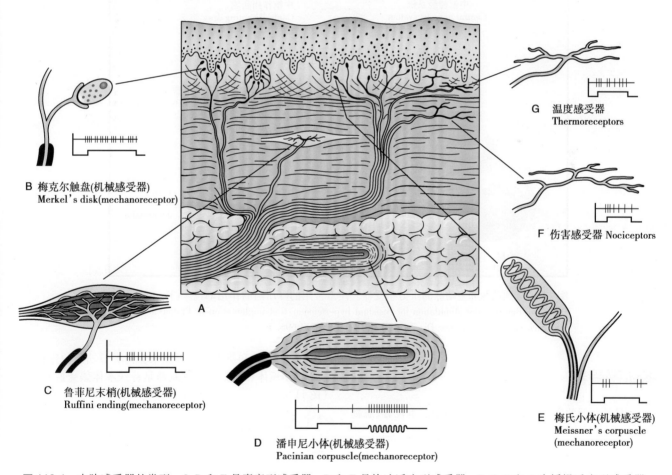

B 梅克尔触盘(机械感受器) Merkel's disk(mechanoreceptor)

C 鲁菲尼末梢(机械感受器) Ruffini ending(mechanoreceptor)

D 潘申尼小体(机械感受器) Pacinian corpuscle(mechanoreceptor)

G 温度感受器 Thermoreceptors

F 伤害感受器 Nociceptors

E 梅氏小体(机械感受器) Meissner's corpuscle (mechanoreceptor)

图 112-1 皮肤感受器的类型。C、D 和 E 是囊裹型感受器。D 和 E 是快速适应型感受器。B、C、F 和 G 为缓慢适应型感受器。给予连续重复刺激，缓慢适应型感受器在刺激过程中均可反应性发放冲动，而快速适应感受器仅在刺激开始和终止时发放冲动。（From Darby SA，Frysztak RJ：Chapter 9-Neuroanatomy of the Spinal Cord. In：Cramer GD，Darby SA［eds］：Clinical Anatomy of the Spine，Spinal Cord，and Ans，ed 3. St. Louis，Mosby，2014，pp 341-412.）

非囊裹型梅克尔触盘（Merkel's disk）位于表皮的生发层中，是张力型触觉感受器，对精细的触摸和压力极为敏感。它们的感受野很小，有助于精确定位对组织完整性的威胁。

根毛丛检测身体表面大范围的运动和变形。毛发移位会导致与毛囊相关的感觉树突变形，从而产生直接的动作电位。根毛丛适应性非常高，这可解释为什么人们仅在移动或改变位置时才感觉到衣服的存在。毛根丛和梅克尔盘均与位于真皮乳头层的密布的神经末梢紧密相互作用，从而进一步增强了这些非囊裹型触觉感受器的保护机制。

压力感受器

压力感受器由自由神经末梢组成，位于血管、中空器官、呼吸道、消化道和泌尿道的纤维弹性壁中。这些神经末梢能够通过检测组织的伸展和回缩来判断压力的变化，触发动作电位的速度与被监视组织的伸展速度成正比，压力的微小变化立即引起反应。大量压力感受器位于颈动脉窦和主动脉窦中，对于维持机体内平衡至关重要，不论是在健康或疾病状态（图112-2）。应该注意的是，压力感受器被刺激时，会触发许多复杂的心血管和内脏反射。

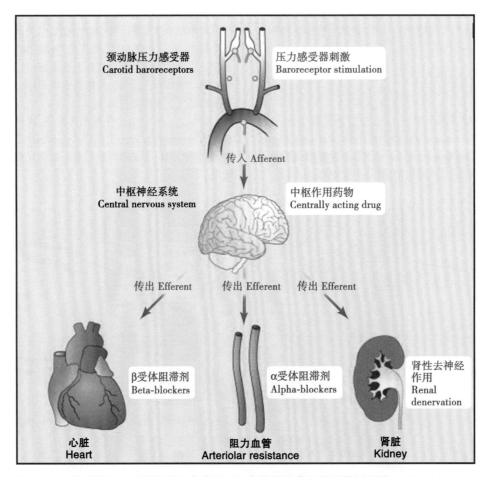

图112-2　颈动脉和主动脉的压力感受器。注意常用的降压药的作用部位。（From Courand PY，et al：Baroreceptor stimulation for resistant hypertension：first implantation in France and literature review. Arch Cardiovasc Dis 2014 Dec；107［12］：690-696.）

本体感受器

本体感受器的主要功能是通过不断监测关节位置、肌腱张力、韧带张力和肌肉收缩程度来保持关节功能的完整性。肌肉的纺锤体和肌腱的高尔基器是特殊本体感受器的代表（图112-3）。

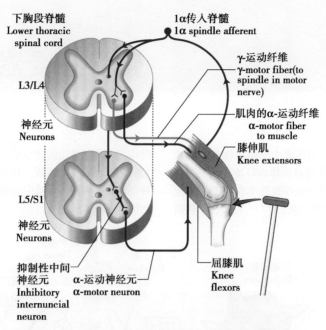

图 112-3　肌腱高尔基体。膝腱反射。肌腱的突然拉伸会产生感觉动作电位,从而激活 α 运动神经元并引起股四头肌反射收缩。同时,传入纤维刺激中间神经元,抑制了支配拮抗肌的运动神经元。(From Kumar P,Clark M:Kumar and Clark's Clinical Medicine. London,Elsevier,2012,Fig. 22-11.)

（边佳佳　王保国 译）

推荐阅读

Darby SA, Frysztak RJ: Neuroanatomy of the spinal cord. In Cramer GD, Darby SA (ed): Clinical Anatomy of the Spine, Spinal Cord, and Ans, ed 3. St. Louis, Mosby, 2014, pp 341–412.

　　化学感受器持续监测它们周围体液中的脂溶性和水溶性化合物浓度的相对微小变化,对于维持机体内环境平衡至关重要。位于延髓的化学感受器通过改变呼吸速率和深度来响应脑脊液中氢离子和二氧化碳浓度的变化(图113-1)。位于颈动脉体和主动脉体中的化学感受器可监测颈动脉和主动脉血中二氧化碳和氧气的浓度。这些气体分压浓度的变化会触发脑神经Ⅸ和Ⅹ内传入纤维向呼吸中心的神经冲动,从而改变呼吸功能。

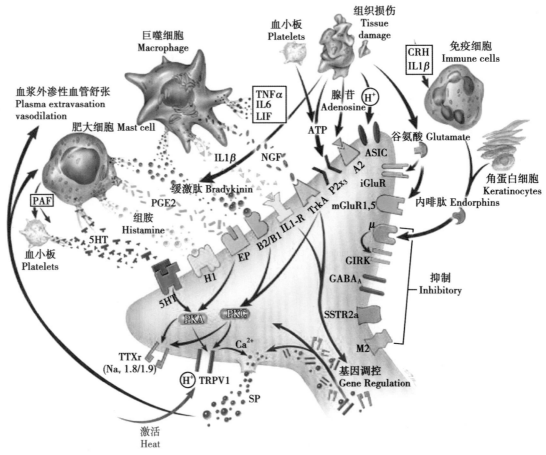

图 113-1　化学感受器。(Artwork by Ian Suk,Johns Hopkins University. Reproduced from Meyer RA,Ringkamp R,Campbell JN,and Raja SN. 2005. Peripheral Mechanisms of Cutaneous Nociception. In:McMahon S[ed]:Wall and Melzack's Textbook of Pain,ed 5. Philadelphia,Saunders,pp 3-34.)

(边佳佳　王保国　译)

推荐阅读

Ringkamp M, Meyer RA: Physiology of Nociceptors. In Masland RH, et al (eds): The Senses: A Comprehensive Reference, New York, Academic Press, 2008, pp 97–114.

第 114 章

背根神经节和背角的功能解剖

传入感觉纤维合并通过背根一起进入脊髓。这些传入感觉纤维的胞体在骨性脊柱出口形成背根神经节。背根进入脊髓的后表面区域被称为入髓区，小、中、大传入纤维组合在一起发挥其各种功能，谷氨酸是主要的神经递质（图 114-1）。较大的有髓初级传入感觉纤维传递触觉、振动和压力信息，进入背根入髓区后，通过 Lissauer 氏束交叉到背角的对侧。这些纤维然后沿背柱上升到中枢神经系统。携带重要疼痛和温度信息的中型和小型有髓和无髓纤维进入 Lissauer 束，并在进入脊髓的节段及其上下节段发出分支与灰质神经元细胞相伴行。这些初级传入纤维的神经递质为降钙素基因相关肽（calcitonin gene-related peptide，CGRP），它可以调节初级传入纤维的传输。除 CGRP 外，背角区域还富含多种其他调节性神经递质肽，包括 P 物质、三磷酸腺苷、生长抑素、血管活性肠多肽（vasoactive intestinal polypeptide，VIP）、蛙皮素等。这些调节性神经递质肽可以增强谷氨酸对背角神经元的激活作用，并在脊髓水平上影响感觉信息的处理，进而增强或抑制信息向更高水平的传递。上扬现象（phenomenon of windup）是调节性神经递质肽如何使伤害感受信息从脊髓背角到更高中枢的传递增加，从而导致疼痛感觉增强的一个现象。

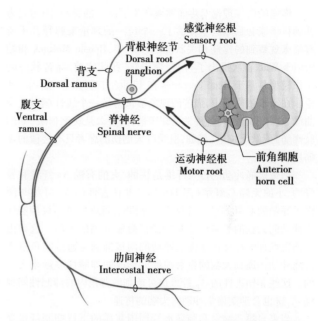

图 114-1　背根、背根神经节和背角。运动根源于前角细胞，从腹侧离开脊髓。而感觉根在背侧进入脊髓。在背根神经节的远侧，运动根和感觉根汇聚在一起形成脊神经。每个脊神经迅速分为背支和腹支。每个分支都包含运动纤维和感觉纤维。背支为脊柱上方的皮肤提供感觉，并支配脊柱旁的肌肉。腹支在胸部延续成为肋间神经。在下颈部区域，腹支融合形成臂丛。在腰中部至骶部，腹支相互混合形成腰骶丛。（From Preston DC, Shapiro BE, Chapter 2-Anatomy and Neurophysiology. In：Electromyography and Neuromuscular Disorders，ed 3，London，Saunders，2013，pp 8-18.）

（边佳佳　王保国　译）

推荐阅读

Preston DC, Shapiro BE: Anatomy and neurophysiology. In Preston DC, Shapiro BE (eds): Electromyography and Neuromuscular Disorders, ed 3. London, Saunders, 2013, pp 8–18.

疼痛的门控理论对疼痛领域产生了巨大的影响，因为它为基础科学家和临床医生提供了一个统一的理论来解释几乎所有临床观察到的疼痛相关状况。1965 年，Ronald Melzack 和帕Patrick Wall 首次提出了"门控理论"。在此之前，痛苦状态的工作模型是基于 René Descartes 在 17 世纪初提出的"痛-乐"理论。在笛卡尔模型中，痛苦的现象被认为是一个线性刺激反应曲线，这并没有解释各种常见临床情况，要么是缺乏刺激（如幻肢疼痛）或缺乏响应（例如，遭受巨大创伤的患者只有轻微的疼痛反应）。

携带疼痛冲动的传入纤维是快的、大的有髓 A_δ 纤维和较慢的、小的无髓 C 纤维（图 115-1）。非伤害性的 A_β 纤维与缓慢无髓鞘的 C 纤维进入背角的位置相同，可以通过间接抑制疼痛冲动向大脑的头侧传递来"关闭"疼痛冲动的大门。这种由非伤害性神经纤维传递疼痛冲动的间接抑制是通过与负责将疼痛冲动传递到大脑的投射神经元形成的抑制性突触来实现的。这些非伤害性的 A_β 纤维也可能刺激背角内的抑制性间神经元，这也会抑制痛觉冲动向头端的传递。

当来自第三脑室和脑导水管周围灰质的下行抑制纤维受到刺激时，疼痛冲动的抑制也可能在中枢内产生。这可激活下行抑制纤维，从而直接和间接地在脊髓水平抑制疼痛的传递。刺激这个解剖区域也会激活位于脊髓的阿片受体。脊髓和中枢水平疼痛的抑制作用允许机体通过忽略疼痛，服从更高的来自大脑的指令来保护自己。

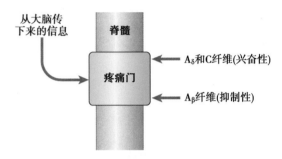

图 115-1　Melzack 与 Wall 的门控理论。（From Ryan S，Carr A：Chapter 5-Applying the biopsychosocial model to the management of rheumatic disease. In：Dziedzic K，Hammond A［eds］. Rheumatology. Edinburgh，Churchill Livingstone，2010，pp 63-75.）

（边佳佳　王保国　译）

推荐阅读

McMahon S, Koltzenburg M (ed): Wall and Melzack's Textbook of Pain, ed 5. Philadelphia, Churchill Livingstone, 2006.

Melzack R, Wall PD: Pain mechanisms: a new theory, Science 150:971–979, 1965.

Waldman SD: Pain Management. Philadelphia, Saunders, 2007.

大脑由两个成对的大脑半球组成,是脑的最大区域。所有的意识思维以及对躯体感觉和躯体运动信息的处理是大脑的主要职能。成对的大脑半球覆盖着灰质,其表面隆起的嵴被称为脑回,脑回之间的凹陷分隔被称为脑沟,较深的沟槽被称为裂(图 116-1)。

脑回、脑沟和脑裂增加了大脑半球的表面积,以容纳大量

的大脑神经元。这些神经元是执行人类生存所需的无数复杂功能所必需的。虽然每一对大脑半球在解剖学上大致相同,但在个体之间存在着一些功能上的差异。还应记住,每个大脑半球接收来自身体对侧的传入感觉信息,并向身体的对侧发出传出运动指令——例如,右脑半球控制身体左侧半身。

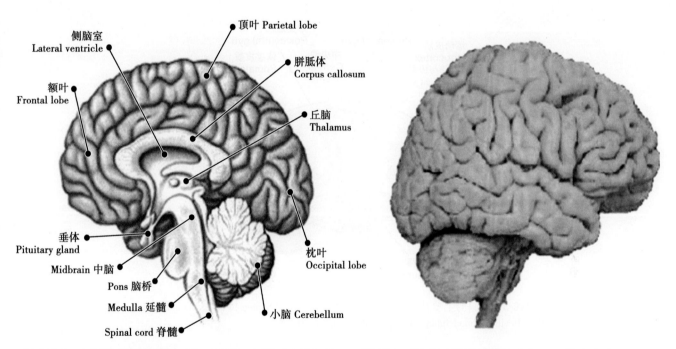

图 116-1　大脑脑叶的侧位图。(From Kulkarni SG, Gao X-L, Horner SE, Zheng JQ, David NV: Ballistic helmets—Their design, materials, and performance against traumatic brain injury. Composite Structures 2013;101:313-331.)

两个大脑半球被中间纵裂分开。每个单独的半球可以进一步细分为以其表面覆盖的颅骨命名的脑叶(见图 116-1)。中央沟从内侧纵裂向外侧延伸,作为前方的额叶和其后的顶叶的分界线,同时借此区分开了脑的运动和感觉功能区。外侧裂是额叶的下界标志,并以此与外侧裂下方的颞叶分隔。外侧裂的深处是一个隐藏的大脑皮质岛,称为岛叶,它在疼痛的情感表达中很重要(图 116-2)。中央沟向后延伸的顶枕沟将顶叶与枕叶分开。

大脑的重要功能区域如图 116-3 所示。应该指出的是,大脑的许多重要功能,如意识,不只局限在一个单独的区域,而是大脑多个区域之间复杂交互作用的结果。位于中央沟前缘的额叶中央前回是初级运动皮质的区域,神经元通过锥体系统的锥体细胞控制随意运动功能。顶叶中央后回位于中央沟的后

缘,是初级感觉皮质接收传入感觉信息的区域。枕叶视皮质接收视觉信息。颞叶听觉和嗅觉中枢接收听觉和嗅觉信息。位于岛叶前部和额叶后部的味皮质接收味觉信息。相邻的联络中枢帮助整理和解释所有这些传入的信息,并通过将这些处理过的信息转发给整合中枢来帮助形成一个协调的反应,整合中枢进一步分析这些信息,并形成复杂的反应来维持体内平衡,保护机体免受创伤。

在大脑皮质灰质之下是中枢白质的有髓纤维。中枢白质纤维有 3 种类型,每一种都有不同的主要功能:①连合纤维(commissural fibers),包括胼胝体和前连合纤维,它们促进两个大脑半球之间的沟通;②联络纤维(association fibers),它提供大脑半球各部分之间的相互连接;③投射纤维(projection fibers),它将大脑皮质与间脑、脑干、小脑和脊髓连接起来。

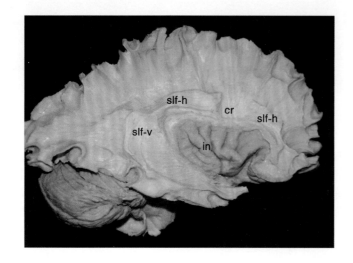

图 116-2 岛叶的表面解剖和上纵束。在上纵束的前部开一个小切口,显露其下面的放射冠纤维。cr,放射冠;in,岛叶;slf-h,上纵束水平段;slf-v,上纵束的垂直段。(From Koutsarnakis C, Liakos F, Kalyvas AV, Sakas DE, Stranjalis G: A laboratory manual for stepwise cerebral white matter fiber dissection. World Neurosurg 2015;84[2]:483-493.)

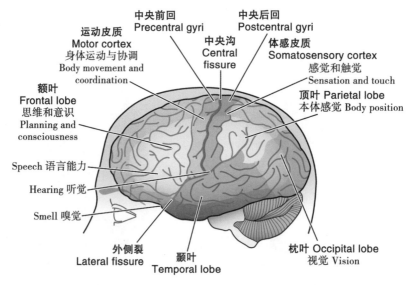

图 116-3 大脑的主要功能区。(From Waldman SD: Chapter 114-The Cerebrum. In: Pain Review. Philadelphia, Saunders, 2009, pp 198-201.)

　　大脑的核团是成对的灰质聚集处,嵌在各侧大脑半球内侧脑室下方的中枢白质中(图 116-4)。连合纤维和投射纤维都将锥体外系的这些重要组成部分相互连接(见第 106 章)。尾状核和壳核的重要功能是协调和维持重复的有节奏的运动,如行走。屏状核通过识别先前看到的模式和特征,在潜意识层面上执行处理大量视觉信息的重要功能。杏仁体具有重要的功能,包括饮食和性行为等基本驱动的调节。苍白球在进行特定的随意运动之前,起着调节身体位置和微调肌肉张力的重要作用。

　　边缘系统是位于大脑和间脑交界处的灰质核和相关纤维束的功能性分组(图 116-5)。边缘系统的功能是复杂的,包括:①建立基本情感状态;②行为驱动;③促进记忆的存储和检索;④复杂的协调和联系有意识与无意识的大脑皮质功能和自主功能所必需的体内平衡维持。支持边缘系统功能的解剖结构见表 116-1。

表 116-1 支持边缘系统功能的解剖结构

大脑的结构	穹窿
● 皮质区	间脑部分
扣带回	● 丘脑
齿状回	前核群
海马旁回	● 下丘脑
● 核团	口渴中枢
海马体	饥饿中枢
杏仁体	其他成分
● 传导束	● 网状结构

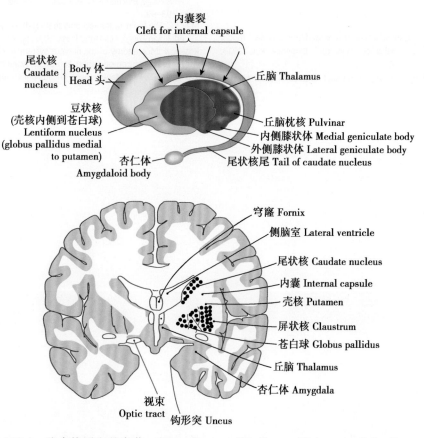

图 116-4　脑内核团和基底节。（From Rosenow JM：Chapter 10-Anatomy of the Nervous System. In：Krames ES，Peckham PH，Rezai AR［eds］：Neuromodulation. San Diego，Academic Press，2009，pp 95-107. ）

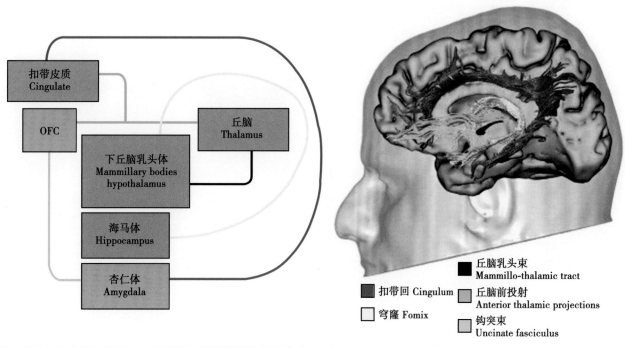

图 116-5　边缘系统的图解表示及其主要传导通路的轨迹重建。（From Catani M，Dell'Acqua F，Thiebaut de Schotten M：A revised limbic system model for memory，emotion and behaviour. Neurosci Biobehav Rev 2013；37（8）：1724-1737. ）

（边佳佳　王保国　译）

推荐阅读

Catani M, Dell'Acqua F, Thiebaut de Schotten M: A revised limbic system model for memory, emotion and behaviour, Neurosci Biobehav Rev, 2013, 37(8):1724–1737.

Cole L, Kramer PR: Brain and nervous system. In Cole L, Kramer PR, (eds): Human Physiology, Biochemistry and Basic Medicine, Boston, Academic Press, 2016, pp 93–99.

Mair RG: The brain. In Ramachandran VS (ed): Encyclopedia of Human Behavior, ed 2. San Diego, Academic Press, 2012, pp 377–385.

Rosenow JM: Anatomy of the nervous system. In Krames ES, Peckham PH, Rezai AR (eds): Neuromodulation. San Diego, Academic Press, 2009, pp 95–107.

Waldman SD: Pain Management. Philadelphia, Saunders, 2007.

丘脑位于间脑，是大脑主要的中转站和转换站，同时也是进出大脑的感觉和运动通路的过滤器。除了脑神经 Ⅰ（嗅觉）的信息外，所有来自其他脑神经和脊髓的传入感觉信息都先由丘脑核处理，然后再继续到脑干和大脑。丘脑还起着协调和调节锥体和锥体外系活动的重要作用。这些功能主要发生在丘脑核团。

丘脑有 5 个核团：①外侧核；②内侧核；③前核；④腹侧核；⑤后核（图 117-1）。外侧核提供反馈回路，允许调节顶叶和扣带回，这有助于控制情绪和整合感觉信息。内侧核整合来自其他丘脑核的感觉信息，然后将这些信息传递到额叶。内侧核还通过对下丘脑、大脑前额叶皮质和大脑核团的信息进行分类、传递和过滤，为个体提供对其情绪状态的有意识的感知。

前核将信息从下丘脑和海马体传递到扣带回，作为边缘系统的一部分，在调节情绪以及协助学习和记忆过程中起着重要的作用。腹侧核是大脑核与大脑皮质之间信息传递的主要中继站。腹侧核的腹前外侧部分是一个反馈回路的一部分，其主要作用是通过在大脑核团和小脑之间传递、分类和过滤躯体运动信息来微调预期的运动。腹侧核的腹后部分是重要的感觉信息传递的主要中转站，这些信息包括从脊髓和脑干到初级感觉皮质和顶叶的精细触觉、疼痛、温度、压力和本体感觉。

后核由枕核、外侧膝状核和内侧膝状核组成。枕核将传入的感觉信息整合起来，并将其传递到大脑皮质的初级联络区。外侧膝状核将传入的视觉信息传递到枕叶。内侧膝状核将传入的听觉信息传递到颞叶。

（边佳佳　王保国 译）

推荐阅读

Blumenfeld H: Neuroanatomical basis of consciousness. In Laureys S, Gosseries O, Tononi G (eds): The Neurology of Consciousness, ed 2. San Diego, Academic Press, 2016, pp 3–29.
Netter FH: The thalamus. In: Atlas of Human Anatomy, ed 4. Philadelphia, Saunders, 2006.
Waldman SD: Pain Management. Philadelphia, Saunders, 2007.

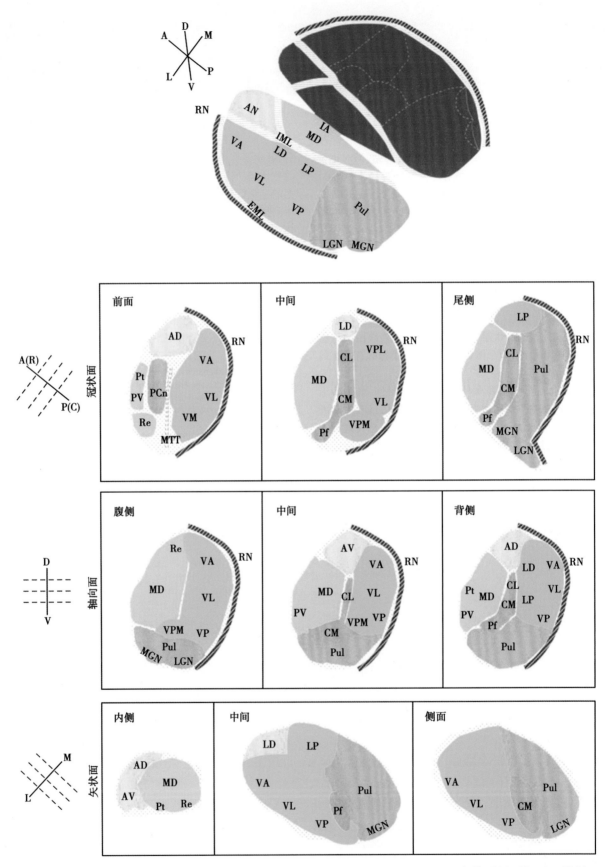

图 117-1 丘脑核团。（From Herrero MT，Insausti R，Estrada C：Thalamus：Anatomy. In：Toga AW（ed）：Brain Mapping. Waltham，Academic Press，2015，pp 229-242.）

下丘脑执行对维持体内平衡至关重要的各种分类、加工、调控和命令功能。下丘脑位于第三脑室的底部,范围从视交叉正上方的区域延伸到乳头体的后部,是监测脑脊液、周围组织间液和相关毛细血管床血液变化的主要部位(图 118-1)。这些液体的成分发生变化,可能触发下丘脑完成以下功能:

1. 升高或降低体温。

2. 引起抗利尿激素的释放,向肾脏发出信号,限制水分流失。

3. 引起催产素释放,刺激子宫和前列腺收缩以及乳房的上皮细胞。

4. 调节昼夜节律。

5. 协调和调节自主神经系统功能,包括血压、心率和呼吸。

6. 协调和调节与疼痛、愉悦、愤怒相关的非随意运动和性唤起。

7. 协调神经内分泌系统与垂体之间复杂的相互作用。

8. 协调和调节包括口渴和饥饿在内的随意和非随意行为方式。

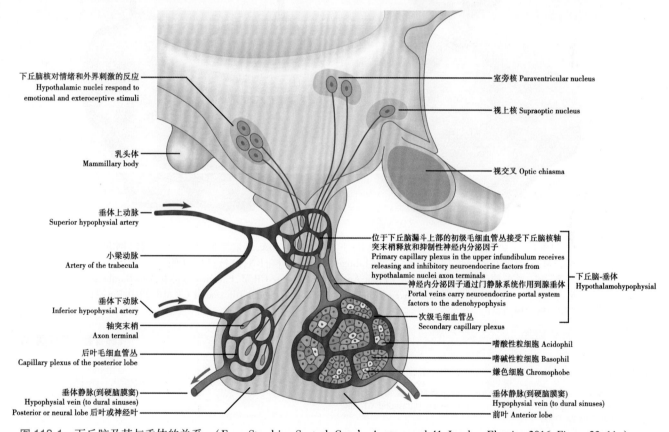

图 118-1　下丘脑及其与垂体的关系。(From Standring S,et al:Gray's Anatomy,ed 41. London,Elsevier,2016,Figure 23. 11.)

(边佳佳　王保国　译)

推荐阅读

Baars BJ, Gage NM: The brain. In Baars BJ, Gage NM (eds): Cognition, Brain, and Consciousness, ed 2. London, Academic Press, 2010, pp 126–154.

Netter FH: Hypothalamus and hypophysis. In: Atlas of Human Anatomy, ed 4. Philadelphia, Saunders, 2006.

中脑包含的脑结构负责处理视觉和听觉传入冲动和形成反射性反应以帮助机体避免组织损伤。顶盖的正下方是四叠体,它包含两对感觉核,上丘和下丘(图 119-1)。每个上丘接收丘脑同侧膝状体核的视觉传入冲动。每个下丘接收延髓听觉传入冲动。每侧的中脑红核作为排序和整合从小脑和大脑来的信息中心以控制和调节肌肉张力和姿势。每一侧中脑

黑质作为来自脑内核团的运动传出调节器。与网状激活系统的传入感觉信息有关的部分,维持意识和不随意运动反应,也位于中脑每一边。大脑角位于中脑的每侧的腹外侧面,它是由白质组成,包含有重要的与丘脑相联系的感觉纤维和传输每侧大脑的第一运动皮质到脑干和脊髓的运动指令。

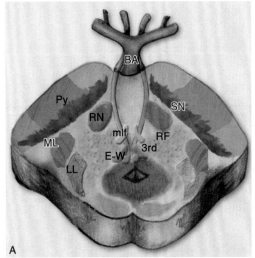 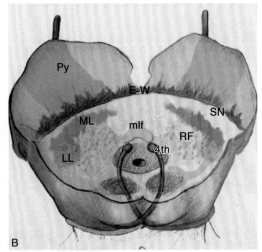

图 119-1 中脑模式图。(A)上丘水平;(B)下丘脑水平。BA,基底动脉;SN,黑质;RF,网状结构;3rd,动眼神经核;mlf,内侧纵束;E-W,Edinger-Westphal 核;RN,红核;LL,外侧丘系;ML,内侧丘系;4th,滑车神经核;Py,锥体束。(From Ángeles Fernández-Gil M,Palacios-Bote R,Leo-Barahona M,et al:Anatomy of the brainstem:a gaze into the stem of life. Semin Ultrasound CT MR 2010 Jun;31 [3]:196-219.)

(韩雪野 王保国 译)

推荐阅读

Ángeles Fernández-Gil M, Palacios-Bote R, Leo-Barahona M, et al: Anatomy of the brainstem: a gaze into the stem of life, Semin Ultrasound CT MR 31(3):196–219, 2010 Jun.

Netter FH: Hypothalamus and hypophysis. In: Atlas of Human Anatomy, ed 4. Philadelphia, Saunders, 2006.

脑桥位于中脑下方到延髓之间,大脑半球横跨中脑后表面(图 120-1)。脑桥包含了一些重要结构,包括:

(1)包含长吸中枢和呼吸调整中枢的核团,负责协调不随意呼吸的控制。

(2)脑神经 Ⅴ、Ⅵ、Ⅶ、Ⅷ的感觉和运动神经核。

(3)加工和处理从小脑传入并经中脑大脑中脚到达脑桥的信息。

(4)上行、下行、横行纤维可把信息从脊髓传递到大脑,或从大脑到脊髓,并且传输来自对侧大脑半球的信息。

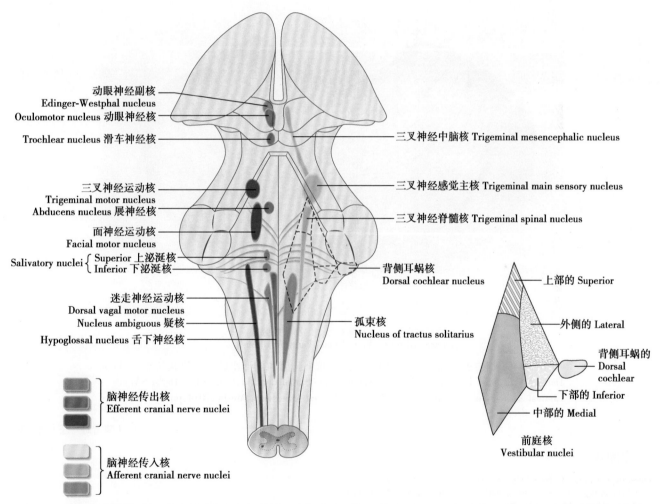

图 120-1 脑干和脑桥解剖。所有脊髓和头颅的传导通路都从这里传入-传出。视、听、嗅、味觉和头部的触、痛觉主要通过脑神经传导。脑干也控制生命功能,如呼吸和心率。传入 = 向皮质传入;传出 = 从皮质传出。(From Baars BJ, Gage NM: Chapter 5-The Brain. In: Cognition, Brain, and Consciousness, ed 2. London, Academic Press, 2010, pp 126-154.)

(韩雪野 王保国 译)

推荐阅读

Baars BJ, Gage NM: The brain. In Baars BJ, Gage NM (eds): Cognition, Brain, and Consciousness, ed 2. London, Academic Press, 2010, pp 126–154.

Netter FH: Cranial nerve nuclei in brainstem: schema. In: Atlas of Human Anatomy, ed 4. Philadelphia, Saunders, 2006.

假如没有小脑,协调随意和非随意运动将是不可能的,保持稳态很难,而有了小脑就有了可能(图 121-1)。小脑是处理和整合锥体系和锥体外系统功能的基本部位。小脑还有调节与姿态有关的肌张力,它对几乎所有复杂的随意和非随意运动的功能协调是必要的。小脑协调和处理这一信息,以及不断变化的本体信息后不断地发出运动的指令,以增加和抑制某一行动涉及的运动单元。越来越多的证据表明,小脑对于认知和行为情感功能可能很重要,包括运动语音产生、语言流利度、阅读和写作。

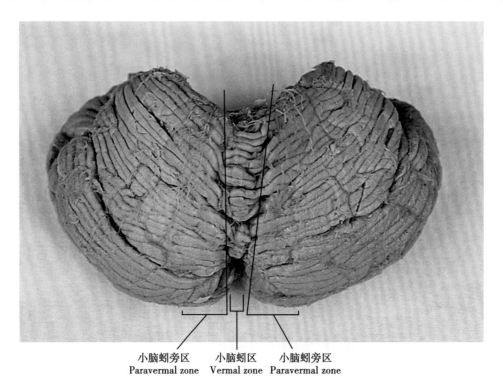

小脑蚓旁区　　小脑蚓区　　小脑蚓旁区
Paravermal zone　Vermal zone　Paravermal zone

图 121-1　小脑的表面观。显示背侧和腹侧脊髓小脑束和楔形小脑束的终止位点。(From Darby SA, Frysztak RJ: Chapter 9-Neuroanatomy of the Spinal Cord. In: Cramer GD, Darby SA [eds]: Clinical Anatomy of the Spine, Spinal Cord, and Ans, ed 3. St. Louis, Mosby, 2014, pp 341-412.)

（韩雪野　王保国　译）

推荐阅读

Felten DL, O'Banion MK, Maida MS: Brain stem and cerebellum. In: Felten DL, O'Banion MK, Maida MS (eds): Netter's Atlas of Neuroscience, ed 3. Philadelphia, Elsevier, 2016, pp 71–75.

van Dun K, Mariën P: Cerebellar-induced aphasia and related language disorders. In Mariën P, Manto M (eds): The Linguistic Cerebellum, San Diego, Academic Press, 2016, pp 107–133.

延髓是与大脑和脊髓信号传递有关的上行或下行性纤维束的所在地(图 122-1)。另外,一系列重要的神经核团和中枢也位于延髓,它们与排序、中继及调节多种必需的活动有关,以维持内环境的稳定。这些核团和中枢包括:

1. 心血管中枢,提供调制和精细地调节心率、心肌收缩力强度,以及外周血管的扩张和收缩。

2. 呼吸节律中枢,精细地调节和调控从长吸中枢和呼吸调整中枢传入的信息,并为呼吸频率的基线设立点。

3. 薄束核和楔束核,向丘脑传输传入感觉信息。

4. 橄榄核,作为从大脑皮质、间脑、脑干到小脑信息的中继站。

5. 延髓网状结构,通过呼吸节律和心血管中枢的互动帮助调节自主生命功能。

6. 脑神经Ⅷ、Ⅸ、Ⅹ、Ⅺ和Ⅻ的感觉和运动核。

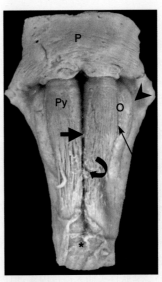

图 122-1 延髓大体解剖的前面观。P,脑桥;Py,锥体。粗箭,前正中裂;弯曲箭,椎体交叉;圆圈,橄榄;箭头,橄榄后沟;细箭,橄榄前沟;星号,脑膜。(From Ángeles Fernández-Gil M, Palacios-Bote R,Leo-Barahona M,et al:Anatomy of the brainstem;a gaze into the stem of life. Semin Ultrasound CT MR 2010 Jun;31 [3]:196-219.)

(韩雪野 王保国 译)

推荐阅读

Jänig W: Organization of the sympathetic nervous system: peripheral and central aspects. In: del Rey A, Chrousos GP, Besedovsky HO (eds): Neuroimmune Biology, The Hypothalamus-Pituitary-Adrenal Axis, Volume 7. Amsterdam, Elsevier, 2007, pp 55–85.

Romano S, Salvetti M, Ceccherini I, et al: Brainstem signs with progressing atrophy of medulla oblongata and upper cervical spinal cord, Lancet Neurol 6:562–570, 2007.

Sagen J, Proudfit HK: Evidence for pain modulation by pre- and postsynaptic noradrenergic receptors in the medulla oblongata, Brain Res 331:285–293, 1985.

Verberne AJM: Medulla oblongata. In: Aminoff M (ed): Encyclopedia of the Neurological Sciences. San Diego, Academic Press, 2003, pp 54–63.

Zeng Z, McDonald TP, Wang R, et al: Neuropeptide FF receptor 2 (NPFF2) is localized to pain-processing regions in the primate spinal cord and the lower level of the medulla oblongata, J Chem Neuroanat 25:269–278, 2003.

紧张型头痛,过去称作肌收缩性头痛,是人类最常见的头痛类型。可分为发作性和慢性紧张型头痛,与肌肉收缩的关系或有或无。发病时常有明显的睡眠障碍,并伴有抑郁症状,一些患者还会出现躯体反应。

症状和体征

紧张型头痛常为双侧发病,但也可单侧发病,常累及额部、颞部和枕部(图 123-1)。临床表现为非搏动性束带感或上述解剖部位紧箍感。颈部也常常受累。头痛历经数小时或数天后趋于平稳,症状不再继续发展。发作时没有相关头痛先兆。患者常伴有严重的睡眠障碍,表现为入睡困难,夜间频醒或早醒。头痛最常发生在上午 4~8 时和下午 4~8 时。男女皆可发病,但女性发病率高。紧张性头痛无遗传因素,但因儿童可能会效仿父母的疼痛表现,故可能在家族内高发。

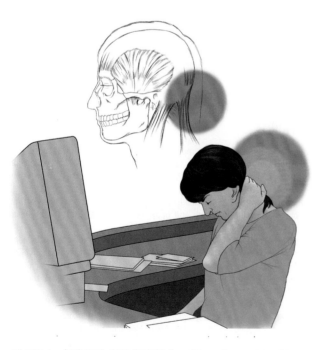

图 123-1 紧张型头痛的疼痛部位。(From Steven D. Waldman SD:Atlas of Common Pain Syndromes,ed 4. Philadelphia,Saunders,2008.)

急性发作的诱发事件不外乎生理和心理的应激。生理应激如长时间驾驶、工作时颈部强直位、急性颈椎损伤或长期受阴极射线管照射。既往有颈椎病史者,如颈椎强直等,病情恶化时也可引起紧张型头痛。紧张型头痛加重后还可导致颞下颌关节功能障碍。

检查方法

目前尚无针对紧张型头痛的特异检查方法。检查的目的主要是区分隐性病变或其他相似疾病。近期有过头痛发作的疑似患者应行头部磁共振成像。如明显累及枕部或项部,还应行颈椎部的磁共振成像。既往病情稳定,但近期如有波动,也要做磁共振检查。如对诊断有疑义,还要进行实验室筛查,如全血细胞计数、血沉、血生化检查等。

鉴别诊断

紧张型头痛通常根据临床病史来诊断,尽管其与偏头痛存在明显差异,但人们常将两者混淆,继而采取错误的治疗方案,收效甚微。表 123-1 列出了两者的不同之处,有助于临床医生作出正确的诊断。

表 123-1	偏头痛与紧张型头痛的比较	
	偏头痛	**紧张型头痛**
发病-达峰	数分钟至 1 小时	数小时至数天
发病频率	少于每周 1 次	常见每日发作或持续状态
疼痛部位	颞部	颈部或头周
特点	搏动性	疼痛,压迫感,束带感
偏侧性	多数为单侧	通常双侧
先兆	可能出现	不出现
恶心和呕吐	经常	很少
持续时间	通常小于 24 小时	常常数天

颈椎及其周围软组织病变也与紧张型头痛类似。Arnold-Chiari 畸形与其临床表现相似,但根据颈椎成像很容易加以鉴别。尽管急性额窦炎时患者会有全身症状,但有时也会与本病混淆。颞部血管炎、慢性硬膜下血肿以及其他颅内病变(如肿瘤)也可能被误诊为紧张型头痛。

治疗

对症疗法

决定治疗方案时,医生应该了解以下几点:头痛发作的频率和强度、对患者生活的影响、既往治疗的效果、既往用药不当史。如果每 1~2 个月仅发作一次,则可通过减轻或避免应激来缓解病症。急性发作时,镇痛药或非甾抗炎药能有效减轻症状。应避免镇痛药和/或巴比妥类联合应用,因其可导致药物滥用或药物依赖,弊大于利。如既往有药物乱用或滥用史,则不能给予对症治疗。单纯止痛药和非甾抗炎药等多种对症药物,一旦滥用,将导致严重的后果。

预防性治疗

如头痛在 1~2 个月内频繁发作,或严重影响了患者的工作或社会生活,则应进行如下预防性治疗。

抗抑郁药物

常用于预防性治疗,不仅有助于减轻头痛的频率和强度,还能改善睡眠,并可治疗潜在的抑郁症。患者应清楚该类药物的副作用,如镇静、口干、视物模糊、便秘以及尿潴留等。同时还应明白,药物镇痛效果通常维持 3~4 周。用药后睡眠质量会迅速改善,从而使症状明显好转。

阿米替林为首选药物,起始剂量为睡前 25mg,如无明显副作用,可每次递增 25mg。如患者无法耐受该药的镇静和抗胆碱作用,其他可供选择的药物还有曲唑酮(睡前 75~300mg)或氟西汀(午餐时 20~40mg)。鉴于药物的镇静效应(氟西汀除外),易受伤的老年患者应谨慎使用。另外,该类药物可致心律失常,故心脏病患者慎用。在头痛加重时,还可联合应用止痛药或长效非甾体抗炎药。

生物反馈疗法

某些患者在进行松弛训练并学习应对策略和减压技术后,获得了较好的疗效。这一方法成功的关键是要选择合适的患者。如患者在治疗初期即表现出明显的抑郁症状,那么应该在尝试生物反馈疗法之前先治疗抑郁。生物反馈疗法既缓解了头痛,又可以避免诸多药物副作用。

颈部硬膜外类固醇药物神经阻滞技术

多项研究证实,对于多种治疗方法均无疗效的患者,使用颈部硬膜外类固醇药物神经阻滞技术(cervical steroid epidural nerve block,CSENB)可使紧张型头痛得以长期缓解。治疗早期抗抑郁药物起效前也可尝试 CSENB。医生应根据疼痛临床情况,确定治疗周期,如每日 1 次或每周 1 次。

(韩雪野　罗芳　译)

推荐阅读

Waldman SD: Tension-type headache. In: Atlas of Common Pain Syndromes, ed 4. Philadelphia, Saunders, 2015.

第 124 章
偏头痛

偏头痛定义为周期性发作的单侧头痛,可见于儿童,但多在 30 岁前发病。发作频率不定,可以几天或数月一次。频率越高的偏头痛常与镇痛反弹(analgesic rebound)现象相关。60%~70%的患者为女性,多则报道指出该病有家族遗传因素。患者的个性独特,如细心、爱整洁、固执等,习惯于墨守成规,难于应对日常生活中的突发状况。偏头痛的诱发因素包括睡眠或饮食习惯改变,食用含酪胺、谷氨酸钠、硝酸盐的食物以及巧克力或柑橘等。内源性与外源性激素(如避孕药)等也可诱发偏头痛。约 20%的患者在头痛发作前会经历一个神经功能紊乱的无痛期,即所谓的"先兆"。先兆最常表现为视觉障碍,也可累及味觉和听觉,分别称作嗅觉先兆和听觉先兆。

临床症状和体征

偏头痛顾名思义,为单侧发作的头痛。尽管每次发作的部位会改变,但不会双侧同时发作。常为眶周或眶后剧烈的疼痛,自起病到高峰的间隔不等,约为 20 分钟到 1 小时。与紧张型头痛不同,偏头痛常伴全身症状,如恶心呕吐、畏光、畏声,另外食欲、情绪和性欲也有所改变。月经期也是常见的诱发因素。无神经系统症状的偏头痛称为"无先兆性偏头痛"。

上文已经提到,约有 20%的患者在偏头痛发作前要经历先兆期(图 124-1),这可能是由大脑皮质特定区域缺血所导致的。视觉先兆常持续 30~60 分钟,视野出现盲点(即所谓"暗点")或"之"字形异常视野,偶尔还会完全失明(图 124-2)。听觉先兆最常表现为对声音过度敏感,也可有其他症状,如感觉到声音是从比实际更远的地方发出来的。发生嗅觉先兆时,患者闻到实际上并不存在的强烈味道,或对咖啡或打印机墨盒等普通的味道过度敏感。发生先兆的偏头痛称为"先兆性偏头痛"。

少数偏头痛患者会经历较长时间的神经功能紊乱状态,如持续一天以上,这被称为"先兆延长性偏头痛"。极少数该类患者可能会发生不可逆的神经功能损害,诱发的危险因素包括高血压、吸烟和口服避孕药等。比先兆延长性偏头痛更为罕见的是复杂先兆性偏头痛,该类患者可出现偏瘫、失语等神经症状,也可能发展为永久性的损害。

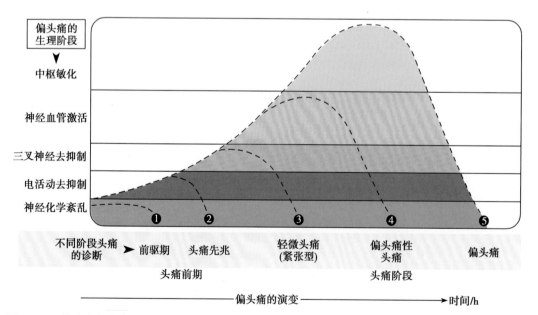

图 124-1 偏头痛的发作时间过程。典型的偏头痛包括 4 个阶段,但不是所有患者都全部经历。平常的应激或劳累均可触发偏头痛发作。不论是否为触发发作,第一阶段为前驱期,前驱症状包括打哈欠、烦躁易怒,持续 24~48 小时。然后可发展为先兆阶段,约 30%的患者出现,通常为感觉异常,尤其是视觉异常。偏头痛最痛苦的阶段是头痛期,单侧的剧烈头痛可持续 4~72 小时,通常伴有畏光、畏声、恶心、呕吐。偏头痛的第四阶段为发作后期,症状各异,多表现为疲乏、易怒。(From Burgos-Vega C, Moy J, Dussor G:Chapter Eighteen-Meningeal Afferent Signaling and the Pathophysiology of Migraine. In:Price TJ, Dussor G[eds]:Progress in Molecular Biology and Translational Science,Philadelphia,Academic Press,2015,Volume 131,pp 537-564.)

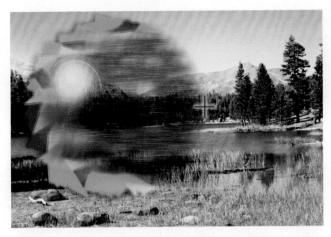

图 124-2 锯齿样强化谱是视觉先兆的一种形式。（From Podoll K,Ayles D:Sarah Raphael's migraine with aura as inspiration for the foray of her work into abstraction. Int Rev of Neurobiol 2006;74:109-118.）

所有类型的偏头痛皆伴有全身症状,常见的有肤色苍白、震颤、发汗以及光敏感等。还可表现为颞部血管及相关部位压痛。存在先兆时,神经功能检查会有异常结果;反之,对于无先兆的偏头痛来说,发作前、发作期间以及发作后的神经功能都是正常的。

检查

偏头痛没有特异的检查方法。检查的目的主要是区分隐性病变或其他相类似的头痛(见"鉴别诊断")。近期头痛发作的患者均应接受脑部的磁共振成像(magnetic resonance imaging,MRI)。如伴神经症状,还应行 Gd 造影或考虑磁共振血管成像。如患者既往病情稳定,但近来发生难以解释的波动,则也应该进行 MRI 检查。实验室筛查项目包括血沉、血细胞计数,如诊断有疑义,还可检验血生化。出现视觉障碍的患者还应接受眼科检查。

鉴别诊断

偏头痛的诊断基于详细的临床头痛病史,常与紧张型头痛相混淆,两者的治疗截然不同,一旦误诊,后果严重。表 124-1 列出了两者的不同之处,有助于临床作出正确的判断。

表 124-1 偏头痛与紧张型头痛的比较

	偏头痛	紧张型头痛
发病-达峰	数分钟至 1 小时	数小时至数天
发病频率	少于每周 1 次	常见每日发作或持续状态
疼痛部位	颞部	颈部或头周
特点	搏动性	疼痛,压迫感,束带感
偏侧性	多数为单侧	通常双侧
先兆	可能出现	不出现
恶心和呕吐	经常	很少
持续时间	通常小于 24 小时	常常数天

眼、耳、鼻及鼻窦部的疾病也与偏头痛类似。通过病史、体格检查和相关的检查可以对病因加以鉴别并做出正确处理。另外,青光眼、颞动脉炎、鼻窦炎、颅内病变(如慢性硬膜下血肿、肿瘤、脑脓肿、脑水肿以及假瘤)和包括肉样瘤病在内的炎性病变也易与偏头痛混淆,在治疗头痛过程中也应加以考虑。

治疗

为了制订最佳治疗方案,医生要考虑如下几点:头痛的频率和强度、对生活的影响、是否存在局部或长期的神经功能紊乱、既往检查和治疗的效果、药物乱用或滥用史以及其他系统疾病,如伴外周血管或冠状动脉病变的患者,则不适用某些治疗方法。

如果发作不频繁,可尝试对症治疗;如发作较频繁,或者影响了正常工作,或者需要住院,则应给予预防性治疗。

对症疗法

只有在发作初期实施对症疗法才会取得较好的疗效,但由于偏头痛发病到高峰期的间隔较短,而且患者常恶心呕吐导致难以口服药物,故很难做到这一点。经胃肠外或黏膜给药可以解决这个问题。

用于治疗偏头痛的药物有含黏酸盐的合成药(如 Midrin)、非甾抗炎药萘普生、麦角生物碱、曲普坦类(包括舒马曲坦)以及利多卡因复合止吐药制成的静脉注射剂。100%纯氧吸入以及蝶腭神经节阻滞也能够治疗偏头痛。含咖啡因的制剂、巴比妥盐、麦角胺、三甲基丁烷和麻醉药物可导致镇痛反弹现象,继而加重治疗的难度。合并外周血管病变、冠状动脉疾病或高血压的患者要避免应用麦角胺和曲普坦类。

预防性治疗

大多数偏头痛患者更适于预防性治疗。β-受体阻滞剂为主流药物,普萘洛尔和绝大多数该类药物均有助于控制或减轻偏头痛的频率和强度,并且预防先兆的发生。多数患者可选择 80mg/d 的长效制剂作为初始药量。伴哮喘或其他气道反应性疾病的患者禁用普萘洛尔。

丙戊酸、钙通道阻滞剂(如维拉帕米)、可乐定、三环类抗抑郁药和非甾抗炎药也常应用于预防性治疗偏头痛。鉴于每种药物各有利弊,医生应根据药理学特点制订最佳的个体化用药方案。

（韩雪野　罗芳　译）

推荐阅读

Waldman SD: Migraine headache. In: Atlas of Common Pain Syndromes, ed 4. Philadelphia, Saunders, 2015.

丛集性头痛顾名思义,头痛发作存在丛集期,随后为无痛的缓解期。与其他头痛多发于女性不同,丛集性头痛的男女发病比率为 5:1,丛集性头痛在男性中的发病率约为 0.5%,远远小于紧张型头痛或偏头痛。对疼痛症状认识不足的临床医生最常将丛集性头痛和偏头痛相混淆。

丛集性头痛始发于 30~40 岁交替期,而偏头痛则以在 20 岁出头时发病为特征。丛集性头痛无家族发病倾向,而且不经历先兆,这也区别于偏头痛。丛集性头痛通常在入睡 90 分钟后发作,当患者因为值班而从夜间睡眠改为白天睡眠时,仍遵从这一规律。此外,偏头痛的发作随季节变化,春季和秋季发作较频繁。

在丛集期,每日发作 2~3 次,时程 45 分钟~1 小时。丛集期通常持续 8~12 周,随后为缓解期,持续不到 2 年。少数患者的缓解期逐渐缩短,发作频率可能提高 10 倍。这种情况即慢性丛集性头痛,区别于先前提到的更为常见的发作性丛集性头痛。

症状和体征

丛集性头痛以单侧眶后和颞部的疼痛为特征,表现为烧灼样,极其痛苦(图 125-1)。发作时可见 Horner 征,包括眼睑下

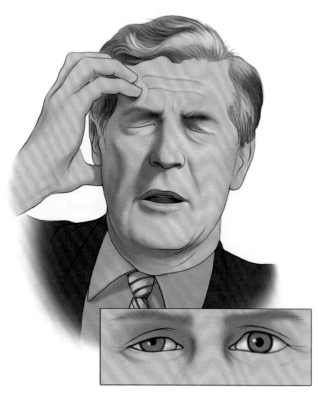

图 125-1　丛集性头痛。(From Waldman S:Atlas of Common Pain Syndromes. Philadelphia,Saunders,2002,p. 17.)

垂、瞳孔缩小、面部发红、结膜充血等,还常出现流泪、流涕等现象(图 125-2)。反复发作可导致视觉改变。另外,还可以观察到颧骨部位的"橘皮"样皮肤,眉间深深的皱褶以及毛细血管扩张等现象。

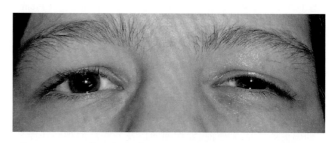

图 125-2　患者左侧丛集性头痛发作后不久的眼部照片。注意头痛侧的霍纳综合征和面部左眼周围出汗。(From May A:Cluster headache:pathogenesis, diagnosis, and management. The Lancet 2005;366:843-855.)

少量的酒精、硝酸盐、组织胺以及其他血管活性药物即可诱发丛集性头痛,身处高海拔地区时也偶尔会诱发。发作期间,患者不能平卧,需要不停地走动。而其他类型的头痛在发作时,患者常常为了缓解疼痛而需要在安静黑暗的空间里卧床。

丛集性头痛是人类遭受的最剧烈的疼痛之一。因此,临床医生应格外谨慎,防止药物滥用或乱用。疼痛时间较长且无法缓解时,常导致患者自杀。

检查

丛集性头痛没有特异的检查方法。检查的目的主要是鉴别隐性病变或其他类似疾病(见"鉴别诊断")。近期有头痛发作的疑似患者应行脑部的磁共振成像(magnetic resonance imaging,MRI)。如伴有神经症状,还应行 Gd 强化或考虑磁共振血管成像。如患者既往病情稳定,但近来发生难以解释的波动,则也应该进行 MRI 检查。实验室筛查项目包括血沉、血细胞计数,如诊断有疑义,还可检验血生化。伴明显眼部不适时,应行眼科检查,如测眼压等。

鉴别诊断

丛集性头痛的诊断基于详细的临床头痛病史,常与偏头痛相混淆,两者的治疗截然不同,一旦误诊,后果严重。表 125-1 列出了两者的不同之处,有助于临床作出正确的判断。

表 125-1　丛集性头痛与偏头痛的比较

	丛集性头痛	偏头痛
性别	男性 5:1	女性 2:1
发病年龄	30~40 岁交替期	经初期到 20 岁初期
家族史	无	有
先兆	无	有
周期性	有	无
发病-高峰间隔	数秒~数分钟	数分钟~数日
频率	2~3 次/d	1 次/周
持续时间	45 分钟	数小时

　　眼、耳、鼻及鼻窦部的疾病也与丛集性头痛类似。通过病史、体格检查和相关的检查可以对病因加以鉴别并做出正确处理。另外,青光眼、颞动脉炎、鼻窦炎、颅内病变(如慢性硬膜下血肿、肿瘤、脑脓肿、脑水肿以及假瘤)和包括肉样瘤病在内的炎性病变也易与丛集性头痛混淆,在治疗头痛过程中也应加以考虑。

治疗

　　在治疗偏头痛时,β-阻滞剂对多数患者有效,而丛集性头痛与此不同,治疗时需要更为个体化的方案。治疗初期,可使用泼尼松,并联合注射局麻药行蝶腭神经节阻滞(每日 1 次),泼尼松以每日 10mg 的幅度调整药量。如不能及时控制病情,可借助密闭面罩吸入 100% 纯氧。

　　如头痛无明显好转,并且诊断明确,可以尝试碳酸锂,但由于该药物治疗窗较窄,应当慎用。初始用量为睡前 300mg,48 小时后增至每日 2 次,每次 300mg。如无副作用,48 小时还可增量至每日 3 次,每次 300mg。整个疗程为 10 天,在随后的一周内逐渐减量。如治疗效果不佳,还可考虑其他药物,如美西麦角、舒马曲坦及类舒马曲坦药。

　　极少数丛集性头痛的患者对上述治疗的反应较差,考虑到疼痛较为剧烈,同时为了降低自杀风险,应采取更为激进的治疗措施。如通过注射甘油或射频技术损毁半月神经节。

(韩雪野　罗芳　译)

推荐阅读

May A: Cluster headache: pathogenesis, diagnosis, and management, The Lancet 366:843–855, 2005.

Waldman SD: Cluster headache. In: Atlas of Common Pain Syndromes, ed 4. Philadelphia, Saunders, 2015.

第 126 章
假性脑瘤

症状与体征

假性脑瘤是导致头痛的罕见病因,故常被忽视。此病最常见于 20~45 岁的超重性女性。90% 以上的患者在做 Valsalva 动作(译者注:闭住口鼻,做深吸气,以使咽鼓管充气)时头痛加重。非特异性中枢神经系统表现有头晕、视觉障碍(如复视)、耳鸣、恶心和呕吐以及眼痛等,眼底镜检查可见视盘水肿(图126-1),对确定诊断有重要价值。患者视盘水肿的程度各不相同,因而对视野的影响有细微差别,如盲点扩大以及鼻内侧视野缺失等(见图 150-1)。

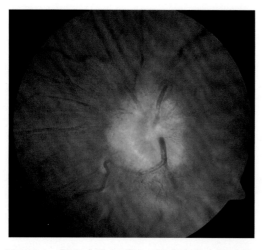

图 126-1　视盘水肿(4 期)。视盘中的血管暗淡,视神经乳头突出,形成乳晕。(From Friedman DI: The pseudotumor cerebri syndrome. Neurol Clin 2014; 32(2):363-396.)

对于假性脑瘤的确切原因,目前尚无定论。常见的如脑脊液吸收障碍,诱因包括四环素、维生素 A、皮质激素和萘啶酸等。其他因素还有恶病质、贫血、内分泌疾病及慢性呼吸系统疾病。然而,许多患者的真正病因还不明确。

诊断

根据临床惯例,假性脑瘤的诊断应符合以下 4 个标准:①高颅内压的症状和体征,如视盘水肿;②脑部 MRI 或 CT 结果正常;③腰穿示脑脊液压力增加;④脑脊液生化检查、细菌培养和细胞学检查正常(表 126-1)。疑似高颅内压的患者应立即行脑部 MRI 和 CT 强化扫描,从而排除颅内占位、感染和其他病变。假性脑瘤患者的神经影像提示脑室不大。如果神经影像显示脑室扩大且无占位病变,则可以行腰椎穿刺测定脑脊液压力,并且行脑脊液生化检查、细菌培养和细胞学检查。

表 126-1　假性脑瘤的诊断标准

1. 高颅内压的症状和体征,如视盘水肿
2. 脑部 MRI 或 CT 结果正常
3. 腰穿示脑脊液压力增加
4. 脑脊液生化检查、细菌培养和细胞学检查正常

治疗

治疗假性脑瘤时,首先考虑口服乙酰唑胺。如患者不能耐受,则改用呋塞米或氯噻酮,如利尿效果不佳,还可选择皮质激素,如地塞米松。患者接受上述治疗无效时,下一步可开展手术治疗,如脑脊液分流术。长期存在视乳头水肿时,推荐行视神经鞘切开减压术。

(韩雪野　罗芳　译)

推荐阅读

Friedman DI: The pseudotumor cerebri syndrome, Neurol Clin 32(2):363–396, 2014.

镇痛药反弹性头痛是新近确定的一种疾病,常见于在治疗头痛时过量应用对症治疗药物者,表现为原有头痛频率增加,对对症药物和预防药物无反应。数周后发作性偏头痛或紧张型头痛越来越频繁,逐渐转变为每日发作的慢性疼痛,并且对镇痛药和其他药物的反应越来越差。患者发现,如果停药或延迟用药,病情将更加恶化。尽管专业人士往往会忽视这种疾病,但随着制药企业大肆推广使用含咖啡因的非处方药物,该病的发病率正在呈不断上升态势。

症状和体征

临床上,镇痛药反弹性头痛由偏头痛或紧张型头痛发展而来,集合了两者的特点,淡化了两者的不同之处,因此给诊断造成了一定的困难。导致该病的常见药物(表 127-1)有:单纯止痛药,如对乙酰氨基酚;鼻窦药物,包括单纯止痛药;含阿司匹林、咖啡因和布他比妥的复合制剂(如 Fiorinal);非甾抗炎药;阿片类镇痛药;麦角胺;曲坦类,如舒马曲坦。患者的体检结果往往没有异常,这与偏头痛和紧张型头痛是一致的。患者使用止痛药后头痛的缓解和再现的临时时间关系,是镇痛药反弹性头痛的特征标志(图 127-1)。

表 127-1	导致镇痛药反弹性头痛的药物
单纯止痛药	
非甾抗炎药	
阿片类镇痛药	
治疗鼻窦炎的药物	
麦角胺	
含布他比妥的复合制剂	
曲坦类(如舒马曲坦)	

检查

目前尚无针对镇痛药反弹性头痛的特异检查方法。检查的目的主要是区分隐性病变或其他与偏头痛或紧张型头痛相似的疾病(见"鉴别诊断")。近期出现每日头痛发作的疑似患者应行头部磁共振成像,如明显累及枕部或项部,还应行颈椎部的磁共振成像。既往偏头痛或紧张型头痛较稳定,但近期如有波动,也要做磁共振检查。实验室筛查项目有全血细胞计数和血沉。如对诊断有疑义,还要进行血生化检查。

鉴别诊断

通常根据详细的临床病史来诊断镇痛药反弹性头痛。由于该疾病有许多原发病的特点,因此如果不具体询问用药史(包括非处方药物和镇痛药),将难以做出正确的诊断。既往头痛症状稳定的患者,一旦病情波动,应给予高度重视。同时,在对患者进行详细评估前,不能简单认为是过度用药所致。

治疗

治疗方面,中止过度应用或滥用的药物,并完全停用至少 3 个月。许多患者无法耐受门诊停药后的不适症状,最终要求住院治疗。如考虑门诊停药,则应向患者认真解释如下几点:
● 在头痛及相关症状改善之前病情将有所加重。

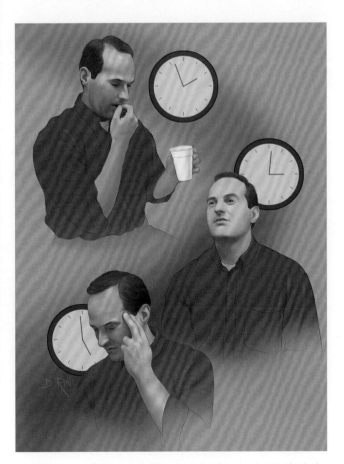

图 127-1 患者使用止痛药后头痛的缓解和再现的临时时间关系,是镇痛药反弹性头痛的特征标志

- 如果恢复用药,即使非常小的剂量也会使病情继续而无好转。
- 患者不能擅自使用非处方药。
- 过度使用阿片类和含咖啡因或麦角胺的合成药会导致生理依赖,患者在停用这些药物时,必须要有经验丰富的专业医生给予指导。

- 如果患者在停药过程中谨遵医嘱,则病情将会得到改善。

(韩雪野　罗芳　译)

推荐阅读

Waldman SD: Analgesic rebound headache. In: Atlas of Common Pain Syndromes, ed 5. Philadelphia, Saunders, 2015.

许多三叉神经痛的患者是因血管扭转压迫脑干处的三叉神经根所致(图 128-1)。听神经瘤、胆脂瘤、动脉瘤、血管瘤以及骨质异常等也可致神经根受压。三叉神经痛的强度堪比丛集性头痛,如不加控制,可致患者出现自杀倾向,故应紧急处理。日常活动即可激发三叉神经痛,如刷牙、刮胡须或洗漱。多数患者可借助药物控制(表 128-1)。约 2%~3% 的患者存在多发性硬化。三叉神经痛(trigeminal neuralgia)也被称为"*tic douloureux*"。

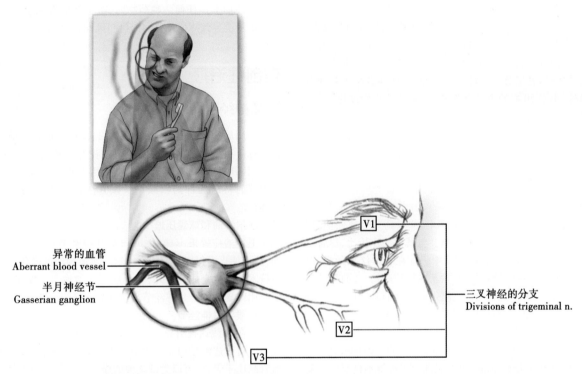

异常的血管
Aberrant blood vessel

半月神经节
Gasserian ganglion

V1

V2

V3

三叉神经的分支
Divisions of trigeminal n.

图 128-1 三叉神经痛的症状和体征。(From Waldman SD:Trigeminal neuralgia. In:Atlas of Common Pain Syndromes,ed 3. Philadelphia,Saunders,2012.)

表 128-1 三叉神经痛的治疗方法
药物
• 卡马西平
• 加巴喷丁
• 巴氯芬
手术
• 三叉神经阻滞
• 甘油逆向半月神经节注射
• 气囊压迫半月神经节
• 半月神经节射频损毁
• 三叉神经根微血管减压

症状和体征

三叉神经痛为突发性疼痛,累及三叉神经支配的面部区域。97% 的病例为单侧发作,即使双侧同时发作,也是由同一个分支支配。绝大多数患者为第二支或第三支发作,第一支发病仅占不到 5%。右面部单侧发作占 57%。三叉神经痛以突发的电击样疼痛为特征,持续数秒至 2 分钟不等。发病与达高峰时几乎同步。

患者极力避免接触疼痛扳机点。伴其他面部疼痛症状的患者(如颞下颌关节紊乱)常常不停地摩擦受累区域或加以冷敷或热敷。疼痛难以控制时,常需急诊入院治疗。发作间期相对无痛苦,如果剧烈疼痛消退后仍残存钝痛,则提示有结构性损伤使神经持续受压。除非伴有多发性硬化,否则 30 岁以下的患者中几乎不会发生这一现象。

检查

所有患者均应行脑部和脑干的磁共振成像,从而排除后颅窝或脑干损伤以及脱髓鞘病变。怀疑血管压迫时可借助磁共振血管成像来确诊。怀疑潜在或并发鼻窦病变时,还可附加鼻窦成像。三叉神经第一支受累时,应行眼科检查以测定眼压并排除眼部病变。实验室筛查项目有全血细胞计数和血沉。如对诊断有疑义,还要进行血生化检查。在使用卡马西平前,也需要测定全血细胞计数作为日后参考的基础值。

鉴别诊断

通过病史和体检,通常可以直接诊断三叉神经痛。眼、耳、鼻、喉和牙齿的病变可能与三叉神经痛类似,或与其同时存在,对诊断造成一定的干扰。不典型性面痛有时也易与三叉神经痛相混淆,但两者有一定的区别。前者为钝痛,后者则为尖锐的神经性痛;后者累及三叉神经的支配区,而前者则无规律分布。另外,小于50岁的患者应考虑是否存在多发性硬化。

治疗

药物治疗

卡马西平

该药物为一线治疗药物。事实上,如果药效迅速而明显,则反过来证明了三叉神经痛的诊断。与其他治疗相比,尽管卡马西平较为安全有效,但临床应用中仍存在着争议和顾虑,有时会将异常的检查结果错误地归咎于应用该药物,继而导致停药。因此,在开始用药前,应首先测定各指标的基础值,作为日后的参考,包括全血细胞计数、尿常规和血生化。

只要疼痛在能够控制的范围内,就应该逐渐、小心地增加卡马西平的用量。刚开始时在睡前服用100~200mg,连续2天,注意是否出现头晕、镇静、思维混乱及皮疹等不良反应。随后在无明显不良反应的前提下,每2天增加100~200mg(每日平均分配),直到疼痛缓解或每日药量达1 200mg。医生应密切关注实验室指标,避免出现恶病质等罕见的致命病变。如果发现血细胞计数异常或出现皮疹,则应立即停药,否则可能导致再生障碍性贫血。疼痛消失后,该药量持续至少6个月,然后方可考虑减量。医生应告诫患者,未经允许,绝对不能随意变更药量,加大药量或停药。

加巴喷丁

少数病例对卡马西平不敏感,可改用加巴喷丁。用药前同样需测定血液指标的基础值。起始量为睡前300mg,连续2天,注意是否出现头晕、镇静、思维混乱及皮疹等不良反应。随后在无明显不良反应的前提下,每2天增加300mg(每日平均分配),直到疼痛缓解或每日药量达2 400mg。此时如疼痛部分得以缓解,则可在监测血液指标的同时小心加用100mg的片剂。极少有患者的需药量超过3 600mg。

巴氯芬

有报道称,某些患者在使用以上2种药物后效果不佳,而巴氯芬的效果明显。用药前测定血液指标的基础值。起始量为睡前10mg,连续2天,注意是否出现头晕、镇静、思维混乱及皮疹等不良反应。随后在无明显不良反应的前提下,每7天增加10mg(每日平均分配),直到疼痛缓解或每日药量达80mg。该药物有明显的肝毒性和中枢系统副作用(如镇静、无力)。在开始使用时,应像使用卡马西平一样,谨慎监测各项实验室指标。

在使用上述任何一种药物时,医生都应告诫患者,过早减量或停药会导致疼痛反复,并且使日后的治疗更加困难。

有创性治疗

三叉神经阻滞

使用局麻药和皮质类固醇阻滞三叉神经可有效地辅助药物治疗。有效药物治疗的同时阻滞神经可使疼痛迅速消失。首次阻滞时联合无防腐剂的丁哌卡因和甲基泼尼松龙,随后行阻滞时将这两种药物减量。该方法也可用于治疗顽固性疼痛。

逆向注射甘油和球囊压迫

上述治疗效果不佳时,可向半月神经节逆行注射少量甘油,从而使疼痛得以长期缓解。这一毁损神经的操作应由熟知该技术的医生完成。另外,如无法耐受微血管减压术,还可提倡利用球囊压迫半月神经节来达到治疗目的。

射频损毁半月神经节

即在X线透视引导下人为造成射频损伤,从而毁损半月神经节。对上述治疗均无效的顽固性三叉神经痛,以及不适于微血管减压术者,均可以尝试该项治疗。

三叉神经根的微血管减压术

又名"Jannetta减压术",是外科治疗顽固性三叉神经痛的主要方法。理论基础是将三叉神经痛视为单根神经受压所致。具体过程包括识别邻近脑干的三叉神经根,分离压迫神经根的血管,在血管和神经之间垫上海绵,通过解除压迫进而消除疼痛。

(韩雪野 罗芳 译)

推荐阅读

Waldman SD: Trigeminal neuralgia. In: Atlas of Common Pain Syndromes, ed 3. Philadelphia, Saunders, 2012.

临床综合征

顾名思义,颞动脉炎所致头痛主要位于颞部,常累及额部和枕部。见于 60 岁以上的老年人,几乎仅仅累及白种人,女性与男性发病率比为 3∶1(图 129-1)。颞动脉炎也称为巨细胞动脉炎,因为多核巨细胞浸润在含弹力蛋白的病变动脉(如颞动脉、眼动脉或颈外动脉)周围。约一半患者同时伴有风湿性多肌痛。

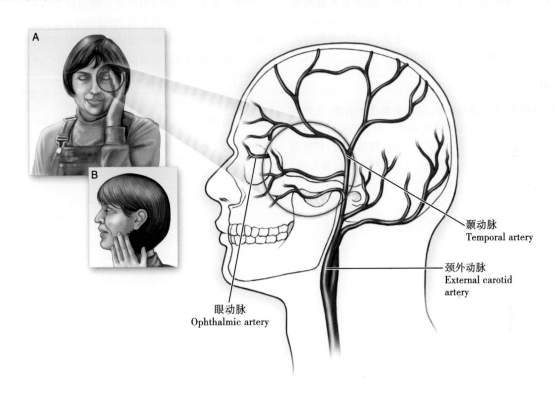

图 129-1 (A)颞动脉炎在 60 岁以上老年白种人多见,女性与男性发病比为 3∶1。(B)颞动脉炎的特征表现为下颌活动不顺畅(跛行)。(From Waldman SD:Headache associated with temporal arteritis. In:Atlas of Uncommon Pain Syndromes,ed 3. Philadelphia,Saunders,2014.)

症状和体征

绝大多数患者有头痛症状,多为持续性颞部轻中度痛,同时还可有头皮压痛,梳头或卧平枕时极为不适。

尽管绝大多数患者表现为颞部疼痛,但下颌活动不顺畅(跛行)才是真正的特征表现。通常认为老年人出现咀嚼痛是颞动脉炎引起的,除非能够确认其他原因。如果临床上高度怀疑颞动脉炎,则应尽快使用皮质激素(见"治疗"),原因是视神经缺血时会导致单眼视力恶化,而此时患者并无疼痛感。

除上述症状和体征外,还可见多肌痛和晨僵现象。颞动脉炎不会出现因肌肉炎性病变或其他胶原血管病变所导致的肌无力现象,但因系统疾病而长期服用皮质醇者(如风湿性多肌病)除外。此外,还有许多非特异性全身症状,如不适、消瘦、盗汗和抑郁。

体检时可见颞动脉充盈、变硬,呈结节状。搏动减弱,触诊有压痛。亦有头皮压痛。检眼镜示视盘苍白、水肿。患者呈慢性病态,或有抑郁症状,或两者兼有。

检查

所有疑似患者均应测定血沉率,90% 以上的患者血沉值大于 50mm/h。血沉正常但经颞动脉活检确诊的患者不到 2%。临床上在开始皮质类固醇治疗前应先测定初始血沉值,既有助于诊断,又有助于衡量治疗效果。然而,血沉并非该病的特异性监测指标,其他与颞动脉炎在临床上相类似的疾病(如恶性肿瘤或感染)也可以导致血沉值显著增高。因此,临床确诊需借助于颞动脉活检。

由于颞动脉活检安全易行，所有疑似患者均应接受检查。该病的典型表现为活检的动脉周围有炎性巨细胞浸润，如见内膜水肿和内弹力层断裂，则诊断更加明确。仅有少数患者虽然有明显的临床表现，而且血沉值也明显升高，但活检结果为阴性。如上文所述，如果高度怀疑颞动脉炎，应立刻测定血沉值，同时开始皮质醇治疗。还应测定全血细胞计数和生化指标（如甲状腺素）来排除与本病有相似临床特征的其他系统疾病。

如对诊断有疑义，可行脑部的磁共振成像（MRI），从而准确观察颅脑外观及其内容物。MRI 有助于准确发现颅内及脑干的疾病，如肿瘤和脱髓鞘现象。更为重要的是，MRI 还能够发现颅内动脉瘤导致的出血。磁共振血管成像技术则有助于识别使患者出现神经系统症状的动脉瘤。如患者不能接受MRI 检查（如内置心脏起搏器），可选择 CT。高度怀疑颅内出血时，即使 MRI 或 CT 检查不支持这一结果，也应行腰椎穿刺加以判断。疑似青光眼的患者，应查眼压。

鉴别诊断

根据临床病史、阳性体检结果、正常的影像学表现、血沉值升高以及活检结果阳性，方可确定头痛源自颞动脉炎。与颞动脉炎有相似疼痛症状的疾病有紧张型头痛、脑部肿瘤、其他类型的动脉炎、三叉神经痛（累及第一支）、脱髓鞘疾病、偏头痛、丛集性头痛和慢性阵发性偏头痛。三叉神经痛累及第一支时以扳机点和抽搐样发作为特征，临床上并不常见。脱髓鞘疾病常导致其他神经症状，如视神经炎及运动或感觉异常。慢性阵发性偏头痛和丛集性头痛在发作时多伴同侧眼睛发红、流泪、鼻黏膜充血及流涕。所有与性活动有关的头痛均无以上表现。偏头痛可以伴或不伴无痛的神经功能紊乱症状，即所谓的"先兆"，但患者几乎均出现全身症状，如恶心或畏光，而这并不是颞动脉炎相关头痛的典型表现。

治疗

治疗的要点就是及时应用皮质醇。如有视觉障碍，则首先给予泼尼松 80mg，持续用药直至颞动脉炎治愈。此时如患者状况稳定且血沉值不再升高，则以每周 5mg 的速度减量。用药同时应注意保护胃黏膜，预防消化道溃疡和胃肠出血。如患者不耐受皮质醇或维持药量过高导致副作用时，应选择硫唑嘌呤来替代。

（韩雪野　罗芳　译）

推荐阅读

Waldman SD: Headache associated with temporal arteritis. In: Atlas of Uncommon Pain Syndromes, ed 3. Philadelphia, Saunders, 2014.

绝大多数眼痛和眼周痛都相对容易直接诊断和治疗（表130-1）。如与原发眼疾无关，则只需诊断并治疗疼痛症状。如与眼病有关，则通常需行眼科检查。

表 130-1　眼痛的常见病因	
• 睑腺炎	• 青光眼
• 结膜炎	• 葡萄膜炎
• 角膜擦伤	• 视神经炎

眼痛的常见病因

睑腺炎（麦粒肿）

睑腺炎，或称麦粒肿，是临床上导致眼痛的最常见病因。睑腺炎是由细菌感染位于眼睑边缘分泌油脂的睑板腺和/或睫毛滤泡引起的。98%的病原菌为葡萄球菌，并且迅速出现脓肿。小的感染疼痛程度较轻，呈自限性，可自愈；也可能迅速发展成为极为疼痛的脓肿，需要立即手术切开引流，并辅以全身抗菌治疗。早期发现时，通常使用不含新霉素的抗生素眼膏（如庆大霉素或多黏菌素B）和杆菌肽素眼膏，配合湿毛巾热敷来治疗。如出现发热症状，或保守治疗无法引流脓液，则应考虑手术切开引流。如不给予相应治疗，则这一局部单纯的滤泡炎或睑板炎可能会发展为眶周蜂窝织炎，损害邻近的中枢神经系统，危及视力甚至生命。

角膜擦伤

角膜擦伤是导致眼痛急诊的另一常见病因。角膜上分布着丰富的C型多模式伤害性感受器，当表面受损并激活该类感受器时，尽管眼内无异物，而且损伤也仅限于角膜基质，但患者会有异物感，即感觉上眼睑下有异物。几乎所有患者的异物感都是由持续激活角膜上的多模式感受器，同时机械感受器也随之激活所导致的。

角膜擦伤的原因多为沙砾或异物进入眼内，或是在戴隐形眼镜或运动时轻度机械创伤所致。荧光染色可示角膜创伤，但极少发现异物。患者主诉剧痛，但与实际的损伤程度不成比例，即使医生反复确认，但患者仍坚持上眼睑下方有异物。临床上还常见畏光、流泪、巩膜和结膜感染，这也是导致患者焦虑的重要原因。

角膜擦伤时，应外翻上眼睑，同时用大量无菌盐水冲洗眼球，以清除残留物。如为工具所伤，应仔细检查是否有金属残留，对眼眶及内容物行放射平片或计算机断层扫描可以判断眼内是否有金属异物，如果发现不及时，则会严重危害视力。治疗上通常使用不含新霉素的抗生素眼膏（如庆大霉素、多黏菌素B和杆菌肽素眼膏），并用纱布敷眼，同时还应尽力安抚患者。

眼部带状疱疹

当怀疑患上眼部带状疱疹的时候，必须与眼科医生共同管理。因为这种疾病不仅影响整引个眼球，还会导致严重的威胁视力的并发症。带状疱疹性眼病是由于三叉神经第一支（V1）受累引起的，通常在该分支受累患者中有70%的发生率。当V1的鼻交感神经分支受累时，可能会发生鼻尖部皮肤损伤（称为 Hutchinson 征），这可能暗示一些眼部疾病的存在，但不能作为特异性的诊断标准。实际上，患有 Hutchinson 征的人中有50%可能有眼部受累。眼部受累可能仅限于眼睑皮肤病变，但也有可能包括眼眶和球体本身的受累（图130-1）。这些发现包括结膜炎、巩膜上皮炎/巩膜炎、假枝状角膜炎、间质性角膜炎、眼压升高的葡萄膜炎、视网膜炎（如急性视网膜坏死和进行性视网膜外坏死）、局灶性脉络膜炎、眼眶水肿、运动神经麻痹等导致的眼球突出、视神经炎和复视，如脑神经Ⅲ、Ⅳ和Ⅵ。鉴于众多的眼部并发症，所以当怀疑有眼部受累时，无论是基于 Hutchinson 征还是由于视力下降，都必须转诊给眼科，因为患者可能需要以静脉输注或玻璃体内给药等形式的进一步治疗。

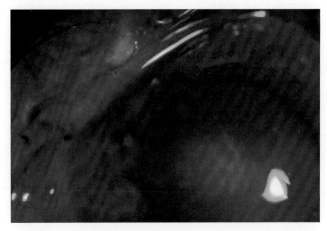

图 130-1　眼部带状疱疹患者角膜荧光素染色显示假树突

在患有眼部带状疱疹的患者中，多数可能会发生包括葡萄膜炎、巩膜炎、角膜炎和急性视网膜坏死在内的并发症。在其他面神经受累的患者中，贝尔麻痹是一个可能发生的并发症。带状疱疹还会引起卒中、脊髓炎、肺炎和脑炎等其他并发症。此外，在免疫功能低下的患者中，可发生显著累及内脏的播散性皮肤病。

结膜炎

结膜炎是眼痛的常见病因,病原菌为细菌、真菌或病毒,可以表现为中度的自限性病变,无需治疗即可自愈;也可以因眼部化脓引起剧痛,造成患者不适。细菌或病毒性结膜炎,也称红眼病,流行性强,因此要培养患者正确的洗手习惯,同时还应告知患者要对与家人和同事共用的所有用品进行消毒,如复印机、水龙头、电话、计算机键盘等。除感染外,环境因素也可导致结膜炎,如花粉、灰尘、烟雾和烟尘等。

结膜炎在临床上表现为眼睛发红和刺痛,常导致流泪,并伴一定程度的畏光。眼部还可流脓,如果症状严重,则可能粘住上下眼睑,使患者十分不安,急于就近求医。治疗时应先安抚患者,并使用温毛巾湿敷患眼。药物应选择不含新霉素的抗生素滴眼液或眼膏(如庆大霉素或多黏菌素 B 和杆菌肽素),注意滴头或药膏管不要接触患眼,避免重复感染。如怀疑是性传播性结膜炎,则需进行细菌培养,同时立即全身应用抗生素并请眼科专家会诊。

青光眼

在美国,青光眼是最常见的致盲眼病。青光眼不是单一疾病,而是一组疾病,共同的特点是眼球内的房水循环及引流障碍。在 40 岁以下无眼球创伤或遗传病变的人群中,极少发生青光眼。该病多见于黑种人和有家族史者。眼球重度受损时,发生青光眼的风险增大。

临床治疗时应该首先明确,青光眼有 2 种类型:①开角型;②闭角型。开角型发病隐匿,多数人可无症状或症状不明显,随病情进展,眼压升高,视神经缺血,逐渐造成眼部不可逆的损伤。尽管虹膜和角膜间的房角始终开放,但房水流出不畅,具体病因尚不明确。早期周边视野缺失,随后视力逐渐减弱,但无痛感,发展到晚期仅残存管状视野。检眼镜示视盘凹陷。60 岁以上老人是青光眼的高危人群,在疼痛诊治时应常规询问视力有无改变。但由于不伴疼痛症状,故患者很少因疼痛就诊。

与开角型青光眼不同,急性闭角型青光眼表现为眼部剧痛,视力严重减退。因虹膜和角膜间的房角闭合,房水外流受阻所致。该病变为眼科急诊,诊治延误可致视力永久性损伤。急性发作时眼部剧痛,视物模糊,有光圈效应,伴恶心呕吐、眼部发红。角膜色素沉着,瞳孔反射减弱或瞳孔居中,虹膜萎缩。患者急性发病,可与同年龄组人群的其他慢性疼痛(如颞动脉炎)相鉴别。由于夜间瞳孔扩张,进一步缩窄或闭合房角,故本病多于夜间发作。

临床诊断时应首先考虑到该病的可能性,可通过测量眼压来诊断。极少数青光眼表现为低眼压,但绝大多数患者均可通过简易的扁平眼压计或充气眼压计来确诊。

葡萄膜炎

葡萄膜炎是葡萄膜的非感染性炎症,葡萄膜可分为前、后两部分。前葡萄膜包括睫状体和虹膜,后葡萄膜是指脉络膜。葡萄膜炎为常见的眼科急症,眼痛时常伴红眼。多与自身免疫性疾病有关,如风湿性关节炎和 Behçet 病等。临床表现为眼痛、红眼、畏光、视物模糊及房水闪辉。亮光直射眼内时,虹膜收缩,导致眼痛加重。发病时应急行眼科检查,确诊后必须使用皮质激素治疗,避免视力永久受损。

视神经炎

视神经炎也是眼痛的常见原因。尽管长期存在眼痛,但患者往往等到视力急剧下降时方到医院就诊。多发硬化是视神经炎的最常见病因,约 20% 的多发硬化患者以视神经炎为首发症状,另有 70% 可在病程进展中出现。

病因还包括颞动脉炎、结核、人自身免疫缺陷病毒、乙肝、Lmye 病和巨细胞病毒。该病究竟是视神经的急性感染还是炎性反应的一部分,目前尚无定论。此外,病变也可见于鼻窦感染或放射治疗后。

视神经炎的发病率约为 7/100 000,最常见于北欧白种人。在无感染的情况下,黑种人和亚裔极少发病。女性多见,发病年龄在 20~50 岁间。50 岁以上者如突发视力减退,则更有可能是缺血性视神经炎。

视神经炎三联征为:①视力急剧下降;②眼痛;③色盲,即精细色觉受损。某些患者听到声音或突然活动时有闪光感,即所谓的光气。另外,患者体温升高也可致视力下降。约 70% 的患者为单侧发病,体检时可见视盘灰白、水肿。MRI 和视觉诱发电位有助于临床确诊。疑似患者可立即静脉给予皮质激素和/或干扰素。

(王喜迎　罗芳　译)

推荐阅读

Waldman CW, Waldman SD Waldman RA: A practical approach to ocular pain for the non-ophthalmologist, Pain Management 4(6):413–426, 2014.

Waldman SD: Pain of ocular origin. In: Waldman SD (ed): Pain Management, Philadelphia, Saunders, 2007.

耳痛可源于局部病变（如蜂窝织炎、肿瘤）或远处病变，最常见于鼻咽部（表 131-1）。由于耳朵有多种功能，故局部损伤可致听力受损或平衡障碍，给患者造成极大的痛苦，而且可能预示着更为严重的病变，如听神经瘤。

表 131-1　耳痛的常见原因
耳郭痛
● 表浅感染
● 毛囊炎
● 蜂窝织炎
● 脓肿
● Ramsay-Hunt 综合征
● 深部感染
● 软骨炎
● 胶原血管病
● 关节周围血肿——"菜花耳"
● 恶性肿瘤，尤其是基底细胞癌和鳞状细胞癌
外耳道
● 外耳炎
● 异物
● 胆脂瘤
鼓膜和中耳
● 鼓膜炎
● 中耳炎
● 乳突炎
牵涉痛
● 鼻咽部
● 梨状窦
● 中颅窝和后颅窝疾病

与疼痛有关的耳部功能解剖

耳及周围组织受脑神经和脊神经分支支配。耳郭的支配神经有耳大神经、枕小神经、迷走神经耳支、下颌神经耳颞支。外耳道的支配神经有舌咽神经和面神经的分支。鼓膜的后内侧分布有下颌神经耳颞支、迷走神经耳支和舌咽神经鼓膜支。中耳结构受舌咽神经鼓膜支、颈鼓神经和岩浅神经支配。支配耳部的神经及其分支相互叠加，因此诊断与耳痛相关的局部病变时会有一定的难度。

耳部疼痛性疾病

耳郭痛

耳郭皮肤有丰富的神经分布，为局部耳痛的常见病因。耳郭软骨分布的神经较少，受累时疼痛较弱或无痛，除非已累及外周皮肤。耳郭疼痛多为感染、创伤、结缔组织疾病或肿瘤所致。

耳郭表面可发生毛囊炎、脓肿、蜂窝织炎，以及单纯疱疹、带状疱疹感染，如 Ramsay-Hunt 综合征（图 131-1）。耳软骨的深部感染在过去较为少见，随着人们穿耳的现象越来越多，发生率大幅提高。

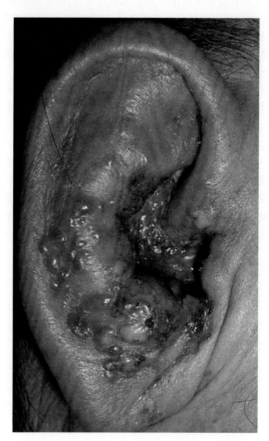

图 131-1　Ramsey-Hunt 综合征的典型皮肤病变

耳郭的深部和表层感染均可引发剧烈疼痛，为避免感染扩散到中耳、骨及颅内结构（如中枢神经系统），可于早期切开引流，清除坏死软骨，并积极使用抗生素。

耳郭创伤导致的疼痛也十分剧烈,如治疗不当可致软骨坏死,继而耳朵变形。钝器伤可致表面瘀斑,严重时可出现耳软骨膜周血肿("菜花耳")。目前越来越多的急诊伴发耳小叶、耳屏及耳软骨裂伤,为避免耳朵变形,应尽快清创缝合,预防感染。

耳部皮肤的热伤和冷伤也常常导致疼痛。正使用止痛药和/或擅自应用酒精治疗的患者在行热敷或冷敷时易见。耳郭冻伤也较为常见,多与使用酒精或/和用药有关。皮肤损伤的程度比临床表现要严重得多。早期应以抗生素(如磺胺嘧啶银)和无菌纱布外敷,随后每天检查伤情并更换敷料,直至伤口逐渐痊愈。

结缔组织疾病可导致耳软骨感染,常表现为双侧耳郭急性炎症伴水肿、疼痛,还可见软骨炎、软骨膜炎。起病早期易被误诊为蜂窝织炎。该病为双侧发病,并且累及其他软骨,这提示疼痛、皮肤发红及水肿等表现可能为非感染性因素所致。由于结缔组织疾病可累及其他器官,故早期诊断和治疗十分关键。

光照可使皮肤受损,为耳郭原发肿瘤的主要病因,基底细胞癌或鳞状细胞癌最为常见。软骨的原发肿瘤十分罕见。临床上曾有过转移癌的相关报道,但也很少见。

外耳道

外耳道疼痛最常见于外耳道炎,病因为游泳或用手指或利器挖耳,最初常表现为瘙痒,随后出现疼痛,打呵欠或咀嚼时加重。患者常挖耳或抓挠以缓解症状,故体检时可见耳道发红、流液或水肿。向后牵拉耳郭时疼痛加重。患者的疼痛程度与体检表现不一致。治疗方面,应清除外耳道残余物并外用抗生素。肿胀严重时,联合应用皮质激素可加快痊愈。

外耳道疼痛的另一常见原因为胆脂瘤,最常见于该处骨质受损之后。胆脂瘤为高度增生的组织侵犯外耳道所致,尽管为良性肿瘤,但如不加治疗,仍具有较强的侵蚀性。临床表现为外耳道洋葱样增生物。无感染时最常见钝痛。继发感染后,引流出的脓液较为浑浊。计算机断层扫描有助于确定骨质的破坏范围,并且可以在其引导下行显微外科切除。

年幼者或有精神障碍者在耳痛时常常忽视外耳道异物。最常见的是豆类植物,一旦进水膨胀,取出就比较困难,时间长了容易感染。昆虫也可以飞入或爬入外耳道,造成患者不适。

如果为活昆虫,则可以用利多卡因或矿物油来限制其活动,同时也便于将其清除。

鼓膜和中耳

鼓膜炎可引起疼痛,多为病毒感染。体检时可见鼓膜小泡,也可无异常表现。体检时使用含局麻药的抗生素滴剂可以缓解疼痛(特发性鼓膜炎除外)。导致鼓膜疼痛的其他原因还有中耳疾病或牵涉痛。

排在外耳炎之后,能引起耳痛的第二大病因是急性中耳炎,可发于各年龄段,其中儿童多见。疼痛主要源自鼓膜牵张或炎症。小儿表现为不断牵拉耳朵,年长者则诉耳朵内部持续剧痛。也常见发热。如未治疗,则鼓膜会继续牵张直至破裂,尽管此时疼痛明显缓解,但会继发乳突小泡感染。在治疗方面,有证据表明口服抗生素和减轻充血效果明确,在此之前可于外耳道滴入表面局麻药来缓解疼痛。如以上方法不能快速起效,可以考虑行乳突穿刺置管。

正如上文所述,中耳炎未经治疗或治疗欠佳可继发乳突炎,临床特点为疼痛、压痛,以及后耳郭皮肤发红。早期体检时可见中耳炎残迹,故易误诊为中耳炎复发。患者持续发热,病情较单纯中耳炎时更严重。影像学显示正常时充满气体的乳突小泡变混浊,病情加重时还有骨质破坏。如不予治疗,可因感染累及中枢神经系统而危及生命。头痛、颈强直和视觉障碍提示中枢神经受累,应紧急处理,如积极应用抗生素联合外科治疗等。

当无法确定耳痛的病因时,临床医生应高度警觉。要高度重视特发性耳痛(尤其是单侧)。为避免严重的后果,应该反复查体,仔细回顾病史,尤其注意耳痛是否是潜在的肿瘤导致的牵扯痛。不确定时可以行脑部和颈部的 MRI 及 CT。所有耳痛患者在病因尚不明了时,均应借助内镜检查气道和消化通道,尤其注意梨状窦是否有病变。

(王喜迎　罗芳　译)

推荐阅读

Goetz CG: Textbook of Clinical Neurology, ed 2. Philadelphia, Saunders, 2003.

Waldman SD: Pain of the ear, nose, and sinuses. In: Pain Management, Philadelphia, Saunders, 2007.

鼻和鼻窦部疼痛

鼻部感染是除肿瘤以外导致鼻部疼痛最常见的原因。浅表软组织感染可引起明显的疼痛，而且如果不进行治疗极可能扩散至深部组织。鼻前庭的毛囊炎引起的疼痛也很明显，如果继发葡萄球菌感染可能治疗会更加困难。目前萎缩性鼻炎的治疗中，鼻腔内类固醇喷雾的应用越来越多，因此一旦发现有鼻腔内触痛的早期症状，越早使用鼻腔表面抗生素如莫匹罗星越能有效地预防更严重的疾患。持续从鼻腔散发出恶臭，应该警惕是否存在鼻腔内异物，特别是儿童患者或精神病患者。针对鼻部疼痛的各种鉴别诊断都应考虑到恶性肿瘤。

急性鼻窦炎是另一种由感染引起疼痛的面中部疾患。窦的道口堵塞是急性鼻窦炎最常见的原因，它导致感染的鼻窦分泌出的黏液不能有效引流至鼻腔而使鼻窦内压升高。上颌窦最易被感染，它引起的疼痛也非常剧烈。急性鼻窦炎的疼痛通常位于鼻窦部，卧位时会进一步加重。

急性鼻窦炎的诊断通常基于临床，通过 X 线平片或者 CT 确诊。减轻充血的鼻喷剂和抗生素的使用可缓解大多数急性鼻窦炎患者的症状。如果不进行治疗，可进一步发展成骨髓炎。复发性鼻窦炎、常规治疗无效者或影像上发现有赘生物或肿瘤导致梗阻者可能最终需要外科手术来解决。

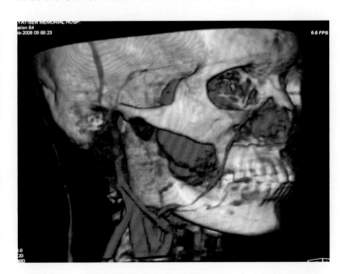

图 132-1　三维电脑断层血管摄影显示一个大而清晰的鼻咽肿块延伸至右侧鼻腔，翼腭窝向外侧加宽。（ From Chen WL, Huang ZQ, Li JS, et al. Percutaneous sclerotherapy of juvenile nasopharyngeal angiofibroma using fibrin glue combined with OK-432 and bleomycin. Int J Pediatr Otorhinolaryngol 2010；74 ［4］:422-425. ）

众所周知，鼻和鼻窦的恶性肿瘤很难诊断。鼻部最常见的肿瘤是基底细胞癌和鳞状细胞癌（图 132-1）。由于肿瘤引起的疼痛通常并不明显，除非其并发感染或涉及疼痛敏感部位。很多肿瘤被发现时已经长至很大体积。鼻窦的鳞状细胞癌的临床表现和鼻窦炎很相似，因此经常会延误诊断。鼻咽癌在亚洲人种中高发，被认为是由 Epstein-Barr 病毒感染引起的。这些肿瘤通常可引起面部、颈部和耳后的牵涉痛。位于咽旁的肿瘤通常可引起鼻部和面部的牵涉痛。症状通常单侧出现，如面瘫和疼痛。咽旁肿瘤通常是神经源性的。如前所述，这些肿瘤的诊断延迟可使治疗更为困难，预后更糟。

咽喉部疼痛

由于在解剖学上咽喉部含有三叉神经、舌咽神经、迷走神经以及交感神经等复杂的神经分布，这个部位的疼痛很难明确定位。因此，咽喉部的牵涉痛普遍存在。由于病人自身很难确切定位这个解剖区域的病理性疼痛来源，临床上对这个部位应该格外警惕。

浅表组织和深部组织感染都是咽喉疼痛常见的原因。急性咽炎和喉气管支气管炎是患者就诊的最常见原因。口腔感染也是这一解剖区域常见的病因，并且可以引起耳部的牵涉痛。这些感染通常属于自限性病程，但如果扩散至颈部和上消化道的深部组织，或者发生在免疫缺陷的患者身上，则可能持续发展。如果不能及时诊断适时治疗，急性咽炎和扁桃体炎引起的咽旁和咽后部脓肿，有可能出现致命的风险。患者可出现急症，说话带有特征性的低沉的"烤马铃薯音"。随着 MRI 和 CT 的普及，咽旁和咽后脓肿可以得到更早的诊断。

除了感染，这一区域的肿瘤可引起局限性痛和牵涉痛。这些肿瘤通常很难诊断，患者大多由于剧烈的疼痛来求医，而肿瘤往往已经不易处理，在很多病例甚至已经扩散转移。咽喉部大多数原发肿瘤是鳞状细胞癌，而神经源肿瘤和颅咽管瘤是需要鉴别的。在这一解剖区域的转移病灶也可引起局部疼痛或牵涉痛。考虑到这一区域出现症状的特点，临床上应早期多次运用 MRI 和 CT 检查来发现潜在的肿瘤和其他的病理情况。特别是在没有耳部病理情况时出现的单侧耳疼应更加被重视，应考虑是否存在潜在的肿瘤，直到证实是其他情况引起的。

这一解剖区域也可发生其他与感染和肿瘤无关的疼痛。包括 Eagle 综合征、颈动脉痛和舌骨综合征。

Eagle 综合征是由茎突舌骨肌韧带钙化引起的，其特征是在进行咀嚼、吞咽和说话时出现与下颌骨活动相关联的阵发性疼痛（图 132-2）。颈动脉痛是颈部颈动脉区域深处的疼痛，向耳部和颌部放射。对颈动脉区进行触诊时会加重疼痛。舌骨综合征是随着吞咽或头部转动时出现的阵发性锐痛，向耳部和下颌角放射。随着舌骨的活动会再次发作。这些较少见的耳部、咽喉部和颈前部的疼痛大多都是自限性的,对患者不会造成长期持续的损害。尽管如此,在这些综合征未确诊之前,临床医师应该先排除其他更为常见的病理情况。

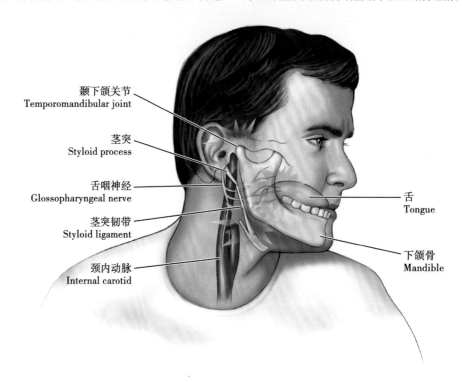

图 132-2　Eagle 综合征的疼痛由吞咽、下颌骨的运动或颈部的转动触发。(From Waldman SD:Chapter 50-Pain of the Ear, Nose, Sinuses, and Throat. In:Pain Management, Fig. 50-15. Waldman SD[ed]. Color drawings by Bloch JI. Philadelphia,Saunders,2007,pp 538-548.)

(王喜迎　罗芳　译)

推荐阅读

Waldman SD: Pain of the ear, nose, and sinuses. In: Pain Management, Philadelphia, Saunders, 2007.

颞下颌关节(temporomandibular joint,TMJ)功能障碍(dysfunction,TMD)(又称咬肌肌筋膜疼痛功能障碍)的特征是关节本身的疼痛并向下颌骨、耳、颈部和扁桃体放射。通常也伴发头疼,临床上很难与紧张性头痛区别。应激往往是 TMD 发展中的促进或恶化因素(图 133-1)。牙齿咬合不正往往在 TMD 的病程中起重要作用。如存在颞下颌关节的内紊乱和关节炎,在关节开闭时可出现弹响或摩擦声。如果不进行治疗,患者可出现越来越重的疼痛以及下颌关节活动和开口受限。

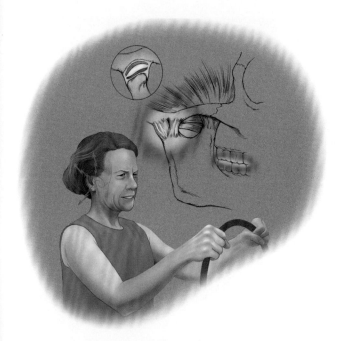

图 133-1 颞下颌关节功能障碍(TMD)的特征是关节本身疼痛,并向下颌骨、耳部、颈部和扁桃体处扩散。应激反应常引发与 TMD 相关的疼痛。(From Waldman SD:Atlas of Common Pain Syndromes,ed 2. Philadelphia,Elsevier,2008.)

体征和症状

颞下颌关节是一个真关节,其关节腔被纤维关节盘分为上下滑液腔。关节盘的内紊乱可导致疼痛和关节功能障碍,但引起颞下颌关节疼痛的囊外原因更为常见。治疗上可在下颌髁突和颞颌突关节窝之间注入局麻药和激素。颞下颌关节是由下颌神经支配。相关的肌肉包括颞肌、咀嚼肌、翼状外肌和翼状内肌,有时还有斜方肌和胸锁乳突肌的参与。触诊这些肌肉可能会找到触发点。关节活动范围的捻发音更多提示有关节炎而非肌筋膜原发的功能障碍。常有夜间磨牙的病史和/或磨牙癖。

检查

患有 TMD 的患者其 TMJ 的影像检查通常都在正常范围,这可用来鉴别炎症或退行性关节炎。关节的 MRI 可帮助临床医生分辨是否存在关节自身异常和关节盘紊乱。如怀疑有关节炎或颞动脉炎可行全血细胞计数、血沉、抗核抗体等检查。关节内注射少量局麻药也可作为一种诊断方式来判断 TMJ 是否疼痛的病因。

鉴别诊断

TMD 的临床症状容易与牙齿、鼻窦源性疼痛或者不典型面痛混淆。仔细的问诊和体格检查可帮助临床医生分辨这些有重叠疼痛症状的病症。颧骨、下颌骨和咽后的肿瘤可引起定位不清的疼痛。对于有面痛症状的患者,这些潜在的威胁生命的疾病应认真予以排除。由肿瘤、感染或中枢神经系统损伤引起的面部交感反射性营养不良也可引起边界不清的面部疼痛。TMD 的疼痛是钝性酸痛,而面交感反射性营养不良是显著的异常性疼痛过敏。星状神经节阻滞可用来鉴别这两种疼痛综合征,对面交感反射性营养不良引起的疼痛非常有效,而对TMD 则无效。TMD 应注意与动脉炎导致的下颌跛行区别。

治疗

TMD 的治疗主要用三环类抗抑郁药,结合物理方法如口腔矫形器、理疗和关节内注射少量局麻药和激素等的综合治疗。抗抑郁药(如去甲替林,睡前 25mg)可有助于睡眠障碍正常化并治疗潜在的肌筋膜痛综合征。矫正器可纠正患者的磨牙癖和夜磨牙症,这两种情况可加重 TMD 的临床症状。关节内注射即可缓解急性疼痛从而使物理治疗得以顺利进行,同时又可治疗加重症状并导致功能障碍的关节炎。个别患者可能需要外科手术来治疗移位的关节盘,使关节恢复功能并减轻疼痛。

在进行 TMJ 的关节内注射时,患者取仰卧位,使颈椎棘突处在中性位。让患者开闭口数次后,轻轻按压这一区域的前方和听神经管下的位置来定位 TMJ。给关节定位后,让患者的嘴保持中性位。

用 3ml 注射器抽取 0.5ml 的局麻药,在治疗 TMD、TMJ 的内紊乱症、TMJ 关节炎性疼痛,或与 TMJ 相关的疼痛时,第一次阻滞应在局麻药中加入 20mg 类固醇激素,之后的阻滞中加入 10mg 类固醇。皮肤消毒后,用 25G 1 英寸的探针刺入颧弓下直到关节腔中央。垂直皮肤平面进针 1/2 到 3/4 英寸直至有突破感,表明已进入关节腔。仔细回抽后,缓慢注射 1ml 药液。如果症状持续,应在 5~7 天重复注射一次。

(王喜迎 罗芳 译)

推荐阅读

Waldman SD: Temporomandibular joint dysfunction. In: Atlas of Common Pain Syndromes, ed 3. Philadelphia, Saunders, 2012.

非典型面痛(又称不典型面神经痛)是一组非三叉神经痛的面部异常疼痛综合征。疼痛呈持续性,但强度通常有所变化。大多为单侧发作,性质呈酸痛或绞痛,与三叉神经痛特有的放电样疼痛不同。各种非典型面痛的患者多数为女性。疼痛部位和三叉神经痛的部位相同但神经分区总是出现重叠。

非典型面痛通常还并发头疼,在临床上和紧张型头痛不易区分。紧张应激往往是非典型面痛的促发或者恶化因素。很多非典型面痛的患者还会出现抑郁和睡眠障碍。在某些非典型面痛的患者中会有面部肿瘤、感染或头颈部的肿瘤病史,但大多数病例中并没有明确的诱发因素。

体征和症状

表 134-1 是非典型面痛和三叉神经痛的比较。不同于三叉神经痛有特征性的突发放电样疼痛,非典型面痛呈持续性的钝痛,疼痛性质较固定,但强度变化较大。三叉神经痛呈现明显

的三叉神经分支区域分布,而非典型面痛则可出现区域间的重叠。非典型面痛的患者并没有三叉神经痛特征性的扳机点。与三叉神经痛患者尽量避免与疼痛部位接触相反,患有非典型面部疼痛的患者通常会摩擦患处(图 134-1)。

表 134-1	非典型面痛与三叉神经痛的比较	
	三叉神经痛	**非典型面痛**
疼痛的时间	突发和间歇性	持续性
疼痛性质	放电样和神经痛	钝痛、绞痛、酸痛
疼痛间歇	时常	很少
疼痛区域	同三叉神经分布	三叉神经分区重叠
扳机点	存在	没有
潜在心理病理学	很少	常见

检查

非典型面痛患者头部的影像学检查通常都正常,但可用来排除肿瘤或骨骼异常。脑部和鼻窦部的 MRI 可帮助临床医师鉴别颅内病变,包括肿瘤、窦部病变和感染。如怀疑有关节炎或颞动脉炎,应进行全血细胞计数、血沉、和抗核抗体等检查。颞下颌关节内注射少量局麻药可有助于判断颞下颌关节是否是疼痛的来源。颈椎 MRI 可判断患者是否有枕骨或颈背疼痛综合征。

鉴别诊断

非典型面痛的临床表现可能会被口腔或鼻窦部的疼痛混淆,或被认为是三叉神经痛。仔细的问诊和体格检查可帮助医师区分这些有重叠性的疼痛综合征。颧骨和下颌骨的肿瘤、后颅窝肿瘤和咽后部肿瘤引起的疼痛都可能被认为是非典型面痛。任何面部疼痛的患者均应仔细鉴别是否存在上述威胁生命的病变。由肿瘤、感染或中枢神经损伤导致的面部交感反射性营养不良所引发的疼痛边界不清。非典型面痛通常是钝性酸痛,而交感反射性营养不良的疼痛呈烧灼痛,具有明显的异常性疼痛(痛觉超敏)。星状神经节阻滞可用来区分这两种综合征,它对交感反射性营养不良引起的疼痛有效,而对非典型面痛则无效。非典型面痛还应该与关节炎导致的下颌跛行相鉴别。

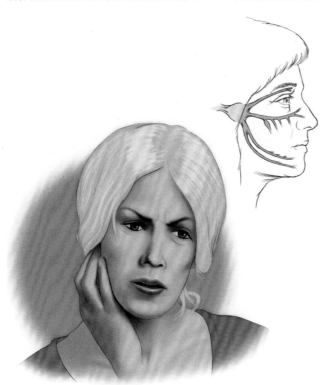

图 134-1 与三叉神经痛患者尽量避免触碰疼痛部位相反,非典型面痛的患者通常会摩擦患处。(From Waldman SD: Atlas of Common Pain Syndromes, ed 2. Philadelphia, Elsevier, 2008.)

治疗

　　非典型面痛的治疗主要依靠三环类抗抑郁药和物理治疗如口腔矫形器和理疗等的综合运用。三叉神经阻滞和颞下颌关节内注射少量局麻药和类固醇激素也可能有一定效果。抗抑郁药物如去甲替林睡前给 25mg 可帮助正常睡眠并治疗潜在的肌筋膜疼痛综合征。口腔矫正器可防止患者的磨牙癖和夜磨牙症。这些状况也可使非典型面痛的临床症状加重。如果临床医生希望彻底缓解非典型面痛的症状，还应该治疗潜在的抑郁和焦虑。

（王喜迎　孟岚　罗芳 译）

推荐阅读

Waldman SD: Atypical facial pain. In: Atlas of Common Pain Syndromes, ed 3. Philadelphia, Saunders, 2012.

枕神经痛通常是由于枕大神经和枕小神经受到钝性损伤所引起的。颈部伸展过度（如粉刷天花板）引起的重复性轻度损伤或长时间使用焦点过高的电脑屏幕，导致颈椎紧张，可引起枕神经痛。枕神经痛是一种在颅骨基底部的持续性痛，在枕大和枕小神经分布区可偶发突然的闪电样痛。紧张性头痛比枕神经痛更为常见，其疼痛表现有时也和枕神经痛相似。

体征和症状

枕大神经起自第二颈神经背支，枕小神经则发自第三颈神经的部分纤维。枕大神经沿枕动脉在颈脊上穿过筋膜。它支配枕后中段直至头顶前方的头皮（图 135-1）。

枕小神经起自第二和第三颈神经腹侧支。穿过胸锁乳突肌后缘上方，被分出浅表支支配枕部后侧头皮和耳郭的颅骨面（见图 135-1）。

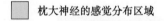

■ 枕大神经的感觉分布区域

■ 枕小神经的感觉分布区域

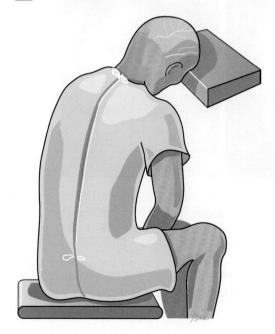

图 135-1　枕大和枕小神经。（From Singla AK，Silver JK：Chapter 34-Occipital Neuralgia. In：Lennard TA，Walkowski S，Singla AK，et al［eds］：Pain Procedures in Clinical Practice，ed 3，Saint Louis，Hanley & Belfus，2011，pp 305-309. ）

触诊枕神经痛患者的颈背脊部在枕大和枕小神经支配区可出现神经痛。某些患者在转头或侧曲颈椎时即可出现疼痛。

检查

针对枕神经痛没有特异性的检查。所有的检查是基于排除其他潜在的病理情况或类似枕神经痛的疾病（见本章鉴别诊断）。所有近期出现头痛，怀疑是枕神经痛的患者应进行脑部和颈椎的 MRI 检查。以前有枕神经痛而近期头痛症状出现改变的患者也应进行 MRI 的检查。怀疑是枕神经痛的患者还需进行实验室筛查试验，包括全血细胞计数、血沉、生化等试验。

枕大和枕小神经的神经阻滞也可作为一种诊断方式来帮助确诊枕神经痛以及和紧张型头痛相鉴别。在颈脊处很容易阻滞枕大和枕小神经（见图 135-1）。

鉴别诊断

枕神经痛是不常见的引起头痛的病因，而且通常都会有枕大和枕小神经的外伤史。在枕骨区出现疼痛的头痛更常见为紧张型头痛。紧张型头痛用枕神经阻滞不能缓解，但抗抑郁药如阿米替林结合颈部类固醇激素硬膜外神经阻滞却可有效治疗。因此，临床医师对那些枕神经阻滞治疗无效的枕神经痛患者应重新考虑该诊断。

治疗

枕神经痛的治疗包括使用局麻药和类固醇激素进行神经阻滞，使用非甾体抗炎药、肌松药、三环类抗抑郁药和物理治疗。枕大和枕小神经阻滞是治疗枕神经痛早期、直接、有效的方法。

（王喜迎　孟岚　罗芳　译）

推荐阅读

Waldman SD: Occipital neuralgia. In: Atlas of Common Pain Syndromes, ed 3. Philadelphia, Saunders, 2012.

颈神经根病是一组由颈神经根放射到颈部和上肢的神经源性疼痛综合征。除了疼痛,颈神经根病的患者还可能有麻木、力弱和反射消失。导致颈神经根病的原因包括颈椎间盘突出、椎间孔狭窄、肿瘤、骨赘形成和较少见的感染。

体征和症状

颈神经根病患者可主诉在受累的一条或数条神经根区域出现疼痛、麻木、麻刺感和感觉异常(表 136-1)。患者还可出现无力和受累的上肢共济失调。肌痉挛、颈部疼痛、斜方肌和肩胛间区的牵涉痛都很常见。通过体格检查可发现感觉减退、力弱和反射改变。颈 7 神经根病的患者将患肢的手置于头顶可缓解症状(图 136-1)。个别患者的颈神经根病可引起颈部脊髓压缩,导致颈椎病。脊髓型颈椎病通常是由于椎间盘移位、椎管狭窄、肿瘤或较少见的感染。颈椎病患者还可出现下肢无力、肠和膀胱症状。这些都提示出现了神经外科急症的情况,需要手术治疗。

表 136-1　颈神经根病的临床特征

颈神经根	疼痛	感觉改变	力弱	反射改变
颈 5 神经根	颈、肩、臂前外侧	三角肌区麻木	三角肌和二头肌	肱二头肌反射
颈 6 神经根	颈、肩、臂外侧	拇指和示指背外侧	二头肌、腕伸肌、拇长肌	肱桡肌反射
颈 7 神经根	颈、肩、臂外侧、前臂背侧	示指和中指,手背	肱三头肌	肱三头肌反射

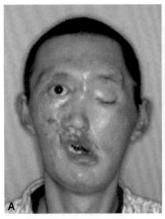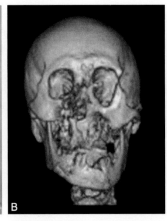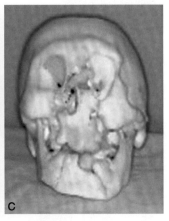

图 136-1　彻底治疗前继发于骨折的严重面部畸形的例子。(A)术前面部照片。(B)三维计算机断层扫描(CT),显示了在牙齿区域的下颌骨骨折。脸中部左侧有严重移位的骨折,右侧有骨缺损。(C)基于 CT 数据的立体石膏模型可帮助制定治疗计划。(From He D, Zhang Y, Ellis E III: Panfacial fractures: analysis of 33 cases treated late. J Oral Maxillofac Surg 2007;65[12]:2459-2465.)

检查

颈椎 MRI 可为临床医生提供最好的颈椎信息。MRI 图像精确,可发现引起颈椎病发展的各类异常。对于不能进行 MRI 检查的患者(装有起搏器的患者),可进行 CT 或脊髓造影术。如考虑骨折或骨质异常可以进行放射性核素扫描和普通平片的检查。

以上所提及的检查可以给临床医生提供神经解剖学的信息,肌电图和神经传导速度检查可提供神经生理学信息,可描述每个神经根和神经丛的实际情况。如怀疑是颈椎病,应给患者进行实验室筛查试验,包括全血细胞计数、血沉和生化检查。

鉴别诊断

颈神经根病可结合临床病史、体格检查、放射和 MRI 影像资料进行临床诊断。与颈神经根病相似的疼痛综合征包括颈痛、颈滑囊炎、颈纤维肌炎、关节炎和颈部脊髓、神经根、神经丛和神经的功能障碍。怀疑有颈神经根病的患者都应该进行颈椎 MRI 检查,实验室筛查检查则包括全血细胞计数、血沉、抗核抗体检查、HLA-B27 抗原筛查、生化等检查,用来排除其他引起疼痛的病因。

治疗

综合治疗是颈神经根病最佳的治疗方法。物理治疗包括热疗和深抚慰式按摩,结合使用非类固醇抗炎药和肌松药是效果很好的初始治疗。颈部硬膜外类固醇神经阻滞是较合理的后续治疗。颈部硬膜外的局麻药和激素阻滞是治疗颈神经根病极为有效的一种方法。潜在的睡眠障碍和抑郁症可用三环类抗抑郁药如去甲替林治疗,睡前单次 25mg 即可。

（王喜迎　孟岚　罗芳　译）

推荐阅读

Campbell W: DeJong's The Neurological Examination, ed 6. Philadelphia, Lippincott Williams and Wilkins, 2005.

Goetz CG: Textbook of Clinical Neurology, ed 2. Philadelphia, Saunders, 2003.

Waldman SD: Cervical radiculopathy. In: Atlas of Common Pain Syndromes, ed 3. Philadelphia, Saunders, 2012.

急性颈肌劳损是一组向肩部和肩胛间区皮肤放射的非神经根性疼痛综合征。颈肌劳损通常伴发头痛。肌痉挛通常还影响到斜方肌,并导致颈椎活动度受限。颈肌劳损通常是由于颈椎和相关软组织外伤或不明显的刺激因素导致。这一临床综合征的病理性损伤通常是由软组织、关节面和/或椎间盘病变引起的。

体征和症状

颈痛是颈肌劳损的一个标志。从枕部开始,向肩部和肩胛间区的皮区放射(图 137-1)。颈肌劳损的疼痛通常会随颈椎和肩部的活动加重。头痛也是常见的伴发症状,随情绪变化会进一步加重。睡眠障碍较常见,还会出现对简单工作注意力不易集中。随着症状持续,还可出现抑郁。

体格检查中,触诊可有棘突旁肌肉和斜方肌痉挛和紧张。持续活动时,肌肉活动范围受限,疼痛可能进一步加重。虽然经常会有上肢疼痛的主诉,但上肢的神经检查通常为阴性。

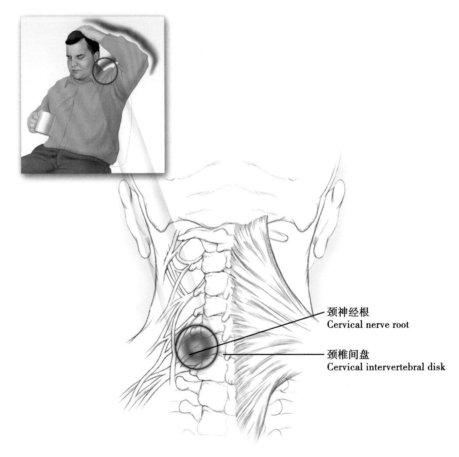

颈神经根
Cervical nerve root

颈椎间盘
Cervical intervertebral disk

图 137-1　C7 神经根病患者常将患侧的手放在头部来缓解不适。(From Waldman SD:Atlas of Common Pain Syndromes,ed 3. Philadelphia,Saunders,2012.)

检查

针对颈肌劳损并没有特异性很强的检查。所有检查都是基于排除其他潜在的病理情况或类似颈肌劳损症状的疾病(参见本章鉴别诊断)。平片可以帮助判断颈椎的骨质异常情况,包括关节炎、骨折、先天异常(如 Arnold-Chiari 畸形)和肿瘤。但还应该注意脊柱前凸的矫直术史。早期出现颈肌劳损的患者应该进行颈椎的 MRI 检查,如果有明显的枕骨或头痛症状,应该检查头部 MRI。进行实验室检查包括全血细胞计数、血沉、抗核抗体和生化检查,以排除炎性关节炎、感染或肿瘤。

鉴别诊断

　　颈肌劳损的临床诊断需要综合临床病史、体格检查、放射检查和 MRI。类似颈肌劳损的疼痛综合征包括颈滑囊炎、颈纤维肌炎、炎性关节炎和颈部脊髓、神经根、神经丛和神经的功能障碍。怀疑有颈肌劳损的患者应进行颈椎 MRI 的检查。实验室筛查检查包括全血细胞计数、血沉、抗核抗体检查、HLA-B27抗原筛查、生化等,以排除其他引起疼痛的病因。

治疗

　　综合治疗是颈肌劳损的最佳治疗方法。物理治疗包括热疗和深抚慰式按摩,结合使用非类固醇抗炎药和肌松药是效果很好的初始治疗。颈部硬膜外类固醇神经阻滞是较合理的后续治疗。颈部硬膜外阻滞和/或颈神经内侧支的后支阻滞或关节内注射局麻药和激素的阻滞是治疗颈肌劳损极为有效的一种方法。潜在的睡眠障碍和抑郁症可用三环类抗抑郁药如去甲替林治疗,睡前单次 25mg 即可。

(王喜迎　孟岚　罗芳 译)

推荐阅读

Waldman SD: Cervical strain. In: Atlas of Common Pain Syndromes, ed 3. Philadelphia, Saunders, 2012.

颈胸棘间滑囊炎是下颈段和上胸段脊椎疼痛不常见的一种疾病。下颈段和上胸段的棘间韧带和其他相关韧带对使用过度导致的急慢性疼痛都很敏感。通常认为这种疼痛是由于滑囊炎造成的。较常见的是,患者在颈部过伸活动如粉刷天花板,或在面对过高角度的电脑屏幕后容易出现中线部位疼痛。疼痛局限在 C7 和 T1 间棘间区,且没有放射。特点是相对不变的钝性酸痛。患者通常采取假性脊柱后凸的姿势向前牵拉颈部来尝试缓解疼痛。颈胸棘间滑囊炎的疼痛通常随活动缓解,休息和放松状态时加重。

体征和症状

患有颈胸棘间滑囊炎的患者可有在下颈段和上胸段脊椎处钝性、不易定位的疼痛主诉(图 138-1)。疼痛从中线向棘突旁区域扩散,属非神经根性的。患者通常固定住颈椎,同时头向前伸,夹住受累的韧带和滑囊。伸屈下颈段和上胸段脊柱导致的疼痛可能比旋转头部引起的疼痛更严重。

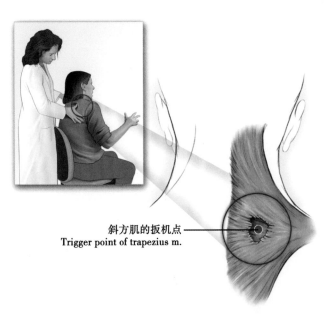

斜方肌的扳机点
Trigger point of trapezius m.

图 138-1　触碰扳机点会产生躲避征(Jump sign)阳性。(From Waldman SD: Atlas of Common Pain Syndromes, ed 3. Philadelphia, Saunders, 2012.)

患者的神经检查通常为阴性。如果神经系统局部或神经根性检查提示有中枢或脊髓来源的疼痛症状,应在适当部位进行 MRI 检查。

检查

所有考虑是颈胸棘间滑囊炎的患者都应该进行下颈段和上胸段的 MRI 检查。如果有神经系统阳性发现或疼痛向手臂放射,则应该进行臂丛和上肢的肌电图检查。临床实验室检查包括全血细胞计数、生化、抗核抗体和血沉检查,以排除感染、结缔组织病如强直性脊柱炎、与滑囊炎症状相似的恶性肿瘤。在累及的棘突间注射局麻药和类固醇激素可作为诊断和治疗方法,可帮助确诊颈胸棘间滑囊炎。鉴别强直性脊柱炎时,可进行骶髂关节的放射线平扫检查。

鉴别诊断

颈胸棘间滑囊炎的诊断通常是建立在临床的排除诊断基础上。临床医师应该掌握与滑囊炎相似的脊髓内在疾病如脊髓空洞症和肿瘤等的规律。强直性脊柱炎也可能有类似于滑囊炎的表现。纤维肌痛可与滑囊炎并存,需根据其特征性的扳机点和逃避征来辨别。

治疗

与颈胸棘间滑囊炎相关的疼痛和功能障碍的初始治疗包括非类固醇抗炎药或 COX-2 抑制剂和物理治疗。局部热敷和冷敷也有一定疗效。以上治疗无效的患者可行滑囊腔注射。要彻底治疗颈胸棘间滑囊炎的症状可能需要 2~5 个系列疗程。

（王喜迎　罗芳 译）

推荐阅读

Waldman SD: Cervicothoracic bursitis. In: Atlas of Uncommon Pain Syndromes, ed 3. Philadelphia, Saunders, 2012.

颈部肌肉的纤维肌痛是较常见的一种临床痛症。是一种可累及身体某个局部或某节段的慢性疼痛综合征。诊断颈部纤维肌痛的必要条件是体格检查时发现颈椎棘突肌筋膜的扳机点。尽管扳机点通常定位在颈部棘突旁肌肉、斜方肌和颈部其他肌肉，但颈纤维肌痛同时也可涉及其他部位。纤维肌痛容易误诊或归因为其他系统的疾病，导致过度评估和无效治疗。

扳机点是纤维肌痛的特异病症性损伤，是由于受累肌肉的轻度损伤引起的。刺激肌筋膜扳机点可反复引发疼痛或者使疼痛加剧（图 139-1）。颈纤维肌痛通常易并发肌肉僵硬和疲劳，导致与之相关的功能障碍，并使治疗复杂化。颈纤维肌痛可能是原发病也可能与其他疼痛状况关联，如神经根病和慢性区域性疼痛。心理上或行为上的异常情况如抑郁症也经常并发颈纤维肌痛相关的肌肉异常。这些心理和行为异常的治疗需要针对颈纤维肌痛进行整体性规划。

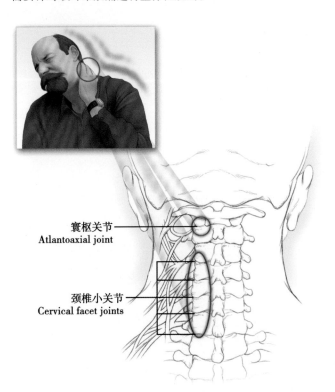

寰枢关节
Atlantoaxial joint

颈椎小关节
Cervical facet joints

图 139-1　颈椎屈曲、伸展和侧弯均会使颈椎小关节综合征的疼痛加重。（From Waldman SD：Atlas of Common Pain Syndromes，ed 3. Philadelphia，Saunders，2012.）

颈纤维肌痛的确切病因尚不明确，组织损伤是较常见的原因之一。肌肉过度牵拉导致的急性损伤可使纤维肌痛进一步加重。肌肉反复多次的轻度损伤，以及暴露在极冷或极热环境时都可导致肌纤维损伤。过度使用或其他并发疾病如神经根病也可导致颈纤维肌痛。

除了组织损伤，其他因素也可使患者易患颈纤维肌痛。运动员休假期进行平常不适应的体力活动经常引起颈纤维肌痛。使用电脑键盘或观看电视时姿势不当也是颈纤维肌痛加重的诱发因素。旧伤可能导致肌肉功能异常，诱发纤维肌痛。对于营养不良或并存心理、行为异常如抑郁症的患者，以上所有的诱发因素都容易使病情加重。

体征和症状

颈部纤维肌痛的特征性表现为存在肌筋膜激痛点（也称扳机点）。激痛点是颈肌纤维出现病理性损伤，表现为受累肌肉的局点痛觉过敏。机械刺激扳机点如触诊或肌肉拉伸不但可引起局部剧痛，还可导致牵涉。除了局部痛和牵涉痛，刺激受累的肌肉可因疼痛出现不随意的躲避现象，称为躲避征。躲避征也是肌纤维肌痛的特征之一。其他表现还包括颈部僵直、颈椎运动性疼痛和上肢牵涉痛。

尽管牵涉痛目前研究得较透彻，发作时有其特征性，但还是容易被误诊归因于疼痛部位的组织系统疾病。误诊通常导致过度评估和无效治疗。触诊肌肉扳机点通常会引起肌纤维紧张。尽管扳机点是颈纤维肌痛一致的阳性体征，相关的理论也提出很多，但肌筋膜扳机点的病生理学机制尚不明确。诸多理论认为扳机点是受累肌肉轻度损伤的结果。受累肌肉微损伤可能是单次损伤，也可能是反复损伤或肌单位慢性激动和松弛的去适应损伤。

检查

颈纤维肌痛的确切发生机制尚不明确。临床扳机点的活检并不都有异常发现。扳机点的肌肉组织被描述成虫蛀样或蜡样变。部分颈纤维肌痛的患者会有血浆肌红蛋白升高，但这一发现在其他研究中不能再现。部分患者的电诊断学测试会有肌张力升高。而这一发现也不能在研究中重复。尽管如此，不考虑纤维肌痛的病生理机制，临床表现包括扳机点、躲避征结合明确的影响因素都可作出颈纤维肌痛的诊断。

鉴别诊断

颈纤维肌痛的诊断更多是依靠临床表现，而非特异性的实验室检查、电诊断学测试或放射性检查。因此，每名患者都应该进行定向的病史和体格检查，以及扳机点的系统性检查，阳性躲避征的鉴别检查。由于没有客观的诊断性检查，临床医师应该排除其他类似颈纤维肌痛的病症,如原发肌肉炎症、多发性硬化和血管结缔组织疾病。正确地使用电诊断和放射学检查也可帮助鉴别其他疾病如髓核脱出和肩袖撕裂。临床医师还应注意鉴别其他并存的生理和行为学上的异常,这些相关疾病可能掩盖或加重纤维肌痛或其他病理情况的症状。

治疗

颈纤维肌痛的治疗包括去除导致疼痛顽固存在的扳机点的各种技术,从而中断疼痛循环来长时间缓解病人的痛苦。所有的治疗方法作用机制都尚不明确,因此在制定治疗计划时反复试验的过程需要标准化。

由于颈纤维肌痛的患者很多都有潜在的抑郁和焦虑,在大多数治疗计划中加入抗抑郁药物是较合理的选择。

除了以上提到的治疗方法,目前尚有很多治疗方法来治疗颈纤维肌痛。热疗冷疗通常与扳机点局部注射和抗抑郁药结合运用来有效缓解疼痛。经皮神经刺激或电刺激导致肌疲劳可使部分患者疼痛减轻。尽管尚未经食品与药物管理局批准,但在扳机点处直接注射一定量的肉毒杆菌毒素可有效缓解传统疗法治疗无效的患者的持续性肌痛。

(王喜迎   罗芳   译)

推荐阅读

Waldman SD: Fibromyalgia of the cervical musculature. In: Atlas of Common Pain Syndromes, ed 3. Philadelphia, Saunders, 2012.

颈关节突综合征是向颈部、头部、肩部和近上肢放射性疼痛的一组综合征。疼痛为钝性痛，不易定性。可单侧或双侧发生，由病理性关节突导致的。颈关节突综合征的疼痛可随颈椎的俯曲、伸展和侧屈加重。通常在早晨体力活动后加重。每一个关节突都由两个脊柱水平的神经支配。每个关节都由同一平面的脊神经后支发出的神经纤维所支配，同时也由上一节椎骨水平的脊神经后支发出的神经支配（图 140-1）。这一特点也解释了临床上关节突相关的疼痛为什么很难定位，为什么在进行神经阻滞时需要阻滞上一节椎骨水平的后支神经才能彻底缓解疼痛。

时大多数会出现触痛。对应的肌肉也可出现痉挛。患者会出现颈椎的活动度减小，颈椎俯曲、伸展、旋转和侧曲时都会有疼痛主诉。如果并发神经根病、神经丛病或受压性神经病变时，可能出现运动或感觉障碍。

如果病变累及 C1-C2 节段的关节，耳后和枕部可能出现疼痛。如果涉及 C2-C3 关节，疼痛可能向背脊、额和眼部放射（图 140-2）。由 C3-C4 发源的疼痛主要累及枕下区，也可见于颈后外侧。C4-C5 关节疼痛则向颈基底部放射。C5-C6 疼痛累及肩部和肩胛间区。C6-C7 的疼痛向棘突上和冈下窝放射。

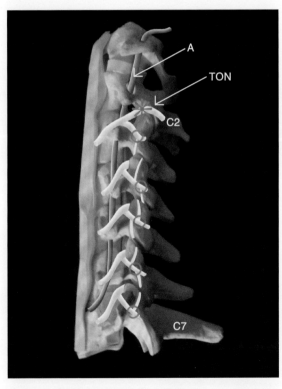

图 140-1　关节突的神经支配。颈关节位于颈背支（橙色圆圈）的内侧分支。C2-C3 以下的颈关节突具有双重神经支配。每个关节都接受来自上、下内侧分支的双重神经支配。C3 的内侧浅分支很大，被称为第三枕神经（TON 星号）。A-椎动脉。（From Contreras R，Ortega-Romero A：Ultrasound-guided interventional procedures for cervical pain. Techn Reg Anesth Pain Manag July 2013；17［3］：64-80.）

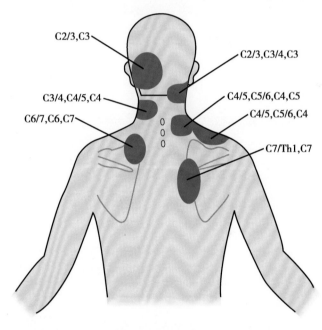

图 140-2　颈关节突牵涉痛的模式。（From Sial KA，Simo-poulos TT，Bajwa ZH，et al：Chapter 53-Cervical Facet Syn-drome. In：Waldman SD［ed］：Pain Management. Color drawings by Bloch JI. Philadelphia，Saunders，2007，pp 561-567.）

体征和症状

对颈关节突综合征的患者进行颈部棘突旁肌肉的深触诊

检查

当患者到 50 岁之后进行普通平片检查时，绝大多数人的颈关节突都会出现一定程度的异常（见图 140-2）。这些重要的临床发现引起了疼痛科医师们长期的讨论，直到 CT 扫描和 MRI 技术发展后，人们才清楚地了解到这些异常关节突与颈神经根及其周边解剖结构的关系。但是，这些复杂成像技术所提供的所有数据只能指导临床医生作出假设的诊断。如果要证实患者疼痛是由于某个特定的关节突引起的，则需要对特定关节进行诊断性的关节内注射局麻药。

鉴别诊断

颈关节突综合征是综合临床既往病史、体格检查、放射检查、MRI 和可疑关节内注射进行的排除性诊断。和颈关节突综合征疼痛相似的病症包括颈痛、颈滑囊炎、颈纤维肌炎、颈关节炎，以及颈髓、颈神经根、颈神经异常。对于所有怀疑患颈关节突综合征的患者都应该检查颈椎 MRI。如果颈关节突综合征不能确诊，应该进行相关的实验室筛查包括全血细胞计数、血沉、抗核抗体、HLA-B27 抗原和生化检查，以帮助排除其他疾病。

治疗

颈关节突综合征最佳的治疗方案是综合治疗。物理治疗包括热疗和深抚慰式按摩，结合使用非甾体抗炎药和肌松药是合理的基本治疗。后续治疗包括颈关节突阻滞。为了缓解症状，关节突后支的内侧支阻滞和关节内注射局麻药和类固醇激素是极为有效的治疗手段。潜在的睡眠障碍和抑郁可用三环类抗抑郁药如去甲替林治疗，睡前单次给药 25mg。

（王喜迎　申颖　罗芳 译）

推荐阅读

Waldman SD: Cervical facet syndrome. In: Atlas of Common Pain Syndromes, ed 3. Philadelphia, Saunders, 2012.

Kenneth D: Candido and Miles Day, 52-Nerve Blocks of the Head and Neck. In: Benzon HT, Rathmell JP, Wu CL, Turk DC, Argoff CE, Hurley RW, (eds): Practical Management of Pain, ed 5. Philadelphia, Mosby, 2014, pp. 697–715. e2.

大多数胸壁疼痛涉及肌肉和骨骼,不同的是,肋间神经痛属于神经病理性疼痛。如同肋胸关节痛和肋骨骨折,绝大多数肋间神经痛患者第一次就医是以为自己心脏病发作。如果涉及肋下神经,患者通常以为自己有胆囊疾病。肋间神经痛是由于肋间神经的损伤或炎症引起。疼痛呈相对不变的烧灼痛,可发生在 12 对肋骨的任何一根肋间神经和肋下神经。疼痛多起于腋后线,向前放射至受累肋间区和/或肋下神经区(图 141-1)。

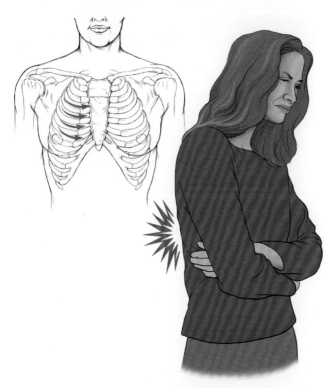

图 141-1　肋间神经痛起源于神经病变,而不是肌肉骨骼。(From Waldman SD:Pain Management. Color drawings by Bloch JI. Philadelphia,Saunders,2007,pp 672-689.)

深吸气或胸壁活动可加重肋间神经痛,但没有肌肉骨骼原因导致的胸壁疼痛如肋胸关节痛、Tietze 综合征或肋骨骨折引起的疼痛加重的程度大。

体征和症状

肋间神经痛患者的体格检查阳性发现很少,除非患者本身有过胸或肋骨下的手术史或在胸廓表皮上找到带状疱疹的皮痕。和由肌骨骼原因导致的胸壁和肋骨下痛不同,肋间神经痛的患者并不试图固定或保护受累部位。仔细地检查受累区域

的感觉可发现感觉减弱或异常疼痛。随着肋下神经明显的运动痛,患者可主诉胸部发胀。

检查

怀疑肋间神经痛的患者都应照射 X 线平片,以排除骨骼的异常病理情况,包括外伤。如果是外伤,放射性核素骨扫描可帮助排除肋骨和/或胸骨的隐匿性骨折。根据患者的临床表现,其他检查还包括全血细胞计数、前列腺特异性抗原、血沉和抗核抗体检查。如怀疑有肿物,应进行胸部 CT 扫描。

鉴别诊断

如上所述,肋间神经痛容易被误诊为心源性或胆囊源性,患者易被送至急诊室,进行不必要的心脏和胃肠道检查。如果发生外伤,肋间神经痛可能并发骨折的肋骨或胸骨本身的骨折,这些可被普通平片所忽略,需要放射性骨扫描进行适当鉴别。Tietze 综合征与病毒感染有关,是发生在肋骨软骨上的剧烈疼痛,易与肋间神经痛混淆。

涉及胸壁的神经性痛也容易误诊或和肋胸综合征并发。神经性痛包括有糖尿病多发神经病变和急性胸神经带状疱疹。纵隔组织疾病也可能发生,而且不易诊断。病理过程如肺栓塞、感染和波恩霍尔姆病可导致胸膜炎。

治疗

肋间神经痛的基本治疗包括普通镇痛药和非甾体抗炎药或 COX2 抑制剂的结合使用。如果这些药物不足以控制症状,可用三环类抗抑郁药或加巴喷丁抗焦虑药。

传统治疗中,三环类抗抑郁药被作为缓解肋间神经痛的主要用药。对照研究显示,阿米替林的使用也相当有效。其他三环类抗抑郁药包括去甲替林和地昔帕明也显示出一定的临床效果。但是,这类药尚存在明显的抗胆碱样副作用,包括口干、便秘、镇静和尿潴留等。青光眼、心律失常和前列腺疾病的患者应慎重使用此类药物。为了将副作用降到最小,并促进其顺应性,第一次使用阿米替林或去甲替林时应从睡前单次 10mg 的剂量开始。之后边观察边增加剂量,在副作用允许的情况下增加至睡前 25mg。即使服用较低的剂量,患者的睡眠障碍也会迅速得到改善,在 10~14 天开始出现疼痛缓解。如果随着剂量增加患者的疼痛没有任何缓解,可加用加巴喷丁或结合局麻药和/或皮质类固醇神经阻滞(详见后文)。选择性 5-羟色胺再吸收抑制剂如百忧解可用于治疗肋间神经痛,尽管比三环类抗抑郁药易耐受,但效果没有三环类药物理想。

　　如果抗抑郁药效果不佳或禁忌使用,加巴喷丁可作为合理的选择。加巴喷丁最开始使用时连续 2 天睡前使用 300mg。应注意可能出现的副作用,如眩晕、镇静状态、意识错乱和皮疹。随后每次加量 300mg,在副作用允许的情况下分两天给药,直到疼痛得到有效缓解或总剂量达到每天 2 400mg。如果给药已达 2 400mg,患者疼痛部分缓解,应该测量患者血药浓度,使用滴定法加药每次增加 100mg 片剂。很少有用到每天 3 600mg 以上的情况。

　　以上治疗无效的患者可考虑进行局部热冷物理疗法以缓解肋间神经痛的症状。使用肋骨弹性绷带也可帮助缓解症状。对以上疗法均无反应的患者,使用局麻药和皮质类固醇进行肋间神经阻滞是较为合理的后续治疗。

(王劲恒　申颖　罗芳 译)

推荐阅读

Waldman SD: Intercostal neuralgia. In: Atlas of Common Pain Syndromes, ed 3. Philadelphia, Saunders, 2012.

胸神经根痛是胸壁和上腹疼痛的常见原因,起自胸神经根。除了向胸神经支配的皮区放射的脊神经后支痛,患有胸神经痛的患者还可出现感觉异常、麻木、无力或较罕见的腹壁浅反射消失。导致胸神经根痛的原因包括椎间盘脱出、椎间孔狭窄、肿瘤、骨赘、脊椎压缩性骨折和较少见的感染。

体征和症状

患有胸神经痛的患者可主诉在受累神经或神经根支配区出现疼痛、麻木、麻刺感和感觉异常。棘突旁的肌肉痉挛也较常见。体格检查时可发现感觉减弱、无力,较少见的腹壁浅反射改变。还可出现躯干反射向一侧移位。这种反射移位成偏斜。偶尔还会出现胸脊神经根压缩导致脊髓病。胸脊髓病是很常见由胸椎间盘突出、椎管狭窄、脱髓鞘病、肿瘤或罕见的感染导致的并发症。根据脊髓压迫的水平及范围出现不同程度的神经系统紊乱。明显的胸段脊髓压迫可导致 Brown-Séquard 综合征,即受累节段以下同侧肌肉痉挛性瘫痪,对侧感觉丧失(图 142-1)。胸段脊髓病是一种神经科急症,应作为急诊处理。

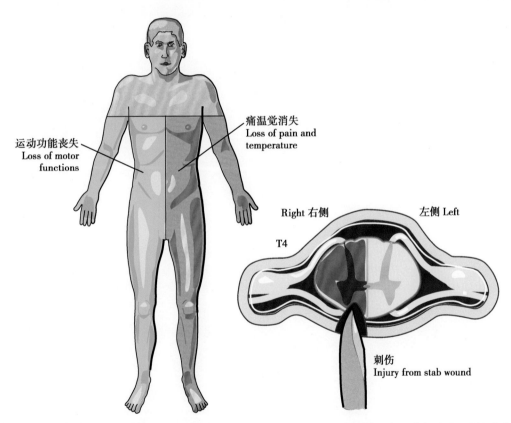

运动功能丧失
Loss of motor functions

痛温觉消失
Loss of pain and temperature

Right 右侧   左侧 Left

T4

刺伤
Injury from stab wound

图 142-1 胸椎脊髓明显受压将导致 Brown-Séquard 综合征,病变下方同侧肌肉痉挛性瘫痪,对侧感觉丧失。(From Waldman SD：Chapter 74-Thoracic Radiculopathy. In：Waldman SD［ed］：Pain Management. Color drawings by Bloch JI. Philadelphia，Saunders，2007，pp 690-692.)

检查

胸椎 MRI 可提供胸椎和胸段脊髓最佳的临床信息。图像高度精确,可帮助发现使患者易患胸段脊髓病的危险因素。对于不能进行 MRI 检查的患者(如安装起搏器),可考虑进行受累区域的 CT 或 CT 引导下脊髓造影术检查。如果考虑骨折或骨骼异常如转移性疾病可进行放射性骨扫描和平片检查。

以上这些检查可给临床医师提供有用的神经解剖学上的信息,肌电图和神经传导速度检查可提供相关神经生理学信息,可具体描述每一单个神经根和胸神经丛的真实情况。怀疑胸神经根痛的患者应进行实验室筛查检查包括全血细胞计数、血沉和生化检查。

鉴别诊断

胸神经根痛是结合既往病史、体格检查、放射学检查和 MRI 结果进行的临床诊断。和胸神经根痛相似的疼痛综合征包括脊柱劳损、胸滑囊炎、胸纤维肌炎、炎性关节炎、多发性神经炎、传染性损伤如硬膜外脓肿和胸段脊髓、神经根、神经丛和神经的功能紊乱。所有怀疑患有神经痛的患者都应进行胸椎 MRI 检查。为了排除其他病因，还应进行实验室筛查包括全血细胞计数、血沉、抗核抗体、HLA-B27 抗原筛查和生化检查。

治疗

胸神经根痛的最佳治疗是综合治疗。物理治疗包括热疗法和深度抚慰式按摩，结合非甾体抗炎药和肌松剂。再联合胸段皮质类固醇硬膜外神经阻滞。局麻药和皮质类固醇硬膜外阻滞是治疗胸神经根痛极为有效的方法。潜在的睡眠障碍和抑郁症的最佳疗法是三环类抗抑郁药如去甲替林，一开始可在睡前给单次剂量 25mg。

（王劲恒　罗芳　译）

推荐阅读

Waldman SD: Thoracic radiculopathy. In: Pain Management, Philadelphia, Saunders, 2007.

非心源性疼痛的患者有很大一部分是源于肋胸关节痛。肋胸关节痛最常见的原因是由于过度使用或姿势不当或外伤如加减速伤害或胸壁钝伤所导致的关节炎症(图 143-1)。很多外伤都可引起关节半脱位或脱位。肋胸关节也易患关节炎,包括骨关节炎、类风湿性关节炎、强直性脊柱炎、Reiter 综合征和牛皮癣性关节炎。另外,关节尚可被肿瘤侵及包括原发恶性肿瘤如胸腺瘤,或转移性疾病。

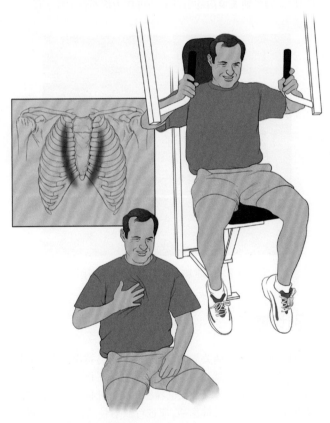

图 143-1 过度使用运动器械刺激肋骨关节可引起肋胸综合征。(From Waldman SD:Chapter 73:Chest Wall Pain Syndromes. In:Waldman SD[ed]. Pain Management. Color drawings by Bloch JI. Philadelphia,Saunders,2007,pp 672-689.)

体征和症状

肋胸综合征的患者体格检查可发现患者为了固定关节,力图保持肩部中立位。肩部主动前伸或缩进、深吸气和完全抬高手臂均可引发疼痛,耸肩也可再次引起疼痛。可出现咳嗽困难,使前胸壁持续外伤的患者肺部分泌物排出不充分。肋胸关节和邻近的肋间肌对触诊很敏感。患者还可出现活动关节时有弹响。

检查

考虑患有肋胸关节痛的患者都应进行 X 线平片检查,以排除潜在的骨病理性变化包括肿瘤。如有外伤,放射性骨扫描也可排除肋骨和或胸骨潜在的骨折。基于患者的临床表现,还应进行的附加试验包括全血计数、前列腺特异抗原、血沉和抗核抗体检查。关节 MRI 可发现关节不稳或隐性肿物。

鉴别诊断

如上所述,肋胸综合征的疼痛易误诊为心源性的,患者往往被送往急诊进行不必要的心脏相关检查。外伤患者,肋胸综合征可与肋骨骨折或胸骨自身的骨折并发,在平片上易被忽略。为了适当的鉴别,有时需要进行放射性骨扫描。Tietze 综合征与病毒感染有关,疼痛可扩大至上肋骨软骨,容易与肋胸综合征混淆。

累及胸壁的神经病理性疼痛也易被混淆或并发于肋胸综合征。相关疾病包括糖尿病性多发神经病和累及胸段神经的急性带状疱疹。纵隔组织的疾病也可能存在,同时也不易诊断。某些病理过程如肺梗死、感染和 Bornholm 疾病可使胸膜出现炎症。

治疗

肋胸综合征的疼痛和功能障碍的初始治疗包括非甾体抗炎药或 COX-2 抑制剂的综合使用。局部冷热敷也有一定效果。弹性肋骨绷带可缓解症状,保护胸关节不受其他外伤。对以上方法无效的患者还可给予关节内注射皮质类固醇。

(王劲恒　罗芳　译)

推荐阅读

Waldman SD: Costosternal syndrome. In: Atlas of Common Pain Syndromes, ed 3. Philadelphia, Saunders, 2012.

源于胸骨柄关节的疼痛与心源性疼痛相似。胸骨柄和胸骨体是通过胸骨柄关节连接。关节连接处的角称为 Louis 角，使得关节易被辨认。胸骨柄关节是一种纤维软骨联合，或软骨联合关节，缺乏真正的关节腔。胸骨柄关节使胸廓可前伸和缩回。在关节上方，胸骨柄和锁骨的胸骨端和第一肋骨的软骨以关节连接。关节下方，胸骨体与剑突以关节连接。胸骨柄关节后方为纵隔组织。

胸骨柄关节易感的关节炎包括骨关节炎、类风湿性关节炎、强直性脊柱炎、Reiter 综合征和牛皮癣性关节炎。此关节在加/减速损伤和胸部钝性外伤时极易受损。遭受严重外伤时，关节可出现半脱位或脱位征象（图 144-1）及超声影像异常。过度使用或姿势不当可导致胸骨柄关节急性炎症，可使患者非常痛苦。胸骨柄关节也易受到原发恶性肿瘤如胸腺瘤或转移性疾病的侵犯。

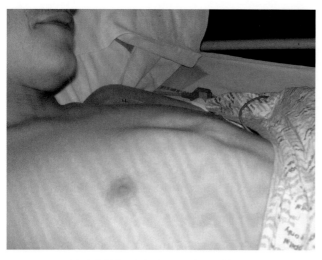

图 144-1　图示胸骨柄关节明显阶梯样征象。（From Lyons I，Saha S，Arulampalam T：Manubriosternal joint dislocation：an unusual risk of trampolining. J Emerg Med 2010 Nov；39［5］：596-598.）

体征和症状

体格检查可发现患者力图保持肩部中性位以使关节固定。主动前伸或缩回肩部、深吸气和抬高臂部均可使疼痛发作。耸肩动作也可使疼痛复发。胸骨柄关节对触诊敏感，如果有急性炎症可感觉发热和肿胀。患者可主诉随关节活动有弹响。

检查

怀疑有胸骨柄关节综合征的患者应进行 X 线平片及超声检查，以排除潜在的骨性病理情况如肿瘤（图 144-2）。根据患者的临床表现，其他检查还应包括全血计数、前列腺特异性抗原、血沉和抗核抗体检查。关节 MRI 可检查出是否存在关节不稳定性。胸骨柄关节内注射局麻药可作为诊断性治疗手段。

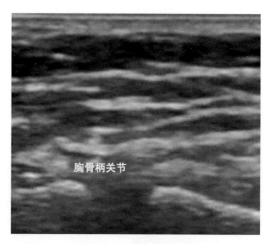

图 144-2　正常胸骨柄关节长轴超声图像

鉴别诊断

如上所述，胸骨柄关节综合征的疼痛容易被误诊为心源性疼痛，使患者去急诊就诊，进行不必要的心脏相关检查。如果发生外伤，胸骨柄关节综合征也容易和肋骨骨折或胸骨自身骨折并发，在平片上容易被忽略，应进行放射性核素骨扫描进行适当鉴别。Tietze 综合征是与病毒感染有关的上肋骨软骨广泛疼痛，易与胸骨柄关节综合征混淆。

胸壁的神经病理性疼痛也易与胸骨柄关节综合征混淆或并发，包括糖尿病多发神经病变和胸神经急性带状疱疹。纵隔组织可能存在的疾患，也不易被诊断。某些病理过程如肺栓塞、感染和 Bornholm 病都可能使胸膜出现炎症。

治疗

胸骨柄关节综合征的疼痛和功能障碍的初始治疗包括非甾体抗炎药或 COX-2 抑制剂。局部热疗和冷敷也有一定疗效。肋骨弹性绷带可帮助缓解症状，保护胸骨柄关节不受意外伤害。这些治疗均无效的患者可考虑进行关节内注射。

很多胸骨柄关节综合征的患者会自我把疼痛认为是心脏病发作。应该警惕的是胸骨柄关节综合征可以与冠脉疾病并存。在进行关节注射时应严格注意无菌操作以防感染。注射后在穿刺点及时加压可以有效预防瘀斑和血肿的形成。在胸骨柄关节注射后数天才可进行局部热敷和轻度的动作运动。应禁止剧烈活动以防加重患者症状。进行注射治疗的同时可给予镇痛药和非甾体抗炎药。如果胸骨柄关节综合征的患者还有其他关节也同时受累,应该进行实验室鉴定是否存在胶原血管病。

(王劭恒　罗芳　译)

推荐阅读

Waldman SD: Manubriosternal joint syndrome. In: Atlas of Common Pain Syndromes, ed 4. Philadelphia, Saunders, 2012.

胸椎压缩骨折是脊柱疼痛最常见的原因之一。常由脊柱骨质疏松导致(图 145-1)。也与脊柱加/减速性外伤有关。骨质疏松的患者和原发肿瘤或肿瘤转移至胸椎的患者,可在咳嗽时(咳嗽引发的骨折)或自发的发生骨折。

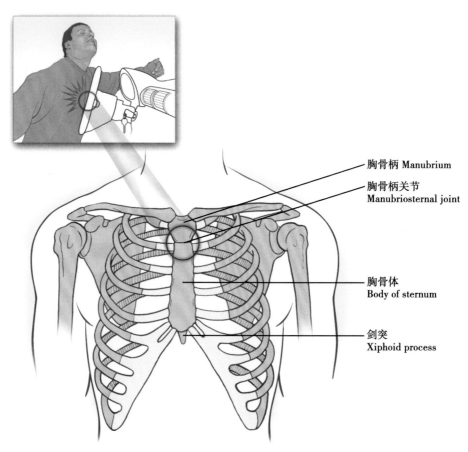

图 145-1　胸骨柄关节易发生骨关节炎,其创伤常因加/减速损伤及胸部钝性外伤造成。(From Waldman SD:Atlas of Common Pain Syndromes,ed 3. Philadelphia,Saunders,2012.)

图中标注:
- 胸骨柄 Manubrium
- 胸骨柄关节 Manubriosternal joint
- 胸骨体 Body of sternum
- 剑突 Xiphoid process

胸椎骨折引起的疼痛和功能障碍很大程度上是由外伤的严重程度(受累椎体数)和外伤性质(骨折侵及脊神经或脊髓)所决定。胸椎压缩骨折引起的疼痛程度不一,有压迫最轻、未伤及神经的钝性深部疼痛,也有限制患者运动和咳嗽的剧烈锐性刺痛。

体征和症状

胸椎压缩骨折的症状可随深吸气、咳嗽和任何脊柱的活动加重。触诊受累椎体可引发疼痛和棘突旁肌肉的反射性痉挛。外伤可导致骨折部位形成血肿和瘀斑。如发生外伤,临床医师应警惕胸廓和腹内、胸内组织损伤的可能。脊神经损伤可引起肠梗阻和剧烈疼痛、脊柱棘突旁肌肉僵硬,从而影响患者的活动能力和肺功能。疼痛治疗失败和肌肉僵硬都可出现恶性循环,导致肺通气不足、肺不张和肺炎。

检查

胸椎压缩骨折的患者都应进行 X 线平片检查,排除其他潜在的骨折和病理情况如骨肿瘤等。如有外伤应进行放射性核素骨扫描来排除潜在椎骨和/或胸骨的骨折。如没有明确外伤史,应进行骨密度检查排除骨质疏松症,进行血清蛋白电泳检测以排除甲状旁腺亢进。根据患者的临床表现,其他检查还应包括全血细胞计数、前列腺特异性抗原、血沉和抗核抗体检查。

胸段 CT 扫描可发现潜在肿物或胸内组织的明显外伤。所有胸骨外伤性骨折或有明显脊柱前部外伤的患者都应检查心电图排除心脏挫伤。

鉴别诊断

如果有外伤史,胸椎压缩骨折较易诊断。继发于骨质疏松症或转移性疾病的自发性胸椎骨折的诊断则不易明确鉴别。潜在的肋骨骨折导致的疼痛容易被误认为是心源性或胆囊源性的,从而使患者在急诊就诊,进行一系列不必要的心脏和胆囊相关的检查。胸段棘突旁肌肉的急性扭伤易与胸椎压缩骨折混淆,特别是在患者咳嗽时。急性带状疱疹引起的疼痛通常继发于皮疹发生后 24 ~ 72 小时,也容易被归因为胸椎压缩骨折。

治疗

继发于胸椎压缩骨折的疼痛的初始治疗包括镇痛药和非甾体抗炎药或 COX-2 抑制剂的使用。如果这些药物不能有效控制症状,下一步可考虑给予短效阿片类镇痛药如氢可酮。由于阿片类镇痛药可能抑制咳嗽反射和呼吸,临床医师应严密观察患者,教导患者如何充分排出呼吸道分泌物。

局部冷热敷可有效缓解胸椎骨折的症状。矫形器(Cash 支具)也可帮助缓解症状。上述治疗方法均无效的患者可考虑进行胸段硬膜外阻滞,注射局麻药物和皮质类固醇。

（王劢恒　罗芳　译）

推荐阅读

Waldman SD: Thoracic vertebral compression fracture. In: Atlas of Common Pain Syndromes, ed 3. Philadelphia, Saunders, 2012.

第 146 章
腰部神经根病

腰部神经根病是指由腰神经放射至背部和下肢的一类神经源性疼痛综合征。除了疼痛，患者还可能出现麻木、肌无力和反射消失。导致腰部神经根病的病因包括椎间盘脱出、椎间孔狭窄、肿瘤、骨赘或较少见的感染。很多患者和医师通常会用坐骨神经痛来描述腰部神经根病引起的症状。

体征和症状

患有腰部神经根病的患者会有疼痛、麻木、麻刺感和神经根支配区域的感觉异常等主诉（表146-1，图146-1）。受累的肢体还会出现软弱无力和共济失调。肌痉挛和背疼，以及向臀部的放射痛都较常见。体格检查会发现感觉减弱、肌无力、反射改变等。患者常见有反射向躯干一侧迁移，成为偏斜。偶尔还会出现腰椎神经根和马尾神经压迫，导致脊髓病或马尾综合征。腰部神经根病最常见由腰椎间盘脱出、椎管狭窄、肿瘤或

表 146-1	腰部神经根病的临床特征			
椎间盘	神经根	运动障碍	感觉障碍	反射消失
L3-L4	L4	足背屈无力	足内侧	膝反射
L4-L5	L5	第一趾背屈无力	足背	无
L5-S1	S1	足跖屈无力	足外侧	踝反射

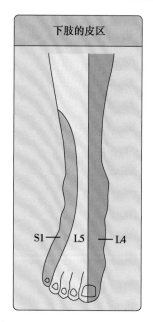

图 146-1 下肢的皮区。(From Firestein GS, Budd RC, Gabriel SE, et al: Kelley's Textbook of Rheumatology. Philadelphia, Saunders, 2013, p. 668.)

较少见感染所引起。患有脊髓病或马尾综合征的患者下肢会出现不同程度的肌无力，以及肠和膀胱症状。这些均为神经外科急症情况，应做急诊处理。

检查

腰椎 MRI 可给临床医生提供最好的关于腰椎及其内容物的信息。MRI 图像更为精确，可帮助发现可能患腰部神经根病的异常情况（图146-2）。对于不能进行 MRI 检查的患者（如装有起搏器的患者），可考虑进行 CT 或脊髓造影术。放射性核素骨扫描和骨 X 线平片可发现是否存在骨折或骨质异常如转移性疾病等。

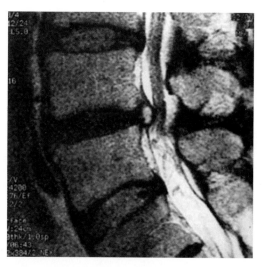

图 146-2 52 岁男性 MRI 矢状切面 T2 加权像。显示后正 L4-L5 间盘突出。椎间隙狭窄，正常的中央间盘信号降低，椎间盘突出物表现为高信号，并与周围液体信号融合。(From Milette PC: Classification, diagnostic imaging, and imaging characterization of a lumbar herniated disk. Radiol Clin N Am 2000;38[6]:1267-1292.)

上述检查可给临床医师提供有用的神经解剖学信息。肌电图和神经传导速度检查则可给临床医生提供相关的神经生理学信息，可帮助描述出单个神经根和腰丛神经的具体状态。如果怀疑是腰部神经根病，实验室筛查检查应包括全血细胞计数、血沉和生化检查。

鉴别诊断

腰部神经根病的临床诊断需要结合临床病史、体格检查、放

射检查和 MRI 结果作出判断。和腰部神经根病症状相似的疼痛综合征包括腰背劳损、腰椎滑囊炎、腰部纤维肌炎、炎性关节炎和腰脊髓、神经根、神经丛和神经的功能障碍（见图 148-1）。所有患者均应进行腰椎 MRI 检查。实验室检查还包括全血细胞计数、血沉、抗核抗体、HLA-B27 抗原和生化检查，以便排除其他病因。

治疗

　　综合治疗是腰部神经根病的最佳治疗方案。最开始可选择理疗包括热敷和深抚慰式按摩，结合非甾体抗炎药和肌肉松弛药物的使用。随后可进行腰椎硬膜外皮质类固醇注射神经阻滞。腰椎或骶椎硬膜外使用局麻药和皮质类固醇阻滞是治疗腰部神经根病非常有效的方法。潜在的睡眠障碍和抑郁症的最佳治疗是使用三环类抗抑郁药如去甲替林，睡前单次给 25mg。

（王劭恒　罗芳　译）

推荐阅读

Waldman SD: Lumbar radiculopathy. In: Atlas of Common Pain Syndromes, ed 3. Philadelphia, Saunders, 2012.

Golob AL, Wipf JE: Low back pain, Med Clin North Am 98(3):405–428, 2014 May.

源于骶髂关节的疼痛通常是由于患者长时间姿势不当，导致关节、支撑韧带和软组织使用过度所引起的。各种导致关节软骨损伤的情况都很易使骶髂关节发生关节炎。骨性关节炎是最常见的导致骶髂关节疼痛的关节炎类型。尽管如此，类风湿性关节炎和外伤性关节炎也是导致骶髂关节痛常见的原因。引起骶髂关节痛较少见的关节炎包括胶原血管病如强直性脊柱炎、感染和莱姆病。虽然继发于胶原血管病如强直性脊柱炎的骶髂关节痛对关节内注射的治疗反应极佳，但胶原血管病通常更容易引起多关节病变而较少出现单一骶髂关节病变。有时，临床医师尚能遇见脊柱融合术时骨片过度移植导致的医源性的骶髂关节功能障碍的病例。

体征和症状

大多数使用过度或关节炎引起的骶髂关节痛的患者会主诉疼痛主要局限在骶髂关节和大腿附近(图 147-1)。骶髂关节使用过度或关节炎的疼痛向臀后和腿后部放射。疼痛并不放射至膝盖以下。关节活动可使疼痛加重，休息或加热可有一定程度的缓解。疼痛的性质相对固定。发作时可能会干扰睡眠。

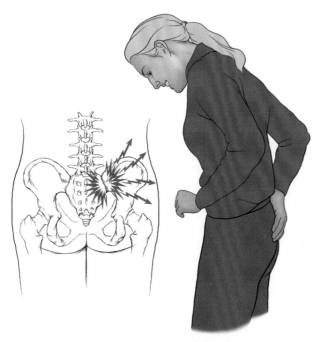

图 147-1 骶髂关节疼痛放射到臀部和大腿。(From Steven D. Waldman: Atlas of Common Pain Syndromes, ed 2. Philadelphia, Saunders, 2012.)

体格检查中可发现受累的骶髂关节对触诊很敏感。患者平时会减轻受累侧大腿的负重而向对侧倾斜。腰椎旁肌肉可出现肌痉挛，在直立位可限制腰椎活动，而在坐位时由于放松了腿后肌而有所好转。有骶髂关节痛的患者骨盆摇滚试验(pelvic rock test) 可为阳性。骨盆摇滚试验是将双手置于髂嵴，拇指置于髂前上棘，然后用力将骨盆向中线按压。在骶髂关节周围出现疼痛即为阳性。

检查

所有骶髂关节痛的患者均应进行 X 线平片检查。根据患者的临床表现，其他检查包括超声成像、CT、MRI，以及全血细胞计数、血沉、HLA-B27 抗原和抗核抗体检测（图 147-2）。

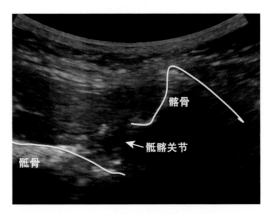

图 147-2 正常骶髂关节超声图像

鉴别诊断

骶髂关节痛常需与其他疼痛性疾病鉴别，包括腰背劳损、腰椎滑囊炎、腰部纤维肌炎、炎性关节炎和腰部脊髓、神经根、神经丛和神经等疾病。所有骶髂关节痛的患者均应进行腰椎和骶髂关节 X 线平片检查。对于原因不明的骶髂关节痛患者都应进行腰椎和骶髂关节 MRI 检查。放射性核素扫描用以排除肿瘤和平片上被忽略的不全性骨折。实验室筛查检查包括全血细胞计数、血沉、抗核抗体、HLA-B27 抗原筛查和生化检查可帮助排除其他疼痛病因。

治疗

　　针对骶髂关节痛的疼痛和功能障碍的初始治疗包括非甾体抗炎药或 COX-2 抑制剂结合物理治疗。局部冷热敷也有一定效果。对以上治疗无效的患者可在骶髂关节内注射局麻药和皮质类固醇。

（王劭恒　罗芳　译）

推荐阅读

Waldman SD: Sacroiliac joint pain. In: Atlas of Common Pain Syndromes, ed 4. Philadelphia, Saunders, 2012.

尾骨痛是一种常见的疼痛综合征,疼痛局限在尾骨,并向骶骨下和会阴部放射。尾骨痛女性比男性更常见。尾骨痛最常发生在尾骨受到直接外伤如后冲力或直接跌伤之后。在困难阴道分娩后也可出现尾骨痛。疼痛是由于骶尾韧带使用过度或较少见的尾骨骨折所引起。尾骨关节的关节炎引起的尾骨痛较为少见。

体征和症状

体格检查中,可发现患者尾骨上存在压痛点,活动尾骨时疼痛进一步加重。尾骨的活动也可导致直肠锐性的感觉异常,使患者极为痛苦。直肠检查时可发现肛提肌、梨状肌和尾骨肌存在硬结,对这些肌肉的触诊也可引发严重的肌痉挛。坐位可加重尾骨疼痛,患者通常试图坐在臀部一侧以避免增加尾骨压力(图 148-1)。

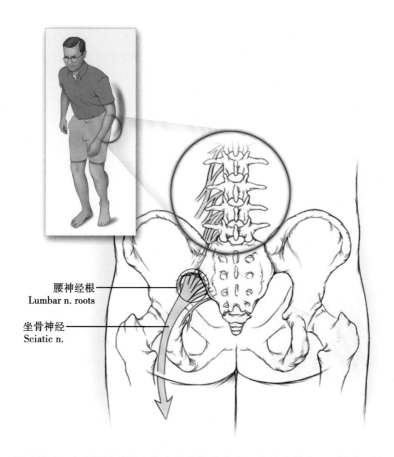

腰神经根
Lumbar n. roots

坐骨神经
Sciatic n.

图 148-1 患有腰神经根病的患者通常会采取一种强迫体态,以使受压神经根压力减轻,缓解疼痛。(From Steven D. Waldman: Atlas of Common Pain Syndromes, ed 4. Philadelphia, Saunders, 2012.)

检查

尾骨疼痛的患者均应进行 X 线平片检查以排除其他骨性病理变化和肿瘤。根据患者的临床表现,其他检查还包括超声成像、CT、全血细胞计数、前列腺特异性抗原、血沉和抗核抗体检查。如怀疑存在潜在的肿块或肿瘤,应进行骨盆 MRI 检查(图 148-2)。放射性核素骨扫描可帮助排除平片上不能发现的应力性骨折。

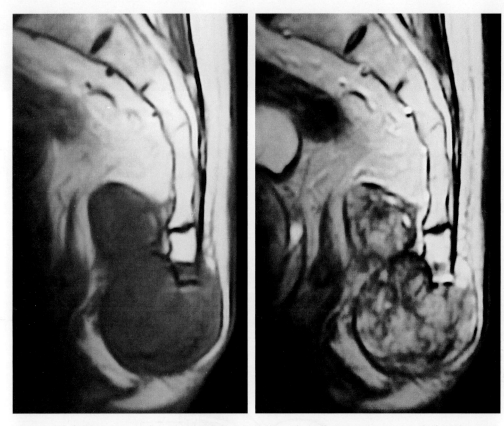

图 148-2　脊索瘤：MRI 异常。骶尾部肿瘤。矢状位 T1 加权像（TR/TE，470/10）自旋回波（A）和 T2 加权像（TR/TE，5 000/136）快速自旋回波（B）MR 图像显示尾骨肿瘤伴巨大软组织肿块。（Courtesy of Y. Kakitsubata，MD，Miyazaki，Japan；from Resnick D［ed］：Diagnosis of Bone and Joint Disorders，4th ed. Philadelphia，Saunders，2002，p 4017. ）

鉴别诊断

原发于直肠和肛门的病理学改变偶尔会和尾骨痛混淆。骶骨和/或尾骨的原发肿瘤或转移病灶也可表现为尾骨痛的症状。痉挛性肛部痛也和尾骨痛相似，但在活动尾骨时并不出现尾骨痛。骨盆和骶骨的不全性骨折也和尾骨痛症状相仿，可出现骶髂关节的病理变化。

治疗

尾骨痛患者的短期保守治疗包括单一镇痛药的使用、非甾体抗炎药或 COX-2 抑制剂，和防止进一步激惹骶尾韧带的泡沫环坐垫的使用。如果症状没有迅速改善，可进行骶尾关节内注射治疗。

（王劭恒　罗芳　译）

推荐阅读

Waldman SD: Coccydynia. In: Atlas of Common Pain Syndromes, ed 3. Philadelphia, Saunders, 2012.

面交感反射性营养不良（reflex sympathetic dystrophy，RSD）是面部和颈部疼痛的一种不常见病因。虽然该综合征的表现相对固定，但仍容易被漏诊。尽管 RSD 有面部和颈部的疼痛，如果上肢或下肢同时存在疼痛，该诊断还是容易被忽略。诊断的困难导致了临床上为了缓解疼痛进行了过度治疗处理。绝大多数患有 RSD 的患者均受过组织外伤（图 149-1）。外伤可导致软组织、牙齿或面部骨骼的急性损伤。感染、肿瘤、关节炎也可引起中枢神经系统或脑神经损伤。

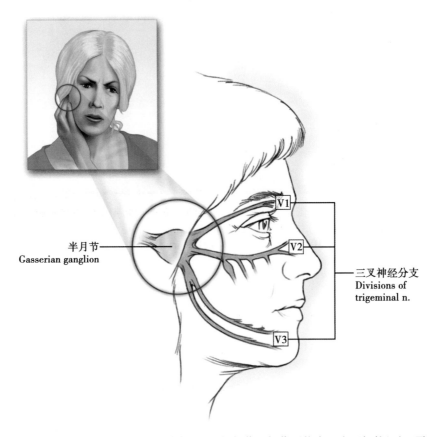

半月节
Gasserian ganglion

V1

V2

V3

三叉神经分支
Divisions of trigeminal n.

图 149-1　面部 RSD 患者的共同特征是组织损伤。损伤可能表现为面部软组织、牙齿或骨骼直接的损伤；或感染、癌症、关节炎等对中枢神经系统或脑神经的侵袭。（From Waldman SD：Atlas of Common Pain Syndromes，ed 3. Philadelphia，Saunders，2012.）

体征和症状

面部 RSD 的标志性特征是烧灼痛。疼痛通常与表皮或黏膜的异常性疼痛有关，发病机制并不遵循脑神经或外周神经病变的规律。扳机区较常见，特别是在口腔黏膜，受累区的皮肤和黏膜还可出现营养状况的改变。面部 RSD 也可能有出汗和血管舒缩改变，但没有四肢 RSD 的改变明显。患有面部 RSD 的患者为了缓解疼痛，通常会有近期拔牙史。而且有明显的睡眠障碍和抑郁表现。

检查

虽然没有针对 RSD 的特异性检查，如果对星状神经节注射局麻药阻滞可明显缓解疼痛，则可作出假设性的面部 RSD 诊断。由于各种性质的组织损伤均可导致面部 RSD，临床医师应努力查找是否存在和 RSD 相似或并存的潜在病理改变。各种检查的初始目的在于发现是否存在潜在的病理变化或其他和面部 RSD 相似的疾病（见本章鉴别诊断）。所有假定诊断了面部 RSD 的患者均应进行脑部 MRI 检查，如果有明确枕部或颈背部症状,则应进行颈椎 MRI 检查。实验室筛查包括全血细胞计数、血沉和生化检查,可帮助排除导致组织损伤引发 RSD 病灶的感染或其他感染。

鉴别诊断

面部 RSD 的临床症状可与牙疼或鼻窦部疼痛混淆,也可被误诊为非典型面神经痛或三叉神经痛(表 149-1)。详细的问诊和体格检查可帮助医生分辨这些症状交错的疼痛综合征。颧骨和下颌骨的肿瘤,以及后颅窝肿瘤和咽后肿瘤都可引起边界不清的疼痛症状,而被认为是面部 RSD 导致。所有面部疼痛的患者都应该仔细检查以排除这些潜在的致命性的疾病。非典型性面痛表现为持续性钝痛,而三叉神经痛则为间断性电击样痛。星状神经节阻滞对面部 RSD 疼痛的缓解很有效,但对三叉神经则无效,这可帮助分辨这两种疼痛。面部 RSD 还应注意与颞动脉炎引起的下颌跛行疼痛相鉴别。

表 149-1　面部反射性营养不良(RSD)的鉴别诊断

	三叉神经痛	非典型面痛	面部 RSD
疼痛发作形式	突发、间断性	持续性	持续性
疼痛性质	电击样、神经性痛	钝性、绞痛、酸痛	烧灼样疼痛超敏
疼痛间歇	经常	极少	较少
疼痛分布区	三叉神经分布区	三叉神经区重叠	三叉神经区重叠
扳机点	有	无	无
潜在病理心理学	极少	常见	常见
皮肤营养改变	无	无	有
出汗和血管舒缩改变	无	无	很常见

治疗

面部 RSD 的治疗成功包括两方面。一方面,应鉴别出导致交感性功能障碍的任何组织损伤病灶并予以治疗。另一方面,应进行星状神经节阻滞以中断面部交感神经支配,并应坚持在一定时间内每天进行阻滞治疗。作业疗法包括受累皮肤区的触觉脱敏。潜在的抑郁和睡眠障碍可使用三环类抗抑郁药如去甲替林,睡前单次 25mg。加巴喷丁可缓解神经性疼痛。尽量避免使用阿片类镇痛药和地西泮以防出现医源性药物依赖。

(王劭恒　罗芳　译)

推荐阅读

Waldman SD: Reflex sympathetic dystrophy. In: Atlas of Common Pain Syndromes, ed 3. Philadelphia, Saunders, 2012.

不论硬膜是有意或无意被穿刺后,均有可能出现头痛。腰椎穿刺后头痛的症状很典型。如果临床医师没有意识到硬膜有被穿刺的可能性或极少情况下咳嗽或喷嚏后出现了硬膜破裂的情况,此类头痛很易被误诊。腰椎穿刺后头痛的症状起因和很少的阳性体征与蛛网膜下腔内脑脊液持续渗漏导致的低脑脊液压有关。当患者从水平位变为直立位时,腰椎穿刺后头

痛几乎可立即发作(图 150-1)。疼痛 1~2 分钟内达高峰。患者恢复到水平位后头痛数分钟内可缓解。疼痛呈锤击感,程度剧烈,如果患者仍保持直立会进一步加重。头痛发作时两侧都出现,位于额部、颞部和枕部。经常伴发恶心、呕吐以及眩晕,特别是在患者直立位较长时间后。如果有脑神经麻痹,则可能出现视觉障碍。

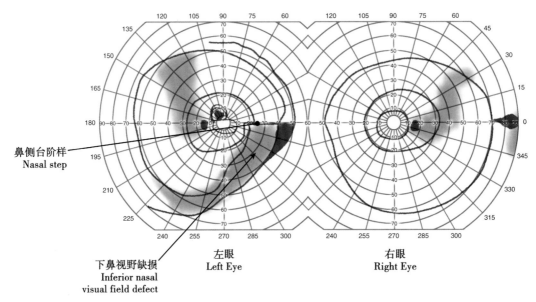

图 150-1 与假性脑瘤相关最常见视野缺损是异常扩大的盲点和鼻侧台阶样缺陷,影响视野下象限。(From Waldman SD:Atlas of Common Pain Syndromes,ed 3. Philadelphia,Saunders,2012.)

体征和症状

腰椎穿刺后头痛的诊断更主要是基于临床病史而非体格检查上的阳性发现。绝大多数患者的神经学检查是正常的。如果脑脊液持续渗漏或患者保持长时间直立位,可能出现脑神经麻痹,最常见为第六对脑神经受累。这一伴发症可为暂时性的,也可为永久性损伤,特别是在神经本身易损的患者如糖尿病。

如果神经检查有异常,就应考虑其他原因导致的头痛,如蛛网膜下腔出血。

腰椎穿刺后头痛的必然表现是当患者从水平位变为直立位时开始出现头痛和其他相关症状如恶心和呕吐,而当恢复到水平位时疼痛减轻。而硬膜穿刺病史,如腰椎穿刺、脊柱麻醉或脊髓造影术或意外硬膜穿刺如硬膜外穿刺失败或脊柱手术时的硬膜损伤,都强烈支持腰椎穿刺后头痛的诊断。如上所述,自发体位性头痛以及硬膜穿刺后头痛可发生在剧烈咳嗽或

喷嚏后,考虑可能导致了硬膜裂开。据此情况下,应将腰椎穿刺后头痛作为排除诊断之一。

检查

普通 MRI 和增强 MRI 可提供精确信息帮助诊断腰椎穿刺后头痛。硬膜增强影像通常可见低位的小脑扁桃体。也可见脑池、硬膜外和硬膜下液体显影不良。

除非存在感染或蛛网膜下腔出血,否则经历过硬膜穿刺的患者出现头痛并没有其他特殊检查的阳性发现。因此,在紧急情况下,可考虑进行腰椎穿刺、全血细胞计数和血沉检查。

鉴别诊断

如果临床医师发现患者曾做过腰椎穿刺,则很容易作出腰椎穿刺后头痛的诊断。出现诊断延迟通常是因为没有及时了

解到腰椎穿刺的病史。但有时，由于伴有恶心、呕吐和视觉障碍，穿刺后头痛易被误诊为偏头痛。所有做过腰椎穿刺的患者均有可能出现感染。应立即行腰椎穿刺和血常规检查，并开始给患者使用抗耐药葡萄球菌的抗生素治疗。出现发热应进行 MRI 检查以排除硬膜外脓肿。蛛网膜下腔出血的症状与穿刺后头痛相似，应行脑部 MRI 进行鉴别检查。

治疗

腰椎穿刺后头痛的治疗主要采用硬膜外注入自体血的方法。此技术称为硬膜外"血补丁"，在治疗穿刺后头痛效果极佳。严格消毒后，在腰椎穿刺水平的硬膜外腔缓慢注入 12～18ml 自体血。之后的 12～24 小时，患者应持续保持平卧位。90%以上的患者在随后 2～3 小时内症状出现缓解。约 10% 的患者可出现暂时性缓解，而在直立位下症状又复发。这些患者应在 24 小时内进行第二次硬膜外自体血注射。

如果患者有明显恶心呕吐，可给予止吐药结合静脉输液帮助恢复。有些临床医师还支持使用酒精饮料抑制抗利尿激素的分泌，从而增加脑脊液量。有报道称咖啡因对此头痛也有一定疗效。

腰椎穿刺后头痛如未能及时认识、诊断和治疗则可导致严重头痛，给患者带来极大痛苦。如持续低脑脊液压，脑神经可有一定损伤。大多数病例中，脑神经的损伤是暂时的，而在极少数患者中造成了永久性的神经损伤，特别是易损神经如糖尿病患者。所有腰椎穿刺后头痛的患者均应进行脑部 MRI 检查。未经正确诊断的中枢神经系统感染可导致极高的致病率和致死率。

（王劲恒　罗芳　译）

推荐阅读

Waldman SD: Post-dural puncture headache. In: Atlas of Uncommon Pain Syndromes, ed 3. Philadelphia, Saunders, 2012.

舌咽神经痛是一种罕见的第九脑神经感觉支配区的阵发性疼痛。虽然舌咽神经痛与三叉神经痛很相似,但后者的出现频率是舌咽神经痛的 100 倍。常见于 50 岁以上的患者。疼痛出现在扁桃体、喉部和后舌部(图 151-1)。在大多数患者中疼痛分布为单侧,但有 2% 为双侧。在极少的患者中,舌咽神经痛发作与心动过缓伴发,有些则同时出现晕厥。这些心源性症状是由于舌咽神经的神经冲动传导给了迷走神经。虽然少见,这一不寻常的疼痛并发症和心律失常却是致死性的。

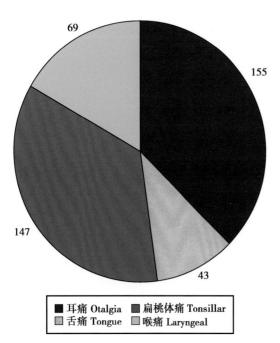

图 151-1 舌咽神经痛的人口统计学研究。(From Waldman SD:Chapter 47-Glossopharyngeal Neuralgia. In:Waldman SD [ed]:Pain Management. Color drawings by Bloch JI. Philadelphia,Saunders,2007,pp 511-517.)

图例:
■ 耳痛 Otalgia
■ 扁桃体痛 Tonsillar
■ 舌痛 Tongue
■ 喉痛 Laryngeal

155
69
147
43

体征和症状

舌咽神经痛出现在第九对脑神经支配区。在一些患者中,疼痛可交错至三叉神经支配区和/或上颈段。98%的患者疼痛为单侧发作,呈神经性痛。患者通常描述为剧烈发射性痛或刺痛。舌咽神经痛通常会由吞咽、咀嚼、咳嗽或交谈等动作触发。除了第九脑神经的扳机点,患者的神经学检查通常是阴性的。小脑脑桥角的肿瘤也可引起舌咽神经痛相同的症状,因此应进行仔细的神经学检查。舌咽神经痛出现发作间歇的钝性酸痛

应考虑为占位性病变可能,应进行彻底检查。

检查

所有舌咽神经痛的患者均应进行脑部和脑干 MRI 检查。脑部 MRI 可帮助临床医师了解颅顶和颅内的详细情况。MRI 的图像信息极为精确,可鉴别是否存在颅内和脑干病理性改变,包括肿瘤和脱髓鞘病变。磁共振血流成像可帮助鉴别引起相同症状的动脉瘤。不能行 MRI 检查的患者,如装有起搏器的患者,CT 扫描是较合理的选择。

临床实验室检查包括全血细胞计数、生化和血沉,以排除与舌咽神经痛症状相似的感染、颞动脉炎和恶性肿瘤。咽喉部内镜重点检查梨状隐窝以排除潜在的恶性肿瘤。舌咽神经鉴别性阻滞可帮助确诊舌咽神经痛。

鉴别诊断

舌咽神经痛是基于特定性病史和体格检查进行的比较直接的临床诊断。眼、耳、鼻、喉和牙齿的疾病都可能有类似舌咽神经痛的症状或并发舌咽神经痛,从而导致误诊。咽喉部肿瘤,如扁桃体窝和梨状隐窝以及小脑脑桥角肿瘤,也可和舌咽神经痛症状相同。有时脱髓鞘病也可引起舌咽神经痛的症状。和三叉神经痛相同,颞动脉炎引起的下颌跛行有时也会使临床表现混淆。

治疗

药物治疗

卡马西平

卡马西平是治疗舌咽神经痛的一线药物。事实上,对卡马西平的快速反应也作为临床诊断舌咽神经痛的重要证据之一。虽然卡马西平的安全性和有效性高于其他治疗,它的使用仍有很多混乱和无来由的忧虑。本药是患者控制疼痛的最佳选择,但有时因为实验室检查出现由于异常错误的判断而停用卡马西平。因此在开始使用本药前应检查全血细胞计数、尿常规和生化检查。

在疼痛能控制的范围内,卡马西平应慢慢加量。开始剂量为前两晚睡前 100~200mg,观察患者是否出现副作用,如眩晕、镇静状态、意识错乱和皮疹。随后加量 100~200mg,按平均分份剂量给药两天,直至疼痛缓解或总量达每天 1 200mg。严密

监测实验室检查的参数以防出现可能威胁生命的血恶病质。一旦发现血细胞计数异常或皮疹,应当马上停药。服用卡马西平的患者如果不进行监测会导致严重后果,出现再生障碍性贫血。当疼痛缓解时,患者应继续保持当前的剂量至少 6 个月随后再考虑减药。应告诉患者没有医师指导下,不论什么情况下卡马西平的剂量都不能擅自改变或加量及停用。

加巴喷丁

当卡马西平不能有效控制患者疼痛时,可考虑使用加巴喷丁。和卡马西平相同,在使用加巴喷丁治疗前应进行基础血液检查。前两晚,加巴喷丁剂量为睡前 300mg,关注可能的副作用如眩晕、镇静状态、意识错乱和皮疹。每次增加 300mg,平均分份在 2 天内给药,直至疼痛缓解或总量达每天 2 400mg。如果到达极量,患者疼痛可部分缓解,应该采用滴定法每次给100mg 片剂慢慢增加剂量。很少有患者需要给到每天 3 600mg以上。

巴氯芬

有报道称卡马西平和加巴喷丁药物治疗无效的患者使用巴氯芬可缓解疼痛。开始用药前也应进行基础实验室检查。开始给药时,前 2 天睡前 10mg,注意可能的副作用,和卡马西平和加巴喷丁相同。本药每次加量 10mg,分份给药 7 天,直至疼痛缓解或总量达每天 80mg。本药有明显的肝部和中枢神经系统的副作用,如无力和镇静状态。和卡马西平一样,用药期间也应进行严密的实验室参数监测。

用以上提及的任何药物治疗时,临床医生都应让患者认识到过早减药或停药均可导致疼痛复发,并且之后的疼痛治疗则更为困难。

有创性治疗

舌咽神经阻滞

使用局麻药和皮质类固醇进行舌咽神经阻滞是药物治疗极好的辅助治疗方法。

当药物在滴定到有效水平过程中,此项技术可迅速缓解疼痛。初始阻滞是使用无添加剂的丁哌卡因加甲泼尼龙。随后每天的神经阻滞则采用相同的方法,而甲泼尼龙的剂量更低。此方法还可用于控制顽固性疼痛。

射频损毁舌咽神经

舌咽神经通过射频损毁可在双管透视引导下进行。此方法可用于对所有治疗无效的顽固性舌咽神经痛,而不仅作为微血管减压术的候补。

舌咽神经根微血管减压术

此技术,也被称为 Jannetta 法,是神经外科治疗顽固性舌咽神经痛常用的方法。该技术的理论基础是基于舌咽神经痛是一种压迫性的单一神经病变。因此手术过程包括在脑干附近找到舌咽神经根,分离压迫血管。将海绵置入到血管和神经之间,以减轻导致疼痛的压力。

(王劲恒 罗芳 译)

推荐阅读

Waldman SD: Glossopharyngeal neuralgia. In: Atlas of Uncommon Pain Syndromes, ed 3. Philadelphia, Saunders, 2012.
Waldman SD: Glossopharyngeal neuralgia. In: Waldman SD (ed): Pain Management, Philadelphia, Saunders, 2007, pp 511–517.

痉挛性斜颈是一种较少见的无意识的头部异常运动。分为局灶样或节段样的张力障碍。大约 1 000 人中有 3 人患有本病。发病常见于成年早期。痉挛性斜颈分为 3 类：

- 强直性：头部不自觉地偏向一侧
- 阵挛性：头部不自觉地摇摆

- 强直/阵挛：同时有两种运动方式

痉挛性斜颈还可根据头部的特殊运动再分类为：①旋转，头向一侧旋转；②侧倾，头向肩部倾斜；③后倾，头向背部倾斜；④前倾，头向胸部倾斜（图 152-1）。此病在女性更为常见，通常初始诊断时会被认为是歇斯底里或抽筋。

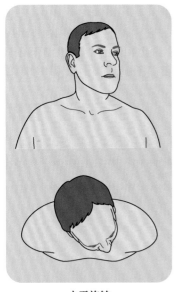 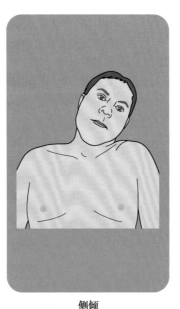 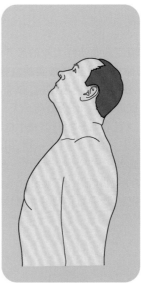 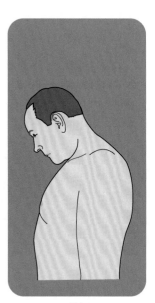

水平旋转
Horizontal rotation

侧倾
Laterocollis

后倾
Retrocollis

前倾
Antecollis

图 152-1　痉挛性斜颈的头部运动异常类型

由于痉挛性斜颈通常是中枢性的功能障碍，而少见为受累肌肉本身的疾病，因此最开始是出现头部细微的不自觉运动。疾病早期，张力障碍呈间断发作。随着疾病进展，症状会不断加重，并不易被掩盖。张力障碍性运动更为持续，而受累肌肉出现持续酸痛。疼痛通常是导致患者来就医的初始原因，而张力障碍性运动却被忽略。在睡眠时张力障碍消失，初醒时症状较轻，日间张力障碍和疼痛逐渐加重。有主诉症状自然恢复，但总的来说治疗起来很困难而且效果有限。

体征和症状

痉挛性斜颈的患者可有头部不自觉的张力障碍性运动。在极端的病例中，张力障碍呈持续性，侧倾明显的患者耳部可靠在同侧肩膀上。疼痛是此综合征主要的症状，还可出现颈棘突旁肌肉、颈部带状肌和胸锁乳突肌的痉挛。受累肌肉肥大也可有发生。除了张力障碍性运动，神经学检查均正常。如上所述，患者可能并不太在意头部异常运动或体位。通常，触摸对

侧面部或下巴可导致张力障碍性运动暂时停止。

检查

所有患有痉挛性斜颈的患者均应进行脑和脑干 MRI 检查。脑部 MRI 可提供颅顶和颅内的最佳信息。MRI 的图像信息极为精确，可帮助鉴别颅内和脑干病变，包括肿瘤和脱髓鞘疾病。磁共振血流成像术可帮助鉴别是否有动脉瘤从而引起神经系统症状。不能进行 MRI 检查的患者，如安有起搏器的患者，应考虑进行 CT 检查。

临床实验室检查包括全血细胞计数、生化和血沉检查以排除感染和恶性肿瘤。

鉴别诊断

痉挛性斜颈基于定向病史和体格检查，可作出较直接的临床诊断。不自觉的运动障碍是该病的标志性症状，可帮助鉴别

抽筋和习惯性痉挛。习惯性痉挛通常是自觉运动,当患者紧张时加重。抽筋和习惯性痉挛都类似意向性运动,应考虑是否是行为异常如癔症转换反应。颈部肌肉或斜颈的急性痉挛和肌肉疼痛与痉挛性斜颈相似,但其呈现急性起病,症状在几天到1周内缓解。有时,阵挛性斜颈的患者初始容易被诊断为帕金森病。

治疗

一般来说,痉挛性斜颈在治疗上是一种令人失望的疾病。在较轻的病例中,使用肌松药,作用在脊髓水平的药物如巴氯芬,和作用于中枢的药物如抗惊厥药和左旋多巴等的药理治疗可使症状得到一定程度的缓解。苯海索和地西泮也可使用。

药物治疗失败的患者可在受累肌肉局部注射肉毒杆菌。但频繁注射可产生抗肉毒抗体,导致肉毒素效果逐渐减弱。使用不同亚型的肉毒杆菌可保持效力。在疑难病例中,考虑施行双侧丘脑切开术,这种根治法可能是目前最为有效的。

（王劭恒　罗芳　译）

推荐阅读

Waldman SD: Spasmodic torticollis. In: Atlas of Uncommon Pain Syndromes, ed 3. Philadelphia, Saunders, 2012.

有很多临床征象都被称为臂丛综合征。他们的共同点包括神经性痛，放射至锁骨上区和上肢并伴发无力。臂丛综合征最常见的原因是颈肋或异常肌肉（如胸廓出口综合征）的压迫、肿瘤侵犯至臂丛（如 Pancoast 瘤）、直接外伤（如牵张性损伤和撕脱伤）、炎症（如 Parsonage-Turner 综合征）和放射后神经丛综合征（图 153-1）。

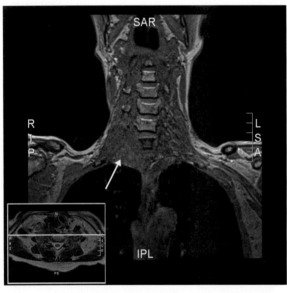

图 153-1　鳞状细胞癌。臂丛的 MRI 扫描图谱（冠状位 T1 3D 震波序列）箭头指示右侧有一个很大的肿瘤压迫臂丛。左侧臂丛干和束的图像正常。（From Van Allen N，Malessy MJA. Chapter18-Diagnosis of brachial and lumbosacral plexus lesions. In：Said G，Krarup C［eds］. Handbook of Clinical Neurology. Philadelphia. Elsevier，2013，Volume 115. pp293-310）

体征和症状

患臂丛综合征的患者通常会主诉有向锁骨上区和上肢的放射性痛。疼痛为神经炎性痛，如果肿瘤侵犯臂丛可有深部钻孔样痛。活动颈部和肩部可使疼痛加剧。臂丛综合征的患者会尽量避免这些活动以免触发疼痛。可出现冻结肩进而导致误诊。如果怀疑是胸廓出口综合征，应进行 Adson 检查。嘱患者伸展颈部，头转向受累侧时桡动脉搏动消失，则为阳性。应注意的是，此试验并非特异性的，治疗方案不应仅根据一个试验的结果来决定（见本章检查）。如果患者出现剧烈疼痛，即刻伴发无力，应考虑进行肌电图描记法。

检查

所有臂丛综合征的患者，特别是没有明确外伤史的，均应进行颈椎和臂丛 MRI 检查。如果不能进行 MRI 检查，应该进行 CT 检查。超声检查可以为诊断提供重要信息（图 153-2）。肌电图描记和神经传导速度检查非常敏感，而经验丰富的肌电图师可描绘出具体的臂丛异常节段。如果怀疑臂丛本身存在炎症，一系列的肌电图描记则可显示出来。如果有 Pancoast 肿瘤或臂丛的其他肿瘤，应进行胸部前弓位的放射线检查。实验室筛查性试验包括全血细胞计数、血沉、抗核抗体和生化检查，以帮助排除其他病因导致的疼痛症状。

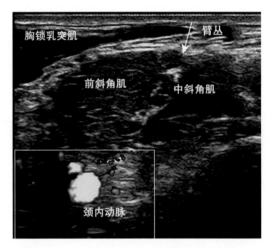

图 153-2　超声影像显示臂丛和周围肌肉之间的关系

鉴别诊断

颈髓、颈椎棘突和椎间盘的疾病的症状均可类似臂丛神经病。适当的检查包括 MRI 和肌电图检查可将各种可能性进行分类，但临床医师必须意识到可能同时存在诸多病理改变引起患者的症状。脊髓空洞症、颈髓肿瘤和颈神经根在出脊髓处的肿瘤（如神经鞘瘤）由于起病隐匿而很难被诊断。如果之前没有明确肿瘤史，臂丛神经病的患者应把 Pancoast 肿瘤作为重点鉴别对象，特别是针对那些有抽烟史的患者。颈椎椎间盘突出、转移瘤或颈椎病可导致明显的神经根压迫，也可表现和臂丛神经病相同的症状。较为少见的是肺尖感染引起的臂丛神经的压迫和刺激。

治疗

药物治疗

加巴喷丁

加巴喷丁是治疗臂丛神经病的神经炎性疼痛的一线药物。从睡前 300mg 口服开始,持续 2 天。注意药物副作用,包括眩晕、镇静、意识错乱和皮疹。每段加量 300mg,在 2 天内等分给药,在副作用允许的情况下继续加量到疼痛缓解或总量达每天 2 400mg。在这一极点时,如果患者疼痛部分缓解,应注意监测血药浓度,利用滴定法每次加量 100mg,很少有患者使用超过每天 3 600mg 的量。

卡马西平

此药对加巴喷丁无效的臂丛神经病患者有效。虽然卡马西平的安全性和有效性高于其他治疗,它的使用仍有很多混乱和无来由的忧虑。此药物可能是患者控制疼痛的最佳选择,但有时由于实验室检查异常错误地归因而被停用。因此,在用药前应该进行实验室基础值的检查,包括全血细胞计数、尿常规和生化检查。

卡马西平在疼痛未控制前应缓慢地开始使用。睡前 100~200mg,持续 2 天。注意观察副作用,包括眩晕、镇静、意识错乱和皮疹。随后每段增加 100~200mg,在 2 天内分份加量给药。在副作用允许的情况下直至疼痛缓解或总量达每天 1 200mg。严密监测实验室参数防止发生致命的血细胞减少。一旦出现血细胞计数异常或皮疹应马上停药。服用卡马西平而未能进行监测的患者极有可能出现再障性贫血。如果疼痛得到缓解,在减药前患者应持续该剂量至少 6 个月。应该告知患者的是,没有专业指导的情况下,不论什么时候都不应擅自改变药物剂量或停药。

巴氯芬

此药有报道称对以上提及的药物治疗无效的患者有一定作用。在用药前也应检查实验室基础值。开始 2 天,每天睡前给 10mg。注意观察和卡马西平和加巴喷丁相同的副作用。每个增量段为 10mg,等分剂量在 7 天内给予。在副作用允许的情况下,增至疼痛缓解或总剂量达到每天 80mg。此药物有明确的肝脏和中枢神经系统的副作用,包括无力和镇静。和卡马西平相同,在使用本药时要密切监测实验室数据。

在给患者以上任何一种药物治疗时,临床医师应该告知患者过早减药或停药都可导致疼痛复发,而且在这之后疼痛症状将更难控制。

有创性治疗

臂丛神经阻滞

使用局麻药和皮质类固醇进行臂丛神经阻滞是臂丛神经病药物治疗非常好的一种辅助治疗方法。该技术可在药物滴定剂量的过程中快速缓解疼痛。初始阻滞时应使用不含保存剂的丁哌卡因和甲泼尼龙。后续每天的神经阻滞运用相同的手法,但甲泼尼龙减量。此方法还可用于控制爆发性疼痛。

臂丛射频消融

可通过 X 线透视指导下穿刺射频消融毁损臂丛神经。此方法用于以上提及的所有方法均无效的患者和继发于肿瘤或臂丛撕脱伤的患者。

背根入髓区毁损

此项技术被称为背根入髓区(dorsal root entry zone, DREZ)毁损。是一种可用于以上方法治疗均失败的患者和疼痛继发于肿瘤或臂丛撕脱伤的患者的神经外科操作。此项技术属较大的神经外科操作,有较大风险。

物理治疗

物理和作业疗法的使用是治疗臂丛神经病方案中帮助维持功能和缓解疼痛的重要部分。应积极检查是否存在肩部异常,包括肩关节半脱位和粘连性关节囊炎,并给予有效治疗。帮助恢复日常生活活动的作业疗法也是防止功能恶化的重要部分。

(王清原　安立新　译)

推荐阅读

Van Alfen N, Malessy MJA: Diagnosis of brachial and lumbosacral plexus lesions. In: Said G, Krarup C (eds): Handbook of Clinical Neurology, Volume 115. Elsevier, 2013, pp 293–310.

Waldman SD: Brachial plexopathy. In: Atlas of Common Pain Syndromes, ed 3. Philadelphia, Saunders, 2012.

胸廓出口综合征是指一系列的体征和症状,包括颈部、肩部和手臂的感觉异常和酸痛,是由于臂丛和锁骨下动脉、静脉并行于肩带和第一肋骨间,或有先天异常如颈肋所形成的压迫引起的(图 154-1)。其中一种或所有结构受压都会导致各种各样的临床表现。胸廓出口综合征多见于 25～50 岁间的女性。关于胸廓出口综合征的论题,它的诊断和治疗还尚在争论之中。

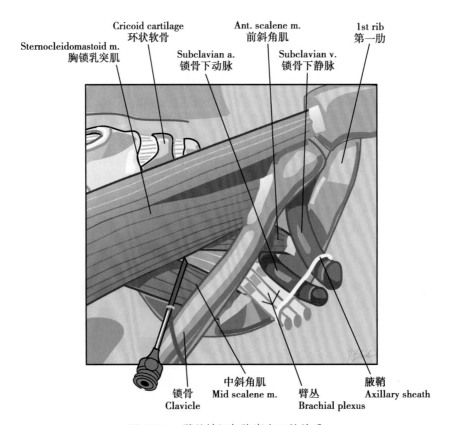

图 154-1　臂丛神经与胸廓出口的关系

体征和症状

虽然胸廓出口综合征的症状多变,绝大多数临床症状都可用神经压迫来解释。上肢感觉异常,并向尺神经支配区域放射可被误诊为慢性尺神经麻痹。患肢酸痛和共济失调较为常见。如果压迫到血管,可有手臂的水肿或变色。在极少数病例中,可发生静脉或动脉的血栓。

较罕见的是,胸廓出口综合征可由动脉瘤引起,在锁骨上区听诊可有杂音。

胸廓出口综合征的症状可由多种动作激发,包括 Adson 试验和抬臂负荷试验。Adson 试验是指让患者伸展颈部并向受累侧转头时,触诊受累侧桡动脉搏动。如果出现脉搏减弱,则提示胸廓出口综合征。抬臂负荷试验是指让患者抬臂过头,反复握拳松拳。正常应可坚持约 3 分钟,而胸廓出口综合征的患者坚持 30 秒后可出现症状。

检查

所有患者均应进行颈椎 X 线平片检查。应注意是否存在先天异常如颈肋或过长的横位肋骨。患者还应进行前弓位的肺尖部 X 线平片排除 Pancoast 肿瘤的可能。颈椎 MRI 可帮助排除颈髓损伤和传出神经根损伤。如果还不能明确诊断,臂丛 MRI 可帮助排除其他潜在的病理情况,包括臂丛的原发肿瘤等。实验室的筛查检查包括全血细胞计数、血沉、抗核抗体和生化检查可帮助排除其他导致疼痛的病因。

鉴别诊断

颈髓疾病、颈椎病和椎间盘突出的症状都可和臂丛神经病的症状相似。适当的检查包括 MRI 和肌电图检查可对各类可能的疾病进行分类，但临床医师应意识到引起患者症状的各种病理改变可能共存。脊髓空洞症、颈髓肿瘤和颈神经根出脊髓处肿瘤（如神经鞘瘤）都可能隐袭起病，很难被诊断。对于没有明确肿瘤史的患者应该重点考虑鉴别 Pancoast 肿瘤，特别是对于有吸烟史的患者。椎间盘侧突、转移性瘤或颈椎病等可引起明显神经根压迫症状，也表现为臂丛神经病的症状。较为罕见的是，感染包括肺尖的炎症可压迫和激惹臂丛。

治疗

物理治疗

胸廓出口综合征的患者初始治疗包括合理的物理治疗，以维持神经功能和缓解疼痛。肩部异常如肩部关节半脱位和粘连性关节囊炎应该积极治疗。帮助恢复日常生活活动的作业治疗可防止神经功能的进一步恶化。

药物治疗

加巴喷丁

加巴喷丁是治疗胸廓出口综合征的神经性疼痛的一线药物。最开始用药时，睡前 300mg，持续 2 天，注意观察副作用如眩晕、镇静、意识错乱和皮疹。加量为 300mg，等分剂量在 2 天内给予。如果副作用允许，可持续加量至疼痛缓解或总量达每天 2 400mg。到此极点时，如果患者疼痛部分缓解，应该监测血药浓度，使用滴定法每次加量 100mg。很少患者需要使用到 3 600mg。

卡马西平

对于加巴喷丁治疗无效的胸廓出口综合征的患者可使用卡马西平。虽然卡马西平的安全性和有效性高于其他治疗，它的使用仍有很多混乱和无来由的忧虑。此药物可能是患者控制疼痛的最佳选择，但有时由于实验室检查异常错误地归因而被停用。因此，在用药前应该进行实验室基础值的检查，包括全血细胞计数、尿常规和生化检查。

卡马西平在疼痛未控制前应缓慢的开始使用。睡前 100~200mg，持续 2 天。注意观察副作用，包括眩晕、镇静、意识错乱和皮疹。随后增量为 100~200mg，在 2 天内分份加量给药。在副作用允许的情况下直至疼痛缓解或总量达每天 1 200mg。严密监测实验室参数防止发生致命的血细胞减少。一旦出现血细胞计数异常或皮疹应马上停药。服用卡马西平而未能进行监测的患者极有可能出现再障性贫血。如果疼痛得到缓解，在减药前患者应持续该剂量至少 6 个月。应该告知患者的是，没有专业指导的情况下，不论什么时候都不应擅自改变药物剂量或停药。

巴氯芬

有报道称巴氯芬对以上提及的药物治疗无效的患者有一定作用。在用药前也应检查实验室基础值。开始 2 天，每天睡前给 10mg。注意观察副作用，和卡马西平和加巴喷丁的相同。加量为 10mg，等分在 7 天内给予。在副作用允许的情况下，增至疼痛缓解或总剂量达到每天 80mg。此药物有明确的肝脏和中枢神经系统的副作用，包括无力和镇静。和卡马西平相同，在使用本药时要密切监测实验室数据。

在给患者以上任何一种药物治疗时，临床医师应该告知患者过早减药或停药都可导致疼痛复发，而且在这之后疼痛症状将更难控制。

有创性治疗

臂丛神经阻滞

使用局麻药和皮质类固醇进行臂丛神经阻滞是胸廓出口综合征药物治疗非常好的一种辅助治疗方法。该技术可在药物滴定剂量的过程中快速缓解疼痛。初始阻滞时应使用不含防腐剂的丁哌卡因和甲泼尼龙。后序每天的神经阻滞运用相同的手法，但甲泼尼龙减量。此方法还可用于控制爆发性疼痛。

外科治疗

如果没有明确的病理改变（如颈肋），不论选择哪种方法，胸廓出口综合征的外科治疗结果都不明确。对所有有明确病因而保守治疗失败者，最后可慎重选择外科治疗。

（王清原　安立新　译）

推荐阅读

Campbell W: DeJong's The Neurological Examination, ed 6. Philadelphia, Lippincott Williams and Wilkins, 2005.

Waldman SD: Adson's test. In: Physical Diagnosis of Pain: An Atlas of Signs and Symptoms, ed 3. Philadelphia, Saunders, 2016.

Waldman SD: Thoracic outlet syndrome. In: Atlas of Common Pain Syndromes, ed 3. Philadelphia, Saunders, 2012.

Pancoast 肿瘤综合征是由于肺尖肿瘤局部生长侵犯至臂丛引起。这些肿瘤通常侵犯第一和第二胸神经以及第八颈神经，导致一系列临床症状包括严重的臂痛，有些患者可出现 Horner 综合征。第一肋和第二肋的区域受累也较常见。诊断通常不及时，患者常常被当成颈部神经根痛或原发肩部病变而被错误治疗，直至最后确诊。

体征和症状

患有 Pancoast 肿瘤综合征的患者通常主诉向锁骨上区和上肢放射的疼痛。最初，如果肿瘤从下向上生长只是侵及臂丛神经较低的部分，可导致上胸廓和颈下部的皮区疼痛。由于肿瘤侵及臂丛，疼痛呈神经性的深部钻孔样痛。颈部和肩部的运动可加重疼痛，和臂丛神经病一样，患者会主动避免活动以缓解疼痛。常可形成冻结肩，从而混淆诊断。随着疾病的进一步发展，会出现 Horner 综合征(图 155-1)。

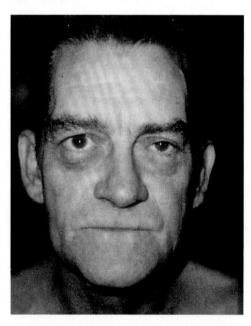

图 155-1　Pancoast 肿瘤。图中 58 岁的男患者出现了慢性的左肩和左臂痛，伴有进行性前臂和手乏力。体格检查发现了肺上沟癌(Pancoast 肿瘤)的临床指征：左侧上睑下垂，瞳孔缩小，左脸，左臂以及左侧上胸部出汗减少(Horner 综合征)。他的肺尖有一个肿瘤，且已经侵及了他的臂丛神经和肋骨。(From Salgia R，Blanco R，Skann AT：Chapter S-Lung Cancer and Tumors of the Heart and Mediastinum. In：Skann AT［ed］：Atlas of Diagnostic Oncology，ed 4. Philadelphia，Mosby，2010，pp 98-159.）

检查

患有臂丛神经病的患者，特别是没有明确早期肿瘤病史的患者，都应行颈椎和臂丛的 MRI 检查。如果不能进行 MRI 检查，则应该进行 CT 扫描。肌电图和神经传导速度检查非常敏感，有经验的检查师可帮助区分出特定的神经异常的具体节段。有明确抽烟史的患者怀疑可能存在 Pancoast 肿瘤或其他臂丛的肿瘤都应该进行前弓位肺尖部的胸部 X 线检查或 CT 扫描。实验室的筛查试验包括全血细胞计数、血沉、抗核抗体检查和生化检查，以排除引起疼痛的其他病因。

鉴别诊断

颈髓的疾病、颈椎的骨性疾病、椎间盘突出引起的症状都和 Pancoast 肿瘤综合征引起的臂丛神经病相似。适当的检查包括 MRI 和肌电图检查有利于进行各种鉴别诊断。但临床医生还应该意识到，可能不止一种病理过程共存，并加剧了患者的症状。脊髓空洞症、脊髓肿瘤和颈神经根出颈髓处的肿瘤(如神经鞘瘤)起病隐袭，很难诊断。对于没有明确早期肿瘤的患者，特别是有抽烟史的患者，应重点考虑 Pancoast 肿瘤的可能。颈椎间盘侧突、转移性肿瘤或颈椎病均可导致明显的神经根压迫症状，也可表现为臂丛神经病。较罕见的原因还包括肺尖感染压迫和刺激臂丛神经。

治疗

Pancoast 肿瘤综合征的初始治疗应针对肿瘤本身。针对肿瘤的细胞分型和扩散程度进行化疗和放疗。侵及臂丛的肿瘤的初始外科治疗较困难，预后不佳。

药物治疗

阿片类镇痛药

Pancoast 肿瘤综合征的疼痛治疗的骨干用药是阿片类镇痛药。尽管一般而言，神经性疼痛对阿片类药物反应不佳，但鉴于 Pancoast 肿瘤引起的疼痛非常剧烈，可选择的有效的镇痛药很少，所以可尝试给予阿片类镇痛药物。开始可从短效阿片类药物如氧可酮开始使用。也可考虑即效吗啡或美沙酮。这些药物可结合非甾体抗炎药和其他辅助镇痛药一起使用。

加巴喷丁

加巴喷丁是针对 Pancoast 肿瘤综合征的神经性疼痛的一

线药物。最开始用药时,睡前 300mg,持续 2 天,注意观察副作用如眩晕、镇静、意识错乱和皮疹。增加量为 300mg,等分在 2 天内给予。如果副作用允许,可持续加量至疼痛缓解或总量达每天 2 400mg。到此极点时,如果患者疼痛部分缓解,应该监测血药浓度,使用滴定法每次加量 100mg。很少患者需要使用到每天 3 600mg。

卡马西平

卡马西平对于加巴喷丁无效的 Pancoast 肿瘤患者的疼痛有效。虽然卡马西平的安全性和有效性高于其他治疗,它的使用仍有很多混乱和无来由的忧虑。此药物可能是患者控制疼痛的最佳选择,但有时由于实验室检查异常错误地归因而被停用。因此,在用药前应该进行实验室基础值的检查,包括全血细胞计数、尿常规和生化检查。

卡马西平在疼痛未控制前应缓慢的开始使用。睡前 100 ~ 200mg,持续 2 天。注意观察副作用,包括眩晕、镇静、意识错乱和皮疹。随后增加 100 ~ 200mg,在 2 天内等分给药。在副作用允许的情况下直至疼痛缓解或总量达每天 1 200mg。严密监测实验室参数防止发生致命的血细胞减少。一旦出现血细胞计数异常或皮疹应马上停药。服用卡马西平而未能进行监测的患者极有可能出现再障性贫血。如果疼痛得到缓解,在减药前患者应持续该剂量至少 6 个月。应该告知患者的是,没有专业指导的情况下,不论什么时候都不应擅自改变药物剂量或停药。

巴氯芬

巴氯芬对以上提及的药物治疗均无效的部分患者有效。在用药前也应检查实验室基础值。开始 2 天,每天睡前给予 10mg。注意观察副作用,和卡马西平和加巴喷丁的相同。增加量为 10mg,等分在 7 天内给予。在副作用允许的情况下,增至疼痛缓解或总剂量达到每天 80mg。此药物有明确的肝脏和中枢神经系统的副作用,包括无力和镇静。和卡马西平相同,在使用本药时要密切监测实验室数据。

有创治疗

臂丛神经阻滞

使用局麻药和皮质类固醇进行臂丛神经阻滞可作为 Pancoast 肿瘤综合征药物治疗的辅助治疗手段。此项技术在药物滴定剂量过程中快速缓解疼痛。初始阻滞可使用高纯丁哌卡因和甲泼尼龙。后序每天的神经阻滞时甲泼尼龙应减量。此方法可也用于控制突破性疼痛。

臂丛神经射频消融

可在 X 线透视引导下进行臂丛神经的射频消融毁损。可运用在以上治疗方法无效的患者身上。

背根入髓区(DREZ)毁损

此技术称为 DREZ 毁损。主要运用于 Pancoast 肿瘤综合征顽固性臂丛神经病以上提及的各种治疗方法均无效的患者。作为神经外科治疗的主要方法,有明确的风险性。

其他神经外科方法

众所周知,Pancoast 肿瘤综合征的疼痛很难治疗。丘脑外侧束切断术、深部脑刺激和丘脑切开术都有不同程度的疗效。

物理治疗

可帮助维持功能和缓解疼痛的物理和作业治疗是 Pancoast 肿瘤综合征疼痛治疗的重要部分。肩部异常包括半脱位和粘连性关节囊炎应该给予积极治疗。维持日常生活活动的作业治疗对于防止功能恶化非常重要。

(王清原　安立新　译)

推荐阅读

Campbell W: DeJong's The Neurological Examination, ed 6. Philadelphia, Lippincott Williams and Wilkins, 2005.

Goetz CG: Textbook of Clinical Neurology, ed 2. Philadelphia, Saunders, 2003.

Waldman SD: Pancoast's tumor syndrome. In: Atlas of Common Pain Syndromes, ed 2. Philadelphia, Saunders, 2008.

网球肘（又称肱骨外上髁炎）是由于前臂伸肌腱反复地轻度损伤引起。网球肘的病理生理改变最初是由尺侧腕伸肌和桡侧腕伸肌的起点微损伤造成(图 156-1)。可发生继发的炎症改变，由持续过度使用或前臂伸肌的滥用而转为慢性炎症。如并发滑囊炎、关节炎和痛风也可使网球肘的疼痛持续和功能丧失。

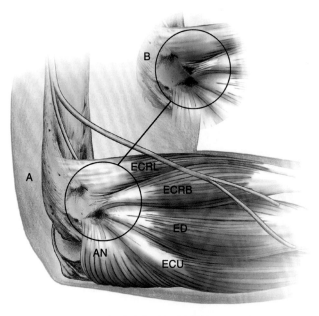

图 156-1 （A）正常肘关节的解剖结构。（B）发生在 ECRB 起点的病理性肌腱炎的位置。AN，鹰嘴；ECRB，桡侧腕短伸肌；ECRL，桡侧腕长伸肌；ECU，尺侧腕伸肌；ED，指伸肌。(From Christopher Van Hofwegen. Champ L. Baker Ⅲ. Champ L. Baker Jr. Epicondylitis in the Athlete's Elbow, Clinics in Sports Medicine 2010 October, 29[4]:577-597.)

网球肘常见于需要进行反复性活动包括握手，如政治家握手或高转力转腕，如在冰激凌屋铲冰激凌等的人群。网球运动员发生网球肘有两个独立机制：第一，使用过重的球拍导致握肌劳损压力过高；第二，反手击球时肩和肘部连线与球网呈一定角度而非保持平行。其他使用球拍的运动员均有发生网球肘的可能。

体征和症状

网球肘的疼痛局限于外上髁区。持续发作，主动收缩腕部可使疼痛加重。患者无力握住咖啡杯或锤子。睡眠障碍也很常见。体格检查可发现沿着整个伸肌腱或在外上髁下方肌腱出现张力增高。许多患有网球肘的患者可出现受累肌腱的带状增厚。肘部活动范围可无异常。受累侧握力减弱。网球肘测试呈阳性。即固定患者的前臂，嘱其主动握拳伸腕。检查者加压屈腕。出现突发剧痛高度提示网球肘的可能。

检查

肌电图检查可帮助鉴别颈部神经根病和网球肘的桡隧道综合征。所有患者均应行 X 线平片检查以排除关节和潜在的骨性病变。根据患者的临床表现，其他附加检查包括全血细胞计数、尿常规、血沉和抗核抗体检查(图 156-2)。如果出现关节不稳定，应进行肘部 MRI 检查。

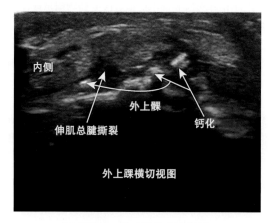

图 156-2 网球肘的超声图像

鉴别诊断

桡隧道综合征和偶见的 C6-C7 神经根病的症状和网球肘相似。桡隧道综合征是由于肘部以下的桡神经受压引起的一种神经受压性病变。如触诊桡隧道综合征的患者的外上髁远端桡神经的位置，触痛最明显。而网球肘的患者最明显的触痛点则出现在外上髁。

网球肘最常见的疼痛灶是在外上髁前侧桡侧腕短伸肌腱的骨起点处。较少见的网球肘疼痛可起源于髁上棘的桡侧腕长伸肌起点，更少见的是起源于覆在桡骨头上的桡侧腕短伸肌的远端。如上所述，滑囊炎可伴随网球肘发生。肘关节后部的鹰嘴囊可由于直接外伤或关节的过度使用出现炎症。二头肌和桡骨头之间以及肘前和肘区的黏液囊也有可能出现滑囊炎。

治疗

　　网球肘的疼痛和功能障碍的初始治疗包括非甾体抗炎药或 COX-2 抑制剂和物理治疗的结合。局部冷热敷也可有一定疗效。任何可加重患者症状的重复性活动都应该避免。对以上治疗无效的患者可考虑进行外上髁局部注射治疗。

（王清原　安立新　译）

推荐阅读

Van Hofwegen C, Baker III CL, Baker Jr CL: Epicondylitis in the athlete's elbow, Clin Sports Med 29(4):577–597, 2010.

Waldman SD: Tennis elbow. In: Atlas of Common Pain Syndromes, ed 3. Philadelphia, Saunders, 2012.

Waldman SD: The tennis elbow test. In: Physical Diagnosis of Pain: An Atlas of Signs and Symptoms, ed 3. Philadelphia, Saunders, 2016.

高尔夫肘(医学上又称为内上髁炎)是由于前臂反复地做类似于打网球运动的动作,最终导致屈肌腱的微小损伤引起。高尔夫肘的病理生理学:最初是由于旋前肌、屈肌尺侧和桡侧以及掌长肌反复地研磨所致的微小的撕裂伤(图157-1)。随后会产生炎症,并且随着前臂的继续的过度使用,炎症逐渐演变成慢性。高尔夫肘疼痛的最主要的来源是桡侧屈肌腱的骨性起始点和肱骨头尺侧的屈肌腱和旋前圆肌在肱骨上髁的附着点,较少见的是尺侧腕屈肌在尺骨鹰嘴突的中间附着点。并存疾病如:滑囊炎、关节炎和痛风同样也会使高尔夫肘的疼痛和功能的缺失变得更为持久,甚至终生存在。

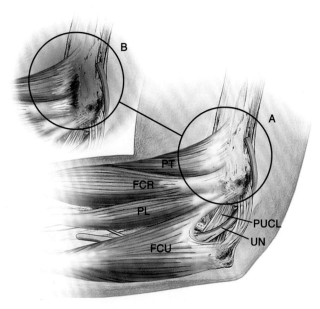

图157-1 高尔夫肘。(A)正常肘关节的解剖结构;(B)FCR-掌长肌起点处的典型病变位点。PT,旋前圆肌;FCR,桡侧腕屈肌;PL,掌长肌;FCU,尺侧腕屈肌;PUCL,尺侧后束副韧带;UN,尺神经。(From Van Hofwegen C, Baker CL Ⅲ, Baker CL Jr; Epicondylitis in the athlete's elbow, Clin Sports Med. ,2010; 29(4);577-597.)

高尔夫肘多发生在经常做重复屈伸运动的患者,包括用力掷棒球、提重物、打高尔夫球。此类动作中的共同点是含有反复地屈腕和屈肌腱超负荷的负重或突然的剧烈运动动作。

症状和体征

高尔夫肘的疼痛部位是内上髁,它持续存在并且会由于屈腕动作而加重,患者会发现自己不能拿住咖啡杯或提起较重的物体。睡眠失调也非常常见。在物理检查中会发现内上髁中点处或其下方屈肌腱的痛觉敏感现象。许多的高尔夫肘患者会表现出患处屈肌腱周围增厚现象。患肢肘关节运动范围正常,抓握力量会减弱。患者的高尔夫肘体征阳性。高尔夫肘检查的操作是:使患肢前臂固定,主动屈腕,检查者使被检查者的腕关节过屈,如果突然出现剧烈疼痛则高度怀疑有高尔夫肘存在。

检查

单纯的 X 线平片可以排除具有类似症状的关节病变和其他一些难以鉴别的骨性病变。在临床症状的基础上,辅助检查包括全血分析、尿酸、血沉、抗核抗体的化验。如果怀疑肘关节不稳定性的存在,应行 MRI 检查。肌电图检查可以用来诊断肘部神经病变且可以区分颈部神经根的病变。下文描述的注射技术既可以作为检查手段又可以是一种治疗方法。

鉴别诊断

通常情况下,C6-C7 神经根的病变症状和高尔夫肘非常相似。颈部神经根病变除了有高尔夫肘病变的症状外,还有颈部的疼痛和肘关节近端的疼痛。肌电图检查有利于区分真正的高尔夫肘和颈神经根的病变。滑囊炎、关节炎、痛风症状与高尔夫肘非常相似,且经常误诊。尺骨鹰嘴囊位于肘关节的后面,并且会由于直接的创伤或者劳累过度导致炎症。其他的容易发展成滑囊炎的关节囊包括肱二头肌附着点两侧的关节囊和桡骨头的关节囊,它们分别位于肘关节的背面和前面。

治疗

治疗高尔夫肘的疼痛和功能障碍首选药应包括:非甾体抗炎药或 COX-2 酶抑制剂,联合物理疗法。局部冷热交替的物理疗法可能对患者有益。任何会加重症状的重复动作应坚决避免。对上述方法无效的患者,注射疗法将作为进一步的治疗措施。

（王清原 安立新 译）

推荐阅读

Van Hofwegen C, Baker III CL, Baker Jr CL: Epicondylitis in the athlete's elbow. Clin Sports Med; 29(4):577–597.

Waldman SD: Golfer's elbow. In: Atlas of Common Pain Syndromes, ed 3. Philadelphia, Saunders, 2012.

Waldman SD: The golfer's elbow test. In: Physical Diagnosis of Pain: An Atlas of Signs and Symptoms, ed 3. Philadelphia, Saunders, 2016.

桡隧道综合征导致肘外侧疼痛并不多见，它与神经压迫导致的疼痛不同，在疼痛的初期非常容易误诊。桡隧道综合征的误诊率非常高，以至于大家经常将它误诊为顽固性网球肘。在下文讨论中我们会提到，两者唯一的共同点就是都会产生肘部侧方的疼痛。

桡隧道综合征所致的肘部侧方疼痛非常严重，且位于伸肌

的深部。疼痛会向肢体远端的前臂和近端的上臂放射。疼痛程度从轻到中度不等，但会引起严重的功能障碍。

桡隧道综合征中，桡神经的骨间分支会由于各种原因受到压迫。但不论何种原因，都有相同的临床表现。这些原因包括：桡骨头前方纤维环的异常、不规则的血管压迫神经和/或桡侧伸肌腱锐利的边缘压迫神经(图 158-1)。上述的压迫可单独或同时存在。

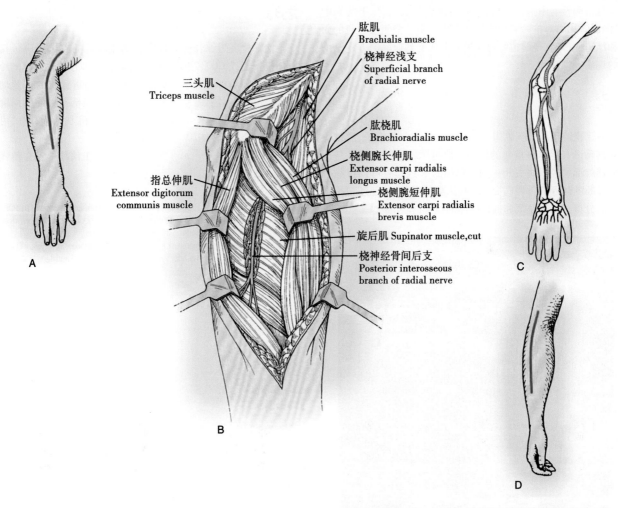

图 158-1 暴露桡隧道综合征患者的桡神经骨间支以便对桡神经进行修复或减压。(A)前臂旋前、肘关节伸展情况下所做的切口。(B)暴露出的神经。(C)桡神经在手臂的走行图。(D)肘关节伸展状态下所做的切口。(From S. Terry Canale MD, James H. Beaty：Campbell's operative orthopaedics. Philadelphia. Elsevier, 2008. Peripheral Nerve Injuries. Pii：B978-0-323-03329-9. 50062-3.)

症状和体征

不考虑桡神经压迫的机制,桡隧道综合征的主要临床症状是肱骨外上髁下方的疼痛。疼痛可能在剧烈的扭伤后或覆盖着桡神经骨间分支的软组织直接损伤后出现,也有可能在没有任何明显诱因的情况下发生。疼痛持续存在并且在旋转手腕时加剧。患者会发现自己不能手持茶杯或其他重物。睡眠也常受到干扰。在物理检查中,肘关节的活动范围正常。患侧的抓握力量减弱。

在经典的关于神经压迫的文献中,Dawson 等发现 3 个特点会使临床医生将网球肘和桡隧道综合征相混淆:①如同网球肘一样,触诊时,在桡骨头远端伸肌异常的敏感,而不是在肱骨外上髁的近心端;②在主动旋转前臂会感觉疼痛,是由于肌肉的收缩导致 Frohse 弓压迫同侧桡神经所致;③在中指测试检查中呈现出阳性。中指测试检查如下:患者伸展前臂、手腕和中指,测试者用力对抗患者以维持此姿势。由于桡侧短伸肌的固定和压迫桡神经,桡隧道综合征患者会感受到肘部侧方逐渐增加的疼痛。

检查

由于桡隧道综合征临床上症状的不确定和易混淆,测试检查对其确诊有着非常重要的作用。肌电图检查可以将其与网球肘和颈部神经根病变相区别。单纯的 X 线检查可以排除一些难诊断的隐匿的骨质病变。除临床症状以外,其他还包括全血细胞分析、尿酸、血沉和抗核抗体的检查(图 158-2)。

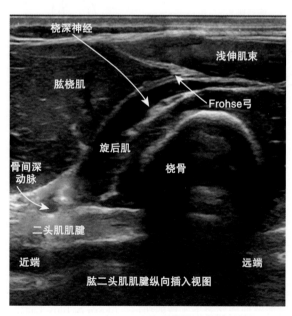

图 158-2　桡隧道的超声图像

若怀疑肘关节的脱位,可行 MRI 检查,此项检查还可以明确压迫神经的具体原因(如腱鞘囊肿、脂肪瘤等)。在肘部注射局麻药物和激素可以明确诊断并且可以对症状有所缓解。

鉴别诊断

颈部的神经根病变和网球肘的症状与桡隧道综合征在临床上非常相似。桡隧道综合征与网球肘的不同在于:桡隧道综合征的触压痛在肱骨外上髁侧面远端,而不是后面桡神经的骨间分支处,网球肘最大压痛点则是在外上髁侧。主动旋转手腕时疼痛加剧和中指实验中的阳性一样,可更加明确诊断桡隧道综合征。肘部急性痛风时的疼痛会认为是渗出性炎性发作,从而易与关节感染的炎症相混淆,但与神经压迫的疼痛区分还是比较容易的。

治疗

治疗桡隧道综合征的疼痛和功能障碍的首选药应包括非甾体抗炎药或 COX-2 酶抑制剂,并联合物理疗法。局部的冷热交替物理疗法可能对患者有益。任何会加重症状的重复动作应坚决避免。对上述方法无效的患者,肘局部神经注射局麻药物和激素可作为进一步治疗的方法。如果症状持续存在,可手术探查行桡神经减压。

（王清原　安立新　译）

推荐阅读

Dawson et al: Entrapment Neuropathies, ed 2. Boston, Little, Brown, 1990.
Waldman SD: Radial tunnel syndrome. In: Atlas of Uncommon Pain Syndromes, ed 2. Philadelphia, Saunders, 2008.
Waldman SD: The compression test for radial tunnel syndrome. In: Physical Diagnosis of Pain: An Atlas of Signs and Symptoms, Philadelphia, Saunders, 2006.

在临床实践中,肘部尺神经压迫症是最常遇到的神经压迫症之一。常见的原因有:连接肱骨内上髁至尺骨鹰嘴内侧的腱索压迫尺神经、肘部尺神经直接创伤、肘部关节的持续重复运动(图159-1)。尺神经在肘部的压迫也叫作慢性尺神经瘫痪、肘管综合征、尺神经炎。神经压迫症状表现为疼痛和前臂尺侧的感觉异常,常扩散到同侧的环指和小指。肘部尺神经压迫症的患者常感到患侧肩胛骨中部的疼痛。若不治疗,肘部尺神经压迫常会导致进展性的运动功能障碍,最终患侧所累手指会发生挛缩。症状常在肘部反复运动或经常用肘部做一些持重的动作时出现,如用肘部支撑着起床等。尺神经在进入到肘管之

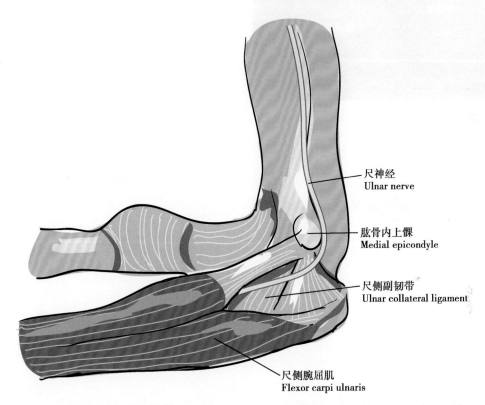

尺神经
Ulnar nerve

肱骨内上髁
Medial epicondyle

尺侧副韧带
Ulnar collateral ligament

尺侧腕屈肌
Flexor carpi ulnaris

图 159-1　肘部尺神经受压的原因:连接肱骨内上髁至尺骨鹰嘴内侧的腱索压迫尺神经、肘部尺神经直接创伤、肘部关节的持续重复运动。(From Waldman SD:Chapter 66-Entrapment Neuropathies of the Elbow and Forearm. In:Pain Management,Philadelphia,Saunders,2007.)

前的损伤也会出现相同的临床症状。某些患者的神经更容易受到损伤,如糖尿病患者、慢性酒精中毒患者更容易出现肘部尺神经压迫症。

症状和体征

物理检查会发现肘部尺侧神经的敏感性增强。在尺神经穿过肌腱的穿行部位,Tinel征常呈阳性。仔细的体格检查会发现由尺神经支配的前臂内侧和相应的手指肌力减弱。在肘管综合征早期的进展过程中,最先出现的阳性体征是小手指尺侧感觉的丧失而非感觉的异常。检测手部尺侧肌力的减弱时手掌最好向下,当刺激尺神经时,常在肘部出现Tinel征。

检查

肌电图和神经传导速度检查是相当精确的手段,熟练的肌电图检查师可以准确地诊断出肘部尺神经压迫,并且可以精确的区分其他和尺神经压迫症状相类似的神经病变,如神经根病变和神经丛病变。单纯的X线检查和超声检查可以将肘部尺神经压迫症与其他的骨质本身改变的疾病相区分并阐明神经受压的病因(图159-2)。若需要手术治疗,术前的MRI检查可以更加精准地描述压迫部位的尺神经的病理学改变,如可以发现是骨刺所致还是腱膜增生压迫所致。如果怀疑臂丛神经的Pancoast瘤或其他肿瘤所致,脊柱前侧位X线平片对诊断会

有所帮助。实验室检测包括全血分析、红细胞沉降速率、抗核抗体,如果需要排除是其他病变所致的肘部疼痛,全自动的血生化检测可以有所帮助。下文描述的注射技术既可以作为治疗手段又可以作为检查技术。

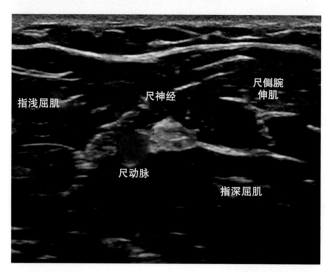

图 159-2 肘部尺神经的超声图像,显示尺动脉和周边肌肉之间的关系

指浅屈肌 尺神经 尺侧腕伸肌 尺动脉 指深屈肌

鉴别诊断

因为肘部尺神经压迫症与高尔夫肘保守治疗无效时的表现非常类似,所以经常与高尔夫肘相混淆。肘管综合征与高尔夫肘区别点是肘管综合征的最强压痛点位于肘部的尺神经侧,位于内上髁约 2.5cm 下,而高尔夫肘的最强压痛点则位于内上髁。肘管综合征还需要与涉及 C7-C8 的颈神经根病变相鉴别。另外,我们需明确,颈部神经根病变和尺神经压迫症都有并存的所谓的双压迫症。双压迫症多存在于腕部的正中神经压迫和腕管综合征。

治疗

短时间的保守治疗包括简单的镇痛、非甾体抗炎药和 COX-2 酶抑制剂,并且常需要进行肘部的小夹板固定,以防止肘部的伸展运动。如果患者在一周之内没有缓解,肘部尺神经注射将作为下一步的治疗手段。

若上述治疗方法无效或者病情持续进展,应考虑手术行尺神经减压。如前所述,术前的 MRI 检查可以更好发现尺神经病变的病理改变。

(王清原 安立新 译)

推荐阅读

Waldman SD: Ulnar nerve entrapment at the elbow. In: Atlas of Common Pain Syndromes, ed 3. Philadelphia, Saunders, 2012.

Carter GT, Weiss MD, Friedman AS, et al: Diagnosis and treatment of work-related ulnar neuropathy at the elbow, Phys Med Rehabil Clin N Am 26(3):513–522, 2015 Aug.

前骨间综合征是前臂和腕部疼痛罕见原因。患有前部骨间综合征的患者的症状发作通常是在前臂受到急性创伤之后或在重复性前臂和肘部运动（例如使用冰镐）之后。在前臂骨间综合征的前臂疼痛和功能的减弱程度要比正中神经在肘部以下受压时的症状轻，正中神经受压常由于旋前肌和掌长伸肌腱的研磨或者是变异畸形的血管压迫所致。在一部分患者，没有明确的前臂损伤，但他们有和 Parsonage-Turner 综合征相似炎性症状，这就提示他们没有损伤但患上了前臂骨间综合征。

在临床上，前臂骨间综合征的患者表现为前臂近端和手腕深部的剧烈疼痛。随着病情的进展，患者会抱怨自己活动时前臂无力或者是沉重感，那种感觉就像由于拇长屈肌腱和拇深屈肌腱瘫痪后拇指和示指不能拿起小物体一样（图 160-1）。

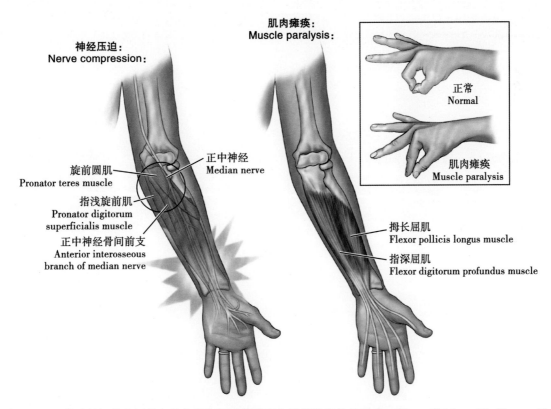

图 160-1　前臂骨间综合征的患者表现为急性前臂痛和进行性捏物体无力。（From Waldman SD：Chapter 45-Anterior interosseus syndrom. In：Waldman SD［ed］. Atlas of Uncommon Pain Syndromes，ed 3. Philadelphia，Saunders，2014. pp 130-132. ）

症状和体征

体格检查会发现患者由于拇长屈肌腱和拇深屈肌腱的麻痹不能弯曲拇指关节和示指关节的远端。某些患者还表现为在前臂旋前圆肌区域的超敏感性。在肘部以下的 6~8cm 处还会出现正中神经前臂骨间分支区域的 Tinels 征。

检查

肌电图检查有利于和颈部神经根病变、胸廓出口综合征以及腕管综合征相鉴别。单纯的 X 线检查可以排除骨质病变，在临床症状的基础上其他检查包括：全血分析、尿酸、血沉、抗核抗体。如果怀疑肘部的病变或者是占位性病变可行 MRI 检查。肘部正中神经的注射既可以作为诊断又可以作为治疗手段。

鉴别诊断

前臂骨间综合征需要与颈 C6 或 C7 神经根病变相鉴别,此类病变有时与正中神经压迫症状非常相似。另外,在颈部神经根病变和正中神经压迫时,两者往往有共同存在的病变:双挤压综合征。在腕管综合征和正中神经压迫症时,双挤压综合征是非常常见的现象。前臂压迫综合征的疼痛发生在前臂远端,且常伴有患侧拇指和示指持拿小物体能力的减弱,此特点可以将其与旋前圆肌压迫症和正中神经压迫症相鉴别。

治疗

非甾体抗炎药或 COX-2 酶抑制剂的使用是合理治疗的第一步。三环类抗抑郁药如去甲替林 25mg 睡前服用,它的副作用也可以用于治疗,特别是对于那些有睡眠障碍的患者。避免前臂的重复运动非常重要。如果上述治疗不能缓解症状,采用局麻药和激素肘部正中神经的注射可作为进一步治疗。若症状持续不缓解,可行手术探查和正中神经减压。

(王清原 安立新 译)

推荐阅读

Waldman SD: Anterior interosseous syndrome. In: Atlas of Uncommon Pain Syndromes, ed 3. Philadelphia, Saunders, 2014.

尺骨鹰嘴滑囊炎缓慢发生，是由于反复刺激尺骨鹰嘴滑囊，或急性损伤或者感染所致。尺骨鹰嘴滑囊位于肘关节后方，上面覆盖着尺骨鹰嘴和尺骨的皮肤。尺骨鹰嘴滑囊炎可发生于单个关节囊也可发生于多个关节囊。由于关节囊的过度工作或不健康的活动方式，可使其产生炎症，关节腔变大，更有甚者，还会发生关节腔内的感染。鹰嘴关节囊炎症会间断发作，患者常常抱怨自己不能穿上长袖衣服（图 161-1）。

当患有尺骨鹰嘴滑囊炎时，患者的滑囊对于外伤或者反复微小的创伤非常的敏感。在运动中如冰球运动，或者摔倒肘部着地时对肘部的直接撞击会导致肘部的急性创伤。经常用肘部支撑身体或者长时间的搬动重物也会使鹰嘴关节囊发生肿胀或慢性炎症。痛风或者是细菌性炎症在此类患者并不常见。如果炎症变成慢性，则关节囊会发生钙化，在局部会形成许多小的结节。

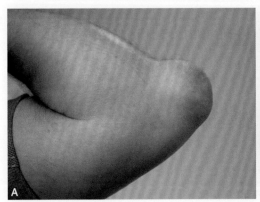
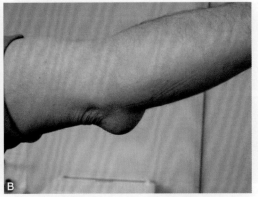

图 161-1　慢性巨大尺骨鹰嘴滑囊炎患者术前的照片。（A）肘关节屈曲。（B）肘关节伸展。该患者的鹰嘴滑囊炎既影响了美观又影响了肘关节的功能。（From Reilly D, Kamineni S：Dlecranon bursitis. J Shoulder and Elbow Surg 2016 Jan；25（1）：158-167.）

症状和体征

患有此病的患者在肘部做任何运动时都会感觉到疼痛，尤其在伸展运动时会加剧。疼痛定位在尺骨鹰嘴部，但常会在肘关节上方感到疼痛。患者更多关注的是肘部的肿胀而并非肘部的疼痛。物理检查常提示尺骨鹰嘴的疼痛点和关节囊的肿胀。疼痛和肿胀有时候会变得非常的严重。被动的伸肘和肩部的外展时也会出现疼痛。同样按压关节囊周围也会导致疼痛。如果怀疑感染，则应该抽取关节囊液，行革兰氏染色，并进行细菌培养，然后选择合适的抗生素进行治疗。

检查

虽然单独使用临床依据就足以诊断鹰嘴滑囊炎，但超声检查可以证实这一诊断（图 161-2）。如果肘部有外伤史和怀疑有肘关节炎，应行 X 线平片检查。X 线平片可以发现肘关节内部小的钙化灶和慢性炎症改变。若怀疑肘关节存在着不稳定，可以行 MRI 检查。如果怀疑有血管炎症则行全血分析、全自动的血生化、尿酸、血沉、抗核抗体的检查。如果怀疑感染，则应该抽取关节囊液，行革兰氏染色，并进行细菌培养，然后选择合适的抗生素进行治疗。

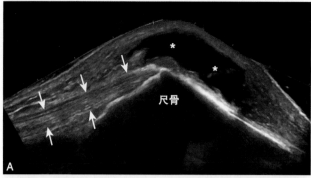

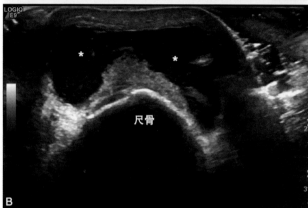

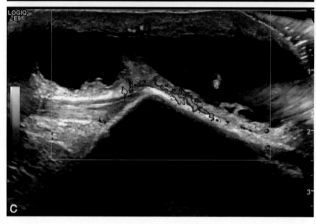

图 161-2　一个尺骨鹰嘴滑囊炎患者的纵向（A）和轴向（B）超声图像。近端尺骨浅面有一个充满液体的低回声的囊（星号）。纵轴位显像可见远端的肱三头肌肌腱（白色箭头）。C. 多普勒超声影像显示滑囊周围的血管增多，伴有轻度的滑囊炎。（From Waldman SD. Campbell RSD：Imaging of Pain. Philadelphia. Saunders. 2011. ）

鉴别诊断

　　临床上，尺骨鹰嘴关节囊炎可以直接诊断。偶尔风湿性或痛风性关节炎会使临床医生误诊。肘关节的滑膜囊症状和尺骨鹰嘴关节囊炎症状也非常相似。同时我们必须认识到，有关节本身肌腱炎同时存在的情况（网球肘、高尔夫肘需要的治疗方法有所不同）。

治疗

　　短期应用镇痛药、非甾体抗炎药、COX-2 酶抑制剂、用护肘来防止肘关节的微小损伤是治疗的第一步。若疼痛没有改善，可以局部注射局麻药物加上甲强龙来治疗。

（王清原　安立新　译）

推荐阅读

Reilly D, Kamineni S: Olecranon bursitis, J Shoulder and Elbow Surg, 25(1):158–167, 2016.

Waldman SD: Olecranon bursitis. In: Atlas of Common Pain Syndromes, ed 3. Philadelphia, Saunders, 2012.

临床工作中，最多见的就是腕管综合征。常常由于正中神经在通过腕管时受压所致。在此部位最易压迫正中神经的原因包括屈肌腱腱鞘炎、风湿性关节炎、妊娠、淀粉样变以及其他占位性病变。由于腕管是密闭的空间，此类占位性病变都会压迫由此通过的正中神经。神经压迫症状为疼痛、麻木、感觉异常、手和腕肌力量减退等，症状会放射到拇指、示指、中指和环指的桡侧（图162-1）。上述感觉也可以放射到前臂。若不治疗可进一步发展为运动功能障碍，并最终导致受累的手指发生屈曲挛缩。症状常发生在腕部持续反复运动或者是长时间持续受压，如长时间的操作电脑键盘。正中神经在经过腕管时受到的直接损伤也会出现相同症状。

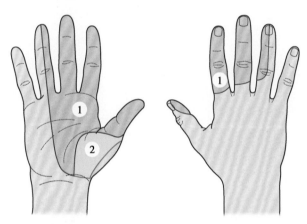

图 162-1　由腕管综合征引起的感觉缺损。手掌中央的感觉由掌指感觉支（1）和手掌皮肤感觉支（2）支配。大多数人的无名指被正中神经和尺神经共同支配。在罕见的情况下，无名指可以只由正中神经或者只由尺神经支配。手指感觉支经过腕管，因而与腕管综合征相关的感觉缺失有关（1）。与此相反，腕管综合征患者的鱼际的感觉是正常的（2）。（From Preston DC，Shapiro BE：Chapter 17-Median Neuropathy at the wrist. In：Preston DC，Shapiro BE［eds］：Electromyography and Neuromuscular Disorders，ed 3. London，Saunders，2013，pp 267-288. ）

症状和体征

物理检查包括腕部正中神经的感觉异常。由于正中神经通过屈肌支持带，所以此处的 Tinel 征呈阳性。Phalen 征阳性更提示腕管综合征。Phalen 征检查时，患者的手腕处于非常自然完全放松的屈曲状态持续 30 秒，如果正中神经在腕部受到压迫，则患者会有腕管综合征的那种感觉。在腕管综合征的进展过程中，拇指力量的减弱和大鱼际隆起的萎缩非常常见，虽

然在早期，大拇指的一些精细动作会缺失。在腕管综合征的进展过程中，最早的症状是前面提到的那些手指的感觉功能的缺失而并非感觉的异常。

检查

肌电图检查有利于将颈部神经根病变和糖尿病外周神经病变相区别。所有腕管综合征的患者应行 X 线平片和超声检查以排除骨质本身的病变（图162-2）。正中神经在近端腕横纹处的横截面积大于 $13mm^2$ 是诊断腕管综合征的重要临床指征（图162-2）。在临床症状的基础上还应进行全血细胞分析、血沉、尿酸、抗核抗体检测。如果有占位性损害或者有腕关节的不稳定性存在，应行 MRI 检查。

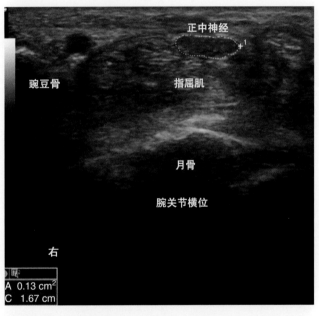

图 162-2　近端腕横纹处正中神经的横位超声图像显示正中神经的横截面积大于 $13mm^2$，说明这个患者患有腕管综合征的可能性很大。请注意图中的正中神经失去了正常神经的回声特性

鉴别诊断

腕管综合征非常容易误诊，如拇指腕掌关节的关节炎、颈部神经根病变、糖尿患者的外周神经病变等。拇指腕掌关节的关节炎的患者 Watson 症检查阳性，另外 X 线平片也会呈阳性表现。多数颈部神经根病变的患者会有和颈部疼痛相关的反

射、运动和感觉的改变。腕管综合征的患者没有反射改变，而感觉和运动的改变也仅限于手腕部的正中神经区域。糖尿病外周神经病变的患者会逐渐呈现出整个手掌对称性的感觉改变，而不仅限于正中神经分布区域。另外，我们还应牢记在颈部神经根病变患者和正中神经受压患者都存在着"双重压迫"现象。另外，由于糖尿病患者的腕管综合征比较常见，所以患有腕管综合征糖尿病患者出现外周神经病变也不足为奇。

治疗

保守治疗常对中度的腕管综合征患者有效，症状非常严重的患者采用手术治疗。初步治疗应包括镇痛、非甾体抗炎药或COX-2 酶抑制剂、腕部的小夹板固定。在少数情况下，晚上也应该带上夹板，不过最好还是 24 小时使用夹板。避免重复运动（操作键盘或使用锤子等重物）对于缓解腕管综合征患者的病情发展有好处，且可以减轻患者症状。如果上述治疗无效，可行腕管处正中神经注射局麻药和激素。

（王清原　安立新　译）

推荐阅读

Preston DC, Shapiro BE: Median neuropathy at the wrist. In: Preston DC, Shapiro BE (eds): Electromyography and Neuromuscular Disorders, ed 3. London, Saunders, pp 267–288, 2013.

Waldman SD: Carpal tunnel syndrome. In: Atlas of Common Pain Syndromes, ed 3. Philadelphia, Saunders, 2012.

Waldman SD: The Tinel sign for carpal tunnel syndrome. In: Physical Diagnosis of Pain: An Atlas of Signs and Symptoms, ed 3. Philadelphia, Saunders, 2016.

手痛感觉异常是腕部和手部疼痛和麻木的一种不常见原因。其又可称为手套样神经病变(图 163-1)。手痛感觉异常常由于桡神经的感觉支受到压迫所致。桡神经功能障碍常继发于戴非常紧的手套、手表或者是经常用力投掷物体。

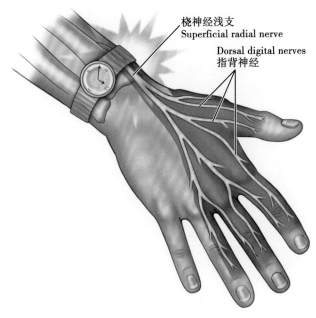

图 163-1　手痛感觉异常又称为腕表征或囚徒麻痹。(From Waldman SD：Chapter 47-Cheiralgia Paresthetica. In：Waldman SD[ed]：Atlas of Uncommon Pain Syndromes，ed 3. Philadelphia，Saunders，2014，pp 136-138.)

神经的直接损伤也会出现相同的临床症状。骨折和撕裂伤常常会直接损伤神经，导致桡神经分布部位的感觉缺失。手术治疗痛性腱鞘炎时偶尔也会损伤桡神经的感觉支。

手痛感觉异常的临床表现为手背部桡侧和拇指基底部的疼痛、异感和麻木感。不同患者由于前臂皮神经有重叠支配区域，导致桡神经感觉分支变异非常大，所以每个患者的感觉都不尽相同。

症状和体征

物理检查发现腕部的桡神经感觉异常。前臂远端常存在着桡神经的 Tinel 征。桡神经感觉支支配区域的感觉减弱，前臂皮神经相互重叠的支配区域会导致临床上诊断相互混淆(图 163-1)。腕表征可呈现阳性。当手腕行屈腕和内旋动作时，患者常会感觉到桡神经感觉支支配区域的感觉异常。

检查

肌电图和超声影像可以帮助确定神经系统功能障碍的确切原因，并明确鉴别诊断，所以对于怀疑有手痛感觉异常患者应作为首选检查。所有患者应行 X 线平片检查以及超声检查以排除骨质本身的病变(图 163-2)。根据患者的临床症状，可能需要进行其他检查，包括全血分析、尿酸、血沉、抗核抗体检查。若怀疑关节的不稳定性存在，应行 MRI 检查。腕部的桡神经感觉分支的注射既可以作为诊断又可以作为治疗，并且可以行不同神经的阻滞以区分是桡神经感觉支还是前臂皮神经的损伤。

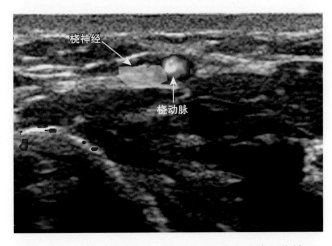

图 163-2　彩色多普勒超声图像显示腕部桡动脉和桡神经之间的关系

鉴别诊断

手痛感觉异常经常和前臂外侧皮神经的损伤相混淆。虽然涉及颈部神经根病变的患者除了有手痛感觉异常外还有运动和反射的改变，但仍需与其相鉴别。另外，我们还应牢记在颈部神经根病变患者和桡神经受压患者都存在着"双重压迫"现象。"双重压迫"现象在正中神经和腕管综合征的患者最常见。

治疗

首先应去除造成神经压迫的病因，接下来应用非甾体抗炎药或 COX-2 酶抑制剂。上述治疗方法无效时,可考虑腕部桡神经感觉支注射局麻药和激素。对于顽固病变者,可行手术探查和神经减压治疗。

（王清原 安立新 译）

推荐阅读

Waldman SD: Cheiralgia paraesthetica. In: Atlas of Uncommon Pain Syndromes, ed 3. Philadelphia, Saunders, 2014.

Waldman SD: The wristwatch test for cheiralgia paresthetica. In: Physical Diagnosis of Pain: An Atlas of Signs and Symptoms, ed 3. Philadelphia, Saunders, 2016.

de Quervain 痛性腱鞘炎

　　de Quervain 痛性腱鞘炎是由于拇长展肌和拇短伸肌在桡骨茎状突部位的炎症和水肿所致。这种发炎和肿胀通常是由于反复的扭曲动作对肌腱造成伤害的结果。如果炎症和肿胀变为慢性，则腱鞘变厚，从而导致腱鞘空间的狭窄。腱鞘对肌腱的压迫会导致"扳机"现象的出现，使大拇指运动受限或出现"扳机"样改变。第一掌指关节炎或痛风可与腱鞘炎并存，并且可以加重腱鞘炎的疼痛和功能障碍。

　　腱鞘炎多发生在患者持续重复一个动作，包括用手持拿重物、政客经常摇手、用力旋转手腕（如在冷饮店常舀冰激凌的动作）（图 164-1）。但在临产的孕妇常常没有任何先兆的前提下发生腱鞘炎。

　　腱鞘炎的疼痛常常限制在桡骨的茎突处。疼痛常持续存在且在拇指旋转或手腕向尺侧偏曲时疼痛加重。患者会发现自己不能拿起咖啡杯或不能使用螺丝刀。一部分患者睡眠也会受到干扰。

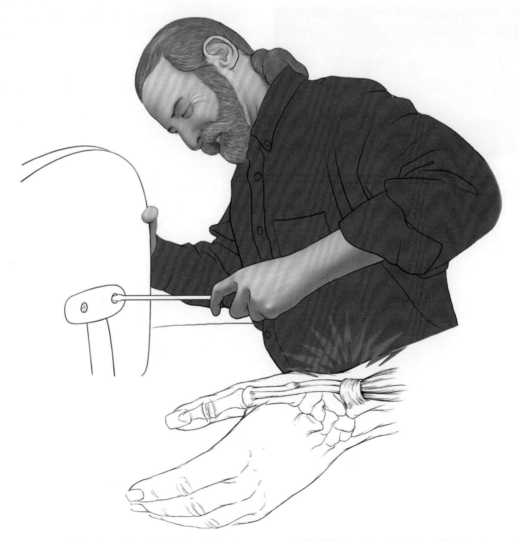

图 164-1　腕部重复地发生轻微损伤可引起 de Quervain 痛性腱鞘炎。（From Waldman SD：Carpal tunnel sydrome，In：Atlas of Common Pain Syndromes，ed 2. Philadelphia，Saunders，2008. ）

症状和体征

在物理检查中,我们会发现在桡骨远端桡骨茎状突的位置有肌腱和腱鞘的异常敏感增加和肿胀发生。当拇指屈曲或伸展时常有摩擦感。疼痛会导致拇指的活动范围受限,同时还有拇指的"扳机"现象。痛性腱鞘炎的患者对掌尺偏试验(Finkelstein's test)阳性。对掌尺偏试验实行如下:固定患者的患侧前臂,让患者的拇指尽量贴近手掌,然后让患者的整个手掌向尺侧偏,如果突然出现强烈疼痛则高度怀疑患者有 de Quervain 痛性腱鞘炎。

检查

目前还没有特异的方法诊断 de Quervain 痛性腱鞘炎,诊断常基于临床症状。超声检查有助于确定诊断(图 164-2)。肌电

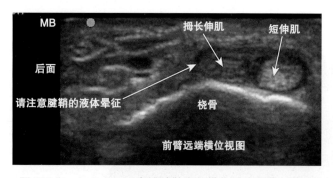

图 164-2　de Quervain 痛性腱鞘炎的横位超声图像。请注意受累肌腱周围的液体晕征

图检查可以将 de Quervain 痛性腱鞘炎和神经病变如颈部神经根病变和手痛感觉异常相鉴别。单纯的 X 线平片可以将 de Quervain 痛性腱鞘炎与单纯的骨质病变相鉴别。在临床症状的基础上,可以行全血分析、尿酸、血沉、抗核抗体检测。如果怀疑腕关节不稳定性存在,可行 MRI 检查。

鉴别诊断

外侧前臂皮神经的压迫症、第一掌指关节炎、痛风、手痛感觉异常、偶尔有 C6~7 神经病变的症状都与 de Quervain 痛性腱鞘炎症状非常相似。手痛异感征是由于桡神经浅支在腕部受到压迫所致的神经性病变。所有的上述疼痛都可与 de Quervain 痛性腱鞘炎并存。

治疗

de Quervain 痛性腱鞘炎的疼痛和功能不全的最初治疗包括非甾体抗炎药、COX-2 酶抑制剂和物理治疗。局部的冷热交替敷贴治疗可能对患者有好处。任何可加重患者症状的重复性动作都应禁止。夜间将患侧拇指进行固定,可以有效避免拇指的"扳机"现象出现,而此现象在 de Quervain 痛性腱鞘炎患者每天早上醒来时非常常见。对上述治疗无效的患者,可进一步采用患侧局部注射治疗。

（王清原　安立新　译）

推荐阅读

Waldman SD: de Quervain's tenosynovitis. In: Atlas of Common Pain Syndromes, ed 3. Philadelphia, Saunders, 2012.

掌腱膜挛缩症是临床上常见病痛之一。虽然也会感到疼痛,但多数患者往往因为功能的缺失而非因为疼痛来寻求医疗帮助。掌腱膜挛缩症由手掌筋膜的进展性纤维化所致。最初,患者会感到沿着屈肌腱的走行有纤维样结节,这些结节对触诊非常敏感。这些结节在掌腱膜上形成,最初并不会涉及屈肌腱。随着病情进展,这些结节逐渐融合,形成纤维带并且沿着屈肌带增厚,最终会影响患侧手指弯曲。虽然所有的手指都有可能发展成为掌腱膜挛缩症,但无名指和小指最为常见。掌腱膜挛缩症的疼痛随着疾病的进展会逐渐减轻。

人们研究认为掌腱膜挛缩症有遗传倾向,在北欧的男性患者多见。此病可能和手掌的损伤、糖尿病、酒精中毒、长期服用巴比妥类药物有关。在四十岁之前很少发病。足底筋膜炎也可同时存在。

症状和体征

在疾病早期,沿着屈肌腱走行可触及纤维样结节。这些结节常被误诊为骨质瘤或者是疣。在病程初期,疼痛持续存在。随着疾病的进展,临床医生会发现纤维带穿过掌指关节,最终到达近端的指间关节。这些纤维带会限制手指的伸展,但是并不会限制手指的屈曲功能,触诊这些纤维带并没有痛感。正是由于这点,使患者不能做戴手套或从口袋内取钥匙等动作,从而促进患者就医。在疾病的最后阶段,屈曲挛缩与它伴发的功能障碍共同发生(图 165-1)。关节炎、掌骨和指间关节的痛风、"扳机"指可共同存在,且可以加重疼痛感和功能障碍。

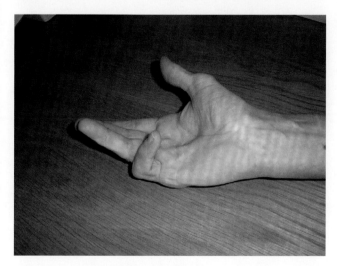

图 165-1　掌腱膜挛缩症的经典畸形。(From Birks M,Bhalla A:Dupuytren's disease. Surgery[oxford]2013;31[4]:177-180.)

检查

所有掌腱膜挛缩症患者应行 X 线平片和超声检查以排除骨质本身的病变(图 165-2)。在临床症状的基础上,应行全血分析、血沉、尿酸、抗核抗体的检查。若怀疑关节的不稳定性存在或肿瘤,应行 MRI 检查。如果有并存的尺骨或者腕管的病变,可行肌电图检查。注射治疗可使疼痛和功能障碍得到短暂缓解,但要彻底恢复功能还需要手术治疗。

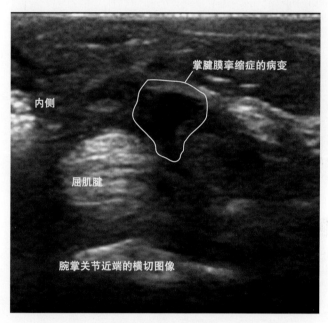

掌腱膜挛缩症的病变

内侧

屈肌腱

腕掌关节近端的横切图像

图 165-2　掌腱膜挛缩症患者手指的横位超声图像

鉴别诊断

掌腱膜挛缩症是由于掌腱膜的增厚对屈肌腱的影响所致。并且在临床上有自己特点,所以症状一旦表现并存的屈肌腱炎,则很少误诊。并存的屈肌腱炎或偶尔发生的"扳机"指在疾病的早期过程中可能会给诊断造成一定的混淆。

治疗

早期针对疼痛和功能障碍的治疗可联用非甾体抗炎药或 COX-2 酶抑制剂和物理治疗。物理疗法包括:局部加热、适度范围的运动。夜间将手指固定也可以缓解大拇指的"扳机"症状。应当避免比较剧烈的活动,以防止患者的症状加重。注射局麻药和激素可以控制患者症状。

（王清原　安立新 译）

推荐阅读

Waldman SD: Dupuytren's contracture. In: Atlas of Common Pain Syndromes, ed 3. Philadelphia, Saunders, 2012.

Birks M, Bhalla A: Dupuytren's disease, Surgery (Oxford) 31(4):177–180, 2013.

糖尿病性神经病是临床医生用来形容影响糖尿病患者自主神经和周围神经系统疾病的多样类组的名称。如今，糖尿病性神经病被认为是困扰人类的最常见的周围神经病形式，全世界估计有 2.2 亿人患有这种疾病（图 166-1）。

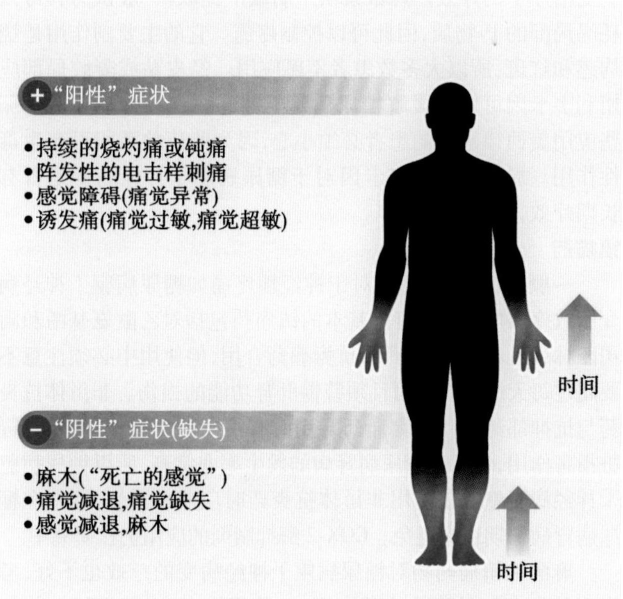

+ "阳性"症状

- 持续的烧灼痛或钝痛
- 阵发性的电击样刺痛
- 感觉障碍(痛觉异常)
- 诱发痛(痛觉过敏，痛觉超敏)

时间

- "阴性"症状(缺失)

- 麻木("死亡的感觉")
- 痛觉减退，痛觉缺失
- 感觉减退，麻木

时间

图 166-1 糖尿病周围神经病变的症状。（From Teslaye S: Neuropathy in diabetes. Medicine 2015；43 ［1］：26-32. ）ISSN 1357-3039.

糖尿病性神经病变的主要表现之一是糖尿病躯干神经病变。糖尿病躯干神经病变通常归因于胸部或腹部的神经病变，导致阑尾炎、胆囊炎、肾脏结石疾病的检查大增。症状发作通常出现于极端低血糖或高血糖时期或伴有体重减轻或体重增加。表现出糖尿病性躯干神经病的患者会抱怨严重的感觉障碍，下胸和/或上胸皮区分布中出现斑块性感觉缺陷。疼痛夜间会加重，并且会严重干扰睡眠，反过来加重了患者的感觉异常。上述症状在 6~12 个月内常会自发缓解。然而由于患有此病的患者症状非常严重，所以应采用药物治疗和局麻药加上激素行神经阻滞治疗。

症状和体征

糖尿病躯干神经病变的患者行物理检查通常会发现一些微小的病理改变，应除外患者以前有胸肋部手术史，或者有胸肋部的带状疱疹病史。与上述胸壁肌肉骨骼疾病和肋下疼痛相反，患有糖尿病性躯干神经病的患者不会试图夹住或保护患处。肋

间部的生皮节区细致的感觉检查可以发现皮肤感觉功能的减弱和皮肤的异常性疼痛，同时患者有时会抱怨下腹部的胀痛感。

检查

糖尿病的存在应该引起高度怀疑，因为患有糖尿病的患者糖尿病性神经病的发病率很高，因此存在糖尿病性躯干神经病。针对性的病史和物理检查使得细心的初诊医生可在患有糖尿病的大部分患者身上发现外周神经病变。

如果有既往相关病史和物理结果诊断出糖尿病性神经病，则应进行筛查实验室检查，包括全血细胞计数、生化、红细胞沉降率、甲状腺功能检查、抗核抗体检查和尿液分析，结果可以排除大部分与糖尿病躯干神经病变非常类似的外周神经病变，而这些疾病都是非常容易治愈的。肌电图和神经传导速率检查可以排除那些可以容易治愈的外周神经的压迫病变，并且可以进一步描述现存神经病变的性质。肌电图和神经传导速率的检查可以定量地评估外周和/或受压迫神经病变的程度。其他实验室检查依据是否有其他疾病（如莱姆病等）而制定。若怀疑有脊髓的病变，可行脊柱 MRI 检查。如果无法确定神经病变可行神经和/或皮肤的活检。如果对治疗没有反应，医生应重新考虑最初的诊断或者行其他检查。

鉴别诊断

应该考虑到糖尿病患者的其他疾病也可导致神经的病变。这些疾病可单独存在与糖尿病躯干神经病变在症状上相混淆或者是与糖尿病躯干神经病变相并存，给确诊和后续的治疗带来很大的困难。

尽管在美国并不常见，但在全球范围内，汉森氏病是周围神经病的常见病因，可能与糖尿病性躯干神经病相似或并存。其他造成外周神经病变的疾病包括莱姆病和人类免疫缺陷病毒感染。有毒物质对于外周神经的毒性导致的神经病变也常与糖尿病躯干神经病变在临床症状上相混淆，这些物质包括酒精、重金属、化疗药物和某些碳氢化合物。还必须考虑例如夏科特-玛丽-牙齿疾病和周围神经系统的其他家族性疾病，上述两者的治疗是非常困难的。应当排除的代谢和内分泌疾病包括：维生素缺乏、恶性贫血、甲状腺功能减退、尿毒症和急性周期性卟啉病。其他可引起外周神经病变与糖尿病躯干神经病相混淆的疾病包括：吉兰-巴雷综合征、淀粉样变、神经压迫、癌样变性、副肿瘤样变综合征、肉瘤样变等等。由于这些周围神经病的许多原因是可以治疗的（例如，恶性贫血），因此，在将患者的症状仅归因于他或她的糖尿病之前，临床医生必须排除这些可治疗的诊断。

肋间神经病变和神经肌肉病变导致的胸壁和肋间神经痛常与糖尿病躯干神经病变相混淆。所以，当存在上述病变时，疼痛常常归因于心源性或上腹部源性，导致不必要的检查和治疗。

治疗

控制血糖

目前的看法是血糖控制越好，糖尿病躯干神经病变的症状越轻。血糖的剧烈波动可以使糖尿病躯干神经病变的症状发展得非常严重。部分学者认为，虽然口服降糖药控制血糖浓度，但是和胰岛素一样，并没有保护患者免于糖尿病躯干神经病变的进展。但事实上，部分患者在将口服的降糖药转为胰岛素治疗后，糖尿病躯干神经病变的症状有所缓解。

药物治疗

抗抑郁药

传统上，抗抑郁药物在缓解糖尿病躯干神经病变的疼痛方面有非常重要的地位。研究证实，盐酸阿米替林在糖尿病躯干神经病变时有确切疗效。其他的抗抑郁药，如盐酸去甲替林和地昔帕明等同样有临床疗效。但是，此类药物有很强的抗胆碱能的副作用，包括口干、便秘、镇静、尿潴留。对于青光眼、心律失常、前列腺肥大的患者应小心应用。为了使副作用最小，盐酸阿米替林和盐酸去甲替林的剂量应从睡前 10mg 开始应用。如果副作用在允许范围内，可将睡前剂量加大到 25mg，在副作用允许的情况下，每周可以 25mg 为增量进行剂量向上滴定。即使剂量很低时，患者也会在 10~14 天内有睡眠改善和疼痛减轻。当剂量增加后，患者还没有疼痛症状的减轻，可以单独加用加巴喷丁或者联合应用局麻药和/或激素行局部神经阻滞治疗。5-羟色胺摄取的抑制剂氟西汀也可应用于糖尿病躯干神经病变，虽然此类药比三环类抗抑郁药更容易被患者接受，但是它们的疗效似乎不如对方。

抗癫痫药

很久以前，人们就用抗癫痫药物来治疗包括糖尿病躯干神经病变的神经性疼痛。苯妥英和卡马西平单独应用或两者与抗抑郁药联合应用取得了不同程度的疗效。但是，此类药物的副作用限制了它们的临床应用。最近，抗抑郁药加巴喷丁显示出了对各种神经痛的高效性，包括：带状疱疹后神经痛、糖尿病躯干神经病变疼痛。在正常应用时，其显示出了比抗抑郁药和前面几种抗癫痫药物在治疗糖尿病躯干神经病变疼痛更好的耐受性。实际上，现在大多数医学中心，在治疗糖尿病躯干神经病变疼痛时，加巴喷丁已经成为首选的辅助治疗药物。加巴喷丁的治疗窗非常广，但是，最初接诊的医师在用药时应从最小剂量开始，从小剂量开始逐渐加量以免中枢神经系统的副作用发生，副作用包括疲倦和镇静状态。下面的推荐剂量可使副作用最小并且有助于患者服药的依从性。睡前服用 300mg，然后连续两个夜晚不服药，白天每天 2 次，每次服 300mg。如果患者可以接受每天 2 次的服药方法，剂量可以增加到每天 3 次，每次 300mg。在此服药水平下，大多数患者都可以有疼痛的减轻。如果患者可耐受副作用，则可以每次 300mg 的剂量增加药

量。目前不推荐每天的剂量超过 3 600mg。当逐渐增加剂量到达稳定的服药状态时，可服用 600mg 或 800mg 的片剂，是非常方便的。临床实验常有加巴喷丁的类似物，它可为糖尿病躯干神经病变患者提供一种新的治疗方法。

抗心律失常药

美西律是一种抗心律失常药物，但它在糖尿病躯干神经病变治疗中也可能有效。一些疼痛专家认为，美西律对于那些糖尿病躯干神经病变时，有切割样或烧灼样疼痛的患者尤其有效。但是大多数患者对于此药不能耐受，所以其主要用于那些对于一线类药物如加巴喷丁或盐酸去甲替林单独或合用神经阻滞无效的患者。

局部用药

一些疼痛专家报道了局部应用辣椒素在糖尿病躯干神经病变治疗中的疗效。辣椒素从干胡椒中提取，一般认为其可以耗竭局部的 P-物质，因此可以控制疼痛。它的主要副作用是烧灼感和红斑，所以大多数患者不愿应用。经皮贴或凝胶局部应用利多卡因可短时缓解糖尿病躯干神经病变的疼痛。对于那些应用美西律治疗的患者必须小心，因为此药的蓄积可产生毒性作用。局部应用利多卡因对于糖尿病躯干神经病变是否有长期疗效，还在观察之中。

镇痛药

一般来说，镇痛药物对于神经性疼痛如糖尿病躯干神经病变所致疼痛疗效并不好。基本的镇痛药包括对乙酰氨基酚和阿司匹林，可以和抗抑郁药和抗癫痫药合用，但使用中必须注意不要超过每天最大剂量而且须警惕肝肾功能的损伤。非甾体抗炎药与抗抑郁药物和抗癫痫药合用时有很少的止痛作用，且有肾脏损害作用，考虑到糖尿病肾病的发生率非常高，所以糖尿病躯干神经病变患者在应用非甾体抗炎药时应非常谨慎，即使在糖尿病肾病初期也应避免。COX-2 酶抑制剂的应用仍在研究中。

麻醉性镇痛药物对糖尿病躯干神经病变的疗效也不好，考虑到其中枢和胃肠道的副作用，以及药物本身的耐受性、依赖性和成瘾性，很少将其列为治疗糖尿病躯干神经病变的首选药物。如果考虑使用麻醉性镇痛药，可使用曲马多，其对阿片类受体的结合较少，并且可能缓解症状。曲马多与抗抑郁药物合用要注意有可能增加患者突发癫痫的风险。

神经阻滞

已证实单用局麻药或加激素行神经阻滞对于糖尿病躯干神经病变引起的急性或慢性疼痛有治疗作用。对于躯干神经痛，应用局麻药和/或激素行胸段椎管内阻滞或肋间神经阻滞有效。在某些情况下，对于那些糖尿病躯干神经病变保守治疗无效的患者，通过脊髓刺激神经可明显缓解疼痛。神经毁损技术非常少用，即使采用，也只用于糖尿病躯干神经病变疼痛影响到患者的功能或者生活。

（王清原　安立新　译）

推荐阅读

Waldman SD: Diabetic truncal neuropathy. In: Atlas of Common Pain Syndromes, ed 3. Philadelphia, Saunders, 2012

Mamatha Pasnoor, Mazen M. Dimachkie, Richard J. Barohn: Diabetic Neuropathy Part 2: Proximal and Asymmetric Phenotypes. Neurol Clin 2013 May; 31(2): 447–462.

Tietze 综合征是临床上导致胸壁疼痛的常见原因。与胸肋综合征不同,Tietze 综合征在 1921 年首次披露,特点是肋软骨的急性疼痛和肿胀。主要涉及的是第二和第三肋软骨。胸肋综合征明显不同的是其常在四十岁以后发病,而 Tietz 综合征常在 20~30 岁发病(图 167-1)。Tietze 综合征起病非常迅速,且常常伴发呼吸道病毒感染。原因是可能是由于咳嗽或重体力劳动导致肋关节的微小损伤而发病。第二或三肋软骨关节的胀痛是所有 Tietze 综合征的表现。而胸肋综合征则没有这种肿胀,但其发生率也远高于 Tietze 综合征。

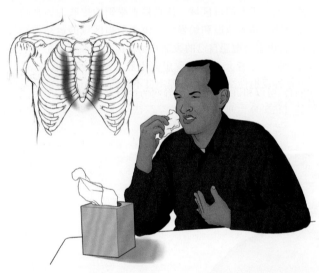

图 167-1　Tietze 综合征的标志是第二和第三肋关节肿胀。(From Ewa otto-Buczkowska, Marek Dryialowski: Neuropathy in young diabetic patients, Pediatria Polska 2016 March-April, 91(2):142-148.)

症状和体征

体格检查会发现 Tietze 综合征的患者强烈要求将肩部处于正中位置以求肋关节保持稳定。主动伸缩肩关节或深吸气或是伸展胳膊时,都会导致疼痛,甚至耸肩动作都可以导致疼痛。咳嗽也会导致疼痛,会使 Tietze 综合征的患者产生肺通气的不足。肋软骨关节,尤其是第二和第三肋关节,会有肿胀出现且对叩诊非常敏感。与之相邻的肋间肌肉也对叩诊非常的敏感。患者有时会感觉到活动肋关节时的咔嗒声。

检查

所有与肋关节源性疼痛的患者都应行 X 线检查以排除骨质病变,包括骨肿瘤。若有创伤存在,应行放射性骨扫描检查,以排除潜在的骨折或肋骨和胸骨的病变。在临床症状的基础上,其他的检查包括全血化验、前列腺特定抗原、血沉、抗核抗体。如果怀疑有肋关节的不稳定性或不明肿物的存在,应行 MRI 检查。

鉴别诊断

我们应该明白,好多种疾病都有肋关节的疼痛,而且有的疼痛的频率要比 Tietze 综合征高得多。肋软骨关节易受到关节炎的影响,包括骨关节炎、风湿性关节炎、强直性脊柱炎、赖特综合征、关节病性银屑病等。肋关节常在加速或减速伤或胸壁的钝性创伤中发生伤害。在严重创伤时,关节会全脱位或者半脱位。过度使用或错误运动会导致肋关节的急性炎症,会使患者感到非常痛苦。关节也非常容易被恶性病变所侵蚀,包括胸腺瘤或者是其他的转移性肿瘤。

治疗

对于疼痛和功能障碍的治疗最初应包括非甾体抗炎药和 COX-2 酶抑制剂。局部冷热交替的物理治疗也可能有某些益处。使用固定肋骨的弹力绷带可能会缓解症状,还可以保护肋关节免受其他创伤。对上述治疗无效的患者,在肋关节处用局麻药和激素注射治疗可作为下一步的治疗手段。

（王清原　安立新　译）

推荐阅读

Waldman SD: Tietze's syndrome. In: Atlas of Common Pain Syndromes, ed 3. Philadelphia, Saunders, 2012.
Waldman SD: Chest wall pain syndromes. In: Waldman SD (ed): Pain Management. Philadelphia, Saunders, 2007, pp 672–689.

基本上所有接受开胸手术的患者都将遭受急性术后疼痛。常规应用全身或椎管内的阿片类药物或局部神经阻滞对于急性疼痛有不同程度的缓解。不幸的是,一小部分接受开胸手术的患者将承受持续的疼痛,超出了术后通常的疼痛范围。这种疼痛综合征被称为开胸术后疼痛综合征,并且治疗起来比较棘手。开胸手术后疼痛综合征原因如表 168-1,包括手术对肋间神经的直接损伤、肋骨撑开器对肋骨的损伤、对肋间神经的直接压迫、表皮神经瘤的形成、在将肋骨和椎骨连接过程中的牵拉损伤。除了肋骨骨折会引起特征性局部疼痛,这种疼痛在深吸气、咳嗽或受累肋骨活动时会更加严重。其他原因导致的疼痛都是中到重度疼痛,且持续存在,并累及到肋间神经支配区域。疼痛是神经性的,偶尔有感觉迟钝的出现。

表 168-1　开胸手术后疼痛综合征常见原因
• 手术对肋间神经的直接损伤
• 肋骨和椎骨连接过程中的牵拉损伤
• 肋骨撑开器对肋骨的损伤
• 对肋间神经的直接压迫
• 表皮神经瘤的形成

症状和体征

开胸手术后疼痛综合征的患者体格检查,会有沿着手术切口的感觉异常(图 168-1)。有时,触诊瘢痕会出现感觉异常,常提示局部神经瘤的形成。开胸手术后疼痛综合征的患者常常会试图保护手术切口区域。认真检查受影响皮肤的感觉功能会发现感觉功能减退和触发痛。由于受损区域的运动神经功能障碍,患者会抱怨自己的腹部开始膨出。有些开胸手术后疼痛综合征的患者会逐渐出现患侧上肢交感神经功能的减弱。如果这种反射性交感神经营养不良不加治疗的话,可能会发展为肩周炎。

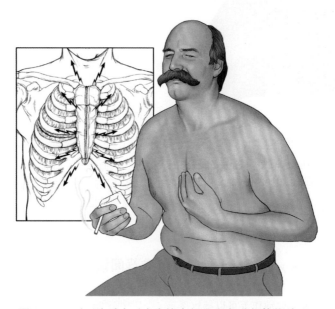

图 168-1　对开胸手术后疼痛综合征的患者进行体格检查,通常会发现愈合的胸部切口处有压痛。(From Waldman SD: Chapter 73-Chest Wall pain syndromes. In: Waldman S (ed): Pain Management, Color drawings by Bloch Ji, Philadelphia, Saunders, 2007, pp 672-689.)

检查

开胸手术后疼痛综合征的患者都应行 X 线检查和超声检查以排除骨质病变，包括骨肿瘤。在排除潜在的骨折或肋骨和胸骨的病变时，应行放射性核素检查。在患者临床症状的基础上，应行全血分析、前列腺特定抗原、血沉、抗核抗体检查。若怀疑有胸膜或胸腔内有占位，应行 CT 检查。肌电图检查可以区分是由于远端肋间神经受损还是由于肋骨和椎骨连接过程中的牵拉损伤神经所致。

鉴别诊断

开胸手术后疼痛综合征的疼痛可以和源于心脏或胆囊的疼痛相混淆，并且使患者错误的就诊于急诊或者行没有必要的心脏和胃肠道的检查。如果曾经发生过创伤，则肋骨和胸骨的微小裂痕所致疼痛可同时存在。这些微小的创伤在行普通的 X 线检查时可能被忽略，并且有可能需要行放射性核素检查以作出正确的诊断。非特异性肋软骨炎的特点是上方肋软骨处扩大的疼痛，并且与病毒感染有关，常常与开胸手术后疼痛综合征相混淆。

涉及胸壁的神经性疼痛也常常与开胸手术后疼痛综合征相混淆或是并存。此类病变包括糖尿病性多发神经病变和涉及胸壁神经的带状疱疹神经病变。纵隔内部结构的病变也可能以前存在，并且有可能间断发作，也很难做出准确诊断。胸膜的炎性改变（如肺栓塞、感染、Bornholm 病等）同样也会使准确诊断变得困难，同时也会使治疗变得更加复杂。

治疗

对于开胸手术后疼痛综合征的治疗首先是简单的麻醉性镇痛药和非甾体抗炎药或 COX-2 酶抑制剂联合应用。如果症状不能有效控制，应加用三环类抗抑郁药或加巴喷丁。

传统意义上来说，三环类抗抑郁药物是缓解开胸手术后疼痛综合征的主要用药。对照研究已经显示阿米替林对于开胸手术后疼痛综合征的有效性。其他的抗抑郁药包括去甲替林和脱甲丙咪嗪同样显示出了临床的有效性。但是，此类药物有很强的抗胆碱能作用，包括口干、便秘、尿潴留、镇静状态等。对于那些青光眼、心律失常、前列腺炎的患者使用时一定要小心。首诊的医师可在患者就寝时首先给予阿米替林或去甲替林 10mg 以最大程度上降低其副作用，当对其副作用适应后，逐渐加量到 25mg，若副作用仍可以适应，每周之内可以逐步增加剂量 25mg。即使是在较低的剂量时，患者也会有明显的睡眠质量的改善，并且在 10~14 天之内有明显的疼痛减轻。若剂量增加时患者没有明显的症状改善，可单独加用加巴喷丁或采用局麻药和/或激素的神经阻滞治疗。选择性的 5-羟色胺重摄取的抑制剂如氟西汀也用来治疗开胸手术后疼痛综合征的疼痛，虽然比三环类抗抑郁药物更好的耐受性，但是它们的效果可能较差。

如果三环类抗抑郁药物无效或者存在某些禁忌证时，可选择加巴喷丁。加巴喷丁 300mg 连续使用两昼夜，应告知患者可能存在的副作用，包括头晕、镇静状态、精神错乱和皮疹的出现。加巴喷丁应每次增加 300mg，如果患者能适应副作用，每天增加 150mg，分两天加量，直到疼痛减轻或者剂量达到每天 2 400mg 为止。在这种情况下，若患者的症状得到缓解，应检测血药浓度，并使用 100mg 的片剂小心的逐渐加量，但很少用到每天 3 600mg 的剂量。

采用局部冷热交替的方法对于胸手术后疼痛综合征的疼痛也有疗效，使用有弹性的肋骨的绷带也可减轻疼痛。对上述方法无效的患者，下一步应采用局部注射局麻药和激素来减轻疼痛。

（王清原　安立新　译）

推荐阅读

Waldman SD: Post-thoracotomy pain syndrome. In: Atlas of Common Pain Syndromes, ed 3. Philadelphia, Saunders, 2012.

乳腺切除术后疼痛是一系列的综合征,包括乳房切除术后前胸壁疼痛、乳房的疼痛、腋窝部、上肢近端的疼痛。乳腺切除术后疼痛的叫法在临床上容易让人误解,比如在上述提到的那些部位的疼痛可以在仅仅是乳腺瘤切除术或者乳房上更小的手术操作时存在。疼痛的性质为持续性牵连性钝痛。除了上述疼痛外,好多患者还有突发的放射到胸部和/或腋窝部的感觉异常。在某些患者存在着烧灼痛和痛觉超敏,均提示人们可能存在着反射性交感神经营养障碍。术中损伤肋间臂神经也可能会引起患者疼痛(图169-1)。疼痛程度为中到重度疼痛。非常重要的一点是疼痛可能在手术刚刚结束就已经发生,非常容易与常见的外科术后疼痛相混淆。疼痛也可能出现得非常隐蔽,在乳腺切除术后的2~6周之后发生。如果行乳腺的全部切除术,则幻乳痛可能使诊断变得更加困难。幻乳痛可能和淋巴水肿有关。在遭受乳腺切除术后疼痛的患者,睡眠障碍也是非常常见的问题。

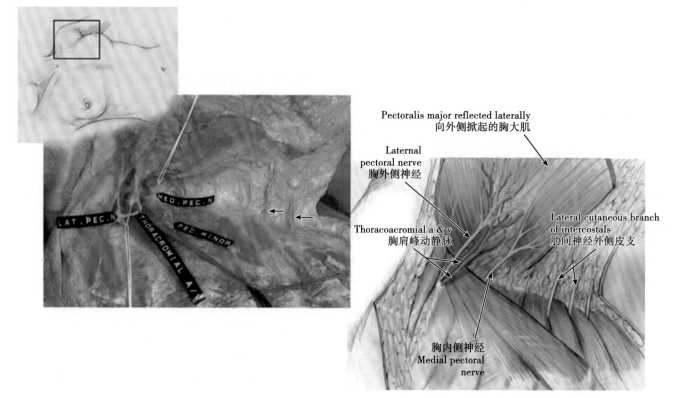

图 169-1 右腋窝区的结构。肋间臂神经和臂内侧皮神经在腋窝脂肪的浅层走行(箭头)。(From Tebbets JB:Chapter 4-Anatomy for Augmentation:Cadaver and Surgical. In:Tebbets JB[ed]:Augmentation Mammaplasty. Edinburgh,Mosby. 2010,pp 69-88.)

症状和体征

评估乳腺切除术后疼痛需要经诊医生详细询问病史,获得有关各种症状的详细描述,为作出正确的诊断提供依据。临床医生应该询问患者关于幻乳痛的情况。幻乳痛的存在使得乳腺切除术后疼痛患者感到痛苦不堪。

乳腺切除术后疼痛的典型的体征包括来自第二肋间神经臂丛分支支配区域感觉功能的减弱、感觉超敏、感觉迟钝。

在乳腺手术时,此神经经常受到破坏。在肋间神经臂丛分支以外的区域常常存在着异常的疼痛感觉。手臂和腋窝的活动常常使此疼痛加剧,这常会使患侧的肩部和上肢处于固定状态,久之会影响功能。患肢的弃用常导致现存的淋巴水肿加重。若弃用状态持续存在,会导致关节僵硬的出现,使临床情况变得更加复杂。

临床医生应当警惕其他部位肿瘤转移或者肿瘤直接扩大到胸壁的情况,此种情况下,症状和乳腺切除术后疼痛非常的类似。

有针对性的病史询问和相应的物理检查结果有助于临床医生对神经损伤、自主神经的损伤和肌肉损伤等各种损伤作出综合判断,并制定出合理的治疗计划。

检查

所有患者应行普通 X 线检查以排除可能存在的骨性病变或者是肿瘤病变。肌电图检查有利于区别由于神经或神经丛损伤导致的疼痛。放射性核素检查有利于发现肋骨和/或胸骨微小的骨折。在临床症状的基础上,其他的检查包括全血细胞分析、前列腺特定抗原、血沉、抗核抗体等。若怀疑不明原因的占位,应行胸部 CT 扫描。如果怀疑除肿瘤外神经丛的损伤,应行 MRI 检查。

鉴别诊断

如前所述乳腺切除术后疼痛常与手术本身的术后疼痛相混淆。如果是乳腺的恶性肿瘤的手术,必须仔细清扫侵犯胸壁转移病变或肿瘤。乳腺切除术后疼痛可能和肋骨或者胸骨本身的病理性骨折并存,骨折本身在普通 X 线平片可能不容易识别,需要行放射性核素检查以识别。

涉及胸壁的神经性疼痛可能和乳腺切除术后疼痛相混淆或者同时存在,如糖尿病性多发神经病变或带状疱疹涉及胸部神经的情况时。纵隔内部结构的病变也可能在以前存在,且有可能间断发作,也很难做出准确诊断。胸膜的炎性改变(如肺栓塞、感染、Bornholm 病等)同样也会使准确诊断变得困难,同时也会使治疗变得更加复杂。

治疗

对于乳腺切除术后疼痛的治疗首先是简单的麻醉性镇痛药和非甾体抗炎药或 COX-2 酶抑制剂联合应用。如果症状不能有效控制,应加用三环类抗抑郁药或加巴喷丁。

传统意义上来说,三环类抗抑郁药物是缓解乳腺切除术后疼痛的骨干用药,对照研究已经显示阿米替林对于乳腺切除术后疼痛的有效性。其他的抗抑郁药包括去甲替林和脱甲丙咪嗪同样显示出了临床的有效性。但是,此类药物有很强的抗胆碱能作用,包括口干、便秘、尿潴留、镇静状态等。对于那些青光眼、心律失常、前列腺炎的患者使用时一定要小心。首诊的医师应该在患者就寝时给予阿米替林或去甲替林 10mg,以最大程度上降低其副作用,当对其副作用适应后,应逐渐加量到 25mg,若副作用可以适应,每周之内可以逐步增加剂量 25mg。即使是在较低的剂量时,患有也会有明显的睡眠质量的改善,并且在 10~14 天之内有明显的疼痛减轻。若剂量增加时患者没有明显的症状改善,可单独加用加巴喷丁或采用局麻药和/或激素的神经阻滞治疗。选择性的 5-羟色胺重摄取的抑制剂如氟西汀也用来治疗乳腺切除术后疼痛,虽然比三环类抗抑郁药物更好的耐受性,但是它们的效果可能较差。

如果三环类抗抑郁药物无效或者存在某些禁忌证时,可选择加巴喷丁。加巴喷丁应 300mg 连续使用两昼夜,应告知患者可能存在的副作用,包括头晕、镇静状态、精神错乱和皮疹的出现。加巴喷丁应该每次增加 300mg,如果患者能适应副作用,每天增加 150mg,分两天加量,直到疼痛减轻或者剂量达到每天 2 400mg 为止。在这种情况下,若患者的症状得到缓解,应检测血药浓度,并使用 100mg 的片剂小心的逐渐加量,但很少用到每天 3 600mg 的剂量。

采用局部冷热交替的方法对于乳腺切除术后疼痛有些疗效,使用有弹性的肋骨的绷带也可减轻疼痛。对上述方法无效的患者,下一步应采用局部注射局麻药和激素来减轻疼痛。

(王清原　安立新　译)

推荐阅读

Tebbetts JB: Anatomy for augmentation: cadaver and surgical. In: Tebbetts JB, (ed). Augmentation Mammaplasty. Edinburgh, Mosby, 2010, pp. 69–88.

Waldman SD: Post-mastectomy pain. In: Atlas of Uncommon Pain Syndromes, ed 2. Philadelphia, Saunders, 2008.

带状疱疹是由水痘带状疱疹病毒（varicella-zoster virus，VZV）引起的传染病。水痘带状疱疹病毒也是水痘的致病因子。胸神经根是最易发生急性带状疱疹的部位。在宿主的免疫力变差时最容易感染，所以它经常感染儿童，临床上称为水痘。人们推断，在最初感染带状疱疹病毒的时候，病毒迁徙到胸部神经根的背根，然后潜伏在神经节，可没有任何临床表现。在某些个体，病毒会恢复活性，沿着神经的感觉支运行，导致带状疱疹的疼痛和皮肤损伤特征。在这些患者体内的复活机制目前还不清楚。一种理论认为，细胞免疫功能的降低可能在本病的发生上起重要作用。细胞免疫功能的降低可使病毒在神经节繁殖并沿着相应的感觉支传播，产生临床疾病。患有恶性疾病的患者（尤其是恶性淋巴瘤）接受免疫抑制治疗（化疗、放疗、激素治疗等）或患有慢性疾病的患者，由于身体逐渐衰弱，均比正常人更容易患上急性带状疱疹。此类患者均有细胞免疫系统功能低下，这是导致他们容易患带状疱疹的原因。这也可以解释为什么在 60 岁以后带状疱疹发生率急剧上升，而在小于 60 岁的年轻人中患病率很低。

症状和体征

由于病毒的重新激活，相关神经节炎和外周神经炎会导致疼痛。疼痛会逐渐定位于相应的胸段神经分布区域。这种疼痛可能伴有类似流感的症状，并且通常在胸神经根的分布中从钝痛感到感觉障碍，最后为神经痛。在大多数患者中，急性带状疱疹的疼痛先于皮疹发作 3~7 天，通常会导致错误的诊断（请参见鉴别诊断）。但是，在大多数患者中，当出现特征性皮疹时，很容易做出带状疱疹的临床诊断。就像水痘一样，皮疹在皮肤的颜色发生改变的位置出现。随着疾病的进展，皮疹逐渐连成一片，并在表面逐步结痂（图 170-1）。受影响的区域感觉非常疼痛，并且在触摸或移动时更加严重（如穿衣服或盖单子时）。随着疾病的愈合，表皮的痂逐渐脱落，留下了色素沉着和萎缩的受损。

大多数患者，痛觉过敏和疼痛会随着皮肤的逐渐愈合而缓解。然而，在某些患者，疼痛会在皮损修复后持续存在。这种常见的、令人痛苦不堪的后续带状疱疹的并发症，我们称之为带状疱疹后遗神经痛。在老年人的发生率要比年轻人高。带状疱疹后遗神经痛的表现多种多样，从轻度的自限性疼痛到烧灼样痛，而且烧灼样痛会由于轻触、运动、焦虑或者温度改变等因素变得更加严重。这种持续存在的疼痛会严重影响患者的生活质量，并且有可能会导致患者自杀。所以要求接诊医生采用多种手段来减轻患者的疼痛以避免此类悲剧的发生。

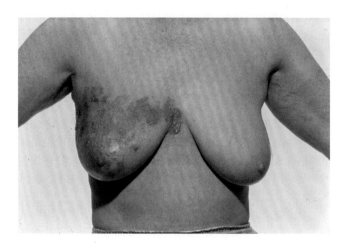

图 170-1 急性带状疱疹侵及胸部皮肤。（From Waldman SD：Chapter 25-Acute Herpes Zoster and Postherpetic Neuralgia. In：Waldman SD［ed］：Pain Management. Color drawings by Bloch JI，Philadelphia，Saunders，2007，pp 279-282.）

检查

虽然在临床上胸神经根急性带状疱疹的诊断非常容易，但是一些确诊的检查是必需的。这类检查可以将其他的与急性带状疱疹相混淆的皮肤损伤相鉴别，如艾滋病患者的卡波西肉瘤。此类患者的急性带状疱疹的确诊可通过从新鲜的皮疹取样行 Tzanck 涂片，可以发现多核巨细胞和嗜酸性粒细胞。区分急性带状疱疹和单纯疱疹的方法是取新鲜的皮疹液行免疫荧光法分析。

鉴别诊断

最初应仔细地评估，包括询问病史和体格检查。对所有遭受胸部神经根急性带状疱疹者都应详细询问病史并行相应的体格检查以排除可能存在的恶性病变或影响患者免疫系统系统性疾病，并且可以早期发现一些疾病的临床进展，如脊髓灰质炎或某些传染性疾病。其他的导致胸部神经根分布区域疼痛的疾病包括胸部神经根病变和外周神经炎。涉及胸段神经节的胸腔内部和腹腔内部的某些病变和急性带状疱疹疼痛非常相似。

治疗

对于胸部神经根急性带状疱疹的治疗分为两个层面：①急

性疼痛和症状的缓解；②预防并发症的发生，如疱疹后遗神经痛。疼痛专家的共识是越早治疗，患者发生疱疹后神经痛的概率越低。进一步讲，由于老年人的发生疱疹后神经痛的风险最高，对于老年人必须及早和积极地采取治疗措施。

神经阻滞

采用局部局麻药物加激素行胸段硬膜外神经阻滞交感神经，是有效缓解急性带状疱疹疼痛症状的方法，同时也可以阻止疱疹后神经痛的发生。交感神经阻滞被认为可以通过阻断由神经和背根神经节的病毒性炎症引起的深部的刺激来实现这些目标。如果不加以治疗，这种交感神经亢进可继发于神经内毛细血管床血流量减少的局部缺血。如果允许这种缺血持续，则会形成神经内膜水肿，增加神经内膜压力，并导致神经内膜血流进一步减少，并造成不可逆的神经损伤。

由于疱疹层的形成，在局麻药中加入激素可减少神经瘢痕的形成，从长远来看，可减少疱疹后神经痛的发生。交感神经的阻滞必须持续积极实施，直到患者疼痛消失，在疼痛重新出现时应重复采用此方法。如果不采用此方法或者不积极治疗，尤其在老年人，可使患者终生遭受疱疹后神经痛的折磨。有些情况下，患者对于胸段的硬膜外阻滞没有任何的反应，但是胸段的交感神经阻滞可能有效。

阿片类镇痛药

阿片类镇痛药可缓解带状疱疹痛实行交感神经阻滞后而在带状疱疹急性期仍存在的疼痛。它们对于常常存在的神经炎性疼痛缓解作用不大。按时而不是按需给予长效、强力的镇痛药（例如口服吗啡或美沙酮）可给行交感神经阻滞后的患者带来某些益处。由于此类患者多为高龄，伴发多种其他疾病，所以必须严密监护患者，以防止强效镇痛药的副作用（如精神紊乱或头晕，可导致老人的意外摔伤）。开始服用镇痛药时应每天应摄入一定量的膳食纤维和含镁的牛奶以防止其致便秘作用。

辅助镇痛药

抗癫痫药物加巴喷丁是缓解急性带状疱疹胸部神经根痛的一线用药。研究同样表明其可以防止疱疹后神经痛的发生。使用加巴喷丁应在本病开始早期应用，而且应和其他的药物和方法合用，包括神经阻滞、阿片类镇痛药和其他的止痛药包括抗癫痫药（在严密的监护下应用，以防中枢性的神经症状出现）。加巴喷丁的初始剂量为睡前 300mg，若无明显的副作用可以 300mg 的剂量追加，直到最大剂量为每天 3 600mg。对于神经阻滞和加巴喷丁无效的急性疱疹后神经痛患者可考虑卡马西平。应用卡马西平的患者必须严密监测血液各项参数，尤

其对于那些接受放疗和化疗的患者。苯妥英同样对于神经炎性疼痛有疗效，但由于其会导致假性淋巴瘤状态的出现而使真性淋巴瘤诊断困难，所以对于淋巴瘤的患者不能应用。

抗抑郁药

抗抑郁药同样也是治疗急性带状疱疹痛的首选用药。在急性期，此类药物可以缓解严重睡眠不足的情况，而睡眠不足在急性期是非常常见的。另外，此类药物在缓解神经炎性疼痛方面也有作用，而阿片类药物对于此类疼痛的作用不大。经过几周的使用之后，某些患者会表现出情绪激昂的症状，需要继续服药。在此类患者的使用过程中，必须仔细观察患者的中枢性神经症状。此类药物可导致尿潴留和便秘，并且有可能将其归结为带状疱疹并发急性脊髓炎。

抗病毒药

目前只有有限的几种抗病毒药，包括法昔洛韦（famciclovir）和阿昔洛韦（acyclovir）。已经证明可以缩短急性带状疱疹的病程，并可以缓解疱疹后神经痛。此类药对于免疫缺陷的患者也可能有某些益处。抗病毒药可以在治疗开始前应用或者与其他方法联合应用。使用时也应密切观察其副作用。

其他治疗方法

采用冰袋冷敷可缓解某些急性带状疱疹患者的疼痛。采用热敷可增加大多数患者的疼痛，人们推测可能是增加了神经纤维的传导速度所致。但是在某些少数患者，可能有效，对于那些对冷敷无效的患者可以试用此方法。经皮神经电刺激和振荡对有些患者可能同样有效。上述方法的风险和效益比使得它们对于那些不能行神经阻滞和不能耐受药物治疗的患者来说也是一种选择方法。

局部采用硫酸铝热敷对于急性带状疱疹的渗出液的吸收干燥作用非常有效，大多数患者都认为此方法非常舒适。氧化锌药膏同样也用来保护受损的皮肤，尤其对于温度非常敏感的患者。一次性的尿布也可用来作吸收材料，来保护受损皮肤不和衣服或被单相接触。

（王清原　安立新　译）

推荐阅读

Waldman RA, Waldman CW, Waldman SD, et al: Management of acute herpes zoster, International Journal of Anesthesiology Research 3:5–9, 2015.

Waldman SD: Acute herpes zoster of the thoracic dermatomes. In: Atlas of Common Pain Syndromes, ed 3. Philadelphia, Saunders, 2012.

Waldman SD: Acute herpes zoster and postherpetic neuralgia. In: Pain Management. In: Waldman SD (ed). Philadelphia, Saunders, 2007, pp. 279–282.

带状疱疹后遗神经痛是非常难治愈的疼痛症状之一。在急性带状疱疹患者中约 10% 的患者发展成带状疱疹后遗神经痛。导致此现象的原因还不清楚,但是疼痛症状多出现在老年人,而且在三叉神经的急性带状疱疹后要比胸部神经皮区的急性带状疱疹后疼痛多见。某些导致神经易发生病变的疾病(如糖尿病)也是疱疹后神经痛的危险因素。疼痛专家共识一致认为,积极治疗急性带状疱疹将有助于患者避免带状疱疹后神经痛的发生。

急性带状疱疹后疼痛的特点是持续性的触物感痛,并且在运动或者相应皮肤受到刺激后痛感加剧。在触物感痛持续存在的基础上有扳机样爆发痛的发生。某些患者会感到有烧灼样的疼痛,使人联想到反射性交感神经营养不良。

症状和体征

随着急性带状疱疹的愈合,表皮的结痂脱落,留下了皮疹分布区域的粉红色的伤疤。瘢痕本身逐渐萎缩,颜色逐渐变浅。这些受影响的皮肤会发生痛觉超敏,虽然感觉异常和很少情况下的皮肤感觉丧失也会发生。在大多数患者,这些感觉异常和疼痛会随着皮肤的逐渐愈合而好转,但是,愈合后疼痛可能会持续存在。

检查

在大多数患者,在临床症状的基础上疱疹后神经疼痛的诊断非常的容易。检查在主要用来区分其他的可治愈的共存的疾病如椎骨的压缩性病变,或用来排除潜在和患者的免疫系统有关的疾病。这些检查都基于实验室检测、直肠检查、早期胸部肿瘤 X 线透视法和血管内皮病变的检查以及人类免疫缺陷病毒的检测。若询问出有相关病史,皮肤的活检可有利于确诊以前是否存在着带状疱疹的感染。

鉴别诊断

对所有的遭受带状疱疹后遗神经痛的患者,最初的评价包括完整的病史询问和体格检查,以排除隐匿的恶性病变或影响患者免疫系统的其他系统性疾病,同时还可以提前认识到疾病的临床变化。这些变化可以使我们及时干预病情进展,防止不良转归的出现。这些转归包括脊髓炎和某些传染性疾病。其他的在胸部神经分布范围内引起疼痛的原因包括:胸部神经根病变和外周神经的病变。涉及胸段神经节的胸腔内部和腹腔内部的某些病变和急性带状疱疹疼痛非常相似。对于三叉神经第一分支分布区域的疼痛来说,接诊医生必须与涉及耳朵、

眼睛、鼻子、咽喉部以及颅内其他神经病变导致的疼痛相区分。

治疗

对于任何一位医生来说,必须要积极和迅速地治疗急性带状疱疹症状,以帮助患者降低疱疹后神经痛的发生率。疼痛专家共识是:在带状疱疹的自然疾病过程中,如果开始治疗越早,则后遗疱疹后神经痛的情况越少。另外,由于老年人发生疱疹后遗痛的风险更高,对于老年人要更加积极和及时地采取治疗措施(图 171-1)。如果仍然发生了疱疹后遗痛,则应采取下述措施。

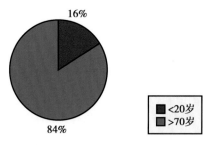

图 171-1　按照年龄统计的发生急性带状疱疹后出现疱疹后神经痛的概率。(From Waldman SD:Chapter 25-Acute Herpes Zoster and Postherpetic Neuralgia. In:Waldman SD [ed]:Pain Management. Color drawings by Bloch JI, Philadelphia, Saunders,2007,pp 279-282. 25-2)

辅助性止痛药

抗癫痫药物加巴喷丁是缓解胸部神经根急性带状疱疹痛的一线用药。加巴喷丁应在疱疹后神经痛早期应用,而且应和其他的药物和方法合用,包括神经阻滞、阿片类镇痛药和其他的止痛药包括抗癫痫药(在严密的监护下应用,以防中枢性的神经症状出现)。加巴喷丁的初始剂量为睡前 300mg,若无明显的副作用可以 300mg 的剂量追加,直到最大剂量为每天 3 600mg。

患有严重神经痛,对神经阻滞和加巴喷丁没有反应的患者应考虑使用卡马西平。如果使用这种药物,则需要严格监测血液学参数,尤其是在接受化学疗法或放射治疗的患者中。苯妥英钠对治疗神经痛也可能是有益的,但不应用于淋巴瘤患者,因为该药物可能会诱发假淋巴瘤样状态,难以与实际淋巴瘤本身区分开。

抗抑郁药同样也是治疗疱疹后遗神经痛的有效用药。在急性期,此类药物可以缓解严重的睡眠的不足情况,而睡眠不足在急性期是非常常见的。另外,此类药物在缓解神经炎性疼

痛方面的也有作用,而阿片类药物对于此类疼痛的作用不大。经过几周的使用之后,某些患者会表现出情绪高涨,而需要继续服药。在此类患者的使用过程中,必须仔细观察患者的中枢性神经症状。此类药物可导致尿潴留和便秘,并且有可能将其归结为带状疱疹并发急性脊髓炎。

神经阻滞

采用局部局麻药物加激素行胸段硬膜外神经阻滞或直接阻滞交感神经是有效缓解药物治疗无效的疱疹后遗痛下一步方法。神经阻滞缓解疱疹后遗痛的确切机制尚不清楚。可能和调节疼痛在脊髓节段的传导有关。一般情况下,神经毁损术的成功率非常低,应该在所有其他方法无效的情况下应用。

阿片类镇痛药

阿片类药物在治疗疱疹后遗痛的作用有限,并且在实际工作中,笔者发现其常常是弊大于利。谨慎地按时而不是按需给予强力、长效的麻醉性镇痛药(如口服吗啡或美沙酮)可给行交感神经阻滞后的患者带来某些益处。由于此类患者多为高龄,伴发多种其他疾病,所以必须严密监护患者,以防止强效镇痛药的副作用(如精神紊乱或头晕,可导致老人的意外摔伤)。开始服用镇痛药时应每天应摄入一定量的纤维和含镁的牛奶以防止其致便秘。

辅助治疗方法

采用冰袋冷敷可缓解某些疱疹后遗痛。采用热敷可增加大多数患者的疼痛,人们推测可能是增加了神经纤维的传导速度所致。但是在某些少数患者,可能有效,对于那些对冷敷无效的患者可以试用此方法。经皮神经电刺激和振动对有些患者可能同样有效。上述方法的风险和效益比使得它们对于那些不能行神经阻滞和不能耐受药物治疗的患者来说也是一种选择方法。局部应用辣椒素可能对于部分遭受疱疹后遗痛的患者有某些益处。然而,使用此药产生的烧灼感经常限制它的应用。

（王清原　安立新　译）

推荐阅读

Waldman RA, Waldman CW, Waldman SD, et al: Management of acute herpes zoster, International Journal of Anesthesiology Research, 3:5–9, 2015.

Waldman SD: Postherpetic neuralgia. In: Atlas of Common Pain Syndromes, ed 3. Philadelphia, Saunders, 2012.

Waldman SD: Acute herpes zoster and postherpetic neuralgia. In: Waldman SD (ed): Pain Management, Philadelphia, Saunders, 2007, pp. 279–282.

硬膜外脓肿是一种非常少见的导致脊柱痛的病变,但是如果不及时诊断会导致截瘫和/或威胁生命的并发症。硬膜外脓肿可发生在脊柱的任何部位和颅内。它可通过血流播散自发产生,大多情况下通过泌尿系统的感染,经过 Batson 血管从而播散到脊髓。更多情况下,硬膜外脓肿发生在脊柱的某些操作后,如手术和硬膜外阻滞后。有文献报道硬膜外注入激素后会导致免疫功能的下降,从而导致硬膜外脓肿的发生率升高。虽然从理论上成立,但是从每天上千例的硬膜外注入激素的实际情况来看,该结论值得怀疑。

硬膜外脓肿的患者最初感觉是受影响节段脊柱(如颈段、胸段或腰段)的定性不清的疼痛。疼痛可能随着脓肿的扩大和对神经的压迫变得非常剧烈并且定位非常清楚。会出现低烧和一些不太明确的症状,包括感觉不适和食欲缺乏。随着疾病的进展会发生败血症:高热、寒战和发冷等。在此时,患者会感到运动和感觉功能的缺失,同时,由于神经受到压迫,肠道和膀胱功能也会受到影响。随着脓肿的继续扩大,供应相应节段的血管受到压迫,会产生相应节段的脊髓和神经的缺血,如果此时不进行治疗,会导致梗死的形成和永久性的神经功能障碍。

症状和体征

硬膜外脓肿的患者最初感觉是受影响节段脊柱定位不清的疼痛。表 172-1 提供了评估和治疗硬膜外脓肿的情况。最初,患者可能在受影响的节段区域存在轻度的疼痛。此时的神经系统检查可能是正常的。理论上说如果患者接受了激素治疗,这些组织的症状可能会较轻,或者出现的较晚。随着脓肿体积的扩大,患者会发生寒战、高热、感到寒冷等。临床医生可以确定脊神经和/或脊髓受压的症状。细致的检查(如巴宾斯基反射、阵挛、会阴部感觉的下降)可以发现脊髓病变的进展。如果不细致检查,可能会忽略这些症状。随着对相应神经组织的压迫,患者的神经状态可能迅速恶化。如果还不能确诊,患

者可能会出现运动和感觉功能的丧失。

检查

脊髓造影仍是评价脊髓和神经根受外来压迫的最佳方法。然而,随着 MRI 和高速 CT 成像技术进展,我们可以通过无创的检查准确的获得信息而无须请外科医生和放射科医生行脊髓造影。MRI 和高速 CT 可以比脊髓造影更清晰准确的诊断脊髓的外来病变、肿瘤和其他的病变。所有怀疑硬膜外脓肿的患者应行的实验室检查包括全血分析、血沉、血生化检查。怀疑硬膜外脓肿的患者应立即行血和尿常规分析,立即行抗生素治疗以阻止病程的进展。对于脓肿内物质应行革兰氏染色和细菌培养,但是在等待结果的过程中,不应停止抗生素的使用。

鉴别诊断

对于任何感到脊柱疼痛并且发热的患者,尤其是行脊柱手术操作或者是硬膜外神经阻滞来控制疼痛的患者,首先考虑硬膜外脓肿。其他必须考虑的情况包括脊髓的原发疾病如脱髓鞘病变和脊髓空洞症,因为此类疾病可同样导致脊髓和神经根的压迫症状,其他可出现相同症状的疾病还有转移肿瘤、Paget氏病和神经纤维瘤样病变。一般的情况是,除非患者有并发的感染,否则患者只有背部的疼痛,而没有发热症状。

治疗

迅速的诊断和治疗是避免神经后遗症状或者避免患者死亡的最有效办法。硬膜外脓肿治疗分两个层面:①用抗生素控制感染;②引流脓肿以减轻对脊髓和神经根的压迫。由于导致硬膜外脓肿的病菌主要是金黄色葡萄球菌,所以在血和尿的标本取得后应开始万古霉素的抗菌治疗。抗菌治疗可以依据细菌培养和药敏结果进行调整。如上所述,在确诊是硬膜外脓肿之前,不要停止抗生素的使用。

单独应用抗生素很难成功治愈硬膜外脓肿,除非是在脓肿的极早期;所以,彻底治愈需要引流脓肿。脓肿的引流需要行椎板切除术,且需要抽吸脓肿。最近,已经有放射科医生在 CT 或 MRI 的引导下成功置入引流管将脓肿引流的案例。连续的 CT 或 MRI 的检查对于硬膜外脓肿的治疗非常有必要,而且,在患者的神经症状改善之后要立即行 CT 或 MRI 检查。

(王清原 安立新 译)

表 172-1 硬膜外脓肿脊髓压迫的处理方法
• 获得血样和尿液培养结果
• 立即开始针对金黄色葡萄球菌的抗生素输注
• 尽快获得有关脊髓受压迫的信息,包括脓肿、肿瘤或者其他
• 行 CT 扫描
• MRI 检查
• 脊髓造影
• 同时紧急请神经外科医生会诊
• 持续并且认真地监护患者的神经功能状态
• 如果上述的要求本院不能做到,应尽快转运到上级医院
• 如果患者症状加重应再次行影像学检查并且请相应的外科会诊

推荐阅读

Waldman SD: Epidural abscess. In: Atlas of Uncommon Pain Syndromes, ed 3. Philadelphia, Saunders, 2012.

脊柱前移是腰部脊柱的一种退行性病变,会导致疼痛和功能障碍。在女性多见,且多发生于 40 岁以后。此病是由于退化一块椎体相对于另一块椎体滑动所致。通常情况下,上面的椎体相对于下面的椎体向前滑动,最终导致椎管的狭窄(图 173-1)。出现脊髓压迫和背部疼痛。有时候,上方的椎体相对于下方的椎体向后方移动,会导致神经裂孔的压迫。

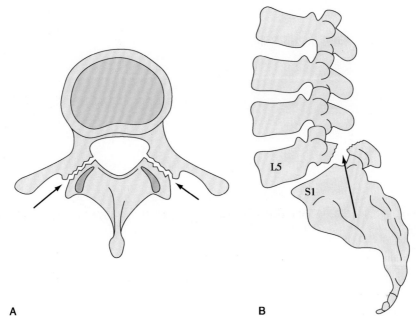

A　　　　　　　　**B**

图 173-1　(A)脊柱前移伴有双侧关节突间缺陷(箭头)。(B)第五腰椎前移(箭头)造成 L5-S1 滑脱。(From Dixit R: Chapter 47-Low Back Pain. In: Firestein GS, Budd RC, Gabriel SE, et al[eds]: Kelley's Textbook of Rheumatology, ed 9. Philadelphia, Saunders, 2013, pp 665-682.)

临床上,脊柱前移的患者会有在举重物、扭腰或者弯腰时疼痛。他们会感觉到像有一个带子束缚在腰部。患者还常常感到下肢的放射性疼痛,并且在行走过程中出现假跛行的情况。在极少情况下,椎体滑脱太严重,会导致脊髓损伤或马尾神经损伤症状出现。

症状和体征

椎体前移的患者会感到活动腰部时后背的疼痛。从坐位站起时经常疼痛。许多患者会经历神经根症状。这些症状在物理检查中表现为受累节段的无力和感觉障碍。通常情况下,至少一个节段受累。某些情况下,椎体移位的患者会经历腰部神经根受压或马尾神经受压,导致脊髓病变和马尾综合征。腰椎的移位多是由于腰椎间盘在中线位置的突出、椎管狭窄、肿瘤和罕见的感染。经历腰部神经根受压或马尾神经受压的患者会有不同程度的下肢无力和肠道和膀胱的功能障碍,提示有神经外科适应证,应手术治疗。

检查

单纯的 X 线平片检查就可发现椎体的移位。侧位 X 线平片检查可以发现两个椎体相对移位的情况。

腰椎的 MRI 检查可以使临床医生更准确地发现椎管内容物的病变情况。MRI 可帮助临床医生非常准确地发现异常病变,而这些病变有可能使患者处于脊髓受损的境地。对于那些不能行 MRI 检查的患者,如起搏器植入的患者,可行 CT 或脊髓造影检查。若考虑到转移性疾病或者是骨骼的损伤可考虑行放射性核素扫描或单纯 X 线平片检查。

虽然上述检查可为临床医生提供非常有用的关于神经解剖的信息,肌电图和神经传导速度的检测可为临床医生提供神经生理方面的信息,并且可以提供单个神经和神经丛的功能状态信息。实验室检查包括全血分析、血沉和血生化分析。

鉴别诊断

椎体移位是一个影像学诊断,由一系列的临床病史、物理检查、放射学检查和 MRI 检查作出。和椎体移位疼痛症状非常相似的疾病有腰部的神经病变、后背的拉伤、腰椎关节的滑囊炎、腰部的纤维肌炎、炎性关节炎、腰段的脊髓、神经根、神经丛的功能紊乱。怀疑有腰段椎体移位的患者应行腰部的 MRI 检查。实验室检查应包括:全血分析、血沉、抗核抗体、HLA-B27抗原和血生化分析等,以便将其他导致患者疼痛的疾病相区分。

治疗

腰椎的移位需多种方法治疗。物理疗法包括腰部的弯曲练习、热疗、镇静药物和非甾体抗炎药的联用、肌肉松弛剂等。在硬膜外应用激素可作为下一步的治疗方法。腰椎移位的患者使用局麻药和激素行鞍部或腰部的硬膜外阻滞对继发于椎体移位的疼痛有非常好的疗效。睡眠障碍和情绪低落可用三环类抗抑郁药,如去甲替林治疗,起始剂量为睡前 25mg 口服。

（王清原　安立新　译）

推荐阅读

Waldman SD: Spondylolisthesis. In: Atlas of Uncommon Pain Syndromes, ed 3. Philadelphia, Saunders, 2012.

Dixit R: Low back pain. In: Firestein GS, Budd RC, Gabriel SE, et al (eds): Kelley's Textbook of Rheumatology, ed 9. Philadelphia, Saunders, 2013, pp. 665–682.

Waldman SD: Spondylolisthesis. In: Atlas of Uncommon Pain Syndromes, ed 3. Philadelphia, Saunders, 2012.

强直性脊柱炎是脊柱的一种炎性病变,可涉及骶髂关节,偶尔可涉及关节外的组织,如眼睛。本病又叫 Marie-Strümpell 病。强直性脊柱炎的病因不明,自身免疫系统的调节机制异常可能参与发病。约90%的患者组织相容性抗原 HLA-B27 呈阳性,而在普通人群中仅为7%。此现象的机制不清,但是为本病诊断提供了非常好的诊断依据。强直性脊柱炎在男性患者中的发病率为普通人群的三倍,症状主要在三十岁时出现,四十岁后发病情况非常罕见。

骶髂关节炎是强直性脊柱炎的最早表现。包括晨起的关节僵硬和腰骶部骶髂关节的隐痛。关节僵硬在活动后好转,长时间不运动后又会出现。随着疾病的进展,疼痛逐渐加剧,并且出现严重干扰夜间睡眠的情况。脊柱、骶髂关节、胸肋关节和股骨粗隆感到非常疼痛(图174-1)。遭受强直性脊柱炎的患者约30%~40%有外周关节的疼痛和晨僵,包括髋关节和肩关节。强直性脊柱炎疼痛特点是隐痛,程度是轻到中度疼痛。偶尔会发生急性眼葡萄膜炎和大动脉瓣膜的病变。

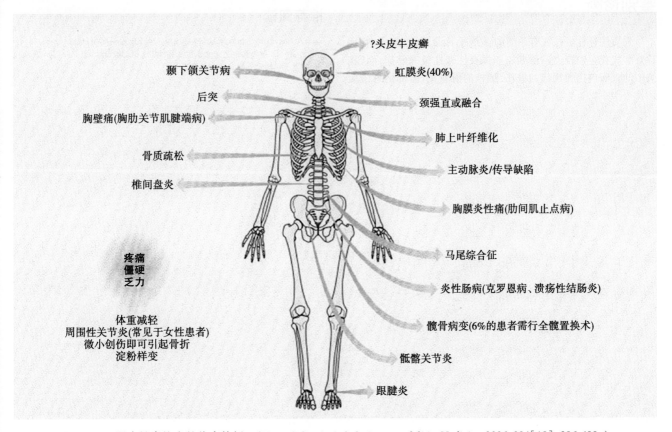

图 174-1　强直性脊柱炎的临床特征。(From Calin A:Ankylosing spondylitis. Medicine 2006;304[10]:396-400.)

症状和体征

在临床上,患有强直性脊柱炎的患者有后背和骶髂关节的疼痛和晨僵的出现,晨僵往往在早上起床时最为严重,另外在长时间不活动后也会出现。患者还会出现脊柱向侧方的活动受限,偶尔还有胸部的伸展受限。活动受限的原因是由于骨性的融合和肌肉的阵挛。骨性的融合和肌肉的阵挛在物理

检查中可以发现。在强直性脊柱炎的患者,会出现髂骨棘、股骨大转子、中轴骨的痛感增强现象。随着疾病的进展,腰部的脊柱前凸会消失,臀大肌萎缩。胸段脊柱后凸,颈部向前伸展。若髋关节受累,则出现髋关节的融合,作为代偿,患者行走时经常伸展膝关节。由于脊柱固定而且不能伸展,可能会出现脊柱的断裂和脊髓的损伤。眼睛的葡萄膜炎会导致眼睛怕光、视力下降、大量流泪等情况出现,需请眼科行急会诊。

检查

单纯骶髂关节的 X 线平片常可以让临床医生对强直性脊柱炎作出诊断。对称性的骶髂关节的侵蚀性损害出现关节间隙的假性增宽是此病的特异性诊断。MRI 检查可以为临床医生提供最好的腰部脊柱和骶髂关节的信息。MRI 的准确性相当高,并可以使外科医生提早发现那些可能使患者发展为脊髓损伤的病变。对于那些不能行 MRI 检查的患者,如起搏器植入后,可行 CT 或脊髓造影检查。若考虑到转移性疾病或骨骼的损伤可考虑行放射性核素扫描或单纯 X 线平片检查。

虽然还没有一项特异性的检查可诊断强直性脊柱炎,但是 HLA-B27 抗原的检测阳性对于那些有临床症状的患者高度提示强直性脊柱炎。在强直性脊柱炎的患者中 90% 的 HLA-B27 抗原呈阳性。全血分析可提示血红蛋白正常的贫血存在。由于血清中 IgA 抗体的增加,血沉速率往往是加快的。

鉴别诊断

强直性脊柱炎往往有单纯的 X 线平片诊断,由病史、物理检查和实验室检查支持诊断。和强直性脊柱炎的疼痛症状相类似的疾病包括腰背部的拉伤、腰椎的滑囊炎、腰部的纤维肌炎、炎性关节炎、莱特尔氏病、腰段的脊髓、神经根、神经丛的功能紊乱。实验室检查应包括全血分析、血沉、抗核抗体、HLA-B27 抗原和血生化分析等,以便将其他导致患者疼痛的疾病相区分。

治疗

强直性脊柱炎的治疗需要多种方法。物理疗法包括反复的练习以保持功能,局部热敷疗法、镇静药物和非甾体抗炎药的联用、肌肉松弛剂等。水杨酸偶氮磺胺吡啶在控制和强直性脊柱炎相关的炎症上可能有用。在硬膜外应用激素行神经阻滞可作为下一步的治疗方法。对于强直性脊柱炎的患者使用局麻药和激素行鞍部或腰部的硬膜外阻滞对继发的疼痛有非常好的疗效。对于睡眠障碍和情绪的低落可用三环类抗抑郁药如去甲替林治疗,起始剂量为睡前 25mg 口服。急性的眼葡萄膜炎应该应用肾上腺皮质激素和扩瞳药物来治疗。

（王清原　安立新　译）

推荐阅读

Calin A: Ankylosing spondylitis, Medicine 304(10):396–400, 2006.

Waldman SD: Ankylosing spondylitis. In: Atlas of Uncommon Pain Syndromes, ed 3. Philadelphia, Saunders, 2012.

急性胰腺炎是腹痛的最常见原因之一。急性胰腺炎的发病率在普通人群约为 0.5%，死亡率在 1% 至 1.5% 之间。在美国，急性胰腺炎最常见的原因是饮酒，而胆结石是大多数欧洲国家最常见的病因。急性胰腺炎的病因有很多，表 175-1 对此进行了汇总。除酒精和胆结石外，急性胰腺炎的其他常见原因还包括病毒感染、肿瘤和药物治疗（图 175-1）。

表 175-1 急性胰腺炎的常见病因

- 饮酒
- 胆结石
- 病毒感染
- 医源性损伤
- 代谢因素
- 结缔组织病
- 肿瘤阻塞胆胰壶腹
- 遗传因素

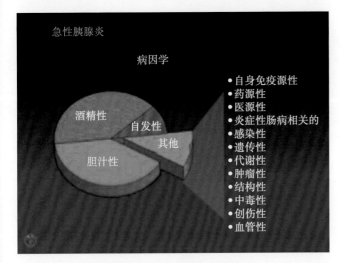

图 175-1 急性胰腺炎的病因

腹痛是急性胰腺炎的最常见症状。程度从中度到重度疼痛，特点是持续存在的烧灼样上腹痛且放射到胁腹和胸部。在仰卧位时疼痛加剧，所以急性胰腺炎的患者常常喜欢坐位并且弯着腰，膝盖顶在腹部上。恶心、呕吐、食欲缺乏也是急性胰腺炎的常见症状。

症状和体征

急性胰腺炎的患者呈现出急性病面容。由于体内容量的不足，心率加快和低血压比较常见，低烧也比较常见。15% 的患者当中可见皮下脂肪的皂化。肺部的并发症约 15%，包括胸膜的炎症和胸膜的疼痛，会使患者的呼吸功能受到抑制。扩散的腹膜炎症状持续存在，可触及胰腺组织或者由于胰腺的水肿

形成的假性囊肿。如果有出血发生，脐周（Cullen 征）和侧肋部（Turner 征）会产生瘀斑。上述症状均提示坏死性胰腺炎和不良的预后。如果血钙降低存在，可能会出现 Chvostek 征或 Trousseau 征。

检查

血中淀粉酶的升高提示急性胰腺炎。在发病后 48～72 小时内达到峰值，然后开始下降到正常水平。血浆脂肪酶也会升高，且升高程度和胰腺炎的严重程度有良好的相关性。由于其他的疾病也可导致血浆淀粉酶升高，如腮腺炎，所以应在实验室行淀粉酶的同工酶检查以确认急性胰腺炎的存在。所有的急性胰腺炎患者应行胸部普通 X 线平片检查，以排除可能存在的肺部并发症，如继发于急性胰腺炎的胸膜炎。急性胰腺炎患者除了急性胰腺炎的相关检查外，还应行全血分析、血钙、血糖、肝功和离子的检查。腹部的 CT 扫描有助于帮助鉴别假性胰腺炎和判断疾病严重程度和进展情况。如果怀疑急性胰腺炎由胆石症引起，应行胆囊的放射性核素检查。动脉血气有助于判断呼吸功能和代谢性酸中毒。

鉴别诊断

需和急性胰腺炎相鉴别的疾病包括急性消化道溃疡、急性胆囊炎、肠梗阻、肾结石、心梗、肠系膜的梗死、糖尿病酮症酸中毒和急性肺炎。非常罕见的还有血管的结缔组织病变包括：系统性红斑狼疮和结节性多动脉炎。由于带状疱疹的急性疼痛在 24～72 小时内达峰，所以有可能与胰腺炎相混淆。

治疗

大部分的急性胰腺炎是自愈的，一般会在 5～7 天内自愈。急性胰腺炎的治疗最初目的要求使胰腺休息。可通过患者禁食（不通过口腔进食任何东西）来降低胃泌素的分泌，并且如果有肠梗阻存在，应行鼻胃管引流。如果保守治疗无法控制疼痛可使用短效的强力镇痛药如羟考酮。如果肠梗阻存在，则应用非肠道的制剂如哌替啶。由于阿片类药物会抑制咳嗽反射，临床医生必须严密观察患者，把患者安排在呼吸设备完善的环境中，随时准备呼吸支持。如果症状持续存在，则在 CT 引导下使用局麻药和激素行腹腔神经丛阻滞，此举可能降低与本病相关

的死亡率和致残率。采用局麻加激素行胸段的硬膜外持续镇痛可以有效地镇痛并且可以避免由于阿片类药物导致的呼吸抑制的发生。

应积极地输注晶体和胶体纠正体内血容量的不足。对于长时间存在的胰腺炎,需非肠道营养支持以防止营养不良的发生。在严重的坏死性胰腺炎病例,对上述的治疗方法无效,需

手术引流和清除坏死组织。

（王清原　安立新　译）

推荐阅读

Waldman SD: Acute pancreatitis. In: Atlas of Common Pain Syndromes, 2nd ed. Philadelphia, Saunders, 2007.

慢性胰腺炎是由急性胰腺炎转变而来。主要特点是在急性胰腺炎反复发作的基础上,发生慢性胰腺炎和功能障碍。由于胰腺的外分泌作用受损,会出现营养不良,同时伴发脂肪泻。

腹部的疼痛持续存在,且经常间断发作。在美国,慢性胰腺炎的病因首位是酒精性的,其次是胆囊的纤维化变性,最后是胰腺的恶性肿瘤。遗传因素,如 α-1 抗胰蛋白酶的缺乏也是慢性

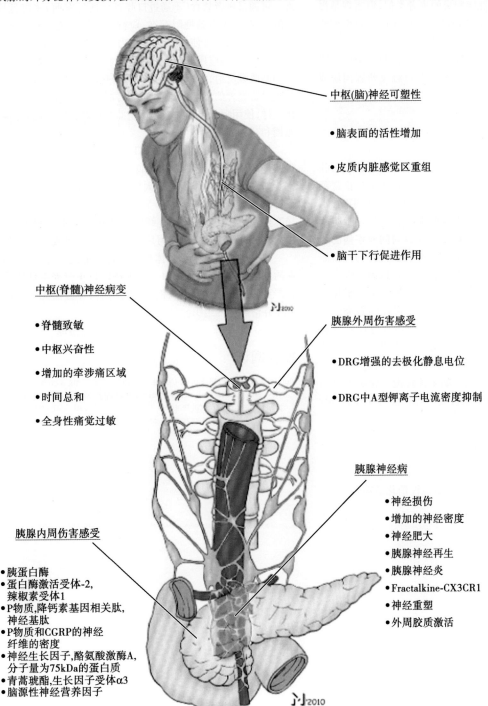

中枢(脑)神经可塑性

• 脑表面的活性增加

• 皮质内脏感觉区重组

• 脑干下行促进作用

中枢(脊髓)神经病变

• 脊髓致敏

• 中枢兴奋性

• 增加的牵涉痛区域

• 时间总和

• 全身性痛觉过敏

胰腺外周伤害感受

• DRG增强的去极化静息电位

• DRG中A型钾离子电流密度抑制

胰腺神经病

• 神经损伤
• 增加的神经密度
• 神经肥大
• 胰腺神经再生
• 胰腺神经炎
• Fractalkine-CX3CR1
• 神经重塑
• 外周胶质激活

胰腺内周伤害感受

• 胰蛋白酶
• 蛋白酶激活受体-2,辣椒素受体1
• P物质,降钙素基因相关肽,神经基肽
• P物质和CGRP的神经纤维的密度
• 神经生长因子,酪氨酸激酶A,分子量为75kDa的蛋白质
• 青蒿琥酯,生长因子受体α3
• 脑源性神经营养因子

图 176-1 慢性胰腺炎引起的疼痛。(From Muniraj T, Aslanian HR, Farrell J, et al: Chronic pancreatitis, a comprehensive review and update. Part I: Epidemiology, etiology, risk factors, genetics, pathophysiology, and clinicalfeatures. Dis Mon 2014; 60[12]:530-550.)

胰腺炎的常见病因。在发展中国家,最主要的原因是由于蛋白质缺乏导致的营养不良。

腹痛是慢性胰腺炎的常见症状,和急性胰腺炎的疼痛非常相似,程度是中度到重度,是上腹部持续性烧灼痛,可扩散到胁腹部和胸部(图 176-1)。进食酒精和脂肪性食物后疼痛加重。恶心、呕吐、食欲缺乏也是慢性胰腺炎的常见症状,但如上所述,慢性胰腺炎最常见的是临床上症状的缓解和加重交替出现。

症状和体征

慢性胰腺炎的患者和急性胰腺炎的患者类似,但表现是慢性病变而不是急性病变。由于体内液体不足导致的心率加快和血压降低比急性胰腺炎少得多,而且如果出现则提示预后严重不良,或提示有其他的疾病如胃溃疡穿孔。全腹扩散的腹膜刺激征常提示急性感染的发生。在触诊时可触及胰腺团块或假性囊肿。

检查

虽然急性性胰腺炎的血清淀粉酶是呈波动起伏的状态,和急性胰腺炎不同,淀粉酶的升高只是轻度升高,甚至在正常范围之内。淀粉酶在 48~72 小时内达到峰值,然后下降到正常水平。血中脂肪酶的水平也没有急性胰腺炎时水平高。脂肪酶在高水平持续的时间要比淀粉酶更长,且持续时间和疾病的严重程度相关。由于其他的疾病也可导致血浆淀粉酶的升高,如腮腺炎,所以在实验室应行淀粉酶同工酶的检查以确认慢性胰腺炎存在。所有的慢性胰腺炎患者应行胸部普通 X 线平片检查,以排除可能存在的肺部并发症,如继发于慢性胰腺炎的胸膜炎。除了慢性胰腺炎的相关表现外(类似还有急性肝肾衰竭),还应行全血分析、血钙、血糖、肝功和离子的检查。腹部 CT 扫描有助于帮助鉴别假性胰腺炎和胰腺肿瘤而防止漏诊,还可以判断疾病严重程度和进展。如果怀疑慢性胰腺炎由胆石症引起,应行胆囊的放射性核素检查。动脉血气有助于判断呼吸功能和代谢性酸中毒。

鉴别诊断

需和慢性胰腺炎相鉴别的疾病包括急性消化道溃疡、急性胆囊炎、肠梗阻、肾结石、心肌梗死、肠系膜梗死、糖尿病酮症酸中毒和急性肺炎。非常罕见的还有血管的结缔组织病变,包括系统性红斑狼疮和结节性多动脉炎。由于带状疱疹的急性疼痛在 24~72 小时内达峰,所以有可能将其归因于以前曾经发作过的慢性胰腺炎。对慢性胰腺炎的患者,要考虑到可能存在的胰腺的恶性疾病。

治疗

慢性胰腺炎的最初治疗的重点应是疼痛和营养不良。和急性胰腺炎一样,慢性胰腺炎的治疗重点是使胰腺处于休息状态。可通过患者禁食(不通过口腔进食任何东西)来降低胃泌素的分泌,如果有肠梗阻存在,应行鼻胃管引流。如果保守治疗无法控制疼痛可使用短效的强力镇痛药如羟考酮。如果有肠梗阻存在,则应用非肠道的制剂如哌替啶。由于阿片类药物会抑制咳嗽反射,临床医生必须严密观察患者,把患者安排在呼吸设备完善的环境中,随时准备呼吸支持。和所有的慢性疾病一样,使用阿片类药物必须严密监测患者以防止出现药物的滥用和药物依赖。

如果症状持续存在,则在 CT 引导下使用局麻药和激素行腹腔神经丛阻滞,此举可能降低与本病相关的死亡率和致残率。如果此方法的作用时间太短,使用酒精或苯酚在 CT 引导下行腹腔神经丛损毁术可作为下一步的治疗措施。还可以用局麻药和阿片类药物实施连续胸段硬膜外阻滞,可提供良好的镇痛且可以避免全身应用阿片类药物导致的呼吸抑制的出现。

积极地输注晶体和胶体纠正血容量不足。对于长时间存在的急性胰腺炎,需非肠道营养支持以防止营养不良的发生。在严重的坏死性胰腺炎病例,对上述的治疗方法无效,需手术引流并清除坏死组织。

(王清原　安立新　译)

推荐阅读

Muniraj T, Aslanian HR, Farrell J, et al: Chronic pancreatitis, a comprehensive review and update. Part I: Epidemiology, etiology, risk factors, genetics, pathophysiology, and clinical features, Dis Mon 60(12):530–550, 2014.

Waldman SD: Chronic pancreatitis. In: Atlas of Common Pain Syndromes, ed 3. Philadelphia, Saunders, 2012.

髂腹股沟神经痛是临床上导致下腹部和骨盆疼痛的最常见原因。多由于髂腹股沟神经在髂骨水平经过时受到腹横肌压迫所致。髂腹股沟神经在此解剖结构处受到压迫的主要原因是创伤,包括钝性创伤和腹股沟疝气和骨盆手术的损伤。罕见情况是髂腹股沟神经痛自发性出现。

症状和体征

髂腹股沟神经痛的主要表现是感觉性痛觉过敏、烧灼样疼痛和下腹部的麻木感,麻木感可放射到阴囊或阴唇,偶尔还可

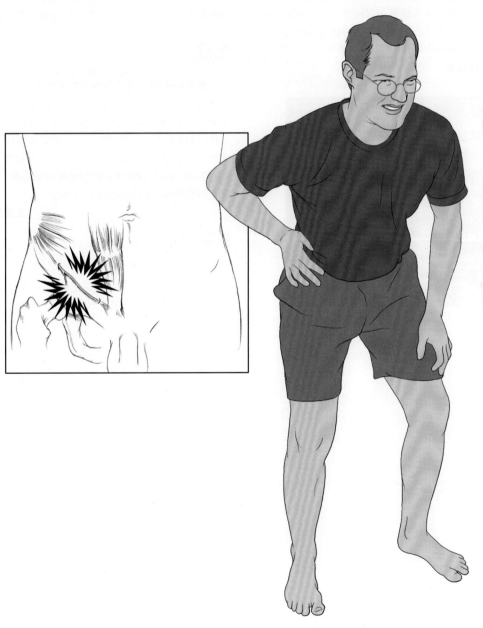

图 177-1 髂腹股沟神经痛的临床特征。(From Waldman SD:Chapter 81-Ilioinguinal,Iliohypogastric,and Genitofemoral Neuralgia. In:Waldman SD[ed]:Pain Management. Color drawings by Bloch JI. Philadelphia,Saunders,2007,pp 742～748.)

放射到大腿上部(图 177-1)。疼痛不会放射到膝盖以下。在伸展腰椎时,会牵拉神经,导致疼痛加重。髂腹股沟神经痛的患者常常处于向前弯曲的体位以减轻疼痛。若不加治疗,由于下腹前壁的运动肌肉的功能缺失,下腹部会逐渐隆起,有时候会和腹股沟疝相混淆。

体格检查会发现大腿内侧、阴囊或阴唇等髂腹股沟神经分布区的感觉缺失。而且还存在着下腹前壁肌群强度的减弱。在髂腹股沟神经穿过腹横肌的水平处轻叩髂腹股沟神经时会诱发 Tinel 征。如前所述,患者经常处于弯曲前倾位。

检查

肌电图检查可帮助区分髂腹股沟神经受压和腰丛神经受压以及腰神经根受压或者是糖尿病神经病变。髂腹股沟神经痛的患者应行臀部和骨盆的 X 线放射学检查,以区分隐匿的骨质本身的病变。在临床症状的基础上,其他的检查应包括全血分析、尿酸、血沉和抗核抗体等(图 177-2)。若怀疑有肿瘤或血肿应行腰丛的 MRI 检查。

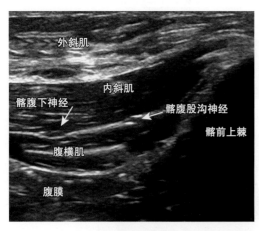

图 177-2　髂腹股沟神经的超声图像

鉴别诊断

我们应该知道,创伤、血肿、肿瘤、糖尿病神经病变或者炎症对腰丛的损伤症状和髂腹股沟神经的疼痛、麻木感、无力感的症状非常相似,所以我们必须区分上述病变。另外,髂腹股沟神经本身解剖存在着很多的变异,使得患者的临床表现有很大差别。髂腹股沟神经由 L1 神经根发出,某些患者会接受 T12 神经根发出的分支。神经从起始处发出,进入到髂孔内。髂腹股沟神经继续前行,在髂骨和脊柱交界水平前部穿过腹横肌。和髂腹下神经合并,沿前下方继续前行,与精索一起,穿过腹股沟环,进入到腹股沟管内。髂腹股沟神经的感觉分支的分布范围在每个患者之间都有差异,并且和髂腹下神经支配区域相重合。通常情况下,髂腹股沟神经支配大腿内上侧,男性阴茎根部和阴囊上部区域,女性则支配耻骨前部和阴唇侧部。

治疗

髂腹股沟神经痛的药物治疗通常效果不好,常需要神经阻滞来达到减轻疼痛的目的。最初的用药应包括镇痛药、非甾体抗炎药或 COX-2 酶抑制剂。要避免使髂腹股沟神经痛加重的动作(如蹲坐或长时间的坐位)也有利于缓解患者的症状。如果对保守治疗无效,下一步应采用局麻药和激素行髂腹股沟神经的阻滞。由于和髂腹下神经支配区域重叠,行神经阻滞时经常会阻滞两根神经的分支。

（王清原　安立新　译）

推荐阅读

Waldman SD: Ilioinguinal neuralgia. In: Atlas of Common Pain Syndromes, ed 3. Philadelphia, Saunders, 2012.

Waldman SD: Ilioinguinal, iliohypogastric, and genitofemoral neuralgia. In: Waldman SD (ed): Pain Management. Philadelphia, Saunders, 2007, pp. 742–748.

髂腹下神经痛是由髂腹下神经穿过腹横肌的过程中受压引起的。髂腹下神经是 L1 神经根的分支，部分患者的髂腹下神经部分来自 T12 分支。这一神经从其来自 L1 或偶尔来自 T12 的起点到达髂窝的过程中沿曲线走行。到达髂窝后，该神

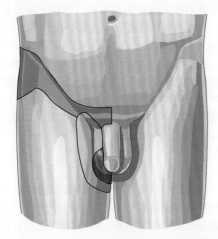

■ 髂腹下神经 Iliohypogastric n.

□ 髂腹股沟神经 Ilioinguinal n.

■ 生殖股神经 Genitofemoral n.

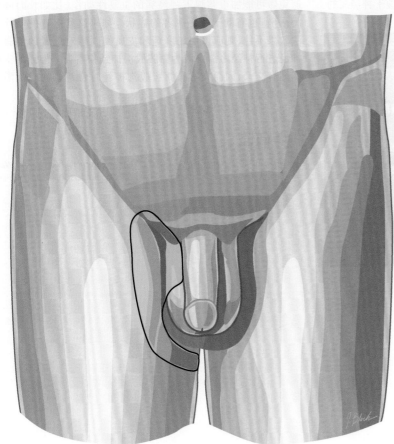

□ 髂腹股沟神经 Ilioinguinal n.

图 178-1 髂腹下神经，髂腹股沟神经和生殖股神经的支配区。（Waldman SD：Chapter 81-Ilioinguinal，Iliohypogastric，and Genitofemoral Neuralgia. In：Waldman SD［ed］：Pain Management. Color drawings by Bloch JI. Philadelphia，Saunders，2007，pp 742-748.）

经继续向前穿过腹横肌,到达腹横肌和腹外斜肌之间。随后,该神经分为前支和外侧支。外侧支支配臀部后外侧皮肤的感觉。前支在紧靠髂前上棘外侧的位置穿过腹外斜肌并支配耻骨上方腹部皮肤的感觉(图 178-1)。髂腹下神经在这一解剖部位受压的最常见原因:直接的钝性损伤,以及腹股沟手术和骨盆手术造成的神经损伤。罕见情况下,髂腹下神经痛可以自发产生。该神经可在走行过程中与髂腹股沟神经联系,造成髂腹下神经和髂腹股沟神经的感觉支配区的分布发生变异。

症状和体征

髂腹下神经痛的症状包括耻骨上方的腹部皮肤感觉异常、烧灼痛,以及偶尔出现的麻木。疼痛和感觉异常有时会放射到臀后区。疼痛不会放射到膝关节之下。腰椎伸展会牵拉该神经,从而加重髂腹下神经痛。髂腹下神经痛患者会向前弯腰,从而呈现出滑雪新手的体位。如果不进行治疗,则可能会出现神经分布区内进行性的运动功能缺陷。体格检查发现,耻骨上方腹部皮肤的髂腹下神经分布区发生感觉丧失。患者也可出现腹前壁肌肉无力。在髂腹下神经穿出腹横肌的位置,轻叩髂腹下神经可引出 Tinel 征。

检查

肌电图检查有助于区分髂腹下神经卡压和腰神经丛病变、腰神经根病变、糖尿病多发性神经病变。所有髂腹下神经痛的

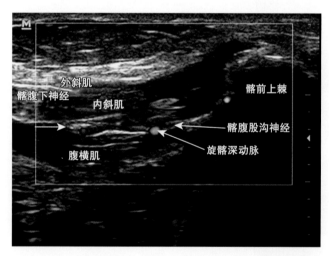

图 178-2　髂腹下神经的超声图像

患者都应该进行髋骨和骨盆的 X 线平片检查,以鉴别隐匿性骨骼病变。临床症状基础上,其他检查包括超声显像、全血细胞计数、尿酸、血沉和抗核抗体检查(图 178-2)。若怀疑有肿瘤或血肿,应行腰丛 MRI 检查。

鉴别诊断

由创伤、肿瘤、血肿、糖尿病神经病变以及炎症引起的腰神经丛损伤,都可以造成疼痛、麻木、无力等与髂腹下神经痛相似的临床症状。因而上述病变都应该作为髂腹下神经痛的鉴别诊断。再者,不同患者的髂腹下神经的解剖差异很大,因而不同患者的临床表现明显不同。髂腹下神经是 L1 神经根的分支。某些患者的髂腹下神经部分来自 T12 神经。这一神经从其来自 L1 或偶尔来自 T12 的起点到达髂窝的过程中沿曲线走行。到达髂窝后,该神经继续向前穿过腹横肌,到达腹横肌和腹外斜肌之间。随后,该神经分为前支和外侧支。外侧支支配臀部后外侧皮肤的感觉。前支在紧靠髂前上棘外侧的位置穿过腹外斜肌并支配耻骨上方腹部皮肤的感觉。

治疗

用药治疗髂腹下神经痛的效果通常不令人满意,通常需要神经阻滞来缓解疼痛。初步治疗髂腹下神经痛时,需要用的药包括简单的镇痛药、非甾体抗炎药或环加氧酶-2 抑制剂。避免做可能加重髂腹下神经痛的重复性动作(比如长时间的蹲或坐)也有助于减轻患者的症状。如果这些保守的治疗方法效果不佳,则应该用局麻药和皮质类固醇对患者的髂腹下神经进行神经阻滞。因为髂腹股沟神经和髂腹下神经的支配区域有交叉,因而在阻滞髂腹股沟神经时常常会同时阻滞这两个神经。

(王清原　安立新　译)

推荐阅读

Waldman SD: Ilioinguinal, Iliohypogastric, and genitofemoral neuralgia. In: Waldman SD (ed): Pain Management. Philadelphia, Saunders, 2007, pp. 742–748.

生殖股神经痛是临床上下腹部和骨盆疼痛的常见原因。生殖股神经痛可能由于生殖股神经在行进过程中受到压迫或创伤所致。生殖股神经起源于 L1 和 T12 神经根部。穿过腰大肌，在此过程中分出生殖支和大腿支。大腿支穿过腹股沟韧带，和股动脉伴行，支配大腿内侧的一部分区域。生殖支穿过腹股沟管在女性支配子宫圆韧带和大小阴唇；在男性，生殖支和精索伴行，支配睾丸提肌和阴囊底部的感觉。

生殖股神经痛的最常见原因是神经损伤，包括直接的钝性创伤和腹股沟疝修补术时的损伤以及骨盆手术的损伤。罕见的还有自发性的生殖股神经痛。

症状和特征

生殖股神经痛常见表现是感觉异常、烧灼样疼痛和偶发的下腹部的麻木感，麻木感可放射到大腿内侧，女性可放射到阴唇，男性放射到阴囊底部和睾丸提肌（图 179-1）。疼痛向下不会超过膝部。伸展腰椎会使生殖股神经受到牵拉，而使疼痛加剧。患者常常采取向前弯曲身体的体位以减少牵连造成的疼痛。

体格检查发现大腿内侧、阴囊底部或者阴唇部位的感觉丧失。偶尔也存在下腹前壁肌群的力度减弱。在腹股沟韧带下方生殖股神经穿过的地方叩击生殖股神经，可引出 Tinel 征。如上所述，患者常常采取向前弯曲身体的体位以减少牵拉造成的疼痛。

检查

肌电图检查可以区分腰部神经丛和腰神经根的压迫症状，以及糖尿病性外周多发性神经病变。生殖股神经痛的患者应行臀部和骨盆的 X 线放射学检查，以区分隐匿的骨质本身的病变。在临床症状的基础上，其他检查应包括全血分析、尿酸、血沉和抗核抗体等。若怀疑有肿瘤或血肿应行腰丛的 MRI 检查。

鉴别诊断

我们应该知道，创伤、血肿、肿瘤、糖尿病神经病变或者炎症对腰丛的损伤症状和生殖股神经的疼痛、麻木感、无力感的症状非常相似，所以我们必须区分上述病变。另外，生殖股神经本身解剖存在着很多的变异，使得患者的临床表现有很大差别。

治疗

生殖股神经痛的药物治疗通常效果不好，常需要神经阻滞来达到减轻疼痛的目的。最初的用药应包括镇痛药、非甾体抗炎药或 COX-2 酶抑制剂。要避免使生殖股神经痛加重的动作（如蹲坐或长时间的坐位），也有利于缓解患者的症状。如果对保守治疗无效，下一步应采用局麻药和激素行生殖股神经的阻滞。由于髂腹下神经和髂腹股沟神经支配区域重叠，行神经阻滞时经常会阻滞其他几根神经的分支。

如果遭受生殖股神经痛的患者对于神经阻滞的效果不好，要考虑是否有腰丛远端的损伤或 L1 的神经根病变。硬膜外神经阻滞常常对此类患者有效。对于此类患者要行肌电图和 MRI 检查以明确是否有恶性肿瘤侵犯腰神经丛或者是否是 T12-L1 的转移性病变。

（王清原　安立新 译）

推荐阅读

Waldman SD: Genitofemoral neuralgia. In: Atlas of Common Pain Syndromes, ed 3. Philadelphia, Saunders, 2012.

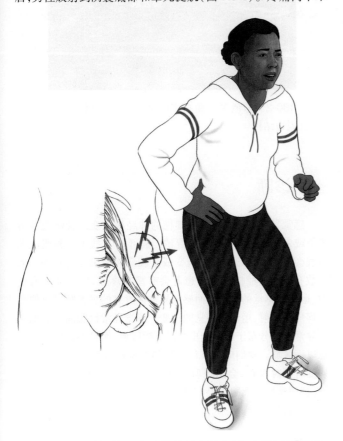

图 179-1　生殖股神经痛可放射到大腿内侧，女性可放射到大阴唇，男性可放射到阴囊底部。（From Waldman SD：Atlas of Common Pain Syndromes，ed 2. Philadelphia，Saunders，2008.）

感觉异常性股痛是由于股外侧皮神经在穿过腹股沟韧带时受到压迫所致。这种压迫症状表现为股外侧皮神经支配区域的疼痛、麻木和触物感痛。这些症状开始常表现为股外侧皮神经支配区烧灼样疼痛,伴有皮肤痛觉过敏。患者在坐位、蹲位或穿宽的腰带压迫股外侧皮神经时,会引起感觉异常性股痛的加重。虽然股外侧皮神经损伤性的改变容易鉴别,但是在大多数患者,以前并没有明显的损伤。

症状和体征

体格检查会发现股外侧皮神经支配区的感觉异常敏感,范围从腹股沟韧带起始处到髂骨的前上方。在股外侧皮神经穿过腹股沟韧带下方轻叩时会出现 Tinel 征阳性表现。仔细检查大腿外侧会发现股外侧皮神经支配区域感觉功能的丧失(图 180-1)。没有运动功能障碍。坐位或穿过紧或过宽的腰带会压迫股外侧皮神经导致感觉异常性股痛加重。

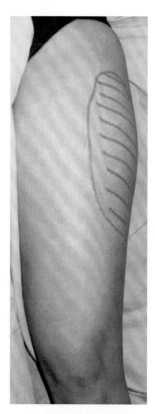

图 180-1　感觉异常性股痛:股外侧皮神经的支配区域。(From Boulware DR:Backpacking-induced paresthesias. Wilderness Environ Med 2003;14[3]:161-166.)

检查

肌电图检查有利于识别腰部神经根病变和糖尿病性的大腿神经病变。感觉异常性股痛的患者应行后背、臀部和骨盆的 X 线放射学检查,以区分隐匿的骨质本身的病变。在临床症状的基础上,其他检查应包括全血分析、尿酸、血沉和抗核抗体等(图 180-2)。若怀疑有腰椎间盘突出或椎管狭窄或椎管内占位病变应行腰丛的 MRI 检查。

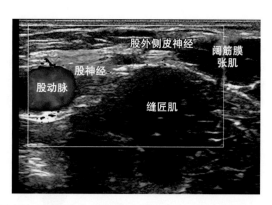

图 180-2　彩色多普勒超声图像显示股外侧皮神经以及周边结构

鉴别诊断

感觉异常性股痛常常与腰椎的神经根病变或者髋关节滑囊炎或者是股骨头的病变相混淆。髋部的 X 线平片和肌电图检查会帮助区分是神经根病变或是髋部病变引起的疼痛。大多数有腰部神经根病变的患者会有腰部疼痛,同时伴随有反射、运动和感觉的改变。而感觉异常性股痛的患者则没有腰部的疼痛和反射、运动和感觉的改变。感觉异常性股痛患者的感觉异常区域分布于股外侧皮神经支配区域,而且不会扩散到膝盖以下区域。我们应该牢记腰部神经根病变和股外侧皮神经病变可同时存在,会出现所谓的"双重压迫症状"。某些情况下,糖尿病性的大腿神经病变会产生大腿前部的疼痛,常和本病的症状相混淆。

治疗

应该采取措施降低患者疼痛和神经压迫所导致的不愉快

感受。应考虑短期应用保守疗法，首先可应用镇痛药、非甾体抗炎药或 COX-2 酶抑制剂。如果不能迅速缓解症状，可行股外侧皮神经的注射治疗。

（王清原　安立新　译）

推荐阅读

Waldman SD: Meralgia paresthetic. In: Atlas of Common Pain Syndromes, ed 3. Philadelphia, Saunders, 2012.

椎管狭窄由天生或者是后天因素所致(图 181-1)。在临床上,椎管狭窄所致的大腿和小腿腓部疼痛和无力常常在行走时发生。此症状称为假性跛行或神经性跛行。这些症状常伴随着从腰部神经根放射到下肢的疼痛。除了疼痛以外,其他症状还包括麻木感、无力、反射的丧失。椎管狭窄的病因包括椎间盘的肿胀或突出、腰椎的关节病变、腰椎关节间韧带的增厚和压迫。上述所有的病变都会随着年龄的增加而逐渐加重。

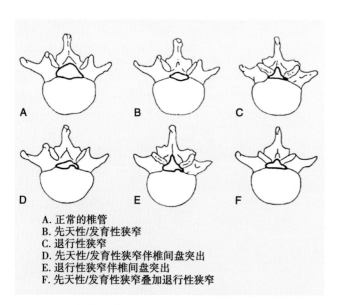

A. 正常的椎管
B. 先天性/发育性狭窄
C. 退行性狭窄
D. 先天性/发育性狭窄伴椎间盘突出
E. 退行性狭窄伴椎间盘突出
F. 先天性/发育性狭窄叠加退行性狭窄

图 181-1 椎管狭窄的种类。(From Moon MS, Kim SS, Sihn JC: Lumbar spinal stenosis-a current view. Orthopaedics and Trauma 2014;28[6]:396-408.)

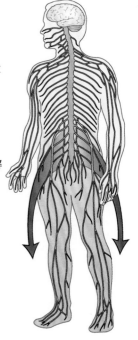

- 行走尤其是下山时,引发的臀部和下背部疼痛
- 疼痛向一侧或双侧下肢放射(60%)
- 下肢麻木、无力、轻瘫
- 坐位、前倾、休息时缓解

图 181-2 椎管狭窄的疼痛和症状。(From Brownlee M, AielloLP, Cooper ME, et al: Chapter 33-Complications of Diabetes Mellitus. In: Melmed S, Polonsky KS, Larsen PR, et al [eds]: Williams Textbook of Endocrinology, ed 12. Content Repository Only, Philadelphia, Saunders, 2011, pp 1462~1551.)

症状和体征

椎管狭窄的患者会感到小腿腓部和大腿在行走、站立或仰卧位时的疼痛和疲劳。当腰部弯曲或者采取坐位时症状会消失(图 181-2)。伸展腰椎会使症状加重。在受到影响的腰部神经根的支配区域,触诊会感到疼痛、麻木、刺痛、感觉异常。患者会发现受累肢体的无力和动作的不协调。肌肉的阵挛和背痛非常常见。在物理检查中,可发现感觉功能降低、无力和反射的变化。

偶尔,椎管狭窄患者会出现腰脊神经根和马尾神经压迫,导致脊髓病或马尾综合征。腰椎病或马尾综合征的患者会出现不同程度的下肢无力和直肠膀胱症状。这种情况经常隐匿出现,一旦发生就是神经外科的急症,应马上处理。

检查

MRI 检查可为临床医生提供腰椎及其内容物的非常清晰的影像学信息。MRI 非常的精确,并且可帮助辨别那些有可能发展成为腰部脊髓损伤的病变。对于那些不能行 MRI 检查的患者(如起搏器植入患者),CT 或脊髓造影可作为替代的检查。如果并存有骨折或骨质的异常,如转移性肿瘤等,需行放射性核素和 X 线平片检查。

虽然上述的检查可为临床医生提供非常有用的神经解剖方面的信息,但是肌电图和神经传导速率检查科为临床医生提供神经生理方面的信息,这些信息可以描述单根神经和腰丛的生理状态。其他应行的实验室检查包括全血分析、血沉、血生化。

鉴别诊断

腰椎管狭窄是一个临床诊断，由一系列临床征象做支持，包括病史、物理检查、脊髓造影和 MRI 检查等。和椎管狭窄非常类似的疾病有腰部的肌肉拉伤、腰椎关节的滑囊炎、腰椎的纤维肌炎、腰椎的关节炎和腰部脊髓、神经根、神经丛和神经病变，还包括糖尿病性的腿部神经病变。对所有怀疑腰椎管狭窄的患者应行 MRI 检查。实验室检查包括全血分析、血沉、抗核抗体、HLA-B27 抗原和全自动的血生化分析。

治疗

腰椎管狭窄的治疗应采用多种方法。最初的物理疗法包括热疗和镇静治疗，可联用非甾体抗炎药和肌肉松弛药。接下来可采用激素行腰部硬膜外的神经阻滞。鞍区的局麻药和激素的神经阻滞对于椎管内狭窄的疗效非常好。对于睡眠功能障碍和抑郁的患者，三环类抗抑郁药物是最好的治疗药物，如去甲替林，睡前 25mg 口服。

（王清原　安立新　译）

推荐阅读

Moon MS, Kim SS, Sihn JC: Lumbar spinal stenosis – a current view, Orthopaedics and Trauma 28(6):396–408, 2014.

Waldman SD: Spinal stenosis. In: Atlas of Common Pain Syndromes, ed 3. Philadelphia, Saunders, 2012.

第 182 章
蛛网膜炎

蛛网膜炎表现为蛛网膜增厚,出现瘢痕和炎症。这些异常可以是自限性的也可压迫脊髓或神经根。除疼痛外,蛛网膜炎患者还可感到麻木、无力、反射的丧失和胃肠道膀胱的功能障碍。蛛网膜炎的原因不清,但是可能与椎间盘突出、感染、肿瘤、脊髓病变、脊柱手术或硬膜外置管给药有关。许多文献报道了硬膜外和蛛网膜下腔给药后发生了蛛网膜炎。

症状和体征

蛛网膜炎的患者会感到疼痛、麻木、受影响节段神经根分布区域的感觉异常(表182-1)。患者也会感到所累肢体无力和运动功能的失调。肌肉痉挛和疼痛以及臀部的疼痛常见。物

表 182-1	蛛网膜炎所累及的神经根的定位			
神经根	疼痛	感觉改变	无力	反射改变
L4	后背、胫部、股、小腿	胫部麻木感	踝关节背屈	膝盖部阵挛
L5	后背、大腿后侧和小腿	足前部的麻木	踇长伸肌的伸展	无
S1	后背、腓部后侧和小腿	足外侧的麻木	腓肠肌和比目鱼肌	踝关节阵挛

理检查会发现感觉减退、无力和反射的改变。蛛网膜炎的患者偶尔会有脊髓、神经根、马尾神经受压的情况,患者会感觉到所累肢体远端的无力和胃肠道和膀胱的功能障碍。

检查

MRI检查可为临床医生提供腰椎及其内容物的非常清晰的影像学信息。MRI非常的精确,并且可帮助辨别那些有可能发展成为腰部脊髓损伤或马尾综合征的病变(图182-1)。

对于那些不能行MRI检查的患者(如起搏器植入患者),CT或脊髓造影可作为替代的检查。如果考虑并存有骨折或骨质的异常病变,如转移性肿瘤等,需行放射性核素和普通X线平片检查。

虽然上述检查可为临床医生提供有关神经解剖方面的信息,但是肌电图和神经传导速率检查可为临床医生提供神经生理方面的信息,这些信息可以描述单个神经的实际状态和腰丛的生理状态。其他应行的实验室检查包括全血分析、血沉、血生化。

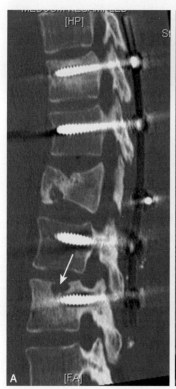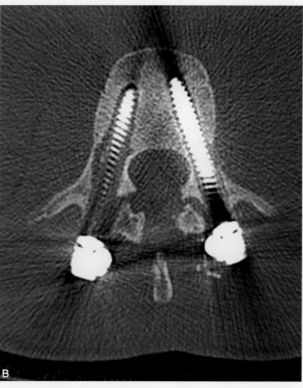

图 182-1　A 图和 B 图是一个脊柱修复术患者的术后 CT 图。该患者因 L1 椎体骨折而手术,术后发生了血肿。矢状位 CT 图(A)显示 T11 和 L3 锥体的椎弓根螺钉周围有硬化,伴有低级别骨炎。而且,由于椎间隙内的感染在早期扩散,导致 L3 上端的 VEP 处的椎间盘被侵蚀。轴向扫描图(B)显示右侧椎弓根螺钉周围有透明区域,说明该螺钉由于感染而发生了松动。C 图是另一个做过脊椎修复术患者的矢状位 MRI 图像。该图像显示下方的椎弓根螺钉周围有高 SI 的液体积聚(白色箭头)。另外,L4 椎体中可见高 SI 的水肿(虚线箭头),说明患者发生了感染性骨炎。(From Waldman SD, RSD Campbell:Imaging of Pain. Philadelphia,Saunders,2011.)

鉴别诊断

　　蛛网膜炎的诊断有一系列的支持诊断,包括病史、物理检查、脊髓造影和 MRI 检查等。和蛛网膜炎非常类似的疾病有腰部的肌肉拉伤、腰椎关节的滑囊炎、腰椎的纤维肌炎、腰椎的关节炎和腰部脊髓、神经根、神经丛和神经病变。对所有怀疑蛛网膜炎的患者应行 MRI 检查。实验室检查包括全血分析、血沉、抗核抗体、HLA-B27 抗原和全自动的血生化分析。

治疗

　　对于哪种是治疗蛛网膜炎的最好方法,人们没有达成共识,人们最主要的关注方面是减轻神经根和脊髓的压迫和/或治疗疾病的炎症部分。如果病变固定,硬膜外神经松解术和/或鞍区给予激素可能对于缓解神经根的压迫有所帮助。大多数普通患者需要行椎板切除手术解除压迫。所有的方法都不能令人满意。对于睡眠功能障碍和抑郁的患者,三环类抗抑郁药物是最好的治疗药物,如去甲替林,睡前 25mg 口服。加巴喷丁治疗和蛛网膜炎有关的神经性疼痛有效。脊髓刺激可帮助缓解症状。如果需要使用阿片类药物,必须加强观察。

（王清原　安立新 译）

推荐阅读

Dubuisson D: Nerve root disorders and arachnoiditis. In: Melzack R, Wall PD (eds): Handbook of Pain Management, Philadelphia, Churchill Livingstone, 2003, pp. 289–304.

Waldman SD: Arachnoiditis. In: Atlas of Common Pain Syndromes, ed 3. Philadelphia, Saunders, 2012.

睾丸是男性性器官组成部分之一。因其特殊心理影响,睾丸炎或者睾丸痛对于患者本人与医生都是一种较为难以启齿的问题。因此,如何判断与治疗患者的睾丸炎有着重要的临床意义。

急性睾丸炎发病急,可由于睾丸外伤、感染或炎症,及睾丸和精索的扭转造成。

慢性睾丸痛是指睾丸疼痛持续时间超过 3 个月,并且明显干扰了患者的日常生活。慢性睾丸痛可由阴囊外病变(如输尿管结石、腹股沟疝、髂腹股沟神经或生殖股神经受卡压、腰段脊柱及脊髓根部病变)及阴囊内器官病变(如肿瘤、慢性附睾炎、阴囊积液、精索静脉曲张)引起。慢性睾丸痛患者可有明确的性功能紊乱病史。

症状与体征

体格检查是判断急性睾丸痛的患者是否发生睾丸及精索扭转的直接方法,如果发生扭转,则为临床急症。继发于感染(包括性传播疾病)所致的急性睾丸疼痛的患者对睾丸触诊十分敏感。慢性睾丸痛患者的体格检查中除睾丸对触诊轻度敏感外,往往没有明确体征。但一些特殊的病理改变除外,例如继发于精索静脉曲张的慢性睾丸痛患者阴囊静脉丛扩张呈蚯蚓状。慢性附睾炎患者附睾触诊明显。对于任何有睾丸疼痛的患者应考虑除外睾丸恶性肿瘤,其体格检查发现多样,但睾丸增大往往是早期发现之一。

如上所述,阴囊外病变也可以睾丸疼痛为首发症状。阴囊外器官病变所导致睾丸疼痛的最常见原因是髂腹股沟神经痛和/或生殖股神经痛。髂腹股沟神经痛可出现大腿内侧及阴囊等髂腹股沟神经分布区域的感觉减退、前腹壁肌肉组织无力。在髂腹股沟神经穿过腹横肌处叩诊可出现 Tinel 征。髂腹股沟神经痛和/或生殖股神经痛的患者为减轻牵拉神经的压力往往采取身体前倾的"初学滑雪者"体位。

检查

对所有睾丸痛患者行阴囊内组织超声检查。放射性核素及多普勒检查可用于辨别是否存在血管损害。对阴囊内容物进行透视检查也有助于鉴别诊断精索静脉曲张。

肌电图可用于区分髂腹股沟神经本身病变,及腰丛、腰部神经根病变、糖尿病多发性神经病等原因所导致的病理性改变。在患者临床表现的基础上,可行其他实验室检查,包括:全血细胞计数、尿酸、红细胞沉降率、抗核抗体检测。对怀疑肿瘤或血肿的患者可行腰丛及骨盆核磁检查。

鉴别诊断

阴囊外组织病理改变,包括:腹股沟疝、髂腹股沟神经痛及腰丛、神经根、脊髓损伤等等均需与睾丸疼痛进行鉴别诊断(表183-1)。此外,髂腹股沟神经和生殖股神经解剖上有明显个体差异而使得患者临床表现上有明显区别(图 183-1)。患者髂腹股沟神经来自 L1 神经根,部分患者还有 T12 神经的参与。该神经由 L1,少数由 T12 体神经起呈弧形沿髂骨内凹面走行。髂腹股沟神经继续向前,在髂前上棘水平穿过腹横肌。当该神经走行的中后段与髂腹下神经相交叉,与精索一起通过腹股沟环进入腹股沟管。患者髂腹股沟神经感觉神经分布的个体差异大使得其临床表现与髂腹下神经的相混淆。总之,髂腹股沟神经提供了大腿内侧上部皮肤及男性阴茎根部及阴囊上部的感觉神经支配。

表 183-1 睾丸痛的鉴别诊断
牵涉痛
神经根炎
肾结石
髂腹股沟神经痛,生殖股神经痛
腹股沟疝
腹股沟韧带炎
腹主动脉瘤
阑尾炎
癫痫
诱因
睾丸扭转
睾丸附件扭转
感染:阴囊炎,附睾炎
创伤
手术(疝修复术,输精管结扎术)
腹股沟疝
肿瘤
血管炎,过敏性紫癜
特发性阴囊水肿
"蓝球"(性挫折)
自触睾丸炎
阴囊积水
精索静脉曲张
精母细胞

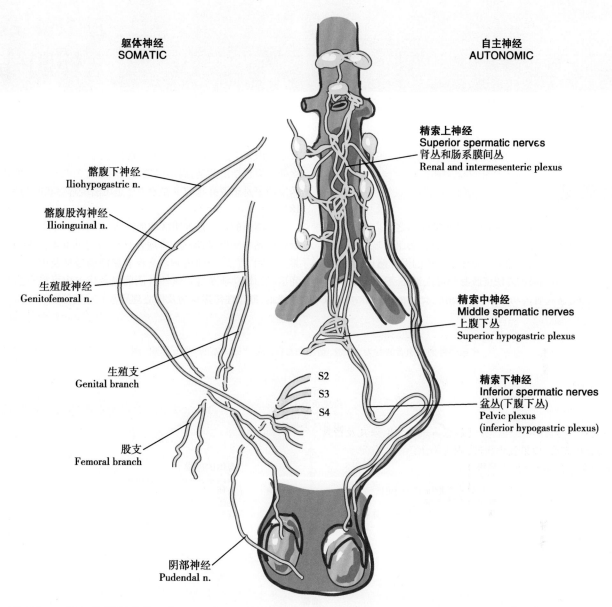

图 183-1 睾丸的神经支配。(From Reynolds LW, Sills SM: Chapter 92-Orchialgia. In: Waldman SD[ed]: Pain Management. Color drawings by Bloch JI. Philadelphia, Saunders, 2007, pp 837-842.)

治疗

睾丸痛的疼痛的治疗开始可联合应用非甾体抗炎药物、环氧合酶-2 抑制剂及物理治疗。局部热敷及冷敷也是有益的。可使用保护性贴身衣及运动员弹力护身缓解患者症状。

对上述治疗下未能缓解者,可用局麻药及激素行精索和/或髂腹股沟神经、生殖股神经局部封闭。如果睾丸疼痛仍然持续,可对阴囊内组织行手术探查。除上述治疗外,应同时对患者进行心理评估及干预治疗。

(王清原 安立新 译)

推荐阅读

Waldman SD: Orchialgia. In: Atlas of Uncommon Pain Syndromes, ed 3. Philadelphia, Saunders, 2012.
Reynolds LW, Sills SM: Orchialgia. In: Waldman SD (ed): Pain Management. Philadelphia, Saunders, 2007, pp. 837–842.

临床表现

外阴痛是临床并不常见的盆腔疼痛原因之一。外阴痛可能不是单个临床病种,而是各种可能导致该解剖区域疼痛的疾病的综合。这些疾病包括女性泌尿生殖道的慢性感染;无明显细菌、病毒、真菌感染的外阴皮肤黏膜慢性炎症;膀胱异常如间质性膀胱炎;盆底肌肉功能紊乱;反射性交感神经营养不良以及心理因素。其共同点是出现以慢性、原因不明为特征的外阴疼痛。应当指出的是,尚不清楚与外阴痛有关的常见心理和性病发病率是患者症状的主要原因还是无法缓解症状的结果(图184-1)。

外阴痛的特征是外阴区域的钝痛、刺痛、触痛、灼痛。通常是轻度到中度疼痛,游泳、排尿及性交活动可加重其疼痛。可累及会阴、直肠、大腿内侧。常伴有尿路刺激征及由于外阴疼痛造成的性功能紊乱。慢性外阴痛患者病史中可能有遭受过性侵犯、罹患性传播疾病及性心理异常的病史(图184-1)。

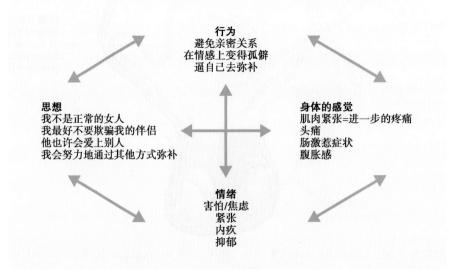

一张描述外阴痛患者的行为、思想、情绪和身体感觉之间关系的"交互影响"图

行为
避免亲密关系
在情感上变得孤僻
逼自己去弥补

思想
我不是正常的女人
我最好不要欺骗我的伴侣
他也许会爱上别人
我会努力地通过其他方式弥补

身体的感觉
肌肉紧张=进一步的疼痛
头痛
肠激惹症状
腹胀感

情绪
害怕/焦虑
紧张
内疚
抑郁

图 184-1 描述了外阴痛患者的行为、思想、情绪和身体感觉之间关系。(From Nunns D: Vulvodynia management. Obstetrics, Gynaecology and ReproductiveMedicine 2015; 25 [3]: 68-74.)

症状及体征

急性外阴痛常由急性阴部和/或尿道急性感染引起,较易治疗。急性感染的患者,包括真菌及性传播疾病急性感染,其外阴表现为激惹痛、红肿、明显触痛。慢性外阴痛患者体格检查表现不典型,盆腔触诊可有轻微改变或正常。由于疱疹、慢性瘙痒、抓挠及冲洗作用,患者外阴区的皮肤及黏膜可有一定改变。少数外阴痛的患者在盆腔体格检查时表现为盆底肌肉痉挛。外阴及会阴区可有痛觉过敏,尤其在一些具有外伤病史的患者,比如有外科手术、放疗、骑跨伤病史等等。外阴痛的患者还应考虑是否有外阴恶性病变。

外阴痛也可以是外阴以外病变的主要症状。由外阴以外器官病变产生的外阴疼痛中,盆腔肿瘤是最常见的原因。腰部神经丛、马尾和/或下腹神经丛的肿瘤是引起会阴及外阴区域的疼痛较为少见的原因。外阴及直肠放疗后的放射后神经损伤也是外阴痛的病因。此外,髂腹股沟神经或生殖股神经嵌压症的临床表现也以是外阴疼痛。

检查

盆腔检查是诊断外阴痛的基础。仔细检查是否存在感染、皮肤或黏膜异常、触痛、肌肉痉挛和/或肿瘤,对避免漏诊外阴恶性病变是至关重要的。对所有外阴痛的患者均应行盆腔超声检查。

对怀疑外阴或盆腔不良病变者必须行 MRI 及 CT 检查以除外盆腔组织恶性肿瘤及其他如子宫内膜异位症等能造成患者疼痛的盆腔组织病变。常规尿液分析可以除外泌尿道感染。并应行尿液培养以除外包括疱疹病毒在内的其他性传播疾病。

肌电图有助于区分是腰丛或腰段神经根病变还髂腹股沟神经或生殖股神经嵌压症。根据临床表现，可行实验室检查，包括全血细胞分析、红细胞沉降率、抗核抗体检测。对怀疑肿瘤或血肿的患者可行腰丛 MRI 检查。

鉴别诊断

需要和反射性交感神经营养不良，腰丛、神经根及脊髓损害等其他病变所产生的外阴疼痛相鉴别。如上所述，将盆腔及外阴恶性病变作为一般外阴疼痛治疗会造成严重的不良后果，所以一定要与之鉴别。

治疗

对外阴痛的镇痛治疗首选非甾体抗炎药物或环氧合酶-2

抑制剂的联合使用。可局部使用冷热坐浴。可予以经验性抗菌治疗，如多西环素 100mg，每天 2 次，两周一疗程；即使尿液培养为阴性也可以应用。治疗阴道真菌感染可联合使用抗真菌药。有报道三环类抗抑郁可以减轻患者疼痛，如睡前使用去甲替林 25mg，并逐步增加使用剂量至不产生不良反应的最大剂量。对于缺乏有效治疗的疾病所引起的外阴痛可使用加巴喷丁。

对上述治疗无效的患者，可使用局麻药及激素行骶管阻滞及腹下神经阻滞。

对于顽固性外阴痛，可行腹腔镜检查。此外，外阴疼痛往往对患者造成心理影响，在上述治疗同时可联合心理学评估及治疗。

（王清原　安立新　译）

推荐阅读

Nunns D: Vulvodynia management, Obstet Gynaecol Reprod Med 25(3):68–74, 2015.

Waldman SD: Vulvodynia. In: Atlas of Uncommon Pain Syndromes, ed 3. Philadelphia, Saunders, 2012.

痉挛性肛痛病因不明,特征性的表现为发作性直肠痛,发作间歇期缓解。发作的间歇期的持续时间从数秒钟到数分钟。像丛集性头痛一样,该病可自行缓解,缓解期可持续达数周到数年。痉挛性肛痛多见于女性,患有肠易激综合征的患者如伴有该种肛痛,发作频率较高。

痉挛性肛痛的疼痛尖锐或有束缚感,程度上较为剧烈。像

其他泌尿生殖系统病灶的疼痛如外阴痛和肛部痛一样,痉挛性肛痛的病因仍不甚明了。当机体应激性增加时,疼痛发作的频次和程度也会随之增加,发作时间延长。在疼痛发作时患者可有排便的紧迫感(图 185-1)。

心情的抑郁常常与该疼痛相伴,但并非是主要病因。痉挛性肛痛的症状可以严重地降低患者的生活能力。

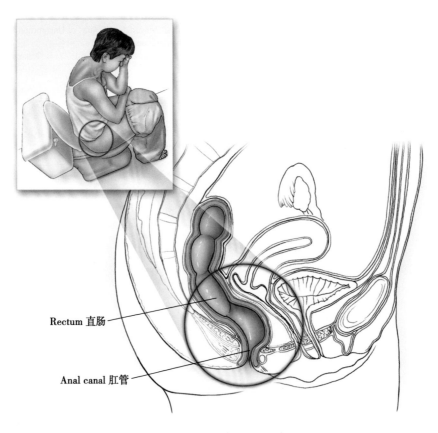

Rectum 直肠

Anal canal 肛管

图 185-1　痉挛性肛痛发作时患者常有排便的急迫感。(From Waldman SD:Chapter 95-Proctalgia Fugax. In:Waldman SD [ed]:Pain Management. Color drawings by Bloch JI. Philadelphia,Saunders,2007,pp 851-852.)

症状和体征

痉挛性肛痛的患者查体常常表现为阴性的体征。患者可表现出抑郁或焦虑。尽管深部周围肌肉血管的触诊可引发疼痛发作,但直肠指诊还是必要的。有意思的是,患者常主诉将一个手指插入到直肠中可终止疼痛发作。肛门栓剂也可阻断疼痛发作。

检查

同体格检查相似,痉挛性肛痛患者的实验室检查的价值也很有限。由于痉挛性肛痛靠排除其他疾病进行诊断,这样可能存在的风险是,由直肠恶性肿瘤造成的疼痛可能被归因为良性病因。该病患者进行直肠检查均是必不可少的。乙状结肠镜或结肠镜检也可应用于该类患者。便潜血检查阳性也具有提

示作用。实验室检查包括全血细胞计数、生化和血沉。盆腔的 MRI 或 CT 可用来排除潜在的病变。如果怀疑患者存在心理疾患或既往性虐史,精神评估需要与实验室检查和影像学检查相协同。

鉴别诊断

如上所述,由于可能对严重的肛门和直肠病变的漏诊,痉挛性肛痛的诊断必须依赖排除法。临床医生必须首要排除直肠恶性肿瘤。直肠炎性疼痛与痉挛性肛痛相似,但可通过乙状结肠镜检和结肠镜检区别开来。痔疮的疼痛通常伴有出血并可通过物理检查予以鉴别。肛部痛有时会与痉挛性肛痛相混淆,但是前者疼痛程度更一致,更表现为钝痛。

治疗

痉挛性肛痛的起始治疗包括单纯使用镇痛药和非甾体抗炎药或环氧化酶-2 抑制剂。在药物控制症状不佳的情况下,需加用三环类抗抑郁药或加巴喷丁。

对于继发于痉挛性肛痛的疼痛缓解药物传统常规的一线用药为三环类抗抑郁药。对照实验表明阿米替林有明确的疗效。其他三环类抗抑郁药物包括去甲替林和地昔帕明也有临床证实的疗效。不幸的是,这类药物都伴有显著的抗胆碱能副作用,包括口干、便秘、镇静和尿潴留。尤其慎用于青光眼、心律失常和前列腺病变的患者。为了使副作用降低到最小,增加患者的依从性,需睡前给予 10mg 剂量的阿米替林或地昔帕明。

在副作用可耐受的情况下可将剂量增加到 25mg。副作用允许情况下也可以每周 25mg 的增量滴定治疗。即使低剂量给药,多数患者也可出现睡眠质量的改善并在 10~14 天时疼痛缓解。如果增加药物剂量疼痛缓解不明显,可单加用加巴喷丁或联合神经阻滞,阻滞药物选用局麻药和/或皮质类固醇。选择性五羟色胺再摄取抑制剂例如氟西汀也已经用于治疗痉挛性肛痛,尽管较三环类抑郁药有更好的耐受性,但药效较低。

如果抗抑郁药药效不佳或有用药禁忌,可换用加巴喷丁。起始加巴喷丁剂量睡前 300mg,连续两个晚上。密切监视患者可能出现的副作用反应,包括眩晕、镇静、意识不清和皮疹。在副作用可忍受的情况下,可将药物加量 300mg,平均分到两个晚上,直到疼痛缓解或达到全天总剂量 2 400mg。如果患者感觉到疼痛部分缓解,可检测血药浓度,并逐渐采用 100mg 片剂加量。但很少达到全天总量 3 600mg。

对于痉挛性肛痛的局部治疗如冷疗法和热疗法,也可取得症状上的缓解。另外缓解症状也可用温和的直肠栓剂。对于这些治疗方式反应不敏感的患者,可用局麻药或皮质类固醇阻滞阴部神经或进行尾端硬膜外阻滞。临床医师需要明确的是钙离子通道拮抗剂、局部应用硝酸酯类药物和沙丁胺醇吸入对于痉挛性肛痛并无确切的疗效。

(王清原　安立新　译)

推荐阅读

Waldman SD: Proctalgia fugax. In: Atlas of Uncommon Pain Syndromes, ed 3. Philadelphia, Saunders, 2012.

Waldman SD: Proctalgia fugax. In: Waldman SD (ed): Pain Management. Philadelphia, Saunders, 2007, pp. 851–852.

耻骨炎是一组症状群,包括耻骨联合局部的触痛,疼痛放射到大腿内侧,以及蹒跚步态。影像学的病理特征性表现包括骨质破坏、硬化和耻骨联合间隙增宽。该病病情进展在人生的第四个 10 年起始,女性的发病率大于男性。耻骨炎常常继发于膀胱、腹股沟或前列腺手术,感染可通过血行传播到血供相对缺乏的耻骨联合。在无明显的刺激因素或感染的情况下也可发生耻骨炎。

症状和体征

体格检查可及耻骨联合上的局部触痛。前骨盆可有触痛,在触诊耻骨联合时疼痛可放射到大腿内侧。患者取蹒跚步态以代偿耻骨联合的活动。这种功能失常的步态可引起下肢的滑囊炎和肌腱炎,混淆了临床印象并加剧患者的疼痛和功能障碍的程度。

检查

对于耻骨炎引发疼痛的患者可接受 X 线平片检查,以排除潜在的骨性病变和肿瘤(图 186-1)。基于患者的临床表现,可增加的检查包括超声检查(图 186-2)、全血细胞计数、前列腺特异性抗原、红细胞沉降率、血清蛋白电泳和抗核抗体。盆腔的 MRI 用于怀疑潜在的肿块或肿瘤。放射性核素骨扫描可用于排除 X 线平片阴性的疲劳性骨折。

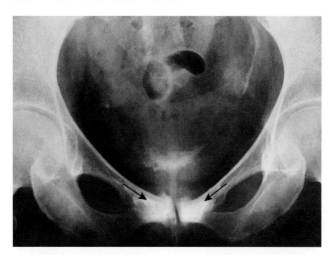

图 186-1　耻骨炎发作 4 周后,X 线片都不一定能显示出耻骨炎的特征。X 线片上显示的耻骨炎的经典表现,包括耻骨联合处骨质吸收以及耻骨支硬化。(From Mettler FA Jr:Essentials of Radiology,ed 2. Philadelphia,Saunders,2005,Figure 25.9.)

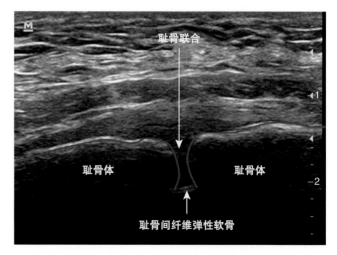

图 186-2　耻骨联合的超声图像

鉴别诊断

类风湿关节炎和强直性脊柱炎的患者也可表现为疼痛,但缺乏特征性的影像表现。多发性骨髓瘤和转移瘤的疼痛性质和影像学表现与耻骨炎类似。如果出现弥漫性骨质疏松时需要考虑是否合并耻骨支的隐匿性骨折。

治疗

耻骨炎疼痛与功能障碍的起始治疗包括联合应用非甾体抗炎药或环氧化酶-2 抑制剂与物理疗法。局部的热疗和冷疗也有一定的疗效。对这些治疗方法反应均不明显的患者可采取局麻药液或皮质类固醇耻骨联合注射。

（王清原　安立新　译）

推荐阅读

Waldman SD: Osteitis pubis. In: Atlas of Common Pain Syndromes, ed 2. Philadelphia, Saunders, 2008.

Farber AJ, Wilckens JH, Jarvis CG: Pelvic pain in the athlete. In: Seidenberg PH, Beutler AI (eds): The Sports Medicine Resource Manual, Philadelphia, Saunders, 2008, pp. 306–327.

　　梨状肌综合征是一种神经卡压性病变,临床表现为疼痛、麻木、感觉异常以及坐骨神经分布区的无力。梨状肌综合征的病因是由于梨状肌穿经坐骨切迹的过程中对坐骨神经的压迫造成的(图 187-1)。梨状肌的功能是在髋关节将股骨外旋。梨状肌的神经支配来自骶丛。在内旋股骨时,肌腱的嵌插和肌腹可对坐骨神经造成压迫,如果压迫持续不缓解,即可造成坐骨神经卡压。这些症状首发表现为臀部严重的疼痛,可放射到下肢和足。梨状肌综合征的患者的步态可发生改变,造成进行性加重的骶髂部、背部和臀部疼痛,从而混淆临床印象。如果不加以治疗,可发生臀肌和下肢的进行性运动缺陷。该症状的通常发生在骶髂部和臀部的直接创伤,以及臀部和下肢的反复运动或梨状肌和坐骨神经的反复受压之后。

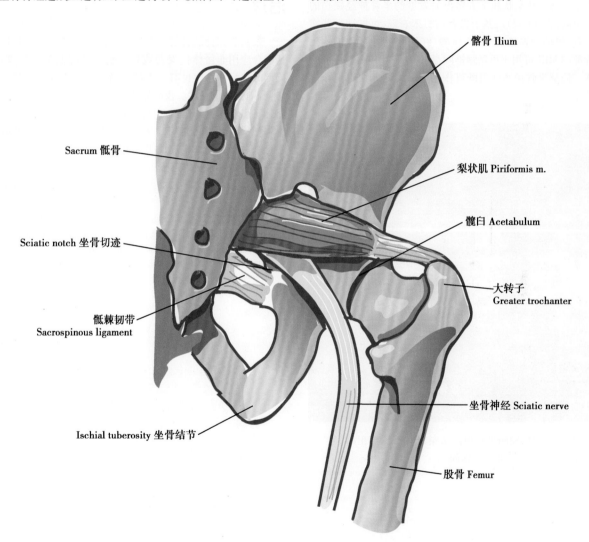

髂骨 Ilium

Sacrum 骶骨

梨状肌 Piriformis m.

髋臼 Acetabulum

Sciatic notch 坐骨切迹

大转子
Greater trochanter

骶棘韧带
Sacrospinous ligament

Ischial tuberosity 坐骨结节

坐骨神经 Sciatic nerve

股骨 Femur

图 187-1　梨状肌综合征临床相关的解剖。(From Reynolds LW, Schrattenholzer TF: Chapter91-Piriformis Syndrome. In: Waldman SD [ed]: Pain Management. Color drawings by Bloch JI. Philadelphia, Saunders, 2007, pp. 834-836.)

症状和体征

体格检查包括坐骨切迹的触痛。坐骨神经处的 Tinel 征阳性,尤其见于该神经穿经梨状肌下方时。直腿抬高试验可表现为阳性,也对梨状肌综合征有提示作用。梨状肌触诊可有触痛,并触及肿胀、僵硬的肌腹。腰臀部的上抬和弯曲加剧疼痛。病情进展,如不治疗,患侧臀肌和下肢可出现无力最终可导致肌萎缩。

检查

肌电图可用于鉴别腰部神经根病和梨状肌综合征。背部、臀部和骨盆的 X 线平片可用于排除潜在的骨性病变。超声检查检测坐骨神经从梨状肌下方穿出时发生的坐骨神经损伤的准确性很高(图 187-2)。基于患者的临床表现,可增加一些实验室检查,包括全血细胞计数、尿酸、红细胞沉降率和抗核抗体。背部的 MRI 可用于可疑腰椎间盘、脊髓硬化或占位性病变的检查。局部坐骨神经注射既可作为一种诊断方式也可作为一种治疗方案。

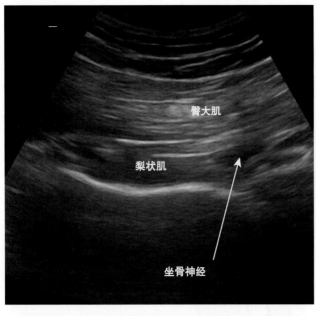

图 187-2 超声检测坐骨神经从梨状肌下方穿出时,发现坐骨神经损伤的准确性很高

鉴别诊断

梨状肌综合征常被误诊为腰部神经根病或归因于原发的臀部疾病。臀部的影像学检查和肌电图有助于区别神经根病或臀源性疼痛。对于腰部神经根病的大多数患者来说,背部的疼痛常常伴有神经反射、运动和感觉的改变,以及颈部疼痛,而梨状肌综合征的患者可仅有继发性的背痛而无神经反射的改变。梨状肌综合征患者的运动和感觉改变仅限于坐骨切迹处的坐骨神经分布区。需要注意的是,腰部神经根病和坐骨神经卡压可并存,即所谓的"挤压综合征"。如上所述,梨状肌综合征可引起步态的改变,导致背部和神经根的继发症状,这些症状可与神经卡压并存。

治疗

梨状肌综合征引起的疼痛和功能障碍的起始治疗应当包括联合应用非甾体抗炎药或环氧化酶-2 抑制剂与物理疗法。局部的热疗和冷疗也有一定的疗效。患者需要避免反复的活动,否则会加重症状。夜间侧卧位时,可将双腿间夹一个枕头,起到将患肢固定的作用,也可起到治疗的效果。如果患者的异感强烈,可加用加巴喷丁。对这些治疗方式反应均不明显的患者可采取局麻药液或皮质类固醇在梨状肌水平注射。很少采用外科松解术来缓解疼痛。

(王清原 安立新 译)

推荐阅读

Reynolds LW, Schrattenholzer TF: Piriformis syndrome. In: Waldman SD (ed): Pain Management. Philadelphia, Saunders, 2007, pp. 834–836.
Waldman SD: Piriformis syndrome. In: Atlas of Common Pain Syndromes, ed 3. Philadelphia, Saunders, 2012.

髋关节炎性疼痛是临床常见疼痛之一。髋关节极易因为各种不同原因引发关节炎,这些疾病具有共同破坏关节软骨的能力(图 188-1)。髋关节骨性关节炎是引起髋关节痛的最主要原因。然而,继发于关节炎的风湿性关节炎和创伤后关节炎也是导致髋关节痛的常见原因。其他少见的因关节炎导致髋部痛的原因包括胶原血管性疾病、感染、绒毛结节性滑膜炎、莱姆关节炎。急性感染性关节炎常常伴有明显全身症状包括发热和不适,有经验的医师较易识别并且会给予适合的培养或者抗生素,而不是注射治疗。胶原血管性疾病通常累及多个关节而不是局限于单一的髋关节,但是继发于胶原血管性疾病的髋关节痛对本章描述的治疗方法的效果极好。

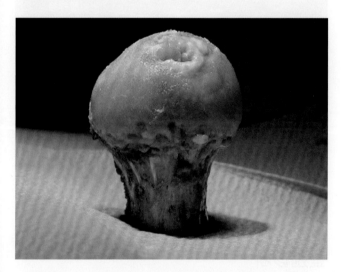

图 188-1　因髋关节炎行髋关节置换术的患者在术中移除的股骨头。(From Laude F, Boyer T, Nogier A: Anterior femoroacetabular impingement. Joint Bone Spine 2007; 74[2]:127-132.)

症状和体征

继发于髋关节炎的疼痛表现的主要症状是髋部和大腿后部的局限性痛。开始时,疼痛可能定位不明显,位于腹股沟或者偶尔有人位于臀部。活动时疼痛加剧,休息时有所缓解。疼痛性质为持续性,可能影响睡眠。某些患者可能在关节活动时出现摩擦痛或者跳痛,查体时可以出现捻发音。

另外,髋关节炎患者通常会出现进行性髋关节功能减退和活动范围减小,引发日常简单活动困难,包括行走、爬楼梯和上下车等。因为持续废用,关节囊粘连可以引发肌肉萎缩和“冰冻髋”。

检查

所有髋痛患者都应该进行 X 线平片检查和超声检查(图 188-2)。依据临床症状,其他检查诸如血象、血沉和抗核抗体等均可进行。如果怀疑有无菌性坏死或者不明占位或肿瘤,可进行髋部磁共振检查。

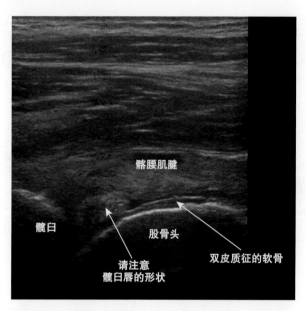

髂腰肌腱

髋臼　　股骨头

请注意
髋臼唇的形状

双皮质征的软骨

图 188-2　髋关节的超声图像,显示痛风性关节炎特征性的双皮质征

鉴别诊断

腰部神经根病变和髋关节的疼痛和活动不利的征象极为相似。但是,前者髋部检查为阴性。神经卡压性病变,如异常性股痛可能混淆诊断,还有粗隆滑膜炎也常并存髋关节炎。髋部和脊柱原发和转移瘤也常表现为髋关节炎相似症状。

治疗

初始治疗包括联用非甾体抗炎药或 COX-2 抑制剂和理疗。局部的热疗或冰冻疗法都有帮助。对于这些治疗均无效果的患者,关节腔内注射局麻药和激素是进一步的选择。

（王清原　安立新　译）

推荐阅读

Waldman SD: Arthritis of the hip. In: Atlas of Common Pain Syndromes, ed 3. Philadelphia, Saunders, 2012.

股神经病是引起大腿前部和中部肌肉疼痛的不常见原因。其原因多样,包括肿瘤压迫,后腹膜出血,或是脓肿。股神经及其腹股沟韧带下走行部位过度伸展或是髋部屈曲引起的牵拉性损伤会引发股神经病变性症状(图 189-1)。手术或心脏导管置入引起的直接的神经损伤也会产生类似症状。另外,糖尿病神经血管损伤也会引发。

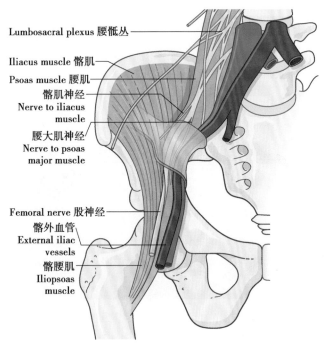

图 189-1　手术拉钩造成的股神经牵拉性损伤的机制图。(From Rabinstein AA:Chapter 55-Neurologic Disorders and Anesthesia. In:Aminoff MJ,Josephson A [eds]: Aminoff's Neurology and General Medicine,ed 5. Boston, Academic Press,2014,pp 1125-1138.)

股神经病患者疼痛放射至大腿前中部,并且伴有股四头肌力弱。这种力弱可以导致明显的膝关节伸展不能,引发膝关节弯曲导致不能解释的跌倒。也会伴有髋部屈肌力弱引发上楼梯困难。

症状和体征

股神经病患者会出现放射至股前部和股中肌群的疼痛,伴有感觉异常或烧灼感,为中度至重度疼痛。股四头肌力弱可很明显,时间较长者可出现股四头肌萎缩,尤以糖尿病患者为著。患者常主诉大腿前部日灼性痛,也有主诉膝关节不听使唤者。

检查

肌电图对于确定确切的神经功能不良的来源和确定诊断有益,因此所有怀疑此病者均需首先检查肌电图。脊柱、髋部和骨盆 X 线平片有助于排除骨性病变。依据患者临床表现,其他检查如超声检查、血象、尿酸、血沉和抗核抗体都有帮助(图 189-2)。对怀疑肿瘤或血肿患者需进行脊柱和骨盆磁共振检查。在股三角部位的股神经穿刺对于诊断和治疗均有帮助。

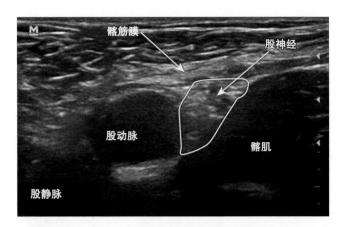

图 189-2　斜位超声图像,显示髂肌、髂筋膜、股神经以及股动静脉

鉴别诊断

区别股神经病和 L4 神经根病单凭临床表现是困难的。两者的微小区别在于后者可能有明显的脚部感觉改变和脚部背屈力减弱。需要注意的是骨盆内或者后腹膜肿瘤或血肿压迫腰丛也会引起同股神经病变相似症状。

治疗

轻度股神经病保守治疗即可,重度病例可以手术治疗。初始治疗包括给予止痛药,非甾体抗炎药或是 COX-2 抑制剂。如果是因为糖尿病引起的股神经病变,严格控制血糖。避免过度重复活动(如重复伸展和屈曲)对于改善症状有益。如果保守治疗无效可考虑股神经局麻药和皮质类固醇阻滞。

(王清原　安立新　译)

推荐阅读

Waldman SD: Femoral neuropathy. In: Atlas of Uncommon Pain Syndromes, ed 3. Philadelphia, Saunders, 2012.

几乎所有接受截肢的患者都会感觉到身体缺失的部分仍然存在。这一感觉经常使患者痛苦而压抑。其病因仍不明，但是认为很大程度上与脊髓水平介导机制以及脑皮质的躯体感觉区域异常有关（图 190-1）。先天性肢体缺失患者不会出现这一现象。患者对幻肢的描述常常栩栩如生。许多患者幻肢的感觉会随着时间的流逝而逐渐减退，但是某些幻肢痛会影响患者日常生活。幻肢的疼痛通常被描述为持续的令人不适的、感觉异常的疼痛，该疼痛可能由于受累皮肤区域的移动或刺激而加剧。可能会出现剧烈的射击样神经痛，并伴有持续的感觉障

碍症状。一些患有幻肢痛的患者表现为交感神经紊乱引发的烧灼感。有研究指出，截肢前重度肢体疼痛增加了幻肢痛的发生率，但是其他研究并不支持这一结论。

症状和体征

幻肢痛有多种表现形式。最常见的是感觉异常性疼痛。另外，幻肢痛患者有肌肉运动感觉异常（也就是幻肢痛是游走的）。有报道幻肢痛患者存在"望远镜现象"（即缺失肢体的紧邻部分"丢失"）（图 190-2）。患者常说幻脚是直接连接于大腿的。幻肢痛会随时间而减弱，年轻患者更加容易从幻肢综合征中解脱。因为幻肢异常感觉和疼痛，患者总会出现行为变化。

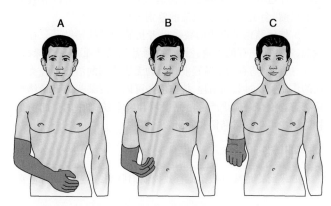

图 190-2　描述幻肢的望远镜表现图。神经高度支配的区域（手）仍有感觉，中间部分的幻肢则缩短了

图 190-1　与躯体感觉相关的皮质区域，包括与实验诱导的自我感觉相关的区域（灰色）、躯体感觉代表区（蓝色）以及周边和以躯体为中心的空间感觉代表区（绿色）。脑皮质上部和后部的众多感觉区与脑岛和脑干的自主性区域（橙色）有联系。综上，自主感觉和以躯体为中心的空间表现可以调节特定肢体的血流。沿对角线切除左侧大脑半球，从而暴露出右侧大脑半球的内面。（From Moseley GL, Gallace A, Spence C: Bodily illusions in health and disease: Physiological and clinical perspectives and the concept of a cortical "body matrix." Neurosci Biobehav Rev 2012; 36 [1]: 34-46.）

图中文字：
躯体感觉代表区 Somatotopic representation
周边空间感觉代表区 Peripersonal spatial representation
以躯体为中心的空间感觉代表区 Body-centred spatial representation
'自我感觉' 'Ownership'
机体模幻 The body matrix
自主调节 Autonomic regulation
1. 运动前区 Premotor
2. 岛盖 Operculum
3. 顶叶上区域 Sup. parietal
4. 初级体感皮质 S1
5. 顶叶后区域 Post. parietal
6. 脑岛 Insula
7. 脑干 Brainstem

检查

绝大多数情况下，幻肢痛仅依据临床征象即可诊断。只有区分其他并存疾病如神经根病变时才需要特殊检查。包括实验室检查、残端神经瘤检查、肿瘤、不明感染的检查。如果怀疑骨折或是骨髓炎，X 线平片和骨扫描可能有益。

鉴别诊断

如果幻肢痛患者可能存在骨折或是感染，详细的病史和查体是第一重要的。如果因为恶性肿瘤必须切断肢体引发的幻肢痛要考虑不明肿瘤存在的可能。其他原因引起的神经支配区域的病变如神经根病变和外周神经病变也要加以考虑。

治疗

临床治疗的第一步要让幻肢痛患者明白幻肢感觉异常和/或疼痛是正常的,而且这一感觉是真实的,而非幻觉。仅此一项就会降低患者焦虑和症状。疼痛专家的共识是在可能引起肢体切除(如外周血管缺血)患者疼痛病程早期干预是重要的。疼痛治疗越早,发展为幻肢痛的可能性越小。事实上,许多疼痛专家建议在切除肢体前,尤其是在尚不确定是否要切除肢体前进行超前镇痛。本章治疗方法已被证明可以有效减轻幻肢痛。

辅助镇痛

抗痉挛药加巴喷丁是减轻幻肢痛的一线药物。加巴喷丁的治疗越早越好,并且可以和神经阻滞、阿片类药物以及其他辅助镇痛药(包括抗抑郁药)联用。加巴喷丁初始剂量为300mg睡前服用,并且按300mg剂量递增,只要副作用允许,每天极量为3 600mg。

对于严重神经炎患者,如果神经阻滞和加巴喷丁效果不佳,可以选用卡马西平。如果应用卡马西平,严格的血液参数监测是必要的,尤其是接收化疗或放疗的患者。苯妥英对神经炎的治疗也有效,但是淋巴瘤患者禁用,因为该药可以导致假性淋巴瘤,会引起真正淋巴瘤的鉴别困难。

抗抑郁药也可作为幻肢痛患者初始治疗的辅助药。在急性期,这些药物有助于减轻该类患者常见的严重的睡眠障碍。另外,抗抑郁药有助于减轻催眠药物无法达到的治疗神经炎性痛的作用。经过数周治疗,抗抑郁药可以引发某些患者情绪兴奋状态。治疗时应该严密监测中枢神经系统副作用。此类药物应用也可出现尿潴留和便秘。

神经阻滞

如果药物治疗方法不能有效控制幻肢痛,通过硬膜外阻滞或交感神经阻滞方法使用局麻药和甾体类激素进行交感神经阻滞可能有效。神经阻滞治疗幻肢痛的确切机制不明,但是与脊髓水平的疼痛传导通路的调制有关。一般来说,神经毁损的方法并不一定有效,只有其他治疗方法无效时方可试用。

阿片类镇痛药

阿片类镇痛药对于幻肢痛的治疗效果有限,而且作者的经验是使用阿片类药物弊大于利。按时而不是按需仔细地给予高效长作用镇痛药物(如口服吗啡缓释片或美沙酮)作为交感神经阻滞的辅助用药可以缓解疼痛。因为多数幻肢痛患者是老年人或者合并严重多系统疾病,要严密监测强效镇痛药的潜在副作用(如眩晕或耳鸣,可能导致患者跌倒)。使用阿片类药物应该注意补充每天膳食纤维和含镁牛奶以预防便秘。

辅助性治疗

在一些幻肢痛的局部使用冰袋可以缓解某些患者的不适。加热可能会增加大多数患者的疼痛,这可能是由于细纤维的传导增加所致,但对偶尔的患者有益,如果应用冷敷无效,可能值得尝试。部分患者经皮电刺激和振动有效。这些疗法对那些不能接受交感神经阻滞或者不能耐受药物治疗者提供选择。局部应用辣椒素对某些幻肢痛患者有效。然而,辣椒素的烧灼感限制了其应用。

(王清原 安立新 译)

推荐阅读

Manchikanti L, Singh V, Boswell MV: Phantom pain syndromes. In: Waldman DC (ed): Pain Management. Philadelphia, Saunders 2007, pp. 304–315.

Moseley GL, Gallace A, Spence C: Bodily illusions in health and disease: physiological and clinical perspectives and the concept of a cortical "body matrix." Neurosci Biobehav Rev, 36(1):34–46, 2012.

Waldman SD: Phantom limb pain. In: Atlas of Common Pain Syndromes, ed 3. Philadelphia, Saunders, 2012.

股骨转子(粗隆)滑囊炎是临床实践中经常遇到的疼痛症状。该病患者多主诉髋部侧面痛,并且向腿部放射,类似坐骨神经痛。疼痛局限于转子上方的区域。通常,患者不能患侧卧位入睡,而且髋部活动会出现尖锐的持续感觉异常,尤其在晨起时为重。患者会诉说上楼越来越困难。粗隆滑膜炎通常合并髋关节炎、背部和骶关节疾病以及步态不稳。

股骨大转子滑膜囊位于大转子和臀中肌肌腱及髂胫束之间(图 191-1)。该滑膜囊在某些患者存在天然的分隔。股骨大转子滑膜囊容易受到急性创伤或者反复为创伤累及。急性损伤常常由于大转子直接损伤或者髋关节手术引发的软的或者不平整的关节表面损伤引起。股骨大转子滑膜囊炎症可能引发慢性的滑膜囊钙化。

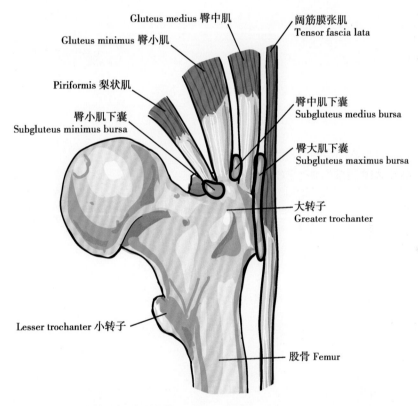

图 191-1 与大转子相关的滑囊。(From Childers M:Chapter 97-Trochanteric Bursitis. In:Waldman SD〔ed〕:Pain Management. Color drawings by Bloch JI. Philadelphia,Saunders,2007,pp 859-863.)

症状和体征

股骨大转子滑膜炎患者查体常显示大腿外侧大转子上部的压痛。被动内收和外展以及受累下肢主动抗性外展也会引发疼痛。

突然松开抵抗将会明显增加疼痛。异常性股痛常伴有股外侧皮神经分布区域明显的感觉缺失,此病常与粗隆滑膜炎混淆。

检查

髋部 X 线平片和超声可以显示关节囊钙化和相关结构慢性炎症反应。如果怀疑髋部或腹股沟脓肿或是肿瘤可以进行磁共振检查。全血细胞计数和血沉对于感染性疾病有意义。肌电图有助于鉴别粗隆滑膜炎和异常性股痛以及坐骨神经痛。

鉴别诊断

股骨大转子滑囊炎常与髋部关节炎并存,这需要特殊治疗以减轻疼痛并且恢复功能。偶尔,因为都表现为大腿外侧疼痛,粗隆滑膜炎常与异常性股痛混淆。这两种综合征的区别在于异常性股痛在大转子上部无触痛。肌电图也有助于区分。医师也要注意与原发或继发髋部肿瘤鉴别。

治疗

可以在初始治疗时尝试保守治疗,包括简单镇痛剂、非甾体抗炎药和 COX-2 抑制剂。要指导患者减少重复性活动(如在沙滩上奔跑),否则会使粗隆滑膜炎加重。如果没有明显改善,可以考虑封闭治疗。

(王清原 安立新 译)

推荐阅读

Childers M: Trochanteric bursitis. In: Waldman SD (ed): Pain Management. Philadelphia, Saunders, 2007, pp. 859–863.

Waldman SD: Trochanteric bursitis. In: Atlas of Common Pain Syndromes, ed 3. Philadelphia, Saunders, 2012.

膝关节炎性疼痛是临床常见病。膝关节容易受到各种因素累及导致关节炎，使关节软骨受到破坏。骨性关节炎是导致膝关节痛的最常见原因。然而，风湿性关节炎和创伤后关节炎继发的关节痛也很常见。少见的关节炎导致关节痛的病因包括胶原血管性疾病、感染、绒毛结节性滑膜炎和莱姆病等（图192-1）。急性感染性关节炎，因其常伴有明显全身症状如发热和不适等，很容易被专业医师诊断并且进行培养或者抗生素治疗，而不是采用封闭治疗。胶原血管性疾病通常累及多关节而不局限于膝关节，但是继发于胶原血管性疾病的膝关节痛对本章描述的治疗方法的效果极好。

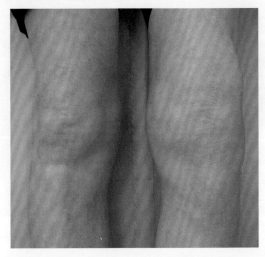

图 192-1 骨关节炎患者通常不伴有明显的膝关节积液。图中的患者患有骨关节炎伴有磷酸钙结晶形成。他的左膝关节积液引起了髌上囊增大。对该患者左膝关节触诊时发现有明显的气球征（波动感）。（From Abhishek A，DohertyM：Diagnosis and Clinical Presentation of Osteoarthritis. Rheum Dis Clin N Am2013 Feb；39［1］：45-66. ）

症状和体征

继发于骨性关节炎和创伤后关节炎的膝关节痛的主要症状是局限于膝关节和股骨远端的疼痛。活动使疼痛加剧，休息和热疗会缓解疼痛。性质为持续性痛。有时会影响睡眠。某些患者会描述使用关节出现摩擦感或爆裂感，查体有时出现捻发音。

除了疼痛，膝关节炎患者还会出现进行性功能减退，膝关节活动幅度变小，应付日常活动如行走、爬楼梯和上下车越来越困难。持续废用，关节粘连还会出现肌肉萎缩和"冰冻膝"。

检查

所有膝痛患者都应该进行 X 线平片检查。依据临床症状，其他检查诸如血象、血沉和抗核抗体等均可进行。如果怀疑有无菌性坏死或者不明占位或肿瘤，可进行膝部磁共振检查（图192-2）。

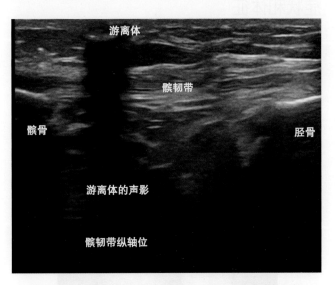

游离体

髌韧带

髌骨   胫骨

游离体的声影

髌韧带纵轴位

图 192-2 膝关节的超声检查，发现关节内有游离体（关节鼠），该游离体引起了明显的疼痛和功能障碍

鉴别诊断

腰部神经根病变和膝关节的疼痛和活动不利的征象极为相似。但是，前者膝部检查为阴性。神经卡压性病变，如异常性股痛可能混淆诊断，还有粗隆滑囊炎也常并存膝关节炎。膝部和脊柱原发和转移瘤也常表现为膝关节炎相似症状。

治疗

初始治疗包括联用非甾体抗炎药或是 COX-2 抑制剂和理疗。局部的热疗或冰冻疗法都有帮助。对于这些治疗均无效果的关节腔内注射局麻药和激素是进一步选择。

（王清原　安立新　译）

推荐阅读

Abhishek A, Doherty M: Diagnosis and clinical presentation of osteoarthritis, Rheum Dis Clin N Am, 39(1):45–66, 2013 Feb.
Waldman SD: Arthritis pain of the knee. In: Atlas of Common Pain Syndromes, ed 3. Philadelphia, Saunders, 2012.

第 193 章
膝部腘窝囊肿

膝部的体格检查常发现,腘窝囊肿(又称贝克囊肿)是由于腘窝内侧面的关节液异常积聚引起的。膝关节的关节液过度产生导致囊肿的形成。此液囊常以单瓣的方式同膝关节相通,故引起囊肿逐步扩大。通常,关节盘内侧撕裂或内侧腘腱炎是腘窝囊肿的诱发因素。类风湿关节炎的患者特别容易发展为腘窝囊肿。

症状和体征

腘窝囊肿的患者主诉膝盖后面发胀。他们经常会留意到膝后面有肿块,并且在患侧膝盖弯曲时变得更加明显。囊肿会持续扩大,可向下分裂到腓肠肌。患有类风湿性关节炎的患者易发生这种现象,由于腓肠肌被分割的相关疼痛,跟血栓性静脉炎相混淆,从而给予不适当的抗凝治疗。腘窝囊肿偶见自然性破裂,通常在频繁蹲坐后发生。

腘窝囊肿患者体格检查可发现腘窝内侧面的囊性隆起。囊肿可变得非常大,尤其是类风湿性关节炎的患者。包括蹲坐或行走在内的活动会加重病情,休息和热敷可部分缓解。疼痛特点为持续性,影响到睡眠。腘窝囊肿可自然破裂,引起皮肤发红和腓肠肌填色,非常类似血栓性静脉炎(图 193-1)。霍曼

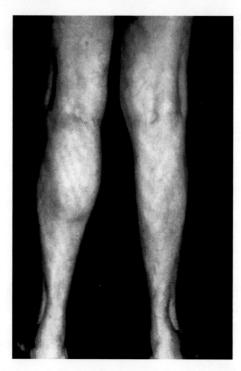

图 193-1 左膝后侧腘窝囊肿破裂。(From Sweeney SE, Harris ED Jr, GS, Chapter 70-Clinical Features of Rheumatoid Arthritis. In:Firestein GS, Budd RC, Gabriel SE, et al [eds]:Kelley's Textbook of Rheumatology, ed 9. Philadelphia, Saunders, 2013, pp 1109-1136.) e4)

斯征阴性,触不到其他的束带。

检查

腘窝囊肿患者需要接受 X 线平片和超声检查(图 193-2)。除了患者的临床表现,还需要检查全血细胞计数、血沉和抗核抗体检查。如果有内分泌紊乱或怀疑膝部有隐藏的肿块或肿瘤时,需要行 MRI,这对确诊腘窝囊肿也有帮助。

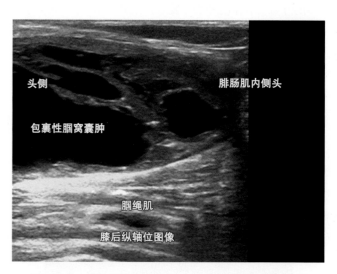

图 193-2 纵轴超声图像显示一个很大的包裹性腘窝囊肿

鉴别诊断

前文已提到,腘窝囊肿自然破裂,会被误诊为血栓性静脉炎。当内侧半月板损伤时,内侧腘腱炎偶会跟腘窝囊肿相混淆。这个区域的原发或转移性肿瘤,尽管罕见,但鉴别诊断必须考虑。

治疗

尽管手术是成功治疗腘窝囊肿的方法,但也有一些保守治疗,包括弹性绷带联合短期的非甾体抗炎因子或 COX-2 抑制剂。如果保守治疗失败,腘窝囊肿接下来的适宜治疗为注射药物。

(王清原 安立新 译)

推荐阅读

Waldman SD: Baker's cyst. In: Atlas of Common Pain Syndromes, ed 3. Philadelphia, Saunders, 2012.

膝部滑囊炎是临床上引起膝盖疼痛的最常见病因之一。膝部滑囊在急性损伤或反复轻伤作用下极易受损。膝部滑囊在有些患者表现为单一的腔隙,有些患者为多个小腔的结构(图194-1)。膝部滑囊的急性损伤来自对滑囊的直接损伤,可由于直接以膝盖落地或敲击膝盖,或者从髌骨、胫骨坪和近端腓骨骨折,过度损伤,包括在柔软或不平坦的表面奔跑或需要膝盖的爬行的工作,例如铺设地毯。如果膝部的滑囊炎症转变成慢性,滑囊可发生钙化。

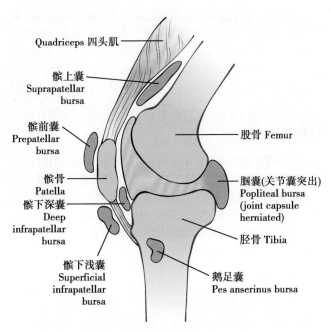

图 194-1　膝部的滑囊。(From Winegardner MF: Chapter 20-Jointand Bursal Aspiration. In: Dehn RW, Asprey DP [eds]: Essential Clinical Procedures, ed 2. Philadelphia, Saunders, 2007, pp 259-274.)

髌上滑囊炎

髌上囊从髌骨之下向上延伸到股四头肌下。患有髌上滑囊炎的患者常主诉髌骨之上、膝盖前部疼痛,能放射到大腿的远侧。患者经常不能下跪或下楼。随着膝部的活动范围变化,患者常主诉有一种尖锐的、明显的痛觉,特别是在第一次发生的时候。髌上滑囊炎常同膝关节炎症和肌腱炎症共同存在。这些其他的病理过程会混淆髌上滑囊炎的临床表现。

症状和体征

体格检查能发现在膝盖前面髌骨上方有触痛点。膝盖的

主动伸展和被动屈曲将引起疼痛。在这些动作过程中突然释放阻力会显著增加疼痛。触诊时可发现髌上区域有肿胀。有时,髌上囊感染伴有全身症状包括发热和全身不适,同时局部症状包括皮肤发红、变色和压痛。

检查

膝部的 X 线平片检查能发现滑囊和相关结构的钙化,包括股四头肌肌腱符合慢性炎症表现。若怀疑膝内紊乱症、隐性包块或膝部肿瘤时,需要行 MRI。肌电图检查有助于将髌上滑囊炎同股神经病、腰部神经根病和神经丛病鉴别开。如需要,可行全血细胞检查、自动化学物质检测(包括尿酸、沉降率)。如果怀疑胶原血管病需要抗核抗体试验。如果考虑感染,紧急情况下需要抽吸囊液,行革兰氏染色和培养。

鉴别诊断

由于这个区域的独特解剖结构,不仅是髌上囊,也包括膝部的相关肌腱和其他滑囊发炎后会混淆本诊断。髌上囊从髌骨下向上延伸到股四头肌及其肌腱下面。滑囊通过膝中间肌的小部分来固定,这块肌肉称为膝关节肌。股四头肌肌腱及髌上囊都受到由于过度使用、滥用或直接外伤后炎症发展的影响。四头肌腱由来自 4 块肌肉的肌纤维组成,4 块肌肉有股外侧肌、股内侧肌、股中间肌和股直肌。这些肌肉是下肢膝盖的主要伸肌。这些肌肉的肌腱汇合起来,合并成一条单一的极其强壮的肌腱。髌骨的作用是通过被四头肌肌腱包裹籽骨,肌腱纤维在髌骨周围延伸形成中间和外侧髌韧带,这些韧带强化了膝关节的力量。这些纤维在肌肉过度拉伸下扩展,肌腱作用受肌腱炎发展的影响。髌上囊、髌下囊和髌前囊可同时合并有炎症,伴有股四头肌肌腱功能障碍。正常膝盖生物力学的任何改变会导致髌上囊的炎症。

治疗

短期的保守治疗包括单纯的镇痛药,非甾体抗炎药或COX-2 抑制剂,以及使用膝关节固定带预防进一步的损伤,这些是治疗患有髌上滑囊炎患者的首要选择。如果患者没有快速改善,第二步选择髌上囊药物注射。物理治疗包括局部冷热疗法。注射治疗缓解急性疼痛和肿胀后,需要恢复功能的治疗。

髌前囊炎

髌前囊容易在急性外伤和反复轻伤下受损伤。髌前囊位于皮下组织和髌骨之间。此囊可表现为单一的滑囊,有些患者为多个小腔的滑囊。急性损伤常为滑囊的直接外伤,可通过膝

图中标注:
Quadriceps 四头肌
髌上囊 Suprapatellar bursa
髌前囊 Prepatellar bursa
髌骨 Patella
髌下深囊 Deep infrapatellar bursa
髌下浅囊 Superficial infrapatellar bursa
股骨 Femur
腘囊(关节囊突出) Popliteal bursa (joint capsule herniated)
胫骨 Tibia
鹅足囊 Pes anserinus bursa

盖直接下落损伤或髌骨骨折,同时包括过度劳损,如在柔软或不平坦表面奔跑。髌前囊炎也可由于需要爬行或下跪的工作,如铺设地毯或地面擦洗。因此,髌前囊炎的另一个名字叫"家庭妇女膝盖(housemaid's knee)"。如果髌前囊炎症变成慢性,可有钙化形成。

症状和体征

患有髌前囊炎的患者多主诉髌骨上膝盖前面有疼痛和发胀,可向上和向下放射膝盖周围区域。患者通常不能下跪或下楼。患者在随着膝盖活动范围变化时,可有一个尖锐、明确的感觉,特别是在首次发生时。髌前囊炎常同膝关节炎和膝关节肌腱炎共同存在,这些其他的病理过程会混淆此症的临床表现。

检查

膝部的 X 线平片检查能发现滑囊和相关结构的钙化,包括股四头肌肌腱符合慢性炎症表现。若怀疑膝内紊乱症、隐性包块或膝部肿瘤时,需要 MRI 检查。肌电图检查有助于将髌上滑囊炎同股神经病、腰部神经根病和神经丛病鉴别开。如果怀疑胶原血管病需要抗核抗体试验。如果考虑感染,紧急情况下需要抽吸囊液,行革兰氏染色和培养。

鉴别诊断

由于这个区域的独特解剖结构,不仅是髌前囊也包括膝部的相关肌腱和其他滑囊发炎后会混淆诊断。髌前囊位于皮下组织和髌骨之间。滑囊由髌骨韧带固定。股四头肌肌腱及髌前囊都由于过度使用、滥用或直接外伤后发生炎症。四头肌腱由来自 4 块肌肉的肌纤维组成,四块肌肉有:股外侧肌、股内侧肌、股中间肌和股直肌。这些肌肉是下肢膝盖的主要伸肌。这些肌肉的肌腱汇合起来,合并成一条单一的极其强壮的肌腱。髌骨的作用是通过被四头肌肌腱包裹籽骨,肌腱纤维在髌骨周围延伸形成中间和外侧髌韧带,这些韧带强化了膝关节的力量。这些纤维在肌肉过度拉伸下扩展,肌腱作用受肌腱炎发展的影响。髌上囊、髌下囊和髌前囊可同时有炎症,伴有股四头肌肌腱功能障碍。正常膝部生物力学的任何改变会导致髌上囊的炎症。

治疗

短期的保守治疗包括单纯的镇痛药,非甾体抗炎药或 COX-2 抑制剂,以及使用膝关节固定带预防进一步的损伤,这些是治疗患有髌前囊炎患者的首要选择。如果患者病情没有快速改善,第二步选择髌前囊注射。物理治疗包括局部冷热敷,注射治疗缓解急性疼痛和肿胀后,需要恢复功能的治疗。

浅表髌下滑囊炎

浅表髌下囊容易在急性外伤和反复轻伤下受损伤。浅表髌下囊位于皮下组织和上部髌骨韧带之间(图 194-2)。此囊可表现为单一的滑囊,有些患者为多个小腔的滑囊。急性损伤常为滑囊的直接外伤,可通过膝盖直接下落损伤或髌骨骨折,同时包括过度劳损,如在柔软或不平坦表面奔跑。浅表髌下滑囊

炎也可由于需要爬行或下跪的工作,如铺设地毯或地面擦洗。如果浅表髌下囊炎症变成慢性,可有钙化形成。

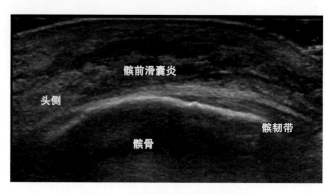

图 194-2　髌前滑囊纵向超声图像

症状和体征

患有浅表髌下囊炎的患者多主诉髌骨上膝盖前面有疼痛和发胀,可向上和向下放射膝盖周围区域。患者通常不能跪下或下楼。患者在随着膝盖活动范围变化时,可有一个尖锐、明确的感觉,特别是在首次发生时。浅表髌下囊炎常同膝关节炎和膝关节肌腱炎共同存在,这些其他的病理过程会混淆此症的临床表现。

检查

膝部的 X 线平片检查能发现滑囊和相关结构的钙化,包括股四头肌肌腱符合慢性炎症表现。若怀疑膝内紊乱症、隐性包块或膝部肿瘤时,需要 MRI 检查。肌电图检查有助于将髌上滑囊炎同股神经病,腰部神经根病和神经丛病鉴别开。如果怀疑胶原血管病需要抗核抗体试验。如果考虑感染,紧急情况下需要抽吸囊液,行革兰氏染色和培养。

鉴别诊断

由于这个区域的独特解剖结构,不仅是浅表髌下囊也包括膝部的相关肌腱和其他滑囊发炎后会混淆诊断。股四头肌肌腱及浅表髌下囊都会由于过度使用、滥用或直接外伤后发生炎症。四头肌腱由来自 4 块肌肉的肌纤维组成,4 块肌肉有:股外侧肌,股内侧肌,股中间肌和骨直肌。这些肌肉是下肢膝盖的主要伸肌。这些肌肉的肌腱汇合起来,合并成一条单一的极其强壮的肌腱。髌骨的作用是通过被四头肌肌腱包裹籽骨,肌腱纤维在髌骨周围延伸形成中间和外侧髌韧带,这些韧带强化了膝关节的力量。这些纤维在肌肉过度拉伸下扩展,肌腱作用受肌腱炎发展的影响。髌上囊、髌下囊和髌前囊可同时有炎症,伴有股四头肌肌腱功能障碍。正常膝部生物力学的任何改变会导致浅表髌下囊的炎症。

治疗

短期的保守治疗包括单纯的镇痛药,非甾体抗炎药或 COX-2 抑制剂,以及使用膝关节固定带预防进一步的损伤,这些是治疗患有浅表髌下囊炎患者的首要选择。如果患者病情没有快速改善,第二步选择浅表髌下囊药物注射治疗。注射治

疗缓解急性疼痛和肿胀后,需要物理治疗包括局部冷热疗法来恢复功能。

鹅足囊炎

鹅足囊位于鹅肌腱下,鹅肌腱是胫骨内侧的缝匠肌、股薄肌和半腱肌的附着肌腱。这个滑囊可为单一的腔,有些患者为分成多个小腔的囊。患有鹅足囊炎的患者表现为膝关节内侧的疼痛,被动外翻和外旋膝盖使疼痛加重。特别是主动屈曲和外旋膝盖时,疼痛加重,休息和热敷能缓解疼痛。患者常不能下跪或下楼梯。

症状和体征

鹅足囊炎的疼痛特点是持续性疼痛,可影响睡眠。并存的滑囊炎、肌腱炎、关节炎和/或膝部的内紊乱症,在膝关节外伤后会混淆临床表现。如果患者内侧膝关节有持续的损伤,内侧副韧带常受累及。若鹅足囊的炎症转变成慢性,滑囊可发生钙化。

体格检查能发现在膝盖前面,内侧膝关节下的鹅状肌肌腱插入处,有压痛点。滑囊周围常见肿胀和积液。主动屈曲膝盖会引起疼痛。在屈曲状态下突然撤除抵抗将明显增加疼痛。鹅足囊很少以类似于髌前囊的方式受感染。

检查

膝部的 X 线平片检查能发现滑囊和相关结构的钙化,包括股四头肌肌腱符合慢性炎症表现。若怀疑膝内紊乱症、隐性包块或膝部肿瘤时,需要 MRI 检查。肌电图检查有助于将鹅足囊炎同神经病、腰部神经根病和神经丛病鉴别开。

鉴别诊断

鹅足囊在过度使用、滥用或直接外伤作用下易发生炎症。如果内侧膝盖受损,内侧副韧带常受累及。内侧副韧带是一条宽广、平坦的带状韧带,从股骨内髁走行到胫突的内侧面,此处正好附着在半膜肌的分支上。同时也附着在内侧半月板的边缘。内侧副韧带通过缝匠肌、股薄肌和半腱肌肌腱在其下部交叉。由于内侧膝关节的特殊解剖关系,临床上通常很难准确诊断是哪个解剖结构引起的疼痛。MRI 检查有助于分类或排除部分损伤,例如内侧半月板损伤需要外科治疗。需要记住的是,膝盖正常生物力学的任何改变会导致鹅足囊的炎症。

治疗

短期的保守治疗包括单纯的镇痛药,非甾体抗炎药或 COX-2 抑制剂,以及使用膝关节固定带预防进一步的损伤。这些是治疗患有鹅足囊炎患者的首要选择。如果患者病情没有快速改善,第二步选择鹅足囊药物注射治疗。注射治疗数天后,需要物理治疗,包括局部热敷和温和的一系列动作运动。避免强有力的运动,因为这会加剧患者的症状。

膝部滑囊炎治疗中的并发症和缺陷

膝部并存的滑囊炎、肌腱炎、关节炎和膝内紊乱症也可引起患者的疼痛,需要另外的治疗。单纯的镇痛药和非甾体抗炎药是膝部滑囊炎一项适当的初始治疗。治疗如果无效,第二步适宜的治疗是向发炎的滑囊注射局麻药和皮质类固醇。如果仔细认识注射部位的相应解剖,向发炎的滑囊注射药物是一项比较安全的操作。临床医生应当记住,股骨远端、关节或胫腓骨近段存在感染、原发或转移性肿瘤,可引起患者疼痛,若没有鉴别出,注药治疗将导致严重不良结果。

（王清原　安立新　译）

推荐阅读

Waldman SD: Bursitis of the knee. In: Physical Diagnosis of Pain: An Atlas of Signs and Symptoms, ed 3. Philadelphia, Saunders, 2016.

前跗管综合征是由于腓深神经在通过踝关节浅筋膜下受压引起(图 195-1)。足背部外伤是腓深神经在这个解剖位置受压的最常见原因。前跗管综合征表现为当穿过紧的鞋子或蹲坐和向前弯曲,如种花时,出现严重的急性的足部跖屈。前跗管综合征较后跗管综合征少见。

症状和体征

这个受压性神经病变主要表现为足背部的疼痛、麻木和感觉异常,放射到第一趾背部。这些症状也从受压近段放射到前踝部。除非累及腓总深神经的远端横向分支,否则不会涉及运动。夜间疼痛类似于腕管综合征常表现的夜间痛。前跗管综合征的患者多主诉通过保持足外翻的位置来减轻疼痛和感觉异常。

物理检查包括足背侧腓深神经上压痛。Tinel 征通常阳性,足背动脉搏动内侧的腓深神经恰好通过筋膜下。主动跖屈会诱发症状。如果腓深神经的外侧支受影响,可出现趾短伸肌无力。

检查

肌电图检查有助于将前跗管综合征同腰部神经根病和糖尿病多发神经病变相鉴别。X 线平片检查和超声检查能排除前跗管综合征患者是否患有隐性的骨病理性疾病(图 195-2)。在患者的临床表现基础上,另外需要的检查包括全血细胞计数、尿酸、红细胞沉降率和抗核抗体试验。若关节不稳定或怀疑占位性病变,需要行足踝的 MRI。

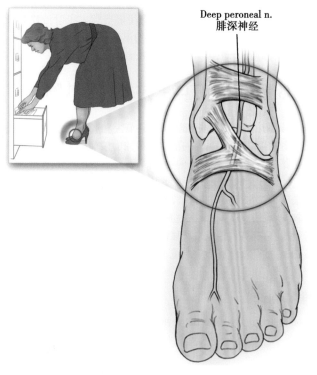

图 195-1　前跗管综合征表现为足背剧痛,趾短伸肌无力以及腓深神经支配区麻木。(From Steven D. Waldman:Chapter 113 Atlas of Common Pain Syndromes,ed 3. Philadelphia,Saunders,2012.)

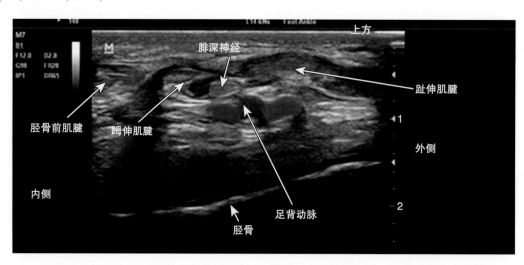

图 195-2　横位超声图像显示胫动静脉以及腓深神经。腓深神经位于胫静脉的上外侧

鉴别诊断

前跗管综合征常误诊为踝关节炎、腰部神经根病或糖尿病多发神经病变。踝关节炎的患者经关节 X 线照相就可证实。腰部神经根病变的患者有反射、运动和感觉的变化，伴有后背疼痛。前跗管综合征的患者没有反射变化，运动和感觉变化局限在远侧腓深神经分布区。糖尿病多发神经病变一般表现为双足的对称性感觉缺失，而不是仅局限在腓深神经分布区域。需要记住的是，神经根病变和腓深神经受压性病变可同时存在，称之为"双重压挤"综合征。此外，因为前跗管综合征常见于糖尿病患者，所以患有前跗管综合征的糖尿病患者常出现糖尿病多发神经病变不足为奇。

治疗

保守治疗对跗管综合征的轻症患者常有效，手术用于比较严重的患者。跗管综合征的起始治疗包括单纯的镇痛药，非甾体抗炎药或 COX-2 抑制剂和夹板固定踝关节。夹板疗法，理论上一天需要穿戴 24 小时，但至少应在夜间穿戴。避免反复活动，尤其是引起跗管综合征进展的活动，例如长时间蹲坐、穿过紧的鞋子等等，这些均能改善患者的症状。如果患者对这些保守治疗无效，下一步的适宜治疗是往前跗管注射局麻药和皮质类固醇。

（王清原　安立新　译）

推荐阅读

Waldman SD: Anterior tarsal tunnel syndrome. In: Atlas of Common Pain Syndromes, ed 3. Philadelphia, Saunders, 2012.

后跗管综合征是由于胫后神经在通过后跗管时受压引起。后跗管是由屈肌支持带、踝骨和腔韧带组成(图 196-1)。除了胫后神经,跗管还包括胫后动脉和诸多屈肌肌腱,可引起腱鞘炎。胫骨后神经受压的最常见原因是踝关节受到创伤,包括骨折,脱位和挤压伤。涉及胫后动脉的血栓静脉炎也与后跗管综合征的发展有关。风湿性关节炎的患者较一般人群患后跗管综合征的概率要高。后跗管综合征较前跗管综合征多见。

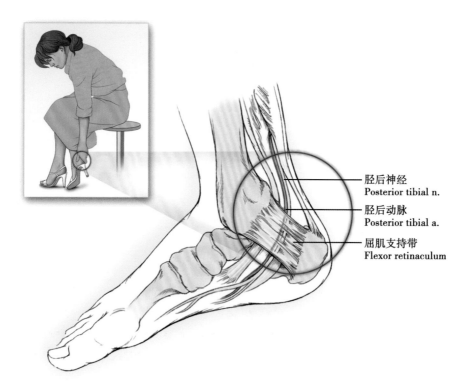

图 196-1　后跗管综合征的特征性表现是足底疼痛、麻木和感觉异常。(From Waldman SD:Posterior tarsal tunnel syndrome. In:Atlas of Common Pain Syndromes, ed 3. Philadelphia,Saunders,2012.)

胫后神经
Posterior tibial n.

胫后动脉
Posterior tibial a.

屈肌支持带
Flexor retinaculum

症状和体征

后跗管综合征的表现类似腕管综合征。患者主诉足底的疼痛、麻木和感觉异常。这些症状能从近段受压处放射到踝内侧。胫后神经的足底内侧和外侧支支配足内在肌的运动。患者感觉到趾屈肌无力、蚓状肌无力,引起足下不稳。夜间足部疼痛类似于腕管综合征常表现的夜间痛。

体格检查包括内踝胫后神经上压痛。在胫后神经上方,内踝下后方叩击,Tinel 征通常表现阳性。主动踝内翻诱发后跗管综合征的症状。如果胫后神经的内侧支和外侧支受影响,可出现趾短屈肌和蚓状肌无力。

检查

肌电图检查有助于将后跗管综合征同腰部神经根病和糖尿病多发神经病变相鉴别。X 线平片检查以及超声检查能排除后跗管综合征患者是否患有隐性的骨病理性疾病(图 196-2)。在患者的临床表现基础上,另外需要的检查包括全血细胞计数、尿酸、红细胞沉降率和抗核抗体试验。若关节不稳定或怀疑占位性病变,需要行足踝的 MRI。

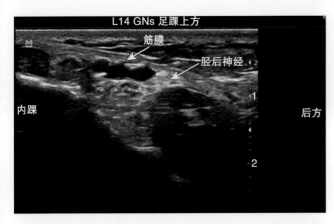

图 196-2　横位超声图像显示胫后动静脉以及胫后静脉旁的胫后神经

鉴别诊断

后跗管综合征常误诊为踝关节炎、腰部神经根病或糖尿病多发神经病变。踝关节炎的患者经关节 X 线照相就可证实。腰部神经根病变的患者有反射、运动和感觉的变化,伴有后背疼痛。后跗管综合征的患者没有反射变化,运动和感觉变化局限在远侧胫后神经分布区。糖尿病多发神经病变一般表现为双足的对称性感觉缺失,而不是仅局限在胫后神经分布区域。需要记住的是,神经根病变和胫后神经受压性病变可同时存在,称之为"双重挤压"综合征。此外,因为后跗管综合征常见于糖尿病患者,所以患有后跗管综合征的糖尿病患者常出现糖尿病多发神经病变不足为奇。

治疗

保守治疗对跗管综合征的轻症患者常有效,手术用于比较严重的患者。跗管综合征的起始治疗包括单纯的镇痛药,非甾体抗炎药或 COX-2 抑制剂和夹板固定踝关节。夹板疗法,理论上一天需要穿戴 24 小时,但至少应在夜间穿戴。避免反复活动,尤其是引起跗管综合征进展的活动,例如长时间蹲坐、穿过紧的鞋子等等,这些均能改善患者的症状。如果患者保守治疗无效,下一步适宜的治疗是往后跗管注射局麻药和皮质类固醇。

（王清原　安立新　译）

推荐阅读

Waldman SD: Posterior tarsal tunnel syndrome. In: Atlas of Common Pain Syndromes, ed 3. Philadelphia, Saunders, 2012.

随着人群对慢跑运动的兴趣逐渐增加,临床上跟腱炎发生率也在增加。在跟骨的跟腱附着处以及这部分以上大约 5cm 处跟骨最窄的部分,易于发生跟腱炎。反复运动使得跟骨腱易发生轻伤,并且由于腱膜无血管,愈合很差。跑步经常被认为是急性跟腱炎的诱因。跟腱炎常与腱囊和踝关节相关的滑囊炎共存,造成额外的疼痛和功能障碍(图 197-1)。如果炎症持续,则可能会在肌腱周围沉积钙,使后续治疗更加困难。对发炎的肌腱的持续创伤可能最终导致肌腱破裂。

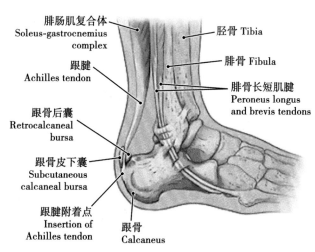

图 197-1 跟腱及其周围结构的解剖。(From Morelli V, James E: Achilles tendonopathy and tendon rupture: conservative versus surgical management. Prim Care 2004 Dec;31[4]:1039-1054.)

症状和体征

跟腱炎常为急性发作,发生在踝关节的过度使用或滥用后。诱发因素包括一些活动,如奔跑和打网球时突然的停步和起步。运动前不适当的拉伸腓肠肌和跟腱也易发生跟腱炎,甚至跟腱断裂。跟腱炎为持续的剧烈的疼痛,位于后踝部。常报道有显著的睡眠紊乱。跟腱炎患者多采用扁平足的步态来避免跖肌屈曲受损的肌腱。患者抵抗足部跖屈时出现疼痛。足部被动跖屈时能触诊到嘎吱嘎吱或刺耳的感觉。上文已提到,慢性发炎的跟腱在压力或强效的药物注射治疗期间,会突然断裂。

检查

所有踝后部疼痛的患者需要接受 X 线平片检查和超声检查(图 197-2)。在临床表现基础上,需要另外一些检查,如全血细胞计数、血沉、抗核抗体试验。怀疑踝关节不稳定,需要行 MRI。放射性核素骨扫描有助于鉴别 X 线平片上未见的应力性胫骨骨折。

鉴别诊断

临床上跟腱炎一般容易鉴别。因为囊腔位于跟腱和胫骨基底和跟骨上后方之间,并存的滑囊炎可能混淆此诊断,踝关节的应力性骨折也类似跟腱炎,通过 X 线平片检查或核素骨扫描上可鉴别。

治疗

跟腱炎的疼痛和功能障碍的起始治疗包括联合非甾体抗炎药或 COX-2 抑制剂和物理治疗。局部的冷热疗法也有帮助。建议避免引起跟腱炎发展的反复活动,例如慢跑。上述治疗无效的患者,下一步适宜的治疗是往跟腱部位注射局麻药和皮质类固醇。

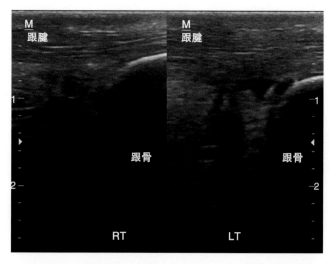

图 197-2 纵轴超声显像显示右侧(RT)的跟腱正常,左侧(LT)的跟腱则有跟腱炎

(王清原 安立新 译)

推荐阅读

Waldman SD: Achilles tendinitis. In: Atlas of Common Pain Syndromes, ed 3. Philadelphia, Saunders, 2012.

同籽骨炎一样,随着人们对慢跑和长跑的兴趣增加,跖痛症成为临床越来越常见的前脚疼痛的另一个疾病。跖痛症的特点是在跖骨头上的疼痛和触痛。患者常感觉行走时鞋子里有石头般发沉。长时间站立或长距离行走后疼痛加剧,穿着大小或垫衬不合适的鞋子,疼痛也会加重。跖痛症患者,为了缓解疼痛,将第一跖骨头部的负重转移,引起第二和第三跖骨头部形成硬骨痂(图 198-1)。这个骨痂增加了对跖骨头的压力,进一步加重了患者的疼痛和残疾。

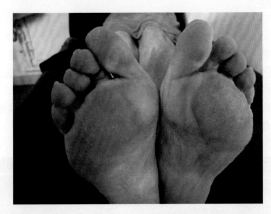

图 198-1　跖痛症患者,为了缓解疼痛,将第一跖骨头部的负重转移,引起第二和第三跖骨头部形成老茧。(From Barouk P:Recurrent metatarsalgia. Foot Ankle Clin 2014 Sep;19[3]:407-424.)

症状和体征

体格检查时按压跖骨头会引起疼痛。第二和第三跖骨头部出现老茧有助于鉴别由于血管的血栓形成而形成的跖疣。当表面修剪整齐时,跖疣表现为穿过疣状物的小黑斑。跖痛症患者在行走的静止期努力去减少承重,表现为一种防痛步态。也可出现韧带松弛和足弓变平,足表现为八字形。

检查

所有的跖痛症患者接受 X 线平片检查,可排除骨折和鉴别籽骨的炎症。在临床表现基础上,另外的检查包括全血细胞检查、血沉和抗核抗体试验。如果关节不稳定、怀疑隐性包块或肿瘤时,需要行 MRI。放射性核素骨扫描对有助于鉴别 X 线平片遗漏的足的应力骨折。

鉴别诊断

足的主要病理包括痛风和隐匿骨折可有类似于跖痛症的相关疼痛和残疾。受压性神经病变例如跗管综合征也可混淆此诊断。足部滑囊炎和足底筋膜炎,两者均可同籽骨炎并存。跖骨头下方的籽骨一些情况下独立存在,发生炎症后称为籽骨炎。籽骨炎是前足疼痛的另一个常见原因,需要同跖痛症鉴别,后者的疼痛以患者跖骨头为中心,患者足趾主动屈曲时疼痛不会转移。跖关节及其附着肌腱对外伤敏感,过度使用和滥用带来的磨损可导致前足疼痛。足部的原发和转移性肿瘤的表现方式类似于跗骨间关节炎。

治疗

跖痛症的相关疼痛和功能残疾,其起始治疗包括联合非甾体抗炎药或 COX-2 抑制剂和物理治疗。局部冷热敷也有益。避免会加重患者症状的反复活动,同时跗骨间关节的短期制动也能缓解疼痛。上述治疗无效的患者,下一个适宜的选择是往受累的跖骨头注射局麻药和皮质类固醇。

(王清原　安立新　译)

推荐阅读

Barouk P: Recurrent metatarsalgia, Foot Ankle Clin 19(3):407–424, 2014 Sep.

Waldman SD: Metatarsalgia. In: Atlas of Common Pain Syndromes, ed 3. Philadelphia, Saunders, 2012.

足底筋膜炎表现为跟骨跖面的疼痛和压痛。女性非常常见,认为是跖腱膜的炎症引起的。这种炎症可单独发生或者是全身炎性疾病的一部分,例如类风湿性关节炎、莱特尔综合征或痛风。肥胖人群容易发展成足底筋膜炎,尤其长时间赤脚行走或穿拖鞋行走(图 199-1)。高冲击的有氧训练也牵涉到此病。

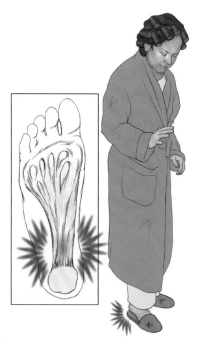

图 199-1 足底筋膜炎通常表现为后脚疼痛,并可引起显著的功能性残疾。(From Waldman SD:Chapter 36-Common Sports Injuries. In:Waldman SD〔ed〕:Pain Management. Color drawingsby Bloch JI. Philadelphia,Saunders,2007,pp 376-402.)

症状和体征

足底筋膜炎的疼痛,首先在非负重情况下行走最严重,长时间站立或行走会加重。足底筋膜炎缺乏 X 线影像的特征改变,但骨的放射性核素扫描可显示,从跖腱膜的附着点到内侧的跟骨结节摄取增强。

体格检查发现,患者表现为跖肌内侧的跟骨结节上局部的压痛。当向前移动时,患者也会在跖腱膜处有触痛。跖屈脚趾时疼痛加重,就是牵拉跖腱膜使其紧张,然后从足跟部向足前部按压筋膜。

鉴别诊断

足底筋膜炎的疼痛经常跟 Morton 神经瘤或籽骨炎的疼痛相混淆。特征性疼痛是脚趾跖屈时跖腱膜疼痛,这有助于鉴别足部的这些疼痛。趾骨或籽骨的应力性骨折、滑囊炎和肌腱炎也有混淆的临床表现。

检查

X 线平片检查,适用于所有考虑为足底筋膜炎的患者,可排除骨的隐性病理改变和肿瘤(图 199-2)。在临床表现基础上,还需要做的检查包括全血细胞计数、前列腺特异性抗原、血沉和抗核抗体试验。当足部有可疑的隐性团块或肿瘤时,需要行 MRI。放射性核素骨扫描有助于排除 X 线平片未发现的应力性骨折。

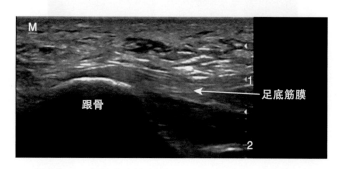

图 199-2 长轴位超声图像,显示足底筋膜以及附着跟骨的筋膜部分。

治疗

足底筋膜炎的疼痛和功能残疾的初始治疗包括联合非甾体抗炎药,或 COX-2 抑制剂和物理治疗。局部冷热疗法也有帮助。避免重复的加重患者症状的活动,同时避免赤脚行走或穿无良好支撑的鞋,联合短期的患足制动也能缓解疼痛。上述治疗方式无效的患者,适当的治疗为在跖腱膜注射局麻药和皮质类固醇。

(王清原 安立新 译)

推荐阅读

Waldman SD: Plantar fasciitis. In: Atlas of Common Pain Syndromes, ed 3. Philadelphia, Saunders, 2012.

第200章
复杂区域性疼痛综合征

复杂区域性疼痛综合征(complex regional pain syndrome, CPRS)被国际疼痛研究协会定义为"损伤后多样性的疼痛状态,疼痛表现为远端显著的区域性异常疼痛,在强度和持续时间上均超过刺激后预期的临床反应,常导致运动功能的显著障碍,并随着时间变化而发展"。这个定义是否阐明或混淆了这些经常难于诊断和治疗的疾病,还需要进一步观察,但是当面对患有 CRPS 的患者时,下面的概论还是有帮助的。

分型

CRPS 分为两类:CRPS Ⅰ 型和 CRPS Ⅱ 型。CRPS Ⅰ 型多见于女性患者,高峰在 40~50 岁。CRPS Ⅰ 型和 CRPS Ⅱ 型拥有一系列独特症状和体征,包括异常性疼痛、自发性疼痛、痛觉过敏、自主功能障碍包括排汗和血管舒缩功能变化、水肿和营养变化(表 200-1)。CRPS Ⅰ 型以前认为是交感反射性营养不良,发生在小的外伤后,包括软组织损伤和小的骨折。CRPS Ⅱ型,以前认为是灼性神经痛,发生在主要的外周神经受损后。

表 200-1　复杂区域性疼痛综合征的常见特征

- 异常性疼痛(痛觉超敏,触摸痛)
- 自发性疼痛
- 痛觉过敏
- 自主功能障碍
  - 排汗功能变化
  - 血管舒缩功能变化
- 水肿
- 营养变化

病因

临床上,CRPS Ⅰ 型和 CRPS Ⅱ 型表现方式类似,伴有外伤作为起始原因。外伤通常累及远端肢体,尽管 CPRS 能发生在中枢神经系统障碍后,如卒中、脊髓损伤或心肌缺血。很少患者出现 CRPS 不伴有外伤史。

症状和体征

起初,疼痛表现为单个肢体或者单侧的面部烧灼样痛,患者很痛苦。疼痛似乎超过了外伤后疼痛的程度。受累的身体部分在任何刺激下会导致疼痛的加剧,表现为疼痛过敏(对伤害性刺激的反应增强),异常性疼痛(在正常刺激不引起疼痛的刺激下导致疼痛反应)。疼痛范围不符合外周神经的特异分布。受累的身体部分自主功能障碍,表现为发汗、体温调节障碍和水肿(图 200-1)。在 CRPS 早期,检查者可感觉到受累的身体部分较正常部分温暖;在疾病的后期(见后文),这个温度差异将逆转。受累的身体常出现水肿,将受累的身体部分置于下垂位置常加重水肿。在 CRPS 早期,出现营养变化,例如皮肤外观异常,头发和指甲生长异常以及骨质疏松。如果疾病未加处理,最终会出现显著的功能异常,包括受累身体的活动范围丧失和出现震颤。

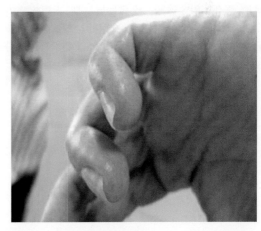

图 200-1　CRPS Ⅰ 型的营养不良期,表现为皮肤附件受累。图中的患者表现为指甲营养不良且易碎,伴有排汗功能异常(出汗过多)。(From Gay AM, Béréni N, Legré R: Type Ⅰ complex regionalpain syndrome. Chir Main 2013 Oct;32[5];269-280.)

分期

传统上,CRPS Ⅰ 型和 CRPS Ⅱ 型分成 3 个时期。但是,很多临床医生认为将 CRPS 作为症状和体征的连续体的概念更有帮助,最好早期治疗。

- Ⅰ期:CRPS 表现为疼痛发作,伴有痛觉过敏和异常性疼痛,仔细检查,可发现早期的皮肤和指甲改变。这个时期持续 2~3 个月。
- Ⅱ期:CRPS 表现为疼痛发作,伴随更明显的营养变化和显性水肿。仔细的手动肌肉和系列运动测试,可发现早期的功能受限。这个时期认为持续 3~6 个月。
- Ⅲ期:CRPS 表现为显著的皮肤、指甲和头发改变,受累身体

369

部分显著的功能受限,包括萎缩、挛缩、症状向邻近组织扩展。这些变化大多数是不可逆的。

病理生理学

尽管 CRPS 的确切病理生理机制还没有阐明,但认为独特的疼痛方式和感觉异常是由于丘脑和大脑皮质的体感区域处理热、机械和疼痛刺激发生了变化。这些信息处理的变化导致中枢致敏,伴有运动和感觉神经元过度兴奋。在 CRPS 患者观察到的交感反应失调,被认为是中枢介导的自主功能改变。

鉴别诊断

CRPS 没有特异的用于诊断的检查。有一些有价值的方法有助于支持或排除 CRPS 诊断。因为骨质疏松是 CRPS 的常见表现,在症状出现后的第一年到 18 个月间,三相骨扫描结果有助于鉴别是否符合 CRPS 诊断。当疾病发展,这个检查用处不大。结果提示 CRPS 的受累身体部分单侧过度灌注,注射后 30 秒在灌注期,有 2 分钟在血液阻断期。在矿化期,注射后 3 小时扫描,大多数显示出单侧关节周围同位素摄取,掌骨和跖骨摄取增加,强化 CRPS 诊断。疾病发展后期,当跟疾病有关的营养改变明显时,X 线平片能提供有用的诊断信息。骨膜下和骨小梁吸收和软骨下侵蚀高度提示 CRPS。受累身体部分的皮肤温度同对测比较,可通过温度计或体温探头获取,也有帮助。

治疗

成功治疗 CRPS 需要两个必要条件。第一,必须鉴别和排除任何促成交感功能障碍发展引起 CRPS 症状的组织外伤;第二,阻断交感神经支配或交感神经阻断剂的局麻药或皮质类固醇必须立即给予。通过脊髓刺激进行神经自主调节是交感阻滞和辅助镇痛控制患者症状失败后的有用方法。职业疗法包括受累皮肤的触觉脱敏。潜在的抑郁和睡眠障碍最好使用三环类抗抑郁药治疗,如去甲替林,睡前单剂量 25mg。加巴喷丁能减轻任何神经性疼痛。阿片类镇痛药和苯二氮䓬类药应避免使用减少医源性化学依赖。潜在的抑郁和行为异常,作为多模式治疗方案的一部分,需要精神干预。

(王清原　安立新　译)

推荐阅读

Baron R: Complex regional pain syndromes. In: McMahon S, Koltzenburg M, (eds): Wall and Melzack's Textbook of Pain, ed 5. Philadelphia, Churchill Livingstone, 2006.

Marinus Johan, Lorimer Moseley G, Birklein Frank, Baron Ralf, Maihöfner Christian, Kingery Wade S, van Hilten Jacobus J: Clinical features and pathophysiology of complex regional pain syndrome, The Lancet Neurology 10(Issue 7): 637–648, July 2011.

第 201 章
类风湿性关节炎

类风湿性关节炎(rheumatoid arthritis,RA)是最常见的结缔组织疾病,人群的患病率大约为 1.5%。RA 的病因不明,但疾病存在遗传倾向。环境因素能触发 RA 的活动,开始自身免疫应答反应,最终导致潜在的具有破坏性的多系统疾病。在莱姆病的病理生理过程得到阐明后,RA 具有易染性的病因学研究也达到了新的水平。

该疾病可发生于任何年龄,青少年时有差别,称为斯提耳病(Still's disease)。年龄在 22~55 岁之间的患者最容易受侵袭,并且发病率随着年龄的增长而增加。女性患者常为男性患者的 2.5 倍之多。尽管 RA 的临床诊断在典型的病例中很明确,但是临床表现、严重程度和疾病发展的不同使得疾病诊断存在困难。由于 RA 的非特异性的临床症状和体征,同时存在与其他结缔组织病明显相重叠的症状,美国风湿病学院公布了有助于临床医生诊断 RA 的指南,详见表 201-1。

表 201-1　美国风湿病学会(ACR)类风湿性关节炎的临床诊断标准

必须具有下列 7 项中的 4 项表现,1~4 条持续至少 6 周

1. 晨僵持续至少 1 小时
2. 有 3 个或 3 个以上的关节肿:右侧或左侧的近指、掌指、腕、肘、膝、踝和胫骨内侧坪关节
3. 腕、掌指或近指关节炎
4. 对称性关节肿
5. 类风湿结节,位于骨性突起之上,或伸肌表面或关节旁区域
6. 类风湿因子阳性
7. X 线改变,包括受累及关节的骨质侵蚀或骨质疏松

症状和体征

疾病发作较隐匿,早期的症状和体征无特异性。RA 患者早期常表现为易疲劳、乏力、肌痛、食欲减退和全身不适等。晨僵常发展成对称性关节烧灼样痛、腱鞘炎和关节两端的渗出。皮肤发红伴随其他炎性关节炎(例如痛风、脓毒性关节炎)不是 RA 的显著特征。任何关节都可被侵袭,其中腕、膝、踝、掌指关节和足的骨骼最常见。若不加以治疗,滑囊炎逐渐加重,关节产生渗出液,肌腱发炎,可出现自发性断裂。最后,软骨组织和支撑性骨骼的破坏将导致严重的疼痛和功能障碍。受累关节变形包括屈曲性挛缩及手指和腕尺侧倾斜。后者由伸肌和掌指关节的滑移引起,预后较差(图 201-1)。

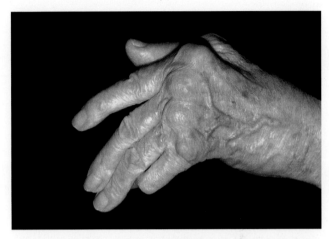

图 201-1　掌指关节滑膜炎伴半脱位

RA 的关节外表现常见。腕管综合征常伴发于 RA,如果临床医生考虑到这一点,对诊断具有提示作用。腕管综合征和其他受压型神经病变(如缓慢性尺神经麻痹)产生于受累结缔组织的增生肥厚。贝克囊肿破裂在 RA 患者并不少见,类似于深静脉血栓形成,导致不必要的抗凝治疗。其他的关节外表现包括风湿结节,位于伸肌腱周围的皮下,为无痛小包块,也可见于肺部。眼部症状常见,眼葡萄膜炎和虹膜炎非常严重。可出现血管炎和贫血,如果未诊断,会导致多系统脏器衰竭,危及生命。心包炎和胸膜炎预示着明显的关节外疾病,必须积极治疗。

RA 的这些症状和体征是疾病相关自身免疫反应的结果。免疫异常包括滑囊液中患者自身浆细胞产生的炎性免疫复合物和抗体。这些抗体中有一种物质称为类风湿因子(rheumatoid factor,RF),它也是血清检测用于诊断 RA 的基础。在 RA 进展过程中,患者自身的 T 辅助淋巴细胞渗入关节囊液中,产生细胞因子,促进炎症反应,加速关节的损伤。巨噬细胞和这些细胞因子(如肿瘤坏死因子、粒-巨噬细胞集落刺激因子)聚集在病变滑囊内。黏附分子的增加促进炎性细胞迁移并驻留在滑囊组织中。在疾病早期,伴随着淋巴细胞和血管的改变,巨噬细胞衍生的内层细胞显著增加。

免疫异常是 RA 重要的发病机制,包括发现于关节囊液中的细胞和血管炎性免疫复合物。浆细胞产生的抗体(如 RF)促进这些复合物的形成。渗入滑囊组织的淋巴细胞主要是 T 辅助细胞,能产生促炎细胞因子。RA 患者的病变滑膜中也会出现巨噬细胞,产生另外的细胞因子吸引其他炎性反应细胞,进一步导致永久性关节损伤,促进血管炎形成。这些细胞还产生多种其他损伤关节的物质,包括纤维素、前列腺素、胶原酶和白细胞介素-2。持续炎性反应导致受累关节滑膜变厚和血管翳形成。

实验室检查

RA 患者常出现正常细胞性贫血,患者的血红蛋白水平轻度降低,除非存在胃、肾脏等部位的血管炎引起的慢性出血,血红蛋白水平多高于 10g/dL。少数患者出现中性粒细胞减少症,常伴有脾增大,称为 Felty's 综合征。也可出现血小板增多、轻中度丙种球蛋白升高。90% 以上的患者血沉加快,C 反应蛋白升高。

前文提到的丙种球蛋白抗体可以通过乳胶凝集试验进行检测,称为 RF。尽管 RF 对 RA 不特异,但是当 RF 滴度超过 1∶160 时,高度提示该疾病,需要对 RA 进行鉴别诊断。RF 滴度预示着疾病的严重程度,较高滴度意味着病情更加严重,滴度下降也能作为 RF 多种治疗有效的粗略指标。

分析活动期 RA 患者的滑囊液,能发现白细胞增多,以多形核细胞为主,也能发现淋巴细胞和单核细胞。同时,滑囊液黏度下降,蛋白水平增加。与结晶性关节病不同的是,RA 患者的滑囊液中没有结晶。

放射线检查

疾病早期,RA 的放射线检查无特异性,常见软组织肿胀,以及关节液增加。随着疾病发展,骨软骨破坏和血管翳形成更加明显。RA 最早的特异性放射线检查结果最常见于第二、第三掌指关节和近端第三指骨关节。可见软组织纺锤样肿胀、关节腔狭窄、关节周围的骨质缺损,关节面虫凿样改变,失去起保护作用的关节软骨。在炎性肌腱腱鞘下出现浅表侵蚀。随着关节破坏的进一步加重,关节腔完全消失,出现各种畸形和骨、关节移位,如指/趾的天鹅颈样畸形。特征性的掌指关节尺侧偏斜是 RA 的特征性表现,通过视诊受累关节能够诊断,X 线平片和 MRI 也能够明确。超声成像也能提供关节损伤程度的重要信息(图 201-2)。

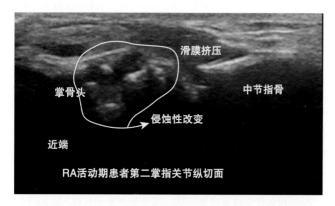

图 201-2 第二腕掌关节侵蚀性改变的纵切面超声成像。注意由严重滑膜炎引起的滑膜挤压。RA,类风湿性关节炎

鉴别诊断

上面已经提到,RA 的体征和症状无特异性,并且和其他病因导致的关节炎及结缔组织病有重叠症状,这使得 RA 的诊断面临挑战。美国风湿病学会诊断指南有助于诊断,但临床医生应当注意,多种关节炎可以并存,滑膜液检查可能是诊断病情的最快途径,而这却往往被忽略。

骨性关节炎难以同早期或轻度 RA 鉴别,因为非外伤性的骨性关节炎常常是对称性的,伴有关节肿胀和疼痛。和 RA 一样,骨性关节炎没有明显的发红,不同于结晶性和感染性骨关节病。骨性关节炎早期首先侵及近端和远端指/趾间关节(特征表现为 Heberden 瘤和 Bouchard 瘤)、第一腕掌和第一跖趾关节、膝、肩关节和脊柱。RA 首先侵及第二、第三掌指关节和近端第三指骨间关节。RF 和血沉无显著升高,类风湿结节及全身症状也有助于鉴别 RA 和骨性关节病。骨性关节炎患者关节液中的白细胞数量比 RA 患者低很多。

其他结缔组织病有时难以和 RA 鉴别,除了骨性关节炎,系统性红斑狼疮常常最容易和活动期 RA 混淆。我们会在后面的章节中进行更详细的讨论,所列出的诊断标准应该能够帮助临床医生鉴别对称性关节炎。

除了结缔组织病和结晶性骨关节病,如痛风和假性痛风外,淀粉样变性、乳糜泻、结节病和链球菌感染继发的急性风湿热也都和 RA 相似。感染性关节炎常表现为单关节或不对称性关节炎,如莱姆病和莱特尔综合征。强直性脊柱炎好发于男性,骶髂关节和中轴骨骼受累显著多于外周关节受累。

治疗

尽管 RA 不能治愈,但是大多数患者在接受适当的治疗后,症状能够明显缓解,并且降低严重残疾的可能性。然而,值得注意的是,虽然接受了最佳治疗,8% ~ 10% 的 RA 患者仍可能面临严重的残疾,影响自理能力和日常生活活动能力。

RA 最初的治疗应关注两个因素:①休息和保护受累关节;②积极治疗急性炎症。RA 患者急性炎症的关节若得不到休息或固定,常导致不可逆的损伤,伴随疼痛和残疾。夹板固定有助于减缓手足畸形的进展,这些畸形对 RA 患者来说是非常痛苦的。积极治疗急性 RA 患者的炎性反应需要巧妙使用药物,这些将会在后面讨论到。

药物治疗抗炎药

急性炎症应使用非甾体抗炎药(nonsteroidal anti-inflammatory drugs,NSAIDs)进行积极治疗,如阿司匹林、布洛芬等。这些药物具有明显的肾脏、胃肠道和肝脏方面的副作用,需要谨慎使用。出现胃肠道不良反应的患者,考虑给予肠溶性保护胃黏膜的药物或非乙酰化水杨酸盐类药物,如双水杨酯或水杨酸胆碱镁。米索前列醇或 H2 受体拮抗剂(如雷尼替丁)等细胞保护药物有助于降低胃肠道不良反应的发生率,使得 RA 患者能持续服用这些必需药。不能耐受 NSAIDs 的患者,考虑使用环氧合酶(COX)-2 抑制剂,但需要注意其潜在的心脏不良反应。补充鱼肝油有助于抑制关节内的前列腺素水平,也能够促进心血管健康。这些药物是否改变疾病的最终结局仍存在激烈争论。

尽管 NSAIDs 是治疗急性 RA 的一线用药,但应注意糖皮质激素能显著缓解疾病急性加重期的疼痛和功能障碍。遗憾的是,糖皮质激素治疗 RA 存在两个主要问题:①随着时间的延长,糖皮质激素对急性炎症反应的抑制效应减弱,并且长期应用具有显著的副作用;②与 NSAIDs 相同,尽管糖皮质激素缓解 RA 急性期症状非常显著,但这类药物能否改变 RA 的最终结局尚不明确。一般来说,糖皮质激素作为 RA 的日常治疗药物适用于以下情况:不能耐受其他治疗方法的患者,或有着威胁生命的关节以外表现的患者,如心包炎、胸膜炎或肾炎。在关节急性发炎疼痛部位局部注射小剂量的皮质类固醇抗炎药物有助于缓解症状,阻断炎症进程,并能够避免全身用药带来的副作用。

疾病调修药

上文已经提到,NSAIDs 或糖皮质激素是否能单独改善 RA 的进程尚不明确,因此,在疾病早期可以使用疾病调修药物,如甲氨蝶呤、羟氯喹、柳氮磺胺吡啶、青霉胺和金制剂。甲氨蝶呤是一种免疫抑制剂,耐受性良好,正逐渐成为治疗 RA 的一线用药(见后文)。金制剂可以作为肠道外药物通过肌内注射给药,每周一次,同时也有口服制剂。虽然金制剂治疗 RA 有效,但也有副作用,包括显著的肾脏和肝脏毒性,以及可能危及生命的皮肤和血液系统恶性疾病。

如果金制剂治疗无效或引起毒性反应,可口服青霉胺治疗。青霉胺潜在的严重副作用有骨髓抑制、肾脏损伤和狼疮样综合征、肺出血-肾炎综合征和重症肌无力。医生应该熟悉药物的毒性反应,并严密监测这些危及生命的不良反应。

羟氯喹也能缓解轻中度活动期 RA 患者的症状。其药物耐受性良好,主要的副作用是肌病,可能不可逆。眼部副作用有可逆性角膜混浊和潜在不可逆性视网膜变性。药物使用期间,这些副作用都需要严密的神经科和眼科监测。

柳氮磺吡啶,主要用于溃疡性结肠炎,也可用于治疗 RA。其毒性小于金制剂和青霉胺,起效缓慢但全身耐受性好。肠溶性制剂增加了其耐受性。所有使用该药的患者均需要监测血常规和血生化,从而发现对血液、肾脏和肝脏产生的副作用。

免疫抑制剂

除了上述提到的疾病调修药,甲氨蝶呤、硫唑嘌呤和环孢霉素 A 等免疫抑制剂在 RA 早期的应用越来越多。这些药物都具有抑制 RA 急性炎症的作用,总体耐受性良好,也存在副作用。必须监测骨髓抑制、肝肾功能损伤和肺炎的发生。免疫抑制剂引发恶性肿瘤的潜力是真正值得关注的,尤其是在长期使用硫唑嘌呤的情况下。

免疫抑制剂甲氨蝶呤已用于 RA 活动期早期。口服给药,每周一次,耐受性良好。副作用包括干扰叶酸代谢,需要同时补充叶酸。甲氨蝶呤在一些患者中出现明显的肝脏毒性,任何肝功能指标升高、可能致命的肝纤维化表现都需要立刻引起重视并实施肝脏检查。甲氨蝶呤治疗中,有关于致命性肺炎的报道,但很罕见。

依那西普和英夫利西单抗是新型疾病修饰药,单独给药或联合甲氨蝶呤用药对 RA 有效。两者都能够阻断肿瘤坏死因子-α(炎症反应中产生的一种蛋白质)。急性 RA 患者体内肿瘤坏死因子-α 的水平升高,加速炎性反应,从而引起疾病相关的疼痛、肿胀和四肢僵直。这些药物的作用机制是通过结合游离的肿瘤坏死因子-α,降低促进炎性反应的肿瘤坏死因子-α 水平。依那西普每周皮下注射两次,耐受性良好,但有罕见的副作用,包括神经系统功能障碍、视神经炎,偶尔还会出现全血细胞减少。英夫利西单抗通过静脉给药,常伴有寒战、发热、血压异常和皮疹。这些药物不能用于急性感染的患者,由于药物能抑制炎性反应,即使轻微的感染也会危及生命。有报道显示,在 RA 治疗过程中使用这些药物能够再次激活结核发作。

物理疗法、矫形术、理疗和作业疗法

药物治疗 RA 疼痛和功能障碍只是一个成功的治疗方案的一部分。正如急性炎症必须积极治疗以避免进一步的关节破坏一样,积极使用物理治疗、矫形术及物理和作业治疗对改善治疗不当的 RA 的持续进展至关重要。

局部冷热疗法能明显缓解疼痛、肿胀和四肢僵直。虽然传统观点认为应该避免在急性炎症的关节处使用热敷,但是许多 RA 患者发现表面的湿热能显著缓解症状,其他患者发现表面冷敷更有效。在 RA 急性期应避免应用超声和电热疗法等深度热疗方式,但可作为非急性期关节全面康复的治疗方式。

使用矫形器来预防关节畸形是 RA 患者治疗的一个重要组成部分。应该在疾病早期考虑使用夜间固定夹来减缓尺侧倾斜的进展。使用鞋垫、穿合适的鞋子也有助于维持功能和减轻疼痛。卧床休息期间保护肘部和跟腱也会减少对受压部位类风湿结节的发生。当急性炎症得到控制后,应采取温和的物理治疗方法,重点关注修复、关节保护和恢复活动范围和功能。

也许比 RA 患者的护理更重要的是患者教育和辅助装置的使用。如果要保持关节功能,正确的举重技巧和关节保护方法指导,以及辅助装置(如开瓶器和扣钩)使用培训是至关重要的。

外科治疗

外科治疗局限于急性关节损伤的修复,如关节半脱位、软骨撕裂、肌腱断裂等,以及受压性神经病变的减压。全关节成形术适用于关节严重受损影响到自理和日常生活能力的患者。需要记住的是,RA 患者特别是有 C1-C2 半脱位危险的患者,需要早期进行手术治疗以避免致命性的脊髓损伤。任何外科治疗都应同时进行理疗和康复,从而避免术后功能的进一步丧失。

(周明月　王保国　译)

推荐阅读

Waldman SD: Connective tissue diseases. In: Pain Management, Philadelphia, Saunders, 2007.

Sweeney SE, Harris Jr ED, Firestein GS: Clinical features of rheumatoid arthritis. In: Firestein GS, Budd RC, Gabriel SE, et al (eds): Kelley's Textbook of Rheumatology, ed 9. Philadelphia, Saunders, 2013, pp. 1109–1136.

系统性红斑狼疮(systemic lupus erythematosus, SLE)是临床上第二个最常见的结缔组织病,病因不明。该疾病90%的患者是女性,在非洲裔美国人和亚洲人中的发病率有上升趋势。虽然有的患者病情较轻、致命性较低,但是SLE可累及关节、皮肤、血管和主要脏器,给患者带来许多痛苦,甚至致残。

症状和体征

SLE的临床表现和最终结局形式多样,从轻度的非进展性的疾病到侵及多器官系统的严重的综合征,并产生威胁生命的后遗症。SLE可表现为急性发热性疾病的表现,伴有关节痛和皮疹,很难与累及中枢神经系统和其他主要器官系统的急性发热性疾病区分,或起病可能更为隐蔽和隐匿,导致诊断上的重大延误。该疾病可能出现任何器官系统的相关表现,不管是皮肤表现还是几乎所有的多发性关节痛表现,都常使临床医生考虑到SLE的诊断。

虽然超过90%的SLE患者存在多发性关节炎,但与类风湿性关节炎不同,与SLE相关的关节疾病的关节破坏和变形要少得多。在罕见患者中,会出现类似于类风湿性关节炎的明显的关节破坏和畸形。这类关节炎称为Jaccoud关节炎,常见于SLE患者,表现为一系列急性风湿热的急性症状。

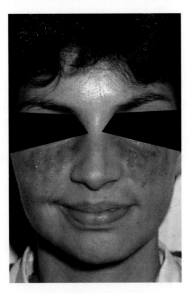

图202-1 SLE患者面部的蝶形红斑。注意红斑不超过鼻唇沟。(From Crow MK:Chapter 214-Systemic Erythematosus. In:Goldman L, Schafer AI [eds]:Goldman's Cecil Medicine, ed 24. Philadelphia, Saunders, 2012, pp 1697-1705.)

SLE的特征性皮肤病变是蝶形红斑。SLE有变异的表现,可为盘状红斑,被称为盘状红斑狼疮(图202-1)。盘状红斑狼疮较系统性红斑狼疮病情温和,全身受累较少。常见反复口腔溃疡和局部区域脱发,是继发于小血管炎的紫癜性病变。据报道,40%以上的SLE患者具有光敏性。

临床医生应该牢记,SLE除了关节和皮肤病变,实际上还会影响任意器官系统。表202-1列举了SLE的一些常见关节以外的表现,包括血管炎、胸膜炎、肺炎、心肌炎、心内膜炎、心包炎、肾小球性肾炎、肝炎、脾大和全身淋巴结病等。血液学的不良反应有全血细胞减少、血小板减少、白细胞减少和高凝状态伴随继发于肺动脉和冠状动脉栓塞和/或血栓形成。神经系统功能障碍包括头痛、癫痫、意识错乱,偶可见精神障碍。

表202-1 系统性红斑狼疮的关节外表现

● 皮肤表现	● 肾脏表现
● 蝶形红斑	● 蛋白尿
● 盘状红斑	● 肾小球性肾炎
● 局部脱发	● 肝脏表现
● 斑丘疹	● 肝炎
● 血管表现	● 血液系统表现
● 血管炎	● 全血细胞减少
● 血栓	● 白细胞减少
● 肺部表现	● 血小板减少
● 胸膜炎	● 高凝状态
● 胸腔积液	● 神经系统表现
● 肋膜炎	● 头痛
● 肺栓塞	● 癫痫
● 心脏表现	● 意识错乱
● 心肌炎	● 精神障碍
● 心内膜炎	● 全身淋巴结病
● 心包炎	● 脾大

实验室检查

抗核抗体(antinuclear antibody, ANA)检测在98%以上的SLE患者中呈阳性。梅毒血清学阳性的患者偶可见假阳性,药物诱导的狼疮样状态也会出现 ANA 滴度阳性。如果临床医生高度怀疑 SLE 或患者的症状不能除外 SLE，但 ANA 阴性，此时需要更特异的检查来帮助鉴别，这个检查就是抗双链 DNA 抗体试验，它在 SLE 患者中的特异性很高。

大多数 SLE 患者的血沉明显升高。和 C 反应蛋白水平始终升高的类风湿性关节炎相比，SLE 的 C 反应蛋白水平出奇的低，即使在疾病的活动期。上文已提到，可能发生一系列的血液异常，包括全血细胞减少、血小板减少、白细胞减少和凝血异常。高水平的抗心肌磷脂抗体应该使临床医生警惕高凝状态的可能性。

鉴别诊断

当患者(尤其是年轻女性)表现为发热伴有皮肤红斑、多发性多关节、肾脏疾病、间断性胸膜痛、白细胞减少、高球蛋白血症和抗双链 DNA 抗体阳性时，SLE 诊断明确。SLE 早期很难和其他结缔组织疾病区分，当以关节症状为主时，会误诊为类风湿性关节炎。混合型结缔组织病有 SLE 的临床特点，同时合并系统性硬化症、类风湿样多发性关节炎、多发性肌炎或皮肌炎(见后文)。

上文已经提到，现在临床上使用的药物中有些能产生类似 SLE 的临床综合征，也能使 ANA 试验呈阳性。这些药物包括肼屈嗪、普鲁卡因和几种 β 受体阻滞剂。停药后，类似狼疮样症状和 ANA 阳性一般会消失。

治疗

一般而言，如果 SLE 能够早期诊断，受累关节和其他器官系统症状得到适当治疗，这个疾病的长期预后比许多其他的结缔组织病的预后要好很多。SLE 的合理治疗取决于疾病的严重程度和关节以外的症状。长期研究显示，SLE 的发病率，某些情况下的死亡率，都与治疗中引发的医源性并发症相关。为了治疗需要，SLE 被分为轻度和重度两种类型。

轻度 SLE 患者表现为发热、关节痛、头痛、皮疹和轻度的心包炎。重度 SLE 患者表现为胸腔积液、严重心包炎、心肌炎、肾功能不全、血小板减少性紫癜、血管炎、溶血性贫血、高凝状态和显著的中枢神经系统受累。患有严重 SLE 的患者考虑存在威胁生命的急症，按照以下方法进行治疗。

轻度 SLE 的治疗应以早期发现肾脏损害和高凝状态为目标。非甾体抗炎药和阿司匹林(尤其考虑到血栓形成)是治疗轻度 SLE 的良好起点。如果存在皮肤和关节问题，可加用氯喹、羟氯喹或米帕林等抗疟药物。需要记住的是，跟多发性硬化病一样，SLE 的特点是病情时而缓解时而加重，完全无法预测。如果没有识别出肾脏、心脏、血液或肺部异常的警告信号，可能会导致严重后果。

重度 SLE 患者需要使用皮质激素并严密监测潜在的系统功能障碍。泼尼松起始剂量为 60mg/d，在出现第一个疾病征象时就可以使用，一些有经验的临床医生开立大剂量的静脉注射甲强龙，剂量为 1 000mg/d，持续 3~4 天，特别是在显著累及中枢神经系统时。给予免疫抑制剂如硫唑嘌呤或环磷酰胺，有助于治疗伴有肾脏疾病的 SLE。高水平的抗心肌磷脂抗体预示着血栓形成的风险较高，建议给予预防性的抗凝治疗。

要想使重度 SLE 得到控制，通常需要抑制自身免疫和炎性反应。最好使用低剂量的糖皮质激素或低剂量的免疫抑制剂。可以通过临床症状的变化来监测抑制治疗的效果，并通过抗双链 DNA 抗体滴度来客观评价。当糖皮质激素逐渐减量时，临床医生应警惕炎性反应和自身免疫反应加重的可能性，并应及时治疗以避免后遗症。临床医生也应意识到，即使疾病控制良好，妊娠状态也会使相关症状更显著，自然流产和晚期胎儿死亡也很常见。

(周明月　王保国　译)

推荐阅读

Crow MK: Systemic lupus erythematosus. In: Goldman L, Schafer AI (eds): Goldman's Cecil Medicine, ed 24. Philadelphia, Saunders, 2012, pp. 1697–1705.

Waldman SD: Connective tissue diseases. In: Pain Management, Philadelphia, Saunders, 2007.

硬皮病是一种病因未明的以弥漫性纤维化为特征的结缔组织病,可引起皮肤、结缔组织、血管的损害,以及关节炎和食管、胃肠道、肾脏、心脏、肺的病变。纤维化是由胶原异常沉积于受累组织结构中引起的。该疾病可能见于皮肤或单一器官系统,也可能导致严重的多系统病变。为了更准确地体现该疾病的多系统侵犯特性,现倾向于将这种全身性改变称为系统性硬化症。该病像系统性红斑狼疮一样,不同患者间的疾病严重程度和病程存在很大差异。硬皮病在女性中的发病率为男性的四倍,30 岁之前及 50 岁之后少见。接触受污染的食用油、聚氯乙烯和二氧化硅可能是该病的易患因素。

症状和体征

硬皮病的发病与类风湿关节炎不同,起病渐进且隐匿。起初患者主诉疼痛或畸形,伴有手指的肿胀和活动范围受限(指端硬化),以及雷诺现象。该病亦可以多关节痛和吞咽困难为首发症状。

最令患者困扰的是与硬皮病有关的皮肤改变(图 203-1)。通常来说,外观不雅常常是患者首次就诊的原因。硬皮病皮肤改变往往呈对称性,首先侵犯上肢远端。若不加以治疗,皮肤将呈光泽和萎缩改变,伴有肿胀,呈现紧绷感,可能出现指端、面部、胸部和口唇的色素沉着、毛细血管扩张,也可能出现面具样面容,这些给患者及家庭带来了极大的困扰。手指、肘部、踝和膝关节的皮下钙化可加剧疼痛和畸形。由于存在长期失营养和血管炎,钙化和指尖皮肤溃疡很常见。

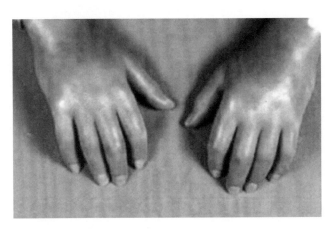

图 203-1 硬皮病典型的皮肤改变。(From Denton CP: Systemic sclerosis: clinical features and management. Medicine 2006 Nov;34[11]:480-488.)

腱鞘炎和滑囊炎,尤其是大关节部位,可导致疼痛和功能障碍,并可扩大已受累关节的活动障碍范围。由滑膜和表面皮肤纤维化引起的指、腕和肘的屈曲性挛缩一旦出现,治疗起来尤为困难。

合并皮肤和肌肉骨骼的各方面表现往往是由食管运动障碍造成的吞咽困难患者最普遍的主诉。由于酸性物质反流引起的食管和低位食管括约肌纤维化会加重患者的吞咽困难。另外,小肠蠕动减弱引起的吸收不良以及大肠弥漫性纤维化也会加重消化道功能障碍。

肺纤维化、胸膜炎和胸腔积液将引起肺功能降低。如果不加以治疗,肺部小血管可能受累,进一步引起肺动脉高压,从而伴发一系列临床表现。伴有硬皮病的纤维化也可能影响心肌和心脏传导系统,患者可能出现心律失常。心肌纤维化和肺动脉高压继发的心输出量减低可能导致难治性充血性心力衰竭。病程早期出现心肺系统的症状提示预后不良。

肾脏通常是硬皮病受累最严重的器官,小动脉纤维化导致肾脏功能迅速恶化以及恶性高血压,合并心衰将加速肾功能恶化的进程。如果不加以治疗,肾功能的持续恶化对硬皮病患者来说将会是致命的打击。

实验室检查

尽管硬皮病常常是基于临床特征做出诊断,但当临床诊断不甚明了或考虑特殊类型的硬皮病(例如 CREST 综合征)时(见下文),有时需要借助实验室检查。90%的硬皮病患者抗核抗体(ANA)滴度升高。尽管该病不存在特异性指标,但较高的 ANA 滴度至少能够提示临床医生考虑结缔组织疾病。但如果仍然不能做出硬皮病的明确诊断,需要进一步做一些类似于 ANA 类的检查。硬皮病患者特异性 ANA 检测提示为抗核型,而 CREST 综合征表现为抗着丝点抗体的升高。需要注意的是,大约三分之一的患者类风湿因子阳性,这可能会混淆诊断。硬皮病患者的红细胞沉降率通常会升高,但不如类风湿关节炎和系统性红斑狼疮的患者明显。

鉴别诊断

鉴于硬皮病起病的渐进性和隐匿性,该病的诊断常常与其他结缔组织病或其他心、肺、关节、皮肤和肾脏系统性疾病混淆而延误诊断。硬皮病的变异类型表现多种多样,也常常混淆临床诊断。CREST 综合征就是其中一种。CREST 综合征是多系统的综合表现,包括钙质沉着、雷诺综合征、食管功能障碍、指端硬化和毛细血管扩张。这种硬皮病也被称作限制性表皮型硬皮病,病程呈现良性进展,预后极为良好。有时硬皮病的表现仅局限于皮肤和邻近结缔组织,无多系统受累,也给该病的诊断带来了困难。像 CREST 综合征一样,局限性的硬皮病类型往往呈现相对良性的病程。混合型结缔组织病(mixed connective tissue disease, MCTD)合并多肌炎、系统性红斑狼疮和硬皮病,也使得该病的诊断陷入窘境。如果在一系列鉴别诊断中考虑 MCTD,抗核糖核蛋白抗体检查将有助于提示临床医师 MCTD 的可能性较典型的硬皮病可能性大。

治疗

硬皮病的治疗不是基于疾病本身,而是针对特异器官系统的功能障碍进行的。早期治疗尤为关键,有助于改善生活质量和预后。治疗的关键在于处理肾功能不全,早期应用血管紧张素转换酶抑制剂,如米诺地尔,有助于控制血压和改善肾血流。

在该病早期需要考虑应用低剂量非甾体抗炎药和糖皮质激素来治疗滑膜炎、关节炎和肌炎。雷诺综合征的治疗可能需要辅以钙离子通道阻滞剂,有非对照组研究表明局部应用硝酸甘油也有助于缓解症状。甲氨蝶呤和青霉胺类药物可能有助于减慢纤维化进程,尤其是皮肤和指端的纤维化。

治疗食管反流需应用组胺抑制药物、胃肠黏膜保护剂和小颗粒营养物质,除了可能缓解症状,也有助于防止低位食管受到侵蚀或形成狭窄。治疗继发于肠道扩张引起的菌群增生型吸收不良也可口服抗生素。针对其他结缔组织疾病,合理应用专科治疗和物理治疗也可减轻疼痛,改善功能。

(周明月 王保国 译)

推荐阅读

Waldman SD: Connective tissue diseases. In: Pain Management, Philadelphia, Saunders, 2007.

Denton CP: Systemic sclerosis: clinical features and management, Medicine 34(11):480–488, 2006 Nov.

多肌炎是一种病因未明的结缔组织病,它不如类风湿关节炎、系统性红斑狼疮和硬皮病那么常见。该病是以进行性肌变性和肌萎缩为特征的肌肉炎性疾病,有许多特殊类型,包括皮肌炎,从临床角度看,它是以皮肤表现为特征的多肌炎。该病女性发病率为男性的两倍,临床表现可以和几乎所有结缔组织疾病重叠,这使得单纯基于临床特征来诊断变得困难。成人40岁之前或60岁之后通常不发病,儿童特殊类型的多肌炎往往提示预后不良。临床医生需要意识到,多肌炎与恶性肿瘤有极强的相关性,对于可疑的多肌炎患者,寻找潜在的恶性肿瘤应该是诊断检查和治疗计划的重要组成部分。恶性肿瘤是触发了针对肌肉的自身免疫反应,还是仅仅触发了一系列未知的级联瀑布反应,尚有待阐明。值得注意的是,与多肌炎相比,皮肌炎患者的恶性肿瘤发生率更高。恶性肿瘤的类型和部位不固定,这使得找寻潜在病灶更加困难。

症状和体征

多肌炎多有前驱急性感染的表现,常为病毒性感染。症状可能急性出现,也可能逐渐发生,让患者误以为自己仍处于最初的发热性疾病中。患者通常主诉皮疹和肌无力,近端肌群比远端肌群更易受累。可能存在肌痛和多关节痛,全身性表现与风湿性多肌痛相似(见下文)。在一些患者中,严重的肌无力症状进展迅速,患者表现为坐下后起立困难,或者抱怨不能将胳膊抬高、梳头。在罕见病例中,患者出现控制声带的肌肉无力,引起言语障碍,可能被误认为是重症肌无力或脑卒中。严重的患者可发生急性呼吸功能不全,同时伴有发热表现可能使医生误诊为 Guillain-Barré 病。胃肠道受累时可能出现和硬皮病一样的症状。多数患者可出现心律失常和心脏传导功能缺陷,还有因横纹肌溶解引起的急性肌红蛋白尿而导致的肾衰竭。

通常来说,手和足部的小肌肉群以及面部表情肌不受累。

当多肌炎患者主要表现为皮肤受累时被称作皮肌炎,特征性表现是以眶周为中心的紫红色浮肿性斑和 Gottron 征(图204-1)。当出现指/趾端桡侧皮肤剥脱或裂开时,高度提示该病。也可出现全身性的斑丘疹。多数未经诊断和治疗的患者可出现皮下钙化结节。

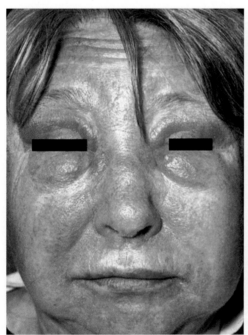
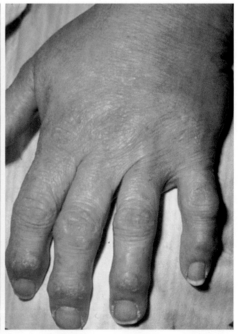

图 204-1 严重皮肌炎患者的紫红色斑和 Gottron 征。(From Dastmalchi M, Alexandersson H: Chapter 14-Targeted Treatment of the Idiopathic Inflammatory Myopathies. In: Weisman MH, Weinblatt ME, Louie JS, et al [eds]: Targeted Treatment of the Rheumatic Diseases. Philadelphia, Saunders, 2010, pp 166-185.)

实验室检查

对多肌炎或皮肌炎而言，无特异性诊断检查。患者的红细胞沉降率、血清肌酶水平通常会升高，尤其在该病的急性期。肌酸激酶（creatine kinase，CK）水平监测可用于评价治疗效果。大约 60% 的多肌炎患者体内存在胸腺核抗原的抗体。

鉴别诊断

由于该病的症状与其他结缔组织病有重叠，所以仅从临床表现来诊断比较困难。近端肢体肌无力、特征性皮疹（如皮肌炎）、肌电图检查阳性以及血清肌酶水平升高都高度支持多肌炎或皮肌炎。如果此时仍无法明确诊断，则需借助肌肉活检来确诊。

治疗

糖皮质激素是急性多肌炎患者的首选药物。60mg 的首次剂量足以控制急性炎症反应并改善临床症状。糖皮质激素可以根据药物的治疗反应和血清肌酸激酶水平恢复正常而逐渐减量，此后维持能够控制症状和肌酸激酶水平的最低剂量，避免发生激素诱导性肌病，这不利于疾病的临床管理甚至会使病情恶化。如果糖皮质激素不能控制病情或药物的副作用超过了其治疗作用，则考虑使用免疫抑制药物试验性治疗，包括氨甲蝶呤、环孢素、硫唑嘌呤和环磷酰胺。要注意，对上述治疗无应答的肌无力可能继发于相关的恶性肿瘤（如副肿瘤综合征），为了改善患者肌无力的症状，需要采取针对肿瘤的治疗措施。在病程早期多建议采用物理疗法和康复疗法，并指导患者使用辅助装置，这对于改善患者功能均大有裨益。

（周明月　王保国　译）

推荐阅读

Waldman SD: Connective tissue diseases. In: Pain Management, Philadelphia, Saunders, 2007.

第 205 章
风湿性多肌病

　　风湿性多肌病(polymyalgia rheumatica,PMR)多发于 60 以上的老年人,是一种病因未明的结缔组织病。女性发病率为男性的两倍,可伴发颞动脉炎。该病的特征性表现为一系列的肌肉骨骼症状,包括颈、胸、盆腔深部疼痛、晨僵、关节痛以及静息痛。全身症状包括不适感、发热、厌食、体重下降和抑郁。这些

症状可能会严重到类似于恶性肿瘤导致的营养不良和恶病质。与多肌炎不同,该病没有明显的近端肌肉无力,而是呈现为一种全身无力和疲乏的状态(图 205-1)。与多肌炎截然相反的是,该病的肌肉活检和肌电图可表现为正常。

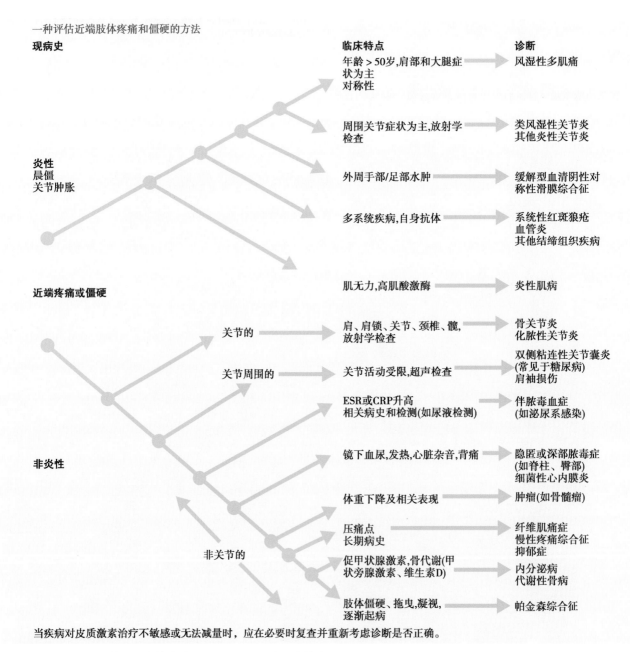

当疾病对皮质激素治疗不敏感或无法减量时,应在必要时复查并重新考虑诊断是否正确。

图 205-1　一种评估近端肢体疼痛和僵硬的方法(多肌痛综合征)。(From Subrahmanyam P, Dasgupta B: Polymyalgia rheumatica. Medicine 2006 Oct;34[10]:427-430.)

症状和体征

PMR 的起病方式多种多样，一些患者呈急性或暴发性起病，而另外一些患者呈渐进性起病，更像是难治的流行性感冒。促使患者就医的常见原因是深部肌肉酸痛和极度的疲乏感。敏锐的医生会识别出"凝胶现象"（休息后的僵硬），并在等待实验室检查结果的过程中基于临床症状做出诊断。

实验室检查和影像学检查

PMR 患者的红细胞沉降率（erythrocyte sedimentation rate, ESR）显著升高，常高于 100mm/h。未经治疗的 PMR 患者，其 C 反应蛋白水平也会显著增加。如前文所述，尽管患者会主诉肌肉疼痛，但该病没有客观性检查结果的异常发现。同时，尽管患者有关节炎的症状，但关节 X 线平片检查也没有渗液、关节受损等常见于风湿性关节炎和其他结缔组织疾病的表现。超声成像和 X 线平片检查可能有助于鉴别诊断以及判断关节疾病的严重程度。

鉴别诊断

PMR 常与一些系统性疾病相混淆，例如甲状腺功能减退、抑郁或恶性肿瘤（如多发性骨髓瘤）。在发病初期，最容易被误诊为多肌炎，但通过简单的肌电图检查就可以很容易的鉴别开来；PMR 的肌电检查阴性，而多肌炎表现为强阳性。该病相对来说没有急性关节炎的表现，X 线平片上缺乏小关节破坏的证据，并且没有类风湿结节，类风湿因子检查呈阴性，这些都可能会使临床医生偏离风湿性多肌病的诊断。

治疗

PMR 的主要治疗方法是使用泼尼松，初始剂量为 15～20mg/d。给予低剂量的皮质类固醇后，该疾病的症状通常会有显著改善；另外，需要根据临床表现逐渐减量。该疾病不像其他结缔组织疾病那样可以将血沉作为治疗有效性的评价指标，无症状患者的血沉可能仍持续处于高水平。要注意的是，颞动脉炎常常与 PMR 伴随，因此如果考虑存在颞动脉炎，为了降低失明的风险，在得到颞动脉活检结果回报前，需要给予更大剂量的泼尼松，剂量为 60～100mg/d。

（周明月　王保国　译）

推荐阅读

Waldman SD: Connective tissue diseases. In: Pain Management, Philadelphia, Saunders, 2007.

Subrahmanyam P, Dasgupta B: Polymyalgia rheumatica, Medicine 34(10):427–430, 2006 Oct.

中枢性疼痛被定义为由于中枢神经系统损伤或功能障碍引起的疼痛疾病。显然,这一定义涵盖了多种病理情况,它们的共同特征为引起疼痛。描述中枢性疼痛的其他术语还有丘脑痛、去传入神经性疼痛和痛性感觉缺失。

表 206-1 总结了涉及中枢神经系统的病理过程,这些病理过程与中枢疼痛的演变有关。从列表中的病理情况来看,从脊髓灰质后角到大脑皮质,中枢神经系统任何部位的损伤或功能障碍,均有可能引起中枢性疼痛。然而,大多数中枢痛似乎是由丘脑腹后侧、低位脑干、脊髓丘脑通路和脊髓的损伤引起的(图 206-1)。通常来说,病变的部位决定了疼痛的部位;例如,丘脑大范围损伤往往导致偏身性疼痛,而大范围脊髓损伤通常导致损伤平面以下的双侧疼痛。

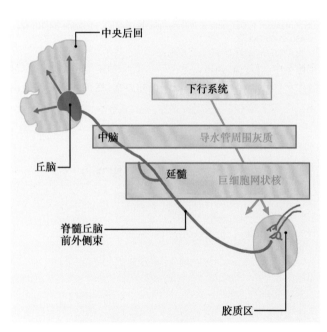

图 206-1　中枢性疼痛通路

尽管没有一种与中枢疼痛状态相关的特定类型的疼痛,但可以对疼痛性质做出一些概括。持续的烧灼痛或钝痛是最常见的与中枢疼痛相关的疼痛类型,刺痛和刀割样痛(shooting and lancinating pain)也常有报道。中枢性疼痛的程度从轻度到重度不等,然而,遭受中枢性疼痛的患者几乎一致地表述疼痛带来的痛苦和不悦,这表明一部分疼痛与患者的感知有关。痛觉超敏、痛觉过敏和痛觉迟钝也比较常见,伴有强烈情绪变化时,疼痛会加剧。

中枢性疼痛的治疗一般比较困难,疼痛医师只能部分缓解患者与中枢性疼痛相关的症状。普遍认可的治疗方案见表

206-2。在大多数遭受中枢性疼痛的患者中,需要采用多种治疗方法相结合的模式来优化治疗效果。

表 206-1　中枢性疼痛常见病因

大脑、脑干的损伤和功能障碍	癫痫
● 丘脑梗死和出血	● 帕金森病
● 尤其见于丘脑腹后侧部位	**脊髓的损伤和功能障碍**
● 大脑和脑干的血管畸形、梗死和出血	● 多发性硬化
● 创伤性脑损伤	● 脊髓空洞症
● 脑肿瘤	● 创伤性脊髓损伤
● 大脑和脑干的感染、炎症	● 脊髓肿瘤
● 多发性硬化	● 脊髓感染、炎症
● 延髓空洞症	● 脊髓血管病变

表 206-2　普遍接受的中枢性疼痛治疗方案

药物治疗	谷氨酸能药物?
● 抗抑郁药	**神经刺激治疗**
● 抗惊厥药	● 经皮神经电刺激
● 镇痛药	● 脊髓刺激
● 局部麻醉药/抗心律失常药	● 深部脑刺激
● 神经安定剂	● 运动皮层的表面刺激
● 大麻素类?	**神经毁损治疗**
● 肾上腺素能药物	● 丘脑切开术
● 胆碱能药物	● 脊髓丘脑外侧束切断术
● GABA 能药物	● 脊髓背根入髓区毁损

(周明月　王保国　译)

推荐阅读

Boivie J: Central pain. In: McMahon SB, Koltzenburg M (eds): Wall and Melzack's Textbook of Pain, ed 5. Philadelphia, Churchill Livingstone, 2006.

Colvin LA, Power I: Understanding chronic pain states, The Foundation Years 3(3):117–120, 2007 Jun.

转换障碍是一种躯体形式障碍,被列入美国精神病学会《精神疾病诊断与统计手册》(第 4 版修订版)(DSM-Ⅳ-TR)。手册中发布的该病的诊断标准概述见表 207-1。

表 207-1　DSM-Ⅳ中的转换障碍诊断标准

影响随意运动或感觉功能的一种或多种症状或缺陷,能够提示神经系统疾病或其他常见病

- 心理因素被判断为与症状或缺陷有关,因为冲突或其他压力先于症状或缺陷出现或能够使症状或缺陷加重
- 症状或缺陷并非故意制造或伪装(如伪装精神障碍)
- 通过合理的检查认为该症状或缺陷不能被常见病、药物作用或文化认可的行为及经验所解释
- 症状或缺陷给患者带来极大的痛苦和障碍,表现在社交、工作或其他功能领域,或需要给予医疗干预
- 症状或缺陷不限于疼痛或性功能障碍,并非只在躯体化障碍过程中发生,不能被其他精神疾病很好地解释

思格蒙德·弗洛伊德(Sigmund Freud)首次使用"转换"这一概念,指的是潜意识中采用一种躯体症状替代一种被压抑的观念或想法。Freud 认为这是一种对难以接受的冲动的心理防御。有人驳斥 Freud 的观点,他们难以理解深层的恐惧或难以接受的冲动怎么能够在潜意识中创造出一种躯体症状,并提出了一种替代理论,他们认为所谓的转换而来的症状实际上是对压力的一种习得反应,尽管是病态的反应。按照这一理念,患者通过避开产生压力的活动或情境来得到初级获益,然后借助躯体症状得到来自朋友、同事和家人的同情和认可,从而得到二级获益。

转换障碍这一精神障碍在不同文化背景中的发病率存在差异,在美国罕见。这种差异的原因并不完全明了,但有人认为,弗洛伊德的概念几乎完全融入了美国文化,使得这种转换障碍几乎太过明显,无法成为一种有效的应对机制。

转换障碍患者的症状通常都比较严重,往往影响正常的日常生活活动,甚至在某种程度上驱使患者躲避引发转换障碍的相似场景。尽管转换障碍可能会无明确原因自然好转,但由单纯潜意识精神现象所引发的远期功能丧失可以导致持久的躯体并发症,例如挛缩或失用性萎缩。

转换障碍最常见的症状概括见表 207-2(图 207-1)。需要强调的是与转换障碍相关的躯体症状不能随意控制,因此很难通过识别提示自主控制倾向的特征来检测,比如说症状和体征往往矛盾和多变,并且呈自限性,持续时间也较短。

表 207-2　转换障碍常见的躯体症状和体征

- 无力
- 瘫痪
- 失明
- 失聪
- 失音
- 感觉障碍
- 异常不随意运动,包括震颤
- 假性癫痫发作

La belle 冷漠历来被认为高度提示转换障碍,尽管该神经病学方面的发现缺少对转换性躯体症状的影响和严重性的关注,并且完全否定了与躯体障碍相关的心理问题。事实上,La belle 冷漠可见于许多其他神经系统器质性疾病,包括右侧大脑半球卒中。因此转换障碍是一种排除性诊断,对于难以解释的症状和体征,应该积极寻找躯体上的异常,然后才能把患者的异常表现归因于纯粹的心理问题。

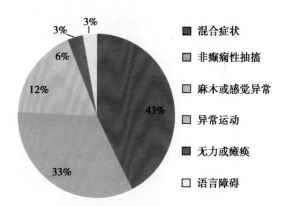

图 207-1　转换障碍常见的躯体主诉。(From de Gusmao CM, Guerriero RM, Bernson-Leung ME, et al: Functional neurological symptom disorders in a pediatric emergency room: diagnostic accuracy, features, and outcome. Pediatr Neurol 2014 Aug;51[2]:233-238.)

(周明月　王保国　译)

推荐阅读

Bond MR: Psychiatric disorders and pain. In: McMahon SB, Koltzenburg M (eds): Wall and Melzack's Textbook of Pain, ed 5. Philadelphia, Churchill Livingstone, 2006.

de Gusmão CM, Guerriero RM, Bernson-Leung ME, et al: Functional neurological symptom disorders in a pediatric emergency room: diagnostic accuracy, features, and outcome, Pediatr Neurol 51(2):233–238, 2014 Aug.

第 208 章
做作性障碍

做作性障碍［曾称孟乔森综合征（Munchausen syndrome）］是一种罕见的心理疾病，多见于男性。该病患者四处求医，对症状的严重性有戏剧性的、呈教科书式的描述，常主诉危及生命。患者常常通过注射受感染的物质引起发热、使用止血带引起肢体肿胀等方式产生人为疾病，从而夸大病情。患者编造的痛苦常常带来一系列侵入性检查和治疗，无端地增加疾病甚至死亡。心脏症状在该病患者中常见，并形成了做作性障碍的一种亚型，即心因性幻觉（Cardiopathia fantastica）。

与转换障碍截然相反，转换障碍的患者没有意识到自己的虚构，而做作性障碍患者很清楚自己在撒谎，而且没有患病。尽管做作性障碍的病理生理机制仍然未知，但目前的观点是大多数患者都有相关的人格障碍。两种疾病的另一个重要差异在于，转换障碍患者几乎总是存在明确的初级和二级获益，而做作性障碍患者没有明显的获益。做作性障碍患者积极主动地寻求患者的角色，这样可以满足内心深处的一些需求。为了进一步达到这一目的，患者心甘情愿接受诊断治疗的痛苦和风险。

做作性障碍的亚型中除了心因性幻觉外，另外还有代理型做作性障碍（Munchausen syndrome by proxy）或称为被捏造的或被诱发的疾病（代理性伴病症）。在这种疾病中，看护人员会积极地制造被照看者的患病状态，以此寻求同情、获得关注或得到其他二级获益。代理型做作性障碍被认为是虐待老人和儿童的一个潜在原因，它的一个重要特征是看护理人员在整个疾病过程中的作用没有被认可（图 208-1）。

做作性障碍患者经常出现人格障碍，这种罕见疾病治疗起来相当棘手。尽管抗精神病药物已被用于治疗该病，但几乎没有证据支持其有效性。

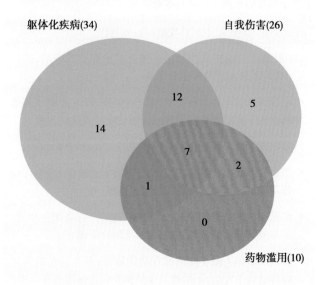

41位母亲中躯体化疾病、自我伤害和药物滥用的关系

图 208-1　认可的主要组成。（From Bass C，Jones DPH：Fabricated or induced illness：assessment of perpetrators and approaches to management. Psychiatr 2009 May；8［5］：158-163.）

（周明月　王保国　译）

推荐阅读

Bass C, Jones DPH: Fabricated or induced illness: assessment of perpetrators and approaches to management, Psychiatr 8(5):158–163, 2009 May.
Bond MR: Psychiatric disorders and pain. In: McMahon SB, Koltzenburg M (eds): Wall and Melzack's Textbook of Pain, ed 5. Philadelphia, Churchill Livingstone, 2006.

热损伤是指由于人体组织直接接触过热或过冷的物体导致的组织伤害。当发生热损伤时，最表层的区域（例如皮肤或黏膜）最早受累并失去屏障作用，增加患者受感染的风险。当深层组织受累时，体液从毛细血管内渗漏出来，导致体液丢失、水肿和疼痛（图 209-1）。

热损伤根据受损组织的深度来分级。传统的三分类法将热损伤分为一度、二度和三度，现已弃用，现多采用六分类系统，更加准确的定义了损伤的程度。这种分类的准确性对于制定治疗方案以及预测预后极为关键。六分类法概括见表 209-1。

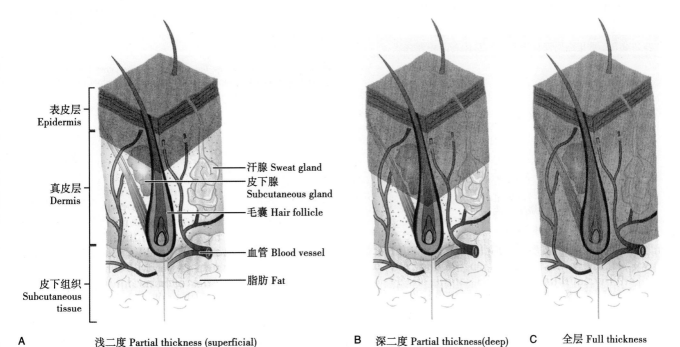

表皮层 Epidermis
真皮层 Dermis
皮下组织 Subcutaneous tissue

汗腺 Sweat gland
皮下腺 Subcutaneous gland
毛囊 Hair follicle
血管 Blood vessel
脂肪 Fat

A   浅二度 Partial thickness (superficial)   B   深二度 Partial thickness(deep)   C   全层 Full thickness

图 209-1　三分类法中的浅二度损伤（A）、深二度损伤（B）和全层损伤（C）。（From Edlich RF, Martin ML, Long WB. Thermal burns. In: Marx J, Hockberger R, Walls R ［eds］: Rosen's Emergency Medicine: Concepts and Clinical Practice, ed 6. St. Louis, Mosby, 2006.）

表 209-1　热损伤分类

- **一度烧伤**　仅见到红斑、局限性的皮肤苍白和损伤位点的轻度疼痛。一度烧伤仅累及表皮

- **二度烧伤**　表现为体液外渗和水疱形成。二度烧伤累及真皮乳头层，也可累及深部的网织层

- **三度烧伤**　在以上基础上还包括皮肤和皮下组织的炭化以及焦痂形成。痛觉感受器和神经末梢的破坏使三度烧伤的疼痛程度比二度轻。毛囊和汗腺损伤是永久性的，常常形成瘢痕

- **四度烧伤**　是指大部分真皮被破坏，肌肉和/或骨骼外露。由于痛觉感受器和神经末梢被完全破坏，烧伤部位没有任何感觉。此期需要进行皮肤移植和坏死组织彻底清除，可能危及生命

- **五度烧伤**　是指皮肤、皮下组织和肌肉被破坏，骨骼外露。骨骼烧伤会增加护理难度，预后更差

- **六度烧伤**　累及所有皮肤和皮下组织，肌肉受损，骨骼受损也极为严重。死亡率极高

除了上述关于组织损伤程度的烧伤分类法外,热损伤严重程度评估则采用总体表面积法(total body surface area,TBSA),按二度或二度以上烧伤中损伤范围占总体表面积的百分比来定义。TBSA 很容易通过九分法进行评估(表 209-2);需要注意的是,由于婴儿的头部较大,婴儿采用修正的九分法(表 209-3)。

表 209-2 成人烧伤评估方案——总体表面积九分法

解剖结构	表面积
头部	9%
躯干前部	18%
躯干后部	18%
单侧下肢	18%
单侧上肢	9%
会阴区	1%

表 209-3 婴儿烧伤评估方案——总体表面积九分法

解剖结构	表面积
头部	18%
躯干前部	18%
躯干后部	18%
单侧下肢	14%
单侧上肢	9%
会阴区	1%

Parkland 公式用于重度烧伤补液:

补液量=4ml×%TBSA×体重(kg)

烧伤后 8 小时内输入乳酸林格液总量的 1/2,其余量在之后的 16 小时内输入

注:%TBSA 不包括一度烧伤,只包括二度及二度以上烧伤。

治疗热损伤的首要步骤是移除伤害源,避免引起进一步的损伤。这些措施包括尽快移除被扑灭的衣服、化学药物或冰冷的物体。损伤部位一定要仔细清创以降低感染,除去坏死组织,注射破伤风类毒素,创面涂以抗生素软膏,如磺胺嘧啶银,并遮盖无菌敷料。严重烧伤多伴有大量体液丢失,为避免脱水和肾功能不全,必须迅速补充乳酸林格液。通过 Parkland 公式(表 206-3)可以很容易地计算出需要补充的液体量,临床医生还需要根据患者的尿量和生命体征酌情调整补液量。如果发生烟雾吸入,需要密切关注患者的上呼吸道和呼吸状态。静脉输注阿片类镇痛药有助于缓解患者的疼痛症状。对于小面积热损伤来说,可采用局部麻醉。对于较为严重的烧伤,需将患者快速转运到烧伤中心救治,可以明显改善患者的预后。

(齐正 周明月 王保国 译)

推荐阅读

Prahlow JA: Autopsy findings: fire deaths. In: Payne-James J, Byard RW (eds): Encyclopedia of Forensic and Legal Medicine, ed 2. Oxford, Elsevier, 2016, pp. 323–335.

Papini R: Management of burn injuries of various depths, BMJ 329(7458): 158–160, 2004.

当超过人体生理负荷水平的电能作用于人体组织时,其特殊效应会产生一系列包括热损伤在内的伤害。与电流相关的组织损伤主要有 3 种类型:低压电损伤、高压电损伤和闪电伤。电流引起的组织损伤程度取决于许多变量(表 210-1),正是这些变量的相互作用最终决定了一个人的患病概率和死亡概率。

表 210-1 影响组织电损伤程度的因素
• 电压
• 电流类型(交流电 AC 或直流电 DC)
• 电流路径
• 人体组织的电阻或电导
• 接触面积
• 触电时间

假设人体组织的电阻恒定,一般电压越高,通过人体的电流就越大。由于交流电是振荡电流,电流方向转变迅速,因此它的危险程度大约是等效直流电压的 3 倍(在美国,电流方向改变 60 次/s 或 60 转/s)。交流电危险增加的原因被认为与它更能够引起手足强直抽搐有关,当交流电作用于人体时,人们很难使身体摆脱与电源的接触。大约 15mA 的电流水平就能够诱导这种抽搐,低于这一电流水平是可以摆脱的。由于与电源接触时间的延长会增加组织损伤程度,因此可产生高于可摆脱电流水平的电压将显著增加病死率。30mA 以上的电流水平会引起心肌抽搐。与直流电相比,交流电通过皮肤电阻的能力更强,进一步增加了其造成组织损伤的可能。

由于电流倾向于通过阻力最小的路径,所以电流大小及其相关的组织损伤很大程度上取定于电流通过的组织电阻的大小。电流可因直接或间接接触电源而产生。当患者直接触摸电导体时就发生了直接接触。间接电流见于当患者作为电弧的一部分时,也见于电光从另外的路径(例如沿梯子或树)传下来然后跳转到患者时。另外也能直接来自由周围过热的空气所引起的钝性损伤,这被称为热爆炸。需要注意的是,电弧的温度相当高(1 371~5 538℃),这样的高温可能会点燃衣服或熔化硬币和其他金属物品,进而造成更严重的组织热损伤。

组织的电阻越大,产生的热量就会越多。电能向热能的直接转换被称为焦耳热,它是与电损伤相关的热组织损伤的主要原因。组织的相对电导率总结见表 210-2。神经的相对阻力最小(导电能力最强),骨组织的相对阻力最大(导电能力最弱)。与肌肉和骨组织相比,神经和血管的电阻相对较低,电流通过时不会产生明显的焦耳热,而肌肉和骨组织由于电阻较高,焦耳热较强,因此,可能会产生更严重的热损伤。

表 210-2 组织对电流的相对阻力	
阻力最小	神经
↓	血管
↓	肌肉
↓	皮肤
↓	脂肪
阻力最大	骨

在大多数情况下,触电史很明确。但是,有时受害者被发现时处于无意识状态,无法明确病因。此时,需要仔细查找皮肤表面损伤是否有电损伤的迹象。高压电损伤时,入口伤和出口伤可能看起来很小,边界清晰,质地类似于皮革,边缘充血,掩盖了更严重的深部组织损伤(图 210-1)。如果发生闪电型损伤,灼伤范围可能更广泛。遭受雷击时,可见一种特征性的皮肤征,即利希滕贝格纹(Lichtenberg figure),是一种类似于圣诞树或蕨类植物的形状,通常出现在雷击后的数小时内。如前文所述,闪电可使周围空气过热,产生热爆炸,引起大面积的钝性损伤。而低压电损伤时,受累皮肤和皮下组织会出现水肿,伴周围皮肤干燥、皱缩。故意用电使人丧失能力而造成的皮肤损伤(如 TASER)可在损伤周围呈现类似于一度烧伤的表现,这种表现也可见于心脏电除颤或心脏电复律之后。

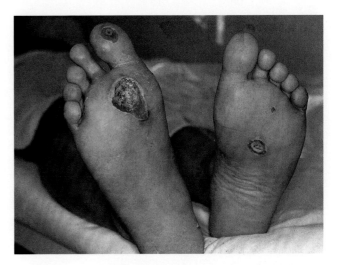

图 210-1 足部电损伤的入口和出口。(From Schneider JC, Qu HD:Neurologic and musculoskeletal complications of burn injuries. Phys Med Rehabil Clin N Am 2011 May;22[2]:261-275.)

(齐正 周明月 王保国 译)

推荐阅读

Arnoldo Brett D, Purdue Gary F: The diagnosis and management of electrical injuries, Hand Clin, 25(Issue 4):469–479, 2009 Nov.

Moore Kathryn: Hot Topics: Electrical injuries in the emergency department, J Emerg Nurs, 41(Issue 5):455–456, 2015 Sep.

疼痛在癌症患者中极为普遍,严重影响患者的生活质量,并干扰疾病的评估和治疗。疼痛严重到需要阿片类药物治疗的癌症患者约占接受积极治疗患者的三分之一,占晚期患者的三分之二。尽管大量临床经验表明,大多数患者可以通过相应治疗缓解疼痛,但有证据明确显示这些治疗往往是不够充分的。一小部分患者是由于疼痛难忍或患者不愿遵守有效的治疗,然而,更常见的情况是,难以控制的癌性疼痛反映了临床管理的失败。内科医生和护士常常无法意识到癌性疼痛所带来的问题,过多关注疼痛治疗的风险(尤其是成瘾)而忽视对疼痛的评估和治疗。

对癌性疼痛采取综合治疗措施往往能取得令人满意的效果,应该将其作为癌症患者治疗方案中的基本要素。70%的癌性疼痛可以通过简单的药物治疗得到缓解,而其他治疗方式,包括神经阻滞术和神经毁损术,可以帮助许多其他的患者。

疼痛

对癌症患者进行疼痛评估首先需要了解疼痛、伤害性感受和痛苦之间的关系。伤害性感受是指由潜在的组织损伤刺激所引起的传入神经系统的活动,通过全面评估能够明确大多数癌症患者的伤害性感受。疼痛是伤害性感受的主观体验,受个人情感和认知的影响很大,这些体验可能最终导致疼痛的强度高于或低于组织损伤程度的预期。痛苦是对难以缓解的症状(包括疼痛)和许多可感知的损失有关的整体反应,包括残疾、社会孤立、经济问题、家庭角色的缺失以及对死亡的恐惧。临床医师需要认识到的是痛苦的感受也可发生在无伤害性刺激的情况下。

临床干预措施主要针对患者疼痛的主诉——尤其是针对伤害性感受部分——可能对患者产生的益处不太明显,因为这类主诉只能反映一种更普遍的痛苦程度。事实证明,这样的治疗措施常常被患者和家属认为缺乏同情心。

建立疼痛诊断

对癌症患者进行疼痛评估的目标在于确定潜在的伤害性感受损伤的来源,阐明对疼痛造成影响的各种非伤害性感受,并且查明痛苦的程度和原因。根据这些信息制订详细的疼痛诊断标准。事实上,当这个问题清单列出来后,可以用来针对特定问题制定多模式的治疗方案并实施。

制定疼痛诊断的首要步骤是明确该疼痛主诉的特征,包括起病形式、持续时间、严重程度、性质、部位、有无放射、时间特性、诱发因素、缓解因素和病程。病史应包括既往和现在使用的镇痛药和其他药物,医生应该仔细询问患者是否存在慢性良性疾病疼痛史、长期阿片类药物使用史和/或药物滥用史。另外,还需要评估疾病目前的进展程度和患者的一般健康状况。与疼痛相关的情感、行为和社交障碍的评估也是初步评估中必不可少的一部分。癌性疼痛患者通常伴有焦虑和营养不良症状,如睡眠障碍、疲倦和厌食。

病史采集充分后,医生需要为患者进行全身查体和神经系统专科查体。与病史一样,体格检查也可用来阐明具体的疼痛综合征从而明确病情程度,查出疼痛背后具体的伤害性感受的性质,并且评估机体损伤的程度(表 211-1)。

表 211-1　癌性疼痛综合征

Ⅰ. 与肿瘤直接相关的疼痛综合征		
1. 骨		
a. 颅底	b. 椎体	c. 广泛性骨痛
● 眶部	● 寰枢椎	
● 蝶鞍旁	● 颈 7 到胸 1	
● 蝶窦	● 腰 1	
● 颅中窝	● 骶骨	
● 斜坡		
● 颈静脉孔		
● 枕骨髁		
2. 神经		
a. 周围神经证候群	b. 软脑膜转移灶	
脊柱旁肿瘤	c. 多发性痛性神经病	

表 211-1　癌性疼痛综合征（续）

胸壁肿瘤	d. 臂、腰、骶丛神经病
腹膜后肿瘤	e. 硬膜外脊髓压迫
3. 内脏器官	
4. 血管	
5. 黏膜	

Ⅱ. 与癌症治疗相关的疼痛

1. 术后疼痛	2. 化疗后疼痛	3. 放疗后疼痛
a. 开胸术	a. 多发性痛性神经病	a. 臂或腰骶神经丛纤维化
b. 乳房切除术	b. 无菌性骨坏死	b. 脊髓病变
c. 颈部根治性手术	c. 皮质类固醇导致的假性风湿病	c. 辐射诱发的周围神经肿瘤
d. 截肢术		d. 黏膜炎

Ⅲ. 与癌症间接相关或不相关的疼痛

1. 肌筋膜疼痛

2. 带状疱疹后遗神经痛

3. 慢性头痛综合征

这些评估进一步阐明了伤害性损伤的本质，而伤害性损伤被认为是疼痛的基础。

通过询问病史和体格检查获得有价值的临床诊断后，临床医师需要考虑给予合适的实验室检查、电生理检查或放射学检查，这些评估能够进一步阐明疼痛背后伤害性感受的性质。首诊医师必须仔细浏览所有的检查结果，包括影像学报告，从而获得疼痛的临床病理依据。如果患者的病情发生变化，医生应避免过分依赖既往检查结果，从而避免误诊。如果诊断存有疑点，可复查相关检查项目从而获得有用的临床依据。在评估过程中，尤其是检查操作时，要给予患者有效的镇痛治疗；如果患者配合良好，那么评估过程对患者造成的心理影响就很小，检查的质量也会随之提高。

经过上述全面系统的评估检查，多数患者的疼痛诊断可以明确。诊断可包括疼痛本身、导致疼痛的生理和心理障碍、相关症状和生理缺陷，以及来自心理、社会或家庭的问题，它们都能增加患者的痛苦。根据它们对患者生活质量造成的影响对其进行优先排序，有助于制定阶段性的治疗干预方案。

癌性疼痛的治疗与管理

对于直接受肿瘤影响的疼痛患者，抗肿瘤治疗应被视为止痛治疗的第一步。放疗对于半数以上的患者镇痛效果良好，疼痛缓解程度是判断这种治疗方案疗效的一个常见的主要指标。尽管毒性和疼痛缓解情况的不可预知限制了化疗作为一种镇痛干预手段的效用，但部分患者通过化疗使症状得到了缓解。外科手术切除肿瘤的镇痛效果差异性和风险性使其无法成为主要的镇痛治疗措施，但是对于其他适应证，如椎体切除治疗硬膜外脊髓压迫可能具有不错的镇痛效果。尽管所有癌性疼痛患者都应考虑给予抗肿瘤治疗，但大多数疼痛管理需要依赖一种或多种基本的镇痛方案。药物治疗是关键环节。

药物治疗方案

用于治疗癌性疼痛的镇痛药物有 3 类，即 NSAIDs、阿片类镇痛药以及辅助镇痛药物。世界卫生组织癌性疼痛治疗计划已经制定出药物选择指南。被称为"镇痛阶梯"的方案概括如下：轻度疼痛患者，给予 NSAIDs，当存在特定的适应证时，添加一种辅助镇痛药。如果上述方案未能控制疼痛或患者表现为中重度疼痛，采用弱口服阿片类镇痛药联合 NSAIDs；再者，如果存在用药指征，可加用辅助镇痛药（例如抗抑郁药、局部麻醉药、抗惊厥药、GABA 抑制剂）。如果最大剂量的弱阿片类药物仍不能控制疼痛或患者表现为严重疼痛，则给予强阿片类药物，联用或不联用 NSAIDs 或辅助镇痛药。最近在上述"镇痛阶梯"的基础上又增加了一些步骤，包括疼痛介入治疗模式和神经调控治疗（图 211-1）。

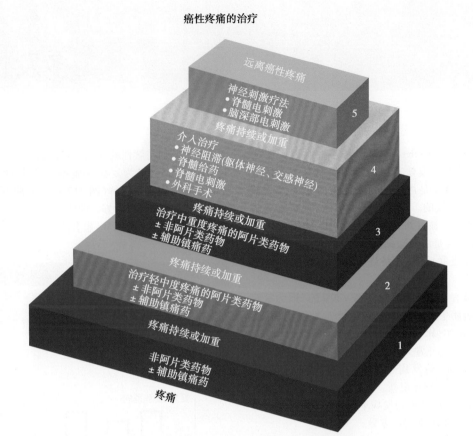

图 211-1 世界卫生组织（WHO）5 级镇痛阶梯

（齐正　周明月　王保国　译）

推荐阅读

Deandrea S, Corli O, Consonni D, Villani W, Greco MT, Apolone G: Prevalence of breakthrough cancer pain: a systematic review and a pooled analysis of published literature, J Pain Symptom Manage, 47(1):57–76, 2014 Jan.

Smith TJ, Saiki CB: Cancer pain management, Mayo Clin Proc, 90(10):1428–1439, 2015 Oct.

多发性硬化(multiple sclerosis,MS)是一种病因不明的疾病,与中枢神经系统特发性炎性脱髓鞘疾病有关。目前的观点认为,多发性硬化是由一些尚未证实的始动因子触发自身免疫过程所导致的。虽然有许多病毒和/或环境诱因被提出,但没有一个被最终证实是导致 MS 的因素。与 MS 相关的症状被认为是由髓鞘碱性蛋白自身抗体引起的,参与自身免疫炎性级联反应,并最终破坏少突胶质细胞及其相关髓鞘。

MS 的发生可能存在遗传易感性,10%~20% 的 MS 为家族性发病,若同卵双胞胎中有一人发病,则另外一人发病的可能性为 30%。有研究证实,MS 患者的白细胞抗原(human leukocyte antigen,HLA)类型与正常人群之间存在差异。

除了遗传因素,MS 的发病还具有一定的地理分布特点——温带与西半球的发病率最高。通过比较美国的 MS 发病率(1/1 000)与全世界 MS 的平均发病率(1/100 000),我们可以更加清楚地看到 MS 的地理分布差异。

此外,MS 的发病具有性别差异。女性的发病率是男性的两倍,虽然男性患者症状出现得往往比女性晚,但男性患者的 MS 类型通常比较严重。MS 在因纽特人、美洲土著人与亚洲人中很少见,而在白种人中发病率则较高(尤其是 15 岁之前生活在温带的白种人)。多发性硬化的发病年龄常为 20~40 岁,20 岁之前与 50 岁之后发病者很少见。

多发性硬化典型的中枢神经系统受损表现为呈多中心、跳跃性分布的脱髓鞘斑块(硬化斑),目前认为这些斑块是在反复发生的中枢神经系统自身免疫炎性反应、轴索损伤以及脱髓鞘过程中形成的。这种病理过程使患者随后出现相应的临床症状,并以反复出现的复发和缓解为特点。由于目前尚不明确原因,MS 的脱髓鞘斑块多见于视神经、脑室周围白质、脑干、基底神经节和脊髓(表 212-1),周围神经系统通常不受累。以上部位的硬化斑很容易在磁共振成像检查中被发现,因此现在诊断 MS 比以往容易得多。

表 212-1	多发性硬化最常累及的部位
• 视神经	• 基底节
• 脑室周围白质	• 脊髓
• 脑干	

多发性硬化患者常表现出一些难以解释的中枢神经系统功能障碍,如视神经炎、横贯性脊髓炎、核间性眼肌麻痹以及疼痛,伴或不伴感觉异常(表 212-2)。基于多发性硬化的病理学特性,不同患者之间的临床表现差异很大。有的患者症状在 10 多年内缓慢进展,而有极少数急性起病的患者会在数

天内呈严重而持续性的神经功能障碍(如截瘫、失明等)。超过 70% 的 MS 患者为复发-缓解型,其特征性表现为急性加重后出现部分或完全缓解(图 212-1)。复发-缓解型 MS 患者的预后比进展型 MS 患者好。即使在急性进展型 MS 患者中,也极少会直接引起死亡。MS 患者的死亡通常由该病所造成的残障引起。

表 212-2	多发性硬化最常见的临床表现	
• 视神经炎	• 疼痛	
• 横贯性脊髓炎	• 感觉异常	
• 核间性眼肌麻痹		

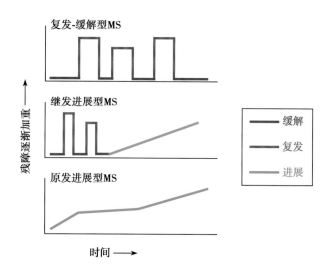

图 212-1 多发性硬化(MS)的临床分型。复发-缓解型 MS(RRMS):占 85%,症状多次复发和缓解。继发进展型 MS(SPMS):患病 15 年后有 60% 转为此型,是疾病进展过程中的一个阶段。原发进展型 MS(PPMS):占 15%,男性多见且晚发,发病后神经功能障碍逐渐进展。(From Depaz R,Granger B,Cournu-Rebeix I,et al:Genetics for understanding and predicting clinical progression in multiple sclerosis. Rev Neurol 2011 Nov;167[11]:791-801.)

多发性硬化最常见的临床症状见表 212-3。尽管急性视神经炎可能有许多病因,如肿瘤、缺血性视神经病、动静脉畸形以及视神经感染等,但临床上如果遇到视神经炎的患者,首先需要考虑多发性硬化的可能性。此外,没有明确病因(如脓肿、肿瘤、动脉瘤、感染等)的急性横贯性脊髓炎患者也需考虑 MS 的可能性。

表 212-3　　多发性硬化最常见的症状	
● 感觉功能异常	● 全身症状
● 感觉异常	● 疲倦
● 疼痛	● 头晕
● 麻木	● 肌痛
● 三叉神经痛	● 眼部症状
● 运动功能异常	● 视觉障碍
● 肌痉挛	● 失明
● 肌强直	● 复视
● 肌无力	● 眼肌麻痹
● 自主神经功能异常	● 高级神经功能异常
● 小便障碍	● 注意力下降
● 大便障碍	● 解决问题能力下降
● 性功能减退	● 判断力下降
● 脊髓功能异常	● 记忆力减退
● 横贯性脊髓炎	● 行为异常
● 小脑功能异常	● 抑郁
● 构音障碍	● 焦虑
● 意向性震颤	● 痴呆
● 共济失调	● 癫痫发作

　　多发性硬化的常见体征也可见于其他疾病,但这些体征存在差异。急性视神经炎患者视力完全丧失,但早期眼科检查显示眼底完全正常,因此对于 MS 引起的急性视神经炎有这样一种说法:"患者什么都看不见,医生也什么都看不见"。另外,患者可能会自述其视觉症状在洗热水澡、运动、进食热饭后或处于室温较高的环境中可能加重,这种特殊的症状被称为 Uhthoff 现象。由于视神经炎持续数周,眼底镜检查可发现视神经萎缩。另外,眼外肌检查通常会发现双侧的核间性眼肌麻痹,这是由于多发性硬化累及内侧纵束,从而导致对侧眼球外展时出现同侧眼球震颤,且同侧眼球外展不完全或外展缓慢,而眼球会聚功能通常不会受损。MS 的其他眼部异常体征还包括瞳孔异常与眼震等。

　　与 MS 相关的小脑功能异常体征有躯干或肢体共济失调、步态不稳、意向性震颤、辨距困难以及吟诗样语言等。这些表现有可能很轻微,但是在一些比较严重的急性患者或加重期的患者中可能会很明显。

　　与 MS 相关的脊髓功能异常体征主要是横贯性脊髓炎的表现,如无力、麻木、瘫痪、肌张力增高以及深反射亢进等。与吉兰-巴雷综合征不同的是,MS 引起的脊髓功能异常症状通常比较稳定。仔细地神经系统查体有时还能发现关节位置觉、振动觉等本体感觉功能的减退,而少部分患者还会出现痛温觉异常。另外,患者还可能出现 Lhermitte 征,即被动屈颈时突然出现的颈部至背部的刺痛感或闪电样感觉。

　　对可疑 MS 患者进行辅助检查需要完成以下 3 个目标:①排除其他的可能引起神经功能异常的病因,如卒中、硬膜外脓肿和低血糖等;②确定患者是否存在 MS 相关残障引起的临床状况,如脱水、尿脓毒症等;③确定 MS 的诊断。为了完成上述 3 个目标,常规的实验室检查包括血常规、生化全项、血沉、电解质、血清甲状腺素、抗核抗体等。在绝大多数病例中,头部与脊髓 MRI 与钆增强 MRI 可以帮助确诊大多数多发性硬化病例,且 MRI 上出现的病灶通常提示该病的患病时间已经长达数年(图 212-2)。当患者出现不常见的临床表现或者 MRI 中的病灶不明确时,可行腰穿进行脑脊液相关检查。

　　对 MS 的治疗主要取决于患者的发病类型、病情严重程度和进展速度。对于缓解-复发型患者,通常应用 β 干扰素,而对于发生进行性多灶性白质脑病风险较高、对干扰素类药物不敏感的患者,可联用醋酸格拉默(Copaxone)与重组单克隆抗体那他珠单抗(Tysabri)。病程进展较迅速的患者,可加用糖皮质激素、环磷酰胺和甲氨蝶呤等。

　　多发性硬化的鉴别诊断很复杂(表 212-4),面对这样的患者,临床医师有责任积极排除可能引起神经功能异常的其他疾病,因为它们的治疗可能相对容易。因此,MS 虽然不是一种排除诊断,但在确定诊断之前必须进行仔细的鉴别诊断以除外其他可能的疾病。

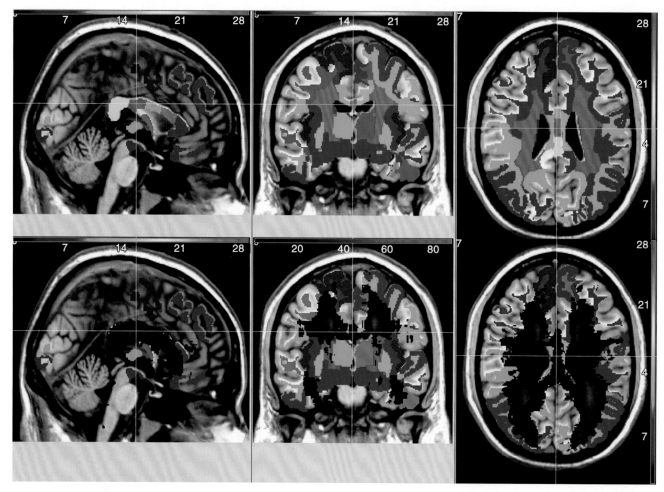

图212-2 复发-缓解型 MS 的局部定量磁共振（qMRI）与病变融合概率图的可视化示意图。第一排示意图显示了标准化 ICV 的正常体积差百分比（RRMS 患者与对照组相比，脑萎缩显著）与病变图融合（第二排示意图）。在该 RRMS 队列研究中发现，丘脑病变发生率最低但丘脑体积差异显著。第一排彩图相当于脑室周围白质和胼胝体膝部的比例（最大约 28%，亮红色）；第二排中间的彩图相当于患者存在的病变的比例。（From Hasan KM，Walimuni IS，Abid H，Datta S，Wolinsky JS，Narayana PA：Human brain atlas-based multimodal MRI analysis of volumetry，diffusimetry，relaxometry and lesion distribution in multiple sclerosis patients and healthy adult controls：implications for understanding the pathogenesis of multiple sclerosis and consolidation of quantitative MRI results in MS. Journal of the Neurological Sciences 2012 Feb；313［1-2］：99-109. ）

表 212-4　多发性硬化的鉴别诊断

- 肌萎缩侧索硬化症
- 自身免疫性疾病
- Behget 病
- Bell 麻痹
- 脑脓肿
- 脑干肿瘤
- 中枢神经系统感染
- 小脑肿瘤
- 颈椎间盘疾病
- 脊髓型颈椎病
- 药物相关性神经功能障碍
- Friedreich 共济失调
- 吉兰-巴雷综合征
- 遗传性共济失调
- HIV 感染与 AIDS
- 脑白质营养不良
- 腰椎间盘疾病
- 恶性贫血
- 进行性多灶性白质脑病
- 结节病
- 脑小血管病
- 脊髓动静脉畸形
- 脊髓感染
- 脊髓梗死
- 脊髓外伤
- 脊髓肿瘤
- 出血性卒中
- 缺血性卒中
- 硬脑膜下出血
- 梅毒
- 脊髓空洞症
- 系统性红斑狼疮
- 蜱传播疾病，莱姆病
- 短暂性脑缺血发作
- 三叉神经痛
- 血管炎病
- 维生素缺乏症
- 神经纤维瘤病
- Wilson 病

（齐正　周明月　王保国　译）

推荐阅读

Laplaud DA: Multiple sclerosis: from new concepts to updates on management, La Presse Médicale 44(4):e101–e102, 2015 Apr.

Leist T, Hunter SF, Kantor D, et al: Novel therapeutics in multiple sclerosis management: clinical applications, Am J Med 127(1):S2, 2014 Jan.

Confavreux C, Compston A: The natural history of multiple sclerosis. In: Compston A, Confavreux C, Lassmann H, et al (eds): McAlpine's Multiple Sclerosis, ed 4. Edinburgh, Churchill Livingstone, 2006, pp 183–272.

脊髓灰质炎后综合征是指患者罹患脊髓灰质炎几十年后出现的一组症状和体征,包括原来未受累的肌肉发生不对称性肌无力、新出现的肌肉萎缩、肌痛和关节痛、全身乏力、呼吸困难、吞咽困难、中枢性睡眠障碍,以及对寒冷环境的耐受力下降(表213-1),这些症状及体征常常在午后加重。脊髓灰质炎幸存者中约有30%~50%会发生不同程度的脊髓灰质炎后综合征。

表 213-1　脊髓灰质炎后综合征的相关症状
• 原来未受累的肌肉产生不对称性肌无力
• 新出现的肌肉萎缩
• 肌痛
• 关节痛
• 全身乏力
• 呼吸困难
• 吞咽困难
• 中枢性睡眠障碍
• 对寒冷环境的耐受力下降

尽管脊髓灰质炎后综合征的病因还不明确,但是目前存在几种病理生理学机制,它们可能单独或在共同作用下导致该疾病的发生。一些专家认为脊髓灰质炎后综合征是神经的去神经支配和再生功能失衡,以及正常衰老过程中出现的肌肉力量减弱共同作用的结果。也有专家认为脊髓灰质炎后综合征的发病机制可能与带状疱疹病毒相似,由机体内潜伏病毒的再次激活所致。另外有观点认为这可能是由于患者感染了某种与脊髓灰质炎病毒相类似的肠道病毒,免疫系统将其误认为是曾经感染过的脊髓灰质炎病毒,从而激发了自身免疫性反应,再次损伤神经细胞。

增加脊髓灰质炎后综合征患病风险的因素包括:初次感染的严重程度,初次感染越重发生的可能性越大;感染脊髓灰质炎的年龄,初次感染的年龄越小越容易发生;与患者的活动量有关,活动量越大越容易发生脊髓灰质炎后综合征。难以理解的是,患者初次感染后恢复的越好,发生脊髓灰质炎后综合征的可能性越大。

体格检查可发现,非对称性肌无力及肌萎缩可以发生在脊髓灰质炎病毒初次感染后所累及的肌群或初次感染后未明显累及的肌群。仔细的体格检查有时可以观察到发生肌无力和/或萎缩的肌肉存在肌束震颤。

对脊髓灰质炎后综合征疑似患者的进一步检查主要基于以下3个方面:①除外导致神经功能损害的其他可治原因;②识别由脊髓灰质炎后综合征产生的其他异常表现;③确立脊髓灰质炎后综合征的诊断。基本的实验室筛查检测包括全血细胞计数、血生化分析、红细胞沉降率、电解质、血清甲状腺素及抗核抗体试验等。头部和脊髓的增强或非增强 MRI 有助于除外其他与该病表现相似的中枢神经系统疾病。肌电图在诊断前角细胞疾病时具有高度特异性,对该病的诊断具有提示价值,但无特异性。

脊髓灰质炎后综合征的主要治疗目标是最大限度地恢复功能和缓解症状。物理和职业疗法能够维持和提高机体功能,是治疗该病的基础。如果出现吞咽、睡眠和/或呼吸障碍还需要进行呼吸和语言治疗。通过治疗骨质疏松以预防骨折的发生。治疗该病所产生的疼痛可使用止痛药、抗炎药、局部止痛膏及温热疗法,应尽可能地避免使用阿片类药物。抗胆碱酯酶类药物,如溴吡斯的明,可用于治疗肌无力。神经炎性疼痛并不常见,可给予抗痉挛药物进行治疗。

如果脊髓灰质炎后综合征治疗延误则可能导致功能丧失,这将增加肌无力所致的摔伤、继发于吞咽困难的脱水和营养不良、横膈无力导致的呼吸道反复感染的发生风险。脊髓灰质炎后综合征所致的活动减少还将增加骨质疏松的风险。

需要与脊髓灰质炎后综合征相鉴别的疾病见表 213-2,脊髓灰质炎后综合征的诊断需进行排除性诊断。

表 213-2　脊髓灰质炎后综合征的鉴别诊断
• 肌萎缩侧索硬化症
• 贫血
• 脊髓型颈椎病
• 慢性感染
• 胶原血管性疾病
• 去适应作用
• 抑郁症
• 纤维肌痛症
• 甲状腺功能减退
• 感染性肌病
• 炎性肌病
• 多发性硬化
• 强直性肌营养不良
• 重症肌无力
• 神经退行性病变
• 多发性肌炎
• 老年性衰弱
• 体重增加

（周明月　王保国　译）

推荐阅读

Boukara Z, Bedjaoui M, Bensaber O, Ammor S, Talbi A, Tou S, Lahmer A: Spinal pain and post poliomyelitis syndrome, Ann Phys Rehabil Med, 54(1):e267–e268, 2011 Oct.

Tiffreau V, Rapin A, Serafi R, Percebois-Macadré L, Supper C, Jolly D, Boyer FC: Post-polio syndrome and rehabilitation, Ann Phys Rehabil Med, 53(1):42–50, 2010 Feb.

经典型吉兰-巴雷综合征（Guillain-Barré syndrome，GBS）是一种急性起病的自身免疫性多发性神经根炎。其特点是指尖及足尖出现感觉异常和下肢远端肌力减弱，随后数小时到数天内逐渐加重并波及近端肌群和神经。随着运动和感觉障碍的加重，患者可能会出现呼吸困难及后组脑神经麻痹，约 30% 的患者可能需要呼吸支持治疗。此外，经典型 GBS 患者由于自主神经功能紊乱可导致直立性低血压及心律失常。

经典型 GBS 患者通常在起病前的 2~4 周有呼吸系统疾病病史。急性 GBS 极少合并发热，多数专家认为在经典型 GBS 发病时若伴有不明原因发热，其诊断很可能不是 GBS。反射消失是经典型 GBS 的主要表现，而反射亢进通常提示其他疾病，如脊髓病、运动神经元病或甲状腺功能亢进。与经典型 GBS 有相似表现的其他疾病见表 214-1。除危重病例外，经典型 GBS 患者通常不会出现大小便失禁，否则应考虑是否诊断为 GBS。重症患者由于自主神经功能紊乱可出现尿潴留和/或胃轻瘫。

表 214-1　需要与经典型吉兰-巴雷综合征相鉴别的疾病

• 酒精中毒	• 莱姆病
• 基底动脉供血不足	• 脑膜炎
• 肉毒中毒	• 多发性硬化
• 脑干卒中	• 重症肌无力
• 马尾神经综合征	• 有机磷中毒
• 腓骨肌萎缩症	• 脊髓灰质炎
• 慢性炎症性脱髓鞘性多神经病	• 多发性肌炎
• 白喉	• 卟啉症
• 脑炎	• 类肉瘤病性脑膜炎
• 鱼类神经毒素中毒	• 脊髓感染
• 叶酸缺乏	• 脊髓损伤
• 重金属中毒	• 系统性红斑狼疮
• 遗传性神经病	• 破伤风
• HIV 周围神经病	• 维生素 B_1 缺乏
• 高血糖	• 蜱瘫痪
• 低血糖	• 横贯性脊髓炎
• 高钾血症	• 维生素 B_{12} 缺乏
• 低钾血症	• 维生素 B_6 缺乏
• 高渗性昏迷	• 西尼罗病毒脑炎
• 低磷血症	

肌痛也是经典型 GBS 的突出特点，在肌力减弱的肌群中疼痛程度更显著。其通常为位于深部的、定位不明确的酸痛，并可能在运动、感觉功能均恢复后仍长期存在。

经典型 GBS 病程分为 3 个阶段：进展期、稳定期和恢复期。进展期是指从症状出现到达峰的阶段。尽管患者初始症状会在数小时或数天内快速进展，但经典型 GBS 患者的临床症状通常会在发病后 12~14 天达到最高峰。稳定期是指症状从最严重到开始恢复的阶段，平均 2~4 周。临床恢复期发生在发病后的几周，多数患者的症状会在 25~30 周内明显改善；约 85% 的患者会在 6~9 个月内完全恢复，其余 15% 的患者存在永久性的神经功能损伤，如足下垂、肌无力等。在三级诊疗中心中，经典型 GBS 的病死率约为 5%，多与合并肺栓塞、成人呼吸窘迫综合征、脓毒血症有关。

经典型 GBS 可发生于任何年龄段，在青年和老年人中多发，婴幼儿中少见。男性发病率略高于女性，比例约为 1.5：1。妊娠期女性对该病有抵抗力，但具体机制尚未阐明。

尽管多数医生通常用"吉兰-巴雷综合征"来描述经典型的 GBS，但 GBS 还包括其他变异型：Miller-Fisher 综合征，该病以急性眼肌瘫痪、共济失调、腱反射消失为特征，相对于经典型 GBS 的上行性进展性麻痹，Miller-Fisher 综合征为下行性进展性瘫痪。其他变异型还有中国麻痹综合征，主要见于中国和墨西哥，特征性地侵犯郎飞氏结，具有季节性。

经典型 GBS 的确切病因尚不清楚，最可能的机制是已有的细菌、病毒感染启动了自身免疫瀑布效应，从而产生相应症状和体征，也见于少数疫苗注射后的患者。其中，相关细菌包括弯曲杆菌、流行性感冒嗜血杆菌、伯氏疏螺旋体等，其他病原体包括肺炎支原体、EB 病毒、巨细胞病毒、塞卡病毒等。尽管确切的联系还不清楚，但流行性感冒、狂犬病及脊髓灰质炎疫苗与经典型 GBS 有关。

主要根据临床表现来确立经典型 GBS 的诊断。脑脊液检查、普通/增强 MRI 检查有助于诊断。脑脊液检查可见蛋白含量增高，而细胞数正常。如果临床上高度怀疑此病，脑脊液检查蛋白含量正常但呈逐渐升高趋势，也支持该病诊断。尽管脊神经的 MRI 检查不作为本病的诊断依据，但是选择性地脊神经根腹侧强化高度提示 GBS 的可能。在多数患者中，肌电图和神经传导速度检查存在异常，虽然不能作为诊断依据，但有助于鉴别诊断，如急性炎性肌病。

经典型 GBS 进展期治疗的关键在于处理由该病神经功能损伤所致的相关症状。首先，对患者呼吸功能的详细评估是避免不良预后的关键（图 214-1）。鉴于疾病的进展性特点，应尽早考虑行气管内插管和机械通气来积极处理即将发生的呼吸功能不全。严密监测心律失常的发生情况。积极防治长时间卧床所致的相关并发症，如褥疮、血栓性静脉炎及院内感染。同时应积极给予物理治疗和职业康复治疗。使用简单的镇痛药及非甾体抗炎药缓解疼痛，麻醉性镇痛药可用于急性加重或事件相关性疼痛。

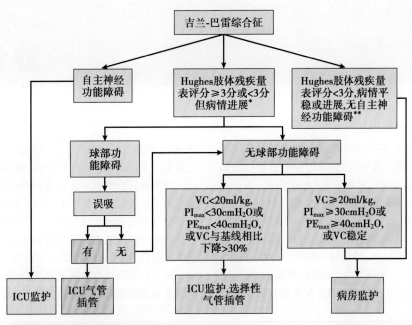

* 表示患者能够独立行走超过5m
** 表示患者不能独立行走超过5m,或卧床,或需机械通风

图 214-1 基于临床表现和呼吸系统因素的 GBS 疾病管理流程图。ICU,重症监护病房;PE_{max},最大呼气压;PI_{max},最大吸气压;VC,肺活量。(From Kozak OS,Wijdicks EFM:Chapter 65-Acute Neuromuscular Respiratory Failure in Myasthenia Gravis and Guillain-Barre Syndrome. In:Parrillo JE, Dellinger RP [eds]:Critical Care Medicine,ed 3,Philadelphia,Mosby,2008,pp 1359-1366.)

(周明月 王保国 译)

推荐阅读

Loshaj-Shala A, Regazzoni L, Daci A, et al: Guillain Barré syndrome (GBS): new insights in the molecular mimicry between *C. jejuni* and human peripheral nerve (HPN) proteins, J Neuroimmunol, 289(15):168–176, December 2015.

Shields Jr RW, Wilbourn AJ: Demyelinating disorders of the peripheral nervous system. In: Goetz CG (ed): Textbook of Clinical Neurology, ed 3. Philadelphia, Saunders, 2007.

镰状细胞病(sickle cell disease,SCD)是一种遗传性血红蛋白病,其共同特点是血红蛋白异常,在脱氧过程中引起红细胞形态改变。这种异常的血红蛋白被称为 HgbS 或 HbS。由于异常血红蛋白的聚集,这些红细胞的形状通常呈镰刀状。当血红蛋白在脱氧过程中聚集时,红细胞会变得坚硬,破坏红细胞膜,使红细胞黏附于血管壁,阻塞血管腔(图 215-1)。如果这一过程持续不缓解,将发生组织缺血,最终导致梗死。这些缺血性发作被称作血管阻塞或镰状细胞危象,缺血间断发生,发病率较高,但很少引起死亡。尽管所有血管都有发生血管阻塞危象

的风险,但最易受累的是长骨和脾脏。该病严重的患者可能由于脾脏完全梗死而不得不行脾脏切除术。

该病的其他严重并发症包括再生障碍性危象和脾自截危象。再生障碍性危象见于细小病毒 B19 感染,由于镰状细胞血红蛋白导致红细胞寿命缩短,引起红细胞生成急性停滞,从而产生快速进行性贫血。再生障碍性危象在临床上表现为心血管状况急性、快速恶化,伴有心动过速、呼吸困难和面色极度苍白。网织红细胞计数快速下降高度提示该临床现象。脾自截危象表现为脾脏的急性疼痛性肿大。

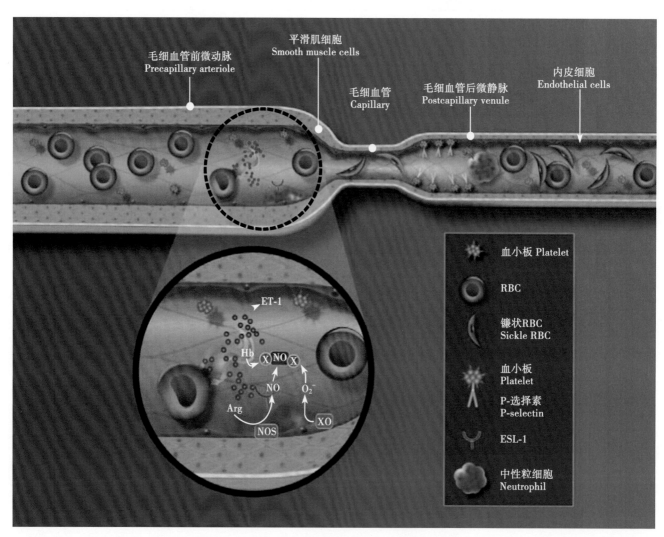

图 215-1　镰状细胞病血管阻塞的病理生理学机制。Arg,精氨酸;ESL-1,E-选择素配体蛋白-1;ET-1,内皮素-1;Hb,血红蛋白;NO,一氧化氮;NOS,一氧化氮合酶;O_2^-,过氧化物;RBC,红细胞;XO,黄嘌呤氧化酶。(From Kanter J, Kruse-Jarres R: Management of sickle cell disease from childhood through adulthood. Blood Reviews 2013 Nov;27[6]:279-287.)

上述镰状细胞病的并发症可单独出现也可联合发生,显著增加一些严重疾病的发病率(表 215-1)。由这些并发症引起的较常见的问题包括脾功能减退相关性感染、卒中、胆石症、骨髓炎、视网膜病变和肾病。

表 215-1　镰状细胞病的并发症

- 脾功能减退相关性感染
- 卒中
- 胆结石
- 胆囊炎
- 骨髓炎(尤其是沙门氏菌和金黄色葡萄球菌感染)
- 无菌性坏死
- 视网膜病变
- 视网膜脱离
- 玻璃体积血
- 肾病
- 阴茎异常勃起
- 阴茎坏死

镰状红细胞病多见于来自撒哈拉以南的非洲地区、中东、印度和地中海的后裔。地区特异性是自然选择的结果,虽然该病患者的寿命只有 40~50 岁,但镰状细胞血红蛋白对疟疾具有天然抵抗力,而疟疾正是这些地区人群的主要死亡原因。

镰状细胞病的治疗旨在缓解急性疼痛和呼吸困难的症状,纠正潜在的贫血,治疗潜在的感染或其他可能加重病情的并发症。一般来说,较轻的血管阻塞性危象引起的疼痛可以使用简单的镇痛药物和/或非甾体抗炎药以及氧疗来治疗,更剧烈的疼痛可能需要阿片类镇痛药。由于危象症状的反复发生,该类病患可能会产生药物依赖和成瘾。锌制剂可以稳定红细胞膜;羟基脲通过增加胎儿血红蛋白来替代镰状细胞。

(周明月　王保国　译)

推荐阅读

Kesse-Adu R, Howard J: Inherited anaemias: sickle cell and thalassaemia, Medicine, 41(4):219–224, April 2013.

Steinberg MH: Sickle cell anemia and associated hemoglobinopathies. In: Goldman L, Ausiello DA (eds) Cecil Medicine, ed 23. Philadelphia, Saunders, 2008.

为了了解药物依赖、耐受和成瘾的概念和相互关系,必须首先明确定义这些临床情况,然后规范使用这些术语,使不同医师对其特殊和特定含义的理解是一致的。在医学领域中,没有比因词汇理解欠清晰和缺乏一致性对疾病理解和患者诊疗造成的损害更大的了。

依赖

依赖是一种生理状态,机体为了保持体内平衡需要持续摄入某种物质。该表述常与成瘾相混淆,尽管许多传统上认为不具有成瘾性的药物(如降压药、抗抑郁药、β-受体阻滞剂)也会引起依赖。一般来说,当该药突然中断时,可能会导致生理紊乱,但不会像成瘾那样引起相应的异常行为模式。药物依赖传统上被分为两类:生理依赖和心理依赖。生理依赖以出现生理紊乱为特征;心理依赖以行为异常为特征,该类患者坚信只有持续使用某种药物才能维持机体内环境的平衡。

耐受

耐受是机体适应药物作用的一种生理现象。随着时间的推移,药物的一种或多种作用逐渐减弱。这种药物作用的减弱可能局限于其有益的治疗效果(如服用一定剂量的阿片类药物以缓解疼痛),或只会影响药物的副作用(如使用三环类抗抑郁药物引起的口干)。

成瘾

成瘾是一种疾病状态,是指使用某种药物后引起的举止行为障碍。这种行为障碍表现为难以控制对某种药物的使用,甚至达到强迫的程度,即使这会对患者的健康和人际关系造成伤害。需要强调的是,成瘾可以包括使用非法或合法的药物,当出现用药后的异常行为和/或出现药物滥用时,表明成瘾已经形成。

预测存在依赖、耐受和成瘾风险的人群

尽管存在遗传、社会心理和环境因素的干扰,临床医生一般都能合理地推断使用任何一种药物后产生依赖和耐受的可能性。但成瘾的判断有所不同,随着使用阿片类药物治疗非恶性疾病的增多,这已经成为不争的事实。尽管没有实验室或心理测试方法用来准确预测哪些人群存在药物成瘾的风险,但在使用阿片类药物和其他传统上认为与成瘾有关的药物时,临床医生可以借助它们产生的一些警示信号来判断患者成瘾的风险(表 216-1)。尽管一些心理测试已被用作预测筛选工具,如 Cage 目录和 Webster 阿片药物风险工具,但均未得到广泛普及。

表 216-1　提示成瘾风险增加的行为

- 每次就诊时过度关注某种管制药品
- 非工作时间咨询对管制药品的需求
- 遗失处方
- 要求预存药品
- 为预存药品频繁开药
- 有偷窃处方的记录
- 有药店填写的错误取药的报告
- 伪造处方
- 从不止一种途径获得管制药品
- 从非法途径获得管制药品
- 未经批准的药物使用量增加
- 因难以控制的症状多次急诊就诊
- 超剂量使用药物
- 药物中毒后驾驶
- 来自异地的患者
- 几乎对所有其他疼痛药物均过敏
- 对除药物外的诊断和治疗不感兴趣

成瘾的神经生物学机制

尽管成瘾的确切病因尚未阐明,但目前人们一致认为所有成瘾都与大脑的奖赏中枢有关。该中枢被认为是中脑边缘通路,能够连接中脑三叉神经腹侧区与前额叶皮质和释放多巴胺的伏隔核。随着人类的进化,多巴胺在奖赏行为中起着很复杂的作用,包括服药行为与预期奖赏之间因果关系的启动,与行为有关的奖赏评估,以及或许是最重要的——对奖赏的预期。人类进化出了这样的系统,能够通过调节或控制行为让有机体寻求水源、食物和性等自然界的奖赏,而不会让这些行为过分消耗体力(如成瘾)。这样说来,阿片类的物质能够逾越这一调

节系统,从而引起被我们定义为成瘾的行为。

　　导致奖赏和调节系统功能障碍的原因不明,目前存在一些理论。内稳态理论认为,当机体接触某种管制药品时,可引起药物的正向奖赏和随后的负向加强之间的不平衡(如生理性戒断症状、药物相关的机体不适感)(图 216-1)。激励机制理论

表明多巴胺能奖赏系统和调节系统的功能障碍可改变患者对药物效果的感知方式,导致患者不仅喜欢某种药物,而且排他性地只想要或渴求某种药物。习惯理论则认为成瘾至少是一种习得行为,它被患者潜意识中的环境线索所触发,从而使瘾行为成为一种自发的行为。

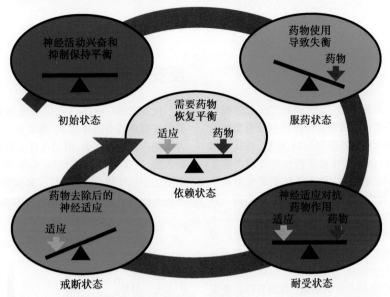

图 216-1　药物耐受和依赖的稳态-反向适应模型。在该模型中,大脑神经活动兴奋和抑制之间精细控制的平衡(初始状态)因暴露于精神药物而发生显著改变,造成神经活动失衡状态(服药状态)。为了恢复平衡,体内的平衡神经适应机制被激活(耐受状态)。药物在体内清除后,平衡神经适应机制暴露,导致相反的失衡状态(戒断状态),因而需要药物来与之对抗重新获得平衡(依赖状态)。持续服用药物会导致进一步的适应和对该药的需求增加,从而导致螺旋式的负反馈级联效应。(Adapted from Alfredo Ghezzi, Nigel S. Atkinson: Homeostatic Cont of Neural Activity: A Drosophila Model for Drug Tolerance and Dependence, In: Nigel Atkinson (ed): International Review of Neurobiology, Academic Press, Volume 99, 2011, pp 23-50.)

（周明月　王保国　译）

推荐阅读

Hunt SP, Urch CE: Pain, opiates, and addiction. In: McMahon SB, Koltzenburg M, (eds): Wall and Melzack's Textbook of Pain, ed 5. Philadelphia, Churchill Livingstone, 2006.

安慰剂

placebo(安慰剂)一词来源于拉丁语,表示"我会感到欣慰"。安慰剂是指给予被患者认为具有治疗作用但没有实际治疗效果的假性处理,如疼痛治疗中的服用药物、注射、按压手部及外科手术等。安慰剂效应指患者在接受假性处理后产生了无痛或疼痛减轻的心理和行为反应。约 1/3 接受了安慰剂治疗的患者能够产生安慰剂效应。尽管这一数字近来受到一些质疑,但安慰剂效应在临床实践中确实存在,并常常遇到。

安慰剂及安慰剂效应的概念已存在数百年,但该现象的神经生物学机制尚不清楚。最近的功能 MRI 检查显示,安慰剂效应可能是激活了内源性阿片类物质、多巴胺释放和疼痛调节通路这些复杂的神经生物学反应所产生的结果(图 217-1)。毫无疑问患者关于"已经接受有效治疗"及"治疗有益"的信心有助于缓解疼痛。但除此之外,其他因素也在安慰剂效应中发挥作用,比如:患者对疼痛的感知本来就会时重时轻、患者和给予安慰剂的医生之间的互动、患者对疼痛缓解的预期等。

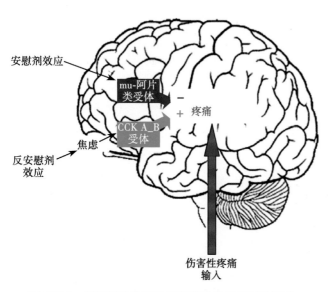

图 217-1 安慰剂效应和反安慰剂效应对疼痛的调节。安慰剂效应激活 mu-阿片类神经递质从而抑制疼痛,而反安慰剂效应则会引发焦虑,从而激活 CCK-A 和/或 CCK-B 受体,进而使疼痛加剧。CCK,胆囊收缩素。(From Benedetti F, Lanotte M, Lopiano L, et al: When words are painful: unraveling the mechanisms of the nocebo effect. Neuroscience 2007 June;47[2]:260-271.)

反安慰剂效应

反安慰剂(nocebo)效应与安慰剂效应的性质完全相反。在反安慰剂效应的作用下,患者认为所接受的处理是无效的,并可能产生有害影响,因而在接受假性治疗后疼痛会加重。研究表明,胆囊收缩素、下丘脑-垂体-肾上腺轴激活可能在反安慰剂效应中起作用(图 217-2)。和安慰剂效应一样,假性治疗以外的其他因素也可能是患者疼痛加重的原因。

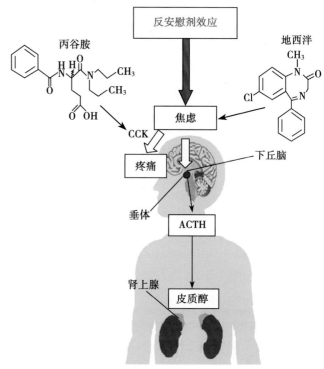

图 217-2 反安慰剂效应可引发焦虑,激活两条不同的、独立的生化通路:一条是促进疼痛的 CCKergic 通路,另一条是 HPA 轴(通过血浆 ACTH 和皮质醇升高来评估)。抗焦虑药物地西泮可阻断焦虑,从而防止痛觉过敏和 HPA 轴过度活跃,而 CCK 拮抗剂丙谷胺仅作用于 CCKergic 通路,可以抑制痛觉过敏,但不能抑制 HPA 轴的过度活跃。(From Benedetti F, Lanotte M, Lopiano L, et al: When words are painful: unraveling the mechanisms of the nocebo effect. Neuroscience 2007 June; 47 [2]: 260-271.)

(熊蔚　周明月　王保国　译)

推荐阅读

Freeman S, Yu R, Egorova N, et al: Distinct neural representations of placebo and nocebo effects, NeuroImage 112:197–207, 2015 May.

Benedetti F, Lanotte M, Lopiano L, et al: When words are painful: unraveling the mechanisms of the nocebo effect, Neuroscience 47(2):260–271, 2007 June.

Field HL, Price DD: Placebo analgesia. In: McMahon SB, Koltzenburg M (eds): Wall and Melzack's Textbook of Pain, ed 5. Philadelphia, Churchill Livingstone, 2006.

X 射线最早由伦琴于 1895 年首次描述,通过利用构成人体的各种组织不同的射线穿透密度来显示身体某个部分的二维图像,来帮助诊断和治疗疾病。这些射线穿透密度范围从最高到最低顺序依次是骨骼、肌肉、脂肪和空气。

X 射线是人眼看不见的,它介于伽马射线和紫外线辐射之间的辐射能波谱中(图 218-1)。临床医学中使用的 X 射线通常是由带有旋转阳极的高电压真空管产生(图 218-2)。X 射线真空管包含一个被称之为灯丝的带负电荷的阴极和作为靶标的带正电荷的阳极。在现代 X 射线真空管内,阳极的靶标通常是由高耐热性的元素,如钨组合其他元素,如铼组成。

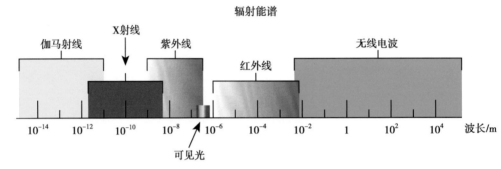

辐射能谱

图 218-1　X 射线在辐射能谱中的相对位置

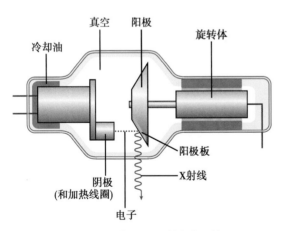

图 218-2　典型的 X 射线真空管

当 X 射线真空管通电时,灯丝在真空中被加热到很高的温度,这导致电子从其表面沸腾而出,并聚集成带负电荷的云团(称为空间电荷)。这种现象最早由爱迪生在其关于白炽灯泡的开创性工作中描述,故也被称为爱迪生效应。当空间电荷中的这些带负电的电子在高压下通电时,它们会朝被带正电的阳极或目标吸引而加速运动。在通常用于临床的现代 X 射线设备中,这些高压范围为 70~100 kV。

当从空间电荷的负电荷电子朝向正电荷的阳极加速时,可能会出现两个相互作用反应。第一个相互作用,在医疗成像上的应用有限,带负电荷的快速加速的电子直接与阳极靶的钨原子的轨道中的电子发生相互作用,从而取代轨道电子形成轨道间隙时,就会发生在医学成像中的第一次相互作用。该轨道间隙立即被来自更远的轨道的电子填充。这种位移和填充产生能量不平衡导致了具有能量特征的 X 光子辐射,该特征是电子从其位移的特定元素以及先前从中被位移的特定轨道壳所特有的。如前所述,由电子从阳极靶轨道壳的这种位移产生的 X 光子的比能特性限制了其在医学成像中的临床应用。

第二种相互作用在医学成像中具有更大的用处,即当带负电的快速加速电子直接与阳极靶的钨原子轨道中的电子相互作用时,被称为制动辐射效应或轫致辐射。当快速加速的带负电荷的电极紧邻阳极靶的钨原子核通过时,就会发生这种制动辐射效果。带正电的原子核会改变带负电的加速电子的路径,并反转电子路径的方向。这种方向变化会导致电子的动能耗散,而动能的差异在受到制动力的核制动力之前和之后的差异会作为变化的 X 射线子辐射出去。现代的 X 射线管能够产生特定的 X 射线子尖峰,可用于产生适用于医学成像的一致 X 射线。

应当注意,施加到产生 X 射线光子所需的 X 射线真空管上的几乎所有电能输入都不会转换为 X 射线光子,而是会转换为热量。即使在最高效的 X 射线真空管中,实际上只有大约 1% 的电能输入被转换为 X 射线光子。电能输入转换而来的热量需要在其损坏阳极靶之前进行散热,以产生临床上有用的医用 X 射线,该机制非常重要。通过使用会迅速将热量从阳极靶传导出去的物质(例如钼和冷却油)以及通过旋转阳极靶以使被加热的区域随着阳极靶旋转而不断变化来实现这种散热。

如上所述,组成人体的组织具有不同的射线穿透密度。通过已有的设计,现代的 X 射线设备可以改善这些不同密度之间的对比度,优化射线照相成像的诊断能力。这主要是通过更改 3 个可调整以产生所需射线照片的变量来完成的:①电压[kV(千伏)];②电流[mA(毫安)];③曝光时间[s(秒)]。

通过增加电压,阴极和阳极之间的电势差增加,可增加 X 射线束的能量。光束的能量增加越多,光束的穿透力就越大;然而,这是以牺牲对比度为代价而言的,因为光束越强,组织密度的变化对衰减光束的影响越小。

通过增加电流,可以让更多的电流流过管阴极一侧的灯丝,从而增加了从灯丝沸腾到空间电荷中的电子数量。这导致了更多的来空间电荷的大量带负电的电子向阳极靶加速。朝向阳极靶材料的原子核并与之相互作用的电极的增加将伴随可用于产生 X 射线图像的 X 光子数量的增加。撞击在 X 射线胶片上的 X 射线光子越多,曝光量越大,胶片越黑。

可以调节以产生临床上有用的 X 射线图像的第三个变量是曝光时间。通过增加以秒为单位的曝光时间,将有更多的光子撞击在 X 射线胶片上,从而使胶片变黑。应当注意,实际上,电流与以秒为单位的曝光时间之间的相互关系是线性的。因此,要产生特定的曝光,可以将电流加倍,将曝光时间(以秒为单位)减少一半,或者将曝光时间加倍(以秒为单位),并将电流减少一半。

传统的放射线成像系统由胶片系统和一个由 1~2 个图像增强屏幕组成的暗盒系统构成,称为胶片屏幕系统。典型的电影银幕系统的胶片是聚酯薄膜片,在其两面都涂有卤化银乳剂,该乳剂会与光发生反应。典型的胶片屏幕系统的暗盒不能透过可见光,但是在侧面具有不透射线的面板,该面板可以吸收 X 射线光子,并且在靠近乳胶涂层薄膜的每一面都具有图像增强屏幕。这些图像增强屏幕将不可见的 X 射线光子从可见光辐射光谱的蓝色端转换为可见光子。这个系统使乳胶涂层的 X 线片曝光更有效,从而减少患者的 X 射线暴露。

（贾子普　罗芳　译）

推荐阅读

Waldman SD, Campbell RSD: Radiography. In: Imaging of Pain, Philadelphia, Saunders, 2011.

Hon DD, Carrino JA: Radiography. In Waldman SD (ed): Pain Management, Philadelphia, Saunders, 2007.

放射性核素成像技术使用某些放射性元素的独特属性,这些元素与某些具有特定生物活性的物质结合即所谓的放射性药物,以提供有关体内特定组织的生理和解剖学信息。通过使给定放射性药物的特性与特定组织在细胞和亚细胞水平发生的正常或异常生物学过程相匹配,该技术可以帮助诊断各种病理状况。

应当指出的是,与其他主要提供解剖信息的医学影像学检查不同,放射性核素成像技术主要提供生理信息以及由于异常生理学而推断出的临床解剖学信息。根据组织中的放射性药物在组织分布增加或减少的影像推断出临床解剖生理的异常结果。这些图像是通过伽马相机或最近的正电子发射断层扫

描(图 219-1)检测放射性核素发射获得的。新的混合系统将能够检测放射性核素发射的相机与计算机断层扫描仪或磁共振成像相机相结合,通过叠加每种成像方式获得的图像,从而提供更好的生理和解剖学诊断信息,该过程称为图像融合。

为了使特定组织成像,将放射性核素附着到称为示踪剂的特殊药物上,以创建在健康和疾病中以一致的方式在该组织中相互作用的放射性药物。特定疾病过程中,组织处理特定放射性药物的方式不同,故可作出诊断。例如,与股骨骨转移有关的增加的血流量和代谢活性,将导致示踪剂二膦酸二甲酯的摄取增加。将放射性核素锝-99 与亚甲基二膦酸酯聚合组成的放射性药物,会在转移癌组织发生聚集,导致从转移病灶处发出

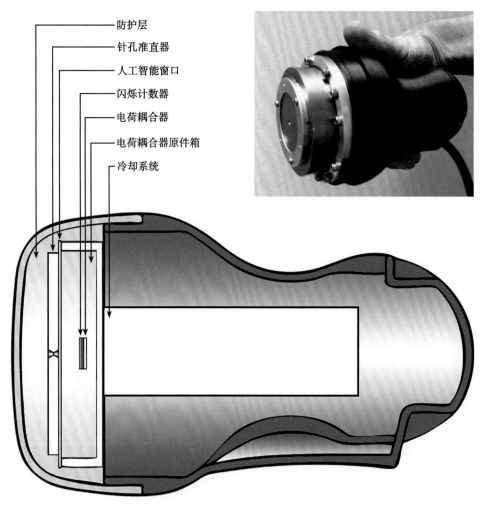

防护层
针孔准直器
人工智能窗口
闪烁计数器
电荷耦合器
电荷耦合器原件箱
冷却系统

图 219-1 伽马射线相机原理图。(From Bugby SL,Lees JE,Bhatia BS,et al:Characterisation of a high resolution small field of view portable gamma camera. Physica Medica 2014 May;30[3];331-339.)

的伽马射线增加,这将成为放射性核素扫描仪上的"热区",提醒临床医生存在骨病理性转移的事实。应该注意的是,某些疾病过程会降低对放射性核素复合物的吸收,并且放射性核素成像会显示出一个"冷区",提示涉及该特定组织的病变。

尽管大多数放射性核素成像研究涉及注射放射性药物,但一些研究要求吸入或摄入放射性核素并与患者自身的红血胞或白血胞作为示踪剂附着。一些放射性核素是通过核反应堆的裂变或聚变过程产生的,而另一些则是由回旋加速器产生的。表219-1列出了一些常用于临床医学的放射性核素。这些放射性核素中的每一种都使患者以及护理人员和家人暴露在一定剂量的辐射下。尽管大多数常用的放射性核素成像研究的总辐射剂量很小,但它们对患者及其周围的人都构成了危险。

表 219-1　临床医药常用放射性核素

最常用的静脉注射放射性核素	最常用的气体/气溶胶放射性核素
• 锝-99m	• 氙-133
• 镓-67	• 氪-81m
• 铬-51	• 锝-99m
• 碘-123	• 锝-99m DTPA
• 碘-131	最常用的口服放射性核素
• 氧气-15	• 锝-99m 胶体
• 氮-81	• 硒-75
• 氮 13	• 碘-123
• 铊-201	• 碘-131
• 氟-18 氟脱氧葡萄糖	• 铟-111
• 铟-111-标记的白细胞	
• 铟-111-标记的红细胞	

（贾子普　罗芳　译）

推荐阅读

Waldman SD, Campbell RSD: Nuclear Medicine and Positron Emission Tomography. In: Imaging of Pain, Philadelphia, Saunders, 2011, pp 11–16.
Hon DD, Carrino JA: Nuclear medicine techniques. In Waldman SD (ed): Pain Management, Philadelphia, Saunders, 2007.

计算机断层扫描(computed tomography, CT)成像与放射线成像原理相同(即各种类型的组织暴露于 X 射线光子时具有不同的穿透密度)(请参阅第 218 章)。自 1972 年引入 CT 扫描以来,随着 CT 成像管和数字分辨器数量的稳步增长、扫描光子束及被扫描身体部位的不断进步,从而最终导致了扫描速度和图像分辨率的提高。尽管 CT 技术取得了这些进步,但所有现代 CT 扫描仪仍继续使用层析成像的基本概念,即通过 X 射线光子获取特定身体部位的连续薄片状图像,然后由计算机使用复杂算法对其进行处理,合成图像(图 220-1)。

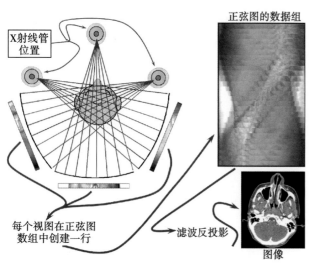

图 220-1 在单层 CT 中重建图像,显示每个视角的衰减数据如何存储在正弦图组中,并随后使用滤波后的反投影进行重建以生成单个轴向图像。(From Chason DP, Anderson JA, Stephens JS, et al: How will you need me, how will you read me, when I'm 64(or more!)?: volume computed tomographic scanning and information overload in the emergency department. Curr Probl Diagn Radiol 2010 Sep-Oct; 39[5]: 212-226.)

这些复杂的计算机算法能够重建以各种方式获得的数据,从而 CT 可以为临床医生提供高分辨率图像,并对其进行处理以最大程度地发挥其诊断潜力。CT 完成上述工作的方式是通过将扫描到的每个组织切片分割成被称为体素的小立方体,随后计算机会分析每个体素的多个变量,并根据体素的平均组织放射密度(相对于空气和水的常数)为其分配一个数字,这些数字以纪念 CT 扫描仪的发明者 Godfrey Hounsfield 爵士的名字命名的 Hounsfield 为单位,进行测量。这些密度值本质上是通过对比相邻组织的相对射线密度,并将这些密度转换为诊断图像。按照惯例,水的密度被认为等于 0 的 Hounsfield 单位衰减值,而空气的密度则被认为等于-1 000Hounsfield 的单位衰减值。

以与放射线成像类似的方式,具有较低射线密度的组织(例如空气和脂肪)将在重建的 CT 图像上显示为黑色,而具有更高射线密度的组织(例如骨骼和金属植入物)将显示为白色。空气和骨骼之间具有相对放射密度的组织(例如肌肉)将对应于该组织分配的 Hounsfield 单位衰减值以灰色阴影显示。每个体素的这种灰度表示相应的二维数字图像,其以类似于放射线成像的方式读取。计算机进一步加工这一数字灰度二维图像,使用体积扫描法以期三维成像。

CT 技术的不断进步并与功能更强大的计算机和软件相结合,使 CT 扫描仪拥有更高的空间分辨率,几秒钟而不是几分钟的采集时间以及更复杂的数据重建。这些进展同样可使成像应用程序用于评估血流量、血容量和转运时间,还可以使用可进行心脏 CT 成像的门控研究。

(贾子普 罗芳 译)

推荐阅读

Chason DP, Anderson JA, Stephens JS, et al: How will you need me, how will you read me, when I'm 64 (or more!)?: volume computed tomographic scanning and information overload in the emergency department, Curr Probl Diagn Radiol 39(5):212–226, 2010 Sep-Oct.

Nielsen JA, Carrino JA: Computed tomography. In Waldman SD (ed): Pain Management, Philadelphia, Saunders, 2007.

Waldman SD, Campbell RSD: Computed tomography. In: Imaging of Pain, Saunders, 2011, pp 15–18.

不同于放射成像、核医学和计算机断层扫描成像依靠电离辐射来产生图像，磁共振成像（magnetic resonance imaging, MRI）通过记录和处理将强大的磁力和射频力直接作用被成像人体组织的固有成分——氢原子核时所发生的能量吸收和散发变化，来生成临床上所需的图像。要了解 MRI 的工作原理，首先必须了解在亚分子水平上这种磁力和射频力的精确应用如何影响约占人体 63% 氢原子。

在环境条件下，这些氢原子像陀螺一样绕着垂直轴向各个方向随机旋转或进动（图 221-1）。由于氢原子的大磁矩，当一个氢原子被置于强磁场中时，构成氢原子原子核的质子往往与磁场的方向一致。当患者被放置在 MRI 扫描仪产生的磁场内部时，被成像的身体部位被放置在磁场的等中心点。磁场使每个氢原子核的质子与患者的头或脚对齐（见图 221-1）。为了产生 MRI 图像，这些对齐的质子相互抵消。但是，只有极少数的氢质子没有被抵消，正是这些氢质子被用于创建磁共振图像。

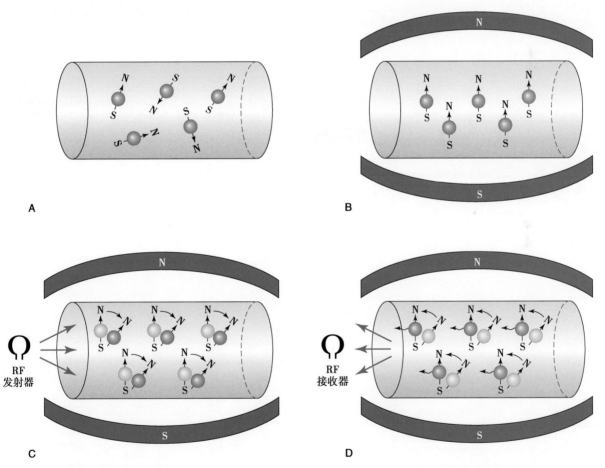

图 221-1　磁共振成像（MRI）的阶段。由于氢原子带正电荷并且会移动，因此它们会产生微小的电流，并自然地与磁电流联系在一起，就像微小的条形磁铁一样。在静止状态（A），患者的氢原子（微小的条形磁铁）是随机取向的，因此对身体没有净磁性。但是，当将患者置于 MRI 单元（B）的强磁场中时，患者自由移动的氢原子中的一些（仅约百万分之七）与 MRI 的强外部极性单元对齐（或不常见的对抗）。此时，添加规定的射频（RF）（C）引起取向的氢原子的激发。当氢原子吸收施加的 RF 脉冲时，它们会偏离其平行方向。当施加的 RF 脉冲关闭（D）时，氢原子返回其平衡状态，从而发射出在激发期间吸收的射频能量（C）。收集这些发射的信号（D）并用于构造 MRI 图像。From Kim KH, Baek SH: Chapter 13-Intervertebral Discography. In: Kim DH, Kim YC, Kim KH［eds］: Minimally Invasive Percutaneous Spinal Techniques. New York, Saunders, 2010, pp 202-213.）

由于少数几个未抵消的氢质子以随机方式绕其轴旋转或旋进,因此它们容易受到大量能量的影响。该能量以高强度射频(radiofrequency,RF)脉冲的形式施加,该脉冲由功能强大的射频发生器传递,该发生器由射频合成器、信号放大器和专用发射线圈组成。为了优化将强射频信号传递到驻留在要成像的身体部位内的氢质子的能力,MRI扫描仪将射频线圈设计成适合包裹在要成像的身体部位上的形势。

当打开此射频系统时,射频脉冲能量会导致未被抵消的氢原子的质子全部向同一方向旋转或旋进。射频能量脉冲还会使这些氢质子全部以特定频率旋转。当关闭此强大的射频能量脉冲时,未被抵消的氢质子因开始回到正常的随机排列方式和释放先前吸收的强大的射频能量脉冲而产生共振现象。由一个射频接收器、前置放大器信号处理系统组成的MRI系统的射频接收部分检测到这种能量的释放并将其传输到MRI扫描仪的计算机处理软件而制作成一个临床实用的形象。通过利用一定比例的氢质子在射频脉冲关闭后返回其自然状态所需的时间之间的关系,MRI扫描仪的处理计算机可以在弛豫过程中隔离某些时间常数,从而微调产生的图像。在松弛过程中可利用这些时间常数,常用技术包括T1和T2图像。为了进一步增强从MRI获得的图像,可以考虑使用专门的图像采集技术,例如脂肪抑制成像或造影剂。MRI检查中最常用的造影剂是顺磁性元素钆,它可以增强组织和体液的信号,用于检测肿瘤组织。尽管钆造影剂已经相当安全,但肾衰竭患者应用时仍需谨慎。

(贾子普　罗芳 译)

推荐阅读

Chou ET, Carrino JA: Magnetic resonance imaging. In Waldman SD (ed): Pain Management, Philadelphia, Saunders, 2007.

Cleary JOSH, Guimarães AR: Magnetic resonance imaging. In Mitchell RN (ed): Pathobiology of Human Disease. Linda McManus, San Diego, Academic Press, 2014, pp 3987–4004.

椎间盘造影术适用于诊断原发性椎间盘源性疼痛(图 222-1)。可能受益于椎间盘造影术的患者包括:①传统的诊断方式(例如磁共振成像、计算机断层扫描和肌电图)未能清楚地反映出疼痛原因的持续性颈部、腰背部疼痛,颈、胸、腰椎放射性疼痛的患者;②传统的诊断影像学方法不能明确诊断(例如腰椎间盘突出的患者,需要明确疼痛是否由椎间盘突出所引起)的患者;③既往接受过腰椎融合术的患者,椎间盘造影可以帮助确定需要融合的节段;④既往接受过腰椎融合术的患者,通过椎间盘造影可以帮助确定融合节段之上和之下的节段是否造成持续性疼痛;⑤传统的成像技术无法将复发性椎间盘突出症与瘢痕组织分离的患者。

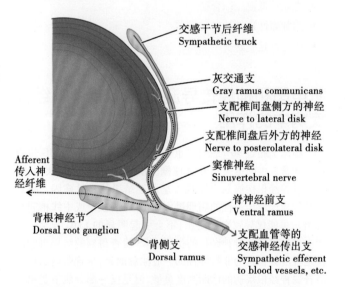

图 222-1　椎间盘的神经支配。(From Kim KH, Baek SH:Chapter 13-Intervertebral Discography. In:Kim DH,Kim YC,Kim KH [eds]:Minimally Invasive Percutaneous Spinal Techniques. New York,Saunders,2010,pp 202-213.)

临床医师必须个体化地关注这些病人群体中的每个病人,在施行诊断性注射时得到相关的临床数据,如椎间盘注射时的诱发痛、椎间盘造影的放射表现,以及到筛选椎间盘内注射局部麻醉剂所获得的疼痛缓解的病人。病人的临床表现方面的所有诊断信息未能很好地关联,可能导致临床医生对椎间盘造影结果的错误解读,做出不利于临床治疗的决策。

即便采用最佳的操作技术,也可能发生严重的并发症。但与椎间盘造影直接相关的并发症通常是自限性的。最常见的严重并发症是椎间盘感染,通常称为椎间盘炎。由于椎间盘的血供有限,这种感染极难根治。椎间盘炎通常在穿刺几天后至一周内发生,表现为脊柱疼痛加剧。急性椎间盘感染的患者神经系统检查无阳性体征。

硬膜外脓肿通常在穿刺检查后 24~48 小时内发生,但其发生概率很低。临床上,硬膜外脓肿的体征和症状是高热、脊柱疼痛和进行性神经功能缺损。如果怀疑是椎间盘炎或硬膜外脓肿,应取血液和尿液培养,使用抗生素,并对脊柱进行 MRI 扫描,以发现和引流脓肿,防止不可逆的神经功能缺损。

除感染并发症外,腰椎造影后还可能发生气胸。如果在穿刺时使用 CT 引导,这种并发症很少会发生。腰椎造影后小量的气胸通常可以保守治疗,并且可以避免胸腔闭式引流术。如果不使用 CT 引导穿刺,也可能发生包括肾在内的腹膜后结构的穿刺损伤。

如果穿刺针穿过整个椎间盘或过于外侧放置,可能会直接损伤神经根和脊髓。如果在进针时进行增量 CT 扫描,这些并发症可以尽量避免。这种对下腰椎脊髓和马尾神经造成的针尖切割损伤可能会导致马尾神经综合征和截瘫等严重神经功能缺失。

(贾子普　罗芳 译)

推荐阅读

Kim KH, Baek SH: Chapter 13 - Intervertebral discography. In Kim DH, Kim YC, Kim KH, editors: Minimally Invasive Percutaneous Spinal Techniques, New York, Saunders, 2010, pp 202–213.

Waldman SD: Lumbar discography. Atlas of Interventional Pain Management, ed 4. Philadelphia, Saunders, 2015.

结合患者病史、体格检查、实验室检查和肌电图(electromyography,EMG)以及神经电传导测定(nerve conduction studies,NCS),可以为临床医生提供有关神经肌肉疾病的宝贵诊断信息。为了使临床医生可以更好地解读从 EMG 和 NCS 中获得的信息,首先必须理解与这些重要的神经生理学测试相关的两个概念。首先,EMG 和 NCS 主要是神经和肌肉功能的测试,这意味着它们提供了与诊断影像检查不同但互补的信息,并且大部分基于解剖学基础上。其次,在神经肌肉症状发作与 EMG 和 NCS 检查呈阳性的时间之间存在延迟。对于 EMG,在症状发作之间必须经过 10~21 天的时间,才能使测试得到阳性结果,并且可以帮助诊断患者的问题。尽管在神经发生横断的情况下,NCS 会立即呈阳性,但在严重的神经损伤后 4~7 天 NCS 才会变为阳性,这有助于诊断患者的问题。

肌电图和神经传导测定在中枢神经系统疾病诊断中的作用

EMG 和 NCS 可用于诊断某些脑神经病变所引起的疾病,尤其是三叉神经、面神经、副神经和舌下神经。这些疾病包括三叉神经痛、Raeder 三叉神经交感神经痛、Bell 麻痹、多发性硬化症、Wallenberg 综合征以及许多脑神经病变引起的多发性神经系统疾病。主要影响大脑的疾病较难通过 EMG 和 NCS 进行诊断,而诸如磁共振成像(MRI)之类的诊断成像检查通常会提供更为准确的诊断信息。

肌电图和神经传导测定在脊髓疾病诊断中的作用

可简单使用 EMG 检查作为诊断的脊髓疾病包括影响运动神经元及其相关轴突的疾病,包括肌萎缩性侧索硬化、脊髓空洞症、脊髓肿瘤、脊髓梗死、感染、脊髓灰质炎和严重的脊髓病。应当指出的是,继发中线椎间盘突出和/或脊髓病变而表现出明显神经系统症状的患者可能具有相对正常的 EMG 和 NCS,故此临床相关的体格检查和诊断成像的结果对于避免误诊也同样至关重要。

肌电图和神经传导测定在运动神经元疾病诊断中的作用

多种疾病会影响运动神经元,并会在 EMG 上产生特征性改变,而在 NCS 上的特征性改变则不明显。这些变化包括弥漫性的去神经支配改变(包括肌纤维纤颤、正向尖波、神经病变运动单位电位)和运动单位电位募集模式的减少。表 223-1 列出

了影响运动神经元的疾病。重要的是,临床医生必须记住,颈椎病和脊髓空洞症在临床上的特征与运动神经元疾病类似。因此,考虑诊断运动神经元疾病时,都必须通过包括 MRI 等影像诊断来仔细排除。

表 223-1　影响运动神经元的疾病

- 脊髓灰质炎
- 人类免疫缺陷病毒
- 带状疱疹
- 莱姆病
- 原发性侧索硬化症
- 直立性低血压综合征
- 副肿瘤性运动神经元疾病
- 进行性延髓麻痹

肌电图和神经传导测定在诊断脊神经根疾病中的作用

临床上超过 90% 患有严重脊神经根疾病的患者 EMG 检查可见异常。椎间盘突出和脊柱侧凸疾病,包括神经孔狭窄,是导致脊神经根疾病肌电图检查呈阳性结果的常见病因。导致脊神经根慢性压迫性的病理过程(例如椎管狭窄或中线椎间盘突出),可能仅导致脊髓受压,不会引起明显的 EMG 异常。对于大多数仅涉及脊神经根的疾病,NCS 检查得到的结果可能仅仅是轻度异常且为非特异性的。应注意的是,尽管肌电图检查对脊髓神经根病的诊断高度灵敏,但是仅一部分肌节受累的病理病变可能会产生未达到诊断标准的肌电图表现,此时结合临床相的体征和其他成像对于避免误诊至关重要。

肌电图和神经传导测定在神经丛病变诊断中的作用

臂丛和腰丛神经病变需要熟练掌握肌电图检查者进行诊断。对被检查的神经丛的复杂解剖结构了解透彻,且清楚地知道该神经丛分支部分病变所引起的肌电图改变和临床症状,才能准确的通过肌电图诊断神经丛病变。表 223-2 列出了神经丛异常导致的肌电图异常的常见疾病,包括特发性炎性神经丛炎(如 Parsonage-Turner 综合征)、占位性病变(如 Pancoast 肿瘤)、感染和血肿、运动损伤相关的神经丛撕脱性损伤、胸廓出口综合征和分娩有关的伸展性病变、机动车辆事故后脊髓神经丛完全撕脱、癌症治疗的副作用导致的放射线诱发的神经病变。

表 223-2　导致肌电图异常的颈、腰、腹下神经丛疾病
• 特发性神经丛炎症
• 传染性神经丛炎症
• 占位性病变
• 肺上沟瘤
• 腹膜后肿物
• 血肿
• 脓肿
• 创伤
• 拉伸损伤
• 撕脱伤
• 放射相关损伤
• 辐射诱导性神经丛病变

肌电图和神经传导测定在周围神经疾病诊断中的作用

可引起 NCS 结果异常的常见周围神经疾病包括周围神经病变、创伤性神经损伤和卡压性神经病变。神经损伤的程度通常与 NCS 测试的异常程度相关。在评估创伤后的神经损伤程度时，不仅要关注 NCS/EMG 结果中反映出的异常，而且还要关注体格检查中的阳性发现，以上检查结果中评估的损伤程度与神经损伤的预后相关。

最轻的神经损伤形式称为神经性失弛缓症，它仅为神经失传导，而对轴突没有结构性损害，通常在患有卡压性神经病变（例如腕管综合征）的患者中看到。随着压迫的消除，神经得到松解，与神经被卡压相关的麻木和无力通常将在数周内消退。

与神经失用症相比，如果轴突和髓鞘的实际结构受损，将导致更严重的临床症状和更差的预后。这种严重的神经损伤形式称为轴索横断。如果由神经内膜、束膜及神经外膜组成的神经管在轴索断裂时保存完好，则轴索有可能再生。如果神经管、轴索、髓鞘完全断裂，即发生了神经损伤最严重的类型—神经断裂。在未对横断神经断端重新修复的情况下，神经再生是完全不可能的。

非创伤性神经病变的原因见表 223-3。非创伤性神经病变相关的 NCS 异常变化通常包括神经传导速度减慢和诱发电位的离散。尽管存在单纯脱髓鞘或单纯轴突病变，但它们远不及混合型神经病变常见。这些神经病变可以仅影响单个周围神经，以单一神经病变的形式出现，例如单神经炎；也可影响多个周围神经，导致多神经病变。单神经病的临床表现是单个神经分布区域中感觉和/或运动功能缺失。多发神经病变的最初临床表现为典型手套状分布的肢体远端感觉异常。在周围神经病变的情况下，除非有明显的轴索变性，通常不存在有临床意义的异常肌电图改变。

表 223-3　外周神经病变的常见原因
• 创伤或神经压迫
• 糖尿病
• 传染性疾病包括麻风病
• 维生素缺乏
• 酒精中毒
• 自身免疫性疾病
• 肾脏疾病
• 肝疾病
• 内分泌疾病包括甲状腺功能减退症
• 淀粉样变
• 艾滋病病毒/艾滋病
• 有毒物质接触包括重金属、化学品和化疗
• 遗传性疾病包括腓骨肌萎缩症

卡压性神经病变是另一种周围神经 NCS 检查异常的常见病因，并在 EMG 上变化程度较小。卡压性神经病变通常不存在以下的易感因素：如职业或其他合并症如糖尿病周围神经病变，且通常呈现为单一神经病变。最常见的卡压性神经病变是腕管综合征，这是正中神经卡压在腕管内。临床上，卡压性神经病变的患者会出现感觉迟钝、麻木、疼痛等临床表现，更严重的情况下，在被压迫的周围神经分布区会出现肌无力。卡压性神经病变的典型 NCS 表现为受压区域内神经传导速度减慢。如果不进行治疗，受压的周围神经远端支配的肌肉的 EMG 将出现异常。

肌电图和神经传导测定在肌肉病诊断中的作用

虽然远较周围神经病变罕见，但肌肉疾病的危害极大。肌电图的异常与相关肌病的常见原因见表 223-4。肌肉疾病的临床表现为发热、全身乏力、肌肉酸痛、肌无力，但感觉正常。

表 223-4　常见的 EMG 异常的肌肉疾病
• 血管结缔组织病包括多发性肌炎和皮肌炎
• 药物引起的，包括类固醇、他汀类药物、秋水仙碱、可卡因等
• 结节病
• 急性酒精中毒性肌病
• 感染性疾病包括旋毛虫病、囊虫病、弓形体病、艾滋病、莱姆病等
• 内分泌病包括库欣病、甲状腺功能减退、甲状腺机能亢进、甲状旁腺功能亢进
• 家族性周期性麻痹
• 肌营养不良
• 恶性高热

（贾子普　罗芳　译）

推荐阅读

Matthew Pitt and Peter B. Kang: Chapter 3 - Electromyography in Pediatrics. In: Basil T. Darras, H. Royden Jones, Monique M. Ryan, Darryl C. De Vivo, (Eds): Neuromuscular Disorders of Infancy, Childhood, and Adolescence, ed 2, San Diego, Academic Press, 2015, pp 32–45.

Bernard M. Abrams and Howard J. Waldman: 14 - Electromyography and Evoked Potentials. In: Honorio T. Benzon, James P. Rathmell, Christopher L. Wu, Dennis C. Turk, Charles E. Argoff, Robert W, Hurley (Eds): Practical Management of Pain, (ed 5), Philadelphia, Mosby, 2014, pp 162–184.

David C. Preston and Barbara E. Shapiro: 13 - Anatomy for Needle Electromyography. In: Electromyography and Neuromuscular Disorders (ed 3), London, W.B. Saunders, 2013, pp 129–219.

Preston DC, Shapiro BE: Chapter 1 - Approach to nerve conduction studies and electromyography. In: David C. Preston, Barbara E. Shapiro, (Eds): Electromyography and Neuromuscular Disorders, ed 3. London, Saunders, 2013, pp 1–7.

诱发电位检查(evoked potential,EP)是一种有用的诊断测试,用于诊断周围和中枢神经系统的异常病变,有助于了解患者为何患有疼痛或功能障碍。EP 检查还有助于诊断那些不存在神经传导异常的无法解释的患者视力或听力丧失和/或麻木。当临床上存在影响患者疼痛反应的行为问题时,此类信息非常有用。

EP 是神经系统对外部施加的感觉刺激的电生理反应。EP 测试可提供有关肌电图(electromyography,EMG)和磁刺激这两种方法评估无法获得的周围和中枢感觉神经系统传导通路上的信息。临床中那些仅根据病史和体格检查结果可以确诊或不能确诊的感觉系统病变,可通过 EP 测试可提供客观且可重复检测的数据进行鉴别。EP 测试可以提供有关神经系统病变的解剖位置的信息,并可对病情的进展及好转进行监测。

EP 反应的波幅度非常低(0.1～20μV),并被诸如肌肉伪影、脑电图活动和周围电子设备的干扰之类的电"噪声"所掩盖。EP 反应的结果是通过计算机对采集到的数据进行平均提取来完成。该检查技术通过"时间锁定"于感觉刺激,最大限度地减少不必要的噪声干扰。

多种刺激均可诱发 EP,但最常用的是视觉、听觉和体感。这 3 种刺激会产生视觉诱发电位(visual evoked potential,VEP)、脑干听觉诱发电位(brainstem auditory evoked potential,BAEP)和体感诱发电位(somatosensory evoked potential,SEP),它们分别评估各自的感觉系统的功能。EP 反应由一系列波峰和波谷组成,这些峰和波由一系列参数如潜伏期、振幅、形状和各个峰之间的间隔(峰间潜伏期)所描述。以这种方式,EP 反应类似于常规的 NCS 反应和磁刺激运动诱发电位。对于各种 EP 反应的各个峰和波,都有一个标准化的命名法。可以通过正极性或负极性、潜伏期和记录反应的解剖部位(例如 Erb 点)来识别峰值和波。EP 反应的正常值通常由每个电生理实验室确定,通常将计算平均值时得到 2.5 或 3.0 倍数的标准差作为正常值的上限。

像 EMG 一样,EP 设备也是一种生物放大器。EP 检测设备的最基本形式包括附着在头皮、脊柱和四肢特定区域的记录电极及其终端。来自电极的信号被输入到放大器,该放大器对数据进行滤波、平均、显示和记录。记录电极以类似于常规脑电图的方式放置在头皮上。用于特定测试的电极放置配置称为 montage。

视觉诱发电位

VEP 用于诊断影响视觉通路的病变。视觉主要在视皮质中产生,受到从角膜到视皮质的视觉通路上任何地方的病变的影响(图 224-1)。通过视频监视器投影的反转棋盘格图案最常用于刺激视觉通路(图案反转 VEP)。为将视觉异常准确定位在患侧,每只眼睛都要经过单独测试。通常,为了获得准确的视觉诱发电位反应,需要进行 100 个模式反转(试验)。重复测试以确认反应的可重复性。所得的 VEP 由 3 个峰组成。VEP 测试中需要关注的主峰出现在大约 100 毫秒处,具有正极性,因此被称为 P100 峰。

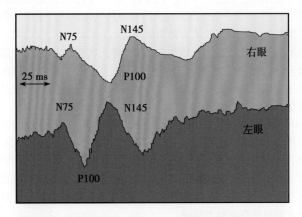

图 224-1 诱发电位(EP)。一项视觉 EP 研究显示多发性硬化症患者的右视神经病变(例如视神经炎)典型的潜伏期延长和波形不良。(From De Souza L,Bates D:Chapter 10-Multiple Sclerosis. In:Stokes M [ed]:Physical Management in Neurological Rehabilitation, ed 2. Oxford, Mosby,2004,pp 177-201.)

VEP 测试可用于诊断多种影响视觉通路的病变,但最常用于诊断多发性硬化症(multiple sclerosis,MS)。MS 中发生的视神经脱髓鞘与周围神经中的脱髓鞘具有相同的病理生理作用(即传导速度减慢),从而导致反应潜伏期延长。如果同时发生了轴突损伤,则反应幅度也会降低。这些异常对应于常规 NCS 中发现的脱髓鞘和轴突病变的变化。在 MS 患者中,最常见的异常是 P100 潜伏期增加和眼间潜伏期增加。MS 患者 P100 振幅也可能发生降低,尽管这更常见于眼球受压或缺血性病变。在怀疑患者为 MS 时,VEP 检查发现异常的概率大约为 63%,在确诊为 MS 的患者中接近 85%。VEP 异常可能早于在磁共振成像上看到的 MS 的典型变化。MS 也可能产生 BAEP 和 SEP 异常;因此,测试这 3 种检查可能比单独使用 VEP 更能提高诊断率。

眼部疾病、肿瘤、炎性疾病和视神经通路缺血可能会导致 VEP 异常。累及中枢神经系统的各种脑退行性疾病和神经病变中也有 VEP 异常的报道。偏头痛患者中有少数 VEP 异常的报道。VEP 测试已用于视觉筛查婴儿和怀疑患有视觉通路疾病但无法行常规眼科或验光测试的患者。

脑干听觉诱发电位

类似于视觉刺激被用来评估视觉通路的方式,听觉刺激被用来评估听觉通路。听觉通路从中耳结构到第八对脑神经和脑干延伸到听皮质。给予每只耳朵单独的听觉刺激可以分别产生 BAEP。BAEP 由一系列与这些听觉通路结构密切相关的波形组成。因此,BAEP 监测和评估相对特定定位的听觉通路病变。BAEP 反应起源于放置于接近每只耳朵的头皮记录电极上。最常用的听觉刺激是短暂的电脉冲,称为"嗒嗒"声,通过耳机向每个耳朵发出声音(也可以使用适合耳道的耳机)。这些嗒嗒声刺激的频率、强度和速率可能会有所不同。定义明确的 BAEP 反应通常需要 1 000~2 000 个刺激。

典型的 BAEP 反应由 7 个正波序列组成,其中前 5 个正波用于临床。它们由罗马数字 I 到 V 顺序编号,并在开始听觉刺激后的前 10 毫秒内出现。每个波都与沿听觉通路产生的结构紧密对应。第一波被认为是由脑神经(cranial nerve, CN) VIII 产生的。第二波代表 CN VIII 和耳蜗核;第三波代表脑桥下半部分;IV 代表脑桥上半部分,V 代表中脑。当正序波显示出潜伏期延长或消失时提示该部位存在病理性改变。确定峰间潜伏期很重要,因为诸如周围性听力丧失等疾病可能会增加整个 BAEP 反应的潜伏期,但不会改变峰间潜伏期。严重的听力损失可能会由于反应恶化而导致无法录制 BAEP。在正常受试者中,BAEP 反应幅度差异很大。为了减少受试者之间的差异,计算了波 I 与波 V 的振幅之比。如果与波 V 相比于波 I 的幅度减小了则说明存在原发性的脑干损伤;I 波与 V 波的振幅比降低表明可能存在听力障碍。

BAEP 可能有助于诊断影响听觉通路的多种疾病。尽管与 VEP 或 SEP 测试相比敏感性较低,但 32%~64% 的 MS 患者的 BAEP 可能异常。BAEP 在小脑脑桥角肿瘤(例如听神经瘤)的诊断中特别有用。在小脑脑桥角肿瘤的诊断中,BAEP 测试优于常规听力测试和计算机断层扫描。BAEP 也可用于:①评估涉及听觉通路的卒中和肿瘤;②评估昏迷和颅脑创伤患者,并作为预后的指标;③诊断多种反应异常的神经退行性疾病,如 Friedreich 共济失调。据报道,BAEP 异常与 Arnold-Chiari 畸形、脑震荡后综合征、椎-基底动脉短暂性脑缺血发作、偏头痛和痉挛性斜颈有关。这些测试反应可用于无法进行常规听力测验的婴儿和智力不足患者的听力测验。

体感诱发电位

SEP 通过刺激感觉神经来评估体感通路的功能。SEP 可以通过刺激支配上肢和下肢皮肤的混合神经或者单纯的感觉神经以及某些具有感觉功能的脑神经记录得到。体感通路由周围神经、脊髓背侧、内侧丘系、丘脑腹后外侧核团和初级感觉皮质组成。SEP 的产生与关节位置觉、触觉、振动和立体感有关,但与疼痛和温度感无关。

通常,将记录电极放置在感觉传导沿通路上,通过对周围神经进行电刺激来获得 SEP。在记录上肢和下肢的 SEP 中,通常在主要神经的较远部分施加刺激,并在某些棘突上以及在与该神经传导相应的大脑体感皮质相对应的头皮区域放置记录电极。评估皮肤节段感觉区的体感诱发电位是,应刺激给定节段皮肤(例如,足外侧代表 S1 皮节的支配区),而记录通常仅限于头皮。

SEP 反应由一组波形组成,每个波形对应于记录电极的特定解剖部位(例如 Erb 点)。SEP 异常表现为潜伏期增加、振幅减小或特定波不存在。沿着感觉通路放置的电极针记录到异常波时即可确认神经传导通路上的病变的解剖位置。SEP 与常规的神经传导测定(NCS)类似,其中 NCS 异常的部位与疾病部位相对应。由于周围神经疾病可能会延长体感通路整个长度的反应潜伏期,因此峰间潜伏期的确定很重要。另外,对神经外围部分的常规神经传导测试可以帮助排除外围神经病。

MS 患者的 SEP 通常是异常的。SEP 测试通常与 VEP 和 BAEP 测试结合使用,以提高诊断灵敏度,其中 SEP 是这 3 种方式中最敏感的一种。SEP 异常在有感觉症状的 MS 患者中更常见,特别是下肢。通常,常规 NCS 可用于评估周围神经的感觉障碍,尽管当感觉神经动作电位(sensory nerve action potential, SNAP)无法记录时,SEP 可能会从头皮记录下来(由于大脑皮质的放大作用)。这种放大作用在评估某些卡压性神经病,特别是从技术层面上很难或几乎不可能记录到周围神经的反应的疾病中(例如感觉异常性股痛)特别有用。SEP 可作为常规 EMG 的补充,用于臂丛神经病变的诊断。SEP 还可有助于确认轴突的连续性,明确病变是神经节前还是神经节后。尺神经 SEP 测试作为 EMG 测试的补充,对胸廓出口综合征的诊断有辅助作用。

SEP 在神经根病诊断中的应用一直存在争议。许多使用末梢神经 SEP 诊断神经根病的研究发现该测试的用途有限。此限制是由于异常的神经根被未受累但支配同一区域的周围神经"掩盖"。记录由单个神经根支配的皮肤区域的 SEP(例如,由 L5 神经根支配的大脚趾和第一脚趾之间的蹼状空间)是试图解决此问题的一种尝试。皮质 SEP 通常可以提高诊断率。然而,肌电图检查仍然是神经根疾病最敏感的电生理学诊断检查。

患有脊髓疾病的患者 SEP 检查通常是异常的,包括 EMG 检查正常的情况下,SEP 同样可以发现异常。目前已明确连续 SEP 检查可用于确定脊髓损伤的程度,并可帮助明确预后。

据报道,在与 MS 相关的三叉神经痛以及影响三叉神经的鞍旁和小脑脑桥角肿瘤的患者中,可记录到三叉神经的 SEP 异常。甘油毁损注射和热凝治疗三叉神经痛后引起了病理改变,提示治疗三叉神经痛成功,同样可以记录到 SEP 的改变。"典型"三叉神经痛不能通过三叉神经 SEP 改变而诊断。

SEP 的其他用途是评估脊髓综合征,例如横贯性脊髓炎、脊髓空洞症和脊髓缺血,以及涉及脑干和皮质体感通路的肿瘤、梗死和出血。一些神经退行性疾病,例如亨廷顿舞蹈症,以及一些涉及中央体感通路的神经病变,也可发现 SEP 异常。

认知诱发电位

认知诱发电位,或内源性事件相关电位,是与认知处理相关的长潜伏期诱发电位。测试是将罕见或稀有的刺激随机穿插分布到不同的发生率较高的常见刺激中。受试对象仅接受不常见的刺激。正常人会产生一个潜伏期约 300 毫秒的正向电位 P300。在痴呆症、自闭症、精神分裂症和亨廷顿舞蹈症等认知功能受损疾病患者中,可能出现 P300 反应潜伏期异常延长或幅度降低。

总结

EMG 和 EP 测试是诊断神经肌肉疾病的重要工具。它们提供了有关神经系统功能的可靠且可重复检测的信息,而这些信息是无法通过其他方式获得的。它们作为临床检查的扩展,是对实验室、放射学和其他诊断方法的补充。新技术的开发和对旧技术的改进继续扩大了这些检查方法的临床作用。例如,增加经颅磁刺激可以评估 EMG 或其他 EP 测试无法达到的中央运动通路。认知 EP 测试的进一步改进可以使人们对认知过程的性质和复杂性有更多的了解。临床神经生理学实验室在整个临床环境中越来越重要。深刻认识到此观点,在不久的将来,严谨的医务工作者会将这些检查应用于更广泛的患者人群和更宽泛的适应证。

(贾子普　罗芳　译)

推荐阅读

Campbell W (ed): DeJong's The Neurological Examination, ed 6. Philadelphia, Lippincott Williams and Wilkins, 2005.

Goetz CG (ed): Textbook of Clinical Neurology, ed 2. Philadelphia, Saunders, 2003.

Waldman HJ: Evoked potential testing. In Waldman SD (ed): Pain Management, Philadelphia, Saunders, 2007.

Waldman SD: Parsonage-Turner syndrome. Atlas of Uncommon Pain Syndromes, ed 2. Philadelphia, Saunders, 2008.

Waldman SD: Trigeminal neuralgia. Atlas of Common Pain Syndromes, ed 2. Philadelphia, Saunders, 2008.

美国联合评审委员会指出,疼痛评估是医疗护理的重要组成部分,应将疼痛视为第五个生命体征。即使有人认为"疼痛既不会致命,也不是体征",但大部分人仍认为应当对患者进行疼痛评估。考虑到疼痛是一种患者独特的有意识经历的主观反应,如果客观评估可能会存在许多问题。因此,我们需要等待找到一种类似于测量患者血压或脉搏的方法对疼痛进行客观的测量。目前,已经开发了几种评估工具以便临床医生尝试量化患者的主观疼痛。

单维度疼痛评估工具

视觉模拟评分

最常用的疼痛评估工具是视觉模拟评分(Visual Analog Scale,VAS)。这是一个单维度测量工具。患者可以给自己的主观痛苦体验指定一个数值(图 225-1)。典型的 VAS 是由一个 10cm 长的直线构成,左端标有"无疼痛"、右端标有"可想象的最剧烈的疼痛"。患者根据当时的疼痛体验在线段上标出相应的位置,然后从直线的左端测量距离,并分配一个 1 到 10 之间或 1 到 100 之间的数值。研究表明,VAS 是对患者的治疗和处置后疼痛变化的相对敏感的测量指标,并且有可重复性。VAS 同时也存在缺陷,即试图用一个单维度数值来反映复杂且多层

面的痛苦体验。此外,患者如何来确定他(或她)所承受疼痛是否是可想象的最剧烈的疼痛,甚至患者可能对可想象的最剧烈的疼痛没有概念。如果患者确定目前正在经历的疼痛是可想象的最剧烈的疼痛,那么当他们将来的疼痛比现在的疼痛要严重时,就没有办法来描述了。

数字疼痛程度评分

如同 VAS 一样,数字疼痛程度评分(Numerical Pain Intensity Scale,NPIS)左端标有"无痛苦"、右端标有"可想象的最剧烈疼痛"(见图 225-1)。但数字疼痛程度评分不是一个没有等级或数字的简单直线,而是从左到右被数字 0 到 10 间隔均匀地标记的直线。患者观察 NPIS 并根据他(或她)目前拥有的疼痛程度确定相对应的数值。NPIS 的优势在于,它不需要测量,是自我评分,相比 VAS 来说更易于使用。如同 VAS 一样,NPIS 也有用单维度测量来反映患者复杂且多层面疼痛的体验。同时,患者也可能更倾向于认为他们正经历疼痛的程度超出了量表(例如,"我的疼痛是 100!")。

语言评分法

语言评分法(Verbal Descriptor Scale,VDS)是另一种单维度的疼痛评估工具,它使用描述性的文字来代替让患者确定一个数值来代表他(或她)目前的疼痛体验(见图 225-1)。如同 NPIS,

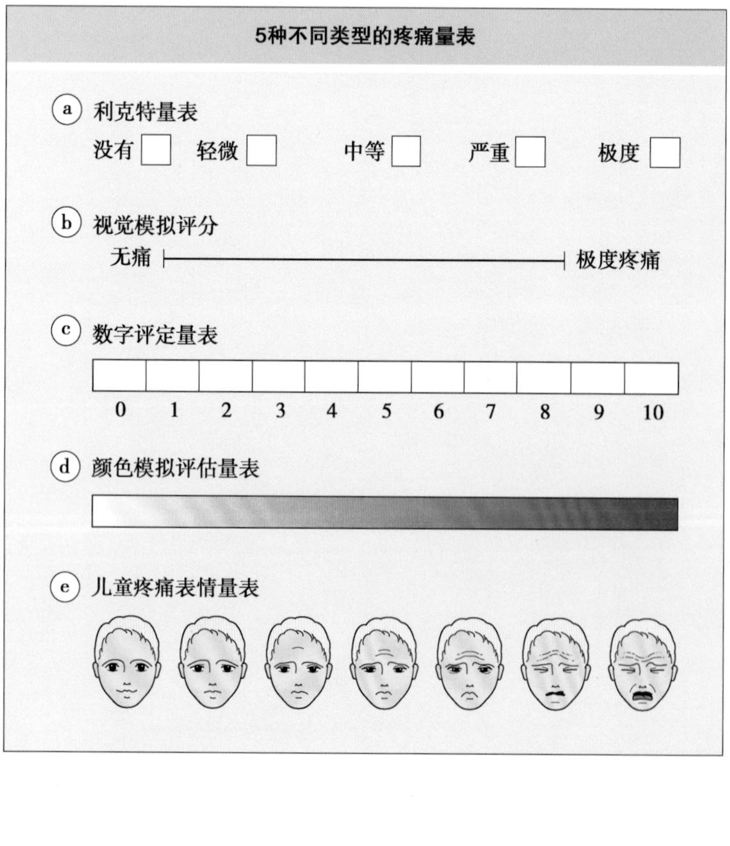

图 225-1 疼痛的形容词、数字和视觉评分。(From Bellamy N: Chapter 2-Principles of Clinical Outcome Assessment. In: Hochberg MC, et al [eds]: Rheumatology, ed 6, Philadelphia, Mosby, 2015, pp 9-19.)

VDS 是自我评分,因此很方便在床旁使用。如同所有单维度的疼痛评估的工具一样,它不能衡量患者疼痛体验的多层面问题。除此之外,VDS 的另一个缺点是,它迫使患者用别人的话来形容他(或她)的痛苦,这可能导致误解的发生。

多维度疼痛评估工具

如前所述,疼痛是个体独特的、复杂的、主观的、多层面的认知体验。多维度疼痛评估工具试图通过衡量组成疼痛体验的多个层面来克服单维度疼痛评估工具的一些缺点。多维度疼痛评估工具包括 McGill 疼痛问卷、简明疼痛量表、疼痛记忆评估卡、多维影响和疼痛调查等多种多样的形式。

麦吉尔疼痛问卷

麦吉尔疼痛问卷(McGill Pain Questionaire,MPQ)是由 3 个部分组成的试图衡量患者多层面疼痛的一种评估工具(图 225-2)。第一部分是一个人体解剖图,患者需要在疼痛所在的部位做出标记。疼痛问卷的第二部分是一个 VDS,患者需要记录现在的疼痛强度。疼痛问卷的第三部分是一个包括 72 个描述性形容词的疼痛文字描述列表。患者浏览这份列表,然后圈定最能描绘现在的疼痛体验的形容词。每一部分疼痛问卷都被分别记录,最后汇总。

虽然患者完整地完成疼痛问卷所需的时间是多维疼痛评估工具应用的一个主要限制,但广泛的临床经验表明,它能够可靠并有效地量化患者的疼痛体验。疼痛问卷也有助于临床医生确定特定类型的疼痛,如神经病理性疼痛。

简明疼痛量表

如同 MPQ 一样,简明疼痛量表(Brief Pain Inventory,BPI)也有一个由患者标记他(或她)疼痛的所在位置的人类解剖图构成(图 225-3)。

BPI 同时还包括患者在过去 24 小时内疼痛治疗中出现的若干问题,以及 11 个不同的数值疼痛强度量表以要求患者对他或她现在的疼痛体验和疼痛对患者日常生活影响的各个方面进行评分。虽然 BPI 是有效和可靠的多层面的疼痛评估工具,但是合适地完成 BPI 所需的时间可能会限制其在许多临床上的效用。

情感与疼痛多元量表

就像 MPQ 和 BPI 一样,情感与疼痛多元量表(Multidimensional Affect and Pain Survey,MAPS)的缺点是其复杂性和完成此疼痛评估工具所需要的时间较长。MAPS 是由一个涵盖广泛的和疼痛和情感有关的描述性形容词组成的列表。该描述列表被细分为几类,患者需要回答每个类别的问题以进一步确定评估结果。

疼痛记忆评估卡

基于 MPI 和 BPI 具有费时的特点,疼痛记忆评估卡(Memorial Pain Assessment Card,MPAC)作为多维的疼痛评估工具能够快速地完成评估(图 225-4)。最初 MPAC 专门用来评估那些没有住院并且承受着恶性疼痛的患者,而现在已经被广泛应用于各种疼痛评估。它的易用性使其非常适合临床,尤其是需要频繁重复评估的急性疼痛管理。

─────────────── 麦吉尔疼痛问卷 ───────────────

患者姓名 _____　日期 _____　时间 _____ 上午/下午

疼痛评定指数：S_____　A _____　E _____　M _____　疼痛评定指数(T)_____　现有疼痛强度_____
　　　　　　　(1~10)　　(11~15)　　　(16)　　　　(17~20)　　　　(1~20)

1 时隐时现 ___
　时轻时重 ___
　搏动性痛 ___
　跳痛 ___
　抽击样痛 ___
　重击样痛 ___

2 跳跃样痛 ___
　掠过样痛 ___
　弹射样痛 ___

3 穿刺样痛 ___
　钻痛 ___
　锥刺样痛 ___
　戳刺样痛 ___
　枪刺样痛 ___

4 锐痛 ___
　切割样痛 ___
　撕裂样痛 ___

5 挤捏样痛 ___
　挤压样痛 ___
　咬痛 ___
　夹痛 ___
　压榨痛 ___

6 牵拉痛 ___
　重扯样痛 ___
　扭痛 ___

7 热痛 ___
　烧灼样痛 ___
　滚烫样痛 ___
　烧烙样痛 ___

8 麻痛 ___
　痒痛 ___
　剧痛 ___
　蜇痛 ___

9 钝挫痛 ___
　疮伤痛 ___
　尖刺样痛 ___
　创伤性痛 ___
　猛烈样痛 ___

10 触痛 ___
　紧张样痛 ___
　擦痛 ___
　裂开样痛 ___

11 疲倦 ___
　筋疲力尽 ___

12 厌恶的 ___
　令人窒息的 ___

13 恐惧的 ___
　可怕的 ___
　惊恐的 ___

14 艰难的 ___
　极度疲劳的 ___
　使人痛苦的 ___
　狠毒的 ___
　致死的 ___

15 沮丧的 ___
　不知所措的 ___

16 烦扰的 ___
　恼人的 ___
　悲惨的 ___
　严重的 ___
　难以忍受的 ___

17 扩散的 ___
　放射的 ___
　穿透的 ___
　刺骨的 ___

18 绷紧的 ___
　麻木的 ___
　抽吸的 ___
　碾压的 ___
　撕碎的 ___

19 凉的 ___
　冷的 ___
　冰冷的 ___

20 烦恼的 ___
　作呕的 ___
　极痛苦的 ___
　畏惧的 ___
　受刑的 ___

现有疼痛强度
0　无痛 ___
1　轻微 ___
2　不适 ___
3　痛苦 ___
4　可怕 ___
5　极度 ___

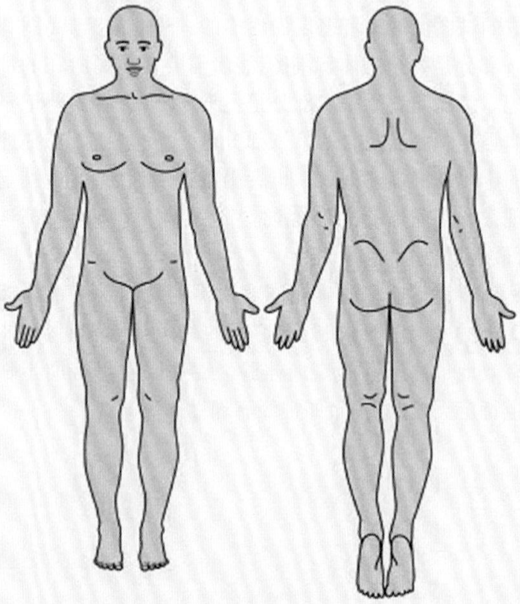

短暂 ___	节律性 ___	持续性 ___
片刻 ___	周期性 ___	稳定性 ___
瞬间 ___	间断性 ___	经常性 ___

E=外部
I=内部

注释：

图 225-2　麦吉尔疼痛问卷。（From Melzack R：The McGill Pain Questionnaire：major properties and scoring methods. Pain 1975；1：277-299. ）

简明疼痛量表(简表)

研究编号＿＿＿＿＿＿　医院＿＿＿＿＿＿＿
请勿在这条线以上作答

日期：＿＿＿＿＿＿

时间：＿＿＿＿＿＿

姓名：＿＿＿＿＿＿
　　姓　　　名　　　中间名字

1) 纵观我们的生活,大部分人都有可能随时患上疼痛(如轻微头痛、扭伤、牙痛)你今天除了这些日常的疼痛之外还有其他的疼痛吗?

　　　　　　1. 有　　　2. 没有

2) 在下图中用阴影标出您疼痛的部位。在你认为最痛的区域打上×

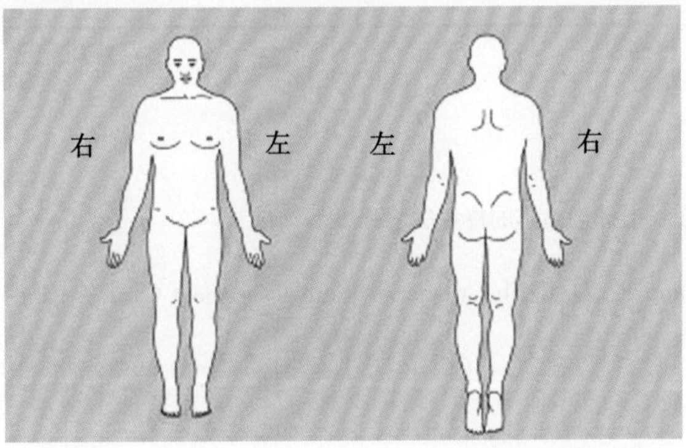

右　　　左　　左　　　右

3) 请您圈出一个数值来代表您过去24小时最剧烈的疼痛

0　1　2　3　4　5　6　7　8　9　10
无痛　　　　　　　　　您能想象最剧烈的疼痛

4) 请您圈出一个数值来代表您过去24小时最轻微的疼痛

0　1　2　3　4　5　6　7　8　9　10
无痛　　　　　　　　　您能想象最剧烈的疼痛

5) 请您圈出一个数值来代表您的平均疼痛水平

0　1　2　3　4　5　6　7　8　9　10
无痛　　　　　　　　　您能想象最剧烈的疼痛

6) 请您圈出一个数值来反映您当下的疼痛轻度

0　1　2　3　4　5　6　7　8　9　10
无痛　　　　　　　　　您能想象最剧烈的疼痛

7) 您接受过何种治疗或药物来缓解疼痛?

8) 在过去的24小时里,接受药物或治疗以后疼痛缓解了多少?
请圈出一个百分比来反映您所获得的最大缓解程度。

0% 10% 20% 30% 40% 50% 60% 70% 80% 90% 100%
无缓解　　　　　　　　　　　　完全缓解

9) 圈出一个数值来反映过去24小时疼痛如何影响您的生活和工作:

A. 日常活动

0　1　2　3　4　5　6　7　8　9　10
不受影响　　　　　　　　完全受到影响

B. 情绪

0　1　2　3　4　5　6　7　8　9　10
不受影响　　　　　　　　完全受到影响

C. 行走能力

0　1　2　3　4　5　6　7　8　9　10
不受影响　　　　　　　　完全受到影响

D. 日常工作(包括在外工作和家务)

0　1　2　3　4　5　6　7　8　9　10
不受影响　　　　　　　　完全受到影响

E. 人际交往

0　1　2　3　4　5　6　7　8　9　10
不受影响　　　　　　　　完全受到影响

F. 睡眠

0　1　2　3　4　5　6　7　8　9　10
不受影响　　　　　　　　完全受到影响

G. 娱乐

0　1　2　3　4　5　6　7　8　9　10
不受影响　　　　　　　　完全受到影响

图 225-3　简明疼痛量表。(From Cleeland CS,Ryan KM:Pain assessment:global use of the Brief Pain Inventory. Ann Acad Med Singapore 1994;23:129-138.)

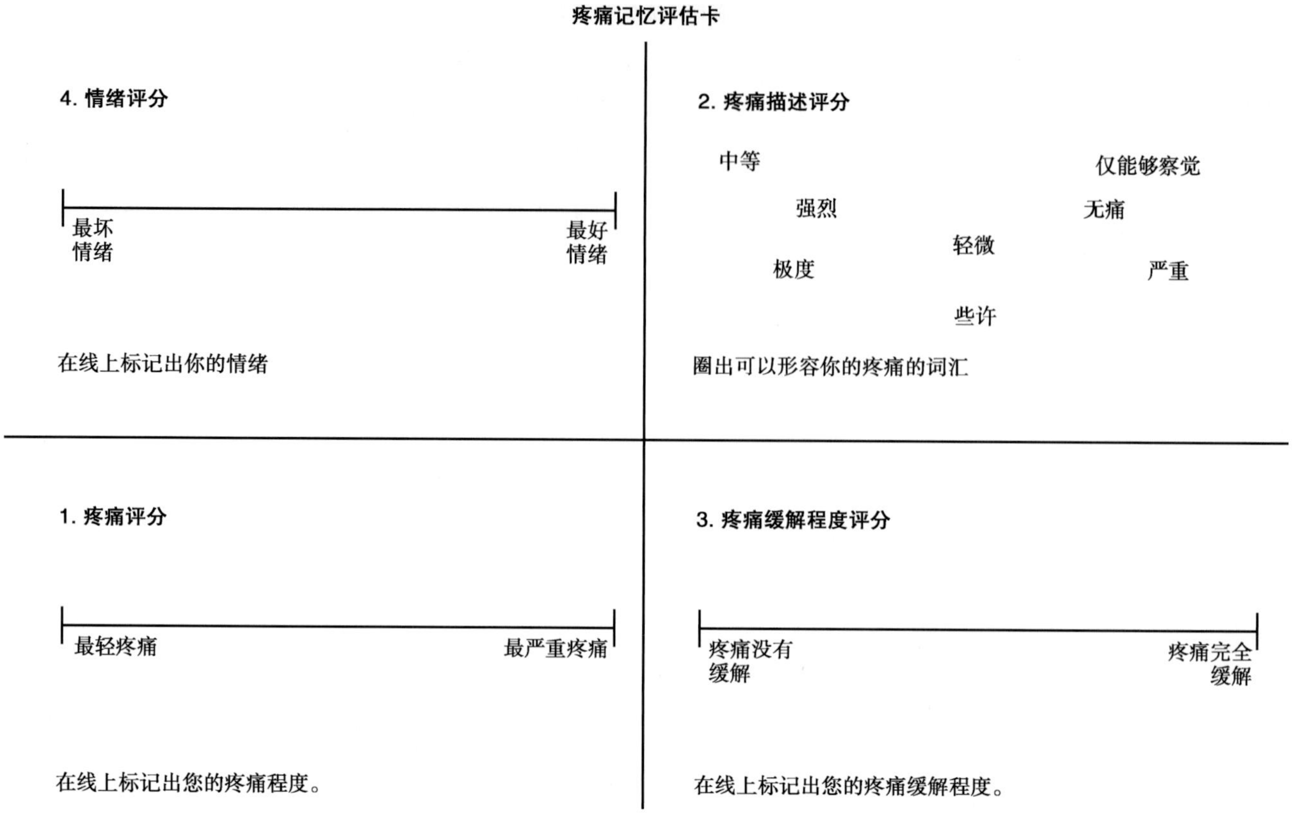

疼痛记忆评估卡

4. 情绪评分

最坏　　　　　　　　　　　　　　　最好
情绪　　　　　　　　　　　　　　　情绪

在线上标记出你的情绪

2. 疼痛描述评分

中等　　　　　　　　　　　仅能够察觉

　　强烈　　　　　　　　无痛

　　　　　　　轻微

极度　　　　　　　　　　严重

　　　　　些许

圈出可以形容你的疼痛的词汇

1. 疼痛评分

最轻疼痛　　　　　　　　　　　最严重疼痛

在线上标记出您的疼痛程度。

3. 疼痛缓解程度评分

疼痛没有　　　　　　　　　　　疼痛完全
缓解　　　　　　　　　　　　　　缓解

在线上标记出您的疼痛缓解程度。

图 225-4　疼痛记忆评估卡。（From Fishman B，Pasternak S，Wallenstein SL，et al：The Memorial Pain Assessment Card. A valid instrument for the evaluation of cancer pain. Cancer 1987；60：1151-1158.）

（王喜迎　罗芳　译）

推荐阅读

Bellamy N: Chapter 22 – Principles of clinical outcome assessment. In Hochberg MC, et al (ed): Rheumatology, ed 6. Philadelphia, Mosby, 2015, pp 9–19.
Correli DJ: The measurement of pain: objectifying the subjective. In Waldman SD (ed): Pain Management, Philadelphia, Saunders, 2007.

儿童和老人的疼痛评估相对困难,但这类特殊的患者群不能被忽略。在这两类人群中,由于患者的理解和语言表达能力有限,利用传统的成人疼痛评估工具来评估他们的疼痛症状很少有效。对于幼儿、婴儿,以及智力缺陷的老年患者主要是通过临床医生的判断代替患者的主诉进行疼痛评估。这种观察性疼痛评估工具包括 COMFORT 量表和专门设计用于评估新生儿疼痛的 CRIES 量表(图 226-1 和图 226-2)。

对于 3 岁以上的儿童,可以使用专门设计的数字疼痛强度量表,即 Wong-Baker Faces 量表,能够使患儿进行一定程度的自我评估(图 226-3)。这种疼痛评估工具由 6 个从微笑到哭的与面部表情相对应的线条画组成。一些专家批评这种疼痛评估工具可能导致疼痛严重的儿童在评估时没有哭而出现评估误差。经验表明可用于 3 岁以上儿童的其他疼痛评估工具包括"面部表情疼痛量表"和"Oucher 量表",这是专门针对不同种族(白种人、非裔美国人和亚裔)儿童的专门版本。

一些标准疼痛评估工具对感觉和认知存在障碍的成年人来说有效性较低。在针对老人标准单维度和多维度疼痛评估工具的研究中发现除感觉或认知功能损害严重以外,多数老年患者可以很容易地理解和使用传统的数字疼痛强度的量表。基于相关面部表情的疼痛评估工具可能会因为一些老年患者在观察面孔时包含的痛苦情感成分过多(如愤怒、焦虑、无聊)而导致错误的评估。一般而言,感觉或认知功能损害的老年患者,依靠文字描述疼痛评估量表量提供的疼痛评估最准确且重复性好。

		日期/时间						
警觉度	1 - 深睡眠 2 - 浅睡眠 3 - 瞌睡 4 - 完全清醒和警觉 5 - 高度警觉							
平静度	1 - 平静 2 - 轻度焦虑 3 - 焦虑 4 - 重度焦虑 5 - 恐慌							
呼吸系统异常	1 - 无咳嗽并且无自主呼吸 2 - 自主呼吸对通气无反应或反应轻微 3 - 偶然咳嗽或通气拮抗 4 - 对抗呼吸机或咳嗽有规律的自主呼吸 5 - 对抗呼吸机：咳嗽或屏气							
哭喊	1 - 平静的呼吸、无哭喊 2 - 哭泣 3 - 悲啼 4 - 号哭 5 - 哭喊							
身体运动	1 - 无运动 2 - 偶然轻微运动 3 - 经常轻微运动 4 - 有力的运动 5 - 包括头和躯干的有力运动							
肌张力	1 - 肌肉完全松弛；无肌张力 2 - 肌张力降低 3 - 肌张力正常 4 - 肌张力增高且手指脚趾弯曲 5 - 末梢肌肉强直且手指脚趾弯曲							
面部张力	1 - 面部肌肉完全松弛 2 - 面部肌肉张力正常 3 - 部分面部肌肉出现强直发作 4 - 所有面部肌肉出现强直发作 5 - 面部肌肉扭曲表情痛苦							
血压基线	1 - 血压低于基线 2 - 血压与基线吻合 3 - 经常高于基线15%或在2分钟观察期内出现1~3次高于基线 4 - 经常高于基线15%或在2分钟观察期内出现>3次高于基线 5 - 持续高于基线15%							
心率基线	1 - 心率低于基线 2 - 心率与基线吻合 3 - 经常高于基线15%或在2分钟内观察期内出现1~3次高于基线 4 - 经常高于基线15%或在2分钟内观察期内出现>3次高于基线 5 - 持续高于基线15%							
		总分值						

图 226-1 COMFORT 量表

	日期/时间				
哭泣-疼痛的特征性高调哭喊 0 – 无哭闹或哭喊不是高调的 1 – 高调哭喊但婴儿易被安抚 2 – 高调哭喊且婴儿不易被安抚					
因SaO₂<95%-需要吸氧状态的婴儿体验到疼痛时显示低氧状态, 应考虑诸多因素,如镇静过度、肺不张、气胸等其他原因导致的低氧血症 0 – 无氧需求 1 – <30%氧需求 2 – >30%氧需求					
生命体征增高(血压*和心率*)-当其他指标评判困难时, 最后测量血压,因为此项操作有可能弄醒患儿。 0 – 心率和血压无变化或低于基线 1 – 心率或血压增高但不高于基线20% 2 – 心率或血压增高大于基线20%					
表情-与疼痛相关的面部表情经常是奇怪的,特征性的怪相 表情是眉低、眼睛紧闭、鼻唇沟加深或张口、张唇 0 – 无怪相表情 1 – 仅有怪相表情 2 – 怪相表情伴无哭喊声的呻吟					
失眠-根据婴儿在记录前的1小时的状态进行评分。 0 – 处于持续睡眠状态 1 – 有规律的间断清醒 2 – 时常清醒					
总分					

*使用的基线为手术前非应激状态时的数值。基础心率 × 0.2+基础心率：已确定比基础值高20%的心率。
用相同的方法计算血压并且使用平均血压。

适用：0~6个月婴儿。

说明：
5项内容每项的分值是0~2,故其总分是0~10。完成此项评分的团队与患者/家庭(如果适当的话)合作,
可以根据CRIES评分确定适当的干预措施。

图 226-2　CRIES 量表。(From Krechel SW, Bildner J: CRIES: a new neonatal postoperative pain measurement score. Initial testing of validity and reliability. Paediatr Anaesth 1995;5:53-61.)

哪个表情能显示你现在的疼痛?

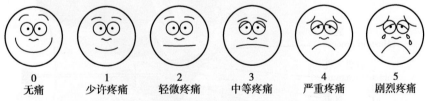

0	1	2	3	4	5
无痛	少许疼痛	轻微疼痛	中等疼痛	严重疼痛	剧烈疼痛

图 226-3　Wong-Baker 面部表情量表。(Modified from Wong DL, Baker CM: Pain in children: comparison of assessment scales. Pediatr Nurs 1988;14:9-17.)

（王喜迎　罗芳　译）

推荐阅读

Correli DJ: The measurement of pain: objectifying the subjective. In Waldman SD
　(ed): Pain Management, ed 2. Philadelphia, Saunders, 2011.

寰枕关节阻滞技术

寰枕关节不同于低位的颈椎功能单位。由于缺乏位于后方的特征性关节突关节，该关节并非真正意义上的小关节。寰枕关节的存在使得头部具有向前向后各约 35°的摆动范围。该关节位于脊髓后外侧柱的前方。无论是寰椎还是枢椎均没有相应的第一或第二颈神经通过的椎间孔。这些初级感觉神经在离开椎管后穿行于肌肉和软组织的侧面，之后向上为枕大神经和枕小神经提供神经分布。寰枕关节易受关节炎性改变及加速-减速性伤害的损伤。这样的创伤导致了继发于滑膜连接处炎症和粘连的疼痛。

在施行寰枕关节阻滞时，患者俯卧位。胸下垫枕，使颈椎适度弯曲，以不引起患者不适为度。前额可靠在折叠好的毯子上。使用透视引导时，需使光束在矢状位上从前向后旋转投照，从而定位显示枕骨大孔的位置。寰枕关节紧邻枕骨大孔的侧面。用 12ml 规格的灭菌注射器抽吸总量 5ml 用于鞘内显影

的对比剂，再用 5ml 独立包装的灭菌注射器抽吸 3ml 不含防腐剂的局麻药。在治疗继发于炎症反应的疼痛时，局麻药中需加入皮质类固醇，首次阻滞治疗皮质类固醇总量 40mg，此后封闭治疗时每次用量 20mg。

常规皮肤消毒准备，于进针处注液形成局麻药物皮丘。取 18G 长 1 英寸(1 英寸≈2.54cm)穿刺针于进针点刺入，作为引导。透视光束沿引导针的方向投照，在屏幕上针头呈小点状。在透视指引下，调整引导针的定位，最终使屏幕上的针点见于寰枕关节的后外侧方。这种侧方定位方法可避免损伤椎动脉，后者在该平面位于关节连接的中部。

通过 18G 的引导针插入 25G 长 3.5 英寸探查用脊髓穿刺针。穿刺针头抵达骨面后即退出，引导针需要重新定位于关节侧面。然后将 25G 脊髓穿刺针重新导入，出现落空感表明针头已进入寰枢关节内(图 227-1)。此时应采用造影进行定位，证

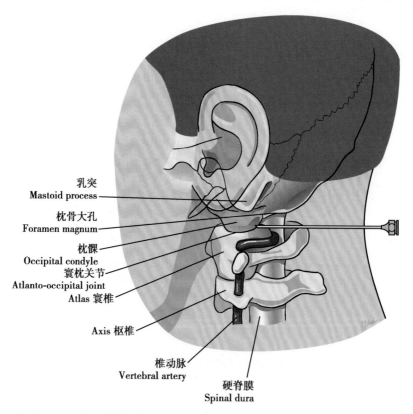

乳突
Mastoid process

枕骨大孔
Foramen magnum

枕髁
Occipital condyle

寰枕关节
Atlanto-occipital joint

Atlas 寰椎

Axis 枢椎

椎动脉
Vertebral artery

硬脊膜
Spinal dura

图 227-1　寰枕关节阻滞技术。(From Waldman SD：Atlas of Interventional Pain Management，ed 4. Philadelphia，Saunders，2015.)

实穿刺针确实在关节内,即位于脊髓后外侧面的前方。这是通过透视仪上的C形臂在水平投影面上的旋转完成对穿刺针位置的证实(图227-2)。如果不能证实穿刺针位于关节内,需要退出穿刺针。

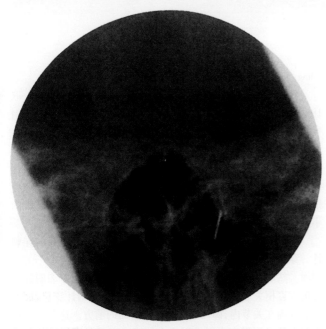

图227-2　造影定位证实穿刺针位于寰枕关节。(From Waldman SD: Atlas of Interventional Pain Management, ed 4. Philadelphia,Saunders,2015.)

在证实穿刺针位于寰枕关节内之后,将针芯退出,留置25G针,用于观察血液和脑脊液的流出。如果没有血液脑脊液流出,可通过穿刺针轻轻回抽,若此时仍无血液或脑脊液流出,可在透视观察下缓慢注入1ml对比剂。正常寰枕关节造影可显示双侧关节凹,提示关节囊完好无损。然而,当关节受到创伤后,对比剂就会从破损的关节囊内流到硬膜外腔中,这种情况并不少见。如果关节周围轮廓无显影而静脉丛内很快见到对比剂,穿刺针极有可能不在关节腔内。此时需在注射前将穿刺针重新调整至关节内。如果对比剂存留于关节内或见到关节周围轮廓显影,并且硬膜外渗漏量极少,可通过脊髓穿刺针缓慢注入1~1.5ml局麻药物与皮质类固醇。

副作用和并发症

寰枢关节邻近脑干和脊髓,因此这项阻滞技术对操作者的要求很严格。操作者需精通局部解剖结构并拥有丰富的介入疼痛治疗技术经验。由于神经损伤事件也可能出自经验丰富的老手,这就要求临床从业者辅以影像学透视的引导。由于操作邻近椎动脉,以及该区域的血管解剖特征,更增加了误入血管事件的潜在风险。误注椎动脉内即使是少量的局麻药也将会导致患者惊厥。由于该关节邻近大脑和脑干,当局麻药物误入血管内时,可发生寰枢关节阻滞后的共济失调,该症状并不罕见。

(赵春美　罗芳　译)

推荐阅读

Narouze S: Ultrasonography in pain medicine: future directions. Tech Reg Anesth Pain Manag 13(3):198–202, July 2009.

Waldman SD: Atlanto-occipital block technique. In: Atlas of Interventional Pain Management, ed 4. Philadelphia, Saunders, 2015.

第 228 章

寰枢关节阻滞

寰枢关节不同于低位的颈椎功能单位。由于缺乏位于后方的特征性关节突关节，该关节并非真正意义上的小关节。此外，在寰椎和枢椎间缺乏真正的椎间盘和椎间孔。在颈部的所有关节中，寰枢关节的活动范围最大，允许头部屈伸近于10°，水平旋转大于60°。寰枢关节基本上由韧带连接，维持该关节的整体性和稳定性。即使是很小的韧带创伤，也可导致关节的功能障碍和疼痛。严重的韧带损坏产生的后果如同齿状突骨折一样，可导致瘫痪和死亡。

尽管部分疼痛科医生熟练掌握操作步骤，可无须在透视引导下安全操作，但由于寰枢关节在解剖上邻近脊髓和椎动脉，因此该部位的阻滞通常是在透视引导下开展实施。患者俯卧位。胸下垫枕，使颈椎适度弯曲，以不引起患者不适为度。前额可靠在折叠好的毯子上。

使用透视引导时，需使光束在矢状位上从前向后旋转投照，从而定位显示枕骨大孔和寰椎的位置。寰枢关节恰位于寰椎的侧下方，枕骨大孔的下方。取12ml灭菌注射器抽吸总量5ml的鞘内注射用对比剂。在治疗继发于炎症反应的疼痛时，局麻药中需加入皮质类固醇，首次阻滞治疗皮质类固醇总量40mg，此后每次阻滞治疗时用量20mg。

常规皮肤消毒准备，于进针处注液形成局麻药物皮丘。取18G长1英寸穿刺针于进针点刺入，作为引导。透视光束沿引导针的方向投照，在屏幕上针头呈小点状。在透视的引导下，调整引导针的定位，最终使屏幕上的针点见于寰枕关节的后外侧方。这种侧方定位方法可避免损伤椎动脉，后者在该平面位于关节连接的中部。切记椎动脉位于在寰枕关节侧方，为避免损伤椎动脉以及由于疏忽导致的误入椎动脉，操作者需非常的小心谨慎。

通过18G的引导针插入25G长3.5英寸探查用脊髓穿刺针。穿刺针头抵达骨面后即退出，引导针需要重新定位于关节侧面。然后将25G脊髓穿刺针重新导入，出现落空感表明针头已进入寰枢关节内（图228-1）。此时应进行穿刺针定位，证实穿刺针确在关节内，即位于脊髓后外侧面的前方。这是通过透视仪上的C形臂在水平投影面上的旋转完成对穿刺针位置的证实。如果不能证实穿刺针位于关节内，需要退出穿刺针。

在证实穿刺针位于寰枢关节内之后，将针芯退出，留置25G穿刺针，用于观察血液和脑脊液的流出。如果没有血液脑

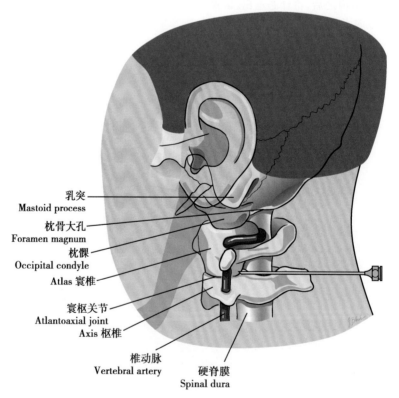

乳突
Mastoid process

枕骨大孔
Foramen magnum

枕髁
Occipital condyle

Atlas 寰椎

寰枢关节
Atlantoaxial joint

Axis 枢椎

椎动脉
Vertebral artery

硬脊膜
Spinal dura

图 228-1　寰枢关节阻滞技术。（From Waldman SD：Atlas of Interventional Pain Management，ed 4. Philadelphia，Saunders，2015.）

脊液流出,可通过穿刺针轻轻抽吸,若此时仍无血液或脑脊液流出,可在透视观察下缓慢注入 1ml 对比剂。正常寰枢关节造影可显示关节凹,提示关节囊完好无损。然而,当关节受到创伤后,对比剂就会从破损的关节囊内流到硬膜外腔中,这种情况并不少见。如果关节周围轮廓无显影而静脉丛内很快见到对比剂,穿刺针极有可能不在关节腔内。此时需在注射前将穿刺针重新调整于关节内。如果对比剂存留于关节内或见到关节周围轮廓显影,并且硬膜外渗漏量极少,可通过脊髓穿刺针缓慢注入 1~1.5ml 局麻药物与皮质类固醇。

寰枢关节邻近脑干和脊髓,因此这项阻滞技术对操作者提出了严格的要求。操作者需精通局部解剖结构并拥有丰富的介入疼痛治疗技术经验。由于神经损伤事件也可能出自经验丰富的老手,这就要求临床从业者辅以影像学透视的引导。由于操作邻近椎动脉,以及该区域的血管解剖特征,误入血管事件的潜在风险更增加了。误注椎动脉内即使是少量的局麻药也将会导致患者惊厥。由于该关节邻近大脑和脑干,当局麻药物误入血管内时,可发生寰枢关节阻滞后的共济失调,该症状并不罕见。不少患者还出现发作性头痛加剧和关节注射后颈痛的诉求。

(赵春美 罗芳 译)

推荐阅读

Waldman SD: Atlantoaxial block technique. In: Atlas of Interventional Pain Management, ed 4. Philadelphia, Saunders, 2015.

Narouze S: Ultrasonography in pain medicine: future directions. Tech Reg Anesth Pain Manag 13(3):198–202, July 2009.

第 229 章

蝶腭神经节阻滞

蝶腭神经节(又称为翼腭神经节、鼻神经节或麦氏神经节)位于翼腭窝内,中鼻甲后方。上面被覆 1～1.5mm 厚的结缔组织和黏膜。该神经节呈 5mm 的三角形,发出神经主要到半月神经节、三叉神经、颈动脉神经丛、面神经和颈上神经节。蝶腭神经节可通过局部表面施用局麻药或注射的方式达到阻滞的效果。

经鼻入路

将合适的局麻药物施于被覆神经节表面的黏膜,可达到经鼻入路阻滞蝶腭神经节的目的。患者仰卧位,检查前鼻孔有无息肉、肿瘤或异物。取 5ml 无菌注射器抽取 3ml 2% 的黏性利多卡因或 10% 的盐酸可卡因。将鼻尖向上牵拉以达到可下鼻胃管的合适位置,向两个鼻孔分别注入 0.5ml 的局麻药液。嘱患者猛烈吸气以将局麻药液吸入鼻后方,这样既可润滑鼻黏膜亦可起到局麻效果。

用 3.5 英寸的棉签蘸局麻药液,沿着每个鼻孔的中鼻甲的上缘推进,直达蝶腭神经节表面的黏膜(图 229-1)。然后通过棉签慢慢灌注 1ml 的局麻药。棉签的作用是充当棉塞,使局麻药与覆盖神经的黏膜保持接触。20 分钟后抽出棉签。由于鼻黏膜富含血管,因此鼻衄成为该项阻滞技术的主要并发症。丰富的血管可导致局麻药液吸收引起的全身中毒,尤其在选用可卡因时。需要密切监视患者的血压、脉搏和呼吸以防可能发生的并发症。

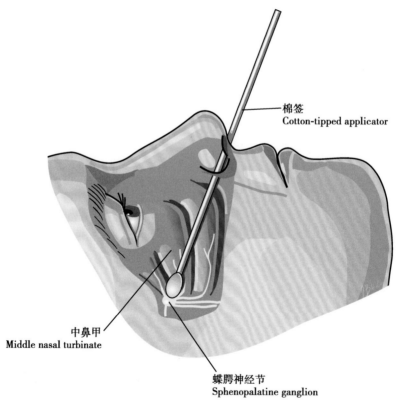

棉签
Cotton-tipped applicator

中鼻甲
Middle nasal turbinate

蝶腭神经节
Sphenopalatine ganglion

图 229-1　经鼻入路蝶腭神经节阻滞。(From Waldman SD: Atlas of Interventional Pain Management, ed 4. Philadelphia, Elsevier, 2015.)

腭大孔入路

腭大孔入路蝶腭神经节的阻滞技术是将局麻药液注射在神经节周围。患者仰卧位,颈椎仰伸靠在泡沫枕上。腭大孔定位于硬腭后方第三恒磨牙牙龈的内侧。取尖端弯出 120° 的牙用针,通过腭大孔向上稍向后进针,深度约为 2.5cm(图 229-2)。该神经节上方即为上颌神经,如果进针太深,患者可有异感出现。小心回抽后,将 2ml 局麻药液缓慢推入。

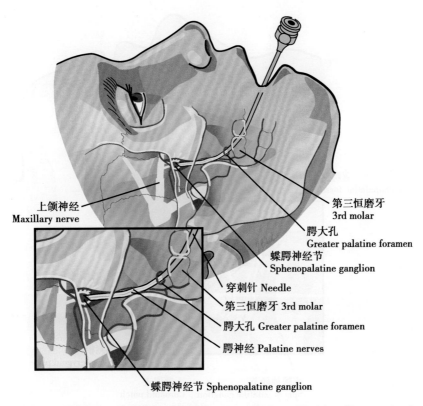

图 229-2　腭大孔入路蝶腭神经节阻滞。From Waldman SD：Atlas of Interventional Pain Management，ed 4. Philadelphia，Elsevier，2015.）

上颌神经
Maxillary nerve

第三恒磨牙
3rd molar

腭大孔
Greater palatine foramen

蝶腭神经节
Sphenopalatine ganglion

穿刺针 Needle

第三恒磨牙 3rd molar

腭大孔 Greater palatine foramen

腭神经 Palatine nerves

蝶腭神经节 Sphenopalatine ganglion

侧方入路

　　针头穿过下颌切迹将局麻药液注到神经节上可达到侧方入路阻滞蝶腭神经节的目的。患者仰卧位，颈椎摆正。嘱患者反复张口闭口数次，可触及下颌切迹，该区域恰位于内听道前方稍下。触及下颌切迹后，嘱患者张口保持中立位。

　　取 3ml 无菌注射器，抽取 2ml 局麻药液。有些疼痛医师经验性的将少量糖皮质激素加入局麻药液中用于治疗。将下颌切迹上方的皮肤消毒后，采用 22G 长 3.5 英寸的穿刺针于颧弓下方直接刺入下颌切迹并进针。针头垂直颅骨平面进针 1.5~2 英寸时可触及翼外侧板。然后轻轻退针，向上和向前轻轻调整针头方向，从而使针尖恰位于翼外侧板的下方，进而能将针头刺入位于上颌神经下方的翼腭窝内并接近蝶腭神经节（图 229-3）。如果在荧光透视引导下，可见针尖于外侧鼻黏膜的下方，通过注入 0.5ml 对比剂可确定位置。为了进一步确定针头的位置，可通过对针头施加 50Hz 电刺激。如果进针位置无误，患者可在鼻后方感觉到嗡鸣感，而在上颌神经分布区域无刺激感。

　　当明确进针位置无误后，轻轻回抽，注入试验剂量（2ml）局麻药液。在注射过程中，必须密切监视患者是否出现局麻药物中毒的体征。由于阻滞操作邻近上颌神经，可能发生上颌神经部分阻滞的现象。

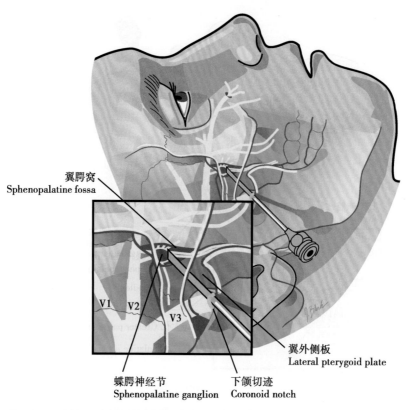

图 229-3　侧方入路蝶腭神经节阻滞。（From Waldman SD：Atlas of Interventional Pain Management，ed 4. Philadelphia，Elsevier，2015. ）

（赵春美　罗芳　译）

推荐阅读

Waldman SD: Sphenopalatine ganglion block—greater palatine approach. In: Atlas of Interventional Pain Management, ed 4. Philadelphia, Saunders, 2015.

Waldman SD: Sphenopalatine ganglion block—lateral approach. In: Atlas of Interventional Pain Management, ed 4. Philadelphia, Saunders, 2015.

Waldman SD: Sphenopalatine ganglion block—transnasal approach. In: Atlas of Interventional Pain Management, ed 4. Philadelphia, Saunders, 2015.

第 230 章

枕大神经和枕小神经阻滞

枕大神经起自第二颈神经初级背支,枕小神经发自第三颈神经。枕大神经与枕动脉伴行从上项线下方穿出筋膜上行。它的分支分布于后半部头皮向前到达头顶部。

枕小神经发自第二和第三颈神经初级腹支。该神经沿胸锁乳突肌的后缘上行,发出皮支分布于后半头皮的外侧和耳郭的颅面。

阻滞方式

患者取坐位,颈椎弯曲,额头顶在床头桌上的垫子上。取12ml 无菌注射器抽取总量 8ml 的局麻药液。治疗牵涉到枕大、枕小神经的其他枕神经痛时,局麻药中需加入皮质类固醇,首次阻滞治疗皮质类固醇总量 80mg,此后每次封闭治疗时用量 40mg。

在枕骨隆突水平触及枕动脉。常规皮肤消毒后,取 22G 长1.5 英寸的针头于枕动脉内侧进针,垂直进针直达枕骨骨膜。在此过程中患者可能有异感出现,在操作前需向患者交代。向上调整针头方向,轻轻回抽后,扇状注入 5ml 局麻药液,注意避免伤及中央位置的枕骨大孔(图 230-1)。

将针头轻轻向外侧下方调整方向可达到枕小神经和一些枕大神经浅表分支的阻滞效果。轻轻回抽后,补注 3~4ml 局麻药液(图 230-1)。

头皮富含血管,并且枕大、枕小神经邻近动脉,因此疼痛医师需要仔细估算局麻药液的安全剂量,尤其是在施行双侧神经阻滞时。上述两种解剖特征可导致阻滞后瘀斑和血肿形成。注射后人工局部加压可减少该并发症的发生率。虽然这一解剖区域血管丰富,阻滞后血肿风险更高,但如果临床条件提示较高的收益风险比,该技术仍可以采用 25G 或 27G 穿刺针,对抗凝的患者实施治疗。在阻滞操作后使用冰袋冷敷 20 分钟亦能降低阻滞后疼痛和出血事件的病例数。操作中注意避免将针头误入枕骨大孔,即使小量的局麻药液误入该部位的蛛网膜下腔也可立刻导致全脊麻的发生。

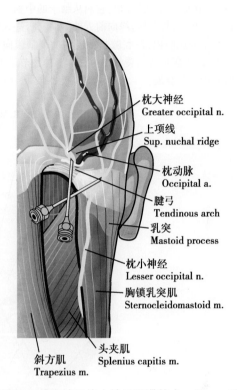

图 230-1　枕大神经枕小神经阻滞技术。(From Waldman SD: Atlas of Interventional Pain Management, ed 4. Philadelphia, Elsevier, 2015.)

枕大神经
Greater occipital n.

上项线
Sup. nuchal ridge

枕动脉
Occipital a.

腱弓
Tendinous arch

乳突
Mastoid process

枕小神经
Lesser occipital n.

胸锁乳突肌
Sternocleidomastoid m.

头夹肌
Splenius capitis m.

斜方肌
Trapezius m.

(赵春美　罗芳　译)

推荐阅读

Waldman SD: Greater and lesser occipital nerve block. In: Atlas of Interventional Pain Management, ed 4. Philadelphia, Saunders, 2015.

第 231 章

半月神经节阻滞

半月神经节发自两组神经根,它们从脑干的中脑平面的腹侧发出,该神经根跨过岩骨边缘向前方外侧面穿行进入到颅后窝,然后走行于麦氏腔内,该腔隙是由周围的硬脑膜向中颅窝内陷形成的。由硬膜形成的袋状结构恰位于神经节后方,称为三叉神经池,内含脑脊液。

半月神经节呈舟状,发出 3 支感觉支——眼支(V1)、上颌支(V2)和下颌支(V3),从神经节的前方凸面穿出(图 231-1)。在下颌神经由卵圆孔穿出颅腔时,加入了一支细小的运动神经支。

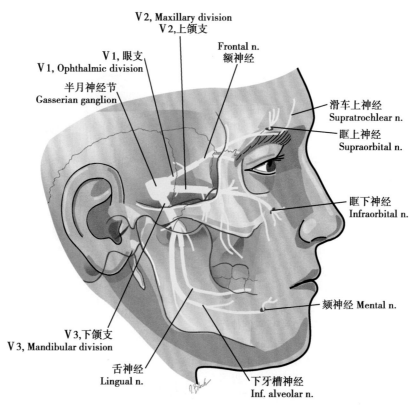

图 231-1　半月神经节:相关解剖。(From Waldman SD:Atlas of Interventional Pain Management,ed 4. Philadelphia,Saunders,2015.)

操作方法

患者仰卧位,颈椎伸展,靠在卷成桶状的毛巾上。于嘴角外侧大约 2.5cm 处(图 231-2)定位并消毒局部皮肤,铺盖无菌巾。局部皮肤和皮下组织用含肾上腺素的 1% 利多卡因浸润麻醉。

取 22G 长 5 英寸的探针,在局麻位置进针,垂直瞳孔方向进针(当目视正前方时)。针头的入路朝头侧向耳道。继续进针直到触及颅底。轻轻退针并向后方走行达卵圆孔(图 231-3)。当针头进入卵圆孔时可引出下颌神经的异感,在操作前需要向患者交代异感的产生。

针尖进入卵圆孔后,退出针芯。可见脑脊液流出。如果未观察到脑脊液流出,针尖可能偏向了三叉神经池前方,但仍有可能位于麦氏腔内。为明确针头的位置,可注入 0.1ml 试验剂量的不含防腐剂的 1% 利多卡因,并观察患者的反应。也可以在荧光透视引导下于注入神经松解剂前注入 0.1~0.4ml 的中枢神经用对比剂。无菌丙三醇、含 6.5% 苯酚的丙三醇和无水乙醇均可应用于半月神经节的毁损治疗。松解剂的分次注入剂量为 0.1ml,在补注之前需要有时间间隔用以观察患者的临床反应。如果使用诸如丙三醇或苯酚丙三醇的高比重神经松解剂,患者应取坐位,下颌抵在前胸上。这样可以保证接受阻滞的神经主要为上颌、下颌神经而避开了眼神经支。当注入无水乙醇后,嘱患者仰卧位姿势。该穿刺技术也可用于放置射频针、冷冻针、球囊压迫和刺激电极。

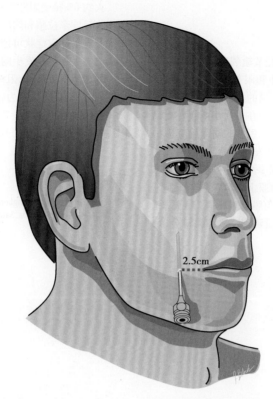

图 231-2　嘴角外侧 2.5cm 处定位为半月神经节阻滞穿刺针的进针点。(From Waldman SD：Atlas of Interventional Pain Management，ed 4. Philadelphia，Saunders，2015.)

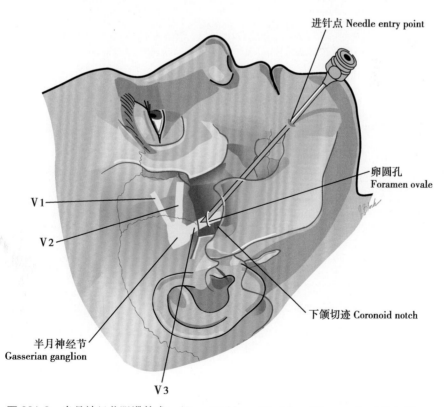

图 231-3　半月神经节阻滞技术。(From Waldman SD：Atlas of Interventional Pain Management，ed 4. Philadelphia，Saunders，2015.)

副作用及并发症

翼腭窝内血管丰富,此外半月神经节毗邻脑膜中动脉,因此该阻滞技术可遗留严重的面部血肿和眼部的巩膜下血肿。该神经节处于中枢神经系统内,即使小量的局麻药液注入脑脊液也可导致全脊麻。鉴于这种情况,切记在一次小剂量注射后空出一段时间再注入下次剂量,以便观察患者的临床反应。

由于潜在的眼神经阻滞危险,可伴发角膜感觉障碍,在半月神经节局麻药液阻滞或毁损后,取棉棒测试角膜感觉。如果发生角膜感觉障碍,将眼用软膏涂于角膜上并遮盖患侧眼睛避免进一步的角膜损伤。为避免持续性角膜感觉障碍,该预防措施是必需的。一旦发生持续性角膜感觉障碍需要请眼科会诊。

大约6%接受阻滞治疗的患者发生阻滞后感觉迟钝。轻则表现为轻度牵拉感和灼烧感,重则发生阻滞后疼痛即痛性感觉缺失。这些并发症状可能是由于半月神经节毁损阻滞不完全造成的。另外可能发生的并发症为局部皮肤蜕落。

除了感觉障碍外,阻滞或毁损半月神经节可能导致运动功能障碍,包括咀嚼肌肌力减弱和面部不对称。阻滞了副交感三叉神经纤维后可能发生霍纳综合征。在进行阻滞操作前需要向患者交代所有可能的并发症。

（赵春美　罗芳 译）

推荐阅读

Waldman SD: Gasserian ganglion block. In: Atlas of Interventional Pain Management, ed 4. Philadelphia, Saunders, 2015.

第232章

三叉神经阻滞——冠状入路

三叉神经第二分支（V2）上颌神经是纯感觉神经支。该神经通过圆孔穿出中颅窝并跨越翼腭窝。经过眶下裂后入眶，通过眶下孔穿出面部。可通过将针头置于翼外侧板的前缘达到选择性上颌神经阻滞的目的。

上颌神经感觉分布于中颅窝、颞叶的硬脑膜和外侧颞区，以及上颌窦黏膜。该神经亦发出感觉神经分布于上颌磨牙、前磨牙、切牙、尖牙和相关牙龈及其颊黏膜。另外鼻腔、下眼睑、鼻侧面和上唇的皮肤的神经支配也掺入了一些上颌神经分支。

下颌神经分支（V3）是由较大的感觉神经根和较小的运动神经组成。后两者均通过卵圆孔穿出中颅窝汇入下颌神经中。下颌神经发出感觉分布支配部分乳突窦内的硬膜及黏膜。发出的感觉神经到达咬肌、耳屏上的皮肤和耳蜗螺旋管、颞下颌关节后方、下颌、舌的前三分之二及其相关口腔黏膜。较小的运动支支配咬肌、翼外肌和颞肌。

施行冠状入路阻滞三叉神经时，患者仰卧位，颈椎摆正。嘱患者张口闭口数次触及下颌切迹，该区域位于内听道前方靠下。完成定位后，嘱患者闭口取中立位。

取12ml无菌注射器，抽取总量7ml的局麻药液。在治疗三叉神经痛、非典型面痛或其他涉及上颌下颌神经的疼痛疾病时，局麻药中需加入皮质类固醇，首次阻滞治疗皮质类固醇总量80mg，此后每次封闭治疗时用量40mg。

消毒下颌切迹表面皮肤，取22G长3.5英寸探针刺入颧弓下方，直接向切迹进针。垂直颅骨进针深度达1.5~2英寸直到触及翼外侧板（图232-1）。在该点轻轻退针可同时阻滞上颌及下颌神经。轻轻回抽后，注入7~8ml试验剂量。在注射过程中，必须密切监视患者反应，及早发现局麻药中毒的迹象。冠状入路阻滞三叉神经的技术也可用于放置射频针、冷冻针和刺激电极。

由于翼腭窝内富含血管，冠状入路三叉神经阻滞后可能发生严重的面部血肿。这就要求疼痛医师采用小的试验剂量的局麻药液以避免局麻药液中毒的发生。

少部分接受神经毁损治疗的患者可能出现阻滞后感觉迟钝。轻则对轻度牵拉和灼烧感觉异常，重则发生阻滞后疼痛即痛性感觉缺失。这些后发症状可能是由于相关神经结构毁损阻滞不完全造成。另外可能发生的并发症为局部皮肤脱落。

除了感觉障碍这一并发症外，阻滞或毁损三叉神经可能导

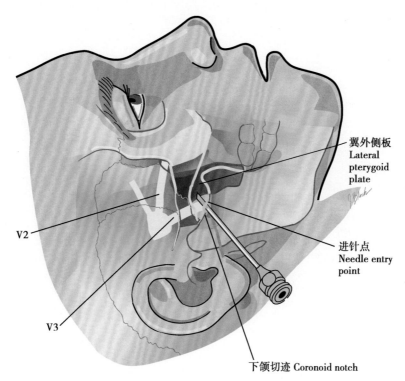

图 232-1　冠状入路三叉神经阻滞。（From Waldman SD：Atlas of Interventional Pain Management，ed 4. Philadelphia，Elsevier，2015.）

翼外侧板
Lateral pterygoid plate

进针点
Needle entry point

V2

V3

下颌切迹 Coronoid notch

致因本体感觉的减退或消失所引发的运动功能障碍，包括咀嚼肌肌力减弱和继发面瘫。阻滞操作前需要向患者交代所有可能的并发症。

（赵春美 罗芳 译）

推荐阅读

Waldman SD: Trigeminal nerve block—coronoid approach. In: Atlas of Interventional Pain Management, ed 4. Philadelphia, Saunders, 2015.

第 233 章

眶上神经阻滞

眶上神经发自额神经,后者为三叉神经眼支最主要的分支。额神经通过眶上裂进入到眼眶,向前穿行于眶顶骨膜的下方。额神经发出较大的外侧分支——眶上神经和较小的内侧分支滑车神经。两者均向前穿行出眶。眶上神经在到达头皮顶部的途中发出感觉纤维分支,分布于前额、上眼睑和前部头皮。

在施行眶上神经阻滞时,患者仰卧位。取 10ml 无菌注射器抽吸总量 3ml 的局麻药液。在治疗眶上神经性痛、急性带状疱疹痛、带状疱疹后遗神经痛或其他涉及眶上神经的痛性疾病时,局麻药液中需加入皮质类固醇,首次阻滞治疗皮质类固醇总量 80mg,此后每次封闭治疗时用量 40mg。

通过触诊确定患侧眶上切迹的位置。并在该点附近的被覆皮肤行局部消毒,注意勿使消毒液伤及眼睛。取 25G 长 1.5 英寸的针头刺入眶上切迹水平,与垂直皮肤的面呈 15°向内侧进针,避免刺入面周孔。继续进针直至触及骨膜(图 233-1)。在此过程中,可能会引出异感,操作前需要向患者说明。切勿将针头刺入眶上孔,一旦发生这种情况,需要退出针头向内侧轻轻调整针头方向。

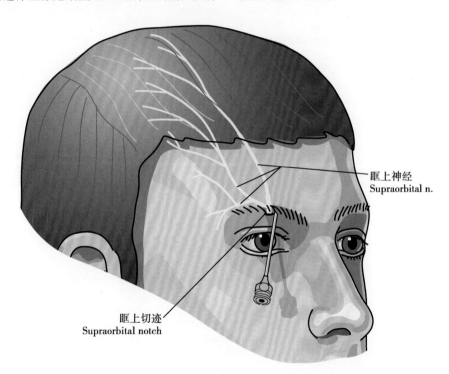

图 233-1　眶上神经阻滞。(From Waldman SD:Atlas of Interventional Pain Management,ed 2. Philadelphia,Saunders,2004,p 40.)

由于眼睑的疏松的泡状组织结构,在注入药液前需要在上眼睑和眶上组织上轻轻施压,避免因针头刺入导致的局部充血。行阻滞后的局部施压的目的在于防止发生眶周血肿和瘀斑。

轻轻抽吸后,扇状注入 3ml 局麻药液。如果需要阻滞滑车上神经,将针头向内侧调整方向,轻轻回抽后,扇状补注 3ml 药液。超声成像和引导可以在困难个案中辅助定位穿刺针(图 233-2)。

前额和头皮富含血管,基于该解剖特征,疼痛医师需要仔细估算局麻药液总的安全剂量,尤其对于双侧神经阻滞的操作。局部血管丰富也可导致阻滞后瘀斑和血肿的发生率增高。虽然这一解剖区域血管丰富,发生血肿的风险更高,但如果临床情况提示较高的收益风险比,该技术仍可以采用 25G 或 27G 穿刺针,对抗凝的患者实施治疗。注射局麻药后立即按压阻滞区域,可降低并发症的发生率。在阻滞操作后使用冰袋冷敷 20 分钟亦能降低阻滞后出血事件的发生率。

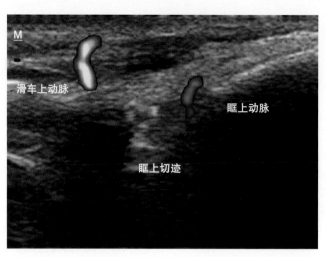

图 233-2 彩色多普勒图像显示眶上动脉与眶上切迹的关系

（赵春美 罗芳 译）

推荐阅读

Waldman SD: Supraorbital nerve block. In: Atlas of Interventional Pain Management, ed 2. Philadelphia, Saunders, 2004.

第234章

滑车上神经阻滞

滑车上神经发自额神经,后者为三叉神经眼支最主要的分支。额神经通过眶上裂入眶,向前穿行于眶顶骨膜的下方。额神经发出较大的外侧分支眶上神经和较小的内侧分支滑车上神经。两者均向前穿行出眶。滑车神经发出感觉神经分布于前额下内侧部、鼻根部和上眼睑的内侧部(图234-1)。

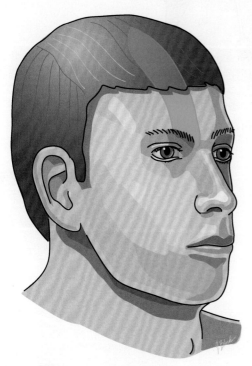

■ 滑车上神经的感觉分布

图234-1　滑车上神经的感觉分布。(From Waldman SD:Atlas of Interventional Pain Management,ed 4. Philadelphia,Elsevier,2015.)

在施行滑车上神经阻滞时,患者仰卧位。取10ml无菌注射器抽取3ml局麻药液。在治疗滑车上神经性痛、急性带状疱疹痛、带状疱疹后遗神经痛或其他涉及滑车上神经的痛性疾病时,局麻药液中需加入皮质类固醇,首次阻滞治疗皮质类固醇总量80mg,此后每次封闭治疗时用量40mg。

通过触诊患侧的眶上脊定位。于鼻根部与眶上脊交界处常规消毒皮肤,注意勿使消毒液伤及眼睛。取25G长1.5英寸的针头于该交界处的外侧刺入,并向内侧的皮下组织进针(图234-2)。在此过程中,可能会引出异感,操作前需要向患者说明。超声成像和引导可以辅助定位穿刺针。由于眼睑的组织结构为疏松的泡状,因此在注入药液前需要在上眼睑和眶上组织上轻轻施压,避免因针头刺入导致的局部充血。行阻滞后的局部施压的目的在于防止发生眶周血肿和瘀斑。轻轻抽吸后,扇状注入3ml局麻药液。

前额和头皮富含血管,基于该解剖特征,疼痛医师需要仔细估算局麻药液总的安全剂量,尤其对于双侧神经阻滞的操作。局部血管丰富也可导致阻滞后瘀斑和血肿的发生率增高。虽然这一解剖区域血管丰富,血肿风险更高,但如果临床情况提示较高的收益风险比,该技术仍可以采用25G或27G穿刺针,对抗凝的患者实施治疗。注射局麻药后立即按压阻滞区域,可降低并发症的发生率。在阻滞操作后使用冰袋冷敷20分钟亦能降低阻滞后疼痛和出血事件的发生率。

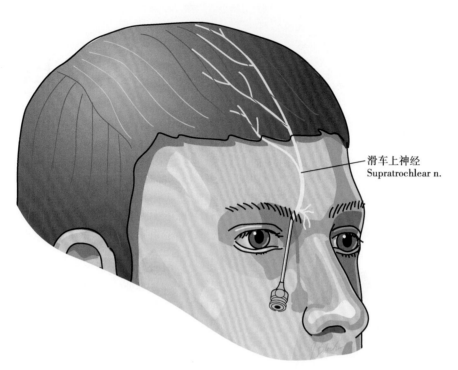

滑车上神经
Supratrochlear n.

图 234-2 滑车上神经阻滞。(From Waldman SD：Atlas of Interventional Pain Management，ed 4. Philadelphia，Elsevier，2015.）

（赵春美 罗芳 译）

推荐阅读

Waldman SD: Supraorbital nerve block. In: Atlas of Interventional Pain Management, ed 2. Philadelphia, Saunders, 2004.

第 235 章

眶下神经阻滞

眶下神经发自上颌神经。该神经通过眶下裂入眶，在眶下沟中走行于眶底。眶下神经通过眶下孔出眶，发出皮神经支支配下眼睑、鼻孔外侧及上唇。眶下神经的上牙槽支发出感觉支于上中切牙、尖牙和周围牙龈。

口外入路

患者仰卧位。取 10ml 无菌注射器抽吸总量 3ml 局麻药液。在治疗眶下神经痛、面部创伤或其他涉及眶下神经的疼痛疾病时，局麻药液中需加入皮质类固醇，首次阻滞治疗皮质类固醇总量 80mg，此后每次封闭治疗时用量 40mg。

通过触诊定位患侧的眶下孔。局部皮肤常规消毒，注意勿将消毒液流入眼中。取 25G 长 1.5 英寸的针头，于眶下孔水平进针，并于垂直皮面的方向呈 15°向内侧进针，避免刺入面周孔。继续进针直达骨膜面（图 235-1）。进针过程中可有异感引出，操作前需要向患者说明。针头勿入眶下孔，一旦发生这种情况，将针头退出轻轻向内侧调整进针方向。超声成像和引导有助于避免这种并发症（图 235-2）。由于眼睑的疏松的泡状组织结构，在注入药液前需要在下眼睑和眶下组织上轻轻施压，避免因针尖刺入导致的局部充血。行阻滞后的局部施压的目的在于防止发生眶周血肿和瘀斑。轻轻抽吸后，扇状注入 3ml 局麻药液。

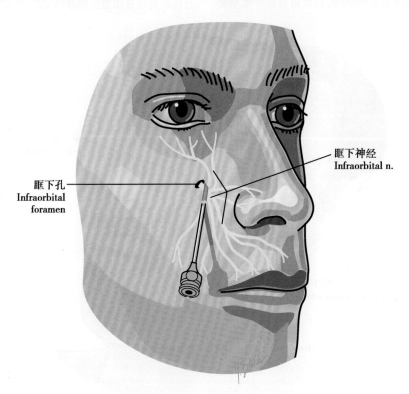

眶下神经
Infraorbital n.

眶下孔
Infraorbital
foramen

图 235-1　眶下神经阻滞：口外入路。（From Waldman SD：Atlas of Interventional Pain Management，ed 4. Philadelphia，Elsevier，2015. ）

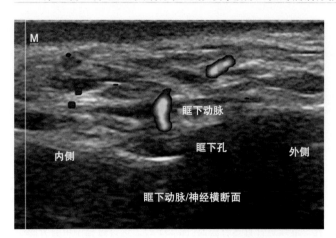

图 235-2 眶下孔的彩色多普勒超声图像

口内入路

患者仰卧位。取 10ml 无菌注射器，抽取总量 3ml 局麻药液。在治疗眶下神经痛、面部创伤或其他涉及眶下神经的疼痛疾病时，局麻药液中需加入皮质类固醇，首次阻滞治疗皮质类

固醇总量 80mg，此后每次封闭治疗时用量 40mg。

通过触诊定位患侧的眶下孔。向后上推开上唇，棉球沾湿 10% 的可卡因或 2% 利多卡因，置于牙槽沟内，即眶下孔的下方。局部黏膜充分表面麻醉和消毒后，取 25G 长 1.5 英寸的针头刺入已麻醉好的黏膜处，并向眶下孔进针（图 235-3）。在此过程中，可能会引出异感，操作前需要向患者交代。由于眼睑的疏松的泡状组织结构，在注入药液前需要在下眼睑和眶下组织上轻轻施压，避免因针头刺入导致的局部充血。行阻滞后的局部施压的目的在于防止发生眶周血肿和瘀斑。轻轻抽吸后，扇状注入 3ml 局麻药液。

面部富含血管组织，疼痛医师需要仔细估算局麻药液总的安全剂量，尤其对于双侧神经阻滞的操作。局部血管丰富也可导致阻滞后瘀斑和血肿的发生率增高。虽然这一解剖区域血管丰富，血肿风险更高，但如果临床情况提示较高的收益风险比，该技术仍可以采用 25G 或 27G 穿刺针，对抗凝的患者实施治疗。注射局麻药后立即按压阻滞区域，可降低并发症的发生率。在阻滞操作后使用冰袋冷敷 20 分钟亦能降低阻滞后疼痛和出血事件的发生率。

临床医师应避免将针头直刺入眶下孔，否则药液注入骨性孔道后可导致压迫性神经病变。

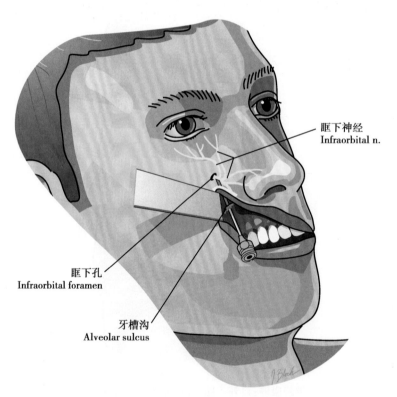

图 235-3 眶下神经阻滞：口内入路。（From Waldman SD：Atlas of Interventional Pain Management，ed 4. Philadelphia，Elsevier，2015.）

（赵春美 罗芳 译）

推荐阅读

Waldman SD: Infraorbital nerve block: extraoral approach. In: Atlas of Interventional Pain Management, ed 4. Philadelphia, Saunders, 2015.

Waldman SD: Infraorbital nerve block: intraoral approach. In: Atlas of Interventional Pain Management, ed 4. Philadelphia, Saunders, 2015.

第 236 章

颏神经阻滞

颏神经发自下颌神经。颏神经于第二前磨牙水平出颏孔，并陡转向上走行。该神经发出皮神经支，分布于下唇、下颌及其周围口腔黏膜。

口外入路

患者仰卧位。取 10ml 无菌注射器抽吸总量 3ml 的局麻药液。在治疗颏神经神经性痛、面部创伤或其他涉及颏神经的疼痛疾病时，局麻药液中需加入皮质类固醇，首次阻滞治疗皮质类固醇总量 80mg，此后每次封闭治疗时用量 40mg。

通过触诊定位患侧的颏孔。孔表面的皮肤常规消毒。取 25G 长 1.5 英寸针头于颏孔水平刺入，并于垂直皮面的方向呈 15°向内侧进针，避免刺入颏孔。继续进针直达骨膜面（图 236-1）。进针过程中可有异感引出，操作前需要向患者交代。针头勿入颏孔，一旦发生这种情况，将针头退出轻轻向内侧调整进针方向。超声成像和引导可以帮助避免这种并发症并能辅助识别神经（图 236-2）。轻轻抽吸后，扇状注入 3ml 局麻药液。

面部富含血管组织，疼痛医师需要仔细估算局麻药液总的安全剂量，尤其对于双侧神经阻滞的操作。局部血管丰富也可导致阻滞后瘀斑和血肿的发生率增高。虽然这一解剖区域血管丰富，血肿风险更高，但如果临床条件提示较高的收益风险

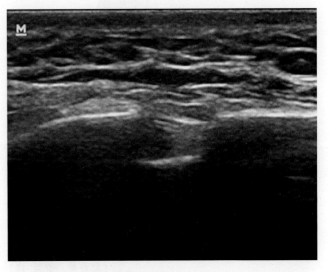

图 236-2　超声图像显示颏孔和颏神经。（From Waldman SD：Atlas of Interventional Pain Management, ed 4. Philadelphia, Elsevier, 2015. ）

比，该技术仍可以采用 25G 或 27G 穿刺针，对抗凝的患者实施治疗。注射局麻药后立即按压阻滞区域，可降低并发症的发生率。在阻滞操作后使用冰袋冷敷 20 分钟亦能降低阻滞后疼痛和出血事件的发生率。

临床医师应避免将针头直刺入颏孔，否则药液注入骨性孔道后可导致压迫性神经病变。

口内入路

患者仰卧位。取 10ml 无菌注射器抽吸总量 3ml 的局麻药液。在治疗颏神经神经性痛、面部创伤或其他涉及颏神经的疼痛疾病时，局麻药液中需加入皮质类固醇，首次阻滞治疗皮质类固醇总量 80mg，此后封闭治疗时每次用量 40mg。

通过触诊定位患侧的颏孔。向后下推开下唇，棉球沾湿 10%的可卡因或 2%利多卡因，置于牙槽沟内，即颏孔的上方。局部黏膜充分表面麻醉并消毒后，取 25G 长 1.5 英寸的针头刺入已麻好的黏膜处，并向颏孔进针（图 236-3）。在此过程中，可能会引出异感，操作前需要向患者交代。轻轻抽吸后，扇状注入 3ml 局麻药液。

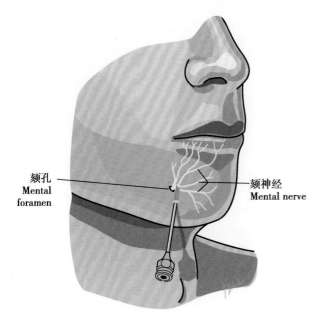

颏孔
Mental foramen

颏神经
Mental nerve

图 236-1　颏神经阻滞：口外入路。（From Waldman SD：Atlas of Interventional Pain Management, ed 4. Philadelphia, Elsevier, 2015. ）

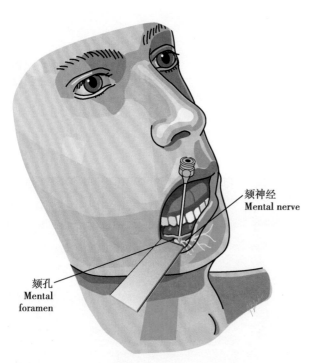

颏神经
Mental nerve

颏孔
Mental
foramen

图 236-3 颏神经阻滞：口内入路。（From Waldman SD：Atlas of Interventional Pain Management，ed 4. Philadelphia，Elsevier，2015.）

（赵春美 罗芳 译）

推荐阅读

Waldman SD: Mental nerve block: extraoral approach. In: Atlas of Interventional Pain Management, ed 4. Philadelphia, Saunders, 2015.
Waldman SD: Mental nerve block: intraoral approach. In: Atlas of Interventional Pain Management, ed 4. Philadelphia, Saunders, 2015.

第 237 章

颞下颌关节注射治疗

颞下颌关节为真性关节,由纤维关节盘分为上下滑液腔。关节盘内紊乱可导致疼痛和颞下颌关节功能障碍,但病因多见于囊外因素。可以向下颌关节突及关节窝间的腔隙注射局麻药液及皮质类固醇。该关节由下颌神经的分支支配。关节周围的肌肉功能有颞肌、咬肌和翼外翼内肌,另外可能包括斜方肌和胸锁乳突肌。可通过周围肌肉触诊定位触发点。

在施行颞下颌关节注射治疗时,患者仰卧位,颈椎摆正。嘱患者反复张口闭口,用以定位颞下颌关节的位置,即位于内听道前面稍下方。定位完成后,嘱患者闭口躺平。

取 3ml 无菌注射器,抽取总量 0.5ml 局麻药液。在治疗颞下颌关节功能障碍、关节内紊乱症、关节炎性痛或其他涉及颞下颌关节的疼痛疾病时,局麻药液中需加入皮质类固醇,首次阻滞治疗皮质类固醇总量 20mg,此后每次封闭治疗时用量 10mg。

常规皮肤消毒后,取 25G 长 1 英寸探针直刺入颧弓下方的关节腔隙中点。垂直于颅骨进针深达约 0.5~0.75 英寸时出现落空感,表明进入关节间隙(图 237-1)。小心回抽后,缓慢注入 1ml 药液。如果患者症状为持续性,每间隔 5~7 天再次重复该治疗。超声成像和引导可能有助于识别关节和关节内针的位置以及识别关节异常(图 237-2)。

该操作的局部组织富含血管,并邻近一些大血管,这样便

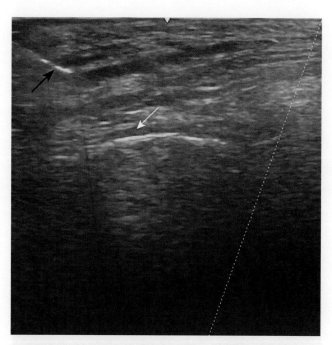

图 237-2 颞下颌关节注射的超声图:黑色箭头表示插入的针头,白色箭头表示下关节间隙。From Levorova J, Machon V, Hirjak D, Foltan R:Ultrasoundguided injection into the lower joint space of the temporomandibular joint. Int J Oral Maxillofac Surg 2015 Apr;44[4]:491-492.)

导致阻滞后瘀斑和血肿的发生率升高,操作前需要向患者交代这些并发症的潜在可能。虽然这一解剖区域血管丰富,血肿风险更高,但如果临床条件提示较高的收益风险比,该技术仍可以采用 25G 或 27G 穿刺针,对抗凝的患者实施治疗。注射局麻药后立即按压阻滞区域,可降低并发症的发生率。在阻滞操作后使用冰袋冷敷 20 分钟亦能降低阻滞后疼痛和出血事件的发生率。

其他发生率较高的副作用包括意外的面神经阻滞伴面神经无力。一旦发生这种情况,需要在角膜上涂抹无菌眼膏。

(赵春美 申颖 译)

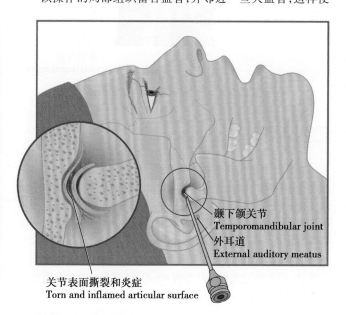

关节表面撕裂和炎症
Torn and inflamed articular surface

颞下颌关节
Temporomandibular joint
外耳道
External auditory meatus

图 237-1 颞下颌关节注射治疗。(From Waldman SD:Atlas of Pain Management Injection Techniques, ed 3. Philadelphia,Saunders.)

推荐阅读

Levorova J, Machon V, Hirjak D, Foltan R: Ultrasound-guided injection into the lower joint space of the temporomandibular joint, Int J Oral Maxillofac Surg 44(4):491–492, 2015 Apr.

Waldman SD: Temporomandibular joint injection. In: Atlas of Pain Management Injection Techniques, ed 3. Philadelphia, Saunders, 2012.

第238章

舌咽神经阻滞

舌咽神经是由运动神经和感觉神经组成的混合神经纤维。运动支发出分支支配茎突咽肌。感觉支发出感觉神经分布于舌后三分之一、腭扁桃体和口咽部的黏膜。该神经纤维包含有特异性的内脏传入神经支,传导舌后三分之一味蕾感受到的信息。此外,舌咽神经传导来自颈动脉窦和颈动脉体的信息用来调控血压、脉搏,呼吸运动的调节支配亦发自该神经。副交感神经纤维并入该神经到达耳神经节。耳神经节后纤维支配腮腺的分泌活动。

舌咽神经穿出颈静脉孔处毗邻迷走神经、副神经和颈外静脉。前3种神经均走行于颈内动、静脉之间的沟内。

口外入路舌咽神经阻滞的定位点为颞骨茎突。该骨性突起是由茎突舌骨韧带的头端骨化形成。尽管通常易于识别,但如果骨化有限,茎突可能很难用探查针定位。超声和彩色多普勒成像和引导可能有助于识别这些重要的解剖标志(图238-1)。

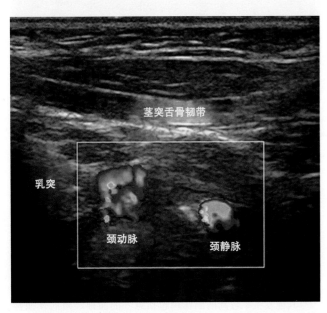

图238-1　彩色超声多普勒成像,显示茎突和韧带以及它们与颈动脉、颈静脉的关系

口外入路

在施行舌咽神经阻滞时,患者仰卧位。在乳突与下颌角之间做一条假想的线。在该线中点下方即为茎突。常规皮肤消毒。取22G 1.5英寸针头,装在10ml注射器上,在该点垂直于皮面进针。在进针深度达3cm时可触及茎突。之后,退出针头,向后方进针脱离茎突位置(图238-2)。一旦骨面触及感消失,轻轻回抽见无血液或脑脊液流出,注入7ml 0.5%不含防腐

剂的利多卡因与80mg甲泼尼龙。此后每天的阻滞操作仍如上所述,但甲泼尼龙剂量调整为40ml。该技术也适用于既往足量口服药物治疗的顽固性疼痛的患者。

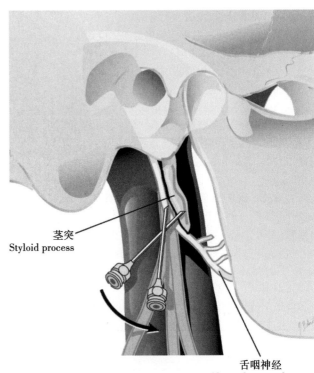

茎突
Styloid process

舌咽神经
Glossopharyngeal nerve

图238-2　舌咽神经阻滞:口外入路

口内入路

在施行口内入路舌咽神经阻滞时,患者仰卧位。用2%的利多卡因麻醉口腔和舌。嘱患者张大口,这样用压舌板或喉镜加压,舌体便平放在口腔内。取22G 3.5英寸穿刺针,将针头人为弯出25°,刺入后方咽腭弓下外侧方的黏膜内(图238-3)。进针深度约0.5cm。轻轻回抽无血液或脑脊液后,注入7ml 0.5%不含防腐剂的利多卡因与80mg甲泼尼龙。此后阻滞操作仍如上所述,但甲泼尼龙剂量调整为40ml。该技术也适用于既往足量口服药物治疗的顽固性疼痛患者。

舌咽神经阻滞的主要并发症为颈内静脉和颈动脉损伤(图238-1)。而局部血肿形成和血管内注入引起的局麻药中毒并不少见。阻滞运动神经支后可导致继发于茎突咽肌无力的吞咽困难。如果无意间阻滞了迷走神经,可导致继发于同侧声带麻痹的发声困难。一些患者还可观察到继发于迷走神经阻滞

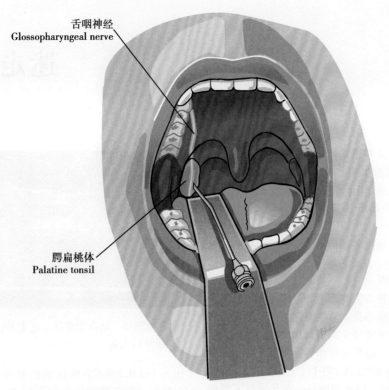

图 238-3　舌咽神经阻滞：口内入路。（From Waldman SD：Atlas of Interventional Pain Management，ed 4. Philadelphia，Elsevier，2015.）

后的反射性心动过速。偶发的舌下神经和副神经阻滞可导致舌肌和斜方肌无力。

一小部分患者在接受了化学药物神经麻痹术或神经毁损术后发生了阻滞后局部感觉迟钝。轻则有轻度的烧灼不适感或牵拉感，重则可出现严重疼痛。严重的阻滞后疼痛即称为痛性感觉缺失。该种症状往往比患者原发疼痛更严重、更难以治疗。感染可能并不常见，但既往亦有相关病例的报道，尤其在免疫抑制的癌症患者中。所以应尽早发现潜在的感染，以避免威胁生命的严重后果。

（任浩　罗芳　译）

推荐阅读

Waldman SD: Glossopharyngeal nerve block: extraoral approach. In: Atlas of Interventional Pain Management, ed 4. Philadelphia, Saunders, 2015.
Waldman SD: Glossopharyngeal nerve block: intraoral approach. In: Atlas of Interventional Pain Management, ed 4. Philadelphia, Saunders, 2015.

第 239 章

迷走神经阻滞

迷走神经包括运动神经和感觉神经两种神经纤维。运动神经发出纤维支配咽肌，并分出喉上喉返神经。感觉神经发出纤维分布到后颅窝的硬脑膜、外耳道后部、鼓膜上部和声带下方的黏膜。迷走神经亦发出纤维支配胸腔内的心、肺和大血管。

迷走神经出颈静脉孔处毗邻副神经。该神经走行于舌咽神经的后面、颈内静脉表面。迷走神经出颈静脉孔后与颈内动静脉一同包绕在颈动脉鞘内。

迷走神经阻滞术的操作方法与舌咽神经阻滞相类似。迷走神经阻滞的定位点为颞骨茎突。骨性突起是由茎突舌骨韧带的头端骨化形成。尽管通常易于识别，但如果骨化有限，茎突可能很难用探查针定位。超声成像和引导可能有助于识别解剖标志、邻近血管和迷走神经（图 239-1）。

在施行迷走神经阻滞时，患者仰卧位。在乳突与下颌角之间做一条假想的线。在该线中点下方即为茎突。常规皮肤消毒。取 22G 长 1.5 英寸针头，装在 10ml 注射器上，在该点垂直于皮面进针。在进针深度达 3cm 时可触及茎突（图 239-2）。之后，针头退后，向后方稍靠下走行脱离茎突位置。当针尖深度超过茎突 0.5cm 时，轻轻回抽，无脑脊液或血液，

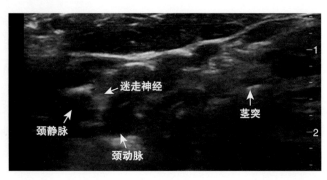

图 239-1　超声图像显示迷走神经与茎突、颈动脉和颈静脉的关系

注入 7ml 0.5% 不含防腐剂的利多卡因与 80mg 甲泼尼龙。此后每天的阻滞操作仍如上所述，但甲泼尼龙剂量调整为 40ml。该技术也适用于既往足量口服药物治疗的顽固性疼痛的患者。

迷走神经阻滞的主要并发症为颈内动静脉损伤。而局部血肿形成和血管内注入引起的局麻药中毒也较常见。阻滞运动神经支后可导致继发于喉上神经和喉返神经阻滞的发声、

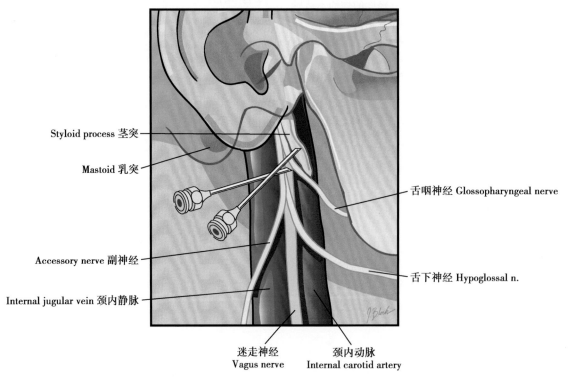

图 239-2　迷走神经阻滞。（From Waldman SD：Atlas of Interventional Pain Management，ed 4．Philadelphia，Elsevier，2015．）

咳嗽困难。一些患者还可观察到继发于迷走神经阻滞后的反射性心动过速。无意中封闭了舌咽神经、舌下神经和副神经可导致舌与斜方肌无力，以及舌咽神经分布区的感觉麻木。

感染可能并不常见，但既往亦有相关病例的报道，尤其在免疫抑制的癌症患者中。应尽早发现潜在的感染，以避免威胁生命的严重后果。

（任浩　罗芳　译）

推荐阅读

Waldman SD: Vagus nerve block. In: Atlas of Interventional Pain Management, ed 4. Philadelphia,

脊副神经(也称为副神经)发自疑核。该神经有两个神经根,它与迷走神经伴行出颈静脉孔,形成脑神经XI。副神经根发出纤维向下方后方走行支配胸锁乳突肌上部分的运动。副神经从胸锁乳突肌后缘上三分之一穿出。该神经与颈丛一起发出纤维支配斜方肌。

在施行副神经阻滞时,患者仰卧位,头偏向操作对侧。取20ml无菌注射器抽取总量10ml的局麻药液。在治疗通过副神经介导的炎性疼痛疾病时,局麻药中需加入皮质类固醇,首次阻滞治疗皮质类固醇总量80mg,此后每次封闭治疗时用量40mg。

接着嘱患者的头与操作者的手相对抗,以协助定位胸锁乳突肌后缘边界。接着确定胸锁乳突肌后缘上三分之一的位置。常规皮肤消毒后,取1.5英寸针头于上述三分之一的稍后方刺入,并稍向前方进针(图240-1)。进针深度达到约0.75英寸时,轻轻抽吸确定无回血回液。回抽阴性并且臂丛无异感引出后,扇状注射10ml药液,密切监视患者是否出现局麻药液中毒或意外的蛛网膜下腔注入的症状出现。超声成像和引导可能有助于识别神经并准确放置穿刺针(图240-2)。

副神经毗邻颈外静脉及其他一些大血管,这样就存在意外的血管内注入和/或因药物吸收引起的局麻药中毒的潜在风险。疼痛医师应仔细估算用于患者的局麻药物总的安全剂量。丰富的血管也增加了阻滞后瘀斑及血肿的发生率。虽然这一解剖区域血管丰富,血肿风险更高,但如果临床情况提示较高的收益风险比,该技术仍可以采用25G或27G穿刺针,对抗凝的患者实施治疗。注射局麻药后立即按压阻滞区域,可降低并发症的发生率。在阻滞操作后使用冰袋冷敷20分钟亦能降低阻滞后疼痛和出血事件的发生率。

除了循环系统的潜在并发症外,副神经毗邻中枢神经轴索结构和副神经的解剖特点导致该技术存在一系列副作用和并发症。如果进针过深,可能意外误入硬膜外、硬膜下或蛛网膜下腔。局麻药意外误入这些间隙,可导致严重的运动和感觉神经阻滞。如果不能及时识别,这些并发症可以致命。阻滞过程中可能发生意外阻滞膈神经。如果患者无严重的肺部疾病,单侧膈神经阻滞很少引起呼吸窘迫。然而,喉返神经分布区功能障碍所继发的声带麻痹以及膈肌麻痹可导致肺部及上呼吸道分泌物外排受限。另外,也可能发生迷走神经和舌咽神经的意外阻滞。

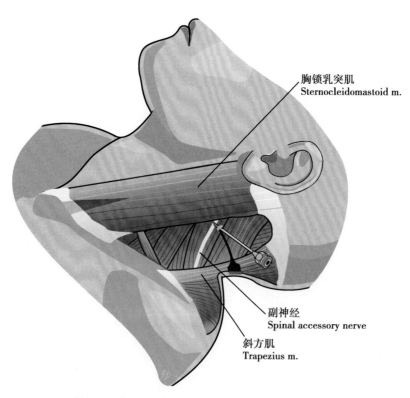

胸锁乳突肌
Sternocleidomastoid m.

副神经
Spinal accessory nerve

斜方肌
Trapezius m.

图 240-1　副神经阻滞。(From Waldman SD: Atlas of Interventional Pain Management, ed 4. Philadelphia, Elsevier, 2015.)

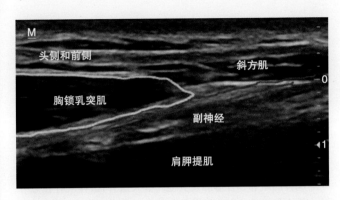

图 240-2　超声影像显示胸锁乳突肌、肩胛提肌和副神经之间的解剖关系

（任浩　罗芳　译）

推荐阅读

Waldman SD: Spinal accessory nerve block. In: Atlas of Interventional Pain Management, ed 4. Philadelphia, Saunders, 2015.

第 241 章

膈神经阻滞

膈神经发自第四颈神经的初级腹侧分支纤维,并有第三、第四颈神经成分参与。膈神经走行于肩胛舌骨肌和胸锁乳突肌下方。膈神经于锁骨下动静脉间的颈根部穿出后进入纵隔。右膈神经沿腔静脉的路径走行支配右偏侧膈肌的运动。左膈神经与迷走神经并行,下行支配左偏侧膈肌的运动。

进行膈神经阻滞时,患者仰卧位,头转向操作对侧。取20ml 的无菌注射器抽取总量 10ml 的局麻药。在治疗通过膈神经介导的炎性疼痛时,局麻药中需加入皮质类固醇,首次阻滞治疗皮质类固醇总量 80mg,此后每次治疗用量 40mg。

接着嘱患者用头与操作者的手相对抗,以协助定位胸锁乳突肌后缘边界。对于大多数患者来说,在胸锁乳突肌后缘和斜角肌前方可触及一沟槽。超声成像可能有助于识别胸锁乳突肌后缘和位于其后方和下方的膈神经(图 241-1)。常规皮肤消毒后,使用 1.5 英寸的针略微靠前入路刺入,进针点位于锁骨上方 1 英寸的一点,该点位于前述沟槽内或胸锁乳突肌后缘稍后方(图 241-2)。进针深度约 1 英寸后,轻轻回抽判断有无血液或脑脊液流出。当回抽阴性且无臂丛异感引出时,即可扇叶状注入 10ml 局麻药,并密切监视患者是否出现局麻药物中毒

及罕见的误入蛛网膜下腔的迹象。

膈神经毗邻颈外静脉及其他一些大血管,这样就存在意外的血管内注入和/或因药物吸收引起的局麻药中毒的潜在风险。疼痛医师应仔细估算用于患者的局麻药物总的安全剂量。丰富的血管也增加了阻滞后淤血及血肿的发生率。虽然这一解剖区域血管丰富,血肿风险更高,但如果临床条件提示较高的收益风险比,该技术仍可以采用 25G 或 27G 穿刺针,对抗凝的患者实施治疗。注射局麻药后立即按压阻滞区域,可降低并发症的发生率。在阻滞操作后使用冰袋冷敷 20 分钟亦能降低阻滞后疼痛和出血事件的发生率。

除了循环系统的潜在并发症外,膈神经毗邻中枢神经轴索结构、臂丛和副神经的解剖特点导致该技术存在一系列副作用和并发症(图 241-1)。如果进针过深,可能意外误入硬脊膜外、硬膜下或蛛网膜下腔。局麻药意外误入这些间隙,可导致严重的运动和感觉神经阻滞。如果不能及时识别,这些并发症可以致命。如果患者无严重的肺部疾病,单侧膈神经阻滞很少引起呼吸窘迫。然而,喉返神经分布区功能障碍所继发的声带麻痹以及膈肌麻痹可导致肺部及上呼吸道分泌物外排受限。

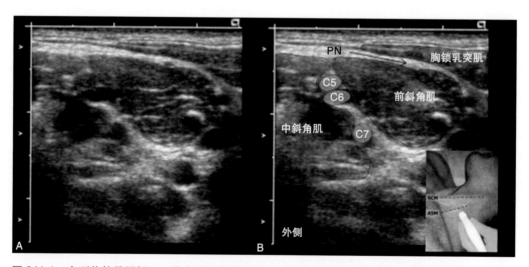

图 241-1 在环状软骨尾侧 1cm 获得颈部斜角肌间沟的超声图像(A),以及相应的标记图像(B)。膈神经(PN)位于臂丛内侧,前斜角肌(ASM)表面,图中显示了大致的探头位置。大刻度线间隔 10mm。SCM,胸锁乳突肌。胸锁乳突肌、前斜角肌和中斜角肌的边界以红色显示。(From Kessler J, Schafhalter-Zoppoth I, Gray AT: An ultrasound study of the phrenic nerve in the posterior cervical triangle: implications for the interscalene brachial plexus block. Reg Anesth Pain Med 2008 Nov-Dec; 33[6]:545-550.)

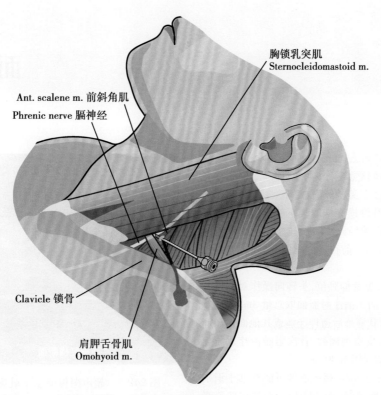

图 241-2　膈神经阻滞。（From Waldman SD：Atlas of Interventional Pain Management，ed 4. Philadelphia，Elsevier，2015.）

（任浩　罗芳　译）

推荐阅读

Waldman SD: Phrenic nerve block. In: Atlas of Interventional Pain Management, ed 4. Philadelphia, Saunders, 2015.

面神经为头部提供运动和感觉纤维。面神经发自脑干,从脑桥下部外侧出脑。面神经感觉支称为中间神经。中间神经穿出脑桥后易受压迫,产生"三叉神经痛样"症状,称为膝状神经痛。穿出脑桥的面神经纤维横穿蛛网膜下腔,进入内耳道,接着穿过颞骨岩部。最后面神经由茎乳孔穿出颅底。出颅后该神经纤维先垂直下行,然后前行通过腮腺,在腮腺处发出分支支配面部表情肌。

在施行面神经阻滞时,患者仰卧位,头转向操作对侧以利于显露患侧乳突。取 12ml 的无菌注射器抽取总量 3ml 的局麻药。在治疗膝状神经痛、带状疱疹后遗神经痛或其他面神经痛性疾病时,局麻药中可加入皮质类固醇,首次阻滞治疗皮质类固醇总量 80mg,此后每次治疗用量 40mg。

通过触诊患侧乳突进行定位。超声成像可能有助于识别这一重要的解剖标志以及面神经(图 242-1)。常规皮肤消毒后,取 22G 1.5 英寸针头由乳突的前缘刺入,针头即位于外耳道下方、面神经下颌支中段水平。继续垂直进针,直至针头抵达下方乳突的骨膜。向前方轻轻调整针头方向,直至滑过乳突前缘边界(图 242-2)。这样针头便接近茎乳孔的面神经出口处。回抽判断无血液或脑脊液流出后,注入 3~4ml 试验剂量的局麻药。

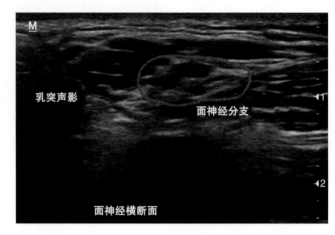

图 242-1 超声图像显示了乳突的声影以及面神经分支的点

该解剖区域血管密集,又由于邻近大血管,在注射局麻药物时疼痛医师应密切注意患者是否出现局麻药物中毒的迹象。由于血管丰富以及邻近大血管的缘故,使得阻滞后淤血和形成血肿的事件高发,这种情况需要提前向患者说明。虽然这一解剖区域血管丰富,血肿风险更高,但如果临床情况提示较高的

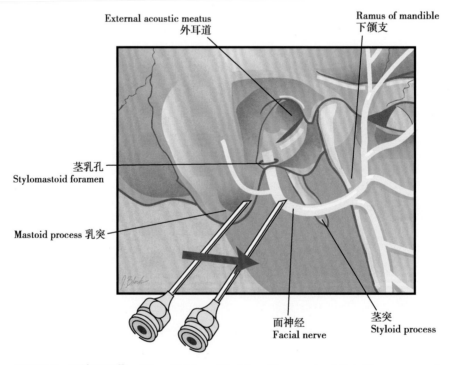

图 242-2 面神经阻滞。(From Waldman SD:Atlas of Interventional Pain Management,ed 4. Philadelphia,Elsevier,2015.)

收益风险比,该技术仍可以采用 25G 或 27G 穿刺针,对抗凝的患者实施治疗。注射局麻药后立即按压阻滞区域,可降低并发症的发生率。在阻滞操作后使用冰袋冷敷 20 分钟亦能降低阻滞后疼痛和出血事件的发生率。

　　由于邻近脊柱,该技术也存在局麻药注入硬膜外、硬膜下或蛛网膜下腔的风险,但较为少见。如若发生上述情况,即使很少量的局麻药物进入蛛网膜下腔也可导致全脊麻。

(任浩　罗芳 译)

推荐阅读

Waldman SD: Facial nerve block. In: Atlas of Interventional Pain Management, ed 4. Philadelphia, Saunders, 2015.

第 243 章

颈浅丛阻滞

颈浅丛发自第一至第四颈神经纤维的初级腹支。每一条颈神经均分成上升支和下降支,分别向上方和下方走行。这些神经支聚集成簇构成颈丛,后者提供感觉和运动神经分布(图243-1)。颈丛神经最重要运动支是膈神经,颈丛也发出运动经纤维加入副神经并支配脊柱旁和颈部深层肌肉。除第一颈神经外,每一条颈神经均发出重要的皮神经感觉支。这些神经在胸锁乳突肌后缘中点聚合,发出感觉神经纤维分布在下颌、颈部、锁骨上窝的皮肤。颈浅丛的终末感觉支组成了诸如耳大神经、枕小神经等。

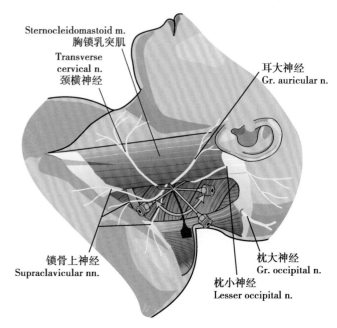

图 243-2 颈浅丛阻滞。(From Waldman SD: Atlas of Interventional Pain Management,ed 4. Philadelphia, Elsevier,2015.)

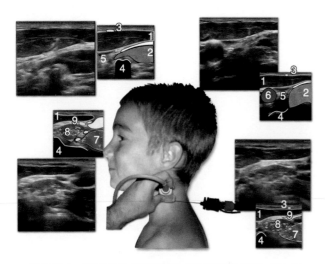

图 243-1 颈浅丛的超声解剖:(1)胸锁乳突肌;(2)肩胛提肌;(3)耳大神经;(4)椎骨;(5)颈内静脉;(6)颈动脉;(7)中斜角肌;(8)前斜角肌;(9)颈浅丛(Erb点)。(From Martínez-Segovia M,Tornero CT,Montero M,et al: Ultrasound can guide new regional blocks. Tech Reg Anesth Pain Manag 2012 Jul;16[3]:164-171.)

在施行颈浅丛阻滞时,患者仰卧位,头偏向操作对侧。取20ml的无菌注射器抽取总量15ml的局麻药。在治疗由颈浅丛牵涉引起的疼痛疾病时,局麻药中需加入皮质类固醇,首次阻滞治疗皮质类固醇总量80mg,此后每次治疗用量40mg。

胸锁乳突肌后缘中点可通过仔细触诊进行定位。超声成像可能有助于识别这个重要的标志。常规皮肤消毒后,取22G 1.5英寸针头在该中点刺入,继续进针到刚好跨过胸锁乳突肌一点(图243-2)。轻轻抽吸无回血回液后,注入5ml局麻药。沿着通过该中点与耳垂后方连线的方向调整针头方向。轻轻回抽后,沿扇状分布区补注5ml局麻药。向下沿乳头连线重新调整针头方向,小心回抽后,扇状注入余下的5~6ml局麻药。

颈浅丛毗邻颈外静脉及其他一些大血管,这样就存在意外的血管内注入和/或因药物吸收引起的局麻药中毒的潜在风险。疼痛医师应仔细估算用于患者的局麻药物总的安全剂量,尤其是在施行双侧神经阻滞时。丰富的血管也增加了阻滞后瘀斑及血肿的发生率。虽然这一解剖区域血管丰富,血肿风险更高,但如果临床条件提示较高的收益风险比,该技术仍可以采用25G或27G穿刺针,对抗凝的患者实施治疗。注射局麻药后立即按压阻滞区域,可降低并发症的发生率。在阻滞操作后使用冰袋冷敷20分钟亦能降低阻滞后疼痛和出血事件的发生率。

除了循环系统的潜在并发症外,颈浅丛毗邻中枢神经轴索结构和膈神经的解剖特征导致该技术尚存在一系列副作用和并发症。如果进针过深,可能意外误入硬脊膜外、硬膜下或蛛网膜下腔。局麻药意外误入这些间隙,可导致严重的运动和感觉神经阻滞。如果不能及时识别,这些并发症可以致命。除此之外,颈浅丛阻滞后常发生膈神经分布区功能障碍。如果患者无严重的肺部疾病,单侧膈神经阻滞很少引起呼吸窘迫。然而,如果患者存在双侧神经阻滞的手术适应证,阻滞后该患者有可能发生呼吸系统并发症。

(任浩 罗芳 译)

推荐阅读

Waldman SD: Superficial cervical plexus block. In: Atlas of Interventional Pain Management, ed 4. Philadelphia, Saunders, 2015.

颈深丛发自第一至第四颈神经的初级前支。每一条颈神经均分成上升支和下降支,分别向上方和下方走行。这些神经支聚集成簇构成颈丛,后者发出纤维构成感觉和运动神经分布区。颈丛神经最重要运动支是膈神经,颈丛也发出运动神经纤维加入副神经并支配脊柱旁和颈部深层肌肉。除第一颈神经外,每一条颈神经均发出重要的皮支形成皮肤的神经分布区。颈深丛终末感觉支为耳大神经和枕小神经提供神经纤维。

在施行颈深丛阻滞时,患者仰卧位,头偏向操作对侧。取20ml的无菌注射器抽取总量15ml的局麻药。在治疗涉及颈深丛的疼痛疾病时,首次阻滞治疗在局麻药中加入总量80mg皮质类固醇,此后每次治疗用量40mg。

经过乳突和胸锁乳突肌锁骨附着端后缘交界点做一条直线。在乳突下约2英寸的位置定出一点(图244-1)。常规皮肤消毒后,取22G 1.5英寸针头刺入,实际刺入点位于上述定位点前方0.5英寸处。这样便将针头置于了第三和第四颈神经水平,实现了一点阻滞颈深丛的效果。继续进针约1英寸,为了避免刺入神经孔或滑入横突和椎动脉内,针头需稍向前或尾部偏斜。操作过程中可有异常感觉的引出,这种情况需提前向患者交代。如果未引出异常感觉,退出针头重新定位,针头入路需稍靠前。一旦引出神经穿刺异感,且回抽无血液或脑脊液流出,即注入15ml试验剂量的局麻药,密切监视病人是否出现局麻药物中毒的体征以及意外局麻药误入蛛网膜下腔的迹象。

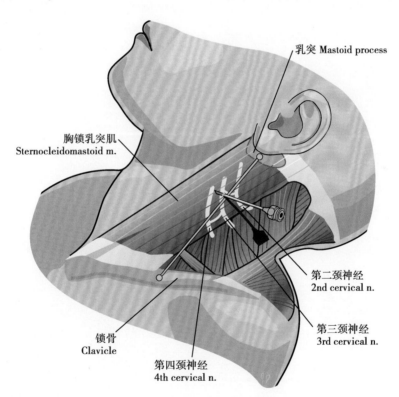

乳突 Mastoid process

胸锁乳突肌
Sternocleidomastoid m.

第二颈神经
2nd cervical n.

第三颈神经
3rd cervical n.

锁骨
Clavicle

第四颈神经
4th cervical n.

图244-1 颈深丛阻滞。(From Waldman SD: Atlas of Interventional Pain Management, ed 4. Philadelphia, Elsevier, 2015.)

颈深丛毗邻颈外静脉及其他一些大血管,这样就存在意外的血管内注入和/或因药物吸收入血引起的局麻药中毒的潜在风险。超声和彩色多普勒成像以及引导可能有助于避免这种潜在的致命并发症(图244-2)。疼痛医师应仔细估算用于患者的局麻药物总的安全剂量,尤其是在施行双侧神经阻滞时。丰富的血管也增加了阻滞后瘀斑及血肿的发生率。虽然这一解剖区域血管丰富,血肿风险更高,但如果临床条件提示较高的

收益风险比,该技术仍可以采用25G或27G穿刺针,对抗凝的患者实施治疗。注射局麻药后立即按压阻滞区域,可降低并发症的发生率。在阻滞操作后使用冰袋冷敷20分钟亦能降低阻滞后疼痛和出血事件的发生率。

除了循环系统的潜在并发症外,颈深丛毗邻中枢神经轴索结构和膈神经的解剖特点导致该技术尚存在一系列副作用和并发症。如果进针过深,可能意外误入硬脊膜外、硬膜下或蛛

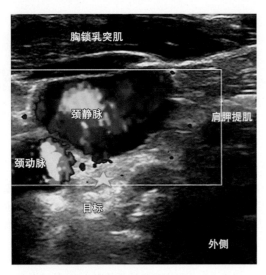

图 244-2 彩色多普勒图像显示了颈动脉和颈静脉与颈深丛的关系

网膜下腔。局麻药意外误入这些间隙,可导致严重的运动和感觉神经阻滞。如果不能及时识别,这些并发症可以致命。除此之外,颈深丛阻滞后常发生膈神经分布区功能障碍。如果患者无严重的肺部疾病,单侧膈神经阻滞很少引起呼吸窘迫。然而,如果患者存在双侧神经阻滞的手术适应证,该患者有可能发生呼吸系统并发症。

(任浩 罗芳 译)

推荐阅读

Waldman SD: Deep cervical plexus block. In: Atlas of Interventional Pain Management, ed 4. Philadelphia, Saunders, 2015.

第 245 章

喉返神经阻滞

喉返神经发自迷走神经。左侧和右侧喉返神经在到达喉和气管之前的行程有所不同。右喉返神经向正下方勾绕无名动脉后上行，走行于气管食管间沟内，分布于喉的下部。左喉返神经向下勾绕主动脉弓后上行于气管食管旁沟内，分布于喉的下部。这些神经支配除环甲肌外所有喉固有肌群的运动，以及发出感觉支分布于声带下方的黏膜。

在施行喉返神经阻滞时，患者取仰卧位，头偏向操作对侧。取 20ml 的无菌注射器抽取总量 4ml 的局麻药。在治疗经由喉返神经介导的炎性疼痛（包括癌性痛）时，局麻药中需加入皮质类固醇，首次阻滞治疗皮质类固醇总量 80mg，此后每次治疗用量 40mg。也可行神经毁损治疗，可采用较小的试验剂量的 6.5% 的苯酚水溶液或无水乙醇进行注射。

在胸锁乳突肌内侧缘平第一气管环处定出一点（图 245-1）。常规皮肤消毒后取 25G 0.625 英寸针头垂直于皮面于该点刺入。进针深度近于 0.5 英寸时轻轻回抽看有无回血或空气，如果抽出空气，表明针头穿入气管内。回抽阴性后，缓慢注入 2ml 局麻药，密切监视病人是否出现局麻药中毒的体征。

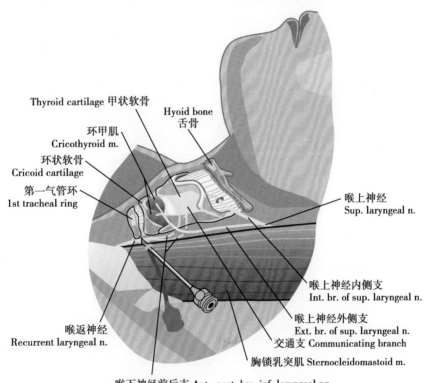

图 245-1 喉返神经阻滞。（From Waldman SD：Atlas of Interventional Pain Management，ed 4. Philadelphia，Elsevier，2015.）

喉返神经神经毗邻颈动脉、颈外静脉及其他一些大血管，这样就存在意外的血管内注入和/或因血管内吸收引起的局麻药中毒的潜在风险。超声成像和引导可能有助于识别颈动脉，以避免在执行喉返神经阻滞时意外地将针置入动脉（图 245-2）。疼痛医师应仔细估算用于患者的局麻药物总的安全剂量。丰富的血管也增加了阻滞后瘀斑及血肿的发生率。虽然这一解剖区域血管丰富，血肿风险更高，但如果临床条件提示较高的收益风险比，该技术仍可以采用 25G 或 27G 穿刺针，对抗凝的患者实施治疗。注射局麻药后立即按压阻滞区域，可降低这一并发症的发生率。在阻滞操作后使用冰袋冷敷 20 分钟亦能降低阻滞后疼痛和出血事件的发生率。

由于喉返神经支配除环甲肌外所有的喉固有肌群的运动，假如发生双侧声带麻痹，可导致气道梗阻，因此双侧喉返神经阻滞慎用于喉头切除和/或气管造口术后的患者。

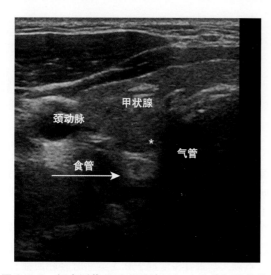

图 245-2　超声图像显示喉返神经(＊)及其与甲状腺、食管、气管和颈动脉的关系

推荐阅读

Waldman SD: Recurrent laryngeal nerve block. In: Atlas of Interventional Pain Management, ed 4. Philadelphia, Saunders, 2015.

（任浩　罗芳　译）

第 246 章

星状神经节阻滞

星状神经节定位在颈长肌前面。颈长肌位于颈 7 和胸 1 横突前方。星状神经节是由颈 7 和胸 1 交感神经节融合而成。该神经节位于椎动脉正前方、颈总动脉和颈静脉内侧，以及食管和气管外侧。

颈前路阻滞

施行颈前入路星状神经节阻滞时，患者仰卧位，颈椎摆正。取 12ml 无菌注射器抽取 7~10ml 不含防腐剂的局麻药。对于炎性病程例如急性带状疱疹痛，以及伴有水肿的病例如反射交感性营养不良，局麻药中可以加入甲泼尼龙，首次阻滞治疗甲

泼尼龙剂量 80mg，此后每次治疗用量 40mg。

在环甲切迹（颈 6）水平定位胸锁乳突肌内侧缘。用两个手指将胸锁乳突肌的向外侧推开，按压颈 6 横突（Chassaignac 结节，即颈动脉结节）上方的软组织。手指下可感受到来自颈动脉的搏动感（图 246-1）。消毒颈动脉搏动内侧区域的皮肤，取 22G 1.5 英寸穿刺针进针直到触及颈 6 横突的骨面（图 246-2）。进针深度 1 英寸但仍无骨性触感，针头可能刺入了颈 6 和颈 7 横突间隙。若发生这种情况，退出穿刺针，向头侧调整进针路径。触及骨面后，将针退出约 2mm 使针尖脱离颈长肌肌腹。轻轻抽吸无回血后，注入 7~10ml 的局麻药液。

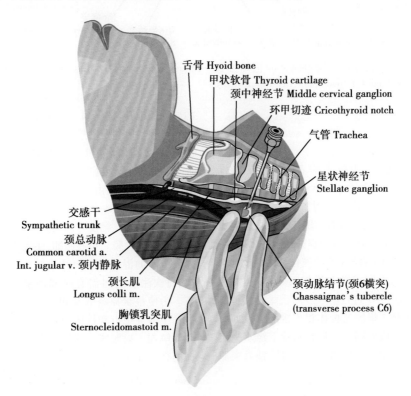

图 246-1　星状神经节阻滞术解剖学定位标志。（From Waldman SD：Atlas of Interventional Pain Management，ed 4. Philadelphia，Elsevier，2015.）

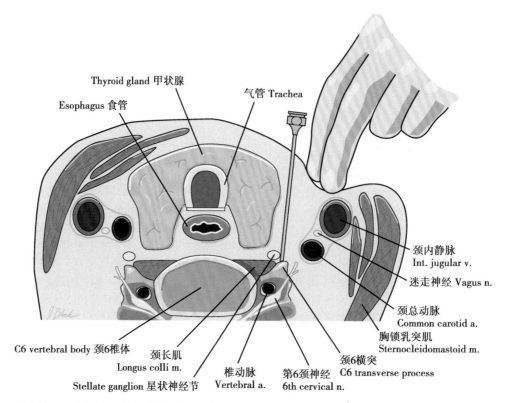

图 246-2　星状神经节阻滞时针的正确位置。(From Waldman SD: Atlas of Interventional Pain Management, ed 4. Philadelphia, Elsevier, 2015.)

椎体入路

在施行椎体入路星状神经节阻滞时,患者取仰卧位,颈椎摆正。取 12ml 无菌注射器抽取 3~5ml 局麻药。对于炎性病程例如急性带状疱疹痛,以及伴有水肿的病例如反射交感性营养不良,局麻药中加入甲泼尼龙,首次阻滞治疗甲泼尼龙剂量 80mg,此后每次治疗用量 40mg。在行神经损毁性阻滞术时,需抽取 3 到 5ml 无水乙醇或 6.5% 的苯酚水溶液作为小的试验剂量。除非临床情况要求床旁操作,否则该操作原则上要求在计算机断层扫描或 X 线透视引导下进行。

在影像引导下,定出颈 7 横突与椎体相连接的点。如果盲视下操作,则在胸锁乳突肌内侧缘与环状软骨下缘水平定出一交点,该点即位于颈 7 水平。用两个手指将胸锁乳突肌

的向外侧推开,按压颈 7 横突上方的软组织。手指下可感受到来自颈动脉的搏动感。对颈动脉搏动内侧的皮肤区域进行消毒,取 22G 3.5 英寸穿刺针,稍向下内侧进针,直到触及颈 7 横突和椎体连接处(图 246-3)。进针 1.5 英寸深时仍未接触到骨面,很可能是由于穿刺针向外侧偏斜或滑入了颈 7 和胸 1 横突间隙内。出现此种情况时,需退出穿刺针,重新沿靠内下方的路径穿入。触及骨面后,稍轻轻退针使针头脱离横突椎体连接处的骨膜。小心回抽,注入 3~5ml 局麻药或皮质类固醇或二者的混合液。而注入神经损毁性液体时,需小量分次,每次注射之间需有时间间隔,用以评估患者的临床反应。为使星状神经节及相关交感神经获得充分毁损,需要在颈 7 横突中点和椎体前正中部边缘下 1cm 处补注小量神经松解剂。射频毁损或神经冷冻疗法可成为星状神经节毁损的替代疗法。

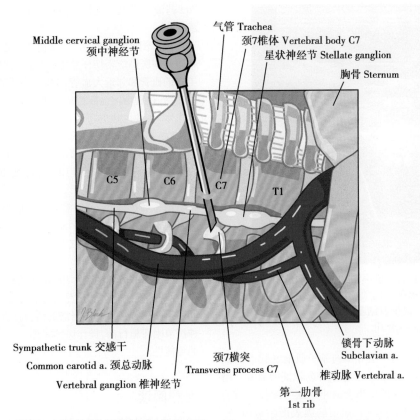

图 246-3　星状神经节阻滞：椎体入路。（From Waldman SD：Atlas of Interventional Pain Management，ed 4. Philadelphia，Elsevier，2015.）

超声引导技术

　　病人仰卧，头部向对侧稍偏转。偏转头部具有双重优点：①扩大气管和颈动脉之间的距离；②改善超声成像上的解剖学视野。在 10ml 无菌注射器中吸取 7ml 局麻药，如果认为患者的疼痛症状是炎症引起，则将 4～80mg 甲泼尼龙添加到局麻药中。

　　触诊可确定位于环甲切迹水平的胸锁乳突肌的内侧缘。然后将高频线阵超声换能器横向放置在胸锁乳突肌内侧缘位于环状切迹水平的位置，这个位置大致在颈 6 水平。在此水平的超声图像应显示出颈 6 椎体以及其独特的出现驼峰样的前结节（Chassaignac 结节或颈动脉结节）、颈 6 神经根、颈动脉、颈长肌和短后结节（图 246-4）。如果颈动脉阻挡了进入颈交感链的通路，则可以将超声换能器缓慢地向外侧移动，以帮助勾勒出更侧向的进针轨迹，从而避开颈动脉。

　　许多临床医生会在这个水平上进行交感神经阻滞，而一些临床医生更喜欢向尾侧移至颈 7 椎体以更靠近星状神经节。考虑到注入颈长肌前的筋膜前间隙的药液的扩散程度，这种操作可能仅是一种个人习惯，而不能产生更好的效果。如果临床医生希望在颈 7 水平进行注射，一旦确定了具有特征性的驼峰样的前结节的颈 6 椎体，就可以缓慢地向尾侧和稍向背侧移动换能器，直到可以看到颈 7 横突。颈 7 横突很容易与颈 6 横突区别开来，因为颈 7 横突没有前结节（图 246-5）。在颈 7 水平，颈 7 神经根位于后结节的前方。

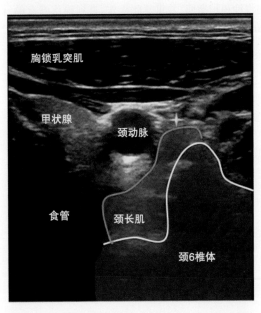

图 246-4　在颈 6 水平的超声图像显示了颈交感神经链与颈长肌和颈动脉附近的关系。┼=颈交感神经链。注意颈 6 横突上驼峰样的颈动脉前结节

　　一旦确定了所需的阻滞水平以及临床相关解剖标志，包括横突、颈长肌、颈动脉和神经根出口，则在选定的水平上使用彩色多普勒进行仔细扫描，以识别甲状腺下动脉不在进针的预定路径附近。针尖的目标是交感神经和神经节所在的颈长肌前筋膜表面。皮肤消毒后，并采用平面外法，将一根 22G 1.5 英

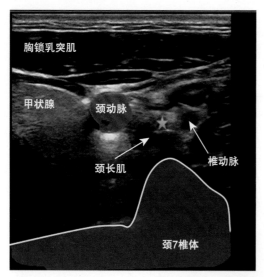

图246-5　在颈7水平的超声图像显示了颈交感神经链与颈长肌和颈动脉附近的关系。★=颈交感神经链。注意，由于颈7横突缺少前结节，因此可以很容易地将颈7横突与颈6横突区分开

寸穿刺针插入并在连续的超声引导下向颈长肌前筋膜表面推进，同时避开颈动脉和其他先前由彩色多普勒识别的血管。用超声换能器对皮肤施加轻柔的压力会减小皮肤与颈长肌前筋膜间隙之间的距离。当针靠近颈长肌前筋膜表面附近时，轻柔抽吸后，在实时超声成像下注入少量药液，以观察颈长肌前筋膜间隙的膨胀。如果在肌肉内部或肌肉与横突之间看到溶液，则将针稍稍撤回，并重复此操作，直到确认满意的针尖位置为止。完成此操作后，在实时超声成像下以递增剂量注入7ml药液。拔出穿刺针，并在注射部位压迫，以避免出现血肿或瘀斑。

该解剖区域血管密集，又由于邻近大血管，在注射局麻药物时疼痛医师应密切注意患者是否出现局麻药物中毒的迹象。丰富的血管和邻近大血管同样升高了阻滞后瘀斑和形成血肿发生率，这种情况需要提前向患者交代。虽然这一解剖区域血管丰富，血肿风险更高，但如果临床情况提示较高的收益风险比，该技术仍可以采用25G或27G穿刺针，对抗凝的患者实施治疗。注射局麻药后立即按压阻滞区域，可降低这一并发症的发生率。在阻滞操作后使用冰袋冷敷20分钟亦能降低阻滞后疼痛和出血事件的发生率。

由于邻近椎管，可能意外将局麻药注入硬膜外、硬膜下或蛛网膜下腔。在这一水平即使小量药液误入蛛网膜下腔也可导致全脊麻。肺尖在颈7与胸1间隙，如果进针位置太靠下，便有发生气胸的危险。

还有一些其他的副作用，包括意外的喉返神经阻滞伴发声嘶、吞咽困难、咳嗽无力、吞咽时喉头梗阻感。在操作中如果连同颈上交感神经节一同阻滞的话，将造成霍纳综合征。在星状神经节阻滞施行前，操作医师需预先交代清楚各种并发症发生的可能性。

（任浩　罗芳　译）

推荐阅读

Waldman SD: Stellate ganglion block: anterior approach. In: Atlas of Interventional Pain Management, ed 4. Philadelphia, Saunders, 2015.

Waldman SD: Stellate ganglion block: posterior approach. In: Atlas of Interventional Pain Management, ed 4. Philadelphia, Saunders, 2015.

Waldman SD: Stellate ganglion block: vertebral body approach. In: Atlas of Interventional Pain Management, ed 4. Philadelphia, Saunders, 2015.

第247章

星状神经节射频毁损术

在施行星状神经节射频毁损时,患者仰卧位,颈椎轻度过伸。取12ml的无菌注射器抽吸局麻药3ml和水溶性对比剂3ml。在计算机断层扫描或X线透视引导下在颈7横突和椎体的连接处定出一点,并用龙胆紫做皮肤标记。触诊时用非惯用手的无名指定位胸锁乳突肌内侧缘于环状软骨下缘水平即是颈7水平。用两个手指将胸锁乳突肌向外侧推开,按压颈7横突上方的软组织。手指下可感受到来自颈动脉的搏动感。消毒皮肤并做局麻,范围为颈动脉搏动内侧的皮肤区域。在间歇X线透视引导下,将16G引导针刺入前述定出的点。取20G54cm长,4mm裸区的射频针,取稍向下方内侧的路径进针,直到触及颈7横突和椎体连接处(图247-1)。进针1.5英寸深时仍未接触到骨面,很可能是由于穿刺针向外侧偏斜或滑入了颈7和胸1横突间隙内。出现此种情况时,需退出穿刺针,重新沿靠内下方的路径穿入。触及骨面后,稍退针使针尖脱离横突椎体连接处的骨膜。小心回抽,注入3~5ml局麻药与对比剂混合

液。药液向头部或和尾部扩散到椎骨。注意观察药液是否注入硬膜外、硬膜下、蛛网膜下、肌肉间或血管内。由于邻近膈神经和喉返神经,需对感觉和运动神经的给予预刺激,前者采用50Hz 0.9V,后者采用2Hz 2V。

如果刺激到膈神经表明针尖偏向了外侧;而刺激到喉返神经表明针头偏向了前内侧。在刺激时嘱患者发长"ee"音,以协助判断这些神经组织。

确定穿刺针的位置合适后,开始实施射频毁损,加热至80℃持续60秒或施加较长时间45~50℃的脉冲射频。接着在同一平面调整刺激针,使其朝向横突最内侧,重复上述感觉运动神经刺激试验(图247-1)。如果未观察到运动和感觉神经受到刺激,实施二次毁损。将针调整到颈7横突与椎体连接点的最上方部分。如果仍然没有引出运动和感觉神经刺激,实施第三次毁损。拔出刺激针,并在穿刺点轻轻加压以降低瘀斑和血肿的发生率。

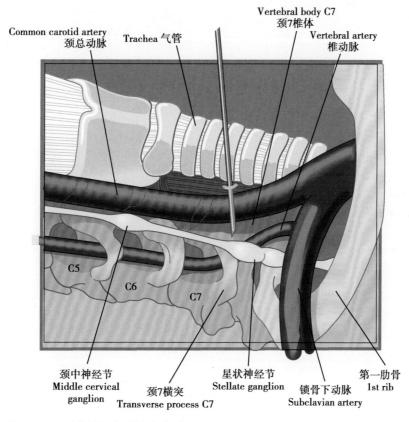

图247-1　星状神经节:射频毁损术。(From Waldman SD:Atlas of Interventional Pain Management,ed 4. Philadelphia,Elsevier,2015.)

由于邻近椎管,可能会无意中将局麻药或神经毁损药液注入硬膜外、硬膜下、或蛛网膜下腔。处于该平面下即使小量药液误入蛛网膜下腔也可导致全脊麻。而神经轴索结构在此平面发生毁损可导致严重的神经功能障碍包括四肢瘫。如果无意中毁损了膈神经可导致膈肌麻痹和呼吸窘迫。意外毁损喉返神经可导致长时间或永久性声嘶。在该操作中如果伤及颈上交感神经节可发生永久性霍纳综合征。

椎体较低位的进针更靠近需要阻滞的星状神经节,但气胸可能发生,尤其见于右侧。上述所各种并发症的发生率可通过使用谨慎的试验性刺激以及超声和/或射线引导予以降低。

该解剖区域血管密集,又由于邻近大血管,在注射局麻药物时疼痛医师应密切注意患者是否出现局麻药物中毒的迹象。由于丰富的血管和邻近大血管的缘故,增加了阻滞后瘀斑和形成血肿的发生率,这种情况需要提前向患者交代。这些并发症在使用神经毁损药液的情况下往往是灾难性的。在实施星状神经节阻滞前,操作医师需预先交代清楚各种并发症发生的可能性。

(任浩　罗芳　译)

推荐阅读

Waldman SD: Stellate ganglion block—radiofrequency lesioning. In: Atlas of Interventional Pain Management, ed 4. Philadelphia, Saunders, 2015.

第248章

颈椎小关节阻滞

颈椎小关节是由相邻椎体的上下关节面组成。除寰枕关节和寰枢关节外，其余的颈椎关节均为真正的关节连接，它们由滑膜连接并拥有关节囊。关节囊丰富的神经分布特征为疼痛产生自颈椎小关节的理论提供依据。这些小关节对炎性改变和加速-减速运动造成的损伤敏感。损伤可导致继发于滑膜连接处炎症和粘连的疼痛。

每个小关节均受两节脊神经的支配。这两支均为背侧分支，一支出自同水平颈椎，另一支出自上一水平颈椎。这一解剖特征的临床意义在于，它不仅解释了关节源性痛的感觉模糊不清，而且说明为了完全解除疼痛，对疼痛平面上位背根神经阻滞的必要性。

在每个水平面，颈神经后支发出内侧分支包绕在相应椎体关节的凸面。颈4到颈7神经均是上述走行分布，这样便简化了治疗颈椎小关节综合征的方法。

内侧支技术

使用内侧支技术实施颈椎小关节阻滞是治疗颈椎小关节综合征的首选。该操作可在盲法下进行，也可由X线透视引导。患者俯卧位。胸下垫枕，使颈椎适度弯曲，以不引起患者不适为度。前额可靠在折叠好的毯子上。

盲法操作

在施行盲法操作时，需通过触诊定位棘突的位置。于棘突旁开2.5cm的稍下方定出进针点。常规皮肤消毒后，于进针处注局麻药物皮丘。取5ml灭菌注射器抽吸总量3ml不含防腐剂的局麻药液。在治疗继发于炎症性疼痛时，局麻药中可以加入皮质类固醇，首次阻滞治疗皮质类固醇总量80mg，此后每次用量40mg。

取18G 1英寸引导针通过上述定出的进针点刺入皮肤，进针达皮下组织。而后取稍向上方内侧的路径调整针的位置后，直接刺向阻滞水平面的关节支柱后面。取25G 3.5英寸的脊髓穿刺针通过该引导针直向关节支柱进针。触及骨面后记录进针深度，退出穿刺针。将引导针朝向关节支柱的外侧面调整位置。再次刺入25G穿刺针直到触及关节支柱外侧面边缘（图248-1）。一旦穿刺针穿过关节支柱侧面，即退针并稍向内侧重新定位，然后小心进针达前述骨面深度（图248-2）。

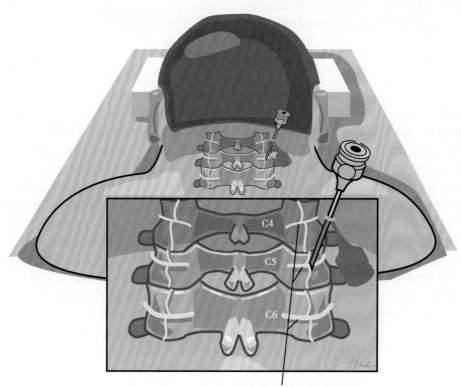

脊神经后支的内侧支
Med. brs. of post. primary ramus

图248-1　颈椎小关节阻滞：内侧支阻滞技术。（From Waldman SD: Atlas of Interventional Pain Management, ed 4. Philadelphia, Elsevier, 2015.）

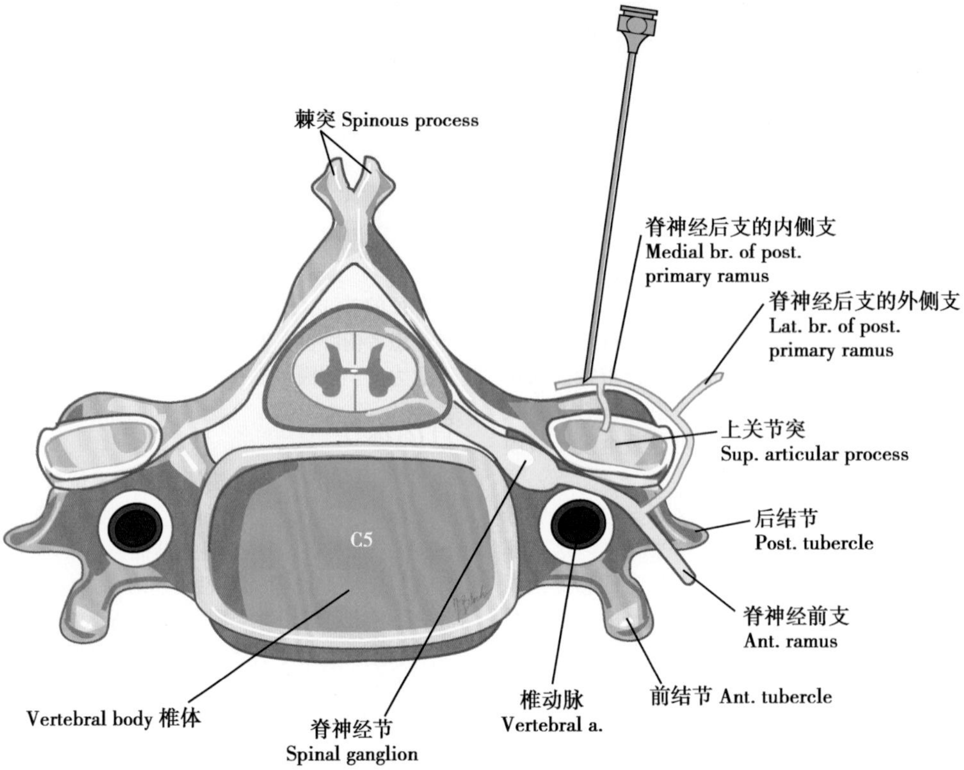

棘突 Spinous process

脊神经后支的内侧支
Medial br. of post.
primary ramus

脊神经后支的外侧支
Lat. br. of post.
primary ramus

上关节突
Sup. articular process

后结节
Post. tubercle

脊神经前支
Ant. ramus

前结节 Ant. tubercle

椎动脉
Vertebral a.

脊神经节
Spinal ganglion

Vertebral body 椎体

图 248-2　颈椎小关节阻滞正确的针头位置。(From Waldman SD：Atlas of Interventional Pain Management，ed 4. Philadelphia，Elsevier，2015.)

当针取得合适的位置后，取出穿刺针针芯，观察血液和脑脊液的流出。如果没有血液脑脊液流出，可通过穿刺针轻轻抽吸。若此时仍无血液或脑脊液流出，可通过脊髓穿刺针注入1.5ml 局麻药液。

荧光透视技术

X 线透视引导下，将光束在矢状位上从前向后旋转投照，从而定位显示相应椎体关节支柱的位置。常规皮肤消毒准备，于进针注射局麻药物皮丘。取 18G 1 英寸穿刺针于进针点刺入，作为引导。透视光束沿引导针的方向投照，在屏幕上针呈小点状。在透视的引导下，调整引导针的定位，最终使屏幕上的针点见于阻滞平面关节支柱的后方。

取 12ml 和 5ml 的无菌注射器，分别抽取 5ml 鞘内用对比剂和 3ml 不含防腐剂的局麻药。在治疗继发于炎症性疼痛时，局麻药中需加入皮质类固醇，首次阻滞治疗皮质类固醇总量80mg，此后每次用量 40mg。

取 25G 3.5 英寸的脊髓穿刺针通过 18G 引导针直向关节支柱进针。触及骨面后退出穿刺针。将引导针朝向关节支柱的外侧面调整位置。再次刺入 25G 穿刺针直到触及关节支柱外侧面边缘。

在双平面旋转 X 线透视下确定穿刺针的位置后，取出脊髓穿刺针针芯，观察血液和脑脊液的流出。如果没有血液脑脊液流出，可通过穿刺针轻轻抽吸。若此时仍无血液或脑脊液流出，可在透视引导下缓慢注入 1ml 对比剂用以确定针头位置。在证实穿刺针位置正确后，将 1.5ml 含或不含皮质类固醇的局麻药液通过穿刺针注射进去。

关节内阻滞技术

标志操作

在施行标志操作时，需通过触诊定位棘突的位置。于阻滞平面下两个脊髓节段棘突旁开 2.5cm 定出进针点。取 5ml 灭菌注射器抽吸总量 3ml 不含防腐剂的局麻药液。常规皮肤消毒准备，于进针处注液形成局麻药物皮丘。在治疗继发于炎症性疼痛时，局麻药中需加入皮质类固醇，首次阻滞治疗皮质类固醇总量 80mg，此后每次用量 40mg。

取 18G 1 英寸的引导针通过上述定出的进针点刺入皮肤，进针达皮下组织。而后取稍靠上方腹侧的路径调整针头位置后，直接刺向阻滞关节面的后缘。进针方向与皮面的交角约35°。取 25G 3.5 英寸的脊髓穿刺针通过该引导针直向关节支柱阻滞关节面稍下方进针。注意进针路径既不要偏向外侧也不要偏向内侧。发生内侧偏斜的话，针尖会误入硬膜外、硬膜下或蛛网膜下腔，损伤脊髓背根神经节。外侧偏斜的话，针尖可能越过关节支柱的外侧边界，伤及椎动脉或游离神经根。

针头触及骨面后，记录进针深度，并退出脊髓穿刺针。引导针的方向稍稍向上调整。通过引导针穿入脊髓穿刺针直到触及关节的支柱骨。重复该手法操作直到脊髓穿刺针滑入小关节面内(图 248-3)。当针头滑入关节腔内时通常有落空感。

针头定位满意后，取出脊髓穿刺针针芯，观察血液和脑脊液的流出。如果没有血液脑脊液流出，可通过穿刺针轻轻抽吸。若此时仍无血液或脑脊液流出，可通过脊髓穿刺针缓慢注

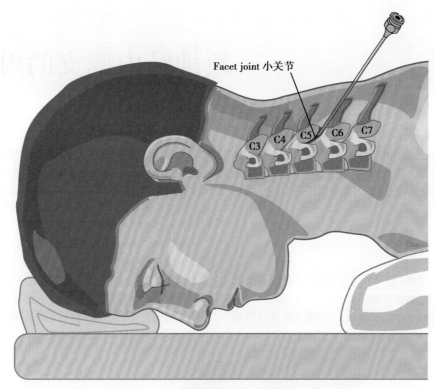

图 248-3　颈椎小关节阻滞：关节内阻滞技术。（From Waldman SD：Atlas of Interventional Pain Management，ed 4. Philadelphia，Elsevier，2015.）

入 1ml 局麻药液。进针过快或用力过猛可能撕裂关节囊从而加重患者疼痛。

X 线透视技术

　　X 线透视引导下，将光束在矢状位上从前向后旋转投照，从而定位显示相应锥骨的关节支柱和相邻关节的位置。常规皮肤消毒准备，于进针处注液形成局麻药物皮丘。取 18G 1 英寸穿刺针于进针点刺入，作为引导。透视光束沿引导针的方向投照，在屏幕上针头呈小点状。在透视的引导下，调整引导针的定位，最终使屏幕上的针点见于阻滞平面关节支柱的下方。

　　取 12ml 和 5ml 的无菌注射器，分别抽取 5ml 鞘内用对比剂和 3ml 不含防腐剂的局麻药。在治疗继发于炎症性疼痛时，局麻药中需加入皮质类固醇，首次阻滞治疗皮质类固醇总量 80mg，此后每次用量 40mg。

　　取 25G 3.5 英寸的脊髓穿刺针通过 18G 引导针直向阻滞平面下方的关节支柱进针。触及骨面后退出穿刺针。将引导针的位置向上调整，使其朝向待阻滞的小关节。再次刺入 25G 穿刺针直到刺入靶关节。

　　在双平面旋转 X 线透视下确定穿刺针的位置后，取出脊髓穿刺针针芯，观察血液和脑脊液的流出。如果没有血液脑脊液

流出，可通过穿刺针轻轻抽吸。若此时仍无血液或脑脊液流出，可在透视引导下缓慢注入 1ml 对比剂用以确定针头位置。在证实穿刺针位置正确后，将 1.5ml 含或不含皮质类固醇的局麻药液通过穿刺针注射进去。进针过快或用力过猛可能撕裂关节囊从而加重患者疼痛。

　　颈椎小关节邻近脊髓和游离神经根，因此这项阻滞技术对操作者提出了严格的要求，操作者需精通局部解剖结构并拥有丰富的介入疼痛治疗技术经验。由于操作邻近椎动脉，并且该区域的血管解剖特征，更增加了误入血管事件的潜在风险。误注椎动脉内即使是少量的局麻药也将会导致患者惊厥。由于该关节邻近大脑和脑干，当局麻药物误入血管内时，可发生阻滞术后的共济失调，该症状并不罕见。不少患者还出现发作性头痛加剧和关节注射后颈痛。

（任浩　罗芳　译）

推荐阅读

Waldman SD: Cervical facet block—medial branch technique. In: Atlas of Interventional Pain Management, ed 4. Philadelphia, Saunders, 2015.
Waldman SD: Cervical facet block—intra-articular technique. In: Atlas of Interventional Pain Management, ed 4. Philadelphia, Saunders, 2015.

第 249 章

颈神经内侧支的射频毁损

通过射频毁损支配患侧颈椎小关节的内侧神经支可实现患侧神经解除的目的,该方法已得到临床应用。这项技术最佳的操作方式要求在 X 线透视或计算机断层扫描引导下进行。

后入路阻滞术

患者俯卧位。胸下垫枕,使颈椎适度弯曲,以不引起患者不适为度。前额可靠在折叠好的毯子上。

为了将射频套管定位在合适的位置上,需使光束旋转投照

以显示侧面的解剖结构。定位靶平面上的神经管中心位置。常规皮肤消毒准备,于进针处注液形成局麻药物皮丘。取 22G 长 2 英寸穿刺针,采用"管状视野"注视进针,以便针头接触到包绕神经管的骨面中心。透视光束旋转投照,可清楚显示腰部关节支柱的前后解剖结构。

取 22G 有效针尖长度 4mm 的射频穿刺针刺穿皮肤,在前后来回旋转投照的透视引导下直刺向上述针尖所达的神经管中心位置。需要记录穿刺针在腰椎的进针位置,即小孔视野下恰在椎间孔的后方并覆盖骨面中心位置,这样在侧方视野下针头距离内侧分支的距离即很近了(图 249-1)。

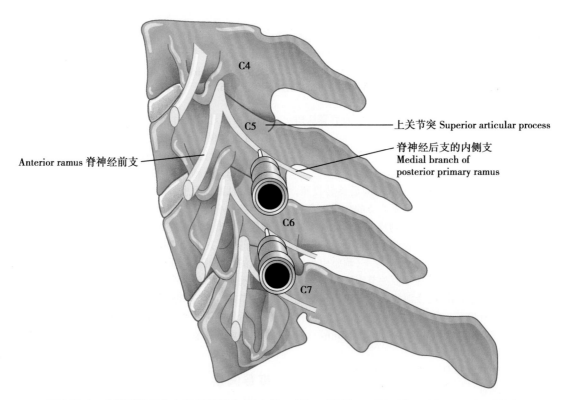

图 249-1　内侧颈神经分支射频毁损术:后入路。(From Waldman SD:Atlas of Interventional Pain Management,ed 4. Philadelphia,Elsevier,2015.)

椎间孔入路

患者仰卧位,常规皮肤消毒,范围为目标椎骨的前方及同侧皮肤区域。在 X 线透视引导下显示椎骨侧面的解剖结构,光束旋转投照,显示最大直径平面上的椎间孔视野。光束向尾端移动,直到看清孔隙的最大维度,这样光束则平行于游离神经根方向。再次定位靶平面后,行局部浸润麻醉,麻醉范围为两

倍神经管宽度到下三位椎间孔间的皮肤区域。取射频套管刺入皮肤进针直达骨面,进针深度为椎间孔与关节支柱后侧缘间距的四分之一到三分之一。透视引导提供的前后视野将协助定位套管针尖是否位于柱状关节的颈椎节段。针头定位合适后,施加 50Hz 电刺激,根据病人主诉调整电压在 0.1V 到 0.5V 之间。这种刺激可模拟患者的疼痛模式而不会对患者造成同等的痛苦。如果刺激运动神经,要求电压从 2V 到 3V 缓慢增加。在 2.5~3 倍于患者的传入神经刺激感受阈的电压将不会

使患者有上肢受到刺激效果。如果刺激运动神经使上肢有刺激感，需重新定位射频穿刺针，距离颈神经根稍远一些距离。注入局麻药后，开始射频毁损操作，局部升温达 80° 后持续 60~90 秒。将针头向上或向下移动 2~3mm 重新定位后，重复上述升温操作。在每一靶平面均需重复该操作方式，需要注意的是每完成一次升温操作，均需调整一次射频电极的位置。

颈神经内侧支邻近脊髓、游离神经根和一些血管结构，因此这项阻滞技术对操作者提出了严格的要求，操作者需精通局部解剖结构并拥有丰富的介入疼痛治疗技术经验。由于操作邻近椎动脉，并且该区域的血管解剖特征，更增加了误入血管或血管损伤事件的潜在风险。误注椎动脉内即使是少量的局麻药也将会导致患者惊厥。由于该关节邻近大脑和脑干，当局麻药物误入血管内时，可发生阻滞术后的共济失调，该症状并不罕见。不少患者还出现发作性头痛加剧和相关结构射频毁损后颈痛，射频毁损过程中或操作后在常规注射液中加入甲泼尼龙或其他皮质类固醇可降低副作用的发生率。

（任浩　罗芳　译）

推荐阅读

Waldman SD: Cervical facet neurolysis: radiofrequency lesioning of the cervical medial branch. In: Atlas of Interventional Pain Management, ed 4. Philadelphia, Saunders, 2015.

第 250 章

颈部硬膜外阻滞术——经椎板间隙入路

颈部硬膜外腔的上界是由骨膜和硬脊膜在枕骨大孔水平融合形成的。通常认为,如果麻醉药液剂量足够大的话,药液在硬膜外腔可不受限制的流动。这种情况解释了盛行一时的术前大剂量局麻药用于颈部硬膜外阻滞会带来诸多早期并发症的原因。

硬膜外腔向下延续到骶尾关节,最终形成膜性结构。颈部硬膜外腔的前界为后纵韧带,后界为椎板和黄韧带。黄韧带在颈部较薄,向腰椎延伸的过程中逐渐增厚。这一解剖结构直接的临床意义在于,在施行硬膜外阻滞时,针头突破黄韧带可感受到阻力的消失,与腰椎或胸椎相比这一突破感在颈椎较微弱。

椎弓根和椎间孔组成硬膜外腔的外侧界。脊椎骨的退行性病变及伴发疼痛的椎间孔狭窄在颈部尤为显著。考虑到老年患者椎间孔的狭窄性所导致的局麻药液漏出椎间孔外的量也会减少,因此在施行颈部硬膜外阻滞时,局麻药液用量需减少。

黄韧带和硬脊膜间的距离在腰 2 间隙水平最大,成人为 5~6mm。该距离在第 7 颈椎处减至 1.5~2mm,是由于支配上肢的神经节段在此处形成颈膨大。但由于颈部活动的灵活性,使得颈膨大向上移动,导致颈 7 胸 1 间隙增宽至 3.0~4.0mm。这样的解剖结构在患者侧卧或俯卧时具有重要的临床价值。

硬膜外腔内容物

脂肪组织

硬膜外隙充填蜂窝状脂肪组织。硬膜外隙脂肪组织的含量与体内其他部分的脂肪含量成正比。这些脂肪组织内穿行有血管,并随年龄的增长变得稠厚。在行尾端入路成人硬膜外阻滞时,麻药的剂量不应均一化,原因就在于此。硬膜外腔的脂肪组织功能有二:①它作为一种减震系统保护硬膜外腔其他内容物以及硬膜、硬膜囊免受外界冲击;②它作为注入硬膜外腔内药物的暂留池。第二种功能在硬膜外阿片类药物注射时具有直接的临床意义。

硬膜外静脉丛

硬膜外静脉丛主要聚集在硬膜外腔的前外侧部。这些静脉由于缺乏静脉瓣,胸腹腔内的压力可沿此传导。在做 Valsalva 动作或受妊娠子宫、肿瘤压迫下腔静脉而致使胸腹腔内压力

升高时,该静脉丛扩张而硬膜外腔体积减小。后者直接影响到硬膜外麻醉的药物容量,因为不同的容量产生的麻醉平面不同。

硬膜外动脉

供应颈硬膜外腔和颈髓周围骨韧带的动脉通过两条通路进入颈硬膜外腔:①椎间孔;②直接吻合椎动脉的颅内部分。硬膜外动脉之间有明显的连接。硬膜外动脉主要位于硬膜外腔的外侧。硬膜外动脉损伤可导致硬膜外血肿和/或脊髓自身血供减少。

淋巴组织

硬膜外淋巴组织聚集在硬膜的根部,它们的作用是清除蛛网膜下腔和硬膜外腔内的异物。

直入法硬膜外穿刺的组织层次

探针穿过皮肤和皮下组织后,抵达棘上韧带。棘上韧带垂直附着于棘突尖(图 250-1)。进针穿过棘上韧带时有阻力感。该韧带较为可靠地维持了穿刺针的位置,即使在退针时也能按原路径退出。

进针到达的第二层结构是棘间韧带。棘间韧带斜行附着于棘突间,在进针过程中产生附加阻力。棘间韧带与黄韧带距离很近,当针尖抵达棘间韧带与黄韧带间隙时,也会产生阻力突然的消失,这可能使疼痛医师误认为针尖已达硬膜外隙。由于对颈部韧带位置较腰部更难把握,这种误导在颈部操作时更为常见。

当针头触及黄韧带时,阻力增大。黄韧带几乎完全由弹性纤维组成,因此在穿刺针通过黄韧带的过程中,由于韧带的阻碍,进针阻力持续增大(图 250-2)。一旦针尖突破入硬膜外腔,则阻力突然消失(图 250-3)。向正常的硬膜外腔注药时并无阻力感。

穿刺中的常见问题

尽管超出本章讨论的范围,但该技术操作中可能出现一些预想不到的困难和问题已成为讨论热点,这就足以说明进针过程中需要格外小心针头位置、进针路径和针尖抵达层面,如果不加以注意,可能导致阻滞失败。神经、动脉、静脉、硬膜囊及其内容物也可能发生损伤,并伴有潜在的严重后果。

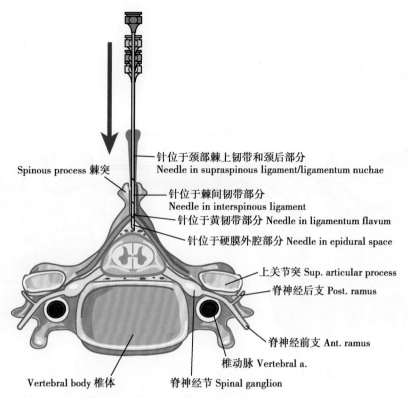

图 250-1　经椎板入路硬膜外阻滞术穿刺针的正确位置。（From Waldman SD：Atlas of Interventional Pain Management，ed 4. Philadelphia，Elsevier，2015.）

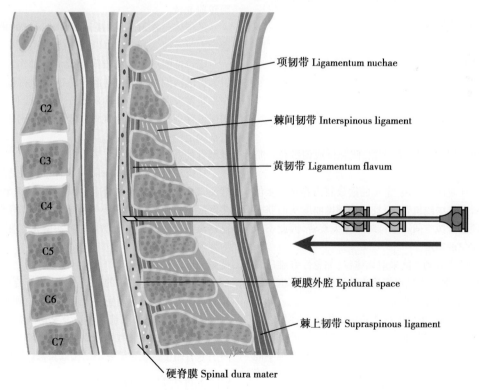

图 250-2　另一个平面上显示经椎板入路颈部硬膜外阻滞术穿刺针的正确位置。（From Waldman SD：Atlas of Interventional Pain Management，ed 4. Philadelphia，Elsevier，2015.）

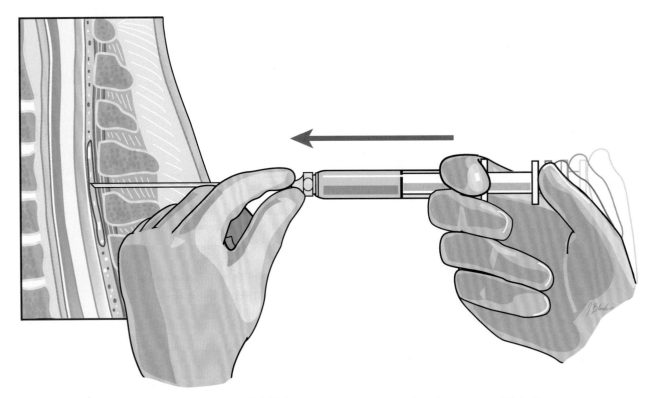

图 250-3　经椎板入路硬膜外阻滞术穿刺技术。(From Waldman SD: Atlas of Interventional Pain Management, ed 4. Philadelphia, Elsevier, 2015.)

颈部硬膜外阻滞术

操作之前检查所有的器械是否安装到位，包括穿刺针、麻醉包、麻醉药、抢救装置、供氧装置和吸痰装置。阻滞操作前签订知情同意书。

摆体位

颈部硬膜外阻滞时，患者可取坐位、侧卧位或俯卧位。每种体位均各有利弊。

无论对于患者还是医生来说，坐位的摆放较为容易。坐位不仅有利于操作者确定中线位置，而且保证颈椎曲度从而获得扩展的低位颈椎硬膜外隙空间。坐位时颈椎无旋转，因此不像侧卧位那样增加定位的难度。

对于坐位困难的患者则不能采取该体位（如急性脊椎压缩骨折的患者）。既往穿刺发生过血管迷走性晕厥的患者也应避免该体位。这样的患者优先取侧卧位。

如上所述，侧卧位适于坐位困难或易患血管迷走性晕厥的患者。而对于硬膜外置管或其他植入性器械操作，侧卧位时患者更舒适。决定取侧卧位后，要特别注意的是患者的脊椎不能旋转，否则在条件允许的情况下将增加操作的难度。另外，可人为控制颈椎的曲度从而使硬膜外腔得到最大扩展。

俯卧位主要用于硬膜外置管和安放脊髓刺激电极。在施行各种硬膜外操作时，调整颈椎曲度以增加硬膜外腔体积的步骤一定要小心。但在患者镇静的情况下避免俯卧位，否则气道不易管理以致意外发生。

阻滞前准备

最佳体位摆好后，常规消毒足够区域的皮肤，确保触诊体表标志时无菌。铺上空巾以避免接触污染。

定位待阻滞平面的椎间隙位置。操作者用中指和示指定位棘突的两侧。上下摆动触诊再次确认椎间隙的位置。通过在指定棘突上下滑动触诊来定位选定的椎间隙与中线交点，从而保证穿刺针进针点恰在中线上。进针困难的主要原因是未能准确定位中线的位置。

穿刺针的选择

18G 3.5 英寸的 Hustead 或 Tuohy 针头适用于大多数成人。然而，Tuohy 针头由于较锋利，损伤硬膜的概率也较大。现在许多医疗中心使用锋利的小号穿刺针（如 22G 的脊髓穿刺针），同样取得良好的疗效。小号的针头降低了阻滞相关性和阻滞后疼痛的发生率。

硬膜外腔的确定

硬膜外腔确定技术的选择主要取决于疼痛医师既往操作经验和个人习惯。阻力消失法较悬滴法定位硬膜外腔来说具有显著的优势，这一说法已被大多数专家达成共识。前者的失败率为 0.5%，悬滴法的失败率为 2.0%，因此不建议采取悬滴法。超声引导有助于辨认重要解剖结构以及确认进针位置（图 250-4）。

阻力消失法穿刺术

用前述方法仔细定位椎间隙的中线位置后，抽取 1ml 局麻药液，对皮肤、皮下组织、棘上棘间韧带进行局部浸润麻醉。避免注入大剂量的局麻药液，引起韧带纤维的分散，从而导致阻滞后疼痛的发生。

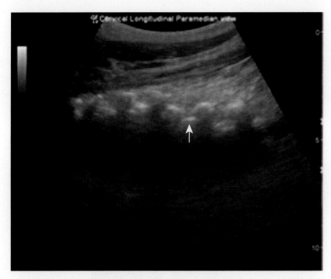

图 250-4　颈椎的纵切面旁正中超声图像显示了关节柱、椎板（箭头所指）及黄韧带。（From Shankar H, Zainer CM: Ultrasound guidance for epidural steroid injections. Tech Reg Anesth Pain Manag 2009 Oct; 13［4］: 229-235.）

探针于上述穿刺点刺入,穿过棘上韧带抵达棘间韧带。退出针芯,接上滑动良好的抽有不含防腐剂生理盐水的 5ml 玻璃注射器。由于盐水的不可压缩性,它比空气更能产生触觉反馈效果。另外,盐水可避免经硬膜外静脉发生空气栓塞的风险。

右利手的医生左手拇指、示指牢牢持握针体。左手顶靠在患者的颈部,防止患者不经意间的体动造成的针头挪动。接着右手持注射器,拇指持续稳定推动注射器活塞。在不顶住活塞的情况下禁止进针。一些医生提倡使用浮球式活塞,但由于增加了硬脊膜损伤的概率,在该操作中不予采用。

右手拇指向活塞恒定加压,左手持针头和注射器仔细地缓慢进针。针尖斜面一旦突破黄韧带进入硬膜外腔,便会感到突然的阻力消失,活塞前推将毫不费力。针尖斜面进入硬膜外腔的阻力消失感给予操作者以视觉信息和触觉反馈。接着将注射器从针头上取下来。

通过空气或盐水注入试验来确定针头已进入硬膜外腔,方法是接上滑动良好的玻璃注射器,注入 0.5～1.0ml 不含防腐剂的生理盐水或空气。用小于阻力感的力量推注盐水或空气。在注射过程中如果患者剧烈疼痛或医师感到突然阻力增加,表明针头方位错误,此时应立即停止注射,检查针头的位置。

药液注入

当针头位置定位满意后,将抽有局麻药液的注射器连接到针头上。轻轻抽吸无回血或脑脊液。即使是经验丰富的老手也有刺破硬脊膜的危险,必须仔细监控脑脊液流出的情况。如果能够抽出脑脊液,则不得不另换一个水平的椎间隙重新操作。这样的话,药液剂量需要随之调整,否则药液将通过硬膜破口流入蛛网膜下腔。

抽吸回血的原因可能在进针时损伤了静脉,较为少见的原因可能针尖穿入了静脉内。需要将针头轻轻旋转并重复回抽。回抽阴性后,注入小量局麻药及其他药液,同时严密观察患者局麻药物中毒的体征或其他药物不良反应的发生。

局麻药物的选择

药物的选择谱取决于注射速度、剂量和硬膜外解剖差异、静脉丛扩张程度和患者体位、年龄、身高。与非妊娠女性相比,为达到相同平面阻滞效果,妊娠妇女所需的药液容量相当低。

为达到颈部硬膜外感觉神经根充分阻滞的效果,局麻药物包括 1.0% 的利多卡因、0.25% 的丁哌卡因、2% 的氯普鲁卡因和 1.0% 的甲哌卡因。增加药物浓度将增加运动神经阻滞的数量,并提高药物起效的速度。应用于大多数成人的上述药物的起效体积为 5 到 7ml。然而由于存在个体内差异,为保证充分的麻醉阻滞效果,需要补加小量局麻药。硬膜外阻滞局麻药液体积需要公式化计算。

用于诊断和预后阻滞操作,宜采用 1.0% 不含防腐剂的利多卡因。而 0.25% 不含防腐剂的丁哌卡因联合 80mg 甲泼尼龙适用于治疗性神经阻滞。对于治疗性阻滞,首次治疗后的后续治疗,须将 80mg 甲泼尼龙剂量调整为 40mg。对于上面提到的急性疼痛疾病的治疗方案宜采用每日颈部硬膜外阻滞,药物的选择为局麻药或皮质类固醇或两者混合。慢性疼痛疾病例如颈神经根病、紧张性疼痛和糖尿病多发神经病变的阻滞治疗频率为每天一次到每周一次或根据临床情况调整。

在行阿片类药物硬膜外阻滞时,可使用 0.5mg 硫酸吗啡用于阿片类耐受患者的初始治疗。水溶性高的阿片类药物例如芬太尼必须通过硬膜外置管持续输注。所有硬膜外使用的阿片类药物均需要确切计算。

（李文静　安立新　译）

推荐阅读

Waldman SD: Cervical epidural block: translaminar approach. In: Atlas of Interventional Pain Management, ed 4. Philadelphia, Saunders, 2015.

第 251 章

选择性颈神经根阻滞

颈椎硬膜外腔的上界是由骨膜和硬脊膜在枕骨大孔水平融合形成的。硬膜外腔向下延续到骶尾关节，最终形成膜性结构。颈部硬膜外腔的前界为后纵韧带，后界为椎板和黄韧带。椎弓根和椎间孔组成硬膜外腔的外侧界。颈椎屈位时，该腔隙在颈 7 胸 1 椎间隙为 3~4mm。硬膜外腔含有一些脂肪组织、静脉、动脉、淋巴和连接组织。神经根从相应的椎间孔穿出后向前向下走行离开脊椎。椎动脉在勾突水平位于神经孔腹侧。操作时注意勿损伤该结构。

在施行选择性颈神经根阻滞时，将针头置于患侧神经根神经孔外侧，定点精确注射局麻药物。如上所述，在诊断性阻滞操作中一方面定位针头在神经孔的位置，一方面即判断下一步的进针策略。

选择性颈神经根阻滞在操作方法上类似于颈部硬膜外阻滞，采用经孔路径。患者仰卧或侧卧位。患者躺在透视检查床上，光束从侧面向斜面投照，从而在最大直径平面清楚地观察患侧神经。然后光束缓慢的从头端照向尾端，观察神经孔。完成这些操作后，使光束投照方向与靶神经根平行，清楚的显示神经孔下方靠中心点位置。

常规皮肤消毒，于进针点注液形成局麻药物皮丘，进针点位于神经孔后方，神经孔恰在患侧神经孔下一位关节突尖端的上方。取 25G 2 英寸的钝头或尖头针于上述局麻区域进针，直到针尖顶到靶神经孔下一位关节突上方位置（图 251-1）。针头接触骨面提示了神经孔的深度。如果在此进针点无骨面接触感可能是由于针头已经穿过了椎间孔并进入椎管内或脊髓实质内。这一情况如果未能及时发现，可能导致严重的后果。确定了骨性标志后，轻轻退针，向尾端和腹侧重新调整针头的方向，并于脊神经出孔处刺入神经。嘱患者在感觉到异感时告知医生。接着继续小心进针，在针头接触神经根时，可引出异感。由于异感实在针头刚触碰到神经根时引出来的，因此进针需特别小心谨慎。注意针头必须处在钩突的背侧，而目标位置在神经孔的中心。在靶神经根分布区引出异感并且针头向侧方倾斜后，照片以确定针尖是位于还是邻近侧块的外侧边缘。在透视引导下，轻轻注入 0.3ml 蛛网膜下腔用对比剂。可见对比剂绕神经根分布，而不应该接近硬膜外腔、硬膜下腔或蛛网膜下腔。在透视下可见沿患侧神经根走行的印迹。缓慢注入 0.5ml 4% 不含防腐剂的利多卡因。局麻药应流入神经根管。如果患者主诉严重疼痛，需立即停止注射对比剂和局麻药液，但出现轻度的压力异感是正常的。注入局麻药和对比剂无异常后，退出针头，在进针点施压。

选择性颈神经根阻滞潜在的副作用和并发症基本上来说同经椎间孔途径颈部硬膜外阻滞一样。放射学及超声引导可能有助于减少此类并发症（图 251-2）。如上所述，局麻药物流入神经孔将降低诊断的特异性。针头误入神经孔引起的偶发的药液注入脊髓，可导致四肢瘫和/或死亡。

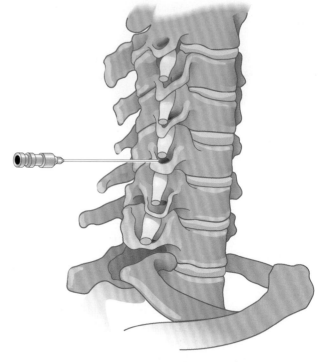

图 251-1　选择性颈神经根阻滞。（From Waldman SD：Atlas of Interventional Pain Management, ed 4. Philadelphia, Elsevier, 2015.）

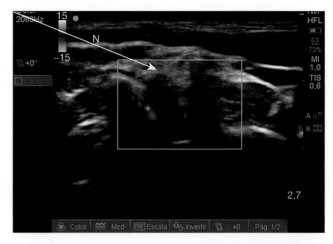

图 251-2　超声引导下选择性神经根阻滞，短轴横截面超声图像显示了椎间孔后方的进针通路。N，进针通路。（From Contreras R, Ortega-Romero A：Ultrasound-guided interventional procedures for cervical pain, Tech Reg Anesth Pain Manag 2013 Jul；17［3］：64-80, ISSN 1084-208 X.）

由于存在通过巴氏丛血管的血源性播散，局部感染和败血症成为该技术的绝对禁忌证。由于可能形成神经轴索血肿，当患者的抗凝和凝血机制异常时也应列为禁忌。

在技术层面上加以留意，可避免偶发的硬脊膜损伤事件。然而，如果未能及时发现无意中注入了硬脊膜或硬膜下腔，可导致全脊麻伴意识丧失、血压过低或呼吸暂停。俯卧位的患者处于这种情况极其危险。也有可能将针头刺入硬膜下或蛛网膜下腔导致严重的感觉或运动神经阻滞。

穿刺局部富含血管结构。如果未注意到刺入血管、药液注入血管，可能导致局麻药物中毒。可能发生节段性动脉的损伤或刺入，尤其在施行选择性颈 5 到颈 7 右侧神经根阻滞时。

硬膜外静脉丛的针刺伤可能导致自限性出血，引发阻滞后疼痛。难以控制的硬膜外腔出血可能导致脊髓压迫并发神经损伤的快速进展。继发于硬膜外血肿的严重神经损伤极其少见，在神经损伤的快速进展阶段需要时刻提防这一并发症的破坏性。

在操作规范、避免过分镇静的情况下阻滞所带来的神经系统并发症是少见的。脊髓和/或神经根直接损伤通常伴有疼痛。在进针或注射对比剂、局麻药液的的过程中如果发生剧痛，需要立即停止进针，探查疼痛原因以避免进一步的神经损伤。

硬膜外感染尽管不常见，但也是经常存在的情况，尤其是免疫力低下的患者，如 AIDS 或癌症患者。如果发生硬膜外脓肿，需要急诊引流处理避免脊神经压迫和不可逆性神经损伤的发生。早期发现和治疗尤为重要，以避免潜在的威胁生命的后遗症发生。

（李文静　安立新　译）

推荐阅读

Narouze S, Vydyanathan A: Ultrasound-guided cervical transforaminal injection and selective nerve root block. Tech Reg Anesth Pain Manag 13(3):137–141, 2009 Jul.

Waldman SD: Cervical selective nerve root block. In: Atlas of Interventional Pain Management, ed 4. Philadelphia, Saunders, 2015.

第 252 章

臂丛神经阻滞

臂丛神经是由颈 5、6、7、8 和胸 1 脊神经前支组合而成。同时合并有颈 4 和胸 2 脊神经。组成臂丛的神经从颈椎侧面穿出,下行后与锁骨下动脉一起横行走行。该神经和锁骨下动脉走行于前、中斜角肌之间,向下穿行在锁骨中部的后方,于第一肋顶端到达腋窝。斜角肌被覆椎前筋膜,后者使得药液能够进入该区域。超声引导下穿刺可能有助于提高以下所述技术的有效性和安全性。

斜角肌间沟入路

在通过斜角肌间入路施行臂丛神经阻滞时,患者取仰卧位,头转向操作对侧。取 30ml 无菌注射器抽取 20~30ml 局麻药液。在治疗通过臂丛传导引起的疼痛疾病或炎症情况时,局麻药中需加入皮质类固醇,首次阻滞治疗皮质类固醇总量 80mg,此后封闭治疗时每次用量 40mg。

嘱患者将头与医生的手相对抗,协助定位胸锁乳突肌后缘。对于大多患者来说,可在胸锁乳突肌和前斜角肌之间触及沟槽。当患者紧闭声门深吸气时斜角肌间的沟槽更为明显。消毒该区域被覆的皮肤。取 25G 1.5 英寸穿刺针,于斜角肌间沟的相当于颈 6 的环甲膜水平处进针,针头走向偏向尾端下方(图 252-1)。如果不能确定斜角肌间沟的位置,针头从胸锁乳突肌后缘缓缓进针,或者使用超声定位引导穿刺(图 252-2)。进针时一定要慢,因为在针头横穿斜角肌间隙触及臂丛时,恰在针尖从一个角度行进可引出异感。操作前需要向患者交代异感的发生,并在感觉到异感时给医生指出具体位置。在进针深度达 0.75~1 英寸时可感觉到异感。异感引出后,轻轻抽吸看是否有脑脊液或血液流出。如果抽吸无回血或回液,并且在臂丛分布区无持续性异感的存在,缓慢注入 20~30ml 的局麻药液,密切监视患者是否出现局麻药中毒的体征或是否偶发了蛛网膜下腔注入的事件。对于前臂和手的手术麻醉来说,需要在臂丛的尾端补注局麻药,以获得臂丛下部足够的麻醉效果。如果需要对斜角肌间隙的臂丛神经加大阻滞效果,则应该对一些神经的远端进行特别阻滞麻醉。

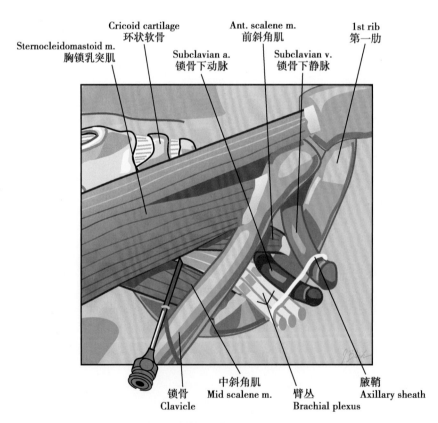

图 252-1　斜角肌间入路法臂丛神经阻滞。(From Waldman SD: Atlas of Interventional Pain Management, ed 4. Philadelphia, Elsevier, 2015.)

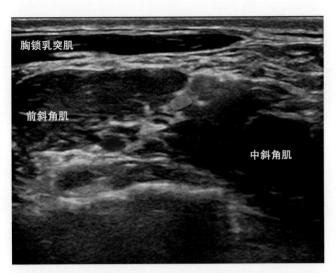

图 252-2　环状软骨平面臂丛的横截面超声图像,图中绿色标注的是颈动脉,黄色标注的是臂丛(红色)

锁骨上入路

在施行锁骨上入路臂丛神经阻滞时,患者仰卧位,头偏向操作对侧。取 20ml 无菌注射器抽取 10ml 局麻药液。在治疗通过臂丛传导引起的疼痛疾病时,局麻药中需加入皮质类固醇,首次阻滞治疗皮质类固醇总量 80mg,此后封闭治疗时每次用量 40mg。

嘱患者将头与医生的手相对抗,协助定位胸锁乳突肌后缘。在胸锁乳突肌与锁骨交界处的后缘定位出一点。常规消毒该区域的皮肤后,取 1.5 英寸针头于该点即锁骨上方垂直于诊疗床直刺进针(图 252-3)。进针一定要慢,因为在进针深度

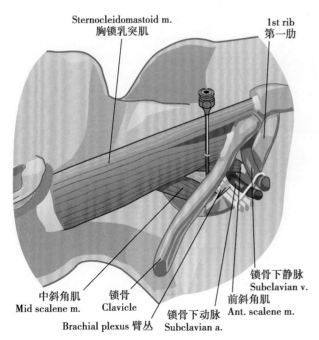

图 252-3　锁骨上入路臂丛神经阻滞。(From Waldman SD：Atlas of Interventional Pain Management, ed 4. Philadelphia, Elsevier, 2015.)

达 0.75~1 英寸时患者可有异感出现。操作前需要向患者交代异感的发生,并在感觉到异感时给医生指出具体位置。缓慢进针达 1 英寸仍无异感引出,需要后退针头轻轻向头端重新调整进针方向,或者使用超声定位引导穿刺(图 252-4)。重复调整针头方向,直到出现异感。在异感出现之前针头会触及第一肋骨,触及肋骨后沿肋骨向外侧走行,直到异感出现。禁忌针头向内侧走行,否则有发生气胸的危险。

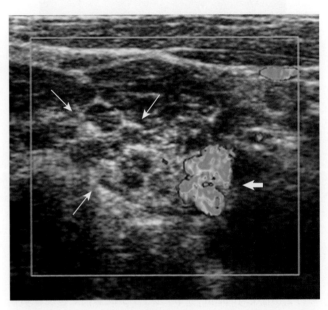

图 252-4　锁骨上平面臂丛(细箭头)和锁骨下动脉(粗箭头)的横截面彩色多普勒视图

异感引出后,轻轻抽吸看有无回血或脑脊液。抽吸阴性并且在臂丛神经分布区无持续异感出现后,缓慢注入 10ml 局麻药液,密切监视患者是否出现局麻药液中毒或偶发神经轴索注入的体征。

锁骨下入路

患者取仰卧位,头偏向操作对侧。取 30ml 无菌注射器抽取 28ml 局麻药液。在治疗通过臂丛传导引起的疼痛疾病时,局麻药中需加入皮质类固醇,首次阻滞治疗皮质类固醇总量 80mg,此后封闭治疗时每次用量 40mg。通过诱发感觉异常确认臂丛神经束支的位置以实施锁骨下入路臂丛神经阻滞。使用神经刺激仪可减少神经结构损伤从而避免患者的不适与风险。

确认喙突的位置,在其下方及内侧各 2cm 处常规消毒皮肤。取 22G 80mm 神经刺激针垂直于所有平面直刺进入后路。进针一定要慢,因为随时会有异感出现。刺激不同束支会产生特征性的运动反应:刺激后束引起小指向后移动;刺激内侧束引起小指向内侧移动;刺激外侧束引起小指向外侧移动。因为后束走行更深并且位于神经血管束的中央,因此为了确保完全阻滞,除内侧束和外侧束外,定位并阻滞后束十分重要。超声定位引导有助于在该平面上确认臂丛神经的不同束支(图 252-5)。引出满意的运动反应之后,轻轻抽吸看有无回血或脑脊液。如果抽吸无回血或回液,并且在臂丛分布区无持续性异感的存在,缓慢注入 28ml 的局麻药液,密切监视患者是否出现局麻药中毒的体征或是否偶发了神经轴索注入的事件。

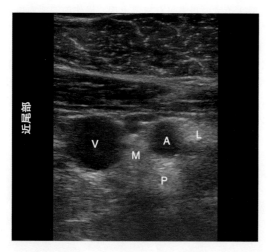

图 252-5 锁骨下区域的超声图像:腋动脉(A);腋静脉(V);臂丛神经内侧束(M);臂丛神经外侧束(L);臂丛神经后束(P)

腋窝入路

为保证腋路方式臂丛神经阻滞的顺利进行,关键要清楚相关解剖结构。组成臂丛的神经从颈髓外侧穿出后,向下向外侧与锁骨下动脉并行。神经和动脉走行于前中斜角肌之间,向下穿行于锁骨中点的后方,在第一肋上方到达腋窝。包绕腋动脉和腋神经鞘膜的连续性不如臂丛的包膜,而斜角肌间和锁骨上臂丛神经阻滞恰在此施行,使得此处阻滞时单次注射往往达不到满意效果。正中神经、桡神经、尺神经和肌皮神经在这个不完整的鞘内围绕着腋动脉。David Brown 曾提议将与腋动脉有关的神经定位在类似于时钟的 4 个象限内,以便于描述,腋动脉位于时钟的中心(图 252-6)。正中神经位于 12:00 到 3:00 之间的象限内,尺神经位于 3:00 到 6:00 之间的象限内,桡神经位于 6:00 到 9:00 之间的象限内,肌皮神经位于 9:00 到 12:00 之间的象限内。为了充分阻滞这些神经,每一象限均需注药,以便局麻药液作用到这些神经。

在施行腋路臂丛神经阻滞时,患者仰卧位,胳膊上抬,上臂与躯干呈 85°~90°,指尖置于耳后。取 50ml 无菌注射器,抽取 30~40ml 局麻药液。在治疗通过臂丛传导的炎性疼痛疾病时,局麻药中需加入皮质类固醇,首次阻滞治疗皮质类固醇总量 80mg,此后封闭治疗时每次用量 40mg。

操作者非优势手的中指、示指触及腋动脉的搏动并沿此搏动向远端触摸。常规皮肤消毒后,取 25G 1 英寸的穿刺针,于动脉搏动下方刺入(图 252-7)。进针速度一定要慢,因为当针尖恰触及桡神经或尺神经时患者往往感觉到异感。之前需要向患者交代异感的发生,并在感觉到异感时给医生指出具体位置。在进针深度达 0.75~1 英寸时可感觉到异感。异感引出并确定分布在指定神经分布区后,轻轻抽吸看是否有血液流出。如果抽吸无回血或回液,并且在臂丛分布区无持续性异感的存在,缓慢注入 8~10ml 的局麻药液,密切监视患者是否出现局麻药中毒的体征或是否偶发了蛛网膜下腔注入的事件。引出桡神经异感后,将针轻轻退回到 3:00 到 6:00 象限区域,该象限内走行有尺神经,回抽无血后补注 8~10ml 药液。如果引出尺神经异感,退针后向上方缓慢进针进入 6:00 到 9:00 象限区

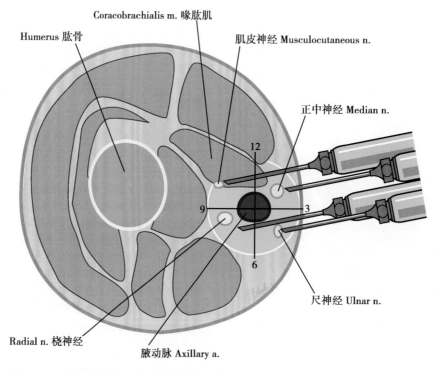

图 252-6 象限划分法定位腋动脉周围的正中神经、桡神经、尺神经和肌皮神经。(From Waldman SD:Atlas of Interventional Pain Management,ed 4. Philadelphia,Elsevier,2015.)

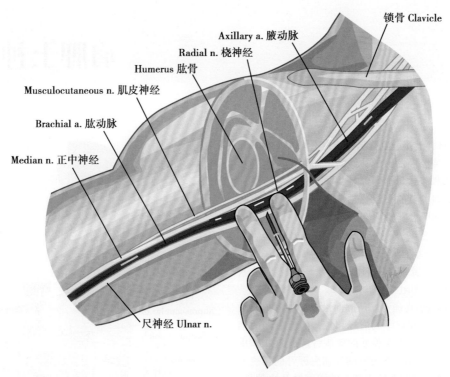

图 252-7　腋窝入路臂丛神经阻滞。（From Waldman SD：Atlas of Interventional Pain Management，ed 4. Philadelphia，Elsevier，2015. ）

域,该象限内走行有桡神经,同法回抽补注药液。接着将针头退回再次定位在腋动脉搏动的上方即 12:00 到 3:00 象限区域,该象限内走行有正中神经。回抽阴性后补注 8~10ml 局麻药液。在将针头定位于 9:00 到 12:00 象限区域,该象限内走行有肌皮神经。回抽阴性后,注入剩余药液。另外,也可以通过对喙肱肌肌腹的浸润麻醉达到肌皮神经的阻滞作用。

由于臂丛神经邻近锁骨下动静脉以及穿经腋动脉的正中神经、桡神经、尺神经,就存在偶发血管内注入和/或血管吸收引起的局麻药物中毒的潜在风险。超声定位引导穿刺可能有助于减少严重并发症的发生(图 252-8)。臂丛阻滞所需的局麻药物用量较大,临床医师需要仔细估算总的安全剂量。尽管存在局部血肿形成的风险,但如果临床条件要求较高的利益风险比的话,可在抗凝条件下采用 25G 或 27G 针头,这样该项技术仍然具有操作的安全性。注射局麻药后立即按压阻滞区域,可减少并发症的发生率。在阻滞操作后使用冰袋冷敷 20 分钟亦能降低阻滞后疼痛和出血事件的病例数。

除了循环系统的潜在并发症外,颈丛深部神经毗邻中枢神经轴索结构和膈神经的解剖特征导致该技术尚存在一系列副作用和并发症。在肌间沟径路或锁骨上径路时,如果进针过深,可能偶发误入硬脊膜外、硬膜下或蛛网膜下。局麻药意外误入这些间隙,可导致严重的运动和感觉神经阻滞。不幸的是,这些并发症的致命性尚未被我们所认知。在施行斜角肌间沟径路臂丛神经阻滞时,必须考虑到膈神经阻滞的可能。如果患者无严重的肺部疾病,单侧膈神经阻滞很少引起呼吸窘迫。然而喉返神经阻滞所伴发的声带麻痹以及膈肌麻痹,将导致肺和上呼吸道排痰功能受限。与锁骨上径路相比,肌间沟径路的气胸发生率较低,但仍不容忽视。

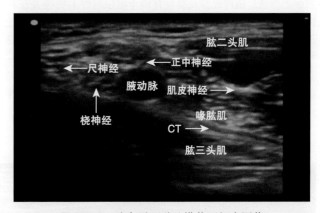

图 252-8　腋窝平面臂丛横截面超声图像

腋窝内的正中神经、桡神经、尺神经距离神经轴索结构和膈神经较远,因此与肌间沟径路和锁骨上径路相比,腋路臂丛神经阻滞的并发症发生率较低。由于在经腋窝入路的操作中需要引出异感,这样就可能发生阻滞后持续性异感,这些需要在操作前交代给患者。

（李文静　安立新　译）

推荐阅读

Brown DL: Atlas of Regional Anesthesia, ed 3. Philadelphia, Saunders, 2006.

Waldman SD: Brachial plexus block—interscalene approach. In: Atlas of Interventional Pain Management, ed 4. Philadelphia, Saunders, 2015.

Waldman SD: Brachial plexus block—supraclavicular approach. In: Atlas of Interventional Pain Management, ed 4. Philadelphia, Saunders, 2015.

Waldman SD: Brachial plexus block—infraclavicular approach. In: Atlas of Interventional Pain Management, ed 4. Philadelphia, Saunders, 2015.

Waldman SD: Brachial plexus block—axillary approach. In: Atlas of Interventional Pain Management, ed 4. Philadelphia, Saunders, 2015.

第253章

肩胛上神经阻滞

在大多数患者,肩胛上神经由臂丛神经根中的颈5、颈6和部分颈4组成。臂丛神经根发出的神经向下向后通过肩胛骨上切迹。肩胛上动脉和静脉与神经伴行共同通过肩胛骨上切迹。肩胛上神经提供肩关节的多数感觉神经以及肩关节囊肌腱袖套上的两块肌肉和冈上肌、冈下肌的神经。

实施肩胛上神经阻滞时,患者处于坐位、手臂松弛地垂在体侧。用20ml无菌注射器抽吸总量为10ml的局麻药。通过肩胛上神经阻滞治疗疼痛,第一次阻滞时在局麻药中加入80mg皮质类固醇,而后面的阻滞应加入40mg皮质类固醇。

肩胛冈是可以辨认的,疼痛专家从侧面沿着肩胛冈的长度进行触诊可以辨认肩峰。在较厚的肩峰和较薄的肩胛冈的结合点消毒皮肤。在这一点用1.5英寸的穿刺针麻醉皮肤和皮下组织。麻醉起效后,用25G 3.5英寸的针朝肩胛骨的切迹下穿刺(图253-1)。穿刺针可能在约1英寸的深度触及肩胛骨。然后轻轻向上或平移穿刺针,直到针尖从肩胛骨上移开并到达肩胛上切迹。超声成像及引导有助于定位肩胛上切迹及在其内走行的肩胛上神经(图253-2)。如果没有辨认到切迹,重复进行同样的操作,并将针直接向上面和侧面刺入,直至离开肩胛骨并进入肩胛上切迹。当针尖触及切迹时,患者常常会主诉有异感。如果针遇到肩胛上切迹后仍未引出异感,继续将针尖向前推进0.5英寸,使针尖超过喙锁韧带。但不能将穿刺针继续向前行进了,否则可能会出现气胸。

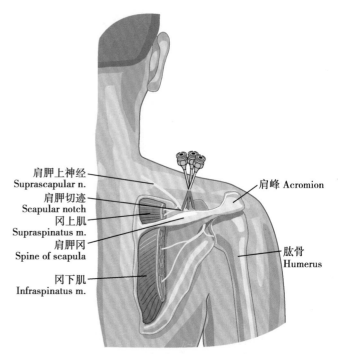

图253-1　肩胛上神经阻滞。(From Waldman SD: Atlas of Interventional Pain Management, ed 2. Philadelphia, Saunders, 2004, p 165.)

肩胛上神经
Suprascapular n.

肩峰 Acromion

肩胛切迹
Scapular notch

冈上肌
Supraspinatus m.

肩胛冈
Spine of scapula

肱骨
Humerus

冈下肌
Infraspinatus m.

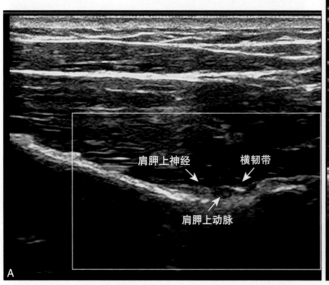

肩胛上神经　　横韧带

肩胛上动脉

A

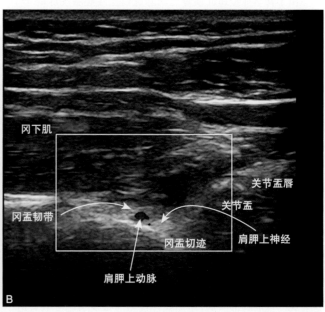

冈下肌

关节盂唇

冈盂韧带

关节盂

肩胛上神经

冈盂切迹

肩胛上动脉

B

图253-2　彩色多普勒成像显示肩胛上神经在横韧带下方走行,注意肩胛上动脉附近

当异感被引出或针已经触及肩胛骨切迹,轻轻回抽,观察是否有血液或空气。如果确认没有问题,缓慢注射 10ml 溶液,并密切观察患者有无局麻药毒性反应。

副作用和并发症

接近肩胛上动脉和静脉处可能出现误入血管以及因此而出现的局麻药中毒反应。注射局麻药和/或皮质类固醇时应小心避免损伤神经。临床医生应仔细计算行肩胛上神经穿刺时安全的局麻药总剂量。由于接近肺,如果穿刺针穿过肩胛骨上切迹后进入过深,就会有气胸的可能。

（李文静　安立新　译）

推荐阅读

Waldman SD: Suprascapular block—supraclavicular approach. In: Atlas of Interventional Pain Management, ed 4. Philadelphia, Saunders, 2015.

第 254 章

肘部桡神经阻滞

桡神经由颈 5 到胸 1 脊神经的纤维组成。桡神经位于腋动脉后下方 6:00 到 9:00 的位置。离开腋窝,桡神经从肱三头肌的中间头和长头之间穿过。当桡神经弧形越过肱骨后方时,它提供了三头肌的运动支。桡神经继续向下,发出了一系列支配上肢的感觉。桡神经在肱骨外上髁和桡神经沟之间的位置分成了两支。浅支与桡动脉伴行继续下行,并提供手腕背部和部分拇指以及示指、中指的背侧感觉。深支则提供前臂深肌的绝大部分运动神经。

技术

患者仰卧位,上肢充分外展,肘部轻轻弯曲,手背轻轻放在毛巾上。用 12ml 的注射器抽吸 7~10ml 的局麻药。通过桡神经治疗疼痛或炎症,第一次阻滞时需要在局麻药中加入 80mg 皮质类固醇,而在随后的阻滞中需加入 40mg。

疼痛科医生需要在肘横纹处辨认肱二头肌肌腱边缘。皮肤消毒后,用 25G 1.5 英寸的穿刺针在横纹处紧贴肱二头肌肌腱略微向中间和头侧的方向缓慢进针(图 254-1)。当针尖触及

肱骨,在桡神经支配的区域会出现强烈的异感。如果没有出现异感且针尖触及骨质,将针尖退回并稍微地向中间调整方向直至出现异感,有条件的话也可以考虑超声定位引导穿刺(图 254-2)。应告知患者在异感出现的第一时间提示医生。当出现异感并确认其分布后,轻轻回抽防止入血。如回抽无血且桡神经支配区域无持续的异感,缓慢注入 7~10ml 药物,并密切观察有无局麻药中毒反应。

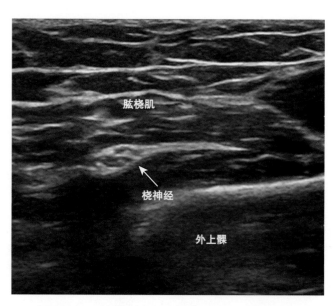

图 254-2 肘部桡神经超声图像,注意外上髁的位置

肘关节桡神经阻滞是相对安全的,主要的并发症是由于疏忽所致的局麻药误入血管及继发于穿刺针损伤神经的持续异感。对于正在应用抗凝药物的患者,使用 25G 或 27G 穿刺针操作会更安全,尽管出现血肿的概率会增加,但权衡利弊后,对需要治疗的患者仍需实施阻滞。如果给药后立即用手按住阻滞区域,这些并发症的发生概率将降低。阻滞后用毛巾冷敷 20 分钟同样可以减少阻滞后疼痛及出血的发生概率。

(李文静 安立新 译)

推荐阅读

Waldman SD: Radial nerve block at the elbow. In: Atlas of Interventional Pain Management, ed 4. Philadelphia, Saunders, 2015.

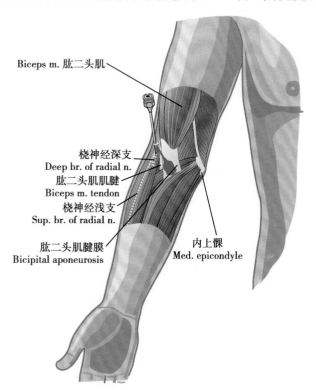

图 254-1 肘部桡神经阻滞。(From Waldman SD: Atlas of Interventional Pain Management, ed 4. Philadelphia, Elsevier, 2015.)

第255章

肘部正中神经阻滞

正中神经由颈5到胸1脊神经根组成。它位于腋动脉前上部的12:00至3:00处。离开腋窝后，正中神经与肱动脉伴行向下延伸至上臂。在肘水平，肱动脉恰好位于二头肌的中间。而在此水平，正中神经恰好位于肱动脉内侧。继续向下至前臂时，正中神经发出许多分支，支配前臂的屈肌。这些分支对韧带异常、肌肉过度增生及直接创伤都很敏感。神经从桡骨头上到达腕部。在腕部，它位于掌长肌和桡侧腕屈肌之间的深处。正中神经的终末分支支配手及拇指、示指、中指和示指桡侧的掌侧感觉（图255-1）。正中神经还支配示指及中指远端的背部和示指桡侧的感觉。

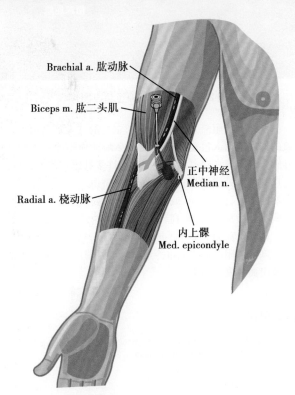

图 255-1 肘部正中神经阻滞。（From Waldman SD：Atlas of Interventional Pain Management，ed 4. Philadelphia，Elsevier，2015.）

在肘部实施正中神经阻滞，患者应处于仰卧位、手臂充分内收于体侧、肘部轻微弯曲、手背放在折叠毛巾上。用12ml无菌注射器抽吸5~7ml局麻药。通过正中神经治疗疼痛和炎症，第一次阻滞时，需在局麻药中加入80mg的皮质类固醇，在随后的阻滞中需加入40mg的皮质类固醇。

疼痛医生需在肘横纹处触及肱动脉搏动。皮肤消毒后，在肘横纹处，用25G 1.5英寸的穿刺针在肱动脉的内侧进针，并

向内侧和头部的位置缓慢前行。当穿刺针前进0.5~0.75英寸时，在正中神经分布的区域可出现强烈的异感。如果未出现异感且针尖触及骨质，将针尖后退，并轻微地向中间调整方向，直至出现异感，也可以使用超声定位引导穿刺（图255-2）。应告知患者在异感出现的第一时间提醒医生。当异感出现并确认其分布区域以后，轻轻回抽注射器以防入血。如果回抽无血且正中神经分布区域内无持续的异感，缓慢注射5~7ml局麻药，并密切观察有无局麻药中毒反应。如无异感出现，在桡动脉中间处扇形注射相似剂量的局麻药，谨防药物误入动脉。

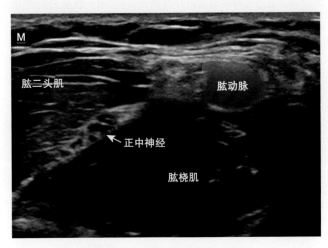

图 255-2 肘部正中神经超声图像

肘部正中神经阻滞是相对安全的，主要的并发症是因疏忽导致的局麻药误入血管及继发于穿刺针损伤神经的持续异感。对于正在应用抗凝药物的患者，使用25G或27G穿刺针操作会更安全，尽管出血的概率会增加，但权衡利弊后，对需要治疗的患者仍需实施阻滞。如果给药后立即用手按住阻滞区域，这些并发症的发生概率将降低。阻滞后用毛巾冷敷20分钟同样可以减少阻滞后疼痛及出血的发生概率。

（李文静 安立新 译）

推荐阅读

Waldman SD: Median nerve block at the elbow. In: Atlas of Interventional Pain Management, ed 4. Philadelphia, Saunders, 2015.

第256章

肘部尺神经阻滞

尺神经由颈6到胸1脊神经根组成。它位于腋动脉前下方的3:00至6:00象限处。离开腋窝后，尺神经与肱动脉伴行向下至上臂。在上臂中间处，神经从鹰嘴和肱骨内上髁中间处穿过。它随后穿过尺侧腕屈肌的头部并继续下行，放射状地伴行于尺动脉。在距腕横纹约1英寸处，尺神经分为背支和掌支。背支支配手的尺侧背面及小指和示指尺侧一半的背面感觉。掌支支配手掌的尺侧及小指和示指尺侧的掌面感觉。

行肘部尺神经阻滞时，患者处于仰卧位，手臂外展85°~90°，手背置于折叠小巾上。用12ml的无菌注射器抽吸局麻药5~7ml。通过尺神经阻滞治疗疼痛及炎症，第一次阻滞时需在局麻药中加入80mg皮质类固醇，而在随后的阻滞中加入40mg皮质类固醇。

疼痛医生识别鹰嘴及肱骨内上髁，并识别位于这两个骨骼标志中间的尺神经沟。皮肤消毒后，用25G 5/8英寸的穿刺针紧贴尺神经沟处进针，并轻微向头侧缓慢进针（图256-1）。进针约0.5英寸后，尺神经支配区域将出现强烈异感。应告知患者在出现异感的第一时间提醒医生。如果没有引出异感，超声定位有助于确认尺神经位置（图256-2）。出现异感并识别其分布区域后，轻轻回抽以防入血。如回抽无血且尺神经支配区域无持续异感，缓慢注射5~7ml药物，密切观察有无局麻药中毒反应。如未出现异感则在切迹处扇形注射相似剂量的药物，注意防止药物入血。

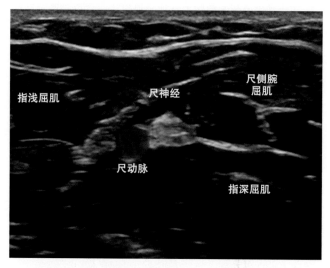

图256-2 肘部尺神经超声图像

指浅屈肌　尺神经　尺侧腕屈肌　尺动脉　指深屈肌

肘部尺神经阻滞是相对安全的，主要的并发症是由于疏忽所致的局麻药误入尺动脉及继发于穿刺针损伤神经所致的持续异感。尺神经在穿过尺神经沟时被许多纤维环附着，因此在靠近尺神经沟处应缓慢进针以防神经损伤。对于正在应用抗凝药物的患者，使用25G或27G穿刺针操作会更安全，尽管出血的概率会增加，但权衡利弊后，对需要治疗的患者仍需实施阻滞。如果给药后立即用手按住阻滞区域，这些并发症的发生概率将降低。阻滞后用毛巾冷敷20分钟同样可以减少阻滞后疼痛及出血的发生概率。

（李文静　安立新　译）

推荐阅读

Waldman SD: Ulnar nerve block at the elbow. In: Atlas of Interventional Pain Management, ed 4. Philadelphia, Saunders, 2015.

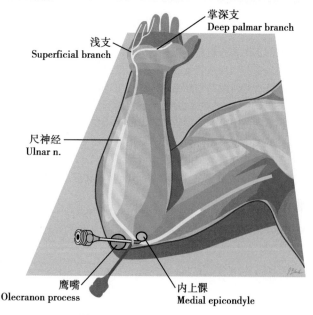

掌深支
Deep palmar branch

浅支
Superficial branch

尺神经
Ulnar n.

鹰嘴
Olecranon process

内上髁
Medial epicondyle

图256-1 肘部尺神经阻滞。（From Waldman SD：Atlas of Interventional Pain Management，ed 2. Philadelphia，Saunders，2004，p 188.）

第 257 章

腕部桡神经阻滞

桡神经由颈 5 到胸 1 脊神经根组成。神经位于腋动脉的后下方 6:00 至 9:00 处。离开腋窝,桡神经从肱三头肌的中间头和长头之间穿过。桡神经弧形越过肱骨后方时,发出了三头肌的运动支。桡神经继续向下,发出一系列支配上肢的感觉神经。在肱骨外上髁和桡神经沟之间,桡神经分成了两支。浅支与桡动脉伴行继续向下,并支配手腕背部和部分拇指以及示指和中指的背部感觉。深支则提供前臂深肌的绝大部分运动神经。浅支的大部分从桡侧腕屈肌肌腱和桡动脉之间穿行。有相当数量的小分支支配手的背部感觉。

行腕部桡神经阻滞时,患者仰卧位、手臂充分内收于体侧、肘部轻轻弯曲、手背轻轻放在毛巾上。用 12ml 的注射器抽吸 7~10ml 的局麻药。通过桡神经治疗疼痛或炎症,第一次阻滞时需要在局麻药中加入 80mg 皮质类固醇,而在随后的阻滞中需加入 40mg 皮质类固醇。

患者屈曲腕关节以利于疼痛医生识别腕屈肌的桡侧肌腱。而后可辨认桡骨远端的分布。皮肤消毒后,用 25G 1.5 英寸的穿刺针紧贴桡骨腕屈肌并且在桡骨末端水平的桡动脉中央处垂直进针(图 257-1)。缓慢进针,在穿刺针触及桡骨时,桡神经分布区将出现很强的异感。应告知患者在异感出现的第一时

间通知医生。出现异感并明确其分布区域后,应小心回抽,如回抽无血并且无持续存在的异感,缓慢注射 3~4ml 药液,同时密切观察有无毒麻药中毒反应出现。如果穿刺针触及骨质而并未出现异感,轻轻将针退至骨膜外,小心回抽,注射 3~4ml 药液。也可以选择超声定位引导穿刺(图 257-2)。

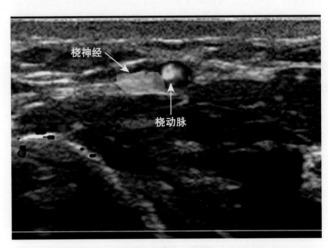

图 257-2　腕部桡神经桡动脉彩色多普勒图像

嘱患者前臂向下,并在皮下注射 3~4ml 药液,向背外侧浸润到达并越过腕背部中线的皮下,以阻滞桡神经浅支。

腕部桡神经阻滞是相对安全的,主要的并发症是因疏忽导致的局麻药误入血管及继发于穿刺针损伤神经导致的持续异感。对于正在应用抗凝药物的患者,使用 25G 或 27G 穿刺针操作会更安全,尽管出血的概率会增加,但权衡利弊后,对需要治疗的患者仍需实施阻滞。如果给药后立即用手按住阻滞区域,这些并发症的发生概率将降低。阻滞后用毛巾冷敷 20 分钟同样可以减少阻滞后疼痛及出血的发生概率。

(李文静　安立新　译)

推荐阅读

Waldman SD: Radial nerve block at the wrist. In: Atlas of Interventional Pain Management, ed 4. Philadelphia, Saunders, 2015.

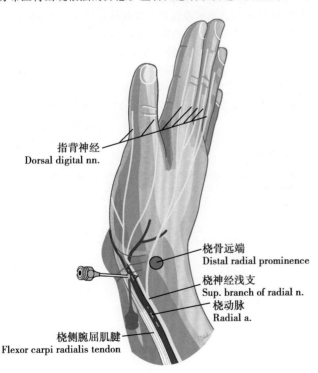

指背神经
Dorsal digital nn.

桡骨远端
Distal radial prominence

桡神经浅支
Sup. branch of radial n.

桡动脉
Radial a.

桡侧腕屈肌腱
Flexor carpi radialis tendon

图 257-1　腕部桡神经阻滞(From Waldman SD:Atlas of Interventional Pain Management,ed 4. Philadelphia,Elsevier,2015.)

正中神经由颈 5 到胸 1 脊神经根组成。神经位于 12:00 至 3:00 象限的四分之一处,位于腋窝动脉上方。离开腋窝后,正中神经与肱动脉伴行向下延伸至上臂。在肘水平,肱动脉恰好位于二头肌的中间。而在此水平,正中神经恰好位于肱动脉中间。继续向下至前臂时,正中神经发出许多分支,支配前臂的屈肌。这些分支对韧带异常、肌肉过度增生及直接创伤都很敏感。在腕部,神经位于桡骨头上。它位于掌长肌和桡侧腕屈肌之间的深处。尔后,正中神经从屈肌支持带的下方通过并穿过腕管,神经的终末支支配手的掌面及拇指、示指、中指掌侧面和示指桡侧面的感觉。正中神经还支配示指及中指远端的背部和示指桡侧的感觉。

在腕部实施正中神经阻滞,患者应处于仰卧位、手臂充分内收于体侧、肘部轻微弯曲、手背放在折叠小巾上。用 12ml 无菌注射器抽吸 3~5ml 局麻药。通过正中神经治疗疼痛和炎症,第一次阻滞时,需在局麻药中加入 80mg 皮质类固醇,在随后的阻滞中需加入 40mg 皮质类固醇。

医生嘱患者握拳同时屈腕以利于辨认掌长肌肌腱。皮肤消毒后,用 25G 1.5 英寸的穿刺针在肌腱中间最接近腕横纹处进针(图 258-1)。针尖向头部的位置缓慢推进。当针尖到达深

于肌腱约 0.5 英寸时,在正中神经分布的区域可出现强烈的异感。应告知患者在异感出现的第一时间提醒医生。当异感出现并确认其分布区域以后,轻轻回抽注射器防止入血。如果回抽无血且正中神经分布区域内无持续的异感,缓慢注射 3~5ml 局麻药,并密切观察有无局麻药中毒反应。如果无异感出现并且针尖触及骨质,将针尖退出骨膜,小心回抽后,缓慢注入 3~5ml 局麻药。也可以选择超声成像用于定位正中神经及其周围结构(图 258-2)。

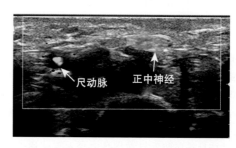

图 258-2　腕部正中神经和尺动脉彩色多普勒图像

腕部正中神经阻滞是相对安全的,主要的并发症是因疏忽导致的局麻药误入血管及继发于穿刺针损伤神经导致的持续异感。对于正在应用抗凝药物的患者,使用 25G 或 27G 穿刺针操作会更安全,尽管出现血肿的概率会增加,但权衡利弊后,对需要治疗的患者仍需实施阻滞。如果给药后立即用手按住阻滞区域,这些并发症的发生概率将降低。阻滞后用毛巾冷敷 20 分钟同样可以减少阻滞后疼痛及出血的发生概率。

(李文静　安立新　译)

推荐阅读

Waldman SD: Median nerve block at the wrist. In: Atlas of Interventional Pain Management, ed 4. Philadelphia, Saunders, 2015.

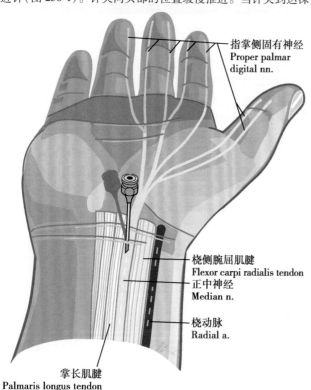

指掌侧固有神经
Proper palmar digital nn.

桡侧腕屈肌腱
Flexor carpi radialis tendon
正中神经
Median n.
桡动脉
Radial a.

掌长肌腱
Palmaris longus tendon

图 258-1　腕部正中神经阻滞。(From Waldman SD:Atlas of Interventional Pain Management, ed 4. Philadelphia, Elsevier,2015.)

第259章

腕部尺神经阻滞

尺神经由颈6到胸1脊神经根组成。神经位于3∶00到6∶00象限的腋动脉的前面和下方。离开腋窝后,尺神经与肱动脉伴行向下至上臂。在上臂中间处,神经从鹰嘴和肱骨内上髁中间处穿过。它随后穿过尺侧腕屈肌的头部并继续下行,放射状地伴行于尺动脉。在距腕横纹约1英寸处,尺神经分为背支和掌支。背支支配手的尺侧背面及小指和环指尺侧一半的背面感觉(图259-1)。掌支支配手掌的尺侧及小指和环指尺侧的掌面感觉。

技术

行腕关节尺神经阻滞时,患者处于仰卧位、手臂充分内收于体侧、腕关节轻微屈曲、手背放在折叠小巾上。用12ml的灭菌注射器抽吸局麻药5~7ml。通过尺神经阻滞治疗疼痛及炎症,第一次阻滞时需在局麻药中加入80mg皮质类固醇,而在随后的阻滞中加入40mg皮质类固醇。

疼痛医生嘱患者握拳并屈腕以利于辨认尺侧腕屈肌肌腱。皮肤消毒后,用25G 5/8英寸的穿刺针在茎突水平刺入放射状

的肌腱(图259-1)。轻微向头侧缓慢进针。进针约1/2英寸后,尺神经支配区域将出现强烈异感。应告知患者在出现异感的第一时间提醒医生。出现异感并识别其分布区域后,轻轻回抽以防入血。如回抽无血且尺神经支配区域无持续异感,缓慢注射3~5ml药物,密切观察有无局麻药中毒反应。如未出现异感则在切迹处扇形注射相似剂量的药物或者使用超声定位,注意防止药物入血(图259-2)。

为确保尺神经背侧支被完全阻滞,有必要在腕关节尺骨周围自尺侧腕屈肌肌腱至手背中线的皮下注射少量局麻药。

腕关节尺神经阻滞是相对安全的,主要的并发症是由于疏忽所致的局麻药误入尺动脉血管内及继发于穿刺针损伤神经所致的持续异感。与腕管相似,Guyon管是封闭的空间,因而应格外注意缓慢注射药物以避免损伤神经。对于正在应用抗凝药物的患者,使用25G或27G穿刺针操作会更安全,尽管出现血肿的概率会增加,但权衡利弊后,对需要治疗的患者仍需实施阻滞。如果给药后立即用手按住阻滞区域,这些并发症的发生概率将降低。阻滞后用毛巾冷敷20分钟同样可以减少阻滞后疼痛及出血的发生概率。

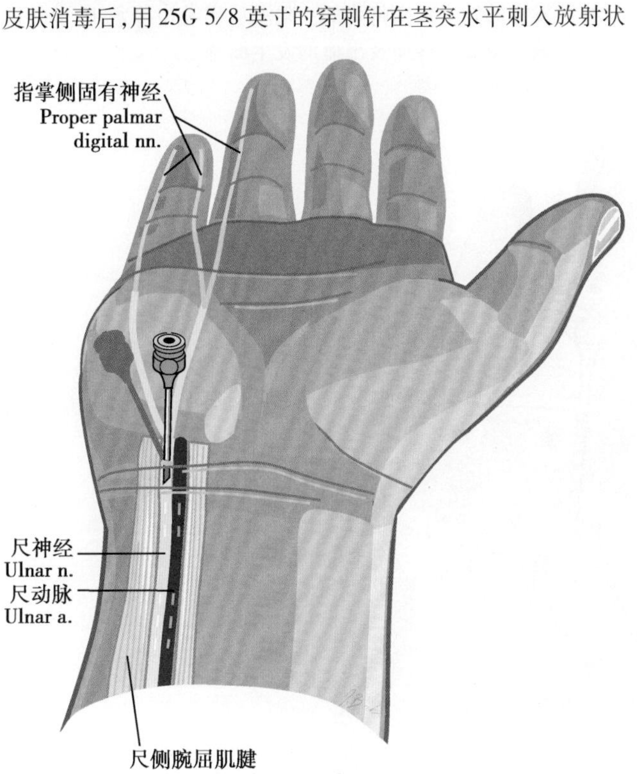

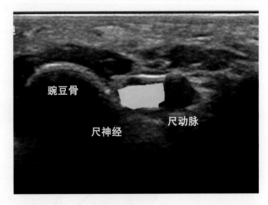

图259-2 超声图像显示了尺神经尺动脉与豌豆骨的关系

(李文静 安立新 译)

推荐阅读

Waldman SD: Ulnar nerve block at the wrist. In: Atlas of Interventional Pain Management, ed 4. Philadelphia, Saunders, 2015.

指掌侧固有神经
Proper palmar digital nn.

尺神经
Ulnar n.

尺动脉
Ulnar a.

尺侧腕屈肌肌腱
Flexor carpi ulnaris tendon

图259-1 腕部尺神经阻滞。(From Waldman SD: Atlas of Interventional Pain Management, ed 4. Philadelphia, Elsevier, 2015.)

第 260 章

掌指神经阻滞

指神经多源于正中神经和尺神经纤维。拇指指神经还包括桡神经的浅支。指神经多沿掌骨前行并在到达手掌末梢处分支。手掌的指神经支配手指的大部分感觉并伴随指静脉和指动脉向手指的腹外侧延伸。小的指背神经包含源于尺神经和桡神经的纤维,支配手指背部及相近的关节。

技术

实施掌指神经阻滞时,患者处于仰卧位、手臂充分外展、肘关节轻微屈曲、手掌放于折叠毛巾上。将每根指神经阻滞所需的 3ml 不含肾上腺素的局麻药抽吸至 12ml 的无菌注射器中。

掌神经阻滞

消毒液消毒皮肤后,于最接近掌骨头处,用 25G 1.5 英寸的穿刺针在需要行阻滞掌骨的每个侧面穿刺(图 260-1)。在缓慢注射局麻药的同时,针尖从手的背侧向掌侧移动。指神经多位于屈肌韧带的背侧。因此,为了达到满意的阻滞效果,针尖应几乎前行至手的掌面。拔出穿刺针后按压穿刺点防止形成血肿。

指神经阻滞

实施指神经阻滞时,患者处于仰卧位、手臂充分外展、肘关节轻微屈曲、手掌放在折叠毛巾上,将每根指神经阻滞所需的 3ml 不含肾上腺素的局麻药抽吸至 12ml 的无菌注射器中。

消毒液消毒皮肤后,于指根处,用 25G 1.5 英寸的穿刺针在需要行阻滞指骨的每个侧面穿刺(图 260-2)。在缓慢注射局麻药的同时,针尖从手的背侧向掌侧移动。可以应用同样的技术行拇指的指神经阻滞。超声引导有助于更精确地定位针的位置(图 260-3)。拔出穿刺针后按压穿刺点防止形成血肿。

由于掌骨和指骨周围软组织的空间限制,应考虑到注药后因机械压迫而影响血供的可能。疼痛医生务必避免快速大量注射局麻药,否则会导致供血不足和坏疽。此外,绝不能将富含肾上腺素的溶液用于避免缺血和潜在的组织坏疽。

对于正在应用抗凝药物的患者,使用 25G 或 27G 穿刺针操作会更安全,尽管出血的概率会增加,但权衡利弊后,对需要治疗的患者仍需实施阻滞。如果给药后立即用手按住阻滞区域,这些并发症的发生概率将降低。阻滞后用毛巾冷敷 10 分钟同样可以减少阻滞后疼痛及出血的发生概率。

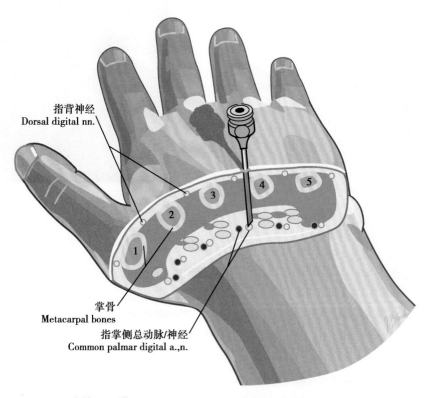

指背神经
Dorsal digital nn.

掌骨
Metacarpal bones

指掌侧总动脉/神经
Common palmar digital a.,n.

图 260-1　掌神经阻滞。(From Waldman SD:Atlas of Interventional Pain Management,ed 4. Philadelphia,Elsevier,2015.)

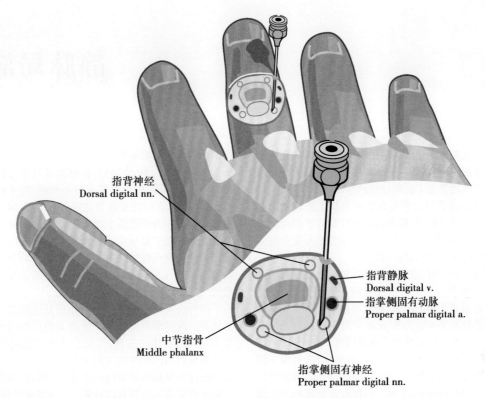

图 260-2　指神经阻滞。(From Waldman SD：Atlas of Interventional Pain Management，ed 4. Philadelphia，Elsevier，2015.)

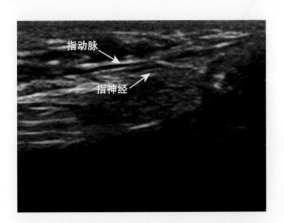

图 260-3　纵切面超声图像显示指神经与指动脉的关系

推荐阅读

Waldman SD: Metacarpal and digital nerve block. In: Atlas of Interventional Pain Management, ed 4. Philadelphia, Saunders, 2015.

（李文静　安立新　译）

第 261 章

静脉局部麻醉

静脉局部麻醉主要应用于以下两种临床情况：①为在末梢骨端实施外科手术提供麻醉；②在静脉内给予药物以治疗局限于某肢端的反射交感性营养不良所导致的疼痛。

肢端的末梢神经接受与之伴行血管的血供。静脉内给药并用止血带将药物隔离于肢端，输入的药物可随后扩散至软组织和神经。对此技术限制的因素包括局麻药的最大安全剂量及允许止血带阻断肢端血供的最长时间。

实施静脉内局部麻醉时，患者处于仰卧位。在需要行治疗的肢端放置静脉内导管。抬高患肢使血液尽量回流（图 261-1）。用棉垫包裹止血带下面的区域，将双根止血带紧紧地系在患肢上。驱血绷带仅在手术野需要无血时用于肢端驱血。双根止血带的上面一根被充气至高于患者收缩压 100mmHg 的压力（图 261-2）。容量为 30~50ml 不含防腐剂的 0.5% 利多卡因用于外科手术的麻醉。用于疼痛治疗时，将水溶性的激素甲泼尼龙、利血平或溴苄胺（bretylium）加入到相似容量稀释的无防腐剂的利多卡因溶液中。

注入药物约 10 分钟后，在麻醉区域上方将下面一根止血带充气，确认下面的止血带充分充气后，将上面的止血带放气（图 261-3）。下面的止血带充好气后等待 10~15 分钟。将止血带放气至压力刚刚低于收缩压，几秒钟后重新充气并密切观察有无局麻药中毒反应。不断重复此操作的同时逐渐降低袖带压力使局麻药缓慢洗出。一旦出现毒麻药中毒迹象，立即将袖带重新充气 5 分钟或直至局麻药中毒迹象减轻。止血带彻底放气后，移开止血带和静脉内导管。

静脉内局部麻醉的主要副作用是注射部位和邻近静脉的静脉炎。应用酯类局麻药并伍用其他药物时更易出现。应告知服用阿司匹林的患者，可能在止血带远端出现点状皮下出血。静脉内局部麻醉的主要并发症是继发于止血带失效或不适当的操作导致的局麻药中毒反应。因此，静脉内局部麻醉绝不能在设备及人员没有做好充分复苏准备的情况下实施。

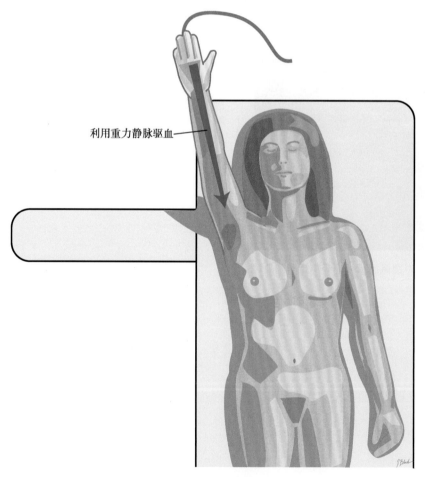

利用重力静脉驱血

图 261-1　静脉局部麻醉：利用重力静脉驱血。（From Waldman SD：Atlas of Interventional Pain Management，ed 4. Philadelphia，Elsevier，2015.）

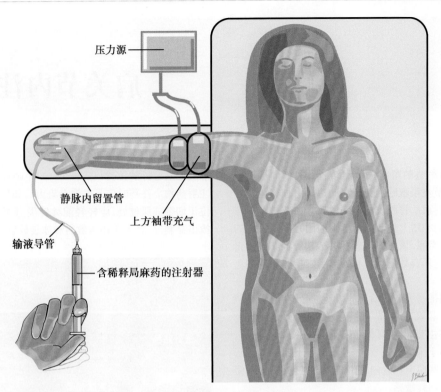

图 261-2　静脉局部麻醉：双根止血带上部充气。（From Waldman SD：Atlas of Interventional Pain Management，ed 4. Philadelphia，Elsevier，2015.）

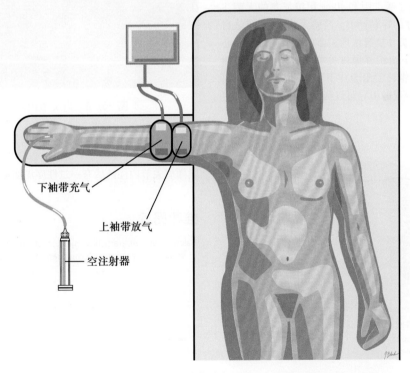

图 261-3　静脉局部麻醉：上方止血带放气下方止血带充气。（From Waldman SD：Atlas of Interventional Pain Management，ed 4. Philadelphia，Elsevier，2015.）

（李文静　安立新　译）

推荐阅读

Waldman SD: Intravenous regional anesthesia. In: Atlas of Interventional Pain Management, ed 4. Philadelphia, Saunders, 2015.

第 262 章

肩关节内注射技术

肱骨的圆头与肩胛骨的梨状关节窝结合。关节面被透明软骨覆盖着,它对关节炎很敏感。关节窝的边缘由被称为盂唇的纤维软骨层组成,它对肱骨脱位的创伤敏感。关节被相对较松的关节囊环绕,因而在增大关节活动范围的同时降低了它的稳定性。关节囊衬有滑膜,该滑膜附着在关节软骨上。该膜延伸为腱鞘和滑膜囊,它们容易发炎。肩关节受腋神经和肩胛上神经的支配。

肩关节的主要韧带是关节囊前面的盂肱韧带、在肱骨结节之间横向的肩部韧带和喙肱韧带。后者从喙突延伸至肱骨大结节。肩关节的这些主韧带和副韧带一起使肩关节有强度。肩关节的强度还有赖于围绕肩关节的短肌:肩胛下肌、冈上肌、冈下肌和小圆肌。这些肌肉和它们的附着肌腱对创伤、过度使用及使用不当所致的损耗敏感。

实施肩关节内注射时,患者处于仰卧位,用消毒液消毒肩部、肩前区域和关节间隙的皮肤。在严格的无菌操作下将包含2.0ml 0.25%无防腐剂的丁哌卡因和40mg甲泼尼龙的无菌注射器连接于25G 1.5英寸的穿刺针上。严格无菌操作,辨认肩峰中点,并在中点下约1英寸处辨认肩关节的关节间隙。小心将穿刺针刺入皮肤和皮下组织并通过关节囊进入关节腔(图262-1)。如果遇到骨质,将针尖退至皮下组织,调整方向至向上并轻微偏向中线。超声成像引导可以帮助识别关节间隙,更

准确地确定针的位置(图262-2)。穿刺针进入关节腔后,缓慢注射药物。注药时应几乎没有阻力。如果遇到阻力,针尖可能位于韧带或肌腱处,应轻轻前移针尖直至注药时无明显阻力。拔出穿刺针,将无菌加压敷料和冰袋放置于穿刺点。

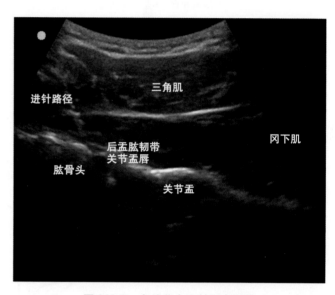

图 262-2　肩关节内注射超声图像

肩关节内注射的主要并发症为感染。如果遵循严格的无菌技术,这种并发症很罕见。应告知患者,约25%的患者主诉紧随肩关节内注药后有一过性疼痛加重。

(李文静　安立新　译)

推荐阅读

Waldman SD: Intra-articular injection of the shoulder joint. In: Atlas of Pain Management Injection Techniques, ed 4. Philadelphia, Saunders, 2016.

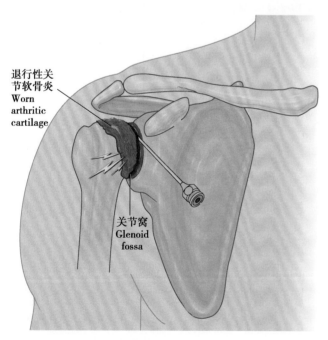

图 262-1　肩关节内注射。(From Waldman SD:Atlas of Pain Management Injection Techniques,ed 3. Philadelphia, Elsevier,2013.)

第 263 章

三角肌下滑囊炎疼痛注射技术

肩峰弓覆盖肩关节的上方,并在肩锁关节处与锁骨连接。肩锁关节由锁骨远端和肩峰前面和中间面组成。关节的强度取决于喙锁韧带的密集度。该韧带将锁骨远端的底部连接到喙突。关节上部被上方的肩锁韧带覆盖,后者将锁骨末端附着于肩峰的上翼面。关节下部被下方的肩锁韧带覆盖,后者将锁骨下方的末端附着于肩峰。三角肌下滑囊基本位于肩峰下,在三角肌至关节囊之间的侧面延伸。

实施三角肌下滑囊注射时,患者处于仰卧位,用消毒液适当处理肩上部、肩峰及锁骨末端的皮肤。在严格的无菌操作下将包含 4.0ml 0.25%无防腐剂的丁哌卡因和 40mg 甲泼尼龙的无菌注射器连接于 25G 1.5 英寸穿刺针上。严格无菌操作,辨认肩峰侧面边缘,并在侧面边缘的中点辨认穿刺部位。在这一点,以轻微向头部的方向小心进针,将穿刺针刺入皮肤和皮下组织,在肩峰囊下方进入黏液囊(图 263-1)。如果遇到骨质,将针尖退至皮下组织,调整方向至轻微向下。超声成像引导可以帮助识别关节间隙,更准确地确定针的位置(图 263-2)。

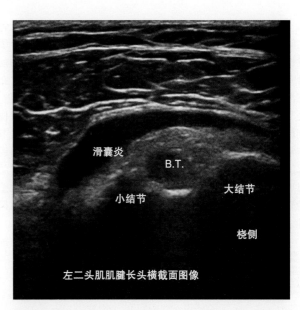

图 263-2 横截面超声图像显示三角肌下滑囊炎和二头肌肌腱

穿刺针进入黏液囊后,缓慢注射药物同时慢慢退针。除非囊有钙化,否则注药时的阻力应极小。如果在针尖阻力增加的同时有多沙样感觉,囊的钙化可以确认。明显钙化的滑囊炎将最终需要外科切除以彻底缓解症状。拔出穿刺针,将无菌加压敷料和冰袋放置于穿刺点。

三角肌下囊注射的主要并发症为感染。如果遵循严格的无菌技术,这种并发症很罕见。应告知患者,约 25%的患者主诉紧随肩关节内注药后有一过性疼痛加重。

(李文静 安立新 译)

推荐阅读

Waldman SD: Subdeltoid bursitis pain. In: Atlas of Pain Management Injection Techniques, ed 4. Philadelphia, Saunders, 2016.

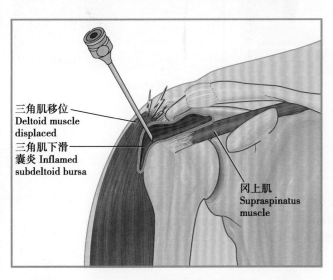

三角肌移位
Deltoid muscle
displaced

三角肌下滑囊炎 Inflamed
subdeltoid bursa

冈上肌
Supraspinatus
muscle

图 263-1 三角肌下滑囊炎疼痛注射技术。(From Waldman SD:Atlas of Interventional Pain Management Injection Techniques,ed 3. Philadelphia,Saunders,2013.)

第264章

肘关节内注射技术

肘关节是一个含滑液的、铰链型关节,在肱骨、桡骨和尺骨之间起咬合功能。肘关节的基本功能是使腕关节置于适合手发挥最佳功能的位置。肘关节可以做屈伸运动,也允许运动前臂完成手掌向下或反掌的动作。肘关节与滑膜相连,因而可在有滑液的间隙行关节内注射。整个关节被稠密的关节囊覆盖,关节囊在内侧处增厚形成尺侧副韧带而在外侧面增厚形成桡侧副韧带。这些密集的韧带加之肘关节中的深骨凹,使肘关节非常稳定并对关节半脱位及脱位有相对的抵抗力。前部和后部的关节囊相对稀疏,在关节脱出时会肿胀。鹰嘴囊位于肘关节后面,关节创伤或过度使用可引起它的红肿。对滑囊炎敏感的鹰嘴囊存在于二头肌附着处和桡骨头之间,以及尺骨前和尺骨之间处。

肘关节主要由肌皮神经和桡神经支配,而尺神经和正中神经的支配有较大程度的变异。在上臂中间,尺神经从鹰嘴和肱骨内上髁的中间通过。神经对这一点上的挤压和创伤敏感。在肘部,正中神经恰好位于肱动脉中间,它偶尔会在肱动脉置管测血气时被损伤。

实施肘关节内注射时,患者处于仰卧位,手臂充分内收于体侧,肘部弯曲,手背置于折叠毛巾上。用12ml的无菌注射器抽吸5ml局麻药和40mg甲泼尼龙。

消毒关节后外侧的皮肤后,辨认桡骨头。就在桡骨头上有一凹口,是桡骨头和肱骨间隙的标志。在严格的无菌操作下,于恰好桡骨头上方处用25G 1英寸的穿刺针刺入皮肤、皮下组织和关节囊并进入关节(图264-1)。如果遇到骨质,将针退至皮下组织并向上调整方向。超声成像引导可以帮助识别关节间隙、更准确地确定针的位置。

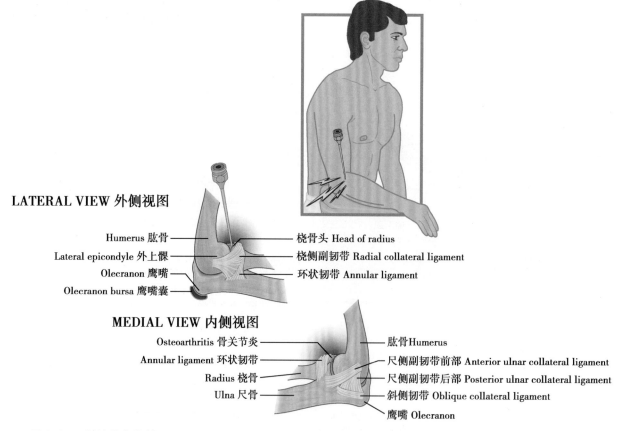

LATERAL VIEW 外侧视图

Humerus 肱骨
Lateral epicondyle 外上髁
Olecranon 鹰嘴
Olecranon bursa 鹰嘴囊

桡骨头 Head of radius
桡侧副韧带 Radial collateral ligament
环状韧带 Annular ligament

MEDIAL VIEW 内侧视图

Osteoarthritis 骨关节炎
Annular ligament 环状韧带
Radius 桡骨
Ulna 尺骨

肱骨 Humerus
尺侧副韧带前部 Anterior ulnar collateral ligament
尺侧副韧带后部 Posterior ulnar collateral ligament
斜侧韧带 Oblique collateral ligament
鹰嘴 Olecranon

图264-1 肘关节内注射。(From Waldman SD:Atlas of Interventional Pain Management Injection Techniques,ed 3. Philadelphia,Elsevier,2013.)

穿刺针进入关节腔后,缓慢注药。注药时应几乎没有阻力。如果遇到阻力,针尖可能在韧带或肌腱上,应微微朝前向关节间隙进针直至注药时无明显阻力。拔出穿刺针,将无菌加压敷料和冰袋放置于穿刺点。

肘关节内注射的主要并发症为感染。如果遵循严格的无菌技术,这种并发症很罕见。值得注意的是尺神经对肘部损伤尤其敏感。应告知患者,约 25% 的患者主诉紧随肘关节内注药后有一过性疼痛加重。

（李文静　安立新　译）

推荐阅读

Waldman SD: Intra-articular injection of the elbow joint. In: Atlas of Pain Management Injection Techniques, ed 4. Philadelphia, Saunders, 2016.

第 265 章

网球肘注射技术

网球肘最常见的疼痛灶是由外上髁前方的桡侧腕短伸肌的伸肌肌腱引起的骨源性疼痛。不太常见的疼痛源于髁上峰处的桡侧腕长伸肌的起点，极少见源于更远的桡侧腕短伸肌在桡骨头上的附着点。滑囊炎可能会伴随网球肘。鹰嘴滑囊位于肘关节的后面并可因关节的直接创伤或过度使用而发炎。其他对滑液囊炎的形成敏感的滑囊存在于二头肌附着处与桡骨头之间及桡骨前和尺骨的间隙。

注射治疗网球肘时，患者处于仰卧位，手臂充分内收于体侧，肘部屈曲，手背放松地置于折叠毛巾上以消除对肌腱的影响。用 5ml 的无菌注射器抽吸总量为 1ml 的局麻药和 40mg 的甲泼尼龙。

消毒关节后外侧的皮肤后，辨认外上髁。在严格的无菌操作下，用 25G 1 英寸的穿刺针在外上髁的侧面垂直进针，刺入皮肤及覆盖于受累肌腱的皮下组织（图 265-1）。如果遇到骨质，将针退至皮下组织。超声成像引导可以帮助识别外上髁炎，更准确地确定针的位置（图 265-2）。缓慢注药。注药时应几乎没有阻力。如果遇到阻力，针尖可能在肌腱上，应缓慢退针直至注药时无明显阻力。拔出穿刺针，将无菌加压敷料和冰袋放置于穿刺点。

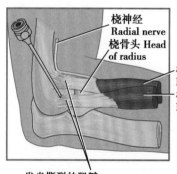

图 265-1 网球肘注射技术。（From Waldman SD：Atlas of Interventional Pain Management Injection Techniques，ed 3. Philadelphia，Saunders，2013. ）

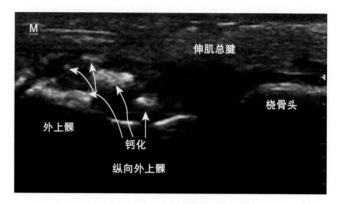

图 265-2 超声显示网球肘伴肌腱炎

与此注射技术相关的主要并发症与炎症及已经存在的肌腱损害引起的创伤有关。如果直接穿刺，损伤的肌腱可能会断裂，为避免此并发症，穿刺前应习惯性地将穿刺针方向避开肌腱。此注射技术的另一并发症为感染，这种并发症在严格遵循无菌技术的情况下很罕见。尺神经对肘部损伤尤其敏感，因而在此解剖区域内注射时应格外小心地避开尺神经。应告知患者，约 25% 的患者主诉紧随注药后有一过性疼痛加重。

（李文静　安立新　译）

推荐阅读

Waldman SD: Tennis elbow syndrome. In: Atlas of Pain Management Injection Techniques, ed 4. Philadelphia, Saunders, 2016.

高尔夫球肘最常见的疼痛灶是由桡侧腕屈肌屈肌腱、尺侧腕屈肌肱骨头和肱骨上髁中间的旋前圆肌引起的骨源性病灶。不太常见的疼痛源于鹰嘴中间处尺侧腕屈肌的尺骨头。滑囊炎可能会伴随高尔夫球肘。鹰嘴滑囊位于肘关节的后面并可因关节的直接创伤或过度使用而发炎。其他对滑液囊炎形成敏感的滑囊存在于二头肌附着处与桡骨头之间及尺骨前和尺骨的间隙。

注射治疗高尔夫球肘时,患者处于仰卧位,手臂充分内收于体侧,肘部充分伸展,手背放松地置于折叠毛巾上以消除对肌腱的影响。用5ml的无菌注射器抽吸总量为1ml的局麻药和40mg的甲泼尼龙。

消毒覆盖于关节中间处的皮肤后,辨认内上髁。在严格的无菌操作下,用25G 1英寸的穿刺针自内上髁垂直进针,刺入皮肤及覆盖于受累肌腱的皮下组织(图266-1)。如果遇到骨质,将针退至皮下组织。超声成像引导可以帮助识别肌腱的插入点、更准确地确定针的位置(图266-2)。缓慢注药。注药时应几乎没有阻力。如果遇到阻力,针尖可能在肌腱上,应缓慢退针直至注药时无明显阻力。拔出穿刺针,将无菌加压敷料和冰袋放置于穿刺点。

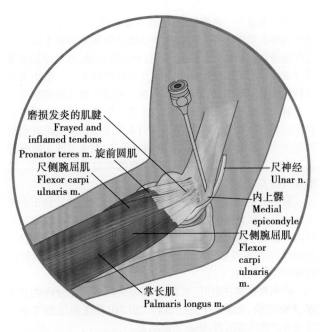

图266-1　高尔夫球肘的注射技术。(From Waldman SD: Atlas of Interventional Pain Management Injection Techniques, ed 3. Philadelphia, Elsevier, 2013.)

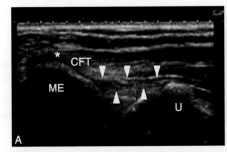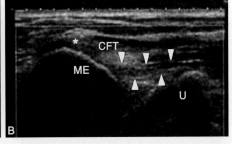

图266-2　高尔夫球肘内上髁病变。(A)长轴灰度14MHZ超声图像显示屈肌总腱纤维中的低回声焦点(＊),尺侧副韧带完整(白箭头所指)。(B)彩色多普勒图像显示屈肌总腱及尺侧副韧带的血流分布没有增加。ME,内上髁;U,尺骨;CFT,屈肌总腱。(From Lin C-W, Chen Y-H, Chen W-S: Application of ultrasound and ultrasound-guided intervention for evaluating elbow joint pathologies. J Med Ultrasound 2012 Jun;20[2]:87-95.)

与此注射技术相关的主要并发症与炎症及已经存在的肌腱损害引起的创伤有关。如果直接穿刺,损伤的肌腱可能会断裂,为避免此并发症,穿刺前应习惯性地将穿刺针方向避开肌腱。此注射技术的另一并发症为感染,这种并发症在严格遵循无菌技术的情况下很罕见。尺神经对肘部损伤尤其敏感,因而在此解剖区域内注射时应格外小心地避开尺神经。应告知患者,约25%的患者主诉紧随关节内注药后有一过性疼痛加重。

(李文静　安立新　译)

推荐阅读

Lin C-W, Chen Y-H, Chen W-S: Application of ultrasound and ultrasound-guided intervention for evaluating elbow joint pathologies, J Med Ultrasound 20(2):87–95, 2012 Jun.

Waldman SD: Golfer's elbow syndrome. In: Atlas of Pain Management Injection Techniques, ed 4. Philadelphia, Saunders, 2016.

第267章

鹰嘴滑囊炎疼痛注射技术

肘关节是一个含滑液的、铰链型关节,在肱骨、桡骨和尺骨之间起咬合功能。肘关节的基本功能是使腕关节置于适合手发挥最佳功能的位置。肘关节可以做屈伸运动,也允许运动前臂完成手掌向下或反掌动作。肘关节与滑膜相连。整个关节被稠密的关节囊覆盖,关节囊在内侧处增厚形成尺侧副韧带而在外侧面增厚形成桡侧副韧带。这些密集的韧带加之肘关节较深的骨凹,使肘关节非常稳定并对关节半脱位及脱位有相对的抵抗力。前部和后部的关节囊相对稀疏,在关节脱出时会肿胀。鹰嘴囊位于肘关节后面在尺骨鹰嘴和被覆皮肤之间。鹰嘴囊可因关节直接创伤或过度使用而发炎。

肘关节主要由肌皮神经和桡神经支配,而尺神经和正中神经的支配有较大程度的变异。在上臂中间,尺神经从鹰嘴和肱骨内上髁的中间通过。神经对这一点上的挤压和创伤敏感。在肘部,正中神经恰好位于肱动脉中间,偶尔会在肱动脉置管测血气时被损伤。

实施鹰嘴囊注射时,患者处于仰卧位,手臂充分内收于体侧,肘部弯曲,手掌置于自己腹部。用5ml的无菌注射器抽吸总量2ml的局麻药和40mg甲泼尼龙。

消毒关节后面的皮肤后,辨认鹰嘴和覆盖于其上的囊。在严格的无菌操作下,用25G 1英寸的穿刺针经皮肤和皮下组织直接刺入中线处的黏液囊(图267-1)。如果遇到骨质,将针退至黏液囊内。超声成像引导可以帮助识别炎性囊腔,更准确地确定针的位置(图267-2)。穿刺针进入黏液囊后,缓慢注药。注药时应几乎没有阻力。拔出穿刺针,将无菌加压敷料和冰袋放置于穿刺点。

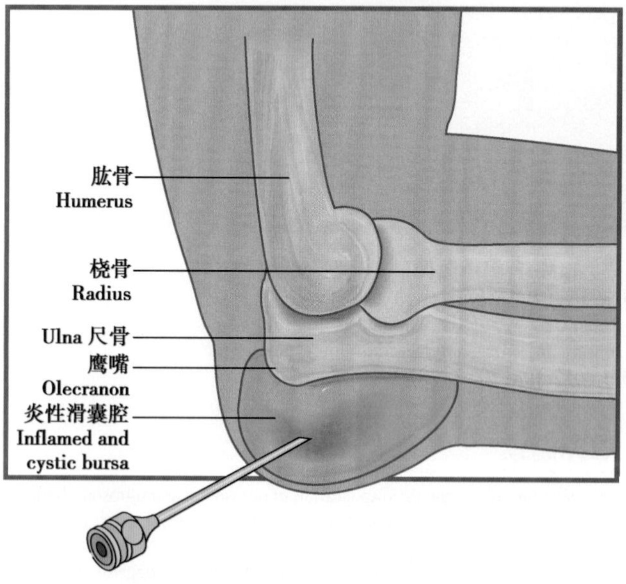

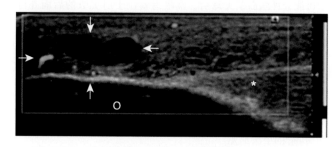

图 267-2 急性鹰嘴滑囊炎。鹰嘴矢状位 14MHZ 超声图像显示肿胀的鹰嘴囊(白箭所指)伴血供增加,远端肱三头肌肌腱完整(＊)。圆圈,鹰嘴。(From Lin C-W, Chen Y-H, Chen W-S: Application of ultrasound and ultrasound-guided intervention for evaluating elbow joint pathologies. J Med Ultrasound 2012 Jun;20[2]:87-95.)

鹰嘴囊内注射的主要并发症为感染。如果遵循严格的无菌技术,这种并发症很罕见。值得注意的是尺神经对肘部损伤尤其敏感。应告知患者,约25%的患者主诉紧随鹰嘴囊内注药后有一过性疼痛加重。

(李文静 安立新 译)

推荐阅读

Lin C-W, Chen Y-H, Chen W-S: Application of ultrasound and ultrasound-guided intervention for evaluating elbow joint pathologies, J Med Ultrasound 20(2):87–95, 2012 Jun.

Waldman SD: Injection technique for olecranon bursitis pain. In: Atlas of Pain Management Injection Techniques, ed 4. Philadelphia, Saunders, 2016.

图 267-1 鹰嘴滑囊炎疼痛的注射技术。(From Waldman SD: Atlas of Pain Management Injection Techniques, ed 3. Philadelphia, Elsevier, 2013.)

肱骨
Humerus

桡骨
Radius

Ulna 尺骨
鹰嘴
Olecranon
炎性滑囊腔
Inflamed and cystic bursa

第 268 章

肘部滑囊炎注射技术

肘窝位于肘关节前面,侧面由肱桡肌和内侧的旋前圆肌相连,它包含正中神经,后者对疼痛及肿胀、发炎的尺骨滑囊的挤压敏感。肘关节主要由肌皮神经和桡神经支配,而尺神经和正中神经的支配有较大程度的变异。在上臂中间,尺神经从鹰嘴和肱骨内上髁的中间通过。神经对这一点上的挤压和创伤敏感。在肘部,正中神经恰好位于肱动脉中间,偶尔会在肱动脉置管测血气时被损伤。正中神经亦可在肘部滑囊穿刺过程中被损伤。

实施肘部滑囊注射时,患者处于仰卧位,手臂充分内收于体侧,肘部伸展,手背放在折叠毛巾上。用 5ml 的无菌注射器抽吸总量 2ml 的局麻药和 40mg 甲泼尼龙。

消毒关节前面的皮肤后,医生在肘横纹处触及肱动脉搏动。消毒皮肤后,于肘横纹处恰好在肱动脉的旁边,用 25G 1 英寸的穿刺针经皮肤和皮下组织以轻微朝内侧和头的方向缓慢穿刺(图 268-1)。如果遇到骨质,将针退至皮下组织。超声成像及引导可使对发炎的肘部滑囊的确定简单化并确保穿刺针的位置更准确(图 268-2)。注药时应几乎没有阻力。如果遇到阻力,针尖可能在肌腱中,应缓慢退针直至注药时无明显阻力。拔出穿刺针,将无菌敷料和冰袋加压放置于穿刺点。

肘部滑囊内注射是相对安全的,主要的并发症是因疏忽导致的局麻药误入血管及继发于穿刺针损伤正中神经导致的持续异感。对于正在应用抗凝药物的患者,使用 25G 或 27G 穿刺针操作会更安全,尽管出现血肿的概率会增加,但权衡利弊后,对需要治疗的患者仍需实施阻滞。如果给药后立即用手按住阻滞区域,这些并发症的发生概率将降低。阻滞后用毛巾冷敷 20 分钟同样可以降低阻滞后疼痛及出血的发生率。

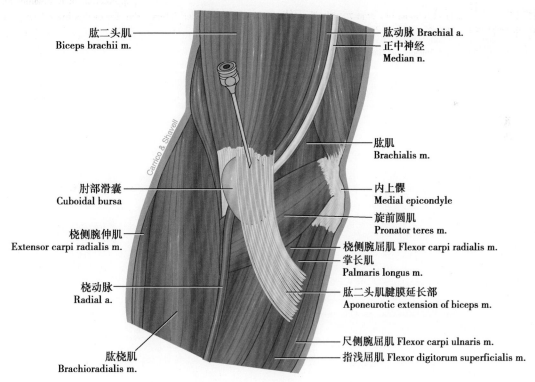

图 268-1 尺骨滑囊炎注射技术。(From Waldman SD:Atlas of Pain Management Injection Techniques,ed 3. Philadelphia,Elsevier,2013.)

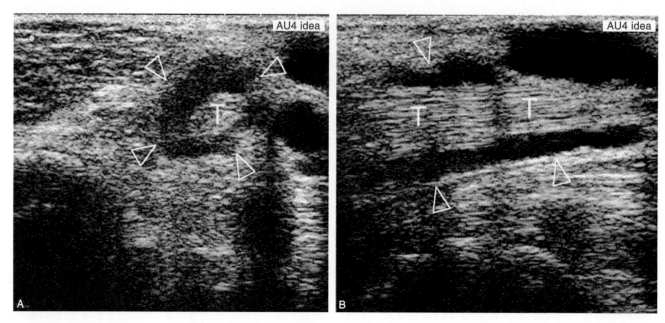

图 268-2 尺骨滑囊炎。(A)横切面及(B)纵切面 12.5MHz 超声扫描显示肘部关节前方远端关节间隙处放大的尺骨滑囊（箭头）几乎完全包围了肱二头肌肌腱远端(T)，与腱鞘炎相似。(From Martinoli C，Bianchi S，Zamorani MP，Zunzunegui JL，Derchi LE：Ultrasound of the elbow. Eur J Ultrasound 2001 Oct；14[1]：21-27.）

（杨莹 安立新 译）

推荐阅读

Waldman SD: Injection technique for cubital bursitis pain. In: Atlas of Pain Management Injection Techniques, ed 4. Philadelphia, Saunders, 2016.

第 269 章

腕关节内注射技术

腕关节是一个双轴的、椭圆形的关节,它起到使桡骨远端和上面的关节盘以及舟骨、半月骨、三角骨之间的关节作用。腕关节的首要作用是优化手的功能,它允许屈伸运动以及外展、内收和环行运动。腕关节内衬有滑膜,由此形成的滑膜腔,使关节内注射成为可能,尽管分布其内的隔膜限制了注射液的流动。整个关节被稠密的囊所覆盖,后者附着于桡骨和尺骨远端上面和最接近的一排掌骨的下面。前面和后面的韧带加强了关节的前后面,而中间和侧面的韧带则分别加强关节的中间和侧面。腕关节也可因关节的直接创伤或过度使用而发炎。

腕关节主要受尺神经的深支配,也受骨间前、后神经支配。在前面,腕关节以屈肌肌腱及正中神经和尺神经为界。在后面,腕关节以伸肌肌腱为界。在侧面,可发现桡动脉。尺神经背支从关节中间穿过;尺骨末梢骨折时常伤及此神经。

实施腕关节内注射时,患者处于仰卧位,手臂充分内收于体侧,肘轻微屈曲,手掌放在折叠小巾上。用 5ml 的无菌注射器抽吸总量为 1.5ml 的局麻药和 40mg 甲泼尼龙。消毒覆盖于关节表面的皮肤后,辨认最接近头状骨凹口的腕骨。最接近头状骨处有一凹口,使得腕关节易于接近。在严格的无菌操作下,用 25G 1 英寸的穿刺针自腕骨间凹口的中间进针,经皮肤、皮下组织和关节囊进入关节(图 269-1)。如果遇到骨质,将针退至皮下组织并向上调整方向。超声成像与引导可简化确定进入关节腔并确保穿刺针的位置更准确(图 269-2)。

进入关节腔后,缓慢注药。注药时应几乎没有阻力。如果遇到阻力,针尖可能在韧带或肌腱中,应缓慢向关节腔进针直至注药时无明显阻力。拔出穿刺针,将无菌敷料和冰袋加压放置于穿刺点。

腕关节内注射的主要并发症为感染。这种并发症在遵循严格的无菌技术的情况下很罕见。值得注意的是,尺神经对腕部损伤尤其敏感。应格外小心避免因疏忽导致的局麻药误入血管。应告知患者,约 25% 的患者主诉紧随腕关节内注药后有一过性疼痛加重。

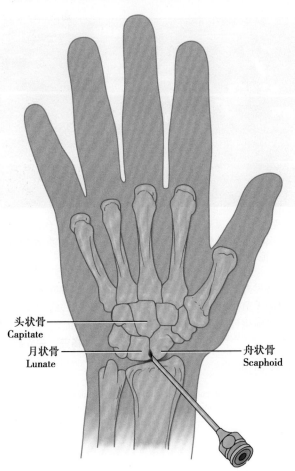

图 269-1 腕关节内注射技术。(From Waldman SD: Atlas of Pain Management Injection Techniques, ed 3. Philadelphia, Saunders, 2013.)

头状骨
Capitate
月状骨
Lunate
舟状骨
Scaphoid

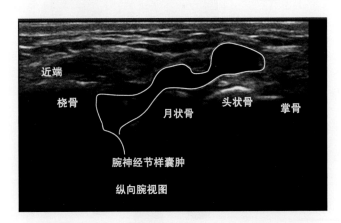

近端
桡骨　　月状骨　　头状骨　　掌骨
腕神经节样囊肿
纵向腕视图

图 269-2 腕关节纵向超声图像:显示远端桡骨与月状骨之间的关节。应注意起源于关节间隙的神经节样大囊肿

(杨莹 安立新 译)

推荐阅读

Waldman SD: Intra-articular injection of the wrist joint. In: Atlas of Pain Management Injection Techniques, ed 4. Philadelphia, Saunders, 2016.

第 270 章

下桡尺关节内注射技术

桡尺关节是一个含润滑液的、枢轴状关节，它起到使尺骨圆头和桡骨尺切迹咬合的作用。此关节的首要任务是优化手的功能。它允许前臂做手掌向下和反掌的动作。关节与滑膜相连，滑膜腔使关节内注射成为可能。整个关节被相对薄弱的滑囊覆盖。

桡尺关节也可因关节的直接创伤或过度使用而发炎。桡尺关节主要受骨间前、后神经支配。在前面，桡尺关节以指伸屈肌而后面以小指伸肌为界。

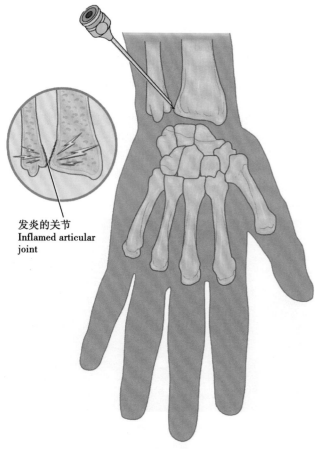

图 270-1　下桡尺关节内注射技术。（From Waldman SD：Atlas of Pain Management Injection Techniques，ed 3. Philadelphia，Saunders，2013.）

发炎的关节
Inflamed articular joint

实施下桡尺关节内注射时，患者处于仰卧位，手臂充分内收于体侧，肘部轻微屈曲，手掌放在折叠毛巾上。用 5ml 的无菌注射器抽吸总量为 1.5ml 的局麻药和 40mg 的甲泼尼龙。

消毒覆盖于关节表面的皮肤后，辨认尺骨茎突。桡尺关节位于腕关节间内中部约三分之一处。同时滑动桡骨远端和尺骨时更易于辨认此关节。在严格的无菌操作下，用 25G 1 英寸的穿刺针自关节中间穿刺，经皮肤、皮下组织、关节囊进入关节（图 270-1）。如果遇到骨质，将针退至皮下组织并向中间调整方向。进入关节腔后缓慢注药。注药时应几乎没有阻力。如果遇到阻力，针尖可能在韧带或肌腱中，应缓慢向关节腔进针直至注药时无明显阻力。拔出穿刺针，将无菌加压敷料和冰袋放置于穿刺点。超声成像及引导可简化对关节腔的确定并确保穿刺针的位置更准确（图 270-2）。

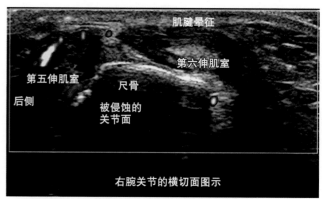

肌腱晕征

第六伸肌室

第五伸肌室

尺骨

后侧

被侵蚀的关节面

右腕关节的横切面图示

图 270-2　风湿性关节炎患者桡尺关节的彩色多普勒图像：可见尺骨关节面的明显侵蚀、伸肌腱炎及阳性晕征

桡尺关节内注射的主要并发症为感染，这种并发症在遵循严格的无菌技术的情况下很罕见。应告知患者，约 25% 的患者主诉紧随桡尺关节内注药后有一过性疼痛加重。

（杨莹　安立新　译）

推荐阅读

Waldman SD: Intra-articular injection of the inferior radioulnar joint. In: Atlas of Pain Management Injection Techniques, ed 4. Philadelphia, Saunders, 2016.

第271章

腕管综合征注射技术

正中神经由颈5至胸1脊神经根组成。它位于腋动脉前上部的12:00至3:00象限处。离开腋窝后,正中神经与肱动脉伴行向下延伸至上臂。在肘水平,肱动脉恰好位于二头肌的中间。而在此水平,正中神经恰好位于肱动脉内侧。继续向下至前臂时,正中神经发出许多分支,支配前臂的屈肌。这些分支对韧带异常、肌肉过度增生及直接创伤都很敏感。神经从桡骨头上到达腕部。在腕部,它位于掌长肌和桡侧腕屈肌之间的深处。

此后,正中神经从屈肌支持带的下方通过并穿过腕管,神经的终末支支配手的掌面及拇指、示指、中指掌侧面和示指桡侧面的感觉。正中神经还支配示指及中指远端的背部和示指桡侧的感觉。腕管被腕骨分为三个面并且被腕横韧带覆盖。除了正中神经外,它还包含许多屈肌腱鞘、血管和淋巴管。

行腕管注射时,患者应处于仰卧位,手臂充分内收于体侧,肘部轻微弯曲,手背放在折叠小巾上。用5ml无菌注射器抽吸总量3ml的局麻药和40mg的甲泼尼龙。医生嘱患者握拳同时屈腕以利于辨认掌长肌肌腱。皮肤消毒后,用25G 5/8英寸穿刺针从肌腱中间且最接近腕横纹处以30度角进针(图271-1)。缓慢进针直至针尖恰好超过肌腱。在正中神经的分布区域常

引出异感。应事先告知患者在异感出现的第一时间提示医生。如果出现了异感,轻轻退针离开正中神经。轻轻回吸注射器防止入血。如果回吸无血且正中神经分布区域内无持续的异感,缓慢注射3ml局麻药,并密切观察有无局麻药中毒反应。如果无异感出现并且针尖触及骨质,将针尖退出骨膜,小心回抽后,缓慢注入3ml局麻药。超声成像及引导可简化对腕管的确定并确保穿刺针的位置更准确(图271-2)。

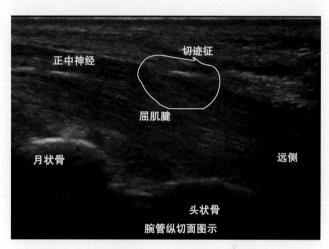

图271-2 纵切面超声图像示正中神经从屈肌支持带下穿过腕管。注意阳性切迹征

腕管内注射是相对安全的,主要的并发症是因疏忽导致的局麻药误入血管及继发于穿刺针损伤神经导致的持续异感。对于正在应用抗凝药物的患者,使用25G或27G穿刺针操作会更安全,尽管出现血肿的概率会增加,但权衡利弊后,对需要治疗的患者仍需实施阻滞。如果给药后立即用手按住阻滞区域,这些并发症的发生概率将降低。注射药物后可能出现短暂的症状加重。阻滞后用毛巾冷敷20分钟同样可以减少阻滞后疼痛及出血的发生概率。

(杨莹 安立新 译)

推荐阅读

Waldman SD: Injection technique for carpal tunnel syndrome. In: Atlas of Pain Management Injection Techniques, ed 4. Philadelphia, Saunders, 2016.

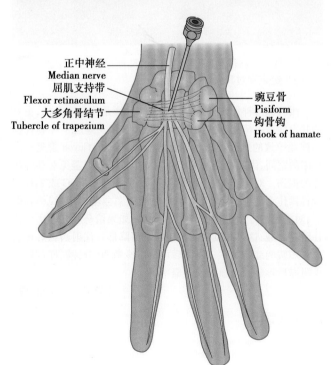

图271-1 腕管综合征注射技术。(From Waldman SD: Atlas of Pain Management Injection Techniques, ed 3. Philadelphia, Elsevier, 2013.)

第272章

尺骨管综合征注射技术

尺神经由颈6至胸1脊神经根组成。它位于腋动脉前下方的3:00至6:00象限处。离开腋窝后,尺神经与肱动脉伴行向下至上臂。在上臂中间处,神经从鹰嘴和肱骨内上髁中间处穿过。它随后穿过尺侧腕屈肌的头部并继续下行,放射状地伴行于尺动脉。在距腕横纹约1英寸处,尺神经分为背支和掌支。背支支配手的尺侧背面及小指和示指尺侧一半的背面感觉,掌支支配手掌的尺侧及小指和示指尺侧的掌面感觉。与腕管相似,尺骨管是一个封闭的空间并且一面以豌豆骨为界而其他面以钩骨的钩为界。尺神经必定从腕横韧带和手掌的腕骨韧带之间穿过。除尺神经外,尺骨管中还包含尺动脉,后者可能压迫尺神经。与腕管不同,尺骨管不包括屈肌腱鞘。

行腕管注射时,患者应处于仰卧位,手臂充分内收于体侧,肘部轻微弯曲,手背放在折叠小巾上。用5ml无菌注射器抽吸总量3ml的局麻药和40mg的甲泼尼龙。医生嘱患者握拳同时屈腕以利于辨认尺侧腕屈肌肌腱。皮肤消毒后,用25G 5/8英寸的穿刺针从肌腱桡侧且最接近腕横纹处以30°进针(图272-1)。

缓慢进针直至针尖恰好超过肌腱。在尺神经的分布区域常引出异感。应事先告知患者在异感出现的第一时间提示医生。如果出现了异感,轻轻退针离开尺神经。轻轻回吸注射器防止入血。如果回吸无血且正中神经分布区域内无持续的异感,缓慢注射3ml局麻药,并密切观察有无局麻药中毒反应。如果无异感出现并且针尖触及骨质,将针尖退出骨膜,小心回抽后,缓慢注入3ml局麻药。超声成像及引导可简化对尺骨管的确定并确保穿刺针的位置更加准确(图272-2)。

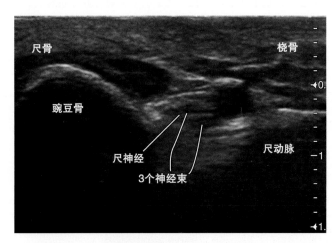

图 272-2　腕部横切面超声图示尺神经作为3个独立的神经束穿过尺骨管

用腕部尺神经注射治疗尺骨管综合征是相对安全的,主要的并发症是因疏忽导致的毒麻药误入血管及继发于穿刺针损伤神经导致的持续异感。与腕管综合征相似,Guyon管是一个封闭的空间,因此注药时应格外注意缓慢推药以避免对神经额外的损伤。对于正在应用抗凝药物的患者,使用25G或27G穿刺针操作会更安全,尽管出现血肿的概率会增加,但权衡利弊后,对需要治疗的患者仍需实施阻滞。如果给药后立即用手按住阻滞区域,这些并发症的发生概率将降低。注射药物后可能出现短暂的症状加重。阻滞后用毛巾冷敷20分钟同样可以减少阻滞后疼痛及出血的发生概率。

(杨莹　安立新 译)

推荐阅读

Waldman SD: Ulnar tunnel syndrome. In: Atlas of Pain Management Injection Techniques, ed 4. Philadelphia, Saunders, 2016.

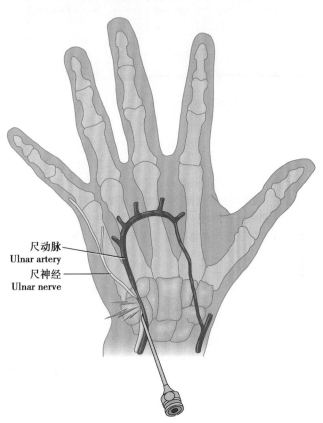

尺动脉
Ulnar artery
尺神经
Ulnar nerve

图 272-1　尺骨管综合征注射技术。(From Waldman SD:Atlas of Pain Management Injection Techniques, ed 3. Philadelphia,Elsevier,2013.)

第273章

拇指腕掌关节内注射技术

拇指腕掌关节是一个含滑液的鞍形关节,由大多角骨和第一掌骨基底部构成。此关节的主要功能是优化手的捏合功能。此关节允许屈曲、延伸、外旋、内旋及少量的旋转。关节表面有一层滑膜,形成滑膜腔,从而允许关节内注射。整个关节外面包绕着一个相对薄弱的关节囊,如果关节发生半脱位,此关节囊有可能受损。腕掌关节的创伤或过度使用也有可致其发炎。

在实行拇指腕掌关节内注射时,患者采用平卧位,手臂内收在身体一侧,手放在中线位置,尺骨抵在桌面上。将受累拇指弯曲打开关节。用5ml注射器抽吸1.5ml的局部麻醉药和40mg的甲泼尼龙。

对拇指腕掌关节的皮肤消毒准备后,辨认出在掌骨基底部和大多角骨的间隙。弯曲拇指更容易辨认此关节。用严格无菌操作技术,将25G 1英寸穿刺针穿过皮肤、皮下组织、关节囊进入关节腔的正中(图273-1)。如果遇到骨质,回退针至皮下组织然后在重新进针。遇到关节间隙后,缓慢注射液体。注射时应几乎没有阻力。如果遇到阻力,穿刺针有可能在肌腱中,应该继续前行进入关节间隙,直至注射没有任何阻力。拔出穿

刺针,用无菌敷料加压包扎穿刺点后进行冰敷。超声成像及引导可简化对腕掌关节腔的确定并确保穿刺针的位置更加准确(图273-2)。

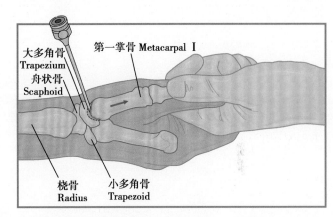

图273-1 拇指腕掌关节内注射技术。(From Waldman SD：Atlas of Pain Management Injection Techniques, ed 3. Philadelphia, Elsevier, 2013.)

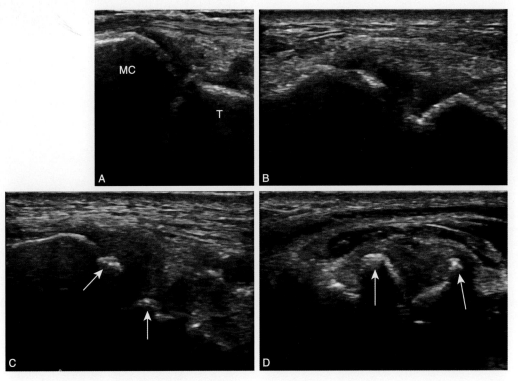

图273-2 骨赘严重程度的纵切面超声成像图:(A)正常的掌骨基底部(MC)及大多角骨(T);(B)轻度;(C)箭头标记处为中度骨赘;(D)箭头标记处为重度骨赘

副作用和并发症

拇指腕掌关节的关节内注射，最常见的并发症是拇指感染。若坚持严格的无菌操作则可以避免。应该提醒患者，有近25%的患者进行拇指腕掌关节注射后，会发生短暂的疼痛加剧。

（杨莹　安立新　译）

推荐阅读

Mallinson PI, Tun JK, Farnell RD, Campbell DA, Robinson P: Osteoarthritis of the thumb carpometacarpal joint: correlation of ultrasound appearances to disability and treatment response, Clin Radiol 68(5):461–465, 2013 May.

Waldman SD: Intra-articular injection of the carpometacarpal joint of the thumb. In: Atlas of Pain Management Injection Techniques, ed 4. Philadelphia, Saunders, 2016.

第274章

手指腕掌关节内注射技术

手指腕掌关节是一个含滑液的平面关节,主要连接腕骨和掌骨,使各掌骨的连接更加清晰。此关节的活动有限,仅能轻微滑行活动;连接腕掌关节的小手指拥有最大范围的活动度。此关节的主要功能是优化手的握持功能。绝大多数患者有一个常见的关节间隙。此关节被前、后、骨间韧带加强保护。

在进行手指腕掌关节内注射时,患者采用平卧位,手臂充分内收,将手放置在中线位置,将手掌放置在折叠好的毛巾上。用5ml注射器抽取1.5ml的局麻药和40mg的甲泼尼龙。

对受累的手指腕掌关节皮肤进行无菌消毒,辨认出在腕骨和掌骨之间的间隙。前后滑动此关节更有利于辨认。使用严格的无菌技术,将25G 1英寸的穿刺针穿过皮肤、皮下组织、关节囊进入关节腔的中心(图274-1)。如遇到骨质,退针至皮下组织,向中间调整方向后再进针。进入关节内后,缓慢注射药物。注射时应几乎没有阻力。如果阻力比较大,针尖可能还在韧带中,应该继续前行进入关节间隙内,直至注射没有明显的阻力。拔出穿刺针,无菌加压包扎后冰敷。超声成像及引导可简化对腕掌关节腔的确定并确保穿刺针的位置更加准确(图274-2)。

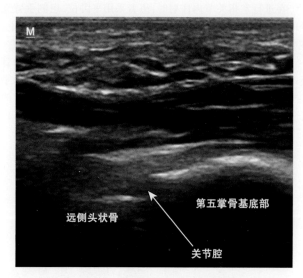

图274-2 第五腕掌关节的超声图示

手指腕掌关节内注射最主要的并发症是感染,如果严格遵循无菌原则,可大大降低发生率。应该事先提醒患者,有大约25%的患者在手指腕掌关节内注射后,发生了短暂的疼痛加剧。

(杨莹 安立新 译)

推荐阅读

Waldman SD: Intra-articular injection of the carpometacarpal joint of the fingers. In: Atlas of Pain Management Injection Techniques, ed 4. Philadelphia, Saunders, 2016.

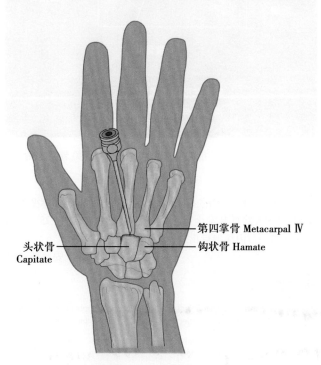

图274-1 手指腕掌关节内注射技术。(From Waldman SD: Atlas of Pain Management Injection Techniques, ed 3. Philadelphia, Saunders, 2013.)

第275章

掌指关节内注射技术

掌指关节是一个含滑液的椭圆形关节,连接近端指骨及它们各自的掌骨头。此关节的主要作用就是优化手的抓握功能。此关节可以弯曲、延伸、外展、内收。关节表面有一层滑膜,形成含滑液的关节间隙,从而允许关节内注射。整个关节被关节囊包绕,关节囊容易在关节半脱位时受损。韧带有助于关节的加强,掌指韧带尤为强健。

在进行掌指关节内注射时,患者采用平卧位,患侧手臂充分内收,将患手放置在中线位置,手掌放置于折叠的毛巾上。在 5ml 注射器里吸入 1.5ml 局部麻醉药和 40mg 的甲泼尼龙。

对受累掌指关节表面的皮肤进行消毒准备之后,确认指骨近端和各自的掌骨头之间的间隙。弯曲和伸展关节后有助于关节间隙的辨认。应用严格的无菌技术,将一个 25G 1 英寸的针头穿过皮肤、皮下组织、关节囊、最后进入关节腔(图 275-1)。

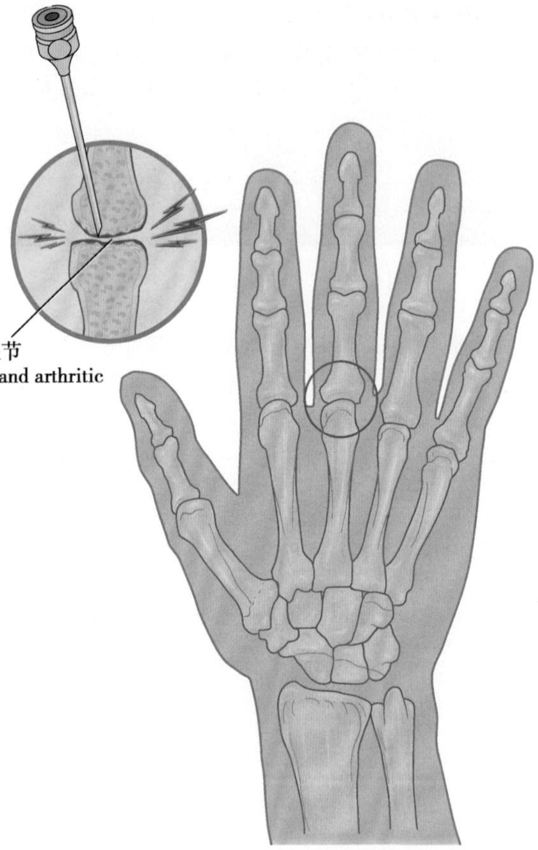

如果遇到骨质,将穿刺针退至皮下调整方向后重新进针。进入关节腔后,将注射器内的药液缓慢注入。注射的阻力应该很小。如果遇到阻力,针尖可能在肌腱中,轻轻将针前行一段进入关节内直至注射过程感觉不到明显的阻力。拔出穿刺针,无菌加压包扎后冰敷。超声成像及引导可简化对关节间隙的确认并确保穿刺针的位置更准确(图 275-2)。

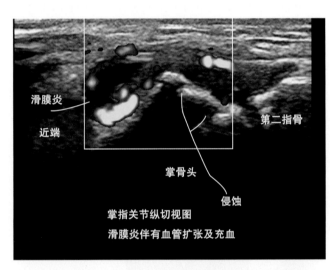

图 275-2　第二掌指关节彩色多普勒图示:关节面的滑膜炎及侵蚀

掌指关节内注射的主要并发症是感染,如果严格遵循无菌原则,可大大降低其发生率。应该事先提醒患者,有 25% 的患者在掌指关节内注射后出现短暂的疼痛加剧。

(杨莹　安立新　译)

推荐阅读

Waldman SD: Intra-articular injection of the metacarpophalangeal joints. In: Atlas of Pain Management Injection Techniques, ed 4. Philadelphia, Saunders, 2016.

关节炎关节
Inflamed and arthritic joint

图 275-1　掌指关节内注射技术。(From Waldman SD: Atlas of Pain Management Injection Techniques, ed 3. Philadelphia, Elsevier, 2013.)

第 276 章

手指指间关节内注射技术

手指指间关节是含滑膜液的铰链状关节,主要连接手指指骨。指间关节的主要作用是优化手的抓握功能。此关节可以屈曲和伸展。关节表面有一层滑膜,并形成含滑膜液的关节间隙从而允许关节内注射。整个关节被关节囊包绕。关节囊容易在关节半脱位时受损。掌间和掌指韧带有助于强健关节,掌中韧带尤为强健。

在进行指间关节内注射时,患者采用平卧位,患侧手臂充分内收,将患手放置在中线位置,手掌置于折叠的毛巾上。用5ml 注射器吸入 1.0ml 局部麻醉剂和 40mg 的甲泼尼龙。

对受累指间关节表面的皮肤进行消毒准备之后,确认患病指骨之间的间隙。弯曲和伸展此关节有助于辨认关节间隙。应用严格的无菌技术,将一个 25G 1 英寸的针头穿过皮肤、皮下组织、关节囊、最后进入关节腔(图 276-1)。如果遇

到骨质,将穿刺针退至皮下,调整方向后重新进针。进入关节腔后,将注射器内的药液缓慢注入。注射的阻力应该很小。如果遇到阻力,针尖可能在肌腱中,轻轻将针前行一段进入关节内直至注射过程感觉不到明显的阻力。拔除穿刺针,无菌加压包扎后冰敷。超声成像及引导可见简化对关节腔的确认并确保穿刺针的位置更准确(图 276-2)。

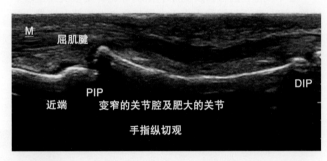

图 276-2　指间关节超声图像,注意与骨关节炎、远端指间关节(DIP)、近端指间关节(PIP)一致的关节腔狭窄

指间关节内注射的主要并发症就是感染,如果严格遵循无菌原则,可大大降低其发生率。应该事先提醒患者,有 25% 的患者在指间关节内注射后出现短暂的疼痛加剧。

(杨莹　安立新　译)

推荐阅读

Waldman SD: Intra-articular injection of the interphalangeal joints. In: Atlas of Pain Management Injection Techniques, ed 4. Philadelphia, Saunders, 2016.

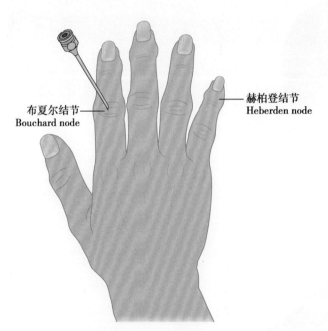

图 276-1　指间关节内注射技术。(From Waldman SD:Atlas of Pain Management Injection Techniques, ed 3. Philadelphia, Saunders, 2013.)

第 277 章

胸段硬膜外阻滞

硬膜外腔的上界是骨膜与硬脊膜在枕骨大孔处的融合处。硬膜外腔下界一直延续至骶尾膜。胸段硬膜外腔被前面的后纵韧带及后面的椎间韧带和黄韧带所限制。椎弓根和椎间孔构成硬膜外腔的侧面边界。颈椎屈曲时，胸段硬膜外腔在C7-T1间隙宽约3~4mm，而T11-T12间隙宽约5mm。胸段硬膜外包括脂肪组织、静脉、动脉、淋巴组织和结缔组织。

在中线部位进行胸段硬膜外阻滞，穿刺针要依次经过以下结构：皮肤、皮下组织和垂直于脊椎棘突之上的棘上韧带。棘上韧带对穿刺针的阻力最强。此韧带组织密度大，即使在放手时也足够将穿刺针夹住。

随后遇到在脊椎棘突之间斜行分布的棘间韧带，对穿刺针提供额外阻力。因为棘间韧带毗邻黄韧带，当穿刺针的针尖进入棘间韧带和黄韧带的间隙时，疼痛治疗专家可能会感觉到一个"假"的阻力消失感。这种现象在胸段比腰段更为常见，因而造成不能很好地确定韧带的类型。

穿刺针前行时，若阻力明显增加，提示针尖正触及密实的黄韧带。因为此韧带主要由弹性纤维组织组成，针尖穿过黄韧带时，韧带对针的拖拽作用使穿刺的阻力持续增加。针尖进入硬膜外腔时会有一个明显的阻力消失感。在向正常的硬膜外腔内注射药物时应感受不到阻力。

从硬膜外阻滞的技术层面考虑，从T1-T2的上胸椎间隙和T10-T12的下胸椎间隙穿刺在硬膜外阻滞的技术上是相同的（图277-1）。在上胸段和下胸段水平进行硬膜外阻滞的技术，与腰段硬膜外阻滞是相似的。因为胸椎棘突的锐性成角，故在T3-T9之间的胸段椎间隙有所不同。这些中间段胸部硬膜外间隙的阻滞可以用旁正中入路进入硬膜外腔。

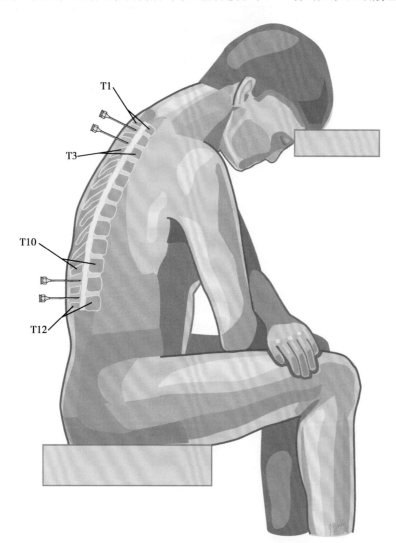

图277-1　从T1-T2的上胸段间隙和T10-T12的下胸段间隙在硬膜外阻滞的技术上是相同的。（From Waldman SD：Atlas of Interventional Pain Management，ed 2. Philadelphia，Saunders，2004，p 213.）

胸段硬膜外阻滞可以在坐位、侧卧位和俯卧位下进行，与侧卧位相比，坐位更受患者的欢迎。应尽量避免俯卧位，因为对患者的监测较为困难。

正中入路

将患者置于理想体位，使胸椎屈曲，前额抵在床旁桌上，对皮肤进行消毒准备。在进行上位 T1-T2 间隙或下位 T10-T12 间隙硬膜外阻滞的时候，操作者将中指和示指放置在棘突两侧。通过旋转运动和对上位和下位棘突的触诊，再次确认间隙的位置。应用侧方摆动，通过触摸棘突的上方和下方确认所选间隙的中线，从而确保穿刺针的入针点在中线。用 1ml 的局部麻醉剂局部浸润中线部位的皮肤、皮下组织、棘上韧带和棘间韧带。

25G 2 英寸或 18G 3.5 英寸或 20G 的硬膜外针刺入之前麻醉过的中线部位区域，穿过棘上韧带进入棘间韧带。使用小的短针在某些部位效果更好。连接充满生理盐水或是想要注入的局麻药、阿片类药物、或激素类药物的注射器，用右手的拇指对注射器施加持续的压力，用左手将穿刺针和注射器小心谨慎地一同前行。用左手的拇指和示指的指腹牢牢握住硬膜外针，左手抵住患者的胸部以确保患者无意运动时穿刺针不受控制地移动。用右手的拇指对注射器的活塞持续施压，左手缓慢谨慎地将穿刺针和注射器持续推进。一旦穿刺针突破黄韧带进入硬膜外腔，将会有注射阻力突然消失的感觉，注射器的活塞会突然很容易的推进。缓慢将注射器从穿刺针移开。

用装有 0.5～1ml 无菌注射用水且润滑很好的玻璃注射器进行注气实验或盐水实验，帮助确认穿刺针进入硬膜外腔。注射的力量要求不超过需要克服针所需要的阻力。注射的过程中可能会有突然的明显疼痛或阻力增加，提示穿刺针的位置可能不正确，应该立即停止注射，重新评定确认穿刺针的位置。

一旦穿刺针的位置确认满意，装满 5～7ml 溶液（上胸段）或 8～10ml 溶液（下胸段）的注射器小心地连接在穿刺针上。小心回抽，以确认没有脑脊液或血液回流。如果回抽出脑脊

液，就要在另一个不同的间隙重新进行硬膜外穿刺。在这种情况下，药液的剂量应该做相应的调整，因为药液是有可能穿过硬脑膜随脑脊液流动的。如果回吸时有血，轻轻旋转针头，重新回吸。如果没有血迹，增加局麻药和其他的药物，同时严密监测患者，小心局麻药中毒。

为诊断性和预防性阻滞，1% 利多卡因是适宜的局麻药。治疗性阻滞时，注射 0.25% 丁哌卡因和 80mg 的甲泼尼龙。后来的神经阻滞也类似地进行，用 40mg 的甲泼尼龙代替最初的 80mg。治疗以前所提到的急性疼痛时，需要应用每日给予局麻药和/或皮质类固醇进行胸部硬膜外阻滞。慢性疼痛例如胸部神经根病、糖尿病性多发神经根病等，可以用隔天一次或每周一次或根据临床情况来进行阻滞治疗。

如果选择给予阿片类药物进行上胸段硬膜外阻滞，适用于硬膜外腔的 1mg 的无菌硫酸吗啡是阿片类药物耐受患者的合理剂量。低胸段区域，4～5mg 的吗啡是合适的初始剂量。更多的水溶性的阿片类药物例如芬太尼需要通过胸部硬膜外导管持续给予。可以将硬膜外导管通过硬膜外穿刺针置入硬膜外腔进行持续给药。

旁正中入路

使用旁正中入路进行中胸段硬膜外阻滞可以在坐位、侧卧位、俯卧位下进行，与侧卧位比较患者更喜欢坐位。因为监测患者困难应尽量避免俯卧位。

患者采用最佳的坐位后，胸段脊柱屈曲，将头放置在床旁桌上，将皮肤进行消毒前准备。T3-T9 间隙的硬膜外阻滞，操作者的示指和中指放置在患者棘突两侧。通过旋转触诊上位和下位脊板再次确定间隙的位置。通过旋转触诊所选间隙的上、下棘突来确定所选间隙的中线，以确保确定的中线位置的正确性。在下位棘突的下缘中线旁开 0.5 英寸，给予 1ml 的局部麻醉药对皮肤、皮下组织、肌肉、和所遇到的韧带进行浸润（图 277-2）。

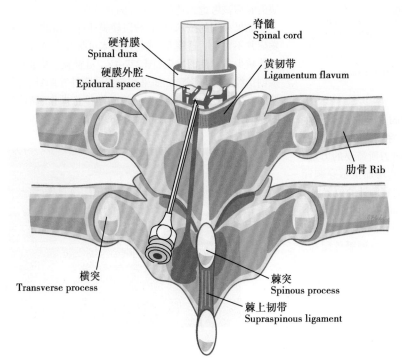

图 277-2　胸段硬膜外阻滞：旁正中入路。（From Waldman SD: Atlas of Interventional Pain Management, ed 4. Philadelphia, Saunders, 2015. ）

将 18G 或 20G 3.5 英寸穿刺针垂直刺入皮肤进入皮下组织。轻轻调整穿刺针方向，向头部前行 0.5 英寸。移出针芯，连接一个润滑良好且充满无菌水的 5ml 玻璃注射器。

右手操作的医生用左手的拇指和示指牢牢握住硬膜外穿刺针的中间。左手抵住患者的后背部以防止患者不注意的活动造成穿刺针不受控制地运动。用右手的拇指持续给予注射器的活塞一定的压力，用左手将穿刺针和注射器缓慢谨慎地持续前行。一旦穿刺针的斜面穿过黄韧带进入硬膜外腔，会有注射器阻力的突然消失感，注射器的活塞将不费力就能推动（图 277-3）。如果遇到骨质，回退针略向中间和头部方向调整，确认进入硬膜外腔后，将注射器从穿刺针移开。

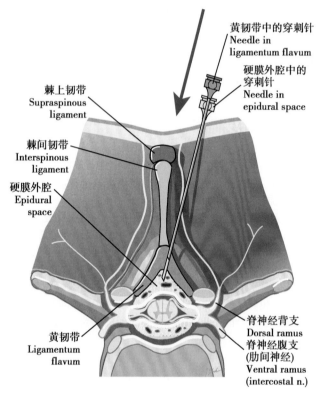

棘上韧带
Supraspinous
ligament

棘间韧带
Interspinous
ligament

硬膜外腔
Epidural
space

黄韧带
Ligamentum
flavum

黄韧带中的穿刺针
Needle in
ligamentum flavum

硬膜外腔中的
穿刺针
Needle in
epidural space

脊神经背支
Dorsal ramus
脊神经腹支
（肋间神经）
Ventral ramus
(intercostal n.)

图 277-3　旁正中入路的穿刺针的正确位置。（From Waldman SD：Atlas of Interventional Pain Management，ed 4. Philadelphia，Saunders，2015.）

用充分润滑的玻璃注射器注入 0.5～1ml 的空气或无菌注射用水做注气或盐水接收实验，来帮助确认穿刺针在硬膜外腔内。注射需要的力量不要超过克服穿刺针阻力所需的力量。在注射的时候出现明显疼痛或注射阻力突然增加预示穿刺针的位置不正确，应该立刻停止注射，重新评定穿刺针的位置。

一旦穿刺针的位置确认满意，装满 6～7ml 溶液的注射器小心地连接在注射器后。轻轻回抽确认有无脑脊液和血液回流。如果回抽出脑脊液，应该在另一个间隙重新进行硬膜外阻滞。在这种情况下，应该相应地调整药物的剂量，因为药物可能穿过硬膜随脑脊液扩散。如果没有血液，在严密监测患者有无局麻药中毒反应的情况下给予局麻药和其他药物。

给予 1% 利多卡因是进行诊断性和实验性阻滞的合适的局麻药。治疗性阻滞时，注射 0.25% 的丁哌卡因配合 80mg 的甲泼尼龙。以后进行的神经阻滞相类似，用 40mg 的甲泼尼龙取

代 80mg 的甲泼尼龙。在治疗前面提到的急性疼痛时，可以用局麻药和皮质类固醇每日进行胸部硬膜外阻滞。慢性疼痛例如胸段的神经根病、治疗后神经病理性疼痛、糖尿病型多发神经病可以用隔天一次或一周一次视临床情况进行治疗。

如果选择中胸段硬膜外入路给予阿片类药物，给予 3mg 的硫酸吗啡是对阿片类药物耐受的患者进行硬膜外给药的合理初始剂量。水溶性更大的阿片类药物芬太尼一定要硬膜外导管持续给药。将硬膜外管通过 Hustead 针置入硬膜外腔以进行连续给药。

因为有沿着 Batson 神经丛形成血肿的潜在可能，局部感染和脓毒血症是胸部硬膜外阻滞的绝对禁忌。因为有形成硬膜外血肿的可能，与骶尾部硬膜外腔相比，抗凝异常和凝血功能障碍是胸部硬膜外阻滞的绝对禁忌证。

在胸段硬膜外阻滞时无意刺破硬膜的发生概率＜0.5%。没意识到无意刺破硬脊膜会立即导致全脊髓麻醉，伴有意识丧失、低血压、呼吸暂停。如果硬膜外剂量的阿片类药物偶尔进入蛛网膜下腔，会导致明显的呼吸系统和中枢神经系统的抑制。也存在无意之间将预放置到硬膜外腔的穿刺针或导管放置到硬膜下腔的可能。如果没发现放置到硬膜下腔，就给予了硬膜外剂量的局麻药，症状和体征与蛛网膜下腔大量注射相似，尽管其运动和感觉阻滞的结果不一。

胸段硬膜外腔血管丰富。在进行胸段硬膜外麻醉时硬膜外导管置入血管内的发生概率为 0.5%～1%。在那些存在硬膜外静脉扩张的患者，例如妊娠患者和腹腔有巨大肿瘤的患者此并发症的发生率大大增加。如果导管误入并没有被发现，直接将局麻药注射入硬膜外静脉内将导致明显的局麻药中毒。

穿刺针对硬膜外腔静脉造成的创伤会引起自限性的出血，从而导致操作后疼痛。不能控制的硬膜外腔出血会导致脊髓受压并伴发快速进展的神经系统功能的缺失。尽管胸部硬膜外阻滞后继发于硬膜外血肿引起的明显的神经功能缺失非常罕见，但是在胸段硬膜外神经阻滞后发生快速进展的神经功能缺失时应该考虑到这种灾难性的并发症。

如果采用的技术得当，胸段硬膜外神经阻滞后神经系统并发症并不常见。透视和/或超声技术可提高穿刺针位置的准确性并减少并发症的发生（图 277-4）。对脊髓后角或神经根的直接创伤经常伴有疼痛。如果在放置硬膜外穿刺针、导管或注射期间发生明显的疼痛，医生应该立即停止操作、确认疼痛的原因以避免发生进一步的神经创伤的可能。

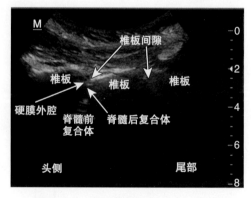

图 277-4　胸段硬膜外腔的超声图示

尽管并不常见,硬膜外腔感染仍有可能发生,尤其是对那些免疫功能缺陷的 AIDS 患者或癌症患者。硬膜外脓肿一旦发生,需要进行急性外科手术引流以避免脊髓受压和不可逆转的神经功能受损。早期判断和治疗感染对避免危及生命的后遗症至关重要。

（杨莹　安立新　译）

推荐阅读

Waldman SD: Thoracic epidural block: midline approach. In: Atlas of Interventional Pain Management, ed 4. philadelphia, Saunders, 2015.

Waldman SD: Thoracic epidural block: Paramedian approach. In: Atlas of Interventional Pain Management, ed 4. Philadelphia, Saunders, 2015.

Waldman SD: Thoracic epidural block: transforaminal approach. In: Atlas of Interventional Pain Management, ed 4. Philadelphia, Saunders, 2015.

第278章

胸椎旁阻滞

胸椎旁神经在胸椎横突下方从各自的椎间孔穿出。在离开椎间孔后,胸椎旁神经发出一个回旋分支,该分支通过椎间孔返回,为脊髓韧带、脑膜及其相应的椎体提供神经支配。胸椎旁神经与胸段交感神经链、白交通分支传导通路的有髓鞘神经节前纤维和灰交通分支传导通路的无髓鞘神经节后纤维交叉。在向这些胸交感神经系统和回旋分支发出交通纤维后,胸椎旁神经主要分成前后两支。后支向后方行走并沿途分支向椎间小关节、后背部的肌肉皮肤提供神经支配。比较大的前支向侧方行走于肋骨下缘成为各自的肋间神经。第十二对胸神经在第十二肋下方称为肋下神经。肋间神经和肋下神经向皮肤、肌肉、肋骨、胸膜壁和腹膜壁提供神经支配。因为阻滞胸椎旁神经是在脊神经发出各分支的起点阻滞,因此有可能阻滞前支、后支和回旋分支以及交感神经等胸椎旁神经的各个组成部分。

进行胸椎旁阻滞时,患者采用俯卧位,在胸部下方放置一个枕头让胸椎轻度前屈。通过触诊触及要阻滞的神经上方的棘突。在棘突的下方旁开1.5英寸处的一点,对皮肤进行无菌消毒准备。用22G 3.5英寸的穿刺针连接12ml的注射器,向横突的中点方向垂直刺入皮肤。穿刺针在前进1.5英寸后可能遇到骨质。一旦碰到骨质,将针回退至皮下组织,重新调整方向,跨过横突的前缘(图278-1)。

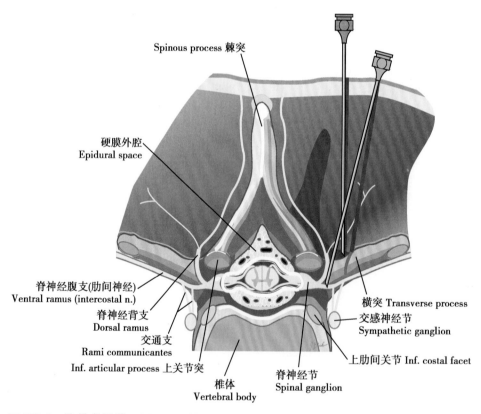

图278-1 胸椎旁阻滞。(From Waldman SD: Atlas of Interventional Pain Management, ed 4. Philadelphia, Saunders, 2015.)

碰触到的骨质感一旦消失,穿刺针缓慢向深部推进0.75英寸,直至引出胸椎旁神经的感觉异常。一旦发现感觉异常,认真回抽无血液和脑脊液后,给予1.0%的利多卡因5ml。有神经炎性疼痛的患者,局部麻醉药中还可以加入80mg的甲泼尼龙进行注射。随后的每日的神经阻滞同样进行,将甲泼尼龙的剂量由80mg换成40mg。由于从邻近椎骨的后支发出的内侧分支与脊神经的后支存在神经的连接,因此对怀疑可能造成疼痛的椎旁神经的上方和下方的神经都要进行阻滞。

因为邻近脊髓后角和其发出的神经根,因此在进行此操作的医生必须要精通局部解剖并且对介入疼痛治疗技术十分经验才行。因为离胸腔很近,胸椎旁神经阻滞后有发生气胸的可能。穿刺针的位置过于靠近中线,容易导致硬膜外、硬膜下、蛛网膜下腔阻滞或是对脊髓和其发出的神经根的损伤。穿刺针进入横突之间过深,可以导致胸神经根的损伤。透视和超声成像及引导可简化对椎旁间隙的确认并确保穿刺针的位置更准确(图278-2)。

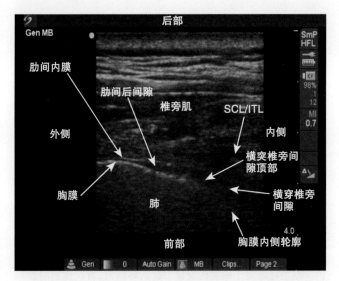

图278-2　胸椎旁正中矢状位超声像图。插图中的图片显示了扫描过程中传感器的方向。值得注意的是,尽管胸膜和胸廓静脉是可见的,但它们与横突椎旁间隙(TPVS)、横突间韧带(ITL)、上肋横突韧带(SCL)之间并没有清晰的界限。(From Karmakar MK: Ultrasound-guided thoracic paravertebral block. Tech Reg Anesth Pain Manag 2009 Jul;13[3]:142-149.)

尽管并不常见,仍然有存在感染的可能,尤其是那些免疫缺陷的癌症患者。早期发现感染是避免能够引起致命后遗症的重要方面。

（杨莹　安立新 译）

推荐阅读

Waldman SD: Thoracic paravertebral block. In: Atlas of Interventional Pain Management, ed 2. Philadelphia, Saunders, 2004.

第279章

胸椎小关节阻滞

胸椎小关节主要由毗邻椎体的上、下关节面组成。胸椎小关节表面有一层滑膜有真正的关节囊，是真正意义上的关节。关节囊神经分布丰富，支持了胸椎小关节是疼痛发生器的概念。胸椎小关节容易受到关节炎及继发于加/减速伤害引起的损伤。这种关节的损伤能引起继发于关节炎症和粘连的疼痛。

每一个小关节接收来自两个脊髓节段的神经分布，即接收来自于椎体相同节段的背支神经纤维以及来自上一椎体的背支神经纤维。这一事实对临床十分重要，是因为它解释了小关节疼痛性质不明确以及为达到完全缓解疼痛还要同时阻滞上位椎体水平背支神经的原因。

在每一个节段，后支神经发出内侧支离开横突间隙在横突连接椎体的上方交叉。此分支向后、向中线走行，绕过横突的后表面向小关节分布。与腰椎小关节阻滞相似，内侧支阻滞是在神经曲线绕过横突上缘的一点进行阻滞。需要注意的是，在中胸段，脊神经后支的内侧支可能一直前行至横突连接椎体那一点。除发生反复的射线损伤或神经冷冻损伤时需要考虑该点外，其临床意义不大。在这些病例中，穿刺针要继续向前探，直至横突和椎体的连接处。

内侧支技术

应用内侧支技术进行胸椎小关节阻滞是治疗胸椎小关节综合征的主要路径。可以在盲穿也可以在透视引导下进行。患者置于俯卧位，在胸部下方垫一个枕头，从而使胸部脊柱适度弯曲并没有不适的感觉。前额可放在折叠好的毯子上。

标记法

如果采用标记法，触诊确定阻滞的棘突水平。在棘突下方旁开5cm处确认为进针位置。在皮肤无菌消毒之后，在穿针点用局部麻醉药打一个皮丘。将3ml的局麻药抽入5ml注射器内。在治疗继发于横突的炎症引起的疼痛时，首次注射时在局麻药内加入80mg的甲泼尼龙，随后进行的阻滞加入40mg的甲泼尼龙。

将一个18G 1英寸的针头作为引导针在预先确定的穿刺点穿破皮肤和皮下组织。重新向上向中间部位调整引导针的位置，直接指向要阻滞节段的横突和椎体连接部位的上方。一个25G 3.5英寸的带探针的腰穿针穿过18G的引导针，朝横突和椎体的连接部位刺入。遇到骨质感后，标记此时的针的深度，回退脊髓穿刺针。将引导针朝着横突和椎体连接部位的上方和内侧部位再次调整位置。将25G穿刺针再从引导针内穿过，直至遇到关节边界的侧面（图279-1）。如果脊髓穿刺针滑过横突上方，再退针，轻度向中间和下方调整方向，直至小心地进入前面遇到骨质的深部。

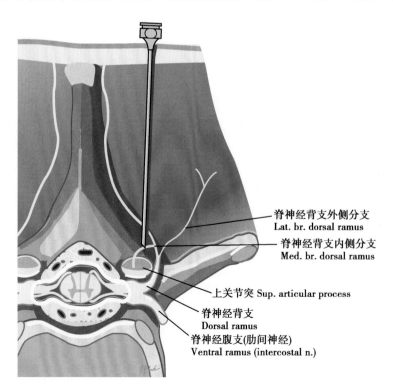

脊神经背支外侧分支
Lat. br. dorsal ramus

脊神经背支内侧分支
Med. br. dorsal ramus

上关节突 Sup. articular process

脊神经背支
Dorsal ramus

脊神经腹支(肋间神经)
Ventral ramus (intercostal n.)

图279-1 胸椎旁阻滞：内侧支技术。（From Waldman SD：Atlas of Interventional Pain Management，ed 4. Philadelphia, Elsevier，2015.）

穿刺针进入满意位置后,拔出针芯,观察有无血液和脑脊液回流。如果没有,轻轻回抽。如果回抽实验阴性,通过腰穿针给予 1.5ml 的药液。

透视技术

如果使用透视技术,在矢状位从前向后旋转光柱,从而确认和看清要阻滞节段的横突和椎体连接的位置。穿刺部位的皮肤消毒准备之后,在向下和中线旁开 5cm 处用局部麻醉药做一个皮丘。将一只 18G 1 英寸的针头在穿刺部位作为引导针刺入。透视射线直接对准引导针,在荧光屏幕上仅表现为一个小点。在射线引导下调整引导针的方向,直至这一小点表现出直接指向横突和椎体连接部的上方、中点的位置。

将适合于鞘内注射的 5ml 的造影剂抽入 12ml 的无菌注射器内。然后用 5ml 的无菌注射器回抽 3ml 的局部麻醉药。当治疗继发于炎症引起的疼痛时,首次阻滞时局麻药中加入 80mg 皮质类固醇,再次阻滞时加入 40mg 皮质类固醇。

一个 25G 3.5 英寸带探针的腰穿针穿过引导针刺入,向横突和椎体连接点的上方中点刺入。遇到骨质,回退腰穿针,调整引导针的方向,使腰穿针直接刺向横突和椎体连接部位的上方中点位置。重复上述步骤,直至 25G 腰穿针的针尖接触到横突连接椎体的上方中点的位置。

在二维透视射线下确认穿刺针的位置后,从 25G 腰穿针里移出探针,观察针套内有无血液和脑脊液。如果没有回流,轻轻回抽。回抽实验阴性,在透视下缓慢注入 1ml 的造影剂,再次确认针的位置。在确认穿刺针的位置正确之后,通过腰穿针给予 1.5ml 含或不含皮质类固醇的局部麻醉药。

关节内注射技术

应用关节内注射技术进行胸椎小关节阻滞可以盲穿或在透视引导下进行。患者采用俯卧位,在胸部下方放一个枕头,使胸椎适度前屈,应保证患者的体位舒适。前额抵在一个折叠好的毯子上。

标记法

如果采用标记法,通过触诊确定要阻滞的棘突水平。在棘突下方和旁开 2.5cm 处确认为进针位置。将 3ml 的局麻药抽入 5ml 注射器内。在皮肤无菌消毒之后,在穿针点用局部麻醉药打一个皮丘。在治疗继发于横突的炎症引起的疼痛时,首次注射时在局麻药内加入 80mg 的皮质类固醇,随后进行的阻滞加入 40mg 的皮质类固醇。

将一个 18G 1 英寸的针头作为引导针在预先确定的穿刺点穿破皮肤和皮下组织。重新向上向内侧调整引导针的位置,直接指向要阻滞节段的胸椎小关节的下缘。穿刺针和皮肤的成角接近 25°。一个 25G 3.5 英寸的带探针的腰穿针穿过 18G 的引导针,直接朝向要阻滞关节正下方的关节刺入。要小心确定穿刺针的方向既不向侧也不像中间行进。若穿刺针朝向中间的话可能进入硬膜外腔、硬膜下腔和蛛网膜下腔,从而损伤

脊髓和神经根。穿刺针朝向侧方的话可能穿过关节的侧方边界而损伤穿出的脊神经。

遇到骨质感后,标记此时的针的深度,回退脊髓穿刺针。将引导针向上方再次调整位置。将 25G 穿刺针再从引导针内穿过,直至遇到关节的骨质。重复此步骤,直至腰穿针刺向小关节(图 279-2)。当腰穿针滑进关节腔时有一个落空感。

穿刺针进入满意位置后,从 25G 腰穿针里拔出针芯,观察有无血液和脑脊液回流。如果没有,轻轻回抽。如果回抽实验阴性,通过腰穿针缓慢给予 1.0ml 的药液。快速或强力注射可能会撕破关节囊并加重患者的疼痛。

透视技术

如果使用透视技术,在矢状位从前向后旋转光柱,从而确认和看清各自椎骨的关节突的位置和邻近的小关节。穿刺部位的皮肤消毒准备之后,在穿刺点用局部麻醉药做一个皮丘。将一只 18G 1 英寸的针头在穿刺部位作为引导针刺入。射线直接对准引导针,在荧光屏幕上仅表现为一个小点。在射线引导下调整引导针的方向,直至这一小点表现出直接指向要阻滞的小关节的下方。

将适合于鞘内注射的 5ml 的造影剂抽入 12ml 的无菌注射器内。然后用 5ml 的无菌注射器回抽 2ml 的局部麻醉药。当治疗继发于炎症引起的疼痛时,首次阻滞时局麻药中加入 80mg 的皮质类固醇,再次阻滞时加入 40mg 的皮质类固醇。

用一个 25G 3.5 英寸的带探针的腰穿针穿过引导针刺入,直接朝向要阻滞的关节下方的关节突刺入。遇到骨质,回退腰穿针,直接向小关节的方向调整引导针的方向。将 25G 腰穿针穿过引导针重新刺入,直至进入目标关节。

在二维射线下确认穿刺针的位置后,从 25G 腰穿针里移出探针,观察针套内有无血液和脑脊液。如果没有回流,轻轻回抽。回抽实验阴性,在射线下缓慢注入 1ml 的造影剂,再次确认针的位置。在确认穿刺针的位置正确之后,通过腰穿针给予 1.0ml 含或不含皮质类固醇的局部麻醉药。快速注射或暴力注射有可能撕裂关节囊,而使患者疼痛加剧。

因为邻近脊髓和其发出的神经根,因此在进行此操作的医生必须要精通局部解剖并且对介入疼痛治疗技术十分有经验才行。因为离胸腔很近,胸椎小关节阻滞后有发生气胸的可能。穿刺针的位置过于靠近中线,容易导致硬膜外、硬膜下、蛛网膜下腔阻滞或是对脊髓及其发出神经根的损伤。穿刺针进入横突之间过深,可以导致胸神经根的损伤。透视和/或超声成像及引导可简化对胸椎小关节及相关中间支的确认并确保穿刺针的位置更准确(图 279-3)。

(杨莹 安立新 译)

推荐阅读

Waldman SD: Thoracic facet block: medial branch technique. In: Atlas of Interventional Pain Management, ed 4. Philadelphia, Saunders, 2015.

Waldman SD: Thoracic facet block: intra-articular technique. In: Atlas of Interventional Pain Management, ed 4. Philadelphia, Saunders, 2015.

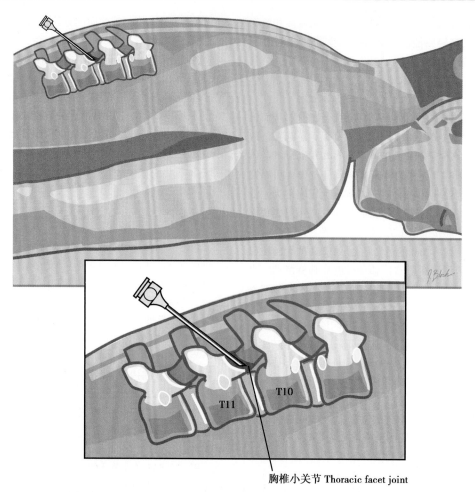

胸椎小关节 Thoracic facet joint

图 279-2　胸椎旁阻滞：关节内注射技术。（From Waldman SD：Atlas of Interventional Pain Management，ed 2. Philadelphia，Saunders，2004，p 236.）

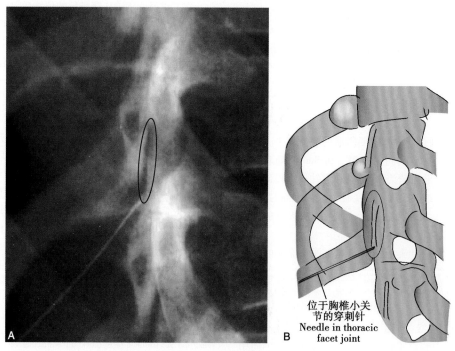

位于胸椎小关节的穿刺针 Needle in thoracic facet joint

图 279-3　斜位放射线图像示胸椎小关节（A）。同一部位的绘图（B）。（From Raj PP，Lou L，Erdine S，et al：Interventional Pain Management：Image Guided Procedures，ed 2. Philadelphia，Saunders，2008.）

第280章

胸交感神经阻滞

胸交感神经的神经节前纤维和各自的胸椎旁神经一起离开椎间孔。在离开椎间孔后,胸椎旁神经发出回旋支经过椎间孔向脊椎韧带、脊膜、椎体发出神经支配。胸椎旁神经通过有髓鞘的白交通支节前神经纤维和无髓鞘的灰交通支节后神经纤维,参与胸交感神经链的组成。在胸交感神经节内,节前纤维和节后纤维形成突触。另外,一些节后纤维通过灰交通支又返回各自的躯体神经。这些神经纤维向血管、汗腺和皮肤的毛发运动肌肉发出交感神经。其他的胸交感神经节后纤维进入心血管神经丛,或通过交感神经链向上或向下,终止于远方的神经节。

第一胸神经与低位颈神经节融合,组成星状神经节。神经链从上到下,它的位置有所变化,上胸段的胸交感神经节在肋骨的下方,下胸段的胸交感神经节更沿着椎体的后侧方表面向前行进。胸腔在胸交感神经链的前侧方。由于胸部躯体神经在胸交感神经链的附近,在阻滞胸交感神经节时有可能阻滞两种神经通路。

进行胸交感神经阻滞时,患者置于俯卧位,下胸部下方垫一个枕头使胸部脊柱轻度前屈。触诊拟阻滞的神经上方的胸椎棘突。在棘突下方旁开1.5英寸的一点,进行皮肤无菌消毒。用22G 3.5英寸的穿刺针连接12ml的注射器,向着横突的中点方向垂直进入皮肤(图280-1)。穿刺针在前行1.5英寸后会遇到骨质。一旦遇到骨质,将穿刺针回退至皮下组织,向下调整方向,滑过横突的下缘。骨质感消失后,穿刺针继续缓慢向深部行进1英寸。胸交感神经链的近端是躯体神经,因此能够引出相应的胸椎旁神经分布区域的感觉异常。一旦发生异感,迅速回退针,向头部方向轻微调整,将穿刺针小心接近椎体,并避免气胸。一旦穿刺针到达位置,小心回抽确认没有血液和脑脊液,将1%的利多卡因5ml注射。

因邻近脊髓和其发出的神经根,进行此操作的医生必须要精通局部解剖并且对介入疼痛治疗技术十分有经验才行。因为离胸腔很近,胸交感神经阻滞后有发生气胸的可能。小心地将穿刺针保持向内抵住椎体可降低气胸的发生率。穿刺针的位置过于靠近中线,容易导致硬膜外、硬膜下、蛛网膜下腔阻滞或损伤脊髓及其发出的神经根。用透视、CT和/或超声成像及引导可简化对交感神经的确定并确保穿刺针的位置更准确(图280-2)。

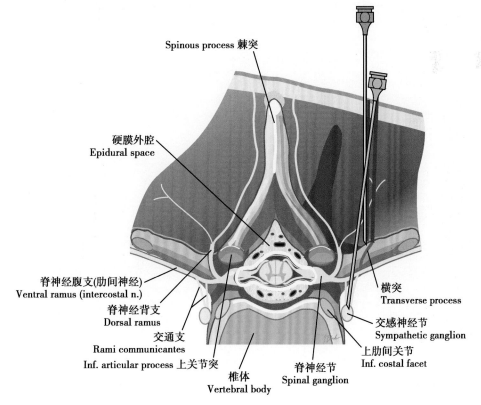

图280-1 胸交感神经阻滞。(From Waldman SD:Atlas of Interventional Pain Management,ed 4. Philadelphia,Elsevier,2015.)

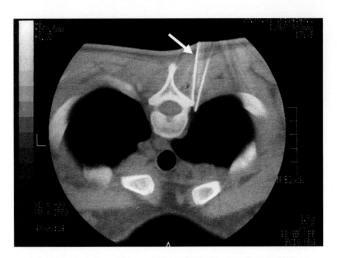

图 280-2　CT 引导下胸部交感神经阻滞治疗手部多汗症。第二胸椎的 CT 图示第一（箭头）及第二穿刺针。（From Okuda Y，Yamaguchi S，Fujimaki K，et al：Application of the double needle technique to CT-guided thoracic sympathetic and splanchnic plexus blocks. J Clin Anesth 2001；13［5］：398-400. ）

尽管并不常见，仍然有发生感染的可能，尤其对那些免疫功能低下的癌症患者。早期发现感染是避免发生危及生命后遗症的重要环节。

（杨莹　安立新　译）

推荐阅读

Waldman SD: Thoracic sympathetic block. In: Atlas of Interventional Pain Management, ed 4. Philadelphia, Saunders, 2015.

肋间神经起源于胸椎旁神经的前支。典型的肋间神经有4个主要分支。第一个分支是灰交通支的无髓鞘的节后神经纤维，与交感神经链相关联。第二支是后皮支，向脊柱旁侧区域的肌肉和皮肤发出分支。第三支是侧皮支，沿腋前线上行，主要支配胸壁和腹壁的大部分皮肤。第四支是前皮支，为胸壁和腹壁的中线提供神经支配。偶然情况下，肋间神经的终末支可能绕过中线向对侧胸壁和腹壁发出感觉支。第12对神经叫作肋下神经，与其他肋间神经不同，它仅向第一腰神经发出分支，构成腰丛。

在进行肋间神经阻滞时，患者置于俯卧位，手臂放松地放在床的两侧。也可以采用坐位或者侧卧位来进行。通过触及腋后线的位置来确定拟阻滞的肋间隙。示指和中指放在进针的肋骨的位置。皮肤进行无菌消毒，用22G 1.5英寸的针头连接12ml无菌注射器在示指和中指之间的肋骨的中点垂直进针。针头在前行0.75英寸时会遇到骨质。遇到骨质后，将针回退至皮下组织，将皮肤和皮下组织用触着的手指向下拉拽。从而使针头滑向肋骨下缘（图281-1）。一旦触及的骨质消失，

将穿刺针缓慢向深部推进2mm。这将会使针尖接近肋间沟，肋间沟内包含肋间神经、肋间动脉和静脉。回抽无血液和空气后，注入1%的利多卡因3~5ml。如果疼痛有炎性的成分，局麻药中加入80mg的甲泼尼龙进行注射。随后每日进行的肋间神经阻滞以相同的方式进行，将甲泼尼龙的剂量由初始80mg换成40mg。因为胸壁和上腹壁的神经叠加，要同时阻滞可疑造成疼痛的肋间神经的上位肋间伸经和下位神经。

因为邻近胸腔，肋间神经阻滞可能造成气胸。此并发症的发生率低于1%，但是对于慢性阻塞性肺气肿的病人此发生率大大增加。因为肋间神经和肋间动脉毗邻，疼痛治疗医生需要小心计算局部麻醉药的剂量，因为这些血管吸收的剂量很高。超声成像及引导可简化对肋间肌肉和胸膜的确认并确保穿刺针的位置更准确（图281-2和图281-3）。

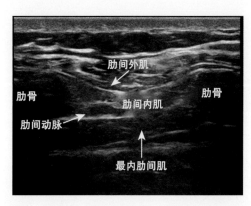

图281-2　肋间肌肉的超声图像。在超声引导下的肋间神经阻滞中，穿刺针应位于肋间内肌及最内肋间肌之间

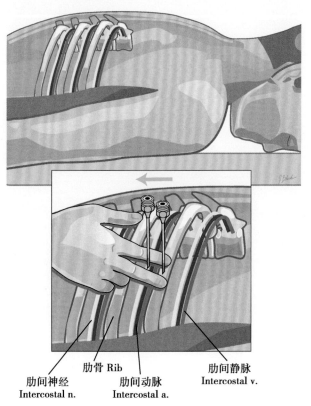

图281-1　肋间神经阻滞。（From Waldman SD：Atlas of Interventional Pain Management, ed 4. Philadelphia, Saunders, 2015. ）

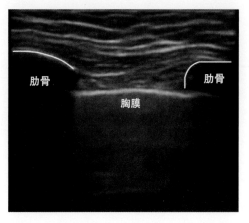

图281-3　超声影像显示胸膜及胸膜下的肺部组织

尽管并不常见，仍然有可能出现感染的可能，尤其对于那些免疫功能低下的癌症患者。早期发现感染是避免出现危及生命后遗症的重要环节。

（杨莹　安立新　译）

推荐阅读

Waldman SD: Intercostal nerve block. In: Atlas of Interventional Pain Management, ed 4. Philadelphia, Saunders, 2015.

第 282 章

肋间神经射频毁损术

肋间神经起源于胸椎旁神经的前支。典型的肋间神经有 4 个主要分支。第一个分支是灰交通支的无髓鞘节后神经纤维,与交感神经链相关联。第二支是后皮支,向脊柱旁侧区域的肌肉和皮肤发出支配。第三支是侧皮支,沿腋前线上行,主要支配胸壁和腹壁的大部分皮肤。第四支是前皮支,为胸壁和腹壁的中线提供神经支配。偶然情况下,肋间神经的终末支可能绕过中线向对侧胸壁和腹壁发出感觉支。第十二对神经叫作肋下神经,与其他肋间神经不同,它仅向第一腰神经发出分支,构成腰丛。

在进行肋间神经射频毁损术时,患者置于俯卧位,手臂放松地放在床的两侧。也可以采用坐位或者侧卧位来进行,主要取决于患者对所采用体位的适应能力。通过触及腋后线的位置或射线来确定拟阻滞的肋间隙。示指和中指放在进针的肋骨的位置。皮肤进行无菌消毒,用 22G 54mm 的射频针(4mm 的裸区)进行穿刺,在示指和中指之间向肋骨的中间方向垂直进入皮肤,然后将针轻度向中线方向平刺,尽可能与肋间神经平行进针。针头在前行 0.75 英寸时会遇到骨质。遇到骨质

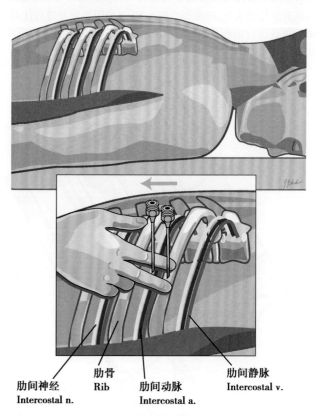

图 282-1 肋间神经阻滞:射频毁损术。(From Waldman SD:Atlas of Interventional Pain Management,ed 4. Philadelphia,Saunders,2015.)

后,将针回退至皮下组织,将皮肤和皮下组织用触着的手指向下拉拽。从而使针头滑向肋骨下缘(图 282-1)。一旦触及的骨质消失,将穿刺针缓慢向深部推进 2mm。这将会使针尖接近肋间沟,肋间沟内包含肋间神经、肋间动脉和静脉。用 2V 50Hz 的电流进行试验性感觉刺激。如果射频针的位置正确,患者会感觉到目标肋间神经支配区的感觉麻木。一旦确认刺激模式正确,用 40~45℃ 的脉冲射频热凝毁损 5min 或采用 49~60℃ 脉冲射频热凝毁损 90s。应对每一个受累的神经根进行此技术的操作。

因为邻近胸腔,肋间神经阻滞可能造成气胸。此并发症的发生率低于 1%,但是对于慢性阻塞性肺气肿的病人此发生率大大增加。因为肋间神经和肋间动脉毗邻,疼痛治疗医生需要小心计算局部麻醉药的剂量,因为通过这些血管吸收的剂量很高。超声成像及引导有助于确保穿刺针的位置更准确并避免并发症(图 282-2)。尽管并不常见,仍然有可能出现感染的可能,尤其对于那些免疫功能低下的癌症患者。早期发现感染是避免出现危及生命后遗症的重要措施。即使采用了正确的技术,毁损术后肋间神经炎仍有可能发生,使用的温度较高时更容易发生神经炎。绝大多数患者可以对受累神经注射 40mg 的甲泼尼龙和 0.5% 丁哌卡因。而某些特殊情况下为治疗术后神经炎可短期内给予加巴喷丁治疗。

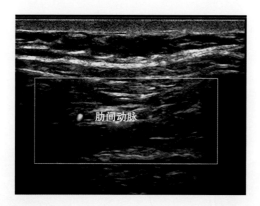

图 282-2 彩色多普勒显示临床中与肋间神经射频毁损相关的解剖结构。应注意肋间动脉

(杨莹 安立新 译)

推荐阅读

Waldman SD: Intercostal nerve block: radiofrequency lesioning. In: Atlas of Interventional Pain Management, ed 4. Philadelphia, Saunders, 2014.

肋间神经   肋骨   肋间动脉   肋间静脉
Intercostal n.   Rib   Intercostal a.   Intercostal v.

第 283 章

胸膜间神经阻滞

胸腔上起胸膜顶下至肺底。同时被前后纵隔所封闭。将局部麻醉药注入胸膜间间隙,在此间隙内扩散,从而阻滞邻近胸腔的胸部躯体神经、低位颈神经及胸交感神经。因为阻滞的程度和持续时间取决于接触神经的局部麻醉药的剂量和浓度,在胸膜间导管注射时和注射后有可能通过改变患者的体位而影响这些变量。

患者的体位取决于拟阻滞的神经。阻滞低位颈神经和上胸部交感神经链来治疗交感神经痛时,患者的受累侧朝上。在导管内注射后,患者采用头低位。这一体位可以避免胸躯体神经被密集阻滞。若要达到胸躯体神经的密集阻滞,包括胸部脊神经、相关的肋间神经和胸交感神经链同时被阻滞时,应将患者置于斜侧卧位,受累侧向下,患者的后背抵住一枕头从而使局部麻醉药进入邻近胸部脊柱的胸膜间槽内。这可以使局部麻醉药最大剂量地扩散到躯体神经和交感神经。如果患者由于肋骨骨折的原因不能受累侧朝下,胸膜间导管可以在患者坐位下或受累侧向上的体位下置入。导管内注药后,患者转为平卧位,受累侧翘起从而促使局部麻醉药向邻近胸部脊柱的胸膜间的槽内流动。

患者置于合适的体位之后,确认受累侧的第八肋骨。在距肋缘10cm处标记并进行无菌消毒(图283-1A)。示指和中指放置在进针点的肋缘处。对皮肤和皮下组织用局部麻醉药进行麻醉。用18G 3.5英寸的带探针的穿刺针向着示指和中指之间肋骨中间的方向垂直进针,进入麻醉的区域。穿刺针在前行0.5英寸时会遇到骨质。遇到骨质后,将针回退至皮下组织,将皮肤和皮下组织用触着的手指向上拉拽,从而使针头滑向肋骨的上缘,避免对肋骨下缘处的神经血管束造成损伤(图283-1B)。一旦触及的骨质消失,移出探针,在针尾处连接一含空气的润滑充分的5ml注射器。穿刺针和注射器同时向胸膜间间隙内缓慢推进。当针尖刺破壁胸膜时会感觉到一个"咔哒"声,在这一点注射器因受胸腔内负压的影响将自动向前推进(图283-1C)。移出注射器,导管置入胸腔约6~8cm(图283-1D及图283-2)。小心回抽发现无血液和空气后,将导管用无菌胶带固定,再将患者置于希望阻滞的神经所需要的合适体位。注入20~30ml的局部麻醉药,仔细观察局麻药毒性反应的症状。如果浓度再高一些,可以给予0.5%的丁哌卡因,10~12ml连续注射。药物的总量逐渐增加而避免局麻药毒性反应。也可以用泵通过胸膜腔内导管进行局麻药的持续输注。如果疼痛有炎性的成分,局麻药中加入80mg的甲泼尼龙进行注射。随后每日进行的阻滞中,将40mg的甲泼尼龙加入局麻药中注射。

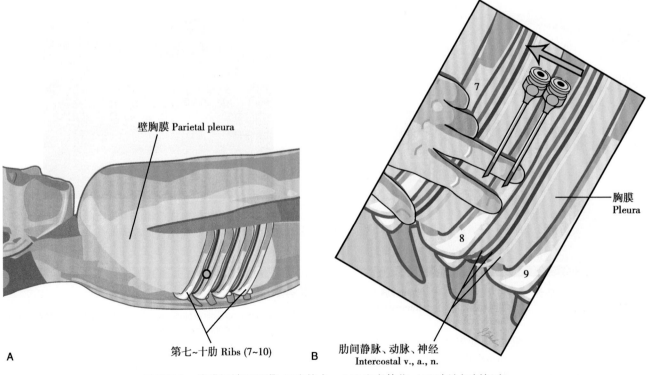

壁胸膜 Parietal pleura

第七~十肋 Ribs (7~10)

胸膜 Pleura

肋间静脉、动脉、神经
Intercostal v., a., n.

A

B

图 283-1　胸膜间神经阻滞:经皮技术。(A)患者体位;(B)确认解剖标志

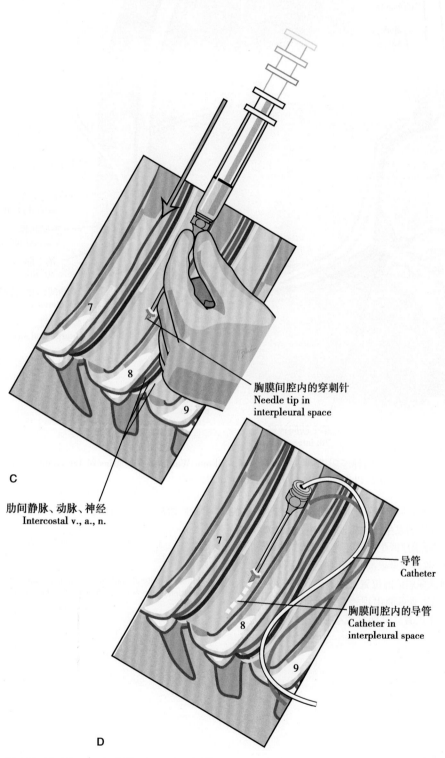

C

肋间静脉、动脉、神经
Intercostal v., a., n.

胸膜间腔内的穿刺针
Needle tip in
interpleural space

导管
Catheter

胸膜间腔内的导管
Catheter in
interpleural space

D

图 283-1(续)　（C）进针；（D）置入导管。（From Waldman SD：Atlas of Interventional Pain Management，ed 2. Philadelphia，Saunders，2004，pp 250-251.）

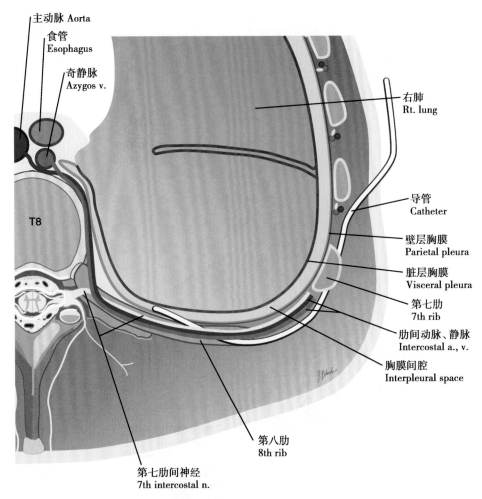

主动脉 Aorta
食管 Esophagus
奇静脉 Azygos v.
T8

右肺 Rt. lung
导管 Catheter
壁层胸膜 Parietal pleura
脏层胸膜 Visceral pleura
第七肋 7th rib
肋间动脉、静脉 Intercostal a., v.
胸膜间腔 Interpleural space
第八肋 8th rib
第七肋间神经 7th intercostal n.

图 283-2　胸膜间神经阻滞：临床相关解剖。（From Waldman SD：Atlas of Interventional Pain Management，ed 2. Philadelphia，Saunders，2004，p 252.）

　　因为邻近胸腔，胸膜间神经阻滞可能造成气胸。临床上置入胸膜间导管后明显气胸的发生率大概低于 1%。因为毗邻肋间静脉和肋间动脉，疼痛治疗医生需要小心计算局部麻醉药的剂量，因为这些血管吸收的剂量很高。超声成像及引导可简化对胸膜腔的确认并确保穿刺针的位置更准确。

　　尽管并不常见，仍然有可能出现感染的可能，尤其对于那些免疫功能低下的癌症患者。早期发现感染是避免出现危及生命后遗症的重要环节。

（杨莹　安立新　译）

推荐阅读

Waldman SD: Interpleural nerve block: percutaneous technique. In: Atlas of Interventional Pain Management, ed 4. Philadelphia, Saunders, 2015.

第 284 章

胸锁关节注射

胸锁关节是一个双滑膜关节且有真正润滑液的关节腔。锁骨的胸骨头末端、胸骨柄与第一肋软骨组成此关节。锁骨和胸骨柄由关节盘分隔。关节的前后方由胸锁韧带加强。连接第一肋和肋软骨到锁骨前表面的肋骨锁骨韧带提供额外的支持。此关节受锁骨上神经和支配锁骨上肌肉的神经的双重支配。此关节后方是一系列的大动脉和静脉，包括左侧的颈动脉和头臂静脉，右侧的头臂动脉。穿刺针的位置过深极容易损伤这些血管。

前锯肌可使胸锁关节的锁骨向前移动，菱形肌和斜方肌使关节向后移动。胸锁乳突肌、菱形肌和肩胛提肌使胸锁关节的锁骨上抬。胸小肌和锁骨下肌群可使锁骨下降。

在进行胸锁关节注射时，患者采用平卧位，对颈前根部的皮肤和锁骨近端的皮肤要进行无菌消毒前的准备工作。将注射器充满 1ml 0.25% 丁哌卡因和 40mg 甲泼尼龙的溶液，连接在 25G 1.5 英寸的严格无菌的针头上。

严格无菌消毒后，辨认锁骨的胸骨头。在锁骨连接胸骨柄处通过触诊极容易触及胸锁关节。将针头与皮肤成 45° 小心穿过皮肤、皮下组织，穿过关节囊进入关节内（图 284-1）。如果遇到骨质，回退针至皮下组织，向中线轻微调整方向。进入关节腔后，将注射器内的药液缓慢注射。注射可能有一些阻力，与关节腔很小和关节囊比较致密有关。如果遇到非常明显的阻力，针头可能在韧带中，应该继续前进或轻度回退进入关节内，直至注射过程仅有轻微的阻力。拔除穿刺针，对穿刺点进行无菌加压包扎并冰敷。超声成像及引导可简化对胸锁关节的确认并确保穿刺针的位置更准确（图 284-2）。

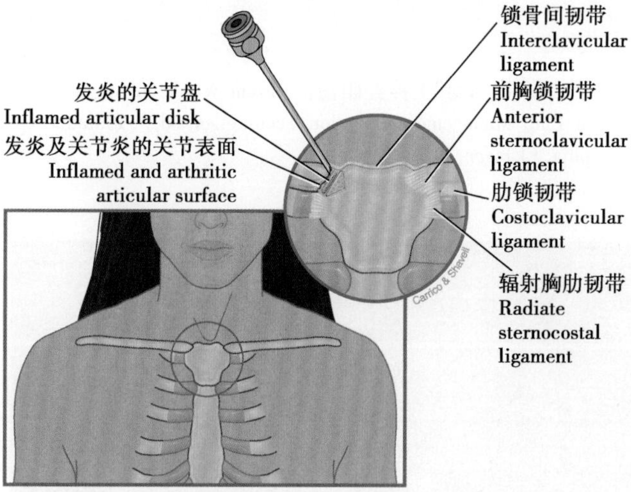

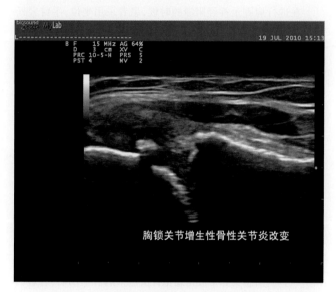

胸锁关节增生性骨性关节炎改变

图 284-2　超声图像示胸锁关节炎的增生肥大性改变。（From Hashefi M：Ul-trasound in the diagnosis of noninflammatory musculoskeletal conditions. Seminars in Ultrasound CT MR 2011 Apr；32［2］：74-90. ）

此注射技术如果穿刺针的位置太偏或太深并侵及胸腔，可发生的主要并发症就是气胸。虽然感染很罕见，但是无菌技术不严格的话也可能发生。损伤邻近胸锁关节的大的动脉和静脉仍有可能发生，从而造成意外的血管内注射。如果临床操作时密切关注穿刺针的正确位置，此并发症可以大大减少。

（杨莹　安立新　译）

推荐阅读

Waldman SD: Injection technique for sternoclavicular joint. In: Atlas of Pain Management Injection Techniques, ed 4. Philadelphia, Saunders, 2015.

发炎的关节盘
Inflamed articular disk
发炎及关节炎的关节表面
Inflamed and arthritic articular surface

锁骨间韧带
Interclavicular ligament
前胸锁韧带
Anterior sternoclavicular ligament
肋锁韧带
Costoclavicular ligament
辐射胸肋韧带
Radiate sternocostal ligament

图 284-1　胸锁关节注射技术。（From Waldman SD：Atlas of Pain Management Injection Techniques, ed 3. Philadelphia, Saunders, 2013. ）

第 285 章

肩胛上神经阻滞

肩胛上神经来源于臂丛神经中颈5-颈6脊神经的神经纤维,大多数人还包含来源于颈4脊神经根的部分纤维。该神经从臂丛神经发出后向下和向后走行,经过肩胛上切迹穿过肋骨锁骨韧带的下方。肩胛上动静脉与神经伴行经过肩胛上切迹。肩胛上神经向肩关节发出感觉支,同时发出支配肩袖的冈上肌、冈下肌两块肌肉的分支。

在进行肩胛上神经阻滞的时候,患者采用坐位,手臂轻松垂放在身体两侧。用20ml注射器抽取总量10ml的局部麻醉药和40mg的甲泼尼龙。触诊辨认出肩胛冈,医生沿着肩胛冈外侧的长轴触诊找到肩峰。在比较厚的肩峰和比较薄的肩胛冈的融合处的一点,为皮肤做消毒准备工作。将皮肤和皮下组织用1.5英寸的针头进行局部浸润麻醉。麻醉充分后,将25G 3.5英寸的针头向着体侧的肩胛骨方向朝下刺入(图285-1)。进针1英寸时可能会遇到肩胛骨。将针轻微向上向中线滑动直至针尖滑过肩胛骨体进入肩胛上切迹。如果没进入肩胛上凹,重复前述操作,将针向上向中线调整方向直至针尖滑过肩胛骨体进入肩胛上凹。应该提醒患者,针尖进入肩胛上凹后会引出感觉异常。如果针尖进入肩胛上凹后未引出感觉异常,将针尖继续前行0.5英寸,越过肋骨锁骨韧带。穿刺针不要进得过深,否则容易造成气胸。超声成像及引导可简化对肩胛上神经的确认并确保穿刺针的位置更准确(图285-2)。

一旦引出感觉异常或是感觉针尖进入肩胛上凹后,轻轻回抽确保无血液和空气。回抽实验阴性,缓慢注射药液,同时严密监测患者有关局麻药毒性反应的症状。

因毗邻肩胛上动脉和静脉,则存在无意的血管内注射或由于血管吸收造成的局麻药毒性反应的可能。医生应该仔细计算进行此操作的安全局麻药总量。因为邻近肺脏,针尖在肩胛上凹处进针过深可能引起气胸。尽管并不常见,但如果不认真注意此操作的无菌技术,仍有发生感染的可能。

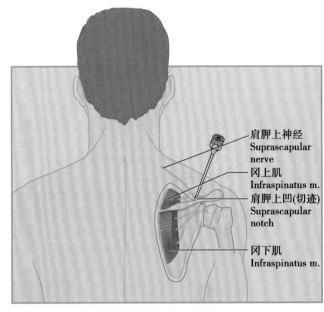

图285-1 肩胛上神经阻滞。(From Waldman SD: Atlas of Pain Management Injection Techniques, ed 3. Philadelphia, Elsevier, 2013.)

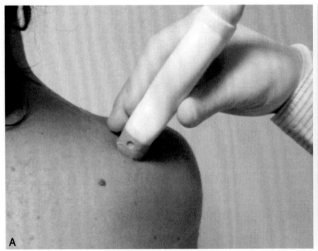
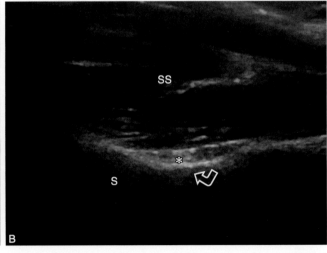

图285-2 肩胛上神经。(A)超声探头置于冈上窝。(B)与A对应的超声图像示:肩胛上凹处的神经(弯曲的箭头);星号,肩胛上神经;SS,冈上肌;S,肩胛骨

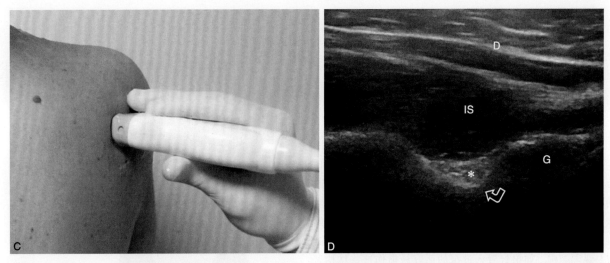

图 285-2(续)　(C)超声探头置于冈下窝。(D)与 C 对应的超声图像示:冈盂切迹处的神经(弯曲的箭头):星号,肩胛上神经;IS,冈下肌;G,关节盂。(From Corazza A,et al:Dynamic high-resolution ultrasound of the shoulder:how we do it. Eur J Radiol 2015 Feb;84[2]:266-277.)

（杨莹　安立新　译）

推荐阅读

Waldman SD: Costosternal syndrome. In: Atlas of Pain Management Injection Techniques, ed 4. Philadelphia, Saunders, 2015.

第286章

肋胸关节注射技术

肋软骨通过肋胸关节与胸骨相关联。第一肋的肋软骨直接与胸骨柄形成关节，这是一个滑囊关节，只允许进行有限的滑动。第二至第六肋软骨与胸骨体形成可滑动关节。这些关节被一个薄关节囊包绕。肋骨胸骨关节可以通过韧带加强，但是对前侧胸壁的钝性创伤可能造成撕裂或脱臼。肋胸关节的后方是纵隔结构。如果针置入过深的话容易损伤这些结构。针向侧方置入过深容易进入胸腔，导致气胸。

在进行肋胸关节阻滞时，患者置于平卧位，在受累肋胸关节的皮肤表面进行无菌消毒的准备工作。使用严格的无菌技术，无菌注射器内装有1.0ml 0.25%无防腐剂丁哌卡因和40mg甲泼尼龙，连接到25G 1.5英寸的针头上以备待用。

严格无菌技术下，肋骨胸骨关节很容易辨认。在肋骨附着胸骨一点的一个轻度膨胀的部位很容易触及肋胸关节。穿刺针小心刺破皮肤和皮下组织，向头部轻度偏斜接近关节（图286-1）。如遇到骨质，回退针至骨膜外。针头接近关节后，缓慢注射1ml药液。可能注射会有轻微的阻力。如果遇到明显阻力，轻度退针直至注射阻力下降。在每一个受累关节重复此操作。移出针，在注射点进行无菌压迫或冰袋压迫。

此关节注射技术的主要并发症是气胸，如果针刺得过深过于偏侧可能会侵及胸膜引起气胸。虽然感染很罕见，但如果没有采用严格的无菌技术的话也有可能发生。损伤纵隔内组织，例如食管、气管、心脏的可能性仍然存在，如果临床上密切注意针放置的正确位置，这些并发症是可以大大降低的。

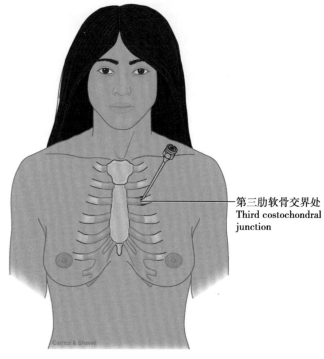

第三肋软骨交界处
Third costochondral junction

图286-1 肋胸关节注射。（From Waldman SD：Atlas of Pain Man-agement Injection Techniques，ed 3. Philadelphia，Elsevier，2013.）

（季雨薇　安立新　译）

推荐阅读

Waldman SD: Costosternal syndrome. In: Atlas of Pain Management Injection Techniques, ed 4. Philadelphia, Saunders, 2015.

肋间神经起源于胸椎旁神经的前支。典型的肋间神经有4个主要分支。第一个分支是无髓鞘的灰交通支的节后神经纤维,与交感神经链相关联。第二支是后皮支,向脊柱旁侧区域的肌肉和皮肤发出支配。第三支是侧皮支,沿腋前线上行,主要支配胸壁和腹壁的大部分皮肤。第四支是前皮支,为胸壁和腹壁的中线提供神经支配。前皮支在腹直肌的侧缘穿过腹壁带。此神经在穿过腹壁带时通过一个加强纤维环加强,在这一点神经容易受压。穿过腹壁带时此神经还伴随上腹部的动脉和静脉。偶尔,肋间神经的终末支可能绕过中线向对侧胸壁和腹壁发出感觉支。第十二对神经叫作肋下神经,是独特的,它仅向第一腰神经发出分支,构成腰丛。

在进行前皮神经阻滞时,患者置于侧卧位,对受累的肋间神经的前皮支进行皮肤的无菌准备。经常是靠近腋前线。注射器装满阻滞每个神经所需要的3ml 0.25%丁哌卡因和40mg甲泼尼龙,与无菌的25G 1.5英寸的针头相连接。

在严格无菌技术下,确认受累肋骨。辨认每一个受累肋骨的下缘,并用无菌记号笔做好标记。将穿刺针在标记的一点小心刺破皮肤、皮下组织直至针头碰触到肋骨骨膜。然后将针回退至皮下组织使针头向下滑向下位肋骨的下缘(图287-1)。应该将针头刚刚越过肋骨下缘,进针过深的话或导致气胸或损伤腹部内脏。小心回吸确保针头不在肋间静脉或动脉里,缓慢注射药液1ml。注射可能有轻微阻力。如果遇到明显阻力的话,轻轻回退针直至注射阻力大大下降。在每一个受累神经重复此操作。然后移出针,对注射点无菌压迫或冰袋压迫。

如果进针过深或侵及胸腔或腹腔时,此注射技术的主要并发症是气胸或是损伤腹部内脏器官。感染尽管并不常见,但如果没有遵循严格无菌技术仍有可能发生。临床医生如果严密观察针头的正确位置,这些并发症可以大大减少。因为此技术阻滞了受累肋骨的肋间神经,应警告患者可能会感到一过性的胸壁和腹壁麻木,或者由于阻滞肋下肌区域的运动支而导致腹胀。超声成像和引导可以简化对前皮神经的识别,并可以更准确地置放针尖(图287-2)。

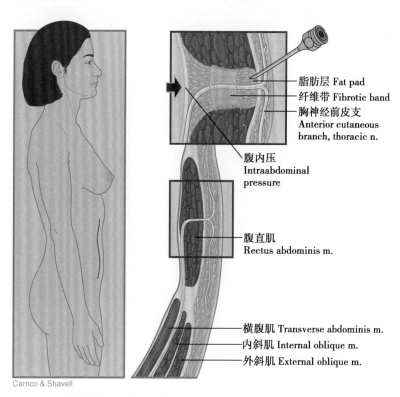

脂肪层 Fat pad
纤维带 Fibrotic band
胸神经前皮支
Anterior cutaneous
branch, thoracic n.
腹内压
Intraabdominal
pressure
腹直肌
Rectus abdominis m.
横腹肌 Transverse abdominis m.
内斜肌 Internal oblique m.
外斜肌 External oblique m.

Carrico & Shavell

图287-1 前皮神经阻滞。(From Waldman SD: Atlas of Pain Management Injection Techniques, ed 3. Philadelphia, Elsevier, 2013.)

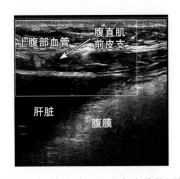

图 287-2　前皮神经的彩色多普勒图像

（季雨薇　安立新　译）

推荐阅读

Waldman SD: Anterior cutaneous nerve entrapment syndrome. In: Atlas of Pain Management Injection Techniques, ed 4. Philadelphia, Saunders, 2016.

第288章

腰肌筋膜疼痛综合征注射技术

后背部肌肉作为一个功能单位一起工作,起到稳定下背部、允许下背部做相应的运动以及维持站立的作用。对单个肌肉的创伤会导致整个功能单位的功能异常。长斜方肌、背阔肌、髂肋肌、多裂肌、腰肌和腰方肌是经常发生腰肌筋膜综合征的部位。这些肌肉的起点和附着点极容易受损,随后发展为腰肌筋膜综合征的触发点(图288-1)。可以对这些触发点注射进行诊断性和治疗性操作。

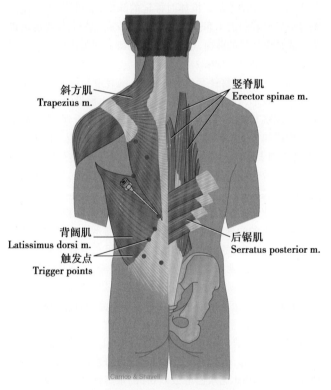

图288-1　腰肌筋膜疼痛综合征注射技术。(From Waldman SD: Atlas of Pain Management Injection Techniques, ed 3. Philadelphia, Saunders, 2013.)

斜方肌
Trapezius m.

竖脊肌
Erector spinae m.

背阔肌
Latissimus dorsi m.

触发点
Trigger points

后锯肌
Serratus posterior m.

Carrico & Shavell

对患者的触发点注射前进行认真的准备有利于优化注射后的结果。对触发点的注射直接对准触发点,而不是疼痛区域本身。应该向患者解释触发点注射的目的是阻滞持续疼痛的触发点,并有希望获得长期的疼痛缓解。让患者理解绝大多数

腰肌筋膜综合征的患者,采用一种以上的治疗方式更能提供满意的疼痛缓解,这一点是十分重要的。在辨认和标记触发点和实际进行触发点注射时采用俯卧位或侧卧位,有助于减少迷走神经反射发生率。在注射前对触发点上的皮肤进行无菌消毒准备以避免感染。

在向患者解释完触发点注射的目的和患者适当的准备之后,用戴无菌手套的手指通过触诊再次确认注射的触发点位置。装有0.25%丁哌卡因10ml和40ml甲泼尼龙的注射器连接在25G针头上,针头的长度要足够触及触发点。对下背部的深层肌肉进行阻滞需要3.5英寸的针头。在每一个触发点注射0.5~1.0ml药液。要完全消除触发点要进行一连串的2~5个治疗步骤,应该向患者告知。超声成像和引导可以简化对特定肌肉的识别,并可以更准确地将针头放置在深层肌肉中(图288-2)。

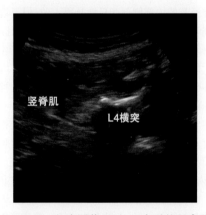

竖脊肌

L4横突

图288-2　超声图像显示L4水平的竖脊肌

因为邻近脊髓及其发出的神经根,进行此操作的医师应该熟悉局部解剖和熟练介入疼痛治疗技术,这一点十分必要。许多患者抱怨在触发点注射后伴随一过性的疼痛增加。如果使用长针头,有可能发生气胸或损伤肾脏等腹膜后器官。

(季雨薇　安立新　译)

推荐阅读

Waldman SD: Lumbar myofascial pain syndrome. In: Atlas of Pain Management Injection Techniques, ed 4. Philadelphia, Saunders, 2016.

支配腹部内脏器官的交感神经起源于脊髓的前外侧角。T5-T12的节前神经纤维离开脊髓，与脊神经前支一起加入白交通支，进入交感神经链。这些节前神经纤维不是在交感神经链内形成突触，而是经过交感神经链最终与腹腔神经节形成突触。腹腔神经丛由较大、较小、最小内脏神经提供主要的节前神经纤维，传递来自内脏的绝大部分疼痛信息。内脏神经被包含在由椎体和外侧的胸膜、腹侧的后纵隔、附着在脊柱的胸膜组成的狭窄间隙里。这个狭窄的间隙在尾端以横膈的下方为界。此间隙在每一侧的容积近10ml。

内脏大神经起源于T5-T10脊神经根。此神经沿着胸椎旁下穿过横膈的后部进入腹腔，终止于两侧的腹腔神经节。内脏小神经起源于T10-T11神经根，组成内脏大神经终止于腹腔神经节。内脏最小神经起源于T11-T12脊神经根，穿过横膈止于腹腔神经节。

腹腔神经节的内部解剖变异性是很大的，但可以从腹腔神经节的解剖学研究中得出以下结论。神经节的数目从1个到5个不等，直径从0.5cm到4.5cm不等。神经节位于主动脉的前和前外侧。位于左侧的神经节比右侧的神经节平均低一个椎体水平，但两组神经节都位于腹腔动脉水平以下。神经节经常平第一腰椎体水平。

节后神经纤维从腹腔神经节发出，沿血管丛走行分布到腹腔内脏器官。这些器官包括食管下端、胃、十二指肠、小肠、升结肠、横结肠、肾上腺、胰腺、脾脏、肝脏和胆道系统。这些节后神经纤维、内脏神经的节前神经纤维和腹腔神经节共同构成腹腔神经丛。腹腔神经丛在横膈后部的前侧。神经丛在大动脉的前侧延伸和包绕着动脉，有最大的神经纤维丛聚集在大动脉的前面。腹腔神经丛和周围组织的关系如下：大动脉在椎体前缘的前侧和偏左侧。下腔静脉位于右侧，肾脏在这个大血管的后外侧。胰腺在腹腔神经丛的前方。所有上述结构都存在于腹膜后腔隙内。

阻滞前的准备包括给予足够量的口服或静脉液体以减轻内脏神经阻滞造成的低血压。如果患者正在进行抗肿瘤治疗或有明显的酒精滥用史，需要对患者进行凝血功能的评价。如果使用X线造影剂，需要对患者的肾功进行评价。

内脏神经阻滞技术与经典的接近腹腔神经丛的后部入路有轻微的不同，其穿刺针更加朝向头侧，最后止于T12椎体的前侧缘。穿刺针一定要偏向中间，抵住椎体以减少气胸的发生率。患者置于俯卧位，腹部垫一个枕头使脊柱弯曲。为舒适，患者头部可以偏向一侧，手臂自然垂放两侧。辨认第十二肋的前缘然后沿着第十二肋找到T12椎体。找到L1脊椎的棘突并进行无菌标记。在L1棘突两侧的向下向外5cm的一点标记。

在进行注射的部位进行无菌消毒准备。

在进针点用1%的利多卡因进行皮肤、皮下组织、肌肉组织的浸润麻醉。在之前麻醉的区域将20G 5英寸的穿刺针在双侧进入。穿刺针最初对准中线成45°夹角方向进针，同时向头侧成35°以确保碰触T12椎体（图289-1）。一旦碰到骨质，标记下进针深度，将针回退至皮下组织，轻微向远离中线的方向调整（与中线成60°夹角），从而使针滑过T12椎体的侧缘。将针重新置入到刚才碰到椎体时标记的深度，没遇到骨质，左侧的穿刺针轻轻前进1.5cm，右侧针前进2cm。最后，针尖应该正好在椎体侧边界的前缘，也正好在横膈脚后间隙内的大动脉和腔静脉的后侧（图289-2）。

移开针芯，观察针套内有无血液、脑脊液和尿液。如使用X线引导技术，在每一侧的穿刺针内给予小剂量的造影剂，在射线下观察其扩散情况。在荧光显示屏上可以看到，造影剂集中在中线和T12椎体附近。如果使用计算机断层CT进行引导，造影剂表现在大动脉的侧后方（图289-3）。整个膈脚后间隙内都可以看到造影剂。如果出现向横膈脚前扩散，将针轻微回退，退过横膈脚。

如不使用荧光射线引导，在给予神经毁损药物之前，要给予足够浓度的快速起效的局部麻醉药阻滞运动神经（1.5%的利多卡因或3.0%的氯普鲁卡因）。在时间充足后在腰部皮肤区域患者没有感觉到运动或感觉神经的阻滞，再通过穿刺针给予相同容积的毁损药物注射可能不会到达体神经根。

进行诊断性的和预防性的内脏神经阻滞，通过穿刺针给予1.5%利多卡因7~10ml，或是3.0%的氯普鲁卡因7~10ml。治疗性阻滞，则给予0.5%的布比卡因7~10ml。因为有潜在的局麻药中毒的可能，所有的局部麻醉药应该分次给予。神经毁损性阻滞使用10ml无水乙醇或6.0%的水溶性苯酚。神经毁损药液注射后，每一个穿刺针用无菌生理盐水冲洗，因为有神经毁损药液在后来退针的时候留在穿刺轨迹上的报道发生。

因为邻近血管，对那些接受抗凝治疗的患者，或由于抗癌治疗发生凝血功能障碍的患者，或是由于酒精滥用肝功异常的患者，实行内脏神经阻滞可能是治疗不当的。血管内药物注射会引起脊髓的营养血管的血栓，从而引起继发性的截瘫。局部感染或腹腔内感染和脓血症，是内脏神经阻滞的绝对禁忌证。

因为内脏神经阻滞会导致肠管运动增加，因此在肠梗阻的患者避免实行此技术。50%的患者会发生阻滞后腹泻。对于那些慢性腹部疼痛的患者，以及那些化学性药物依赖或有主动要求用药的患者暂时推迟内脏神经阻滞，直至上述事件被充分地弄明白。对于那些正在进行酒精滥用治疗的患者，酒精不应该作为神经毁损药物。

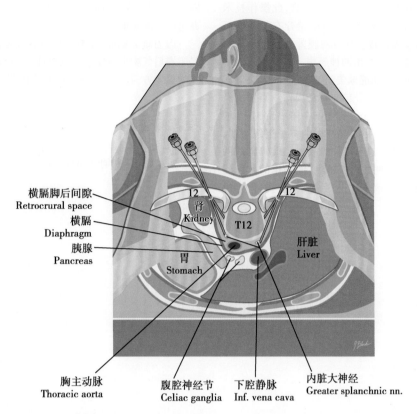

图 289-1 内脏神经阻滞。(From Waldman SD：Atlas of Interventional Pain Management，ed 4. Philadelphia，Elsevier，2015.)

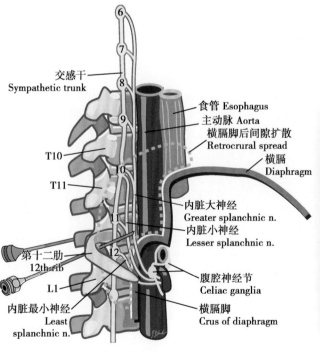

图 289-2 内脏神经阻滞时针的正确方向。(From Waldman SD：Atlas of Interventional Pain Management，ed 4. Philadelphia，Elsevier，2015.)

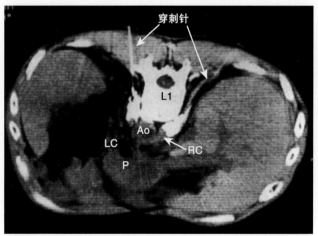

图 289-3 内脏神经阻滞的计算机断层扫描图像。Ao，主动脉；RC，右横膈脚；P，胰腺；LC，左横膈脚。(From Fujita Y：CT-guided neurolytic splanchnic nerve block with alcohol. Pain 1993；55[3]：363-366.)

因为毗邻脊髓及其脊神经、胸腔和内脏器官，此操作技术应该必须由那些熟悉局部解剖和对介入疼痛治疗有经验的医生来进行。针头太靠向中线位置会导致硬膜外、硬膜下、蛛网膜下腔内注射，或损伤脊髓及其发出的神经根。这些不正确的穿刺针位置会导致严重的神经功能缺失，包括截瘫。针头偏向中线还会引起椎间盘内置入从而引起椎间盘损伤。当使用经典的双针入路阻滞内脏神经时，针尖的终点在横膈后脚内，增加了神经系统并发症的风险，包括腰神经根的神经组织溶解，而导致臀屈肌无力和下肢麻木。穿刺针的放置经横膈脚前的操作，例如经脚前和经大动脉到达内脏神经，此操作的并发症的发生率低，疼痛治疗专家应该考虑得到。荧光检查，计算机断层扫描和/或超声成像和引导可以简化对内脏神经的识别，并可以更准确地放置针尖。

因为毗邻胸腔，穿刺针的位置太偏向头侧或前方，内脏神经阻滞后气胸可能发生。也可能损伤胸导管导致乳糜胸。针头太偏侧方，有可能损伤肾脏和输尿管。

（季雨薇　安立新　译）

推荐阅读

Waldman SD: Splanchnic nerve block. In: Atlas of Interventional Pain Management, ed 4. Philadelphia, Saunders, 2014.

第 290 章

腹腔神经丛阻滞

腹部内脏器官的交感神经纤维起源于脊髓的前外侧角。T5-T12 的节前神经纤维与腹根一起离开脊髓,与白交通支汇合,进入交感神经链。这些节前纤维不是在交感神经链内发生突触联系,而是经过交感神经链最终与腹腔神经节形成突触。腹腔神经丛由内脏大、小和最小神经提供主要的节前神经纤维。内脏大神经起源于 T5-T10 脊神经根。此神经沿着胸椎旁下穿过横膈的后脚进入腹腔,终止于两侧各自的腹腔神经节。内脏小神经起源于 T10-T11 神经根,汇成内脏大神经终止于腹腔神经节。内脏最小神经起源于 T11-T12 脊神经根,穿过横膈止于腹腔神经节。

腹腔神经节的内部解剖变异性是显著的,但可以从腹腔神经节的解剖学研究中得出以下结论。神经节的数量从 1 个到 5 个不等,直径为 0.5~4.5cm。神经节位于大动脉的前侧或偏前侧。左侧的神经节低于那个差不多和椎体平齐的右侧的对应神经节,但是双侧的神经节均低于腹腔大动脉水平。神经节经常平第一腰椎体水平。

节后神经纤维从腹腔神经节发出,沿血管丛走行分布到腹腔内脏器官。这些器官包括食管下端、胃、十二指肠、小肠、升结肠、横结肠、肾上腺、胰腺、脾脏、肝脏和胆道系统。这些节后神经纤维、内脏神经的节前神经纤维和腹腔神经节共同构成腹腔神经丛。腹腔神经丛在横膈后部的前侧。神经丛在大动脉的前侧延伸并包绕着动脉,有最大的神经纤维丛聚集在大动脉的前面。腹腔神经丛和周围组织的关系如下:大动脉在椎体前缘的前侧和偏左侧。下腔静脉位于右侧,肾脏在这个大血管的后外侧。胰腺在腹腔神经丛的前方。所有上述结构都位于腹膜后腔隙内。

腹腔神经丛阻滞前的准备包括给予足够量的口服或静脉液体以减轻腹腔神经丛阻滞造成的低血压。如果患者正在进行抗肿瘤治疗或有明显的酒精滥用史,需要对患者进行凝血功能的评价。如果使用 X 线对比剂,需要对患者的肾功进行评价。

双针膈脚后间隙阻滞法

患者置于俯卧位,腹部垫一个枕头使胸腰部的脊柱弯曲。为舒适,患者头部可以偏向一侧,手臂自然垂放两侧。辨认第十二肋的前缘然后沿着第十二肋找到 T12 椎体。找到 L1 脊椎的棘突并进行无菌标记。在 L1 棘突两侧向下向外 6.4cm 的一

点标记。在拟注射的部位进行无菌消毒准备。

在进针点用 1% 的利多卡因进行皮肤、皮下组织、肌肉组织的浸润麻醉。在之前麻醉的区域将 20G 5 英寸的穿刺针在双侧进入。穿刺针最初对准中线成 45° 夹角方向进针,同时向头侧成 15° 以确保碰触 L1 椎体。一旦碰到骨质,标记下进针深度,将针回退至皮下组织,轻微向远离中线的方向调整(与中线成 60° 夹角),从而使针滑过 L1 椎体的侧缘(图 290-1)。将针重新置入到刚才碰到椎体时标记的深度,没遇到骨质,左侧的穿刺针轻轻前进 1.5~2cm 或者直至发现大动脉有节律的跳动传播到前进的穿刺针上。右侧针轻轻向前行进(遇到骨质后继续 3~4cm)。最后,针尖应该正好左侧在大动脉的后侧,右侧在大动脉的前侧方(图 290-2)。

拔除针芯,观察穿刺针内有无血液、脑脊液和尿液。如使用 X 线引导技术,在每一侧的穿刺针内给予小剂量的造影剂,在射线下观察其扩散情况。在荧光显示屏上可以看到,造影剂集中在中线和 L1 椎体附近(图 290-3)。在侧位下能看到一个平滑的有腰肌韧带形成的较晚出现的轮廓(图 290-4)。如果使用计算机断层 X 线摄影进行引导,造影剂表现在大动脉的侧后方。如果整个膈脚后间隙内充满造影剂,针尖应该继续向膈脚前间隙前行,以避免局部麻醉药或神经毁损液向后扩散到体神经根的风险。

如不使用荧光射线引导的话,在给予神经毁损药物之前,要给予足够浓度的快速起效的局部麻醉药阻滞运动神经(1.5% 的利多卡因或 3.0% 的氯普鲁卡因)。在时间充足后在腰部皮肤区域,患者没有感觉到运动或感觉神经的阻滞,说明给予类似容量的神经毁损药物注射可能不会到达体神经根。

用横膈脚后间隙技术进行诊断性的和预防性的神经阻滞,通过穿刺针给予 1.0% 利多卡因 12~15ml,或是 3.0% 的氯普鲁卡因 12~15ml。治疗性阻滞,则给予 0.5% 的布比卡因 12~15ml。因为有潜在的局麻药中毒的可能,所有的局部麻醉药应该分次给予。当治疗急性胰腺炎或恶性起源的疼痛时,最开始进行腹腔神经丛阻滞时药液中加入 80mg 的甲泼尼龙,随后的阻滞中加入 40mg 的甲泼尼龙。

神经毁损性阻滞通过双侧针给予 10~12ml 无水乙醇或 6% 的水溶性苯酚。或者,通过双侧针注射 25ml 50% 的普通酒精。神经毁损药液注射后,每一个穿刺针用无菌生理盐水冲洗,因为有神经毁损药液在后来退针的时候留在穿刺轨迹内的报道发生。

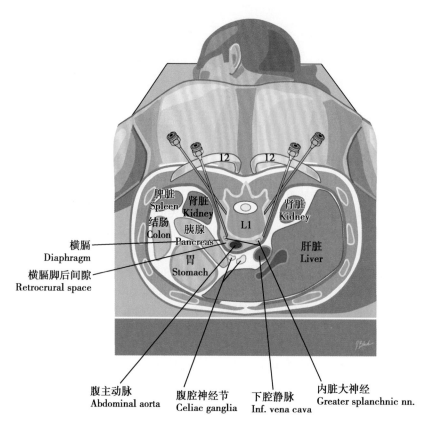

图 290-1 腹腔神经丛阻滞：经典双针膈脚后间隙穿刺法。（From Waldman SD：Atlas of Interventional Pain Management，ed 4. Philadelphia，Saunders，2015. ）

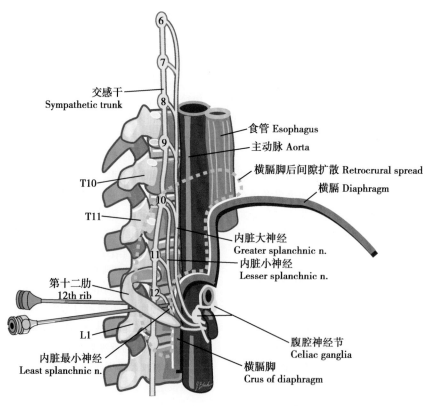

图 290-2 经典膈脚后间隙法的正确进针方向。（From Waldman SD：Atlas of Interventional Pain Management，ed 4. Philadelphia，Saunders，2015. ）

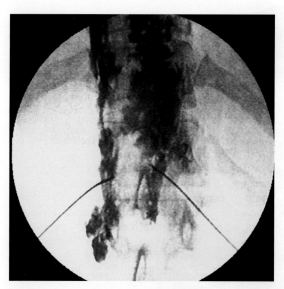

图 290-3　荧光正面观图像，中线的造影剂集中于 L1 椎体。(From Waldman SD: Atlas of Interventional Pain Management, ed 2. Philadelphia, Saunders, 2004, p 269.)

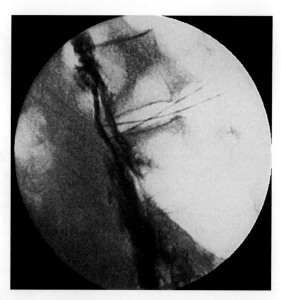

图 290-4　侧位图像：腰肌韧带的侧位像表现出一个平滑的轮廓 (From Waldman SD: Atlas of Interventional Pain Management, ed 2. Philadelphia, Saunders, 2004, p 269.)

单针主动脉周围阻滞法

用单针主动脉周围穿刺技术进行腹腔神经丛阻滞时，患者置于俯卧位，腹部垫一个枕头以使胸腰部脊柱弯曲。为舒适，患者头部可以偏向一侧，手臂自然垂放两侧。辨认第十二肋的前缘然后沿着第十二肋找到 T12 椎体。找到 L1 脊椎的棘突并进行无菌标记。在 L1 棘突两侧的向下向外 6.4cm 的一点标记。在拟注射的部位进行无菌消毒准备。

在进针点用 1% 的利多卡因进行皮肤、皮下组织、肌肉组织的浸润麻醉。在之前麻醉的区域将 20G 5 英寸的穿刺针在穿刺点进入。穿刺针最初对准中线成 45° 夹角方向进针，同时向头侧成 15° 以确保碰触 L1 椎体。一旦碰到骨质，标记下进针深度，将针回退至皮下组织，轻微向远离中线的方向调整（与中线成 65° 夹角），从而使针滑过 L1 椎体的侧缘（图 290-5）。将针重新置入到刚才碰到椎体时标记的深度。在这一点如果没遇到骨质，缓慢将针推进 3~4cm，或者直至感觉到主动脉有节律的跳动传到穿刺针上。如发现主动脉搏动，疼痛专家需将阻滞转为穿主动脉的腹腔神经丛阻滞技术，或标记穿刺针此位置的深度，再将针回退至皮下组织，重新向远离中线的方向调整针的方向，以滑过主动脉的侧方。最后，针尖应该正好在主动脉的前方（图 290-6）。动脉周围的横膈脚后间隙穿刺降低了注射药液无意之间扩散到腰部体神经根的发生率。

移出针芯，观察穿刺针内有无血液、脑脊液和尿液。如使用 X 线引导技术，通过穿刺针给予小剂量的造影剂，在射线下观察其扩散情况。在荧光显示屏上可以看到，造影剂集中在中线的左侧靠近 L1 椎体处。在侧位下能看到一个平滑的主动脉周围间隙形成的平滑的曲线影。如果使用 CT 引导，造影剂表现在主动脉的周围。如果出现腺体病或肿瘤样团块，造影剂可能被固定在主动脉左侧的动脉间隙内。如果整个膈脚后间隙内充满造影剂，针尖应该继续向膈角间隙前行，以避免局部麻醉药或神经毁损液向后扩散到体神经根的风险。

如不使用荧光射线引导的话，在给予神经毁损药物之前，要给予足够浓度的快速起效的局部麻醉药阻滞运动神经（1.5% 的利多卡因或 3.0% 的氯普鲁卡因）。在时间充足后，在腰部皮肤区域，患者没有感觉到运动或感觉神经的阻滞，说明给予类似容量的神经毁损药物注射，可能不会到达体神经根。

用单针主动脉周围技术进行诊断性的和预防性的神经阻滞，通过穿刺针给予 1.0% 利多卡因 12~15ml，或是 3.0% 的氯普鲁卡因 12~15ml。治疗性阻滞，则给予 0.5% 的布比卡因 12~15ml。因为有潜在的局麻药中毒的可能，所有的局部麻醉药应该分次给予。当治疗急性胰腺炎或恶性起源的疼痛时，最开始进行腹腔神经丛阻滞时药液中加入 80mg 的甲泼尼龙，随后的阻滞中加入 40mg 的甲泼尼龙。

神经毁损性阻滞通过穿刺针给予 10~12ml 无水乙醇或 6% 的水溶性苯酚。或者，通过穿刺针注射 25ml 50% 的普通酒精。神经毁损药液注射后，穿刺针要用无菌生理盐水冲洗，因为有神经毁损药液在后来退针的时候留在穿刺轨迹上的报道发生。

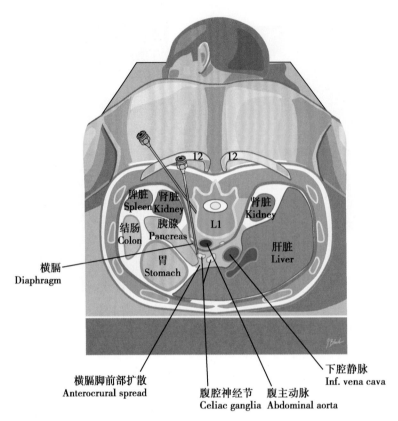

图 290-5　腹腔神经丛阻滞：单针动脉周围注射技术。（ From Waldman SD：Atlas of Interventional Pain Management, ed 2. Philadelphia, Saunders, 2004, p 279.）

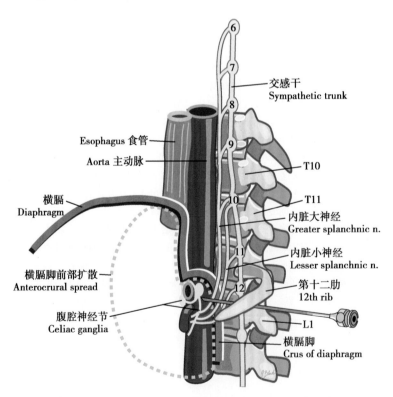

图 290-6　单针动脉周围腹腔神经丛阻滞的穿刺针的正确方向。（ From Waldman SD：Atlas of Interventional Pain Management, ed 4. Philadelphia, Elsevier, 2015.）

单针穿通主动脉法

单针穿通主动脉进行腹腔神经丛阻滞与穿腋窝阻滞臂丛神经相类似。不考虑穿主动脉入路进行腹腔神经丛阻滞时有发生主动脉创伤和随后的腹膜后血肿的潜在风险,这一方法可能比经典的双针后侧入路更安全。使用单针技术比双针技术发生并发症的发生率低。主动脉在此区域被横膈后脚支持良好,同时椎旁韧带也使此技术相对更为安全。

荧光射线引导术

荧光射线引导进行单针穿主动脉入路术,用 22G 5 英寸的探针在左侧后方的常规标记点进入。一些人使用比经典的膈脚后间隙入路更靠近中线 1~1.5cm 的进针点,联合穿刺针的轨道更靠近垂直线,从而减少肾脏创伤的发生率。穿刺针朝向正好能穿过 L1 椎体的前侧边的侧缘进针。如果遇到 L1 椎体,回退针至皮下组织,像经典的膈脚后间隙入路一样的方式来重新调整方向。缓慢将探针向前推进,直至针尖进入主动脉周围间隙。在针尖进入主动脉后壁,操作者通过针能感觉到主动脉的搏动,同时进针的阻力增加。

穿刺针穿过主动脉壁的感觉就好像将针穿过一个大橡皮圈。移出针芯时回流动脉血证明穿刺针在动脉管腔内。重新置入针芯直至它碰触主动脉的前壁。在这一点,操作者重新感觉到进针的阻力增加。针尖穿过主动脉前壁时会有一个落空感,预示着针尖可能位于主动脉前结缔组织和腹腔神经丛内(图 290-7 和图 290-8)。随后描写的盐水阻力消失实验,有助于辨别主动脉前间隙。

因为穿刺针有时可能无意越过腹膜后间隙进入腹腔,建议在荧光射线下注射造影剂再次确认,尤其在进行神经毁损性阻滞时。在前后位,造影剂集中在中线,同时有在主动脉前侧缘周围集中的趋势。侧位下主要表现动脉前间隙从 T12-L1 的延伸,有时还伴随搏动。动脉壁的不全穿透主要表现为狭窄的纵向的"线性征象"。

对那些主动脉前间隙有肿瘤浸润的患者,或是以前进行过胰腺手术或放射治疗的患者,造影剂可能不能完全充满主动脉前间隙。经验证明当主动脉前间隙造影剂扩散不良时,成功率很低。这种情况下,对内脏神经进行选择性的酒精毁损可能更好地缓解疼痛。

在荧光射线引导下用穿过主动脉技术进行诊断性的和预防性的神经阻滞,通过穿刺针给予 1.5% 利多卡因 10~12ml,或是 3.0% 的氯普鲁卡因 10~12ml。治疗性阻滞,则给予 0.5% 的布比卡因 10~12ml。因为有潜在的局麻药中毒的可能,所有的局部麻醉药应该分次给予。当治疗急性胰腺炎,阻滞时加入 80mg 的甲泼尼龙作为初始剂量,随后的阻滞中加入 40mg 的甲泼尼龙。神经毁损性阻滞给予无水乙醇 12~15ml 或 6.5% 的水溶性的苯酚。

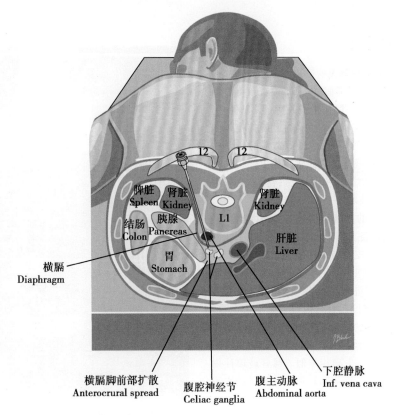

图 290-7　腹腔神经丛阻滞:单针穿主动脉法。(From Waldman SD:Atlas of Interventional Pain Management,ed 4. Philadelphia,Saunders,2015.)

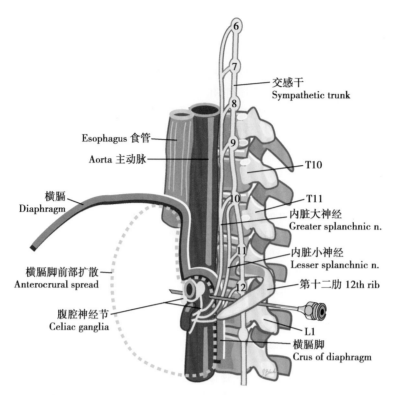

图 290-8   单针穿过主动脉腹腔神经丛阻滞法的正确进针方向。（From Waldman SD：Atlas of Interventional Pain Management，ed 4. Philadelphia，Saunders，2015.）

计算机断层 X 线引导技术

患者在 CT 引导下进行穿主动脉腹腔神经丛阻滞术之前的准备工作与前面提到的其他工作相类似。在 CT 检查台上置于合适的体位后，在扫描屏幕上找到 T12-L1 椎间隙（图 290-9）。对此椎间隙进行 CT 扫描。通过扫描再次确认主动脉与椎体的相对位置、腹腔内和腹膜后器官的位置、由肿瘤造成的正常解剖结构的扭曲、外科手术或腺肌病等。在此水平面上评价主动脉，是否有明显的主动脉的动脉瘤、附壁血栓、钙化等，这些因素是不推荐进行穿主动脉入路技术的。

在刚才扫描的水平在患者的皮肤表面辨认并用龙胆紫做标记。皮肤进行无菌消毒前准备。用 1% 的利多卡因在中线左侧旁开 6.4cm 进针，麻醉皮肤、皮下组织和肌肉。用 22G 5 英寸的穿刺针在已局麻过的区域进针，前行直至遇到主动脉后壁，证据是主动脉搏动的传播和进针阻力的突然增加。穿刺针继续前行进入主动脉腔。移开针芯，针套内有动脉血液回流。连接一润滑良好、装满生理盐水的玻璃注射器在针尾处。将穿刺针和注射器一同前进，穿过主动脉前壁，这时有一阻力消失感与辨认硬膜外腔时用的阻力消失感相类似。移开玻璃注射器，通过穿刺针给予 1.5% 的利多卡因 3ml，和同等剂量的水溶性的造影剂。

在穿刺针的节段进行 CT 扫描。扫描复习穿刺针的位置，更重要的是确认造影剂的扩散范围。可以看到造影剂聚集在主动脉前侧和周围区域（图 290-10）。在横膈后脚区域无造影剂。在穿刺针的位置满意、造影剂的扩散良好确认之后，通过穿刺针注射 12～15ml 无水乙醇和 6% 的水溶性的苯酚。用小

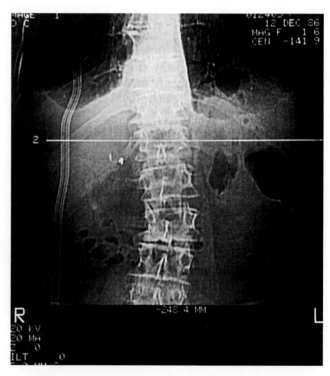

图 290-9   在 CT 检查台上置于合适的体位后，在扫描屏幕上找到 T12-L1 椎间隙。（From Waldman SD：Interventional Pain Management，ed 2. Philadelphia，Saunders，2001，p 499.）

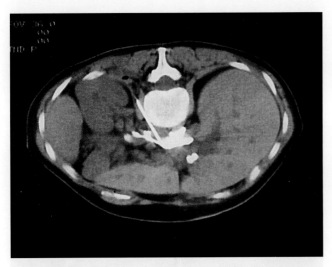

图 290-10　在穿刺针的节段进行 CT 扫描。扫描观察穿刺针的位置，更重要的是确认造影剂的扩散范围。可以看到造影剂聚集在主动脉前侧和周围区域。（From Waldman SD：Atlas of Interventional Pain Management，ed 2. Philadelphia，Saunders，2004，p 288.）

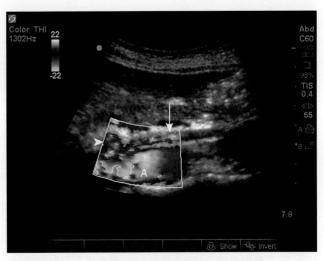

图 290-11　腹腔神经丛的长轴彩色多普勒图像。A，主动脉；箭，肠系膜上动脉；箭头，腹腔动脉。（From Gofeld M，Shankar H：Chapter 56-Peripheral and Visceral Sympathetic Blocks. In：Benzon HT，et al［eds］：Practical Management of Pain，ed 5，Philadelphia，Mosby，2014，pp 755-767.）

剂量的生理盐水冲洗穿刺针然后移出。认真观察患者血流动力学的改变，包括继发于交感神经过度阻滞造成的低血压、心动过缓等。

　　因为毗邻血管结构，腹腔神经丛阻滞对于以下患者是禁忌：那些接受抗凝治疗的患者、或继发于癌症患者的抗癌治疗或与酒精滥用有关的肝功异常所造成的凝血功能障碍的患者。药液血管内注射，可引起脊髓营养血管的血栓形成，继而导致截瘫。超声和彩色多普勒成像和引导可简化血管系统的识别并可以确保更准确地放置针头（图 290-11）。局部或腹腔内感染和脓毒血症是腹腔神经丛的绝对禁忌证。

　　因为腹腔神经丛阻滞会导致肠管运动增加，对于那些有肠梗阻的患者此技术应该避免。50% 的患者会发生阻滞后腹泻。应该对那些慢性腹部疼痛的患者、有化学依赖的患者、有主动搜寻药物行为的患者应暂缓进行腹腔神经丛阻滞。对于那些由于酒精滥用正在进行戒酒治疗的患者不能将酒精作为神经毁损剂。

　　因为毗邻脊髓及其出入的神经根、胸腔和内脏器官，此操作技术应该必须由那些熟悉局部解剖和对介入疼痛治疗有经验的医生来进行。针头太靠向中线位置会导致硬膜外、硬膜下、蛛网膜下腔内注射，或损伤脊髓及其发出的神经根。这些

不正确的穿刺针位置会导致严重的神经功能缺失，包括截瘫。针头偏向中线还会引起椎间盘内置入从而引起椎间盘损伤。当使用经典的双针入路阻滞内脏神经时，针尖的终点在横膈后脚间隙内，增加了神经系统并发症的风险，包括腰神经根的神经组织溶解，而导致臀屈肌无力和下肢麻木。经后脚和穿过主动脉进行腹腔神经丛阻滞的并发症发生率低，疼痛治疗专家应该考虑周到。

　　因为毗邻胸腔，穿刺针的位置太靠向头侧或前方，腹腔神经丛阻滞后气胸可能发生。也可能损伤胸导管导致乳糜胸。针头太靠侧方，有可能损伤肾脏和输尿管。

（季雨薇　安立新　译）

推荐阅读

Waldman SD: Celiac plexus block: classic two-needle retrocrural technique. In: Atlas of Interventional Pain Management, ed 4. Philadelphia, Saunders, 2015.

Waldman SD: Celiac plexus block: two-needle transcrural technique. In: Atlas of Interventional Pain Management, ed 4. Philadelphia, Saunders, 2015.

Waldman SD: Celiac plexus block: single-needle periaortic technique. In: Atlas of Interventional Pain Management, ed 4. Philadelphia, Saunders, 2015.

Waldman SD: Celiac plexus block: single-needle transaortic technique. In: Atlas of Interventional Pain Management, ed 4. Philadelphia, Saunders, 2015.

第 291 章

髂腹股沟神经阻滞

髂腹股沟神经是 L1 脊神经根发出的分支,还有些患者来源于 T12 神经根。此神经进入髂骨凹,沿一个曲线路径走行。腹股沟神经继续前行在髂骨嵴前侧上缘水平穿过腹横肌。此神经与髂腹下神经形成联系,并继续与此神经的中下段相伴行,然后与精索一同穿过腹股沟环进入腹股沟管。腹股沟神经的感觉支支配因人而异,因为可能与髂腹下神经相交叠。通常情况下,腹股沟神经向大腿内侧的上部、男性阴茎的根部、阴囊的上部或女性的耻骨阜和侧阴唇发出感觉支。

进行髂腹股沟神经阻滞,患者置于平卧位,如果拉伸下肢会造成神经的牵拉而导致患者疼痛增加的话,可将一枕头放在膝关节下方。通过触诊辨认髂前上棘。在髂前上棘的向中线 5cm 和向下 5cm 的一点,进行皮肤消毒准备。将一个 25G 1.5 英寸的穿刺针向耻骨联合的方向成斜角进针(图 291-1)。当穿刺针刺破腹外斜肌的韧带时,以扇形方式给予 1% 的利多卡因 5~7ml。注意不要将针刺得过深,以免进入腹腔或腹部内脏器官。超声成像引导可能有助于识别髂腹股沟神经和准确地定位针尖位置(图 291-2)。

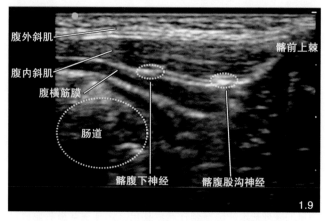

图 291-2 显示髂腹股沟和髂腹下神经及其相关解剖关系的超声图像,ASIS 为髂前上棘。(From Mc Cormack JG,Malherbe S:Applications of ultrasound in paediatrican-aesthesia. Curr Anaesth Crit Care 2008 Oct-Dec;19[5-6]:302-308.)

如果疼痛含有炎性的成分,局部麻醉药中可加入 80mg 的甲泼尼龙。随后的每日进行的神经阻滞相类似,将甲泼尼龙的剂量由最初的 80mg 改为 40mg。因为髂腹股沟神经与髂腹下神经相交连,在进行腹股沟神经阻滞时仅阻滞单一根神经纤维并不常见。注射药液后,对注射部位加力按压,以降低阻滞后发生瘀斑和血肿的发生率。血肿形成可能是灾难性的,尤其对那些接受抗凝治疗的患者。

髂腹股沟神经阻滞的主要副作用是阻滞后的瘀斑和血肿形成。如果针的位置过深,进入腹腔、穿通直肠会引起腹腔内脓肿形成和瘘管形成。早期发现感染是避免危及生命的后遗症的主要因素。

(季雨薇 安立新 译)

推荐阅读

Waldman SD: Ilioinguinal nerve block. In: Atlas of Interventional Pain Management, ed 4. Philadelphia, Saunders, 2015.

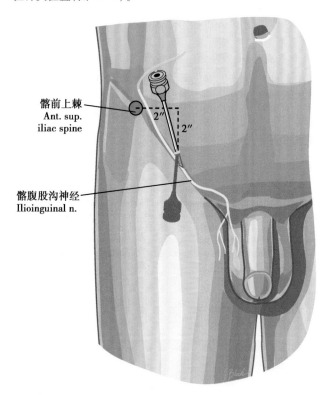

图 291-1 腹股沟神经阻滞(From Waldman SD:Atlas of Interventional Pain Management, ed 4. Philadelphia, Saunders,2015.)

第 292 章

髂腹下神经阻滞

髂腹下神经是 L1 脊神经根的分支，有些患者还来源于 T12 脊神经。此神经进入髂骨凹，沿一个曲线路径走行。髂腹下神经继续前行穿过腹横肌，在腹横机和腹外斜肌之间走行。在这一点，髂腹下神经分为前支和侧支。侧支发出支配后外侧臀部区域的皮肤感觉纤维。前支穿过腹外斜肌越过髂前上棘，发出支配耻骨联合上部的皮肤感觉神经纤维。此神经在其走行途中与髂腹股沟神经相交联，因此导致髂腹下神经和髂腹股沟神经的感觉神经纤维的支配区域发生变异。

进行髂腹下神经阻滞，患者置于平卧位，如果下肢伸展会造成神经的牵拉而导致患者疼痛增加的话，可将一枕头放在膝关节下方。通过触诊辨认髂前上棘。在髂前上棘的向中线2.5cm 和向下 2.5cm 的一点，进行皮肤消毒准备。将一个 25G 1.5 英寸的穿刺针向耻骨联合的方向成斜角进针（图 292-1）。当穿刺针刺破腹外斜肌的韧带时，以扇形方式给予 1% 的利多卡因 5~7ml。注意不要将针刺得过深，以免进入腹腔或穿入腹部内脏器官。超声成像和引导有助于髂腹下神经及其邻近结构的识别，提高穿刺的准确性（图 292-2）。

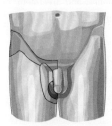

■ 髂腹下神经 Iliohypogastric n.
■ 髂腹股沟神经 Ilioinguinal n.
■ 生殖股神经 Genitofemoral n.

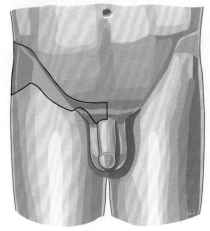

■ 髂腹下神经 Iliohypogastric n.

图 292-1　髂腹下神经阻滞。（From Waldman SD：Atlas of Interven-tional Pain Management，ed 4. Philadelphia，Saunders，2015.）

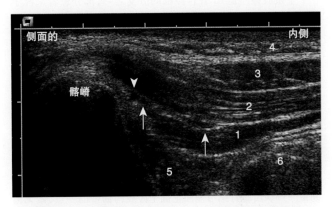

图 292-2　髂腹股沟超声解剖。外侧箭头指向髂腹股沟神经。内侧箭指向髂腹下神经。两者均位于（1）腹横肌和（2）腹内斜肌之间。箭头指向髂腹股沟神经旁的小血管。与神经相反，血管完全呈暗（低回声）。神经呈黑色，内有白色片段和白色斑点（周围神经的典型超声形态）。（3）外斜肌。（4）皮下组织。（5）髂肌。（6）腹腔。（From Curatolo M，Eichen-berger U：Ultra-sound-guided blocks for the treatment of chronic pain. Tech Reg Anesth Pain Manag 2007 April；11[2]：95-102.）

如果疼痛含有炎性的成分，局部麻醉药中可额外加上 80mg 的甲泼尼龙。随后的每日进行的神经阻滞相类似，将甲泼尼龙的剂量由最初的 80mg 改为 40mg。因为腹股沟神经与髂腹下神经相交连，在进行髂腹下神经阻滞时经常阻滞两根神经。药液注射后，对注射部位加力按压，以降低阻滞后瘀斑和血肿的发生率。而血肿形成可能是灾难性的，尤其对那些接受抗凝治疗的患者。

髂腹下神经阻滞的主要副作用就是阻滞后的瘀斑和血肿形成。如果针的位置过深，进入腹腔，穿通直肠会引起腹腔内脓肿和瘘管形成。早期发现感染是避免危及生命后遗症的主要环节。

（季雨薇　安立新　译）

推荐阅读

Waldman SD: Iliohypogastric nerve block. In: Atlas of Interventional Pain Management, ed 4. Philadelphia, Saunders, 2016.

第 293 章

生殖股神经阻滞

生殖股神经是 L1 脊神经根的分支之一,部分患者来源于 T12 脊神经根。此神经沿曲线路径走行进入髂骨凹。生殖股神经沿前侧斜向下行穿过腰大肌出现在对着 L3 或 L4 腹部的表面。此神经在输尿管后方下行,在腹股沟韧带处向生殖器和大腿前侧发出分支。在男性,生殖分支沿腹股沟管走行,穿过深部腹股沟环向提睾肌和阴囊皮肤发出神经支配。在女性,生殖分支沿圆韧带走行,向双侧阴阜和阴唇发出神经支配。在男性和女性,股神经分支在侧面下行至髂外动脉,穿过腹股沟韧带的后方。此神经进入股鞘的侧面在股动脉的外侧走行,向股三角的前上方皮肤发出支配的神经。

阻滞生殖股神经的生殖分支,需要辨认耻骨结节和腹股沟韧带。辨认出耻骨结节侧面正低于腹股沟韧带的一点,做无菌消毒前的准备工作。用 25G 1.5 长的穿刺针刺破皮肤和皮下组织(图 293-1)。在小心回吸后注入 1.0% 的利多卡因 5ml。注意不要将针刺得过深,以免进入腹腔或穿破腹部器官,或无意间将局部麻醉药注入股动脉。超声成像和引导有助于生殖股神经及其邻近结构的识别,提高穿刺的准确性(图 293-2)。

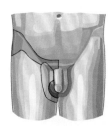

■ 髂腹下神经 Iliohypogastric n.
■ 髂腹股沟神经 Ilioinguinal n.
■ 生殖股神经 Genitofemoral n.

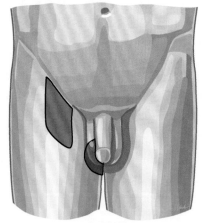

■生殖股神经 Genitofemoral n.

图 293-1 生殖股神经阻滞。(From Waldman SD:Atlas of Interventional Pain Management, ed 4. Philadelphia, Saunders,2015.)

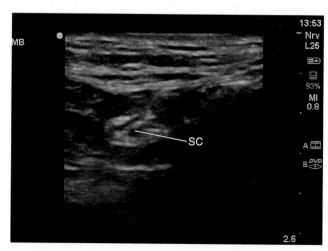

图 293-2 生殖股神经位于精索附近或精索内,位于腹股沟皱褶附近。SC 为精索。(From Walega DR, Chung B:Chronic postherniorrhaphy pain following inguinal hernia surgery:etiology, risk factors, anatomy, and treatment options. Tech Reg Anesth Pain Manag 2011 Jul;15[3]:104-109.)

如果疼痛含有炎性的成分,局部麻醉药中额外加上 80mg 的甲泼尼龙。随后的每日进行的神经阻滞相类似,将甲泼尼龙的剂量由最初的 80mg 改为 40mg。因为生殖股神经、髂腹股沟神经以及髂腹下神经彼此相叠连,在进行生殖股神经阻滞时仅阻滞一根神经并不常见。注射药液后,对注射部位加力按压,以降低阻滞后瘀斑和血肿的发生率。而血肿形成可能是灾难性的,尤其对那些接受抗凝治疗的患者。

生殖股神经阻滞的主要副作用是阻滞后的瘀斑和血肿形成。如果针的位置过深,进入腹腔,穿通直肠会引起腹腔内脓肿形成和瘘管形成。早期发现感染是避免危及生命的后遗症的主要环节。

(季雨薇 安立新 译)

推荐阅读

Waldman SD: Genitofemoral nerve block. In: Atlas of Interventional Pain Management, ed 4. Philadelphia, Saunders, 2015.

腰交感神经的节前纤维和腰椎旁神经相伴行离开椎间孔。在离开椎间孔后,腰椎旁神经发出回旋支,回穿过椎间孔向脊柱韧带、硬脊膜和它们各自的椎体发出支配神经。上位腰椎神经同时通过白交通支的有髓节前神经纤维与腰交感神经链相交联。所有的5支腰椎神经均与灰交通支的无髓鞘的节后神经纤维相交联。在腰交感神经节,节前神经纤维与节后神经纤维形成突触。另外,一些节后神经纤维通过灰交通支回到它们各自的躯体神经。其他的交感神经节后纤维到达主动脉和下腹血管丛。部分纤维上下经过交感神经干,终止于远端神经节。

很多患者的第一和第二腰神经节是融合的。这些神经节和腰神经链的余端和神经节位于腰椎椎体的前外侧缘。腹腔位于腰交感神经链的前侧面。腰躯体神经的近端贴近腰交感神经链,因此在阻滞腰交感神经节时有存在两个通路均被阻滞的潜在可能。

在进行腰交感神经节阻滞的时,患者置于俯卧位,枕头垫在腹部下方以使腰部脊柱弯曲。触及在拟阻滞神经的上位椎体的棘突。在棘突下方偏侧7.6cm的一点标记,进行皮肤消毒

前的准备工作。用22G 3.5英寸的穿刺针连接12ml注射器,与皮肤成35°~45°,向着椎体的侧面进针。穿刺针在前行5cm后可能触及骨质。如果在一个比较浅的深度时就已经触及骨质,可能触及的是横突。此时针的方向应该略向头侧偏移,越过横突抵达椎体的侧缘。在触及椎体后,将针回退至皮下组织,向更倾斜的角度调整方向,滑过椎体的侧缘。一旦骨质感消失后,将针小心地继续向深部行进1.3cm(图294-1)。因为躯体神经贴近腰交感神经链的近端,在相应的腰椎旁神经分布的皮肤区域可能被引出感觉异常。一旦发生上述情况,将针轻轻回退,轻度向头侧继续调整方向。然后将针缓慢前行直至其越过椎体侧缘。针应该最终留在椎体的前外侧缘。如果使用X线引导的话,应该在局部麻醉药中加入少量的造影剂。在前后位造影剂应该正好出现在椎体前侧,在侧位下正好出现在椎体侧面。如果使用计算机断层X线造影引导技术,造影剂应该表现围绕在交感神经链周围,位于椎体的前外侧(图294-2)。一旦针尖到达位置,小心回吸无血液和脑脊液,注射入1%的利多卡因12~15ml。

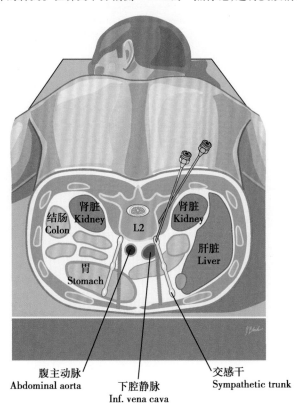

图294-1 腰交感神经节阻滞。(From Waldman SD:Atlas of Interventional Pain Management, ed 4. Philadelphia, Elsevier, 2015.)

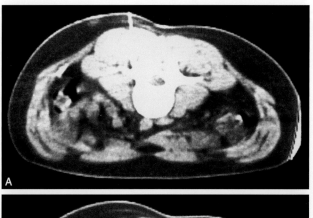
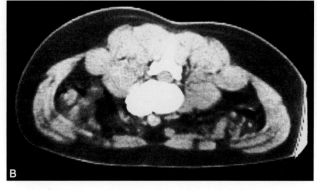

图294-2 (A)CT扫描下腰交感神经节阻滞的针的位置;(B)交感神经链外周的造影剂的正确扩散。(From Waldman SD:Atlas of Interventional Pain Management, ed 4. Philadelphia, Elsevier, 2015.)

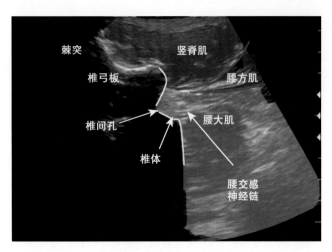

图 294-3 探头摇摆观察椎体后部的横向超声图像。（From Waldman SD：Atlas of Interventional Pain Management，ed 4. Philadelphia，Elsevier，2015.）

因为邻近脊髓及其发出的神经根，进行此操作的医生必须要熟悉局部解剖并且精通介入疼痛治疗技术。因为毗邻腹腔，在进行腰交感神经节阻滞时损害腹部内脏器官是很有可能的。毗邻大血管使药液无意间血管内注射的可能性明显增加。如果小心地将针置入的位置正确，正好越过椎体的前外侧缘将会大大降低此并发症的发生率。针的位置过于偏向中线会导致硬膜外、硬膜下或蛛网膜下腔注射，或者损伤椎间盘、脊髓及其发出的神经根。透视、计算机断层扫描和/或超声成像和引导可能有助于识别腰椎交感神经链和邻近结构，并提高穿刺的准确性（图 294-3）。

尽管并不常见，仍然有存在感染的可能，尤其对那些免疫功能低下的癌症患者。早期发现感染，包括椎间盘炎，对于避免危及生命后遗症至关重要。

（季雨薇 安立新 译）

推荐阅读

Waldman SD: Lumbar sympathetic ganglion block. In: Atlas of Interventional Pain Management, ed 4. Philadelphia, Saunders, 2015.

第 295 章

腰交感神经节射频毁损术

腰交感神经的节前纤维和腰椎旁神经相伴行离开椎间孔。在离开椎间孔后，腰椎旁神经发出回旋支，返回穿过椎间孔向脊柱韧带、硬脊膜和它们各自的椎体发出支配神经。上位腰椎旁神经同时通过白交通支的有髓节前神经纤维与腰交感神经链相交联。所有的 5 支腰椎神经均与灰交通支的无髓鞘的节后神经纤维相交联。在腰交感神经节水平，节前神经纤维与节后神经纤维形成突触。另外，一些节后神经纤维通过灰交通支回到它们各自的躯体神经。其他的交感神经节后神经纤维到达主动脉和下腹血管丛。一些神经纤维上下经过交感神经干，终止于远端神经节。

很多患者的第一和第二腰神经节是融合的。这些神经节和腰神经链的余端和神经节位于腰椎椎体的前外侧缘。腹腔位于腰交感神经链的前侧面。腰躯体神经的近端邻近腰交感神经链，因此在阻滞腰交感神经节时存在两个通路同时被阻滞的潜在可能。

在进行腰交感神经节阻滞的时，患者置于俯卧位，枕头垫在腹部下方以使腰部脊柱弯曲。触及拟阻滞神经的上位椎体的棘突。在棘突下方偏侧 7.6cm 的一点标记，进行皮肤消毒准备工作。用 20G 150mm 长的射频针带一个 10mm 的裸区针尖，与皮肤成 35°~45°，向着 L2 椎体的侧面进针。穿刺针在前行 5cm 后可能触及骨质。如果在一个比较浅的深度时就已经触及骨质，

可能触及的是横突。此时针的方向应该略向头侧偏移，越过横突抵达椎体的侧缘。在触及椎体后，将针回退至皮下组织，向更倾斜的角度调整方向，滑过椎体的侧缘。一旦骨质感消失后，将针小心地继续向深部行进 1.3cm（图 295-1 和图 295-2）。透视、计算机断层扫描和/或超声成像可有助于识别腰椎交感神经链和邻近结构，并提高针位的准确性。因为躯体神经邻近腰交感神经链的近端，在相应的腰椎旁神经分布的皮肤区域可能被引出感觉异常。一旦发生上述情况，将针轻轻回退，轻度向头侧继续调整方向。然后将针缓慢前行直至其越过椎体侧缘。针应该最终留在椎体的前外侧缘（图 295-3）。通过针注入少量的造影剂。在前后位像上造影剂应该正好出现在椎体前侧，在侧位下正好出现在椎体侧面。如果使用计算机断层 X 线造影引导技术，造影剂应该表现围绕在交感神经链周围，位于椎体的前外侧。一旦针尖到达位置，小心回吸无血液和脑脊液，用 50Hz 1V 的电流进行实验性刺激。患者会感觉到后背局部的疼痛。如果在腹股沟感觉疼痛，针可能邻近生殖股神经或 L1 或 L2 脊神经根，应该迅速重新调整位置。如果疼痛集中在下肢，针可能邻近低位腰神经根，也需要调整位置。在 3V 2Hz 的电流刺激下，运动刺激应该是阴性的。如果刺激实验满意，用 80℃ 的射频毁损持续 60 秒。根据患者的临床反应，为达到长期的疼痛缓解，在初次毁损之后，可能需要额外追加毁损时间。

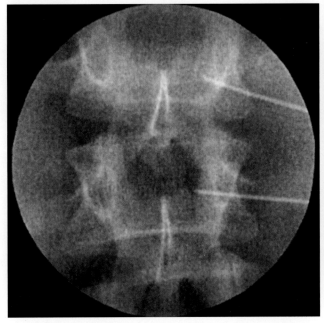

图 295-1　射线前后位像表明在进行腰交感神经链毁损时射频套管针的尖端正好位于椎小关节的后方。（From Waldman SD：Atlas of Interventional Pain Management，ed 4. Philadelphia，Elsevier，2015. ）

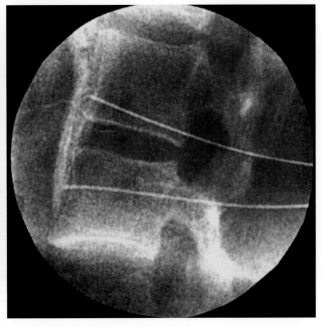

图 295-2　射线侧位像显示交感神经链毁损术时射频套管针正位于 L2 和 L3 水平。（From Waldman SD：Atlas of Interventional Pain Management，ed 4. Philadelphia，Elsevier，2015. ）

因为邻近脊髓及其发出的神经根，进行此操作的医生必须要熟悉局部解剖并且精通介入疼痛治疗技术。因为毗邻腹腔，在进行腰交感神经节射频毁损术时损害腹部内脏器官是很有可能的。如果小心针置入的位置正确，正好越过椎体的前外侧缘将会大大降低此并发症的发生率。针的位置过于偏向中线会进入硬膜外、硬膜下或蛛网膜下腔，或者损伤椎间盘、脊髓后角及其发出的神经根。损害毁损针附近的生殖股神经会导致持久的生殖股神经炎，而此神经炎很难治愈。尽管并不常见，仍然有存在感染的可能，尤其对那些存在免疫功能缺陷的癌症患者。早期发现感染，包括椎间盘炎，对于避免危及生命后遗症至关重要。

（季雨薇　安立新　译）

推荐阅读

Waldman SD: Radiofrequency lesioning—lumbar sympathetic ganglion. In: Atlas of Interventional Pain Management, ed 4. Philadelphia, Saunders, 2015.

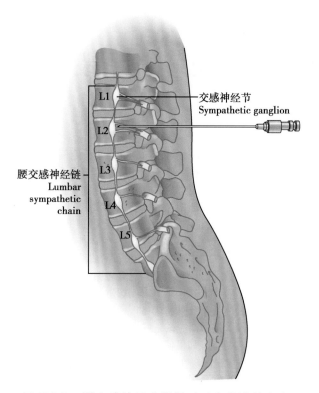

图 295-3　腰交感神经节毁损时正确的进针方向。（From Waldman SD：Atlas of Interventional Pain Management，ed 4. Philadelphia，Elsevier，2015.）

腰椎旁神经正好在椎体横突的正下方离开椎间孔。在离开椎间孔后，腰椎旁神经发出回旋支，返回穿过椎间孔向脊柱韧带、硬脊膜和它们各自的椎体发出支配神经。腰椎旁神经然后发出前支和后支两个主要的分支。后支向后走行，它的分支向腰椎小关节、后背部的肌肉和皮肤发出神经支配。较大的前支向侧向前走行，进入腰大肌的肌束内。在此肌肉内，前4个腰椎旁神经参与腰丛的组成。腰丛同样还接受来自T12椎旁神经的纤维。腰丛向低位腹壁、腹股沟、部分外生殖器、以及部分下肢发出神经支配。

在进行腰椎旁神经阻滞的时候，患者置于俯卧位，枕头垫在腹部下方以使腰部脊柱弯曲。触及拟阻滞节段的椎体的棘突。在棘突偏侧3.8cm的一点标记，进行皮肤消毒等准备工作。用22G 3.5英寸的穿刺针连接一个12ml注射器，与皮肤垂直，向着椎体横突的中间方向进针。穿刺针在前行3.8cm后可能触及骨质。一旦遇到骨质，将针回退至皮下组织，向下调整方向，滑过横突的下缘。一旦骨质感消失后，将针小心地继续向深部行进1.3~1.9cm，直至引出拟阻滞的腰椎旁神经分布区域的感觉异常（图296-1）。一旦感觉异常被引出，小心回吸无血液和脑脊液，注射1%利多卡因3ml。如果疼痛有炎性成分，局部麻醉药混入80mg的甲泼尼龙，间断注射。随后每日进行的神经阻滞以相同的方式进行，用40mg的甲泼尼龙代替最初的80mg。因为后支与上位椎体的后支发出的内侧支相重叠，需要对可能导致疼痛的腰椎旁神经的上位和下位神经同时进行阻滞。

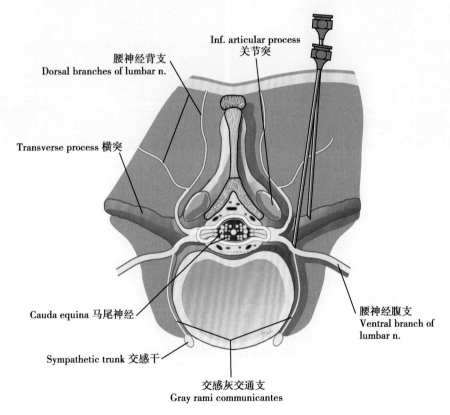

Inf. articular process
关节突

腰神经背支
Dorsal branches of lumbar n.

Transverse process 横突

Cauda equina 马尾神经

Sympathetic trunk 交感干

交感灰交通支
Gray rami communicantes

腰神经腹支
Ventral branch of
lumbar n.

图296-1 腰椎旁阻滞。（From Waldman SD：Atlas of Interventional Pain Management，ed 4. Philadelphia，Elsevier，2015.）

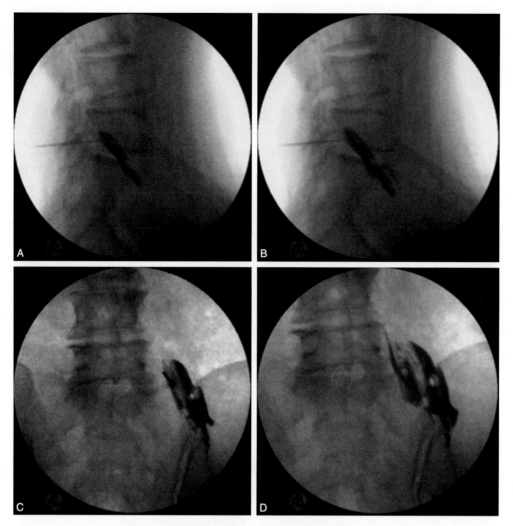

图 296-2　C 臂（透视）引导下的腰 5 椎旁阻滞。（A 和 B）侧位片显示针尖的最终位置和造影剂在椎旁间隙的扩散。（C）前后位片显示在 L5 横突边缘下的针位。（D）显示造影剂通过留置导管在药物注射过程中的扩散。（From Choi SS, Lee MG, Lee MK：Paravertebral block. In Kim DH, Kim YC, Kim KH［eds］：Minimally Invasive Percutaneous Spinal Techniques. Philadelphia, Saunders, 2010, pp 192-201. ）

　　因为邻近脊髓及其发出的神经根，进行此操作的医生必须要熟悉局部解剖并且精通介入疼痛治疗技术。针的位置过于偏向中线会导致硬膜外、硬膜下或蛛网膜下腔注射，或者损伤脊髓及其发出的神经根。针的位置在横突间过深会对离开的腰神经根造成损伤。使用荧光透视、计算机断层扫描和/或超声成像有助于减少并发症，并有助于准确放置针头（图 296-2）。尽管并不常见，仍然有存在感染的可能，尤其对那些存在免疫

功能缺陷的癌症患者。早期发现感染，对于避免危及生命后遗症至关重要。

（季雨薇　安立新　译）

推荐阅读

Waldman SD: Lumbar paravertebral block. In: Atlas of Interventional Pain Management, ed 4. Philadelphia, Saunders, 2004.

第 297 章

腰椎小关节阻滞

腰椎小关节是由邻近椎体的上下关节突组成的关节。腰椎小关节是真正的关节,有关节滑膜和真正的关节囊。此关节囊神经分布丰富,因此支持腰椎小关节是疼痛发生器的观点。腰椎小关节容易发生关节炎性改变,以及继发于加速和减速损伤所造成的创伤。对关节这样的损害会导致继发于滑膜关节炎症和支持连接部位的疼痛发生。

每一个腰椎小关节接受来自两个脊髓节段的神经纤维支配。即接受来自同一椎体的背支,同时接受来自上位椎体的背支的神经纤维。这一事实在临床上很重要,因为它解释了腰椎小关节介导疼痛的不确定性,以及为了完全缓解疼痛为什么一定要同时阻滞来自上位椎体的脊神经背支的神经纤维。

在每一节段,脊神经背支发出的内侧支,离开横突间隙绕过横突的上缘,在横突与椎体联合处走行于槽内。此神经继续向下向内走行,绕过椎板的后面,并在此发出关节分支,支配椎小关节。内侧支在神经绕过横突的上缘的位置易被阻滞。

在 L5 水平,L5 脊神经的背支在与上位关节突的结合部位绕过骶骨翼后,发出内侧支支配腰骶椎小关节。在用内侧支入路进行腰椎小关节阻滞的时候,L5 神经不像阻滞 L1-L4 神经内侧支那样,仅仅在横突和椎体的上中连接点被阻滞。

内侧支入路

腰椎小关节阻滞采用内侧支入路技术,是治疗腰椎小关节综合征的最佳治疗入路。这可以在盲穿下或荧光射线引导下进行。

患者置于俯卧位,一个枕头垫在胸部下方使腰部脊柱适度弯曲而患者感觉舒适。前额放置在折叠毯上。

标志性定位技术

用盲法阻滞 L1-L4 椎小关节,触诊辨认拟阻滞节段的棘突。在棘突轻度向下和向外侧 5cm 的一点作为进针点。对皮肤进行无菌消毒准备之后,在进针点用局部麻醉药做一个皮丘。将 3ml 局部麻醉药回吸到 5ml 注射器内。如果治疗继发于炎症的疼痛,在第一次阻滞时局部麻醉药中加入 80mg 皮质类固醇,在随后的阻滞中加入 40mg 皮质类固醇。

用一个 18G 1 英寸的穿刺针在预先设定的进针点作为引导针穿过皮肤,进入皮下组织。引导针重新轻度向上和中间的轨道调整方向,直接朝向拟阻滞节段的椎体和横突连接部的上部。用 25G 2~3.5 英寸的穿刺针穿过 18G 引导针,向椎体和横突连接部的方向刺入。遇到骨质后,记录下进针的深度,将穿刺针回退。重新调整引导针的位置,向着椎体横突连接部的更向中上方的方向进针(图 297-1)。25G 脊穿针再重新进入,直至遇到关节囊的侧缘。如果穿刺针滑过横突的上缘,回退,轻微向中线偏下调整方向,小心进到前面遇到骨质时的深度(图 297-2)。

在穿刺针到达满意的位置之后,退出针芯,观察针套内有无血液和脑脊液回流。如果都没有,轻轻进行回吸。回吸实验阴性,通过脊穿针注入 1.5ml 药液。

在阻滞 L5 分支,采用相同的技术。但是针的位置更偏向侧方,以阻滞走行在骶骨翼和骶骨的上位关节突之间的神经槽内的神经。

荧光射线技术

如果使用荧光射线技术阻滞 L1-L4 椎小关节,将光束旋转到前后位矢状面,以辨认并看清要阻滞节段的横突和椎体的连接部位。在皮肤无菌消毒准备之后,在中线偏下和旁开 5cm 处

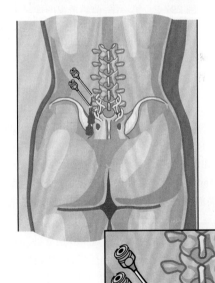

背支内侧支
Med. branch of dorsal ramus
Articular branches 关节支
L5 dorsal ramus L5背支
Sacrum 骶骨

图 297-1 腰椎小关节阻滞:内侧支入路技术。(From Waldman SD. Atlas of Interventional Pain Management, ed 4. Philadelphia, Elsevier, 2015.)

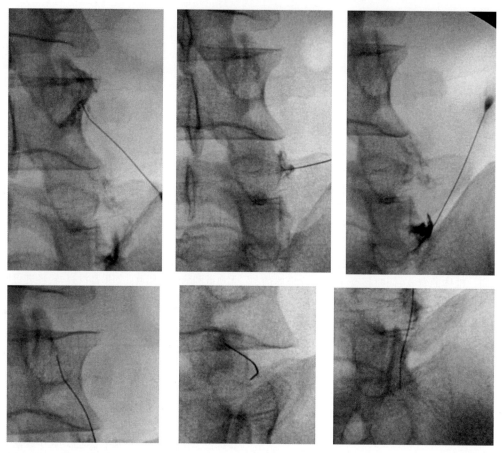

图 297-2   第一排,前后透视图像显示使用单针技术的 L3(左)、L4(中)和 L5(右)内侧分支阻滞的对比度扩散。第二排,斜透视图像显示针的位置相同的对应图。(From Brummett CM,Cohen SP：Facet joint pain. In：Benzon HT,Rathmell JP,Wu CL,et al〔eds〕：Raj's Practical Management of Pain,ed 4. Philadelphia,Mosby,2008,pp 1003-1037.)

用局部麻醉药打一个皮丘。用 18G 1 英寸的引导针在进针点刺入。荧光射线直接瞄准引导针,在屏幕上显示一个小光点。在荧光射线引导下重新调整引导针的位置,直至小光点表现得正朝向横突连接椎体的中上方一点。

用 12ml 注射器回吸总量 5ml 造影剂。然后将 3ml 局部麻醉药回吸到 5ml 注射器内。如果治疗继发于炎症的疼痛,在第一次阻滞时局部麻醉药中加入 80mg 皮质类固醇,在随后的阻滞中加入 40mg 皮质类固醇。

用 25G 2~3.5 英寸的穿刺针穿过 18G 引导针,向椎体和横突连接部的中上方向刺入。遇到骨质后,将穿刺针回退,重新调整引导针的位置,以使穿刺针向着椎体横突连接部的更向中上方的方向进针。此过程可以重复进行,直至 25G 穿刺针的针尖到达横突连接椎体的最上方的中间位置。

在二维荧光射线下确认好针的位置之后,观察 25G 穿刺针的针套内有无血液和脑脊液的回流,再进行轻轻回吸。回吸实验阴性,缓慢注射 1ml 造影剂在射线下确认针的位置。针的位置一旦确认正确,通过穿刺针给予含或不含皮质类固醇的 1.5ml 局部麻醉药。

阻滞 L5 椎小关节,在射线引导下针尖放置在骶骨翼和骶骨上方的关节突之间的神经槽内。在骨盆下方放置一个泡沫楔有助于将髂骨嵴向后向上旋转,以免挡住视野。

关节内入路

用关节内入路技术进行腰椎小关节阻滞,可以在盲法或荧光射线引导下进行。患者置于俯卧位,胸部下方垫一个枕头以使腰椎适度弯曲而患者不感到不适。前额可以放置在折叠毯上。

盲穿法

用盲穿法阻滞 L1-L4 椎小关节,通过触诊辨认拟阻滞节段的棘突。在棘突下方向外侧 3.5cm 处作为进针点。将 3ml 局部麻醉药回吸到 5ml 注射器内。对皮肤进行无菌消毒准备之后,在进针点用局部麻醉药做一个皮丘。如果治疗继发于炎症的疼痛,在第一次阻滞时局部麻醉药中加入 80mg 皮质类固醇,在随后的阻滞中加入 40mg 皮质类固醇。

用一个 18G 1 英寸的穿刺针在预先设定的进针点作为引导针穿过皮肤,进入皮下组织。引导针重新轻度向上和腹侧的轨道调整方向,直接朝向要阻滞节段的椎小关节的下缘。穿刺针与皮肤的夹角近 35°。用 25G 3.5 英寸的穿刺针穿过 18G 引导针,向要阻滞关节的下方骨质刺入。一定要小心穿刺针的轨道不飘向侧方或者中间。飘向中线可能使针进入硬膜外腔、硬膜下腔或蛛网膜下腔，从而损伤脊神经根或脊髓。飘向侧方可能使针穿过椎体侧缘，损伤发出的神经根。

　　遇到骨质后，记录下进针的深度，将穿刺针回退。重新向更上方调整引导针的位置。25G 穿刺针通过引导针再重新进入，直至进入椎小关节或遇到骨质。如果穿刺针再度遇到骨质，此操作重复进行直至穿刺针进入椎小关节（图 297-3）。当针尖滑入关节腔内时往往有落空感。

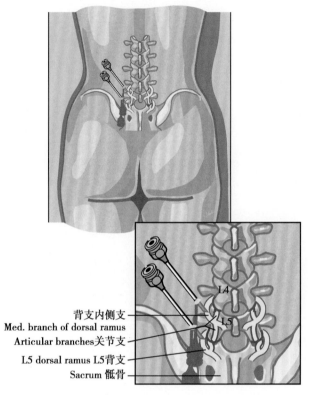

背支内侧支
Med. branch of dorsal ramus
Articular branches 关节支
L5 dorsal ramus L5背支
Sacrum 骶骨

图 297-3　腰椎小关节阻滞：关节内注射技术。（From Waldman SD：Atlas of Interventional Pain Management，ed 4. Philadelphia，Elsevier，2015.）

　　在穿刺针到达满意的位置之后，从 25G 穿刺针内退出针芯，观察针套内有无血液和脑脊液回流。如果都没有，轻轻进行回吸。回吸实验阴性，通过穿刺针注入 1.0ml 药液。快速或暴力注射可能会损坏关节囊，加重患者的疼痛。

　　用关节内技术阻滞腰骶（L5）椎小关节，采用前述的技术。但是针的位置更偏向下和侧方，以避开髂骨嵴的后上方。在骨盆下方放置一泡沫楔有助于旋转髂骨嵴。

荧光射线引导技术

　　如果使用荧光射线技术阻滞 L1-L4 椎小关节，将光束旋转到前后位矢状面，以辨认并看清每个椎体的关节突和邻近的椎小关节。在皮肤无菌消毒准备之后，在进针点用局部麻醉药打一个皮丘。用 18G 1 英寸的引导针在进针点刺入。荧光射线直接瞄准引导针，在屏幕上显示一个小光点。在荧光射线引导下重新调整引导针的位置，直至小光点表现得正朝向要阻滞的椎小关节的下缘。

　　用 12ml 注射器回吸总量 5ml 造影剂。然后将 2ml 局部麻醉药回吸到 5ml 注射器内。如果治疗继发于炎症的疼痛，在第一次阻滞时局部麻醉药中加入 80mg 皮质类固醇，在随后的阻滞中加入 40mg 皮质类固醇。

　　用 25G 2~3.5 英寸的穿刺针穿过 18G 引导针，向着要阻滞关节下方的关节突的方向刺入。遇到骨质后，将穿刺针回退，重新向上调整引导针的位置，朝着椎小关节的方向进针。然后将 25G 穿刺针重新穿过引导针直至进入目标关节内。使用荧光射线引导技术阻滞 L5 椎小关节，像前述使用的技术一样，但是需要将针轻微向下和侧方刺入，以避开髂后上棘。在骨盆下方放置一个泡沫楔有助于将髂骨嵴旋转。

　　在二维荧光射线下确认好针的位置之后，移开 25G 穿刺针的针芯，观察针套内有无血液和脑脊液的回流，再进行轻轻回吸。回吸实验阴性，缓慢注射 1ml 造影剂在射线下确认针的位置（图 297-4）。针的位置一旦确认正确，通过穿刺针给予含或不含皮质类固醇的 1.0ml 局部麻醉药。快速或暴力注射会导致关节囊的破坏而加重患者的疼痛。

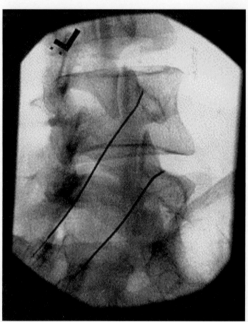

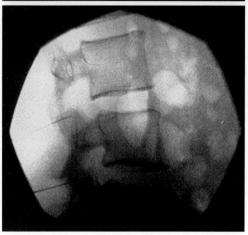

图 297-4　L3 和 L4 内侧支神经阻断术中针位的斜位和侧位图像。（From Calodney A：Radiofrequency denervation of the lumbar zygapophysial joints. Tech Reg Anesth Pain Manag 2004；8［1］：35-40.）

因为毗邻脊髓及其离开的神经根,进行此操作的疼痛专家熟悉局部解剖和精通介入疼痛诊疗技术尤为重要。穿刺针的位置过于靠近中线会导致无意中的硬膜外腔、硬膜下腔、蛛网膜下腔注射。尽管并不常见,仍然有存在感染的可能。很多患者还抱怨在关节内注射后有一过性的腰部疼痛加重的现象。

（季雨薇　安立新　译）

推荐阅读

Waldman SD: Lumbar facet block: medial branch technique. In: Atlas of Interventional Pain Management, ed 4. Philadelphia, Saunders, 2016.

Waldman SD: Lumbar facet block: intra-articular technique. In: Atlas of Interventional Pain Management, ed 4. Philadelphia, Saunders, 2016.

第298章

腰部硬膜外阻滞

硬膜外腔的上界是在枕骨大孔处,骨膜和硬脑膜的融合的地方。硬膜外腔向下延伸至骶尾膜。腰部硬膜外腔在后纵韧带和椎板及黄韧带之间(图298-1)。椎骨柄和椎间孔组成硬膜外腔的侧面。腰椎弯曲下腰部硬膜外腔在L2-L3间隙宽度为5~6cm。腰部硬膜外腔内包含脂肪、静脉、动脉、淋巴组织和结缔组织(图298-2)。

在中线进行硬膜外阻滞,穿刺针将要经过以下结构(图298-3)。经过皮肤、皮下组织后,硬膜外穿刺针会穿过棘上韧带,后者垂直走行在各棘突表面。棘上韧带会对穿刺针的前行提供一定的阻力。此韧带密度足够大,能够在松开握着的穿刺针的时候,在相应的位置夹住针。

随后遇到的是棘间韧带,在棘突之间独立走行,对针的前行提供额外的阻力。因为棘间韧带邻近黄韧带,疼痛治疗专家在针尖进入棘间韧带和黄韧带之间的间隙的时候,会感到一个"错误的"阻力消失感。

针尖走行在致密的黄韧带内的时候,针的前行会遇到明显的阻力增加。因为黄韧带的组成几乎完全是弹性蛋白纤维,在穿刺针横穿在黄韧带的时候会感觉到阻力的持续增加,这主要归功于韧带对针的这种拖拽作用。针尖进入硬膜外间隙会有突然的阻力消失感。向正常的硬膜外腔内注射药物应该没有阻力。

腰部硬膜外阻滞可以在患者坐位、侧位或俯卧位下进行。

坐位对于患者和疼痛治疗专家来说都非常简单。此体位增强辨认中线的能力,同时也避免侧卧位时脊椎旋转的问题,而此问题可能使硬膜外间隙难以辨认。一些研究者认为局部麻醉药的重力作用在坐位下加强,促进了阻滞S1神经的能力,而此神经因为比较大很难被阻滞。

患者置于理想位置以使腰椎屈曲,前臂放置在桌子的垫上,对皮肤进行无菌消毒准备。在L3-L4间隙,操作者的中指和示指放置在棘突上。通过上下滚动触诊再次确认椎间隙的位置。通过触摸椎间隙的上、下位棘突确认所选椎间隙的中线位置,用侧方滚动的手法确认进针点位于中线。然后使用1ml局部麻醉药在中线局部浸润皮肤、皮下组织、棘上韧带和棘间韧带。

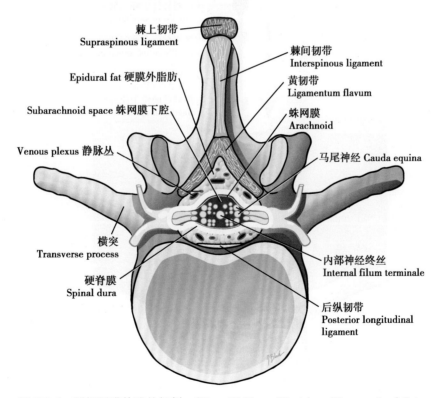

图298-1 腰部硬膜外腔的解剖。(From Waldman SD: Atlas of Interventional Pain Management, ed 4. Philadelphia, Elsevier, 2015.)

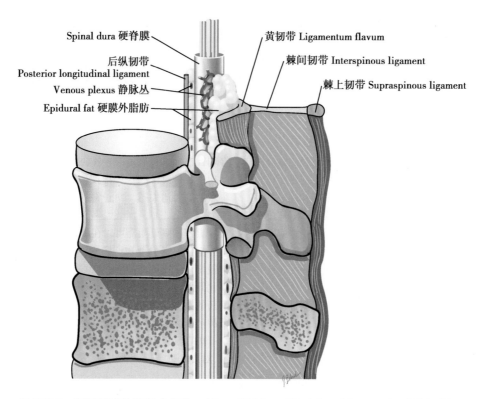

Spinal dura 硬脊膜
后纵韧带 Posterior longitudinal ligament
Venous plexus 静脉丛
Epidural fat 硬膜外脂肪

黄韧带 Ligamentum flavum
棘间韧带 Interspinous ligament
棘上韧带 Supraspinous ligament

图 298-2　腰部硬膜外腔的内容物。（From Waldman SD：Atlas of Interventional Pain Management，ed 4. Philadelphia，Elsevier，2015.）

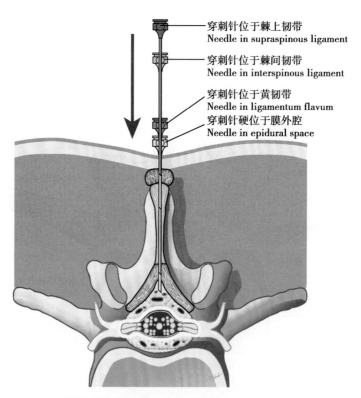

穿刺针位于棘上韧带
Needle in supraspinous ligament

穿刺针位于棘间韧带
Needle in interspinous ligament

穿刺针位于黄韧带
Needle in ligamentum flavum

穿刺针硬位于膜外腔
Needle in epidural space

图 298-3　腰部硬膜外阻滞时针的位置。（From Waldman SD：Atlas of Interventional Pain Management，ed 4. Philadelphia，Elsevier，2015.）

用 25G 2~2.5 英寸的针头,或 18~20G 3.5 英寸的穿刺针在之前麻醉过的中线区域进针,穿过棘上韧带、进入棘间韧带。通常情况下使用较小的短针效果更好。移开针芯,针尾连接上充满生理盐水的润滑良好的 5ml 玻璃注射器。或者,医生仅用 12ml 塑料注射器充满注射液来进行随后的阻力消失实验。这样可以避免在连接和移开玻璃注射器时有无意之中将针尖移出硬膜外腔的危险。

右利手操作的医生用左手的拇指和示指牢牢握住硬膜外针。左手牢牢抵住患者的背部以确保抵制患者意外移动时穿刺针的不受控制的移动。用右手的拇指持续推动注射器的活塞,针和注射器在左手的控制下缓慢、谨慎的持续前行。一旦针尖穿过黄韧带进入硬膜外腔,会有一个突然的阻力消失感,注射器的活塞会不费力地向前推动。将注射器小心从针尾处移开。

用润滑良好的玻璃注射器向硬膜外腔内注入 0.5~1ml 空气或生理盐水,进行注气或盐水压缩实验,帮助再次确认穿刺针在硬膜外腔内。注射的力度要求不超过克服针的阻力。在注射的时候有明显的疼痛或突然阻力增加预示实际的位置不正确,应该立即停止注射,再重新评估针的位置。可以通过穿刺针注射少量的造影剂来确认针位于硬膜外腔内。绝大多数的有经验的疼痛治疗专家不需要增加这一步来正确地将针放置在硬膜外腔内。

当针的位置确认满意后,将含有 10~12ml 药液的注射器小心连接在针尾。轻轻回吸确认没有血液和脑脊液回流。如果回吸出脑脊液,换一个间隙进行硬膜外阻滞。这种情况下,药物的剂量要做相应的调整,因为药物可能通过刺破的硬脊膜进入蛛网膜下腔。如果回吸发现血液,轻轻旋转针头,重新做回吸实验。如果没有发现血液,间断推注局部麻醉药和其他药物,同时严密监测患者的局麻药毒性反应。

做诊断性的或预防性的阻滞,1% 的利多卡因是适宜局麻药。治疗性阻滞,注入 0.25% 的丁哌卡因联合 80mg 的甲泼尼龙。随后的神经阻滞以相同的方式来进行,将甲泼尼龙的剂量由最初的 80mg 调整为 40mg。每日用局部麻醉药和/或甲泼尼龙进行硬膜外阻滞治疗前面提到的急性疼痛。治疗慢性疼痛例如腰部神经根痛、腰椎管狭窄、椎体压缩性骨折、糖尿病性神经痛等,需要隔日进行 1 次或一个星期 1 次进行神经阻滞,根据临床条件来进行。

如果选择腰部硬膜外腔入路给予阿片类药物,对于阿片类药物耐受的患者可使用 5~7mg 的吗啡注射液用于硬膜外腔,是合理的初始剂量。脂溶性较大的阿片类药物例如芬太尼应该通过硬膜外管持续给予。将硬膜外导管通过硬膜外针置入硬膜外腔以进行持续输注。

穿椎间孔入路

用穿椎间孔入路进行腰部硬膜外阻滞时,患者采用俯卧位。尽管一些有经验的疼痛治疗专家在进行此操作时没有放射线的引导,许多疼痛治疗的医生使用荧光射线来帮助确认针的位置,以避免针的位置过深进入椎管,或无意间的将药物注射到鞘内、硬膜下或脊髓。因为此操作经常在俯卧位下进行,要格外注意对患者的监护。

患者俯卧位于荧光射线台上,使受累椎体的终板排成行。荧光射线的光柱在同侧沿着椎体的上关节突旋转至 6 点方位(图 298-4)。

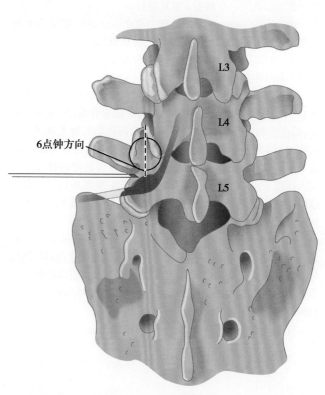

图 298-4　穿椎间孔腰部硬膜外阻滞时针的位置。(From Waldman SD:Atlas of Interventional Pain Management,ed 4. Philadelphia,Elsevier,2015.)

对皮肤进行无菌消毒的准备工作,在拟阻滞神经孔的上位关节突的侧面或上面一点用局部麻醉药打一个皮丘。用 22G 或 25G 3.5 英寸的针头穿过之前麻醉过的区域,直至在椎体侧面 6 点的位置遇到骨质。在此点没遇到骨质,可能是针已经穿过椎间孔进入鞘内。如果没办法认出此种问题的发生,后果将是灾难性的。

骨性标志确认后,将针向目标脊神经孔的下方重新调整方向。前后位荧光射线确认针的位置不过于靠近椎间孔的 6 点位置的中线,以避免针的位置过深而进入椎管内,从而进入硬脊膜腔内或椎管内。侧位像下再次确认针的位置。在进行左上腰经神经孔阻滞的时候要特别注意,避免将穿刺针的位置在侧位像下超过神经孔的一半,以避免损伤腰膨大动脉的分支,后者位于椎间孔的上腹侧,有脊髓缺血和截瘫的风险。

针的位置确认满意之后,在荧光射线引导下给予 0.2~0.4ml 适合蛛网膜下腔使用的造影剂。应该看到造影剂流向椎间孔进入硬膜外腔。如果远端沿神经根鞘流动就更好了。如果患者抱怨有明显的注射痛要立即停止造影剂的注射。造影剂的流动观察满意,没有硬膜下、蛛网膜下腔或血管内有造影剂扩散的征象,给予 6mg 的倍他米松悬浮液或 20~40mg 的甲泼尼龙或曲安西龙悬浮液,加上 2%~4% 的利多卡因或 0.5%~0.75% 的丁哌卡因 0.5~2ml,总剂量为 1~3ml 缓慢注射。如果患者抱怨有注射痛要停止局部麻醉药和皮质类固醇的注射。

经常有一过性的轻微的压力性感觉异常。在局部麻醉药和皮质类固醇满意注射后,用局麻药和皮质类固醇洗出针内的造影剂,将穿刺针移出,压住穿刺部位。此操作作为诊断性或治疗性操作可以在另一个间隙上重复进行。

因为有沿 Batson 丛形成血肿的潜在风险,局部感染和脓肿是腰部硬膜外阻滞的绝对禁忌证。与从骶管进入硬膜外腔不同,因为有硬膜外血肿的风险,抗凝和凝血功能异常也是腰部硬膜外神经阻滞的绝对禁忌证。

腰部硬膜外神经阻滞时无意的硬脊膜刺破的发生概率低于 0.5%。没发现刺破硬脊膜会立刻导致全脊麻,出现意识消失、低血压和窒息。如果硬膜外剂量的阿片类药物无意之中进入蛛网膜下腔,会导致明显的呼吸系统和中枢神经系统的抑制。也同样有无意之中将预放置在硬膜外腔的穿刺针或导管误入硬膜下腔。如果没有发现硬膜下穿刺,硬膜外剂量的局部麻醉药注入硬膜下腔,症状和体征与大剂量蛛网膜下腔注射相似,尽管运动和感觉阻滞可能程度不一。

腰部硬膜外腔血管丰富。在进行腰部硬膜外腔麻醉时硬膜外导管置入血管的概率为 0.5%~1%。此并发症在那些硬膜外腔内静脉扩张的患者多见(孕产妇和有巨大腹腔内肿瘤的患者)。如果误入血管未被发现,直接向硬膜外静脉内注入局部麻醉药会引起明显的局麻药中毒。

穿刺针损伤硬膜外血管会导致自限性出血,从而引起操作后疼痛。硬膜外间隙内不可控制的出血会压迫脊髓,同时伴有快速进展的神经功能缺失。尽管在腰部硬膜外阻滞后继发于硬膜外血肿的明显神经功能缺失的发生率非常罕见,在腰部硬膜外神经阻滞后发生快速进展的神经功能缺失应该考虑到此灾难性的并发症的发生。

腰部神经阻滞后如果操作得当的话泌尿系统并发症并不常见。对脊髓和神经根的直接创伤经常伴有疼痛。在置入硬膜外针或导管或注射期间有明显的疼痛发生,医生应该立刻停止,确认疼痛的原因,以避免发生额外的神经损伤。经椎间孔入路进行腰部硬膜外阻滞与中线入路相比,发生持久的感觉异常和损伤包括脊髓的神经结构的发生率在统计上明显增加。

尽管并不常见,硬膜外腔感染的发生率仍然存在,尤其是那些存在免疫功能缺陷的艾滋病患者或癌症患者。一旦发生硬膜外脓肿,需要紧急进行外科引流,以避免压迫脊髓,造成不可逆转的神经功能损伤。早期发现和治疗感染对于避免发生潜在的危及生命后遗症至关重要。

(季雨薇　安立新　译)

推荐阅读

Waldman SD: Lumbar epidural nerve block. In: Atlas of Interventional Pain Management, ed 4. Philadelphia, Saunders, 2015.

Waldman SD: Lumbar epidural nerve block: Transforaminal approach. In: Atlas of Interventional Pain Management, ed 4. Philadelphia, Saunders, 2015.

第299章

腰部蛛网膜下腔阻滞

在绝大多数成人脊髓终止于L2水平,婴儿大约是L4。因此,在坐位下,在上述节段以下进行腰部蛛网膜下腔神经阻滞可以避免对脊髓潜在的损伤。脊髓被3层保护性的结缔组织包裹:硬脊膜、蛛网膜、软脑膜。硬脊膜在最外层,由坚韧的弹性纤维组成,构成保护脊髓的机械性屏障。下一层是蛛网膜。蛛网膜仅有一层潜在的腔隙和硬脊膜分开,腔隙内充满浆液。蛛网膜是防止物质扩散的屏障,同时有效限制进入硬膜外腔的药物扩散进入脑脊液。最内的一层是软脑膜,是血管性结构,为脊髓提供营养支持。

为到达蛛网膜下间隙,从旁正中入路穿刺针在L3-L4间隙需要经过皮肤、皮下组织、棘间韧带、黄韧带、硬膜外腔、硬脊膜、硬膜下间隙、蛛网膜。注入蛛网膜下腔的药物位于蛛网膜和软脑膜之间,尽管也有可能出现无意之间的硬膜下注射。硬膜下注射局部麻醉药的典型表现是阻滞不全和程度不一。

从中线入路进行腰部蛛网膜下腔神经阻滞,可以在坐位、侧卧位、俯卧位下进行。坐位对于患者和疼痛治疗专家来说都非常简单。此体位增强辨认中线的能力,同时也避免侧卧位时脊椎旋转的问题,而这样的旋转可能使穿刺针进入蛛网膜下腔变得困难。如果选择侧卧位,小心注意患者的体位,包括中线的辨认,避免脊柱的旋转,最大限度地使脊柱屈曲是成功进行蛛网膜下腔阻滞的基本条件。俯卧位对于采用折刀式体位是最佳的,可以最大限度地使脊柱屈曲。偶尔俯卧位下中线入路给予低比重药液可进行痔切除术。尽管此体位限制了脊柱的可能旋转的程度,同时简化中线的辨认,俯卧位存在医源性的风险,包括监测患者困难、气道控制问题,都使在腰蛛网膜神经阻滞时使用俯卧位产生不利影响。

将患者置于理想体位,使腰部脊柱屈曲没有旋转之后,确认髂骨嵴。L4脊椎横突大约在两侧髂嵴连线之间。对皮肤进行无菌消毒的准备工作。在L3-L4间隙,操作者用示指和中指放置在棘突的两侧。通过对上下位间隙滚动触摸的手法再次确认间隙的位置。用侧位滚动触摸的手法触摸所选间隙的上位和下位棘突,来确认所选间隙的中线位置。不能正确的判断中线位置是腰部蛛网膜下腔阻滞失败的首要原因。在L4-L5间隙的侧方1cm和中线偏1cm处,用局部麻醉药向着椎间隙的中间方向依次浸润阻滞皮肤、皮下组织、棘间韧带(图299-1)。

腰部蛛网膜下腔阻滞时所选的穿刺针的型号取决于操作者的熟练程度和想要降低穿刺后头痛发生率之愿望的程度。通常情况下,小号的穿刺针对硬脊膜纤维造成的是点状分离而不是切开,从而降低了穿刺后头痛的发生率,而其他的影响都是相同的。引导针的使用有利于成功的使用小号穿刺针。在使用旁正中入路时,尤其对那些体积比较大的患者,需要用5~6英寸的穿刺针才能抵达蛛网膜下腔。选择好的脊穿针穿过前述麻醉过的区域,以与头正中方向成10°~15°的轨迹前行。

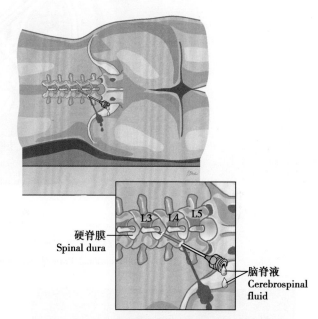

图299-1 腰部蛛网膜下腔阻滞:旁正中入路。(From Waldman SD: Atlas of Interventional Pain Management, ed 4. Philadelphia, Elsevier, 2015.)

穿刺针穿过皮下组织、棘上韧带、棘间韧带。当穿刺针闯过棘间韧带和致密的黄韧带时操作者会感觉到针前行的阻力增加。如果穿刺针遇到骨质,将针回退,重新更向头侧进针。注意不要将针的方向过于偏侧,可能会骑过中线,从而损伤穿刺针对侧的脊髓或其离开的神经(图299-2)。穿刺针进入硬膜外腔,操作者会感觉到针刺破硬膜的落空感。将针小心继续前行1mm,移出针芯。可以看到脑脊液流出;或者如果使用的是小号的腰穿针,脑脊液可以出现在针套内。如果没有发现脑脊液,重新置入针芯,轻微前行,再将针旋转90°。再移出针芯,重新观察针套内有无脑脊液。如果没有脑脊液,需要将针移出,重现确认中线,重复前述步骤。发现脑脊液后,操作者用手抵住患者后背将针固定。选择适用于蛛网膜下腔使用的药物,加入葡萄糖制成重比重溶液,或者加入血管收缩剂例如肾上腺素或苯基肾上腺素,以延长蛛网膜下腔阻滞的时间。缓慢注入药液,如果患者发生疼痛,应立刻停止注射。然后移出穿刺针。使用荧光透视、计算机断层扫描和/或超声成像有助于减少并发症,并有助于准确放置针头(图299-3)。

因为有沿Batson丛形成血肿的潜在风险,局部感染和脓肿是从旁正中入路进入蛛网膜下腔的绝对禁忌证。与从骶管进入硬膜外腔不同,因为有硬膜外血肿和蛛网膜下腔血肿的风险,抗凝和凝血功能异常也是腰部蛛网膜下腔神经阻滞的绝对

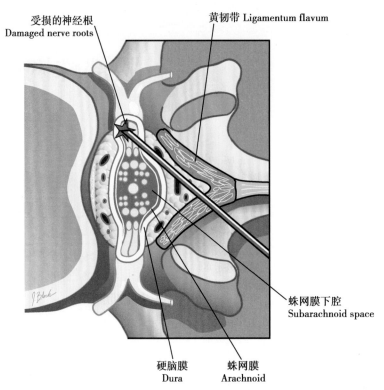

图 299-2 腰部蛛网膜下腔阻滞时穿刺针的位置。(From Waldman SD：Atlas of Interventional Pain Management，ed 4. Philadelphia，Elsevier，2015.)

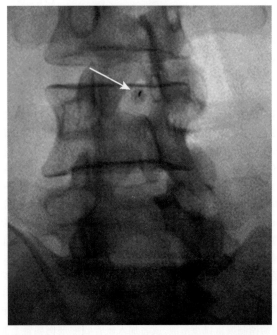

图 299-3 在解剖标志辨认困难的患者可采用透视引导。在连续的透视引导下穿刺，针指向蛛网膜下腔（箭头）。(From Waldman SD：Atlas of Interventional Pain Management，ed 4. Philadelphia，Elsevier，2015.)

禁忌证。

低血压是腰部蛛网膜下腔阻滞的常见并发症，主要是由于蛛网膜下腔阻滞造成的广泛的交感神经阻滞。预防性的肌肉或静脉内给予血管收缩剂，以及加快输液可以避免腰部蛛网膜下腔神经阻滞的这种严重并发症。如果确认患者由于严重的系统疾病不能耐受低血压，与蛛网膜下腔神经阻滞相比，其他的外周神经区域麻醉例如腰丛阻滞可能更适合。

也存在无意之中把将要置入蛛网膜下腔的穿刺针或导管误入硬膜下腔。如果没有发现进入硬膜下腔，将造成阻滞不全。操作者在感觉到穿破硬膜时的落空感后，继续将针前行将会避免此问题的发生。

如果采用正确的操作技术，腰部蛛网膜下腔阻滞后的神经系统并发症并不常见。对脊髓及其发出的神经的直接损伤经常伴有疼痛。如果置入穿刺针或导管或在注射时发生明显的疼痛，医生要立即停止操作，确认疼痛的原因以避免可能造成的额外的神经创伤。也有报道发生对所阻滞的脊髓和神经由于化学性刺激发生延迟性的神经并发症。

尽管不常见，蛛网膜下腔感染的发生率仍然存在，尤其是对那些有免疫功能缺陷的艾滋病患者或癌症患者。一旦发生硬膜外脓肿，需要紧急进行外科引流，以避免压迫脊髓，造成不可逆转的神经功能损伤。腰部蛛网膜下腔神经阻滞后发生脑膜炎时，需要从蛛网膜下腔给予抗生素。早期发现和治疗感染对于避免发生潜在的危及生命后遗症至关重要。

（季雨薇 安立新 译）

推荐阅读

Waldman SD: Lumbar subarachnoid block: paramedian approach. In: Atlas of Interventional Pain Management, ed 4. Philadelphia, Saunders, 2015.

第 300 章

骶部硬膜外阻滞

三角形的骶骨由5块融合的骶椎组成,背面带有凸起。骶骨以楔形的方式嵌在两块髂骨之间,上方与第五腰椎、尾端与尾骨形成关节。在前面的凹面,有4对未封闭的骶前孔,其间穿过上部4个骶神经的前支。后面的骶椎孔比前面的骶前孔要小。注入骶管的药物成功地被骶棘肌和多裂肌堵塞,以防止漏出。下位关节的未发育的残余部分向下形成骶管裂孔。这些骨性标志叫作骶骨角,是进行骶部硬膜外阻滞时重要的临床标志。

尽管骶骨的形状有性别和种族的差异,对于一个患者成功进行骶管阻滞的最终能力,它们不是很重要。三角形的尾骨由3~5块尾椎骨组成。它的上表面和骶骨的下关节表面形成关节。尾骨的尖端是进行骶管阻滞的重要临床标志。

骶裂孔由S4骶骨的下面的后面中间未融合的部分和整个的S5椎骨组成。U形的间隙后面被骶尾韧带覆盖,这也是进行骶管阻滞时重要的临床标志。穿过骶尾韧带直接进入骶管的硬膜外腔。

作为腰部椎管的延续,骶管向下延续最后终止于骶裂孔。在干燥的骨标本中移去所有的内容物,骶管的平均容量为34ml。应该强调那些每天进行疼痛治疗的患者所使用的局部麻醉药的容量更小(例如5~10ml)。大剂量的使用局部麻醉药,尤其在疼痛治疗领域,会导致不可接受的局部麻醉平面,从而导致尿潴留、尿失禁等副作用,应该加以避免。

骶管内包含的硬脊膜囊的下位终点,终止于S1和S3(图300-1)。5个骶神经根和尾椎神经作为脊髓的终端——马尾,纵穿骶管。S1-S4脊神经的前、后支离开它们各自的前后骶孔。S5脊神经和尾椎神经通过骶裂孔离开骶管。这些神经为它们各自的皮肤和肌肉提供感觉和运动神经支配。它们也为一些盆腔器官,包括子宫、输卵管、膀胱、前列腺提供神经支配。

骶管内还包含硬膜外静脉丛,经常终止于S4,但是也可能向下延续。绝大多数的血管集中在骶管的前部。穿刺针或导管行进入过于偏向骶管的头侧,容易损伤硬膜囊和硬膜外血管。骶管的其余部分充满脂肪,它的密度随年龄增长而增加。一些研究者认为这些变化是成人进行骶管硬膜外阻滞时阻滞不全的发生率的主要原因。

骶部硬膜外阻滞可以在俯卧位和侧卧位下进行。在俯卧位下进行骶部硬膜外阻滞时,患者置于俯卧位。头部置于枕头上,偏向疼痛治疗医生的另一侧。腿和脚外展,防止臀大肌用力,会使骶裂孔的辨认更加困难。

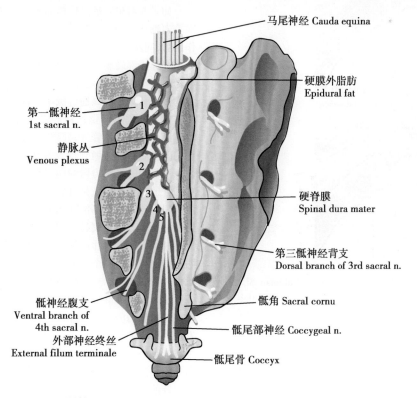

图 300-1 骶管。(From Waldman SD: Atlas of Interventional Pain Management, ed 4. Philadelphia, Elsevier, 2015.)

对大范围的皮肤进行无菌消毒的准备工作,从而使所有可能触及的解剖标志都无菌。铺无菌孔巾以避免污染手指。非利手的中指放置在无菌巾的裂口中,指尖放在尾骨尖上。操作者可以简单地确认尾骨中线,这在侧位下尤为重要。

仔细确认中线后,对指骨关节近端下方的区域进行定位。中指向头侧方向移动,到达指骨关节近端下方确定的区域。用侧方滚动的手法确认骶骨角。如果疼痛治疗医生的手套号码是7.5或是8号,在此平面会发现骶骨裂孔。如果疼痛治疗医生的手套号更小一些,当指尖在尾骨尖上时,骶骨裂孔的定位可能高于原来定位的位置,即操作者近端指骨关节的下方区域位置。如果医生的手套号偏大,骶骨裂孔的定位则可能位于前面定位区域的下方,也就是当指尖在尾骨尖上时,操作者近端指骨关节的下方区域位置。

尽管骶骨和骶骨裂孔的解剖存在正常的变异,骶尾尖和骶裂孔之间的空间位置保持着惊人的一致。

骶骨裂孔的位置确定后,用25G 1.5英寸的针头以45°刺入之前麻醉过的区域,进入骶尾韧带(图300-2)。小儿使用25G 5/8英寸的针头。长针头可能会增加并发症的发生率,包括血管内注射、无意之中刺破硬膜,而且并不增加此操作的成功概率。

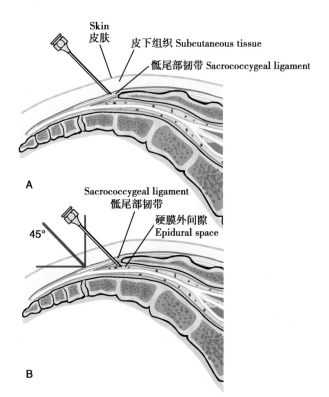

图300-2 骶部硬膜外神经阻滞。(From Waldman SD: Atlas of Interventional Pain Management, ed 4. Philadelphia, Elsevier, 2015.)

穿过骶尾韧带后,会感觉到落空感。如果发现接触到骶管的前侧骨壁,轻轻回退针。使针尖从骨膜脱离。然后再将针进入骶管0.5cm,以确保整个针的斜角越过骶尾韧带,以避免药液注射到韧带内。

通过针注入1ml空气进行气泡压缩实验。在骶尾骨上方

的组织应该没有捻发音和膨胀感。注射需要的压力要刚刚超过克服针的阻力。如果注射的最初有阻力,需要将针旋转180°,以防止针放置在骶管内正确的位置了,但是针的斜角正好被骶管的内壁堵塞。在注射时感觉到明显疼痛或注射时阻力的突然增加,可能提示针的位置不正确。疼痛治疗医生应该立即停止注射,并重新评价针的位置。

针的位置放置满意之后,注射器内装满5~10ml 1%的利多卡因连接在针头上。当外科麻醉时需要使用大剂量的局部麻醉药20~30ml。治疗继发于炎症的疼痛,在首次阻滞时局部麻醉药中加入80mg皮质类固醇,再次阻滞时加入40mg皮质类固醇。

小心回吸,以确认没有脑脊液和血液。尽管很罕见,无意之中刺破硬膜仍有可能发生,所以必须仔细观察脑脊液的情况。回吸时有血液经常发生。可能是针刺入骶管时损伤了静脉,或者更少见的针置入静脉内。如果回吸实验阳性,确定有脑脊液或血液,重新置入针,并重新进行回吸实验。如果实验阴性,随后注入0.5ml局部麻醉药。在注射期间或是操作后要仔细观察有无麻药毒性反应的症状,或是蛛网膜下腔内局部麻醉药扩散的症状。临床经验可以使局部麻醉药的用量减少而不降低骶部硬膜外阻滞的临床效果。局麻药的用量减少可以降低与局部麻醉药有关的副作用的发生率。

治疗前述的急性疼痛需要用局部麻醉药和皮质类固醇每天进行骶部硬膜外阻滞。治疗慢性疼痛,例如腰部神经根病和糖尿病性多发神经炎时,需要隔日治疗或一天进行一次,或根据临床情况而定。根据我们对骶管硬膜外激素阻滞的临床经验,应用这种技术进行隔日治疗与每周进行一次神经阻滞相比更能改善预后。在治疗神经根病和其他考虑用骶管硬膜外激素治疗的病症时要首选使用隔日治疗。

如果要对患者的骶尾神经进行选择性的神经毁损性阻滞,在首先确认好局部麻醉药阻滞后疼痛缓解的平面和潜在的副作用后,间断注入0.1ml 6.5%的酚甘油或酒精总量达到1ml。如果选择骶部硬膜外入路给予阿片类药物,给予适用于硬膜外给药的吗啡4~5mg是合理的初始剂量。其他的可溶性阿片类药物例如芬太尼应该通过骶尾导管连续注射。

在进行骶部硬膜外神经阻滞时可能针刺入的位置错误。穿刺针可能进入骶管外,导致空气或药物注入皮下组织。在注射的时候骶骨上方触到捻发音和膨胀感预示穿刺针的位置错误。注射的时候阻力增加同时伴有疼痛也可以预示。第二个穿刺针的位置错误就是针尖置入了骶管的骨膜。注射时疼痛、注射阻力异常高及不能注入几毫升的药液都可以提示针的位置错误。第三个穿刺针的错误位置是穿刺针的斜面部分位于骶尾韧带内。此时注射阻力异常高,以及药物注射到韧带内有明显的疼痛。第四个穿刺针的错误位置是暴力将穿刺针置入骶椎的骨髓腔内,导致局部麻醉药的血药浓度异常增高。先给予数毫升的局部麻醉药,当骨髓腔内充满局部麻醉要后,随后就有注射阻力的快速增加,可以提示穿刺针的位置错误。此并发症的结果就是由明显的局部麻醉药毒性反应的发生。第五个也就是最严重的穿刺针的位置错误就是穿刺针穿过骶骨,或向外侧穿过尾骨进入盆腔。穿刺针可能进入直肠和阴道,导致穿刺针的污染。如果将感染的穿刺针再进入骶管,将有感染的危险。使用荧光透视、计算机断层扫描和/或超声成像有助于减少并发症,并有助于准确放置针头(图300-3)。

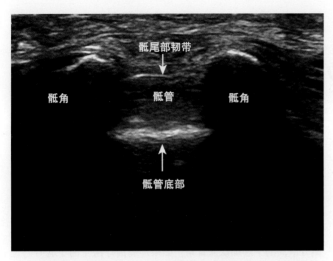

图 300-3　骶骨裂孔、骶角和骶管的横向超声图像。
（From Waldman SD：Atlas of Interventional Pain Management，ed 4. Philadelphia，Elsevier，2015.）

骶部硬膜外腔血运丰富，在进行此操作时血管内吸收局部麻醉药的可能性大。小心回吸和间断注射局部麻醉药对于早期发现局麻药中毒十分重要。在操作的过程中和操作后一定要仔细观察患者。使用小剂量的局麻药（治疗性阻滞推荐 5～10ml）和使用小号的短的穿刺针可以帮助避免此并发症。在骶管阻滞后继发性于硬膜外血肿的明显的神经功能受损的发生率十分罕见。

骶部神经阻滞后神经并发症并不常见。通常情况下这些并发症与以前就存在的神经功能受损或是外科和产科损伤有关，而不是和骶管阻滞本身有关。骶部神经阻滞时给予局麻药和阿片类药物增加尿潴留的发生率。在老年男性、多产的女性和会阴部手术的患者此副作用的发生更为常见。在进行疼痛治疗时使用小剂量的局麻药可以避免这些麻烦的并发症的发生，而又不影响骶部硬膜外激素神经阻滞的效果。

尽管并不常见，感染仍然有可能发生，尤其是对那些存在免疫功能缺陷的艾滋病患者或癌症患者。早期发现感染对避免危及生命的并发症至关重要。

（季雨薇　安立新　译）

推荐阅读

Waldman SD: Caudal epidural nerve block. In: Atlas of Interventional Pain Management, ed 4. Philadelphia, Saunders, 2015.

第 301 章

硬膜外粘连松解术：Racz 技术

硬膜外粘连松解术用于多种疼痛的治疗。据推测，每一种疼痛综合征的共同点都是由于脊神经根在交叉和离开硬膜外腔时被粘连或瘢痕所压迫。这些粘连物和瘢痕组织不仅在脊神经根离开脊髓和穿过椎间孔时，限制了脊神经的自由活动，而且可以导致硬膜外静脉血液和淋巴的回流障碍。这些功能障碍导致神经根水肿，从而更进一步压迫受累的神经。当这些神经每次被粘连物和瘢痕组织拉拽而反复受损时，炎症对这些疼痛的发生也起一定的作用。

适宜用 Racz 技术进行硬膜外粘连松解治疗的疾病类型包括后背部因为外周神经纤维化外科手术失败的患者、间盘突出、创伤性和非创伤性的椎体压缩性骨折、脊椎和硬膜外间隙的转移癌、多发的变异性关节炎、椎小关节疼痛、硬膜外瘢痕伴随感染，以及其他的由于硬膜外瘢痕引起用常规保守治疗无效的脊柱疼痛综合征。

在用 Racz 技术进行硬膜外粘连松解术时，开放静脉，在通过导管给予松解时要连续给予静脉镇静药。在注射时给予镇静剂是必要的，因为对神经周围附着物溶解时对神经根的分解能够产生疼痛。获得静脉通路后，患者置于俯卧位，适度外展下肢和足以松弛臀中肌，以利于辨认骶骨裂孔。

对大范围的皮肤进行无菌消毒的准备工作，从而使所有可能触及的解剖标志都无菌。铺无菌孔巾以避免污染手指。将非利手的中指放置在无菌巾的裂口中，指尖放在尾骨尖上。操作者可以简单地确认尾骨中线，这在侧位下尤为重要。

仔细确认中线后，对指骨关节近端下方的区域进行定位。中指向头侧方向移动，到达指骨关节近端下方确定的区域。用侧方滚动的手法确认骶骨角。如果疼痛治疗医生的手套号码是 7.5 或是 8 号，在此平面会发现骶骨裂孔。如果疼痛治疗医生的手套号更小一些，当指尖在尾骨尖上时，骶骨裂孔的定位可能高于原来定位的位置，即操作者近端指骨关节的上方区域位置。如果医生的手套号偏大，骶骨裂孔的定位则可能位于前面定位区域的下方，也就是当指尖在尾骨尖上时，操作者近端指骨关节的下方区域位置。尽管骶骨和骶骨裂孔的解剖存在正常的变异，骶骨尖和骶裂孔之间的空间位置保持着惊人的一致。

骶骨裂孔的位置确定后，确定出骶骨裂孔向外 2.5cm 和向下 1.3cm 的一点，用局部麻醉药对皮肤、皮下组织、骶尾韧带进行浸润麻醉。侧向进针有利于导管朝向受累的神经根。用 16G 3.5 英寸的适用于放置导管的探针以 45°刺入之前麻醉过的区域，进入骶尾韧带。穿过骶尾韧带后，会感觉到落空感。如果发现接触到骶管的前侧骨壁，轻轻回退针。使针尖从骨膜脱离。然后再将针继续前进至大约 S2 椎间孔水平（图 301-1）。

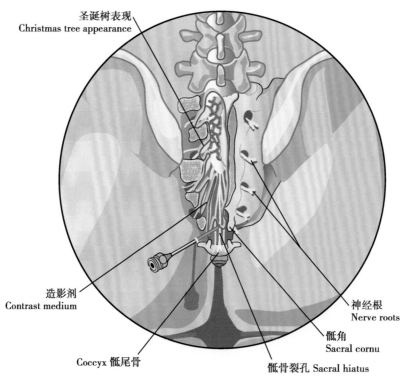

圣诞树表现
Christmas tree appearance

造影剂
Contrast medium

Coccyx 骶尾骨

神经根
Nerve roots

骶角
Sacral cornu

骶骨裂孔 Sacral hiatus

图 301-1　造影剂扩散的"圣诞树"征象。（From Waldman SD：Atlas of Interventional Pain Management，ed 4. Philadelphia，Saunders，2015.）

通过针注入 1ml 空气进行气泡压缩实验。在骶尾骨上方的组织应该没有捻发音和膨胀感。注射需要的压力要刚刚超过克服针的阻力。如果注射的最初有阻力，需要将针轻轻旋转，以防止针放置在骶管内正确的位置了，但是针的斜角正好被骶管的内壁堵塞。在注射时感觉到明显疼痛或注射时阻力的突然增加，可能提示针的位置不正确。疼痛治疗医生应该立即停止注射，并重新评价针的位置。针的位置可以在荧光射线下前后位和侧位成像下确定。

回吸血液或脑脊液的实验阴性后，在荧光射线下给予水溶性的造影剂例如碘己醇或甲酰胺 10ml。疼痛专家要认真检查造影剂在硬膜外静脉丛内的征象，因为这可能预示针置入静脉内；或者表现为更多地向中线位置聚集，预示可能置入硬膜下或蛛网膜下腔。当硬膜外腔内充满造影剂时，造影剂会包绕神经结构表现出一个圣诞树的形状。此经典圣诞树的缺失部位就是硬膜外神经周围的粘连物。

在确认针的位置合适之后，再次回吸针确定无血液和脑脊液回流。在荧光射线的观察下缓慢注射 0.25% 的丁哌卡因 12~14ml 和泼尼松龙 40mg。局部麻醉药将使造影剂围绕在粘连物周围，更加有利于辨认受累的神经根。

在硬膜外造影下确定粘连物的区域之后，硬膜外针的斜面朝向骶管的受累侧的腹外侧面。这有利于导管朝向受累及的神经根而减少了导管破坏或撕裂的机会（图 301-2）。使用一带金属螺旋线的导管例如 Racz Tun-L-Kath 硬膜外导管将会进一步降低此并发症的发生率。

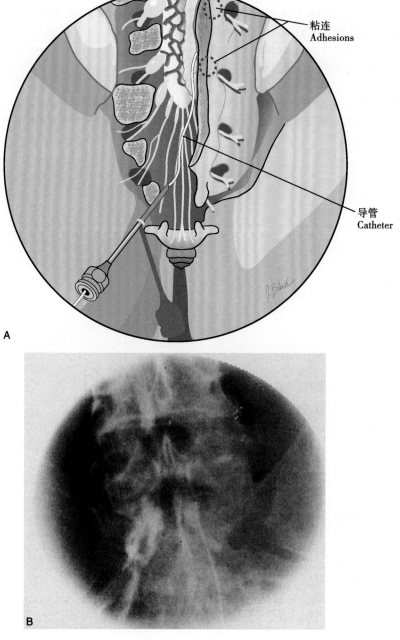

图 301-2 硬膜外粘连物的松解术。（From Waldman SD：Atlas of Interventional Pain Management，ed 4. Philadelphia，Saunders，2015.）

导管穿过穿刺针进入粘连区。为使导管进入粘连部位可以进行多次尝试。Racz 穿刺针允许导管回退、重置,尤其适用于标准的 Crawford 硬膜外穿刺针。

导管置入粘连物的区域后,回吸导管有无血液和脑脊液,回吸实验阴性,通过导管再缓慢注射 7~10ml 造影剂。应该看到这部分造影剂扩散到粘连物的区域。如果看到造影剂扩散的位置满意,再通过导管给予 0.25% 的丁哌卡因 10ml 和曲安西龙 40mg 再进一步溶解残留的粘连物。一些研究者推荐额外给予透明质酸酶注射液有利于溶解液的扩散。近 3% 的人群对此药物有一定程度的过敏,这种现象限制了此药物的使用。

在第二次注射丁哌卡因后 30 分钟,回吸实验阴性后,在 20~30 分钟内间断分次推注 10% 的高张盐水 10ml。高张盐水的渗透作用可以使神经根回缩,以帮助治疗继发于粘连造成的静脉阻塞引起的神经周围水肿。硬膜外腔内注射 10% 的高张盐水是非常疼痛的,如果盐水扩散超过了之前被丁哌卡因麻醉过的区域时需要静脉给与镇静剂。此疼痛是一过性的,10 分钟内就会消失。10% 的高张盐水注射完毕之后,小心保留好导管,放置无菌贴。推荐静脉给予头孢菌素以预防导管留置期间导管内的细菌繁殖。

3 天后重复给予丁哌卡因随后给予 10% 的盐水。只是在怀疑导管移位时重复进行硬膜外造影,将造影剂滴定入神经根处,而这又是非常昂贵的。在最后一次注射后拔除导管。指导患者保持穿刺区域的清洁和干燥,一旦发现体温升高或是感染的征象要打电话。

与硬膜外腔粘连物松解术直接相关的并发症通常是自限性的,尽管偶尔才发生、即使是最好的手法,也有可能发生严重的并发症。自限性的并发症包括注射部位疼痛、一过性的背痛、骶管裂孔处瘀斑和血肿形成、无意之中的硬膜下或蛛网膜下腔局部麻醉药注射。硬膜外粘连松解术的严重并发症包括将高张盐水无意间注射入硬膜下或蛛网膜下腔、腰骶部皮肤的永久性的感觉缺失、截瘫或偏瘫、永久性的肠管和膀胱功能异常、性功能障碍、感染等。尽管并不常见,没有发现的硬膜外腔感染会导致截瘫或者死亡。临床上,硬膜外脓肿的症状和体征包括高热、脊柱痛、进行性的神经功能障碍。如果怀疑有硬膜外脓肿,应该进行血培养和尿培养,开始使用抗生素,紧急进行脊柱的磁共振扫描,以在不可逆转的神经功能受损发生之前辨认和引流脓肿。

（季雨薇　安立新　译）

推荐阅读

Waldman SD: Lysis of epidural adhesions: Racz technique. In: Atlas of Interventional Pain Management, ed 4. Philadelphia, Saunders, 2015.

第 302 章

骶神经阻滞

由于骶椎融合骶骨的背表面凸起不平,是一个不规则的平面。背面的中线部位有一个嵴叫作骶骨嵴。8 个骶骨后孔允许从骶神经根发出的 4 对后支穿过。后面的骶骨孔要小于前面的相对应的骶骨孔。从骶骨后孔注入骶神经的药物成功地被骶棘肌和多裂肌堵塞,以防止漏出。第五骶神经通过骶骨裂孔离开骶管。骶神经向肛门直肠区域提供感觉支配,向外肛门括约肌和肛门提肌提供运动神经的支配。其次,通过 4 对骶神经还向膀胱、尿道以及外生殖器发出主要的内脏神经支配。

通过穿骶骨入路进行骶神经阻滞可以在俯卧位或侧卧位下进行。每一个体位都有其各自的优点和缺点。俯卧位对疼痛治疗医生有利,但是由于患者不能舒适地躺下,或是由于有造口器的存在例如结肠造口袋或回肠造口袋的存在而限制了此体位的使用。另外,患者俯卧位时气道控制有限也可能产生问题。侧位下容易控制气道,但是技术要求高。和骶管阻滞一样,辨认骶骨裂孔对成功进行骶神经阻滞尤为重要。

在此操作开始之前,将 18ml 1% 的利多卡因吸到 20ml 注射器内。在治疗继发于炎症的疼痛时,首次阻滞时在局麻药中加入 80mg 皮质类固醇类药物,随后进行的阻滞时加入 40mg 皮质类固醇类药物。

患者置于俯卧位。对大范围的皮肤进行无菌消毒的准备工作,从而使所有可能触及的解剖标志都无菌。铺无菌孔巾以避免污染手指。非利手的中指放置在无菌巾的裂口中,指尖放在尾骨尖上。此手法可以简单地确认尾骨中线,这在侧位下尤为重要。

仔细确认中线后,对指骨关节近端下方的区域进行定位。中指向头侧方向移动,到达指骨关节近端下方确定的区域。用侧方滚动的手法确认骶骨角。如果疼痛治疗医生的手套号码是 7.5 或是 8 号,在此平面会发现骶骨裂孔。如果疼痛治疗医生的手套号更小一些,当指尖在尾骨尖上时,骶骨裂孔的定位可能高于原来定位的位置,即操作者近端指骨关节的上方区域位置。如果医生的手套号偏大,骶骨裂孔的定位则可能位于前面定位区域的下方,也就是当指尖在尾骨尖上时,操作者近端指骨关节的下方区域位置。

尽管骶骨和骶骨裂孔的解剖存在正常的变异,骶尾尖和骶裂孔之间的空间位置保持着惊人的一致。

对第五骶神经可以在它们离开骶骨孔时进行阻滞。辨认出骶骨角,在它们下缘的中间位置的一点,用 25G 1.5 英寸的针头进入骶骨角,注入 2~3ml 药液(图 302-1)。

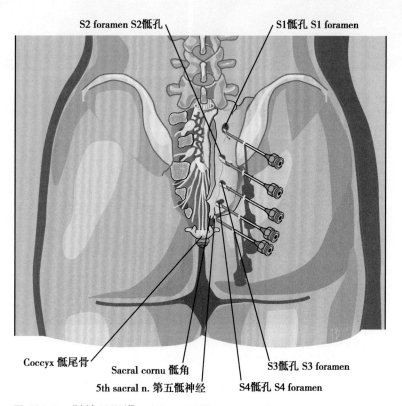

图 302-1　骶神经阻滞。(From Waldman SD:Atlas of Interventional Pain Management,ed 4. Philadelphia,Saunders,2015.)

阻滞 S4 神经,在骶骨裂孔定位后,在骶骨角上方 1.3cm 和侧方 1.3cm 的一点定位。用 25G 1.5 英寸的针头从此点进针,缓慢穿破皮肤进入 S4 骶骨后孔。如果遇到骨质,回退针进入皮下组织,重新向上和向外的方向进针。重复此方法直至针头滑过骶骨后孔进入 S4 骶后孔。将针在孔内前行 1.3cm(图 302-1)。能够引出感觉异常,应该向患者进行提醒。小心回吸无血液和脑脊液。回吸实验阴性,注入 2~3ml 药液。超声成像和引导有助于骶孔及邻近结构的识别,提高置针的准确性(图 302-2 和图 302-3)。

然后在 S4 骶后孔的位置向上 1.3cm、向侧 1.3cm 的位置定位 S3 骶后孔。再次将针刺入,穿刺和注射的技术同前述

的 S4 神经阻滞。此操作手法在 S2 神经阻滞时重复,S2 神经的骶后孔在 S3 骶骨孔的上方 1.3cm 侧方 1.3cm 处。在 S1 神经阻滞时重复此操作手法,S1 神经的骶骨后孔在 S2 骶骨孔的上方 1.3cm 侧方 1.3cm 处。

如果要对骶神经进行选择性的神经毁损性阻滞,在最初确认好疼痛缓解的程度和局部麻醉药的潜在副作用后,可以使用 0.1ml 6.5% 的酚甘油或是无水乙醇总量可达到 1ml 间断注射。因为经穿骶骨入路进行阻滞有药液扩散到其他骶神经的风险,间断注射非常重要以避免偶尔的神经毁损药液进入错误的骶神经。在荧光射线下进行毁损或是神经溶解术有助于避免此问题的发生。

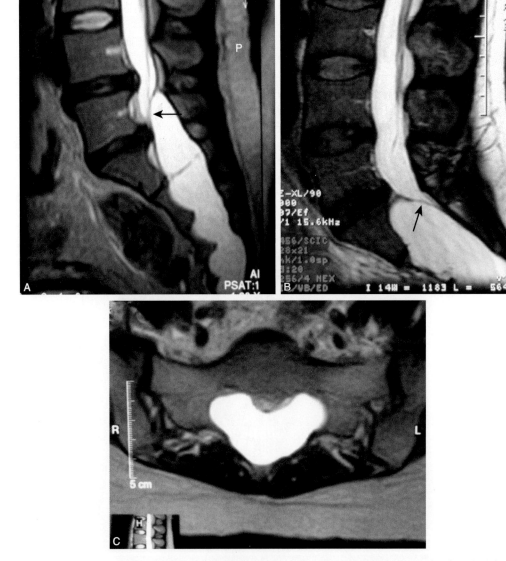

图 302-2　(A)这个巨大的脊膜憩室不仅充满了骶骨,还向上扩展到下腰椎管。注意,囊肿向腹侧挤压硬膜囊(箭头所示),位于硬膜囊和神经根的后面或背侧。(B)一个不同的脊膜憩室,显示比较向后挤压硬膜囊,这意味着这个囊肿位于硬膜囊和神经根的腹侧。注意骶骨的广泛侵蚀。(C)囊肿充满整个骶骨椎管并产生广泛的椎板变薄。P. 棘旁肌。(From Feigenbaum F,Henderson F:Surgical management of meningeal cysts,including perineural[Tarlov]cysts and meningeal diverticula. Semin Spine Surg 2006;18[3]:154-160.)

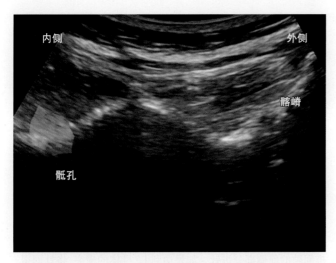

图 302-3　显示第一骶后孔的横向超声图像。（From Waldman SD：Atlas of Interventional Pain Management，ed 4．Philadelphia，Saunders，2015．）

　　骶神经阻滞是一种简单而又安全的操作，只要理解注入的药液有潜在的风险扩散到不想阻滞的神经。这一点在使用神经毁损液时尤为重要。

　　此解剖区域血运丰富，因此，血管内吸收局部麻醉药的可能性很大，尤其是在对多个骶神经进行阻滞的时候。小心回吸和间断注射局麻药十分重要，可以早期发现局麻药中毒反应。在此操作的过程中和操作后仔细观察是必须的。

　　硬膜外静脉丛通常终止于 S4 水平，但是有些患者也可能下降至整个骶管长度。穿刺针对此静脉丛的损伤会引起出血和引发操作后疼痛。骨膜下药液注射也可以导致出血，同时伴随注射时和注射后的明显的疼痛。所有这些并发症，以及注射部位瘀斑的形成，都可以在使用小号的短的穿刺针而显著减少。在骶神经阻滞后继发于血肿的神经功能缺失的发生率更为罕见。

　　尽管并不常见，感染仍然有可能发生，尤其是对那些存在免疫功能缺陷的艾滋病患者或癌症患者。早期发现感染对避免危及生命的并发症至关重要。

　　骶神经阻滞时局部麻醉药的使用增加了尿道膀胱功能失调的发生率。在老年男性、多产女性以及腹股沟和会阴部手术的患者，此骶神经阻滞的副作用更为常见。在这样的患者中如果它们不能排空或不使用膀胱导尿时可能发生尿失禁或尿漏泄。让所有进行骶神经阻滞的患者，在离开疼痛治疗中心时要排空尿液是非常明智的。

（季雨薇　安立新　译）

推荐阅读

Waldman SD: Sacral nerve block. In: Atlas of Interventional Pain Management, ed 4. Philadelphia, Saunders, 2015.

第 303 章

腹下神经丛阻滞

从神经阻滞的上下联系来考虑，腹下神经丛是腰交感神经链的延续，其阻滞方式类似于腰交感神经链。腹下神经丛的节前纤维最初起源于下胸段和上腰段的脊髓侧角。这些节前神经纤维与腰交感神经链通过白交通支相关联。离开交感神经链的节后神经纤维与来自副交感骶神经节的神经纤维一起组成下腹神经丛的上部。腹下神经丛的上部作为一个联合神经纤维位于 L4 椎体前面。这些神经纤维下行，在 L5 椎体水平，在接近髂腹血管的同时开始分为腹下神经丛。当腹下神经丛继续向下向外走行，当它们经过 L5-S1 椎间隙前面时可以进行神经阻滞。腹下神经丛经过这一点下行，在经过骶骨的凹曲线后，经过直肠的两侧，构成腹下神经丛的下半部分。这些神经继续下行，经过膀胱的两侧然后向盆腔内脏器官和盆腔血管提供神经支配。

单针标志技术

患者置于俯卧位，腹部下方垫一个枕头以使腰椎屈曲，最

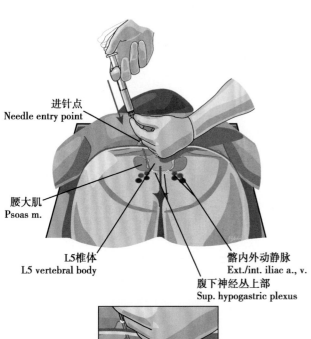

进针点
Needle entry point

腰大肌
Psoas m.

L5椎体
L5 vertebral body

髂内外动静脉
Ext./int. iliac a., v.

腹下神经丛上部
Sup. hypogastric plexus

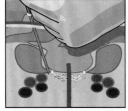

图 303-1　下腹神经丛阻滞：单针法。（From Waldman SD：Atlas of Interventional Pain Management, ed 4. Philadelphia, Saunders, 2015. ）

大限度地使 L5 横突和骶骨翼之间的间隙张开。通过辨认双侧的髂骨嵴对 L4-L5 间隙进行定位。对此段皮肤进行无菌消毒的准备工作。此水平的中线旁开 6cm 的一点，用 1% 的利多卡因进行皮肤、皮下组织的局部浸润麻醉。用 20G 5 英寸的针穿过之前麻醉过的区域，与尾端成 30°，与中线成 30°，向着 L5-S1椎间隙的前侧部分进针。如果遇到 L5 椎体的横突，将针回退，轻微向尾端方调整方向。如果遇到 L5 椎体，将针回退，向外侧调整方向，与腰交感神经阻滞相似，直至针轻轻滑过椎体的前侧面。

将装满生理盐水的 5ml 玻璃注射器连接在针尾。将针向椎前间隙推进，就像辨认硬膜外腔时使用的阻力消失感一样，向针栓持续施压。当针穿过椎前腰肌前韧带进入椎前间隙时会有一个落空感和阻力消失感（图 303-1）。小心回吸无血液和脑脊液、尿液后，给予 10ml 1% 的利多卡因缓慢间断注射，同时仔细观察患者有无局麻药中毒反应的近似症状。如果认为疼痛有炎症的成分，局部麻醉药中加入 80mg 的甲泼尼龙间断注射。随后的每日治疗以相同的方式进行，将 40mg 甲泼尼龙代替 80mg 甲泼尼龙。将针移出，用冰袋压迫注射部位以减少阻滞后出血和疼痛。

单针 CT 引导技术

患者在 CT 台上置于俯卧位，腹部下方垫一个枕头以使腰椎屈曲，最大限度地使 L5 横突和骶骨翼之间的间隙张开。对腰椎进行 CT 扫面，对 L4-L5 间隙进行定位。对此段的皮肤进行无菌消毒的准备工作，铺无菌巾。此水平的中线旁开 6cm 的一点，用 1% 的利多卡因 25G 1.5 英寸的针进行皮肤、皮下组织的局部浸润麻醉。用 20G 5 英寸的针穿过之前麻醉过的区域，与尾端成 30°，与中线成 30°，向着 L5-S1 椎间隙的前侧部分进针。如果遇到 L5 椎体的横突，将针回退，轻微向尾端方调整方向。如果遇到 L5 椎体，将针回退，向侧调整方向，与腰交感神经阻滞相似，直至针轻轻滑过椎体的前侧面。将装满生理盐水的 5ml 玻璃注射器连接在针尾。将针向椎前间隙推进，向针栓持续施压。当针穿过椎前腰肌前韧带进入椎前间隙时会有一个落空感和阻力消失感。小心回吸后，通过针给予 2~3ml 造影剂，然后进行 CT 扫描，以确认位于腹膜后的针的位置。因为造影剂在椎前间隙也向对侧扩散，一些专家提倡通常不需要再在对侧置入第二根针（图 303-2）。小心回吸无血液、脑脊液、尿液后，给予 10ml 1% 的利多卡因缓慢间断注射。如果疼痛充分缓解，在确认患者在下腹神经丛阻滞后没有肠道和膀胱的功能障碍之后，以相同的方式间断推注无水乙醇或 6.5% 的酚甘油。

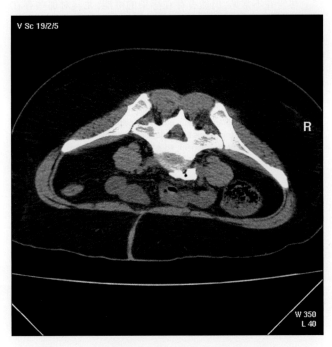

图 303-2　计算机断层图像,显示造影剂开始流向对侧。(From Waldman SD;Atlas of Interventional Pain Management,ed 4. Philadelphia,Saunders,2015.)

双针标志技术

患者置于俯卧位,腹部下方垫一个枕头以使腰椎屈曲,最大限度地使 L5 横突和骶骨翼之间的间隙张开。通过辨认双侧的髂骨嵴对 L4-L5 间隙进行定位。对此段的皮肤进行无菌消毒的准备工作。此水平的中线旁开 6cm 的一点,用 1% 的利多卡因进行皮肤、皮下组织的局部浸润麻醉。用 20G 5 英寸的针穿过之前麻醉过的区域,与尾端成 30°,与中线成 30°,向着 L5-S1 椎间隙的前侧部分进针。如果遇到 L5 椎体的横突,将针回退,轻微向尾端方调整方向。如果遇到 L5 椎体,将针回退,向侧调整方向,与腰交感神经阻滞相似,直至针轻轻滑过椎体的前侧面。

将装满生理盐水的 5ml 玻璃注射器连接在针尾。将针缓慢向椎前间隙推进,就像辨认硬膜外腔时使用的阻力消失感一样,向针栓持续施压。当针穿过椎前腰肌前韧带进入椎前间隙时会有一个落空感和阻力消失感。对侧针也以相同的方法相同的轨道刺入,刺入与第一根针相同的深度(图 303-3)。小心回吸无血液、脑脊液、尿液后,对双针给予 5ml 1% 的利多卡因缓慢间断注射,同时仔细观察患者有无局麻药中毒反应的症状。如果认为疼痛有炎症的成分,局部麻醉药中加入 80mg 的甲泼尼龙间断注射。随后的每日的治疗以相同的方式进行,将 40mg 甲泼尼龙代替 80mg 甲泼尼龙。将针移出,用冰袋压迫注射部位以减少阻滞后出血和疼痛。

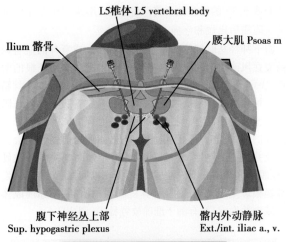

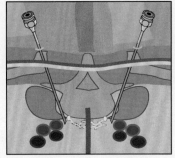

图 303-3　下腹神经丛阻滞:经典双针法。(From Waldman SD;Atlas of Interventional Pain Management, ed 4. Philadelphia,Saunders,2015.)

双针 CT 引导技术

患者在 CT 台上置于俯卧位,腹部下方垫一个枕头以使腰椎屈曲,最大限度地使 L5 横突和骶骨翼之间的间隙张开。对腰椎进行 CT 扫面,对 L4-L5 间隙进行定位。对此段的皮肤进行无菌消毒的准备工作,铺无菌巾。此水平的中线旁开 6cm 的一点,用 1% 的利多卡因 25G 1.5 英寸的针进行皮肤、皮下组织的局部浸润麻醉。用 20G 5 英寸的针穿过之前麻醉过的区域,与尾端成 30°,与中线成 30°,向着 L5-S1 椎间隙的前侧部分进针。如果遇到 L5 椎体的横突,将针回退,轻微向尾端方调整方向。如果遇到 L5 椎体,将针回退,向侧调整方向,与腰交感神经阻滞相似,直至针轻轻滑过椎体的前侧面。将装满生理盐水的 5ml 玻璃注射器连接在针尾。将针向椎前间隙推进,向针栓持续施压。当针穿过椎前腰肌前韧带进入椎前间隙时会有一个落空感和阻力消失感。小心回吸后,通过针给予 2~3ml 造影剂,然后进行 CT 扫描,以确认位于腹膜后的针的位置。如果观察到造影剂没有在椎前间隙向对侧扩散,在对侧再以相同的方式相同的轨道穿第二个针,进针深度同第一个针。小心回吸无血液、脑脊液、尿液后,双针给予 5ml 1% 的利多卡因缓慢间断注射。如果疼痛充分缓解,在确认患者在下腹神经丛阻滞后没有肠道和膀胱的功能障碍之后,以相同的方式间断推注无水乙醇或 6.5%的酚甘油。将双针移出,用冰袋压迫注射部位以减少阻滞后出血和疼痛。

腹下神经丛毗邻髂部血管,意味着出血或意外的血管内注射的潜在风险仍然存在。因为骶骨脊和发出的神经根的解剖关系,决定了进行此操作的医生必须要熟悉局部解剖并且精通腰交感神经阻滞技术。因为毗邻盆腔,在进行腹下神经丛阻滞时损伤盆腔内脏器官包括输尿管都是很有可能的。如果小心针置入的位置正确,正好越过 L5-S1 椎间隙的前侧缘将会大大降低此并发症的发生率。针的位置过于偏向中线会导致硬膜外、硬膜下或蛛网膜下腔注射,或者损伤椎间盘、脊髓及其发出的神经根。使用荧光透视、计算机断层扫描和/或超声成像有助于减少并发症,并有助于准确放置针尖(图 303-4)。

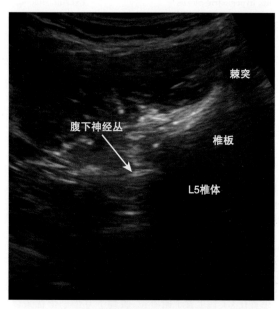

图 303-4　通过换能器横向摆动获得的横向超声图像,显示椎体外侧边缘和位于椎体前方的腹下神经丛。(From Waldman SD: Atlas of Interventional Pain Management, ed 4. Philadelphia, Saunders, 2015.)

尽管并不常见,仍然有存在感染的可能,尤其对那些存在免疫功能缺陷的癌症患者。早期发现感染,包括椎间盘炎,对于避免危及生命后遗症至关重要。

(季雨薇　安立新　译)

推荐阅读

Waldman SD: Hypogastric plexus block: single-needle technique. In: Atlas of Interventional Pain Management, ed 4. Philadelphia, Saunders, 2015.

Waldman SD: Hypogastric plexus block: classic two-needle technique. In: Atlas of Interventional Pain Management, ed 4. Philadelphia, Saunders, 2015.

第 304 章

Walther 神经节(奇神经节)阻滞

在神经阻滞中,可以简单地认为 Walther 神经节是交感神经链的终末联合部。Walther 神经节位于骶尾关节的前方,可以在此水平进行阻滞。该神经节接受来自腰椎和骶椎交感神经和副交感神经的纤维,向盆腔脏器和生殖器官发出交感神经支配。

体表定位技术

患者采用折刀卧位,以便触及下臀裂。确认中线并消毒尾骨尖以下的皮肤,即覆盖骶尾韧带的皮肤。1.0% 的利多卡因对该处皮肤及皮下组织进行局部浸润麻醉。将 3.5 英寸的脊穿针在离其中点 1 英寸处折弯 30°,以便针尖能够接近骶尾关节前面。对于那些尾骨曲度大的患者可再将距穿刺针中心 2 英寸处折弯 30°,以便针尖能够触及骶尾关节。

弯曲的脊穿针由之前麻醉过的区域进针,直至针尖触及骶尾关节的前表面(图 304-1)。小心抽吸未见血液、脑脊液和尿液后,间断缓慢注射 1.0% 不含防腐剂的利多卡因 3ml。如果认为疼痛有炎性成分,可以将局麻药联合 80mg 甲泼尼龙进行间断注射。随后的每天以类似方式进行神经阻滞,同时将初始 80mg 甲泼尼龙剂量替换为 40mg。撤针并用冰袋压迫注射部位以减少阻滞后出血和疼痛。

计算机断层扫描定位技术

患者俯卧于计算机断层扫描(CT)台上,骨盆下垫枕以便触及下臀裂。CT 扫描定位骶尾关节和尾骨尖。确定中线并消毒尾骨尖以下的皮肤,即覆盖骶尾韧带的皮肤。1.0% 的利多卡因对该处皮肤及皮下组织进行局部浸润麻醉。将 3.5 英寸的脊穿针在离其中点 1 英寸处折弯 30°,以便针尖能够接近骶尾关节前面。对于那些尾骨曲度大的患者可再将距穿刺针中心 2 英寸处折弯 30°,以便针尖能够触及骶尾关节前面。

穿刺针由之前麻醉过的区域进针,直至针尖触及骶尾关节的前表面。小心回抽未见血液、脑脊液和尿液后,注入 2~3ml 水溶性造影剂并进行 CT 扫描以确定造影剂沿骶尾关节前方分布(图 304-2)。确认穿刺针位置无误并且小心抽吸未见血液、脑脊液和尿液后,间断注射 1.0% 不含防腐剂的利多卡因 3ml。如果 Walther 神经节局麻阻滞能够充分缓解疼痛,且患者没有出现肠道或膀胱功能障碍,则以类似方式间断少量分次注射无水乙醇或 6.5% 的苯酚水溶液。然后撤针并用冰袋压迫注射部位以减少阻滞后出血和疼痛。

Walther 神经节毗邻直肠,有可能穿破直肠并在撤针时将内容物带出。感染和窦道的形成可能是该神经阻滞灾难性并发症,能够危及生命,尤其对那些免疫功能低下或是接受了会阴部放疗的患者。马尾和所发出的骶神经根之间的关系要求进行该操作的医生必须熟悉局部解剖,并且精通疼痛介入治疗技术。X 线透视、计算机断层扫描和/或超声影像的使用可以帮助降低并发症的风险并有助于穿刺针位置的精确性。

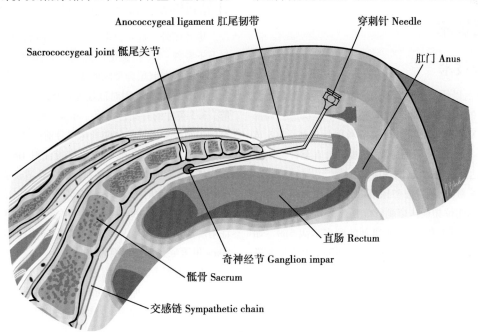

图 304-1　Walther 神经节(奇神经节)阻滞。(From Waldman SD:Atlas of Interventional Pain Management,ed 4. Philadelphia,Saunders,2015.)

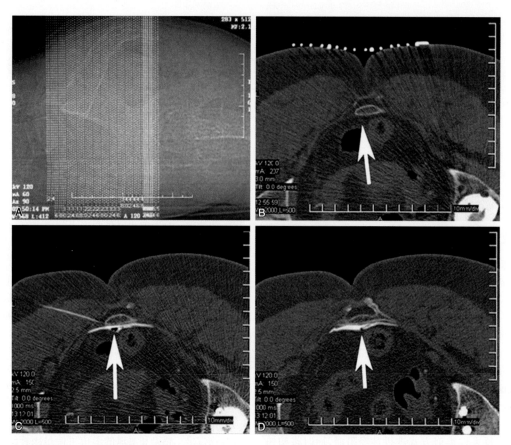

图 304-2　（A）计算机断层扫描定位 Walther 神经节（奇神经节）的区域。（B）骶尾区域定位标志的位置以准确定位骶尾间盘,箭头指向 Walther 神经节。（C 和 D）穿刺针位置准确后 Walther 神经节表现为造影剂的充盈缺损。（From Datir A,Connell D:CT-guided injection for ganglion impar blockade:a radiological approach to the management of coccydynia. Clin Radiol 65[1]:21-25,2010.）

经尾骨入路技术

X 线透视引导技术

患者折刀卧位,以便触及臀裂下缘。确认中线并消毒尾骨处的皮肤。1.0%的利多卡因对该处皮肤及皮下组织进行局部浸润麻醉。利用 X 线透视确认骶尾关节和尾骨关节。3.5 英寸的脊穿针由第一和第二尾骨间穿刺,缓慢进针直至针尖刚好穿透尾骨前壁抵达尾骨前区域（图 304-3）。

小心抽吸未见血液、脑脊液和尿液后,缓慢注 1ml 水溶性造影剂。前后位和侧位相确认穿刺针位置合适且造影剂沿尾骨前分布后,间断注射 1.0%不含防腐剂的利多卡因 3ml。如果认为疼痛有炎性成分,可以将局麻药联合 80mg 甲泼尼龙进行间断注射。随后的每天以类似方式进行神经阻滞,同时将初始 80mg 甲泼尼龙剂量替换为 40mg。撤针并用冰袋压迫注射部位以减少阻滞后出血和疼痛。如果 Walther 神经节阻滞能够充分缓解疼痛,则在确认患者未出现肠道或膀胱功能障碍后通过类似方式以 0.1ml 的间断剂量注射无水乙醇或6.5%苯酚水溶液。

计算机断层扫描引导技术

患者俯卧于计算机断层扫描（CT）台上,骨盆下垫枕以便触及下臀裂。CT 扫描定位骶尾关节、尾骨关节和尾骨尖。确定中线并消毒肛尾韧带区的皮肤。

1.0%的利多卡因对该处皮肤及皮下组织进行局部浸润麻醉。3.5 英寸的脊穿针由第一和第二尾骨间穿刺并缓慢进针直至针尖刚好穿透尾骨前壁抵达尾骨前区域(图 304-4)。小心回抽未见血液、脑脊液和尿液后,缓慢注射 1ml 水溶性碘造影剂。再次进行 CT 扫描以确认穿刺针位置合适且造影剂沿骶骨前方分布后,间断注射 1.0%不含防腐剂的利多卡因 3ml。如果认为疼痛有炎性成分,可以将局麻药联合 80mg 甲泼尼龙进行间断注射。随后的每天以类似方式进行神经阻滞,同时将初始 80mg 甲泼尼龙剂量替换为 40mg。

然后撤针并用冰袋压迫注射部位以减少阻滞后出血和疼痛。如果 Walther 神经节局麻阻滞能够充分缓解疼痛,且患者没有出现肠道或膀胱功能障碍,则以类似方式间断少量(0.1ml)分次注射无水乙醇或 6.5%的苯酚水溶液。

Walther 神经节毗邻直肠,有可能穿破直肠并在退针时将内容物带出。感染和窦道的形成可能是该神经阻滞严重并发症并且可能危及生命,尤其是对那些免疫功能低下或是接受了会阴部放疗的患者。马尾和所发出的骶神经根之间的关系要求进行该操作的医生必须熟悉局部解剖,并且精通疼痛介入治疗技术。X 线透视、计算机断层扫描和/或超声影像的使用可以帮助降低并发症的风险并有助于穿刺针位置的精确性。

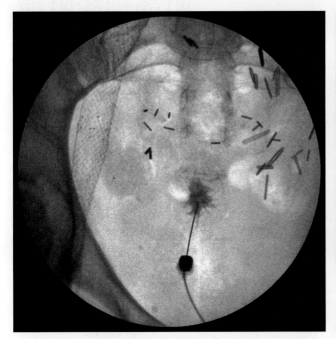

图 304-3　经尾骨入路 Walther 神经节(奇神经节)阻滞的穿刺针最终位置的 X 线透视前后位相。(From Mauck WD, Rho RH: The role of neurolytic sympathetic blocks in treating cancer pain. Tech Reg Anesth Pain Manag 2010;14[1]:32-39.)

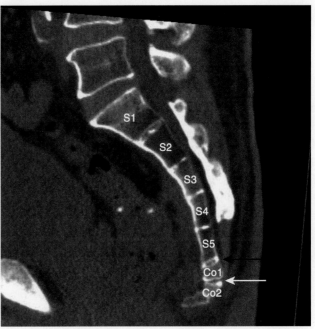

图 304-4　骶尾骨计算机断层扫描矢状位相。注意骶尾关节骨化(黑色箭头)和第一和第二尾骨(Co1 和 Co2)间的空隙(白色箭头)。(From Hong JH, Jang HS: Block of the ganglion impar using a coccygeal joint approach. Reg Anesth Pain Med 2006;31:583-584, Fig 1.)

（孙晨力　安立新　译）

推荐阅读

Waldman SD: Ganglion of Walther (Impar) block: prone technique. In: Atlas of Interventional Pain Management, ed 4. Philadelphia, Saunders, 2015.

Waldman SD: Ganglion of Walther (Impar) block: transcoccygeal technique. In: Atlas of Interventional Pain Management, ed 4. Philadelphia, Saunders, 2015.

第 305 章

阴部神经阻滞

阴部神经由 S2、S3 和 S4 的脊神经纤维组成。神经在梨状肌和尾骨肌之间下行。阴部神经与阴部血管伴行,经坐骨大孔离开骨盆。随即绕坐骨棘内侧经小坐骨孔再次进入骨盆。在此处可以采用经阴道入路阻滞阴部神经。该神经此后分成 3 个终末支:①直肠下神经,支配肛门括约肌及肛周区;②会阴神经,支配阴囊或大阴唇的后三分之二以及泌尿生殖三角的肌肉;③阴茎背神经或阴蒂背神经,支配阴茎或阴蒂背部感觉。

经阴道入路

患者取截石位以采用经阴道入路进行阴部神经阻滞。医生将非利手的示指和中指插入阴道,支撑坐骨棘。穿刺针导向器由两指之间插入,针尖刚好抵住坐骨棘前方的阴道粘膜。将 20G 6 英寸的穿刺针穿入导向器,刚好穿过坐骨棘上的骶棘韧带(图 305-1)。当针穿过韧带时可感到阻力消失。抽吸无血液后,注射 1.0% 不含防腐剂的利多卡因 10ml。在退针回阴道过程中额外注射 3~4ml 局麻药以确保阻滞直肠下神经。

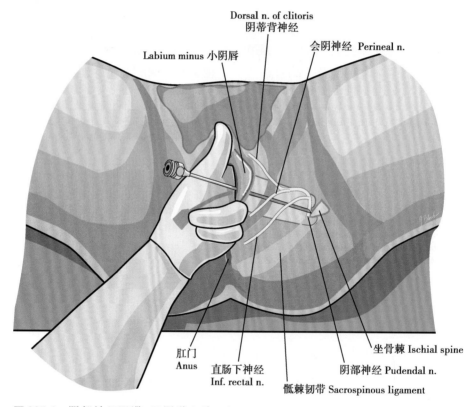

Dorsal n. of clitoris
阴蒂背神经

Labium minus 小阴唇

会阴神经 Perineal n.

肛门
Anus

直肠下神经
Inf. rectal n.

骶棘韧带 Sacrospinous ligament

阴部神经 Pudendal n.

坐骨棘 Ischial spine

图 305-1　阴部神经阻滞:经阴道入路。(From Waldman SD: Atlas of Interventional Pain Management, ed 4. Philadelphia, Saunders, 2015.)

经会阴入路

患者取截石位。通过触诊确认坐骨结节的位置,对坐骨结节内侧 1 英寸及后方 1 英寸的区域进行无菌消毒。在此点用局部麻醉药打一个皮丘。医生将非利手的示指插入直肠以找到坐骨棘。6 英寸穿刺针穿刺之前麻醉过的区域并向坐骨棘

进针。在直肠内的手指帮助引导穿刺针刚好滑过坐骨棘引导针(图 305-2)。小心抽吸无血液后,注射 1.0% 的利多卡因 10ml。在退针期间额外注射局麻药 3~4ml 以确保阻滞直肠下神经。

阴部神经毗邻阴部动、静脉,很有可能造成血管内注射。使用 X 线透视、计算机断层扫描和/或超声影像可以帮助降低并发症并且有助于穿刺针的准确定位(图 305-3)。

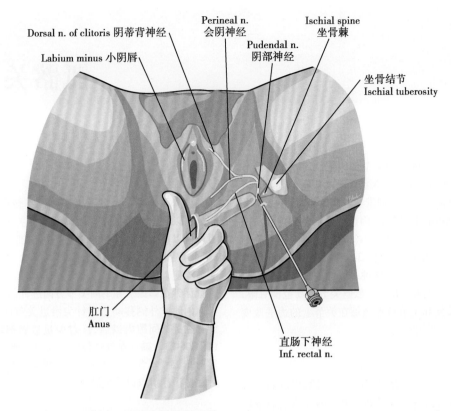

图 305-2　阴部神经阻滞：穿会阴入路。(From Waldman SD：Atlas of Interventional Pain Management，ed 4. Philadelphia，Saunders，2015.)

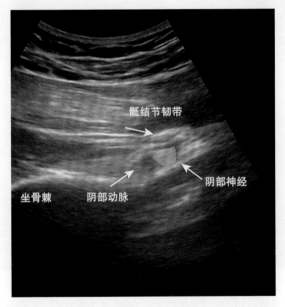

图 305-3　会阴神经的横断面超声影像。注意阴部内动脉、坐骨棘、骶结节韧带和骶棘韧带的位置。(From Waldman SD：Atlas of Interventional Pain Management，ed 4. Philadelphia，Saunders，2015.)

尽管毗邻直肠，经阴道入路进行阴部神经阻滞发生感染的可能性很小。然而，理论上该神经阻滞后发生感染和窦道形成仍是严重的并发症并且可能危及生命，尤其是对那些免疫功能低下或会阴部接受放疗的患者。

（孙晨力　安立新　译）

推荐阅读

Waldman SD: Pudendal nerve block: transvaginal approach. In: Atlas of Interventional Pain Management, ed 2. Philadelphia, Saunders, 2004.

Waldman SD: Pudendal nerve block: transperineal approach. In: Atlas of Interventional Pain Management, ed 4. Philadelphia, Saunders, 2015.

第 306 章

骶髂关节注射

骶髂关节是由骶骨和髂骨的关节面组成。这些关节面有相应的凸起和凹陷,使得该关节在 X 线上有不规则的表现。骶髂关节的强度主要来源于它的后韧带和骨间韧带,而不是骨关节本身。骶髂关节承担躯干的重量,因而容易出现劳损和关节炎。随着关节的老化,关节腔间隙变窄,导致关节内注射更为困难。这些韧带和骶髂关节由来自 L3-S1 神经根的神经纤维支配,其中最主要的是 L4 和 L5。这种多样性的神经支配可以解释骶髂关节疼痛的不明确定位性。骶髂关节活动范围有限,这些活动是由姿势转换和关节负重施加在关节上的力的改变所介导的。

体表定位技术

进行骶髂关节注射时,患者取俯卧位并对受累骶髂关节区的皮肤进行适当的无菌消毒。将内含 0.25% 不含防腐剂的丁哌卡因 4ml 和甲泼尼龙 40mg 的无菌注射器连接 25G 3.5 英寸的无菌穿刺针。采用严格的无菌操作,确认髂后上棘的位置。在此点,针以 45°小心穿过皮肤和皮下组织,向着受累骶髂关节的方向进针(图 306-1)。如果触及骨质,将针退至皮下组织,优先向外侧调整方向。进入关节间隙后,将注射器内的药液缓慢注入。注射应该几乎没有阻力。如果有阻力,针尖很可能在韧带内,应该继续向关节腔内稍微进针,直至注射过程没有明显的阻力。撤针,无菌敷料加压包扎,并在注射部位压上冰袋。

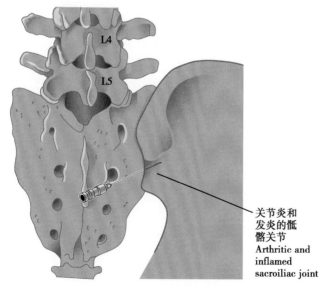

关节炎和发炎的骶髂关节
Arthritic and inflamed sacroiliac joint

图 306-1　骶髂关节阻滞。(From Waldman SD：Atlas of Interventional Pain Management, ed 4. Philadelphia, Saunders, 2015.)

X 线透视引导技术

患者取俯卧位。患者头下垫枕并转将头向医生的对侧。腿外展以防止臀肌紧张导致确认骶髂关节的困难。大面积消毒皮肤以便无菌触诊所有体表标志。铺无菌孔巾以避免污染触诊的手指。X 线透视定位骶髂关节后,再将球管移到与患侧关节同侧以优化影像。影像得到优化后,使用 22G 3.5 英寸的细脊穿针在影像引导下向关节方向进针。如果触及骨质,则将针向内侧或外侧移动直至针尖滑进关节内。X 线透视显示穿刺针在关节间隙内以后,注射少量造影剂以确认穿刺针位置(图 306-2)。确认穿刺针位置无误且抽吸无血液和脑脊液后,注射 0.25% 不含防腐剂的丁哌卡因 4ml 和甲泼尼龙 40mg。退针并按压注射点以避免淤血。

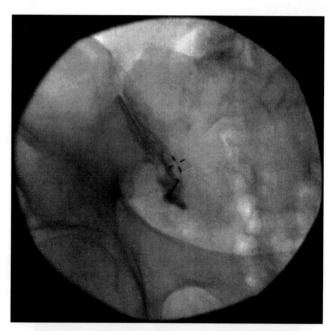

图 306-2　X 线透视显示骶髂关节阻滞中穿刺针位置合适。(From Waldman SD：Atlas of Interventional Pain Management, ed 4. Philadelphia, Saunders, 2015.)

计算机断层扫描引导技术

患者以前述的类似方式准备 CT 引导下骶髂关节注射。在 CT 台上摆好合适的俯卧位后,扫描骶髂关节定位像。然后进行该关节的 CT 扫描。读片以确定骶髂关节位置并找出由于固化、肿瘤、既往手术和先天畸形所导致的正常解剖结构变异。在患者皮肤上定位拟行阻滞的骶髂关节并由龙胆紫标记。消毒皮肤。在 1.0% 利多卡因局部浸润麻醉标记点处皮肤、皮下组织和肌肉。22G 3.5 英寸的细脊穿针在局麻区域穿刺并向骶髂关节进针。如果触及骨质,则将穿刺针向内侧或外侧调整直至滑进关节内(图 306-3)。

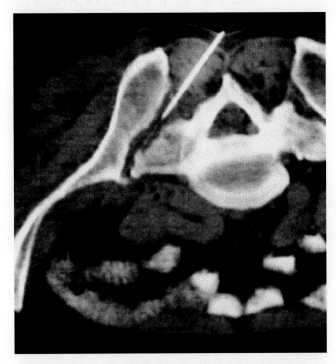

图 306-3　一名局部疼痛且镇痛药物无效的 73 岁女性患者接受计算机断层扫描引导下骶髂(SI)关节注射。(From Thanos L,Mylona S,Kalioras V,et al:Percutaneous CT-guided interventional procedures in musculoskeletal system [our experience]. Eur J Radiol 2004;50:273-277,Fig. 3.)

感觉穿刺针进入骶髂关节后,进行 CT 扫描以证实针尖的准确位置。小心抽吸未见血液和脑脊液后,注射少量造影剂。可以看到造影剂在关节间隙内分布。一旦穿刺针到位并且小心抽吸未见血液和脑脊液后,注射 0.25% 不含防腐剂的丁哌卡因 4ml 和甲泼尼龙 40mg。退针并按压注射点以避免淤血。

超声引导技术

进行超声引导下骶髂关节阻滞时,患者取俯卧位,髋下垫一薄枕。通过触诊确认骶骨嵴背内侧面和骶髂关节,再消毒该区域皮肤。严格无菌操作,将内含 0.25% 不含防腐剂的丁哌卡

因 4ml 和甲泼尼龙 40mg 的无菌注射器连接 3.5 英寸的 25G 无菌穿刺针。低频凸阵探头置于骶骨嵴背内侧面的横切面上以获取声像图。确认骶骨嵴背内侧面后,超声探头向外侧的受累关节移动,直至看到髂骨内缘。可以看到骶髂关节位于该骶骨内侧面和髂骨外侧面之间(图 306-4)。确认关节间隙后,穿刺针由超声探头中点下方约 1cm 处的皮肤以 25° 穿刺,然后在超声引导下平面外入路向关节方向进针并调整穿刺针位置以进入骶髂关节。如果认为针尖进入了关节间隙,则在超声实时引导下注射少量局麻药和皮质类固醇以确认关节内二点位置。确认关节内针尖位置后,缓慢注射剩余药物。注射阻力应当很小。有时需要调整穿刺针的位置以确保所有关节内间隙均受到治疗。然后撤针,无菌敷料加压包扎并在注射部位放置冰袋。

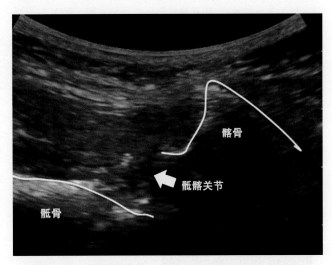

髂骨

骶髂关节

骶骨

图 306-4　骶髂关节位于骶骨内侧面和髂骨外侧面之间。(From Waldman SD:Atlas of Interventional Pain Management,ed 4. Philadelphia,Saunders,2015.)

骶髂关节内注射的主要并发症是感染。如果采用严格的无菌操作,则该并发症应当极其罕见。应该提醒患者:约 25% 的患者主诉骶髂关节内注射后有一过性的疼痛加剧。注射时必须注意避免过于向外侧,否则穿刺针容易损伤坐骨神经。

（孙晨力　安立新 译）

推荐阅读

Waldman SD: Sacroiliac joint block. In: Atlas of Interventional Pain Management, ed 4. Philadelphia, Saunders, 2014.

第 307 章

髋关节内注射技术

圆形的股骨头与杯状的髋骨髋臼形成关节。关节表面覆盖透明软骨,这容易导致关节炎。髋臼边缘由一层叫作髋臼唇的纤维软骨组成,这容易导致股骨创伤后半脱位或脱臼。该关节由关节囊包绕,使髋关节可以大范围的活动。该关节囊内有附着于关节软骨的滑膜。该滑膜形成腱鞘和滑囊,容易发生炎症。髋关节由股神经、闭孔神经和坐骨神经支配。髋关节主要韧带包括髂股韧带、耻股韧带、坐股韧带以及髋臼横韧带,它们可以加强髋关节。髋部的肌肉及其肌腱易受创伤,使用过度和不当时容易磨损和撕裂。

体表定位技术

向患者解释该注射的目的。患者取仰卧位,对髋关节区域的皮肤进行适当无菌消毒。严格无菌操作,将内含 0.25% 的不含防腐剂的丁哌卡因 4ml 和甲泼尼龙 40mg 的无菌注射器连接 25G 2 英寸的穿刺针。严格无菌操作,确认股动脉的位置。在股动脉外侧旁开约 2 英寸处找到髋关节间隙,此处刚好位于腹

股沟韧带下方。将穿刺针小心穿过此处皮肤和皮下组织,穿过关节囊进入关节腔(图 307-1)。如果触及骨质,退针至皮下组织,重新向上更向中线的位置调整方向。在进入关节腔后,将注射器内的药液进行缓慢注射。注射几乎没有阻力。如果有阻力,则针很可能在韧带或肌腱内,应当向关节腔内稍微进针,直至注射过程没有明显阻力。然后撤针,无菌敷料加压包扎并在注射部位放置冰袋。

超声引导技术

在超声引导下髋关节腔注射时,患者取仰卧位,下肢轻度外旋。对髋关节区域皮肤进行适当无菌消毒。将内含 0.25% 的不含防腐剂的丁哌卡因 3ml 和甲泼尼龙 40mg 的无菌注射器连接 2 英寸的 25G 穿刺针。高频线阵超声探头置于股骨近端横截面以确认倒 U 形股骨强回声边缘。一旦确认股骨后,旋转超声探头至长轴平面并以股骨外侧强回声边缘为导向向头侧缓慢移动探头,直至股骨强回声边缘在股骨头颈处向上大幅移行。在股骨头颈交接处的内侧缘即关节间隙(图 307-2)。髋关节可以认为是股骨头颈 V 形交接区的低回声液性结构。确认关节间隙后,穿刺针由探头末端外侧约 1cm 处的皮肤进行穿刺并在采用平面内入路,超声引导下调整进针方向以进入髋关节。注射应当几乎没有阻力。如果有阻力,则针很可能在韧带或肌腱内,应当向关节腔内稍微进针,直至注射过程没有明显

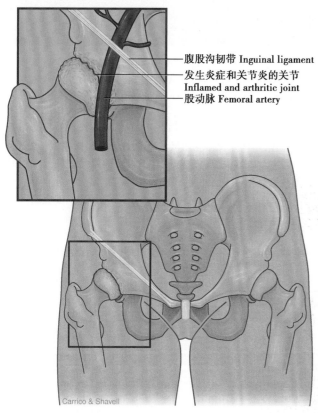

腹股沟韧带 Inguinal ligament
发生炎症和关节炎的关节 Inflamed and arthritic joint
股动脉 Femoral artery

Carrico & Shavell

图 307-1 髋关节内注射技术。(From Waldman SD:Atlas of Pain Management Injection Techniques,ed 4. Philadelphia,Elsevier,2017.)

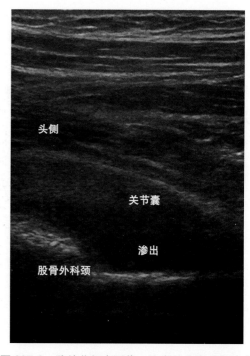

头侧

关节囊

渗出

股骨外科颈

图 307-2 髋关节超声图像。注意关节囊内的渗出

阻力。然后撤针，无菌敷料加压包扎并在注射部位放置冰袋。

髋关节腔注射的主要并发症是感染。如果严格无菌操作，则该并发症应该非常罕见。应当提醒患者，有近 25% 的患者主诉髋关节腔内注射后有一过性的疼痛加剧。

（孙晨力　安立新　译）

推荐阅读

Waldman SD: Intra-articular injection of the hip joint. In: Atlas of Pain Management Injection Techniques, ed 4. Philadelphia, Saunders, 2016.

第 308 章

坐骨滑囊炎注射技术

急性创伤和反复的微小损伤容易导致坐骨滑囊受损。急性滑囊损伤常由跌倒致臀部着地和诸如长时间骑马或骑自行车这种过度使用导致。在诸如沙地这种不平坦的路面或软路面上跑步也可能会导致坐骨滑囊炎。如果坐骨滑囊的炎症转为慢性,可能会发生滑囊钙化。

坐骨滑囊炎的患者常主诉下肢抗阻力后伸时远端臀部疼痛。注意疼痛位于坐骨结节区域伴腘绳肌的牵涉痛,也可能合并肌腱炎。通常,患者患侧卧位无法入睡,屈伸髋关节时可有突然"卡住"的感觉,尤其是在晨起时。体格检查可有坐骨结节压痛。被动直腿抬高和主动抗阻力后伸患肢均会诱发疼痛。此时突然撤去阻力会明显加重疼痛。

髋部的 X 线平片和磁共振成像能发现关节囊的钙化和相关结构的慢性炎症。如果怀疑腘绳肌腱断裂,则磁共振成像也可以显示。此处所描述的注射技术既是诊断腘绳肌腱炎的诊断手段又是治疗手段。

坐骨滑囊位于臀大肌和坐骨结节之间。臀大肌的功能包括骑马保持坐位时躯干向大腿屈曲。该动作会对反复向坐骨结节挤压坐骨滑囊,从而对其产生刺激。腘绳肌以总腱起于坐骨结节,使用过度或不当会受到刺激。腘绳肌的功能包括屈膝。在柔软或不平坦的路面上跑步会导致腘绳肌止点处的肌腱炎。

向患者解释该注射的目的。患者取侧卧位,患侧朝上,患侧膝关节屈曲。对坐骨结节部位的皮肤进行适当无菌消毒。严格无菌操作,将内含 0.25% 的不含防腐剂的丁哌卡因 4ml 和甲泼尼龙 40mg 的无菌注射器连接 1.5 英寸的 25G 穿刺针。用戴无菌手套的手确认坐骨结节的位置。穿刺前告知患者一有下肢异感就要说"有了",这表示针已经触及坐骨神经。一旦出现异感,立刻退针并向内侧调整位置。小心进针穿过该点皮肤、皮下组织、肌肉、肌腱直至触及坐骨结节的骨质(图 308-1)。注意将穿刺针保持在中立位置,不要向外侧进针,否则可能触及坐骨神经。超声引导可能有助于确认滑囊及包括坐骨神经在内的毗邻结构并提高穿刺针位置的准确性(图 308-2)。

小心抽吸后,如无异感,则将注射器内的药液缓慢向关节囊内注射。

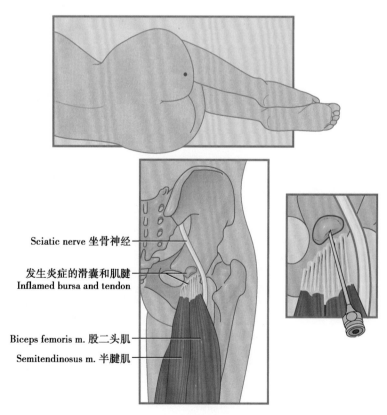

Sciatic nerve 坐骨神经

发生炎症的滑囊和肌腱
Inflamed bursa and tendon

Biceps femoris m. 股二头肌

Semitendinosus m. 半腱肌

图 308-1　坐骨滑囊炎注射技术。(From Waldman SD:Atlas of Pain Management Injection Techniques,ed 4. Philadelphia,Elsevier,2017.)

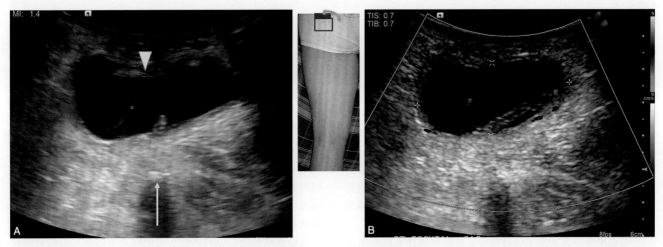

图 308-2　一位 75 岁男性患者主诉右臀部疼痛,无法坐下。(A)超声图像显示坐骨结节(箭头)区囊性病变(三角形)。(B)彩色多普勒超声图像显示囊壁小血管;考虑坐骨滑囊炎。抽吸囊液并将皮质类固醇与利多卡因混合液注入囊腔中。该疗法治愈了滑囊炎。(From Chiou HJ,Chou YH,Wang HK,Lai YC:Chronic musculoskeletal pain:ultrasound guided pain control. Acta Anaesthesiol Taiwan 2014 Sep;52[3]:114-33.)

因为毗邻坐骨神经,进行操作的医生必须熟悉局部解剖并且精通注射技术。许多患者尚主诉滑囊和肌腱注射后有一过性的疼痛加剧。尽管坐骨滑囊内注射后感染罕见,但是仍存在这种可能。

（孙晨力　安立新　译）

推荐阅读

Waldman SD: Injection technique for ischial bursitis. In: Atlas of Pain Management Injection Techniques, ed 4. Philadelphia, Saunders, 2017.

第 309 章

臀部滑囊炎注射技术

急性创伤和反复的轻微损伤都容易造成臀部滑囊损伤。急性滑囊损伤常有以下形式：跌倒臀部着地对臀滑囊的直接创伤、反复肌内注射，以及诸如长距离跑步这种使用过度，尤其是在柔软或不平整的路面上长距离跑步。如果臀部滑囊炎转为慢性，则可能发生滑囊钙化。

臀部滑囊炎患者常主诉臀部外上象限疼痛伴下肢抗阻力屈伸疼痛。疼痛位于臀肌的外上象限，伴坐骨切迹处的牵涉痛。通常，患者无法患侧卧位入睡并且可能主诉屈伸髋关节时有突然"卡住"的感觉，尤其是晨起时。体格检查可能发现臀部外上象限压痛。被动屈曲和内收患肢以及主动抗阻力后伸和外展患肢均会诱发疼痛。此时突然撤去阻力会明显加重疼痛。

髋关节 X 线平片可能发现滑囊钙化以及相连结构的慢性炎症。如果怀疑髋部有不明性质的占位或肿瘤，磁共振扫描可以提示。在此描述的注射技术既是诊断手段又是治疗手段。

入院患者臀滑囊的大小、数量和位置有明显差异。臀肌滑囊位于臀大肌、臀中肌、臀小肌及其下骨骼之间。臀大肌的功能包括骑马保持坐位时躯干向大腿屈曲。该动作会刺激臀肌滑囊，诸如跑步这种活动造成的反复创伤也会刺激该滑囊。

患者取侧卧位，患侧朝上，患侧膝关节屈曲以进行臀滑囊注射。对臀部外上象限的皮肤进行无菌消毒。严格无菌操作，将内含 0.25% 的不含防腐剂的丁哌卡因 4ml 和甲泼尼龙 40mg 的无菌注射器连接 25G 3.5 英寸的穿刺针。用戴无菌手套的手确认臀部外上象限压痛最明显的点。穿刺前告知患者一有下肢异感就要说"有了"，这表示针已经触及坐骨神经。一旦出现异感，立刻退针并向内侧调整位置。穿刺针从之前确认的点垂直于皮肤小心进针，直至触及髂骨翼（图 309-1）。注意一定保持针在内侧，不要向外侧进针，否则容易碰到坐骨神经。小心抽吸后，如果没有感觉异常，则将注射器内的药液缓慢注入滑囊。注射阻力应当非常小。超声引导可能有助于确认滑囊及包括坐骨神经在内的毗邻结构并提高穿刺针位置的准确性（图 309-2）。

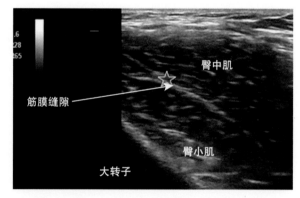

图 309-2　臀中肌和臀小肌肌腱穿刺的超声横断面图像。臀中肌滑囊位于两者筋膜间（星形标志）

因为毗邻坐骨神经，进行操作的医生必须熟悉局部解剖并且精通注射技术。许多患者尚主诉滑囊注射后有一过性的疼痛加重。

（孙晨力　安立新　译）

推荐阅读

Waldman SD: Injection technique for gluteal bursitis. In: Atlas of Pain Management Injection Techniques, ed 5. Philadelphia, Saunders, 2017.

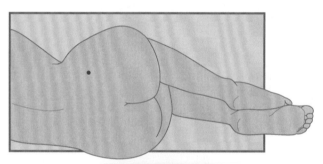

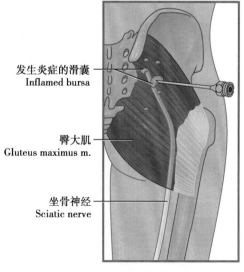

发生炎症的滑囊
Inflamed bursa

臀大肌
Gluteus maximus m.

坐骨神经
Sciatic nerve

图 309-1　臀部滑囊炎注射技术。（From Waldman SD: Atlas of Pain Management Injection Techniques, ed 4. Philadelphia, Elsevier, 2017.）

第 310 章

腰大肌滑囊炎注射技术

急性创伤和反复的轻微损伤都容易造成腰大肌滑囊损伤。急性损伤通常是以下列方式直接创伤滑囊：座椅安全带损伤、诸如投掷标枪和芭蕾这种反复屈曲髋关节所致劳损。如果腰大肌滑囊炎转为慢性，可能会发生滑囊的钙化。

腰大肌滑囊炎患者常主诉腹股沟区疼痛。疼痛位于前面腹股沟前皮褶的正下方区域，伴髋关节的牵涉痛。通常，患者无法患侧卧位入睡并且可主诉髋关节活动时有明显"卡顿"感。

体格检查可能发现大腿近端腹股沟皮褶的正向方有压痛点。被动屈曲、内收、外展以及主动抗阻力屈曲和内收患肢会诱发疼痛。此时突然撤去阻力会明显加重疼痛。

髋关节的 X 线平片可能发现滑囊的钙化以及相关结构的慢性炎症。如果怀疑髋部有不明性质的占位或肿瘤，磁共振成像可以提示。在此描述的注射技术既是诊断手段又是治疗方法。

腰大肌滑囊位于腰大肌肌腱和股骨颈前表面之间。滑囊位于股动、静脉和股神经深部。腰大肌起于 T12-L5 的横突、椎体和椎间盘，止于股骨小转子。腰大肌可以使大腿向躯干屈曲或者大腿固定，使躯干向大腿屈曲，正如仰卧位转换至坐位时那样。这种动作像爬楼梯这种重复运动或是使用下肢力量训练器械过度训练造成的直接创伤那样刺激腰大肌滑囊。腰大肌受腰丛支配。

进行腰大肌滑囊注射时，患者取仰卧位并在腹股沟韧带中点触及股动脉搏动。在该股动脉搏动点向下和向外各 2.5 英寸作为穿刺点。此点应该在缝匠肌内侧缘。对该处皮肤进行适当的无菌消毒。将含有 0.25% 不含防腐剂的丁哌卡因 9ml

和甲泼尼龙 40mg 的注射器连接在 3.5 英寸的 25G 穿刺针上。

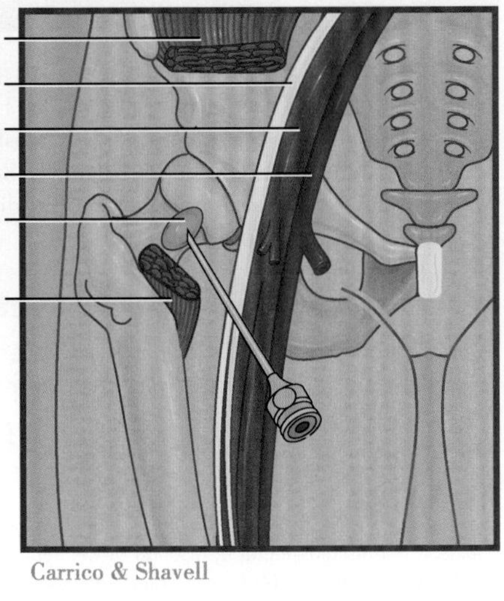

穿刺前告知患者一有下肢异感就要说"有了"，这表示针已经触及股神经。一旦出现异感，立刻退针并向外侧调整位置。穿刺针从之前确认的方向内侧及头侧成 45° 小心进针以安全通过股动、静脉和股神经下方。进针要非常缓慢以免损伤股神经，直至触及股骨颈（图 310-1）。然后将针退出骨膜，小心抽吸无血液后，如果没有感觉异常，将注射器内的药液缓慢注射至滑囊。注射阻力应当非常小。超声引导可能有助于确认腰大肌滑囊及包括股动、静脉和股神经在内的毗邻结构并提高穿刺针位置的准确性（图 310-2）。

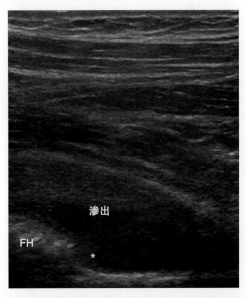

图 310-2　长轴超声图像显示髂腰肌滑囊位于股骨颈与股骨头（FH）交界处。注意髋关节囊内的渗出。＊为腰大肌滑囊的位置

由于毗邻股动、静脉和股神经，要求操作医生一定要熟悉局部解剖并且精通注射治疗技术，以避免损伤这些重要结构。许多患者尚主诉滑囊注射后有一过性的疼痛加重。尽管腰大肌滑囊注射后感染罕见，但仍有可能发生。

（孙晨力　安立新　译）

推荐阅读

Waldman SD: Injection technique for psoas bursitis. In: Atlas of Pain Management Injection Techniques, ed 4. Philadelphia, Elsevier, 2017.

Psoas major m. 腰大肌
Femoral n. 股神经
Femoral a. 股动脉
Femoral v. 股静脉
发生炎症的腰大肌滑囊
Inflamed psoas bursa
Psoas major m. 腰大肌

Carrico & Shavell

图 310-1　腰大肌滑囊炎注射技术。（From Waldman SD：Atlas of Pain Management Injection Techniques, ed 4. Philadelphia, Elsevier, 2017.）

第 311 章

髂耻滑囊炎注射技术

急性创伤和反复的轻微损伤都容易造成髂耻滑囊损伤。急性损伤通常是以下列方式直接创伤滑囊：髋关节损伤和劳损。如果髂耻滑囊炎转为慢性，则可能发生滑囊钙化。

髂耻滑囊炎患者常主诉髋部和腹股沟前方疼痛。疼痛位于腹股沟前皮褶的正下方，伴髋关节和骨盆前部的牵涉痛。通常，患者无法患侧卧位入睡并且可主诉髋关节活动时有明显"卡顿"感。髂耻滑囊炎通常合并髋关节炎。

体格检查可能发现大腿近端腹股沟皮褶的正向方有压痛点。被动屈曲、内收、外展以及主动抗阻力屈曲和内收患肢会诱发疼痛。此时突然撤去阻力会明显加重疼痛。

髋关节平片可以提示滑囊钙化和相关结构的慢性炎症。如果怀疑髋部有不明性质的占位或肿瘤，磁共振成像可以提示。在此描述的注射技术既是诊断手段又是治疗方法。

髂耻滑囊位于髂肌、腰大肌和髂耻隆起之间。髂耻隆起位于髂骨和耻骨移行处。髂肌和腰大肌在腰大肌外缘相连，而这种相连的纤维称为髂腰肌。像腰大肌一样，髂肌可以将大腿向躯干屈曲，如从仰卧位转为坐位。这种动作能够刺激髂耻滑囊，就像仰卧起坐和过度使用下肢力量训练器械造成的反复创伤那样。髂肌由股神经支配。

行髂耻滑囊注射时，患者取仰卧位并在腹股沟韧带中点找到股动脉搏动。该点向下 2.5 英寸和向外 3.5 英寸作为穿刺点。该点应当位于缝匠肌外侧缘。对该处皮肤进行无菌消毒。将含有 0.25% 不含防腐剂的丁哌卡因 9ml 和甲泼尼龙 40mg 的注射器连接 25G 3.5 英寸的穿刺针。

穿刺前告知患者一有下肢异感就要说"有了"，这表示针已经触及股神经。一旦出现异感，立刻退针并向外侧调整位置。穿刺针从该点向头侧成 45° 小心进针以安全通过股动、静脉和股神经下方。进针要非常缓慢以免损伤股神经，直至触及骶骨和耻骨移行处的骨质（图 311-1）。然后将针退出骨膜，小心抽吸无血液后，如果没有感觉异常，将注射器内的药液缓慢注射至滑囊。注射阻力应当非常小。超声引导可能有助于确认髂耻滑囊及毗邻结构并提高穿刺针位置的准确性（图 311-2）。

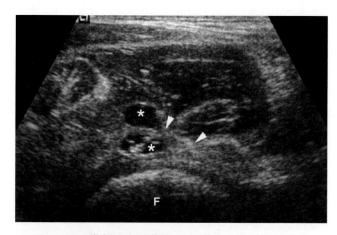

图 311-2 横断面声图像显示无渗出的髂腰肌肌腱病变（三角）和复合性髂耻滑囊炎（＊）的股骨头（F）。（From Robinson P：Chapter 55-Musculoskeletal ultrasound of the adult hip and groin. In：Allan PL，Baxter GM，Weston MJ［eds］：Clinical Ultrasound, ed 3. Edinburgh, Churchill Livingstone, 2011, pp 1069-1083. ）

由于毗邻股动、静脉和股神经，要求操作医生一定要熟悉局部解剖并且精通注射治疗技术，以避免损伤这些重要结构。许多患者尚主诉滑囊注射后有一过性的疼痛加重。

（孙晨力 安立新 译）

推荐阅读

Robinson P: Musculoskeletal ultrasound of the adult hip and groin. In: Allan PL, Baxter GM, Weston MJ (eds): Clinical Ultrasound, ed 3. Edinburgh, Churchill Livingstone, 2011, pp 1069–1083.

Waldman SD: Iliopectineal bursitis. In: Atlas of Pain Management Injection Techniques, ed 4. Philadelphia, Saunders, 2016.

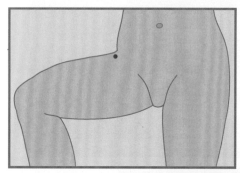

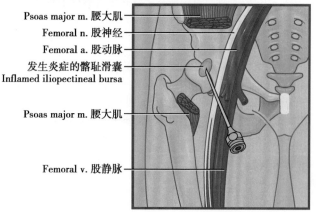

Psoas major m. 腰大肌
Femoral n. 股神经
Femoral a. 股动脉
发生炎症的髂耻滑囊
Inflamed iliopectineal bursa
Psoas major m. 腰大肌
Femoral v. 股静脉

图 311-1 髂耻滑囊炎注射技术。（From Waldman SD：Atlas of Pain Management Injection Techniques, ed. 3. Philadelphia, Elsevier, 2013. ）

第 312 章

转子滑囊炎注射技术

急性创伤和反复的轻微损伤都容易造成转子滑囊损伤。急性损伤通常是以下列方式直接创伤滑囊:跌倒后大转子直接着地,既往髋关节手术,以及诸如在柔软或不平坦地面跑步导致的劳损。如果转子滑囊炎转为慢性,则可能发生滑囊钙化。

转子滑囊炎患者常主诉髋部外侧疼痛,可向下肢放射,类似坐骨神经痛。疼痛位于转子区域。通常,患者无法患侧卧位入睡并且可主诉髋关节活动时有明显"卡顿"感。患者可能有渐进性的爬楼梯困难。转子滑囊炎常合并髋关节炎、背部和骶髂关节疾病以及步态失调。

体格检查可能发现大腿外侧大转子处有压痛。被动内收、外展以及主动抗阻力外展患肢会诱发疼痛。此时突然撤去阻力会明显加重疼痛。股外侧皮神经分布区应当不会像感觉异常性股痛那样出现感觉缺失,两者经常混淆。

髋关节平片、超声和磁共振成像可以提示滑囊钙化和相关结构的慢性炎症。如果怀疑髋部有不明性质的占位或肿瘤,磁共振成像可以提示。肌电图有助于鉴别转子滑囊炎、感觉异常性股痛和坐骨神经痛。在此描述的注射技术既是诊断手段又是治疗方法。

转子滑囊位于大转子与臀中肌和髂胫束的肌腱之间。臀中肌起于髂骨外侧面,向下外侧移行止于大转子外侧面。臀中肌可以在行走和跑步时稳定骨盆。这种动作能够刺激转子滑囊,就像在柔软或不平坦的地面上慢跑和过度使用下肢力量训练器械造成的反复创伤那样。臀中肌由臀上皮神经支配。

行转子滑囊注射时,向患者告知注射目的,让患者取卧位且患侧朝上。找出大转子中点。对该处皮肤进行无菌消毒。将含有 0.25% 不含防腐剂的丁哌卡因 2ml 和甲泼尼龙 40mg 的注射器连接 25G 3.5 英寸的穿刺针。

穿刺前告知患者一旦出现下肢异感就要说"有了",这表示针已经触及坐骨神经。一旦出现异感,立刻退针并向外侧调整位置。穿刺针垂直于皮肤进针至大转子中点。进针要非常缓慢以免损伤坐骨神经,直至触及骨质(图 312-1)。然后将针退出骨膜,小心抽吸无血液后,如果没有感觉异常,将注射器内的药液缓慢注射至滑囊。注射阻力应当非常小。超声引导可能有助于确认转子滑囊及毗邻结构并提高穿刺针位置的准确性(图 312-2)。

超声引导技术

行超声引导下转子滑囊注射时,患者取改良式半俯卧位。此时,通过触诊找出大转子并将高频线阵超声探头置于大转子横切位。然后,通过超声扫描找出大转子和臀大肌肌腱的强回声边缘(见图 312-2)。可以看到转子滑囊位于两者之间。健康患者的转子滑囊表现为臀中肌和臀小肌肌腱间一薄层低回声间隙。如果患者有转子滑囊炎,则该滑囊表现为一较大的含液

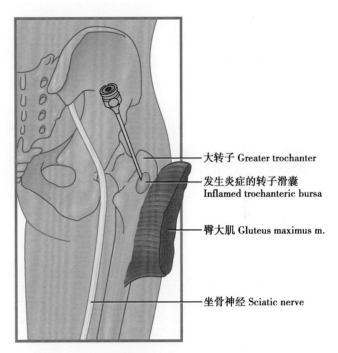

图 312-1　转子滑囊炎注射技术。(From Waldman SD: Atlas of Pain Management Injection Techniques, ed 3. Philadelphia, Saunders, 2013.)

大转子 Greater trochanter

发生炎症的转子滑囊 Inflamed trochanteric bursa

臀大肌 Gluteus maximus m.

坐骨神经 Sciatic nerve

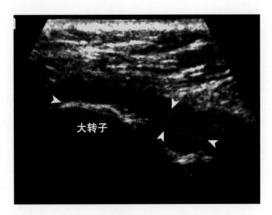

大转子

图 312-2　长轴超声图像显示转子滑囊内积液(箭头表示积液范围)。(From Finlay K, Friedman L: Ultrasonography of the lower extremity. Orthop Clin North Am 2006 Jul;37[3]:245-275.)

囊腔,有时还有分隔。严格无菌操作,将含有 0.25% 不含防腐剂的丁哌卡因 3ml 和甲泼尼龙 40mg 的注射器连接 22G 3.5 英寸的穿刺针。穿刺针由探头上缘上方约 1cm 处穿刺,并在超声

实时引导下采用平面内入路调整进针方向以进入滑囊腔。如果针尖进入滑囊腔,缓慢注射注射器内药物。注射阻力应当非常小。如果有分隔或钙化,可以多次穿刺针调整位置以治疗或抽吸所有滑囊。

由于毗邻坐骨神经,要求操作医生一定要熟悉局部解剖并且精通注射治疗技术,以避免损伤这些重要结构。许多患者尚主诉滑囊注射后有一过性的疼痛加重。尽管感染罕见,但是仍有可能发生。因此,必须注意无菌操作。

(孙晨力　安立新　译)

推荐阅读

Waldman SD: Injection technique for trochanteric bursitis. In: Atlas of Pain Management Injection Techniques, ed 4. Philadelphia, Saunders, 2016.

第 313 章

感觉异常性股痛注射技术

感觉异常性股痛是由股外侧皮神经穿过或下行于腹股沟韧带处受压所致。这类卡压性神经病变表现为股外侧皮神经分布区的疼痛、麻木和感觉减退。这些症状常始于大腿外侧的烧灼痛伴相应皮肤敏感。感觉异常性股痛患者坐、蹲以及系宽皮带这种压迫股外侧皮神经的行为可以诱发或加重其症状。尽管创伤导致的股外侧皮神经损伤与感觉异常性股痛的发生有关，但是绝大多数患者没有明确的既往外伤史。

体格检查结果包括股外侧皮神经在腹股沟韧带的髂前上棘起点处的压痛。在股外侧皮神经经过腹股沟韧带下方处可能出现 Tinal 征阳性。仔细检查大腿外侧感觉可发现股外侧皮神经分布区的感觉缺失。不应出现运动障碍。坐姿、裤子腰带过紧或皮带过宽会压迫股外侧皮神经，可能加重感觉异常性股痛的症状。

感觉异常性股痛常误诊为腰神经根病变、转子滑囊炎或原发性髋关节病变。髋关节 X 线平片和肌电图有助于鉴别感觉异常性股痛、神经根病变和髋关节源性疼痛。绝大多数腰神经根病变患者有背痛，合并反射、运动和感觉的改变以及下肢疼痛；而感觉异常性股痛患者没有背痛以及运动和反射的改变。感觉异常性股痛的感觉改变局限于股外侧皮神经分布区并且不会延伸到膝关节以下。需记住的是腰神经根病变和股外侧皮神经卡压可能并存，即所谓的双卡压综合征。偶见糖尿病股神经病变的大腿前侧疼痛，可能混淆诊断。

肌电图有助于区分感觉异常性股痛、腰神经根病变和糖尿病股神经病变。所有出现感觉异常性肌肉痛的患者均应进行

背部、髋部和骨盆的平片检查，以排除隐匿的骨骼病变。根据患者的临床表现，可能用到额外的检查，包括超声、全血细胞计数、尿酸、红细胞沉降率和抗核抗体检验。如果怀疑有椎间盘突出、椎管狭窄或占位性病变，则可以进行脊柱磁共振成像检查。在此描述的注射技术既是诊断手段又是治疗方法。

股外侧皮神经由 L2 和 L3 神经根后支构成。该神经离开腰大肌向外下走行，在髂前上棘处穿过髂腹股沟神经下方。然后从腹股沟韧带下方穿过并走行于阔筋膜下，在此处该神经分为前后支。前支支配的皮肤感觉局限于大腿前侧。后支支配从大转子到膝关节之间大腿外侧的皮肤感觉。

行感觉异常性股痛注射时，患者取仰卧位；如果由于伸腿导致神经牵拉而加重患者疼痛则在膝下垫枕。通过触诊找出髂前上棘。在髂前上棘内侧 1 英寸处进行无菌消毒，该处位于腹股沟韧带正下方。25G 1.5 英寸的穿刺针垂直皮肤进针，直至感到穿刺针"突破"筋膜（图 313-1）。通常会出现异感。小心抽吸后，随着穿刺腹外斜肌筋膜以扇形注射 1% 不含防腐剂的利多卡因 5~7ml 和甲泼尼龙 40mg。必须注意穿刺针不要太深而进入腹腔造成内脏穿孔。超声引导可能有助于确认股外侧皮神经及毗邻结构并提高穿刺针位置的准确性（图 312-2）。

超声引导技术

行超声引导下股外侧皮神经阻滞时，患者取仰卧位，双臂自然放于胸前。严格无菌操作，将含有 0.25% 不含防腐剂的丁哌卡因 3ml 和甲泼尼龙 40mg 的注射器连接 3.5 英寸的 22G 穿

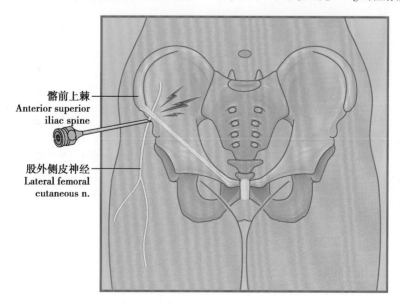

髂前上棘
Anterior superior
iliac spine

股外侧皮神经
Lateral femoral
cutaneous n.

图 313-1　感觉异常性股痛注射技术。（Waldman SD：Atlas of Pain Management Injection Techniques，ed 4. Philadelphia，Elsevier，2017.）

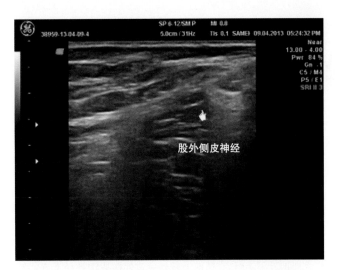

图313-2   股外侧皮神经（LAT F CUT N）在超声图像上表现为一椭圆形结构（手形箭头）。（From Khodair S, Elshafey R：Ultrasound-guided lateral femoral cutaneous nerve block in meralgia paresthesia；review of 25 cases. Egypt J Radiol Nucl Med 2014 Dec；45［4］：1127-1131.）

刺针。通过触诊找出髂前上棘和腹股沟韧带，将高频线阵超声探头置于髂前上棘处，探头下段指向耻骨联合。找出髂前上棘

强回声及其声影。超声探头沿腹股沟韧带缓慢向内下方移动，直至在阔筋膜下方和缝匠肌上方找到蜂窝状低回声的股外侧皮神经（见图313-2）。股外侧皮神经内侧有股神经、股动脉和股静脉，这可以通过彩色多普勒轻松辨认。确认股外侧皮神经和毗邻血管后，穿刺针在距探头末端外约1cm处平面内进针并在超声实时引导下调整位置以到达股外侧皮神经附近，而非神经内。回抽后将注射器内药物缓慢注入。注射阻力应当非常小。如果有阻力，则穿刺针很可能在腹股沟韧带中。注射后退针，无菌敷料加压包扎并在注射部位放置冰袋。

　　股外侧皮神经阻滞的主要并发症是瘀斑和出血。如果穿刺针太深而进入腹腔，则结肠穿孔可能导致腹腔内脓肿和窦道形成。为避免潜在的致命后遗症，发现早期感染至关重要。如果穿刺针太过靠内侧，则可能会发生股神经阻滞而影响行走。

（孙晨力　安立新　译）

推荐阅读

Khodair S, Elshafey R: Ultrasound-guided lateral femoral cutaneous nerve block in meralgia paresthesia; review of 25 cases. Egypt J Radiol and Nucl Med 45(4):1127–1131, 2014 Dec.

Waldman SD: Injection technique for meralgia paresthetica. In: Atlas of Pain Management Injection Techniques, ed 4. Philadelphia, Elsevier, 2017.

第 314 章

梨状肌综合征注射技术

梨状肌综合征是由坐骨神经穿过坐骨切迹时受梨状肌卡压所致。这类卡压性神经病变表现为坐骨神经分布区的疼痛、麻木、感觉减退和无力。这些症状常始于臀部严重疼痛，并向下肢及足部放射。梨状肌综合征患者可能出现步态改变，这反过来可能导致并发骶髂、背部和髋部疼痛，从而进一步混淆这一临床现象。如不采取治疗，可能导致臀部肌肉和下肢的渐进性运动障碍。梨状肌综合征通常在骶髂和臀部的直接创伤后出现，偶见于髋关节及下肢的反复运动或梨状肌及其下的坐骨神经反复受压后。梨状肌综合征的症状罕见于坐骨神经穿过坐骨切迹时受不明性质肿瘤压迫。

体格检查结果包括坐骨切迹压痛。通常坐骨神经在梨状肌下方穿行处出现 Tinal 征阳性。直腿抬高试验阳性提示坐骨神经卡压，这可能是由于梨状肌综合征造成的。触诊梨状肌可有压痛和肌腹肿胀变硬。绝大部分梨状肌综合征患者屈伸腰部及髋部会加重疼痛证候群。未采取治疗的梨状肌综合征进一步发展会出现患侧臀肌及下肢无力，最终出现肌肉萎缩。

梨状肌综合征常误诊为腰神经根病变或原发性髋关节病变。髋关节 X 线平片和肌电图有助于鉴别梨状肌综合征、神经根病变和髋关节源性疼痛。绝大多数腰神经根病变患者有背痛，与反射、运动和感觉的改变有关；而梨状肌综合征患者仅有继发性背痛而没有反射的改变。梨状肌综合征的感觉和运动改变局限于坐骨切迹以下的坐骨神经分布区。应当记住腰神经根病变和坐骨神经卡压可能并存，即所谓的双卡压综合征。

肌电图有助于鉴别梨状肌综合征和腰神经根病变。脊柱、髋关节和骨盆平片用于所有梨状肌综合征患者以除外不明性质的骨骼病变。根据患者的临床表现，可能用到额外的检查，包括全血细胞计数、尿酸、红细胞沉降率和抗核抗体检验。如果怀疑有椎间盘突出、椎管狭窄或占位性病变，则可以进行脊柱磁共振成像检查。在此描述的注射技术既是诊断手段又是治疗方法。

梨状肌起自骶骨前方，向外侧穿过坐骨大孔止于股骨大转子上部。梨状肌的基本功能是在髋关节外旋股骨。该肌肉受骶丛支配。内旋股骨时，其肌腱止点和肌腹可以压迫坐骨神经；如果持续压迫，可以造成坐骨神经卡压。

除了小腿内侧和足部内侧由隐神经支配外，下肢远端均由坐骨神经支配。坐骨神经是人体最粗大的神经，它源自 L4、L5 和 S1-S3 的神经根。这些神经根在骶骨前外侧的梨状肌前方汇聚成一股。坐骨神经向下移行，在梨状肌正下方经坐骨切迹离开骨盆。在该神经正上方是闭孔内肌。坐骨神经位于臀大肌前方；在该肌肉下缘，坐骨神经位于大转子和坐骨结节中间。坐骨神经穿坐骨小孔走行于股骨内外侧之间。在大腿中份，该神经发分支到腘绳肌和大收肌。该神经在绝大多数患者的腘窝上部分为胫神经和腓总神经，然而部分患者的神经可能全程

处于分离状态。胫神经向下继续走行支配小腿，而腓总神经走行于外侧以支配部分膝关节并以外侧皮支支配小腿近端的后外侧感觉。

行梨状肌综合征注射时，患者取半俯卧位，大腿屈曲。通过触诊找出患侧大转子和坐骨结节。坐骨神经即位于二者之间（图 314-1）。找到该点并消毒皮肤。25G 3.5 英寸的穿刺针垂直皮肤缓慢进针，直至出现异感。应当告知患者一有下肢异感就要说"有了"。异感通常在 2.5~3 英寸深处出现。如果针触及坐骨切迹骨质，则退针并向外上方调整方向，直至出现异感。一旦出现坐骨神经分布区的异感，就将退针离开神经并观察患者以确定其没有持续的异感。如果没有异感，小心抽吸后，注射 1% 不含防腐剂的利多卡因 8ml 和甲泼尼龙 40mg。必须注意注射过程中不要将针穿进神经内而造成神经内注射。注射完毕后，按压注射部位以减少阻滞后瘀斑和出血的发生。

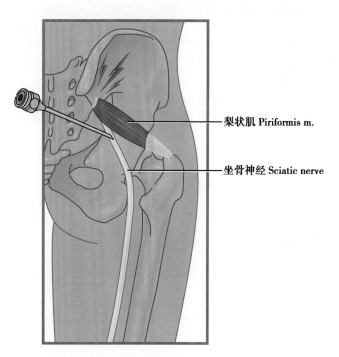

图 314-1 梨状肌综合征注射技术。（From Waldman SD：Atlas of Pain Management Injection Techniques，ed 3. Philadelphia，Saunders，2013.）

梨状肌 Piriformis m.

坐骨神经 Sciatic nerve

超声引导技术

行超声引导下梨状肌综合征注射时，让患者取俯卧位并通过触诊找出髂后上棘。在髂后上棘的横切面上放置一个弯曲的低频线性超声探头，并缓慢地将超声探头横向移动，直到显

现髂骨的高回声边界。一旦确定髂骨,横向放置的超声探头将逆时针方向旋转约 25°,平行于旋转肌的路径,因为它从骶骨前部延伸到通过坐骨切迹附着在股骨大转子上。

向足端缓慢移动超声探头,直至看到坐骨切迹。然后,在臀大肌和梨状肌之间找到坐骨神经(图 314-2)。再外旋患侧髋

关节并同时屈患侧膝关节以找出梨状肌的准确位置。可以清楚看到梨状肌滑行于臀大肌之下。坐骨神经呈高回声的扁平结构,然后在梨状肌的实质内或其上方或下方近距离识别(见图 314-2)。如果坐骨神经难以识别,彩色多普勒可用于识别阴部动脉,该动脉应位于坐骨神经的内侧。

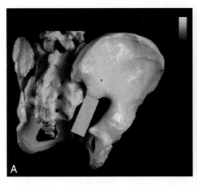
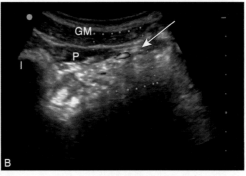

图 314-2 (A)解剖图表示虚拟斜切探头位(蓝色长方形)由骶骨外侧缘指向大转子。(B)为与 A 中该探头位置一致的超声图,显示梨状肌(P)、臀大肌(GM)和髂骨(I)(箭示坐骨神经)。(From Domingo-Rufes T, Bong DA, Mayoral V, Ortega-Romero A, Miguel-Pérez M, Sabaté A: Ultrasound-guided pain interventions in the pelvis and the sacral spine. Tech Reg Anesth Pain Manag 2013 Jul;17[3]:107-130.)

找到坐骨神经及伴行血管后,穿刺针由距探头内缘正中点 1cm 处平面内进针,并在超声实时引导下调整方向以使针尖靠近坐骨神经而非进入其中。位置满意且小心回抽后将注射器内药物缓慢注入。注射阻力应当非常小。如果有阻力,则穿刺针很可能在韧带中。注射后退针,无菌敷料加压包扎并在注射部位放置冰袋。

此注射的主要并发症是阻滞后瘀斑和出血。如上所述,应当按压注射部位以减少瘀斑和出血的发生。由于该技术要诱

发异感,穿刺针可能损伤坐骨神经。缓慢进退针可以避免坐骨神经针刺损伤。

(孙晨力 安立新 译)

推荐阅读

Waldman SD: Injection technique for piriformis syndrome. In: Atlas of Pain Management Injection Techniques, ed 4. Philadelphia, Saunders, 2015.

第 315 章

腰丛神经阻滞

腰丛位于腰大肌中。该神经丛由上 4 对腰神经的腹支构成,部分人有 T12 神经的参与。这些神经在各自椎体横突的前方;它们下行的过程中分成许多外周神经。髂腹股沟和髂腹下神经由 L1 和 T12 的纤维构成。生殖股神经由 L1 和 L2 的纤维构成。股外侧皮神经源自 L2 和 L3 神经纤维。闭孔神经接受来自 L2-L4 的神经纤维,而股神经由 L2-L4 的神经纤维构成。疼痛医师应当明白构成这些周围支的脊神经在患者之间的明显差异性。这种差异意味着医生需要谨慎对待基于解剖的不同神经阻滞。

Winnie 3 合 1 法

Winnie 3 合 1 技术行腰丛阻滞技术的原理为阻滞组成腰丛的 3 条主要神经,而这些神经由腰方肌、髂肌和腰大肌间的筋膜组织所被覆。注入这些筋膜内的药液向头侧流动以浸润穿行于腹股沟韧带下方的股外侧皮神经、股神经和闭孔神经。

在行 Winnie 3 合 1 法腰丛阻滞时,患者仰卧位。定位治疗侧的腹股沟韧带和股动脉。在股动脉外侧腹股沟韧带正下方定消毒皮肤。取 22G 1.5 英寸穿刺针稍向尾骨缓慢穿刺直到在股神经分布区有异感出现(图 315-1)。操作前需交代患者可能出现的异感,并嘱患者一有异感就告知医生异感的位置。在股神经分布区无持续异感并且小心回抽无血液和脑脊液后,缓慢注入 1.0% 不含防腐剂的利多卡因 25～30ml,注意观察患者是否出现局麻药液中毒的征象。穿刺针下加压使药液沿筋膜向头侧而不是向下肢远端浸润。如果患者的疼痛有炎性成分,则将局麻药混合甲泼尼龙 80mg 缓慢注入。此后每天阻滞的甲泼尼龙剂量由 80mg 变为 40mg,阻滞方式同前。如前些章所述,静脉导管可以植入筋膜鞘内以保证局麻药的持续输注。

腰大肌入路法

体表定位法

行腰大肌入路腰丛阻滞时,患者侧卧位或坐位,腰椎弯曲。如选择侧卧位,治疗侧朝上。定位髂嵴上端,在髂嵴连线中点触及棘突。对于大多数患者来说,此即 L4 椎体棘突。再向下数一个节段以定位 L5 棘突(图 315-2)。L5 棘突旁开 1.5 英寸处定位标记,常规皮肤消毒。取 22G 5 英寸的针芯针垂直皮肤向横突中点进针。在进针深度约 1.5 英寸时针尖应触及骨质(图 315-3)。触及骨质后,将针退回皮下组织重新向上调整进针方向,使针尖"滑过"横突上缘。一旦没有触及骨质,就撤去针芯,连接装有不含防腐剂生理盐水的 5ml 无阻力注射器。连带注射器的进针方式类似于定位硬膜外腔的落空法,注意推注射器活塞的力度均衡(图 315-4)。在 2～2.5 英寸深度时,阻力消失是突破了腰方肌,进入了腰大肌间沟(图 315-5)。

小心回抽无血液或脑脊液后,缓慢注入 1.0% 不含防腐剂的利多卡因 25～30ml,注意观察患者是否出现局麻药液中毒的迹象。如果患者的疼痛有炎性成分,则局麻药液混入甲泼尼龙 80mg。随后每天阻滞治疗采用同样的进针方式,但甲泼尼龙剂量由初始的 80mg 改为 40mg。

超声引导技术

患者取侧卧位,腰椎屈曲。如果选择侧卧位,治疗侧向上。找到髂嵴上端,在髂嵴连线中点触及棘突。对绝大多数患者来说,此即 L4 椎体棘突。

消毒皮肤并将低频凸阵探头置于髂嵴连线中点旁开约 3cm 横切位以获取声像图。注意横突阻挡超声而看不到腰丛。一旦找到横突,缓慢向头侧移动超声探头以找到两横突之间的透声窗。一旦找到该透声窗,超声探头外侧面向前摆动以找出椎间孔、椎体外侧缘和腰大肌。可以看到腰丛在腰大肌内,位于椎体和椎间孔外侧(图 315-6)。

一旦找到腰大肌内的腰丛,5 英寸的电刺激针从横切位超声探头外侧在超声实时引导下平面内进针以接近腰丛。通过腰大肌电刺激可以确定针尖在腰大肌内的位置。可以在超声下清楚地看见腰大肌收缩。可以注射少量药液进行水分离以确认针尖的准确位置。若小心回抽无血液或脑脊液,则缓慢注射 1.0% 不含防腐剂的利多卡因 25～30ml,注意观察患者是否出现局麻药液中毒的迹象。如果患者的疼痛有炎性成分,则局麻药液混入甲泼尼龙 80mg。随后每天阻滞治疗采用同样的进针方式,但甲泼尼龙剂量由初始的 80mg 改为 40mg。撤针并压迫注射部位以免出血。

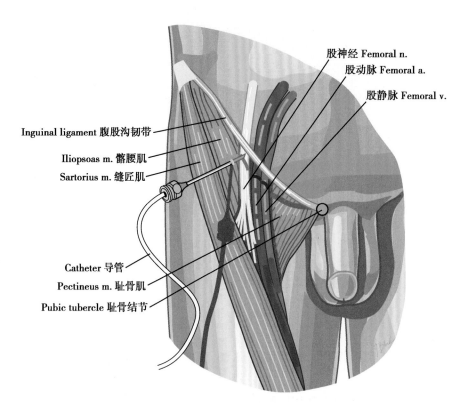

股神经 Femoral n.
股动脉 Femoral a.
股静脉 Femoral v.

Inguinal ligament 腹股沟韧带
Iliopsoas m. 髂腰肌
Sartorius m. 缝匠肌

Catheter 导管
Pectineus m. 耻骨肌
Pubic tubercle 耻骨结节

图 315-1　腰丛神经阻滞:Winnie 3 合 1 法。(From Waldman SD:Atlas of Interventional Pain Management,ed 4. Philadelphia,Elsevier,2015.)

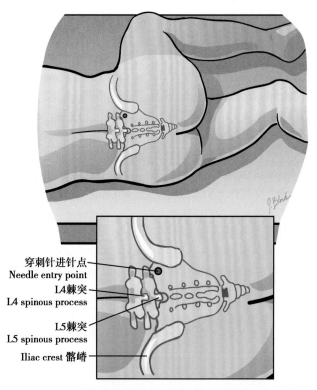

穿刺针进针点
Needle entry point
L4棘突
L4 spinous process
L5棘突
L5 spinous process
Iliac crest 髂嵴

图 315-2　腰大肌间隙入路进针点。(From Waldman SD:Atlas of Interventional Pain Management,ed 4. Philadelphia,Elsevier,2015.)

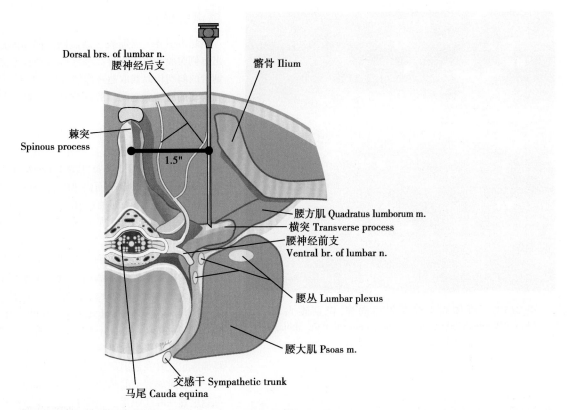

图 315-3　腰大肌间隙的针尖正确定位。（From Waldman SD：Atlas of Interventional Pain Management，ed 4. Philadelphia，Elsevier，2015.）

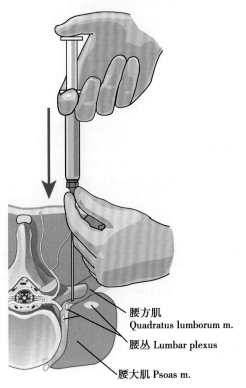

图 315-4　腰肌间隙入路注射技术。（From Waldman SD：Atlas of Interventional Pain Management，ed 4. Philadelphia，Elsevier，2015.）

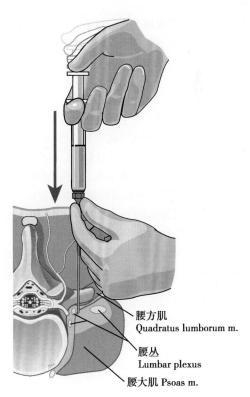

图 315-5　腰肌间隙入路阻力消失法。（From Waldman SD：Atlas of Interventional Pain Management，ed 4. Philadelphia，Elsevier，2015.）

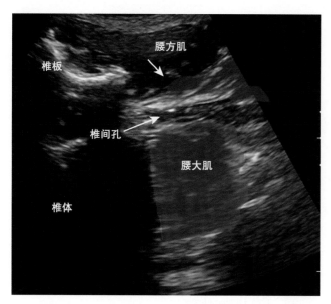

图 315-6　　椎体周围横断超声图像，识别腰大肌。
(From Waldman SD: Atlas of Interventional Pain Management, ed 4. Philadelphia, Elsevier, 2015.)

髂筋膜入路法

体表定位法

　　患者取仰卧位。在髂前上棘与耻骨结节连线画虚线定位治疗侧腹股沟韧带并通过触诊确认。然后将腹股沟韧带分为3份，穿刺针在该韧带中外三分之一处下方的 2~3cm 处进针以进行髂筋膜间隙阻滞。消毒皮肤，22G 3.5 英寸钝穿刺针垂直皮肤缓慢进针并采用类似定位硬膜外腔的落空法。使用无阻力注射器有助于此法。医生可以感到两次不同的落空感或突破感。第一次落空感是在突破阔筋膜时(图 315-7)。第二次落空感是在突破髂筋膜时(图 315-8)。小心回抽无血液或脑脊液后，缓慢注入 1.0% 不含防腐剂的利多卡因 25~30ml，注意观察患者是否出现局麻药液中毒的迹象。穿刺针下按压以使药液沿筋膜间隙流向头端而非远端下肢。如果患者的疼痛有炎性成分，则局麻药液混入甲泼尼龙 80mg。随后每天阻滞治疗采用同样的进针方式，但甲泼尼龙剂量由初始的 80mg 改为 40mg。如上所述，静脉导管可以植入筋膜间隙以持续给药。

超声引导技术

　　超声引导下髂筋膜入路法腰丛阻滞需患者取仰卧位。找出患侧腹股沟皮褶并将高频线阵超声探头置于垂直于腹股沟韧带的斜切位以获取超声像图。找出髂肌，股神经就位于该肌和搏动的股动脉之间。股静脉在股动脉内侧并且容易用超声探头压变形。彩色多普勒可以有助于股动静脉的确认。斜切位超声扫描可以清楚发现这些解剖结构时，将超声探头沿腹股沟韧带向髂前上棘滑动，直至清楚发现髂筋膜与髂肌外缘的间隙。消毒皮肤，22G 3.5 英寸的 Hustead 穿刺针在超声实时引导下从超声探头外缘平面内进针，直至针尖抵达髂筋膜下(图 315-9)。在该点小心回抽后，在超声实时引导下注射少量药液进行水分离以确认针尖的准确位置。一旦确认针尖位置且小心回抽后，就缓慢注入 1.0% 不含防腐剂的利多卡因 25~30ml 并注意观察患者是否出现局麻药液中毒的迹象。穿刺针下按压以使药液沿筋膜间隙流向头端而非远端下肢。如果患者的疼痛有炎性成分，则局麻药液混入甲泼尼龙 80mg。随后每天阻滞治疗采用同样的进针方式，但甲泼尼龙剂量由初始的 80mg 改为 40mg。如上所述，静脉导管可以植入筋膜间隙以持续给药。在超声引导下缓慢注射剩余药液。然后撤针、无菌敷料加压包扎并在注射部位放置冰袋。

　　由于毗邻股动静脉，因此施行 Winnie 3 合 1 法腰丛阻滞时可能出现局麻药中毒。很少有继发于股神经针刺伤后持续异感的报道。尽管很少出现感染，但仍有可能发生，尤其是对免疫功能低下的癌症患者。早期发现感染对避免威胁生命的后遗症至关重要。阻滞治疗后腹股沟和背部疼痛以及腹股沟瘀斑和血肿也常发生，因而治疗前应向患者交代可能出现的情况。

　　由于毗邻脊髓和穿出的神经根，因而要求操作者实施腰大肌入路腰丛阻滞时熟悉掌握局部解剖结构并且精通疼痛介入治疗技术。进针偏向内侧可能导致硬膜外、硬膜下或蛛网膜下注射或脊髓和穿出的神经根损伤。在横突间进针过深可导致腰神经出行的神经根损伤。尽管很少出现感染，但仍有可能发生，尤其是对免疫功能低下的癌症患者。早期发现感染对于避免致命的后遗症至关重要。损伤棘突旁肌肉所致的阻滞后棘突旁背痛在腰大肌间沟入路腰丛阻滞后并不多见。

（孙晨力　安立新　译）

推荐阅读

Waldman SD: Lumbar plexus nerve block: the Winnie 3-in-1 technique. In: Atlas of Interventional Pain Management, ed 4. Philadelphia, Saunders, 2015.
Waldman SD: Lumbar plexus nerve block: psoas compartment technique. In: Atlas of Interventional Pain Management, ed 4. Philadelphia, Saunders, 2015.

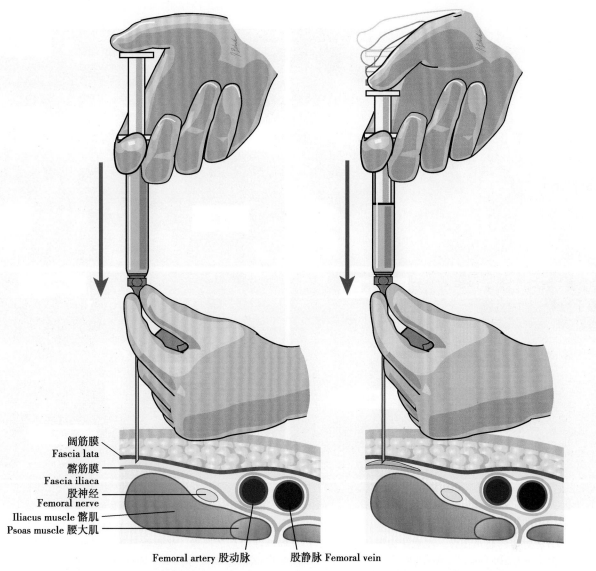

图 315-7 采用髂筋膜间隙入路进行腰丛阻滞过程中,当针尖突破髂阔筋膜时中第一次出现落空感。(From Waldman SD:Atlas of Interventional Pain Management,ed 4. Philadelphia,Elsevier,2015.)

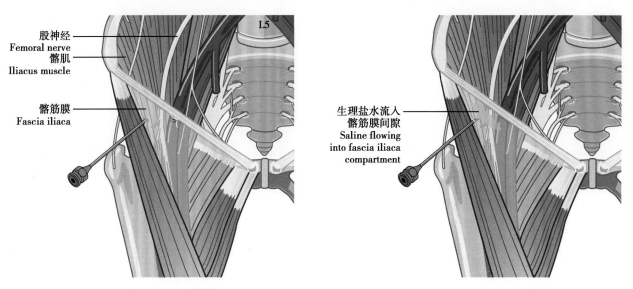

图 315-8 采用髂筋膜间隙入路进行腰丛阻滞过程中,当针尖突破髂筋膜时中第二次出现落空感。(From Waldman SD:At-las of Interventional Pain Management,ed 4. Philadelphia,Elsevier,2015.)

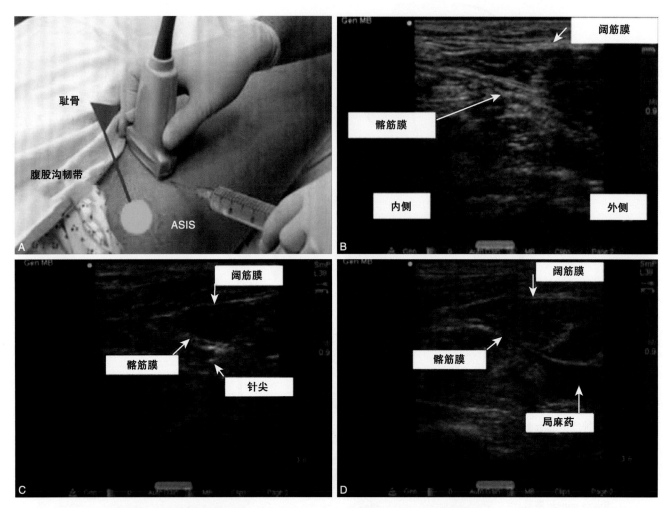

图 315-9 （A）超声引导下髂筋膜间隙阻滞的穿刺针位置。ASIS，髂前上棘。（B）阔筋膜和髂筋膜的超声图像。注意内外侧。（C）注射前的超声图像。注意针尖深达髂筋膜。（D）局麻注射后的图像。注意髂筋膜下局麻药液的无回声区。（From Haines L, Dickman E, Ayvazyan S, et al：Ultrasound-guided fascia iliaca compartment block for hip fractures in the emergency department. J Emerg Med 2012;43[4]:692-697. ）

第316章

股神经阻滞

股神经阻滞用于评估和治疗股神经分布区的下肢疼痛。该技术还可联合股外侧皮神经、坐骨神经和闭孔神经阻滞或腰丛阻滞用于下肢外科手术麻醉。该适应证用于不能耐受脊髓麻醉或硬膜外麻醉引起的交感反应的下肢手术患者。基于解剖进行各种神经阻滞评估下肢疼痛时，可以采用股神经阻滞进行诊断。如果考虑采用股神经毁损术，该技术则可作为运动和感觉神经损伤程度的预后指标。应用局麻药物进行股神经阻滞可减轻包括股骨颈和股骨干骨折在内的急性疼痛以及用于术后药物起效前的镇痛。局麻药联合固醇激素的股神经阻滞有时用于治疗继发于炎症或腹股沟韧带卡压股神经的持续性下肢疼痛。该治疗也适用于缓解糖尿病相关性股神经病变导致的疼痛和运动障碍。股神经毁损有时用于缓解继发于肿瘤侵袭股神经所致的持续性下肢疼痛且保守治疗无效的患者。

股神经分布于大腿的前部和小腿内侧。股神经起源于腰2、腰3和腰4神经根的后支。这些神经在腰大肌处融合，向下走行于腰大肌和髂肌的外侧并进入髂窝。股神经发出运动纤维支配髂肌，之后穿行于腹股沟韧带下方进入大腿。在腹股沟韧带下方股神经位于股动脉外侧，与股动静脉一起包绕在股鞘内。该神经还发出分支支配缝匠肌、股四头肌和耻骨肌。它还发出感觉支分布于膝关节以及大腿前内侧的皮肤。该神经穿行股三角处的部位易于施行阻滞操作。

体表定位技术

患者取仰卧位，两腿中立位。触及腹股沟韧带下方的股动脉。定位股动脉外侧一点，其恰位于腹股沟韧带下方并常规皮肤消毒。取25G 1.5英寸的针头由该点向头端缓慢进针直到于股神经分布区引出异感（图316-1）。操作前需交代患者可能出现的异感，并嘱患者一出现异感就告知医生异感的位置。通常在进针深度达到0.5～0.75英寸时出现异感。如果未引出异感，将针头退出并向内侧稍微调整方向直到获得异感。此后将针头退出1mm，观察以确保患者无持续性异感。轻轻抽吸后，缓慢注入1%不含防腐剂的利多卡因15～18ml。注射过程中注意勿将针头刺入神经内造成神经内注射。

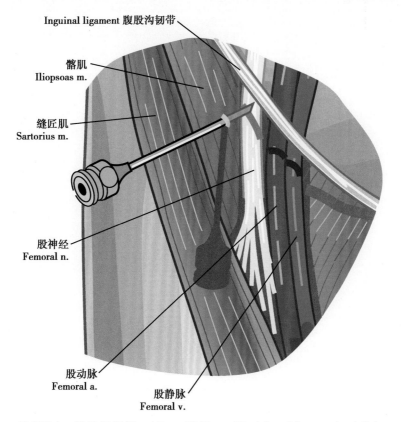

Inguinal ligament 腹股沟韧带

髂肌
Iliopsoas m.

缝匠肌
Sartorius m.

股神经
Femoral n.

股动脉
Femoral a.

股静脉
Femoral v.

图316-1　股神经阻滞。（From Waldman SD：Atlas of Interventional Pain Management，ed 4. Philadelphia，Saunders，2015.）

如果患者的疼痛有炎性成分，局麻药液混入甲泼尼龙80mg进行缓慢注射。此后的阻滞治疗采用同样的进针方式，但甲泼尼龙剂量由初始的80mg改为40mg。注药后需要在注射点局部施压，减少阻滞后淤血和血肿的形成。

超声引导技术

患者取仰卧位，两腿中立位。触及腹股沟韧带下方的股动脉。定位股动脉外侧一点，然后找出腹股沟韧带和腹股沟皮褶并消毒皮肤。12ml无菌注射器抽取7ml局麻药。如果认为疼痛有炎性成分，则在局麻药中加入40~80mg的长效皮质类固醇。高频线阵探头垂直于腹股沟韧带置于沿腹股沟皮褶的斜切位以获取超声像图。找出髂肌，股神经就位于该肌和搏动的股动脉之间。股静脉位于股动脉内侧，易受超声探头压缩。彩色多普勒有助于确认股动静脉。当斜切位超声扫描下确认上述解剖结构后消毒皮肤，22G 3.5英寸针头由超声探头外缘平面内进针并在超声实时引导下调整方向以刚好穿过髂肌表面到达髂筋膜下，靠近股神经（图316-2）。在该点小心回吸后，在超声引导下注射少量药液进行水分离以确认针尖的准确位置。一旦确认针尖位置且小心回抽后，就将余药在超声引导下缓慢注入。注射阻力应当很小。然后撤针，无菌敷料加压包扎并在注射部位放置冰袋。

股神经阻滞主要的副作用为阻滞后淤血和血肿。如前所述，注射局部加压可避免淤血和血肿形成。由于操作过程中有异感引出，因此存在坐骨神经针刺伤的潜在风险。这就需要注意缓慢进针和轻轻退针以避免损伤的发生。尽管股神经注射治疗感染不常见，但不排除其可能。

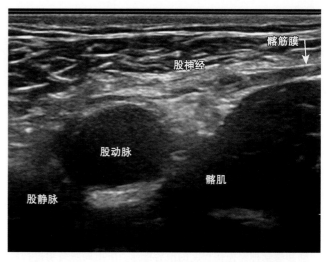

图316-2　超声图像显示股动脉、股神经、髂筋膜和髂肌在腹股沟皮褶水平的解剖关系。（From Waldman SD：Atlas of Interventional Pain Management，ed 4. Philadelphia，Saunders，2015.）

（孙晨力　安立新　译）

推荐阅读

Waldman SD: Femoral nerve block. In: Atlas of Interventional Pain Management, ed 4. Philadelphia, Saunders, 2015.

第317章

闭孔神经阻滞

闭孔神经阻滞用于评估和治疗闭孔神经支配区的髋部疼痛和髋部内收肌群痉挛。也可联合股外侧皮神经、股神经和坐骨神经阻滞用于下肢的外科手术麻醉。基于解剖进行各种神经阻滞评估下肢疼痛时,可以采用闭孔神经阻滞进行诊断。如果考虑采用闭孔神经毁损,该项技术可作为患者运动和感觉损伤程度的预后指标。使用局麻药的闭孔神经阻滞可用来缓解药物治疗起效前的急性疼痛,包括术后疼痛。该技术也可用于治疗髋部内收肌痉挛,这种痉挛性疾病增加会阴部护理和导尿的困难。另外该阻滞可用于协助髋关节术后的理疗。增加皮质类固醇的闭孔神经阻滞也用于治疗继发于闭孔神经炎症或卡压导致的持续性股痛。股神经毁损治疗有时用于缓解髋关节创伤造成的持续性髋部疼痛。

绝大部分的髋关节是由闭孔神经支配。该神经发自腰2、腰3和腰4脊神经后支。该神经离开腰大肌的内缘后向下穿过骨盆,在此处与闭孔血管伴行,通过闭孔管后进入大腿。此后该神经分成前后支。前支发出关节支支配髋关节的感觉,运动支支配浅层髋部内收肌群以及皮支支配大腿远端内侧面。后支发出运动支支配深层髋部内收肌群以及关节支支配膝关节后部。

体表定位技术

在施行闭孔神经阻滞时,患者仰卧位,下肢轻度外展。触诊患侧耻骨结节。在耻骨结节旁开和下方各 1 英寸处定出一点并常规皮肤消毒。取 22G 3 英寸的穿刺针垂直皮肤缓慢进针,直到针头触及耻骨上支(图 317-1)。记住触及骨质的深度,退针并重新向外侧稍下方调整方向(图 317-2)。进针深度约 0.75~1 英寸以上时针尖即进入闭孔管。闭孔神经分布区可出现异感。小心回抽后,注入 1.0% 不含防腐剂的利多卡因 10~15ml。注意勿将针头刺入闭孔动静脉中。

如果患者的疼痛症状有炎性成分,局麻药液混入 80mg 的甲泼尼龙进行注射。此后每天阻滞治疗采用同样的进针方式,但甲泼尼龙剂量由初始的 80mg 改为 40mg。注药后,需要按压注射点以减少阻滞后淤血和血肿的形成。

X 线透视引导技术

患者仰卧于透视台上,下肢轻度外展。触诊患侧耻骨结节。在耻骨结节旁开和下方各 1 英寸处定出一点并常规皮肤消毒。获取耻骨上支的 X 线透视斜位相。取 22G 3 英寸的穿

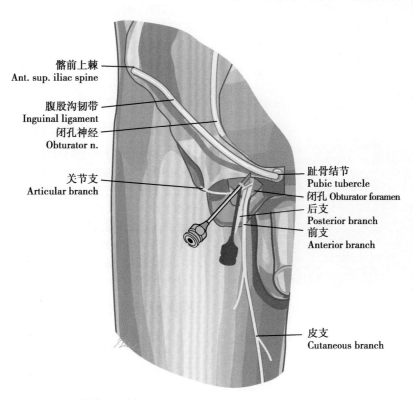

图 317-1　闭孔神经解剖。(From Waldman SD：Atlas of Interventional Pain Management，ed 4. Phila-delphia，Saunders，2015.)

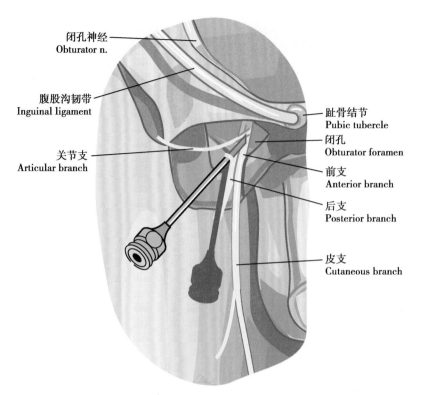

闭孔神经
Obturator n.

腹股沟韧带
Inguinal ligament

关节支
Articular branch

耻骨结节
Pubic tubercle

闭孔
Obturator foramen

前支
Anterior branch

后支
Posterior branch

皮支
Cutaneous branch

图 317-2　闭孔神经阻滞。（From Waldman SD：Atlas of Interventional Pain Management，ed 4. Philadelphia，Saunders，2015.）

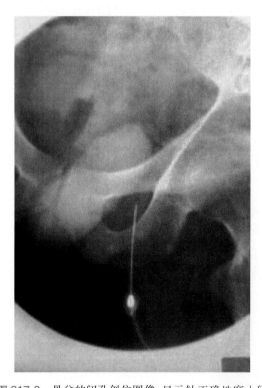

图 317-3　骨盆的闭孔斜位图像，显示针正确地穿入闭孔管。（From Viel EJ，Perennou D，Ripart J，et al：Neurolytic blockade of the obturator nerve for intractable spasticity of adductor thigh muscles. Eur J Pain 2002；6［2］：97-104.）

刺针垂直皮肤缓慢进针，直到针头触及耻骨上支。记住触及骨质的深度，退针并重新向外侧稍下方调整方向。进针深度约 0.75~1 英寸以上时针尖即进入闭孔管（图 317-3）。闭孔神经分布区可出现异感。小心回抽后，注入 1.0% 不含防腐剂的利多卡因 10~15ml。注意勿将针头刺入闭孔动静脉中。如果患者的疼痛有炎性成分，局麻药液混入 80mg 的甲泼尼龙进行注射。此后每天阻滞治疗采用同样的进针方式，但甲泼尼龙剂量由初始的 80mg 改为 40mg。注药后，需要按压注射点以减少阻滞后淤血和血肿的形成。

计算机断层扫描引导技术

患者俯卧于计算机断层扫描（CT）台上。扫描 CT 定位相并定位闭孔。多次扫描以定位耻骨下管和闭孔的靶点。定位患侧臀后部皮肤并进行消毒。以 1% 利多卡因局麻该处皮肤及皮下组织。取 3.5 英寸脊穿针由该处进针并在 CT 引导下垂直进针向患侧闭孔方向穿过闭孔内肌以接近闭孔神经（图 317-4）。如果认为针尖接近闭孔神经，则注射 0.5ml 造影剂并 CT 扫描针尖。确认针尖位置接近闭孔神经并小心回抽无血液后，缓慢注入 1% 利多卡因 6ml。

超声引导技术

行超声引导下闭孔神经阻滞时，患者取仰卧位，双腿中立位。触诊腹股沟韧带下方的股动脉。定位股动脉外侧、腹股沟韧带和腹股沟皮褶并消毒皮肤。12ml 无菌注射器抽取 7ml 局麻药。如果考虑疼痛有炎性成分，则局麻药液混入 40~80mg 的长效皮质类固醇。高频线阵探头垂直于腹股沟韧带置于沿腹股沟皮褶的斜切位以获取声像图。定位髂肌，股神经就位于

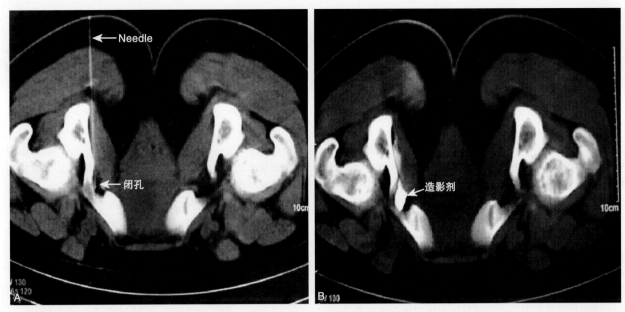

图 317-4　CT 引导下后入路神经阻滞镇痛。患者俯卧位 CT 扫描显示以闭孔为中心的骨盆切面。(A)针头穿过臀部和闭孔内肌。针尖位于耻骨下管的闭孔外上部。(B)注射局麻药和造影剂评估其分布情况以确认闭孔内的准确弥散位置。(From Rigaud J, Labat JJ, Riant T, et al: Treatment of obturator neuralgia with laparoscopic neurolysis. J Urol 2008;179[2]:590-595.)

该肌和搏动的股动脉之间。股静脉位于股动脉内侧,易受超声探头压缩。彩色多普勒有助于确认股动静脉和闭孔动静脉。

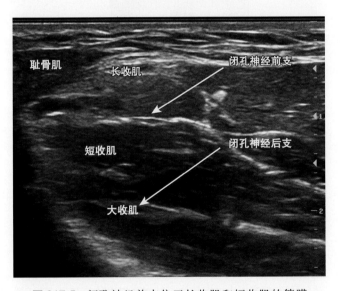

图 317-5　闭孔神经前支位于长收肌和短收肌的筋膜间隙,而后支位于短收肌和大收肌的筋膜间隙。(From Waldman SD: Atlas of Interventional Pain Management, ed 4. Philadelphia, Saunders, 2015.)

当斜切位超声扫描下清楚确认上述解剖结构时,将探头向内移动直至看到类似"鲸鱼跳跃"的耻骨肌。长收肌、短收肌和大收肌就位于耻骨肌的内侧,它们像双层三明治那样互相堆叠。闭孔神经前支位于长收肌和短收肌的筋膜间隙,而后支位于短收肌和大收肌的筋膜间隙(图 317-5)。当找出内收肌群和闭孔神经前后支时,消毒皮肤并取 22G 3.5 英寸的针头由超声探头下缘平面外进针,超声实时引导以使针穿过长收肌。针尖抵达长收肌和短收肌筋膜间隙以接近闭孔神经前支。在该点小心回吸后,在超声引导下注射少量药液进行水分离以确认针尖的准确位置。一旦确认针尖位置且小心回抽后,就在超声引导下再缓慢注射 6ml 药液。注射阻力应当最小。然后撤针。无菌敷料加压包扎并在注射部位放置冰袋。

闭孔神经阻滞的主要副作用为阻滞后淤血和血肿。由于毗邻闭孔动静脉,这样就存在血管内注入的可能。如前所述,阻滞后需要持续按压注射点以避免阻滞后淤血和血肿的形成。尽管阻滞后感染不常见,但也有发生的可能性。

(孙晨力　安立新　译)

推荐阅读

Waldman SD: Obturator nerve block. In: Atlas of Interventional Pain Management, ed 4. Philadelphia, Saunders, 2015.

第318章

坐骨神经阻滞

坐骨神经阻滞用于评价和治疗坐骨神经支配区的下肢远端疼痛。该项技术联合股外侧皮神经、股神经和闭孔神经阻滞或腰丛阻滞,也用于下肢远端手术的麻醉。该适应证主要用于不能耐受蛛网膜下腔阻滞或硬膜外麻醉所致交感神经反应的下肢截肢或清创术的患者。基于解剖进行各种神经阻滞评估下肢疼痛时,可以采用坐骨神经阻滞进行诊断。如果拟采用神经毁损治疗,该技术也可作为患者运动和感觉损伤程度的预后指标。使用局麻药的坐骨神经阻滞可用来缓解药物治疗起效前的急性疼痛,包括远端下肢骨折和术后疼痛。添加皮质类固醇的坐骨神经阻滞也用于治疗继发于炎症或坐骨神经在小转子处卡压所致的持续性股痛。有时采用坐骨神经毁损治疗,用于缓解保守治疗无效的肿瘤侵袭坐骨神经造成的持续性下肢远端疼痛。

坐骨神经支配除小腿内侧和足内侧(隐神经支配)以外的远端肢体和足。作为人体最大的神经,坐骨神经发自腰4、腰5和骶1-骶3神经根。这些神经在骶骨的外侧面前方即位于梨状肌前面融合。该神经向下穿行,于梨状肌下方通过坐骨切迹离开盆腔。坐骨神经位于臀大肌前方,经过该肌肉的下缘和大转子和坐骨结节间节段的中点。坐骨神经向下越过小转子,走行于股骨的后内侧方。该神经于大腿中部发出分支支配腘绳肌和大收肌。对于大多数人来说该神经在腘窝上界分成胫神经和腓总神经,而在一些人该神经全长均分开走行。胫神经继续下行分布于下肢远端,而腓总神经向外侧穿行分布于部分膝关节,并通过它的外侧皮神经支配小腿上部后外侧面感觉。

前入路

体表定位法

通过前方入路施行坐骨神经阻滞常用于因下肢创伤无法摆出半俯卧位或截石位的患者。操作中患者取仰卧位,下肢中立位。通过触诊定位患侧大转子和腹股沟皮褶。从大转子向大腿中点画一条虚线平行于腹股沟皮褶。定位该线中点并常规皮肤消毒。取25G 3.5英寸的针头垂直皮面缓慢进针,直到触及股骨。针头稍微向上内侧走行,直到划过小转子(图318-1)。坐骨神经分布区可出现异感;如果使用神经刺激器,可引出足的背屈和跖屈。操作前需交代患者可能出现的异感,并嘱患者一有异感时告知医生异感的位置。患者通常在进针深度达1英寸触及骨面后出现易感。一旦引出坐骨神经分布区的异感,退针1mm以防患者出现持续性异感。如果无持续性异感,轻轻回抽,缓慢注入15~18ml不含防腐剂的利多卡因。注意勿将针刺入神经或血管内。

如果患者的疼痛有炎性成分,局麻药液需要混入80mg的甲泼尼龙。此后每天的阻滞治疗采用同样的进针方式,但甲泼尼龙剂量由初始80mg改为40mg。药液注入后,需要在注射点按压以减少注阻滞后淤血和血肿的形成。

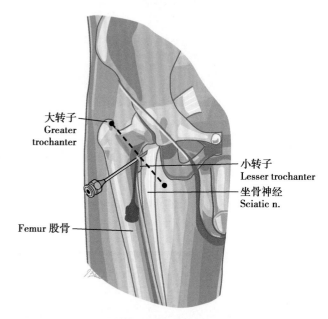

图318-1　坐骨神经阻滞:前入路。(From Waldman SD. Atlas of Interventional Pain Management, ed 4. Philadelphia, Elsevier, 2015.)

超声引导技术

患者取仰卧位,下肢中立位。通过触诊定位患侧大转子和腹股沟皮褶。从大转子向大腿中点画一条虚线平行于腹股沟皮褶。定位该线中点并常规皮肤消毒。将低频凸阵超声探头置于该连线中点处并沿此线移动,直至看到小转子边缘。可以看到坐骨神经就位于小转子内侧(图318-1)。如果坐骨神经位置有疑问,超声探头可以转为长轴切面以确认该神经走行(图318-2)。确认小转子及毗邻的坐骨神经后,取25G 3.5英寸的针头垂直皮面缓慢进针,直到触及坐骨神经。坐骨神经分布区会出现异感;如果使用神经刺激器,可引出足的背屈和跖屈。操作前需交代患者可能出现的异感,并嘱患者若有异感时告知医生异感的位置。患者通常在进针深度达1英寸触及骨面后出现异感。一旦引出坐骨神经分布区的异感,退针1mm以防患者出现持续性异感。如果无持续性异感,轻轻回抽,缓慢注入15~18ml不含防腐剂的利多卡因。注意勿将针刺入神经或血管内。如果患者的疼痛有炎性成分,局麻药液需要混入80mg的甲泼尼龙。此后每天的阻滞治疗采用同样的进针方

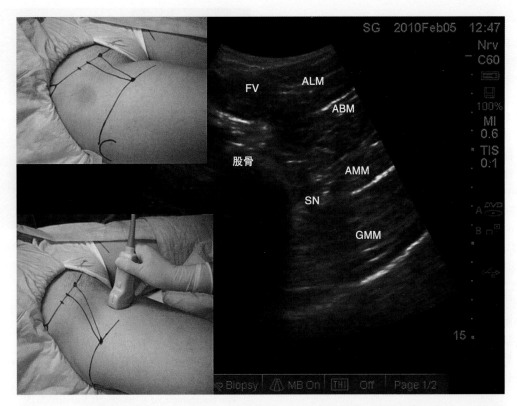

图 318-2　前入路坐骨神经的超声图像。上方插图表示前入路坐骨神经阻滞的体表标志。下方插图表示探头短轴位，大腿外展外旋。ABM，短收肌；ALM，长收肌；AMM，大收肌；FV，股血管；GMM，臀大肌；SN，坐骨神经。（From Tureanu L，Ganapathy S，Nader A：Sciatic nerve block and ankle block. In：Benzon H，Raja SN，Fishman S，et al［eds］：Essentials of Pain Medicine, ed 3. Philadelphia, Saunders, 2011, pp 607-620.）

式，但甲泼尼龙剂量由初始 80mg 改为 40mg。药液注入后，需要在注射点按压以减少注阻滞后淤血和血肿的形成。

后入路

体表定位法

　　在采用后方入路行坐骨神经阻滞时，患者取半俯卧位，上面的腿屈曲。触诊患侧的大转子和坐骨结节。坐骨神经位于上述两骨性标志点的中间位置（图 318-3）。定位出该中点并常规皮肤消毒。取 25G 3.5 英寸的针头缓慢垂直皮面进针直到引出异感；如果使用神经刺激器，可诱发足背屈和跖屈。操作前需交代患者可能出现的异感，并嘱患者在感觉到异感时告知医生异感的位置。异感通常在进针深度达 2.5~3 英寸时为患者所感知。如果感觉到针头触及坐骨切迹的骨面，退针并向外侧稍上方轻轻调整直至引出异感。一旦引出异感，退针 1mm 以防患者出现持续性异感。如果无持续性异感体验，轻轻回抽，缓慢注入 15~18ml 不含防腐剂的利多卡因。注意勿将针刺入神经或血管内。

　　如果患者的疼痛有炎性成分，局麻药液需要混入 80mg 甲泼尼龙。此后每天的阻滞治疗采用同样的进针方式，但甲泼尼龙剂量由初始的 80mg 改为 40mg。药液注入后，需要在注射点加压以减少注射后淤血和血肿的形成。

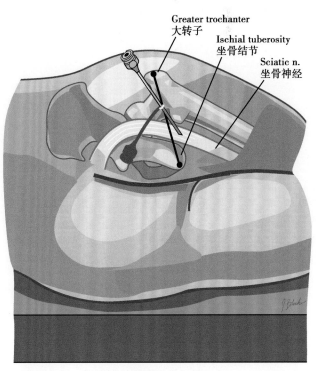

图 318-3　坐骨神经阻滞：后入路。（From Waldman SD：Atlas of Interventional Pain Management, ed 4. Philadelphia, Elsevier, 2015.）

超声引导法

　　患者取改良的 Sim 体位(半俯卧位),上面的腿屈曲。触诊定位患侧髂后上棘和坐骨结节并在两点间画虚线。高频线阵探头置于尾骨横切面。声像图显示骶骨和髂骨弯曲的高回声边缘。可以看到坐骨神经在骶髂骨高回声曲线见得高回声扁平结构。然后用多普勒定位臀下动脉及其他靠近坐骨神经的血管。找到坐骨神经后,超声探头下的皮肤常规消毒。严格无菌操作,将内含 0.25% 不含防腐剂的丁哌卡因连接到 22G 3.5 英寸针头上。如果患者的疼痛有炎性成分,则在局麻药中加入 40~80mg 长效皮质类固醇。针头由超声探头上缘约 1cm 处穿刺并在超声引导下平面内进针以接近坐骨神经,但仍在其外部(图 318-4)。当针尖位置满意时,小心回抽后再在超声引导下注射少量局麻药和皮质类固醇以确认针尖位置不再神经内。确认针尖位置后,将注射器内的余药缓慢注入。阻力应当很小。如果患者在此过程中疼痛加重,则应立即停止注射。

　　坐骨神经阻滞的主要副作用为阻滞后淤血和血肿。如前所述,为避免阻滞后淤血和血肿的形成,注射点需要持续按压。由于该操作需要引出异感,针头所致的坐骨神经损伤也有可能发生。确保进针和退针的动作轻柔和缓慢,可避免针头损伤坐骨神经。

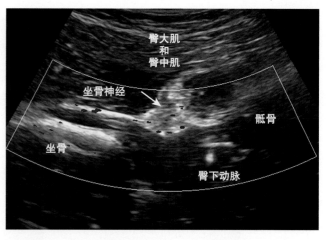

图 318-4　利用彩色多普勒成像确认臀下动脉。(From Waldman SD:Atlas of Interventional Pain Management,ed 4. Philadelphia,Elsevier,2015.)

（孙晨力　安立新　译）

推荐阅读

Waldman SD: Sciatic nerve block: anterior approach. In: Atlas of Interventional Pain Management, ed 4. philadelphia, Saunders, 2015.

Waldman SD: Sciatic nerve block: Posterior approach. In: Atlas of Interventional Pain Management, ed 4. Philadelphia, Saunders, 2015.

第 319 章

膝部胫神经阻滞

膝部胫神经阻滞用于评估和治疗胫神经支配区的足和踝关节疼痛。该技术联合腓总神经和隐神经阻滞或腰丛阻滞也用于下肢远端手术的麻醉,主要适用于患者难以耐受脊髓麻醉或硬膜外麻醉所致交感反应的下肢远端手术,包括下肢的清创或截肢术。基于解剖进行各种神经阻滞评估下肢疼痛时,可以采用膝部的胫神经阻滞进行诊断。如果拟采用胫神经毁损治疗,该技术也可作为运动和感觉损伤程度的预后指标。膝关节水平胫神经阻滞联合上述其他阻滞可用于缓解药物起效前的急性疼痛,包括足踝骨折和术后疼痛。胫神经阻滞药液中掺入皮质类固醇有时可用于治疗继发于炎症或胫神经穿行经腘窝处的卡压的持续性足踝疼痛。此外,该阻滞也可用于缓解糖尿病性神经病变引起的疼痛和运动障碍。胫神经毁损有时用于肿瘤侵袭胫神经造成的保守治疗无效的持续性下肢疼痛。

胫神经作为坐骨神经的两条主要分支之一,另一支为腓总神经。胫神经发出感觉支分布于小腿的后面、足跟和跖面内侧。胫神经于腘窝上缘从坐骨神经分出,稍靠内侧下行经腘窝。在腘窝的正下方进行膝关节水平胫神经阻滞易于操作。该神经继续下行,行经腓肠肌两个头之间,向深部穿入比目鱼肌。继续向内侧走行于跟腱和内踝,并在此处分成跖内、外侧神经,支配足跟和跖内侧面的感觉。胫神经于该点易受卡压引起后跗管综合征。

体表定位法

在施行膝部胫神经阻滞时,患者俯卧位,腿稍屈曲。触到膝关节皮褶、半腱肌和股二头肌位于腘窝的上部的边缘。患者抗阻力屈腿时可以找出这些肌肉的边缘。假想一虚拟三角,以这两条肌肉交点为顶点,以膝关节皮褶为底边(图 319-1)。以该三角形顶点为圆心常规皮肤消毒。取 25G 1.5 英寸的针头垂直皮肤缓慢进针,直到引出胫神经分布区异感。操作前需交代患者可能出现的异感,并嘱患者在感觉到异感时告知异感位置。异感通常在进针深度达 0.5~0.75 英寸时引出。如果仍未引出异感,则退针向内侧重新调整针方向,直到出现异感。之后退针 1mm,以防出现持续性异感。如果无持续性异感,就在轻轻回抽后缓慢注入 8ml 不含防腐剂的利多卡因。注意勿将针刺入神经或血管内。考虑到该部位毗邻腓总神经,因而在膝关节水平阻滞胫神经时也可能阻滞腓总神经。

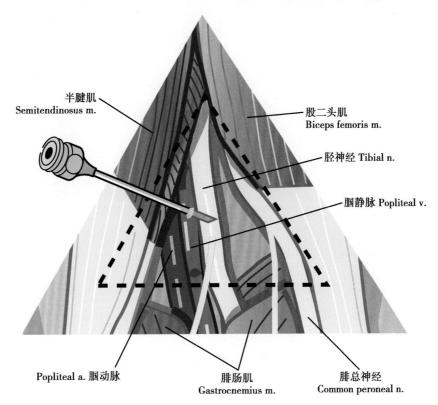

图 319-1 膝部胫神经阻滞。(From Waldman SD：Atlas of Interventional Pain Management,ed 4. Philadelphia,Elsevier,2015.)

　　如果患者的疼痛有炎性成分,局麻药液混入 80mg 的甲泼尼龙缓慢注射。此后每天的阻滞治疗采用同样的进针方式,但甲泼尼龙剂量由初始 80mg 改为 40mg。药液注入后,需要按压注射点以减少阻滞后淤血和血肿的形成。

超声引导法

　　进行超声引导膝部胫神经阻滞时,患者取俯卧位,双臂自然放于身体旁。12ml 无菌注射器抽取 8ml 局麻药。如果所治疗的疼痛疾病有炎症参与,则在局麻药中加入 40~80mg 长效皮质类固醇。

　　高频线阵超声探头置于腘窝皮褶上方约 8cm 处横切面以获得超声图像。应该可以看到搏动的腘动脉指向图像底部,腘静脉就位于其外侧。坐骨神经就位于腘静脉表面稍外侧,表现为一高回声结构。用超声探头压缩腘静脉有助于找出腘静脉表面的坐骨神经彩色多普勒有助于确认腘动静脉。在超声图像找出坐骨神经时,将超声探头沿坐骨神经走行缓慢向下移动,直至找到该神经分出胫神经和腓总神经的位置(图 319-2)。胫神经定位满意时,消毒皮肤并取 22G 3.5 英寸的针头由超声探头下缘中点平面外进针。在超声实时引导下调整方向直到针尖接近胫神经。如果针尖位置满意,就在超声实时引导下注射少量局麻药和皮质类固醇以确认针尖靠近胫神经而非胫神经内。注射阻力应当很小。确认针尖位置后,缓慢注射剩余药物。然后撤针,无菌敷料加压包扎并在注射部位放置冰袋。

　　胫神经阻滞主要的副作用为阻滞后淤血和血肿。如前所述,为避免阻滞后淤血和血肿的形成,注射点需要持续加按压。由于该操作需要引出异感,针头也可能导致胫神经损伤。通过确保进针和退针的动作轻柔和缓慢,可避免针头造成胫神经损伤。

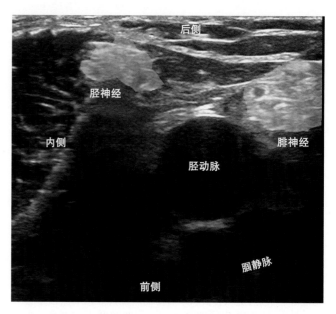

图 319-2　胫神经横切面超声图像位于坐骨神经分叉处正下方。(From Waldman SD; Atlas of Interventional Pain Management, ed 4. Philadelphia, Elsevier, 2015.)

(孙晨力　安立新 译)

推荐阅读

Waldman SD: Tibial nerve block at the knee. In: Atlas of Interventional Pain Management, ed 4. Philadelphia, Saunders, 2015.

第 320 章

踝部胫神经阻滞

踝部胫神经阻滞用于评估和治疗胫神经支配区的足和踝关节疼痛。该项技术联合腓总神经和隐神经阻滞或腰丛阻滞也用于下肢远端手术的麻醉。这主要适用于难以耐受因腰麻或硬膜外麻醉带来的交感反应的下肢远端手术，例如下肢的清创或截肢术。基于解剖进行各种神经阻滞评估下肢疼痛时，可以采用踝关节水平的胫神经阻滞进行诊断。如果拟采用胫神经毁损治疗，该技术也可作为运动和感觉损伤程度的预后指标。踝关节胫神经阻滞可用于缓解药物起效前的急性疼痛，包括足踝骨折和术后疼痛。胫神经阻滞药液中掺入皮质类固醇有时可用于治疗继发于胫神经后踝管处的炎症或卡压的持续性足踝疼痛。此外，该阻滞也可用于缓解糖尿病性神经病变引起的疼痛和运动障碍。胫神经毁损有时用于肿瘤侵袭胫神经造成的保守治疗无效的持续性下肢疼痛。

胫神经为坐骨神经两条主要分支之一的延续，另一支为腓总神经。胫神经发出感觉支分布于小腿的后面、足跟和跖面内侧。胫神经于腘窝下界从坐骨神经分出，稍靠内侧下行穿过腘窝。在腘筋膜正下方进行踝关节水平的胫神经阻滞易于操作。该神经继续下行，行经腓肠肌两个头之间，向深部穿入比目鱼肌。继续向内侧走行于跟骨腱和内踝，并在此处分成跖内侧

侧和跖外侧神经，支配足跟和跖内侧面的感觉。胫神经于该点易受卡压引起跗管综合征。

体表定位法

患者侧卧位，患侧腿在上并稍屈曲。于该水平触诊胫后动脉。定位内踝和跟腱间的区域并常规皮肤消毒。取 25G 1.5 英寸的针头刺入该处，向胫后动脉搏动处进针。如果无法定位胫后动脉，针头则朝向内踝的后上方。然后向内踝后方骨槽内的胫神经缓慢进针，直到引出胫神经分布区的异感（图 320-1）。操作前应交代患者可能出现的异感，并嘱患者在感觉到异感时告知医生异感位置。异感通常在进针深度达 0.5~0.75 英寸时引出。如果仍未引出异感，则退针向头侧重新调整方向，直到患者出现异感。于胫神经分布区引出异感之后退针 1mm，以防患者出现持续性异感。如果无持续性异感，则轻轻回抽后缓慢注入 6ml 不含防腐剂的利多卡因。注意勿将针刺入神经或血管内。

如果患者的疼痛有炎症参与，局麻药液很合 80mg 的甲泼尼龙进行缓慢注射。此后每天的阻滞治疗采用同样的进针方式，但甲泼尼龙剂量由初始的 80mg 改为 40mg。药液注入后，

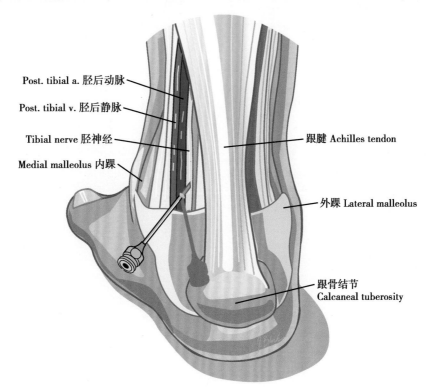

图 320-1　踝部胫神经阻滞。(From Waldman SD：Atlas of Interventional Pain Management, ed 4. Philadelphia, Elsevier, 2015.)

Post. tibial a. 胫后动脉
Post. tibial v. 胫后静脉
Tibial nerve 胫神经
Medial malleolus 内踝
跟腱 Achilles tendon
外踝 Lateral malleolus
跟骨结节 Calcaneal tuberosity

需要在注射点按压以减少阻滞后淤血和血肿的形成。

超声引导技术

进行超声引导踝部胫神经阻滞时,患者取仰卧位且患肢外旋。12ml 无菌注射器抽取 4ml 局麻药。如果所治疗的疼痛疾病有炎症参与,则在局麻药中加入 40~80mg 长效皮质类固醇。高频线阵超声探头置于内踝正下方的横切位以获得超声图像。触诊可以确认位于胫神经正上方的胫动脉。胫静脉就位于该动脉旁边并且易受超声探头压缩。彩色多普勒有助于确认胫动静脉。

在超声图像找出胫神经时,消毒皮肤并取 22G 1.5 英寸的针头由超声探头下缘中点平面外进针。在超声实时引导下调整方向直到针尖接近胫神经(图 320-2)。如果针尖位置满意,则小心回抽后在超声实时引导下注射少量局麻药和皮质类固醇以确认针尖靠近胫神经而非在胫神经内。注射阻力应当很小。确认针尖位置后,缓慢注射剩余药物。然后撤针,无菌敷料加压包扎并在注射部位放置冰袋。

踝部胫神经阻滞术主要的副作用为阻滞后淤血和血肿。如前所述,为避免阻滞后淤血和血肿的形成,注射点需要持续加压。由于该操作需要引出异感,针头创伤带来的胫神经损伤也有可能发生。通过确保进针和退针的动作轻柔和缓慢,可避免针头带来的神经损伤。如果临床需求且效益风险比有利,也可用于抗凝患者,采用 25G 或 27G 针头以保障安全性。

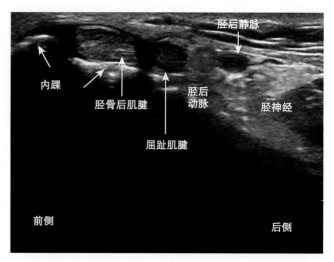

图 320-2　可在胫神经正上方触诊胫动脉。胫静脉就位于该动脉旁边并且易受超声探头压缩。胫神经表现为胫静脉正后方一明显的强回声结构。(From Waldman SD: Atlas of Interventional Pain Management, ed 4. Philadelphia, Elsevier, 2015.)

（孙晨力　安立新　译）

推荐阅读

Waldman SD: Tibial nerve block at the ankle. In: Atlas of Interventional Pain Management, ed 4. Philadelphia, Saunders, 2015.

第 321 章

膝部隐神经阻滞

膝部隐神经阻滞用于评估和治疗隐神经支配区的下肢远端疼痛。当联合胫神经、腓总神经和腰丛阻滞时，该项技术也用于下肢远端手术的麻醉。这主要适用于难以耐受因腰麻或硬膜外麻醉所致交感反应的下肢远端手术，例如下肢的清创或截肢术。以解剖为基础的下肢疼痛进行各种神经阻滞评估，可以采用膝关节水平的隐神经阻滞进行诊断。如果拟采用隐神经毁损治疗，该项技术也可作为运动和感觉损伤程度的预后指标。另外，该技术联合前述的阻滞方案可用于缓解药物起效前的急性疼痛，包括下肢远端骨折和术后疼痛。隐神经阻滞药液中掺入皮质类固醇有时可用于治疗继发于隐神经在 Hunter 管（收肌管）处的炎症或卡压的持续性下肢远端疼痛。此外，该阻滞也可用于缓解糖尿病性神经病变引起的疼痛和运动障碍。隐神经毁损有时用于肿瘤侵袭胫神经造成的保守治疗无效的持续性下肢疼痛。

隐神经是股神经分出的最大的感觉支。隐神经分布于内踝、小腿内侧和部分足弓内侧。该神经源自腰 3、腰 4 神经根，与股动脉伴行经收肌管并在靠近膝关节的过程中浅出至皮下。越过股骨内侧髁分出终末感觉支。隐神经沿途均易受创伤和压

迫。在冠脉搭桥术选取下肢静脉时常损伤隐神经。该神经在行于股骨内侧髁时也易受到卡压。

体表定位法

在施行膝部隐神经阻滞时，患者侧卧位，稍微屈腿。触诊股骨内侧髁。在内侧髁后缘的前方定位出一点并常规皮肤消毒。取 25G 0.5 英寸的针头在该点缓慢向内侧髁进针，直到患者产生异感（图 321-1）。操作前需交代患者可能出现的异感，并嘱患者在出现异感时告知医生位置。通常在进针深度达 0.25~0.5 英寸时出现异感。如果仍未引出异感，退针稍向前调整方向，直到患者出现异感。一旦引出隐神经分布区异感，就退针 1mm 以防患者出现持续异感。如果无持续性异感，则轻轻回抽后缓慢注入 5ml 1.0% 不含防腐剂的利多卡因。注意勿将针刺入神经或血管内。

如果患者的疼痛有炎症参与，局麻药液混入 80mg 的甲泼尼龙缓慢注射。此后每天的阻滞治疗采用同样的进针方式，但甲泼尼龙剂量由初始的 80mg 改为 40mg。药液注入后，需要在注射点按压以减少注射后淤血和血肿的形成。

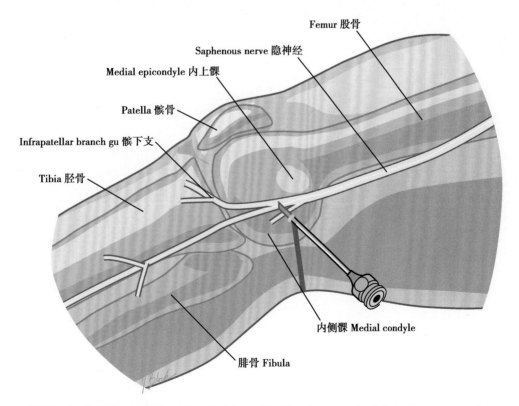

图 321-1 膝部隐神经阻滞。（From Waldman SD：Atlas of Interventional Pain Management，ed 4. Philadelphia，Saunders，2015.）

超声引导技术

进行超声引导下膝部隐神经阻滞时,患者取仰卧位,双臂自然放于身体两侧且患侧下肢外旋。12ml 无菌注射器抽取8ml 局麻药。如果所治疗的疼痛疾病有炎症参与,则在局麻药中加入 40~80mg 长效皮质类固醇。触诊髌骨上方约 5cm 处定位股骨前内侧面一点。高频线阵超声探头置于股骨前内侧面该点横切位以获得超声图像。可以看到股骨前内侧面的高回声及其前内侧的股内侧肌。超声探头缓慢向内移动,直至看到位于股内侧肌后内侧的缝匠肌。隐神经就位于缝匠肌正下方的筋膜内(图 321-2)。在超声图像上找到缝匠肌下方的筋膜时,就消毒皮肤并取 22G 3.5 英寸的针头由探头外缘平面内进针。在超声实时引导下调整方向,直到针尖到达缝匠肌下方的筋膜内并接近隐神经。如果针尖位置满意,则在超声实时引导下注射少量局麻药和皮质类固醇以确认针尖准确地位于缝匠肌下方靠近隐神经。注射阻力应当很小。确认针尖位置后,缓慢注射剩余药物。然后撤针,无菌敷料加压包扎并在注射部位放置冰袋。

膝部隐神经阻滞的主要副作用是阻滞后淤血和血肿。如前所述,为避免阻滞后淤血和血肿的形成,注射点需要持续加

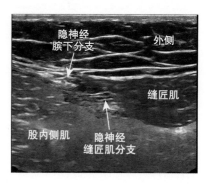

图 321-2　膝部隐神经分支的超声图像

压。由于该操作需要引出异感,针头可能损伤隐神经。通过确保进针和退针的动作轻柔和缓慢,可避免针头造成的神经损伤。

（孙晨力　安立新　译）

推荐阅读

Waldman SD: Saphenous nerve block at the knee. In: Atlas of Interventional Pain Management, ed 4. Philadelphia, Saunders, 2015.

第322章

膝部腓总神经阻滞

腓总神经阻滞用于评估和治疗腓总神经支配区的下肢远端疼痛。该项技术联合胫神经和隐神经阻滞或腰丛阻滞也用于下肢远端手术的麻醉。这主要适用于难以耐受因腰麻或硬膜外麻醉所致交感反应的下肢远端手术,例如下肢的清创或截肢术。基于解剖的下肢疼痛进行各种神经阻滞评估,可以采用膝关节水平的腓总神经阻滞进行诊断。如果拟采用腓总神经毁损治疗,该项技术也可作为运动和感觉损伤程度的预后指标。腓总神经阻滞可用于缓解药物起效前的急性疼痛,包括下肢远端骨折和术后疼痛。腓总神经阻滞药液中掺入皮质类固醇有时可用于治疗继发于腓总神经行经腓骨小头处的炎症或卡压的持续性下肢远端疼痛。此外,该阻滞也可用于缓解糖尿病性神经病变引起的疼痛和运动障碍。腓总神经毁损有时用于肿瘤侵袭腓总神经造成的保守治疗无效的持续性下肢疼痛。

腓总神经为坐骨神经两条主要分支之一的延续,另一支为胫神经。腓总神经发出感觉支分布于膝关节下方以及小腿上半部皮肤的后面和外侧面。腓总神经源自腰4、腰5和骶1-骶2神经的后支。腓总神经于腘窝下界从坐骨神经分出,靠外侧下行至腓骨小头的后方。在此处该神经易受到不适宜的束缚和压迫。该神经在外侧下行以及绕经腓骨管时也容易受到压

迫。腓骨管由腓长肌腱的后缘和腓骨本身围成。在腓骨管的远端,该神经分出两条终末支,即浅表支和腓神经支。这些神经支均易受创伤影响,诊断和治疗时需要区别对待。

体表定位法

进行膝部腓总神经阻滞时,患者侧卧位,腿稍屈曲。触诊腓骨头及其头颈交接处。于腓骨头下方定位标点并常规皮肤消毒。取25G 0.5英寸的针头从该点向腓骨颈方向缓慢进针,直到引出腓总神经分布区的异感(图322-1)。操作前需交代患者可能出现的异感,并嘱患者在感觉到异感时告知医生位置。异感通常在进针深度达0.25~0.5英寸时出现。如果仍未引出异感,退针向后调整方向,直到患者出现异感。之后退针1mm并观察患者以除外持续性异感。如果无持续性异感,则轻轻回抽后缓慢注入5ml 1.0%不含防腐剂的利多卡因。注意勿将针刺入神经或血管内。

如果患者的疼痛有炎症参与,局麻药液混入80mg甲泼尼龙后缓慢注射。此后每天的阻滞治疗采用同样的进针方式,但甲泼尼龙剂量由初始的80mg改为40mg。药液注入后,需要在注射点按压以减少注射后淤血和血肿的形成。

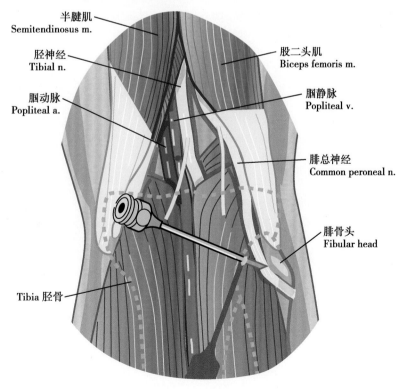

图322-1 膝部腓总神经阻滞。(From Waldman SD: Atlas of Interventional Pain Management, ed 4. Philadelphia, Saunders, 2015.)

超声引导技术

进行超声引导下膝部腓总神经阻滞时,患者取俯卧位。12ml 无菌注射器抽取 8ml 局麻药。如果所治疗的疼痛疾病有炎症参与,则在局麻药中加入 40~80mg 长效皮质类固醇。高频线阵超声探头置于腘窝上方约 8cm 处横切位以获得超声图像。可以看到腘动脉搏动指向图像底部,而腘静脉就在该动脉外侧。坐骨神经就在腘静脉浅表稍外侧的位置,表现为一明显的强回声结构。超声探头压缩腘静脉有助于确认其浅表的坐骨神经。彩色多普勒有助于确认腘动静脉。在超声图像上找到坐骨神经时,将超声探头沿坐骨神经走行向下缓慢移动直到该神经分为胫神经和腓总神经处。沿腓总神经向下移动,直至完全离开胫神经(图 322-2)。当确认腓总神经位置满意时,就消毒皮肤并取 22G 3.5 英寸的针头由探头下缘平面内进针。在超声实时引导下调整方向,直到针尖接近腓总神经。如果针尖位置满意,则在超声实时引导下注射少量局麻药和皮质类固醇以确认针尖准确地位于缝匠肌下方靠近腓总神经。注射阻力应当很小。确认针尖位置后,缓慢注射剩余药物。然后撤针,无菌敷料加压包扎并在注射部位放置冰袋。

腓总神经阻滞的主要副作用是阻滞后淤血和血肿。如前所述,为避免阻滞后淤血和血肿的形成,注射点需要持续按压。由于该操作需要引出异感,针头也可能造成胫神经损伤。通过

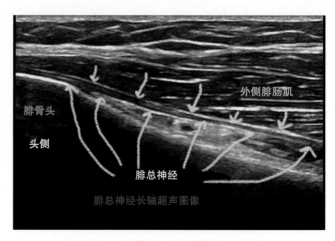

图 322-2　膝部腓总神经的长轴超声图像

确保进针和退针的动作轻柔和缓慢,可避免针头造成的神经损伤。

(孙晨力　安立新　译)

推荐阅读

Waldman SD: Common peroneal nerve block at the knee. In: Atlas of Interventional Pain Management, ed 4. Philadelphia, Saunders, 2015.

第 323 章

踝部腓深神经阻滞

腓深神经阻滞用于评估和治疗腓深神经支配区的足部疼痛。该技术联合胫神经和隐神经以及腰丛阻滞也可用于足部外科手术的麻醉。这主要适用于难以耐受腰麻或硬膜外麻醉所致交感反应的患者的足部手术,例如脚趾或前脚的截肢术。腓深神经阻滞加局麻药可作为评价下肢远端疼痛的解剖学基础上进行鉴别神经阻滞的诊断工具。如果拟采用腓深神经毁损治疗,该项技术也可作为运动和感觉损伤程度的预后指标。腓深神经阻滞可用于缓解药物起效前的急性疼痛,包括足部骨折和术后疼痛。腓深神经阻滞药液中掺入皮质类固醇有时可用于治疗继发于腓总神在踝管处的炎症或卡压的持续性下肢远端疼痛。此外,局麻药加皮质类固醇的腓深神经阻滞也可用于缓解糖尿病性神经病变引起的疼痛和运动障碍。腓深神经毁损有时用于肿瘤侵袭腓深神经造成的持续性下肢疼痛且保守治疗无效。

腓总神经为坐骨神经两条主要分支之一的延续,另一支为胫神经。腓总神经发出感觉支分布于膝关节下方以及小腿上半部后外侧皮肤。腓总神经源自腰 4、腰 5 和骶 1-骶 2 神经根后支。胫神经于腘窝上缘从坐骨神经分出并靠外侧下行至腓骨小头的后方。在该处,诸如石膏和止血带等的使用不当容易导致该神经受压。该神经在外侧下行以及绕经腓骨管时也容易受压。腓骨管由腓长肌腱起点的后缘和腓骨自身围成。在腓骨管的远端,该神经分出两条终末支:腓浅神经和腓深神经。这些神经支均易受创伤影响,分别进行阻滞可以作为诊断和治疗的手段。

腓深神经伴胫动静脉继续下行,发出分支支配第一和第二趾间及相邻足背侧感觉。尽管该神经感觉分布范围较小,但该区域为 Morton 神经瘤手术区,对于麻醉医师来说也极为重要。腓深神经的运动支支配所有趾伸肌和前胫骨肌。该神经穿过踝部致密的浅筋膜正下方,在此处易受卡压,即前踝管综合征。

行踝部腓深神经阻滞时,患者仰卧位,腿稍屈曲。嘱患者抗阻力背屈趾,触诊踇长伸肌肌腱的位置。在踝关节皮褶处定位该腱稍内侧一点并常规皮肤消毒。取 25G 1.5 英寸的针头由该点缓慢向胫骨进针,直到引出第一和第二趾间区域的异感(图 323-1 和图 323-2)。操作前需交代患者可能出现的异感,并嘱患者出现异感时告知医生位置。异感通常在进针深度达 0.25~0.5 英寸时出现。如果仍未引出异感,退针向后调整方向,直到患者出现异感。之后退针1mm 以防患者出现持续性异感。如果无持续性异感,则轻轻回抽后缓慢注入 6~8ml 的 1.0% 不含防腐剂的利多卡因。注意勿将针刺入神经或血管内。

如果患者的疼痛有炎症参与,局麻药需要混入 80mg 的甲泼尼龙作为试验剂量。此后的封闭治疗采用同样的进针方式,

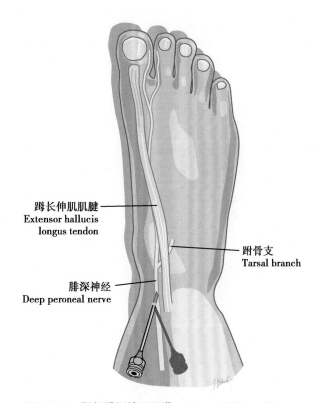

踇长伸肌肌腱
Extensor hallucis
longus tendon

跗骨支
Tarsal branch

腓深神经
Deep peroneal nerve

图 323-1 踝部腓深神经阻滞。(From Waldman SD:Atlas of Interventional Pain Management, ed 4. Philadelphia, Saunders, 2015.)

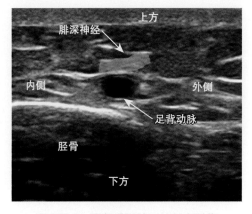

上方

腓深神经

内侧

外侧

足背动脉

胫骨

下方

图 323-2 踝部腓深神经的超声图像

但甲泼尼龙剂量由初始的 80mg 改为 40mg。药液注入后,需要在注射点按压以减少阻滞后淤血和血肿的形成。

腓深神经阻滞主要的副作用为阻滞后淤血和血肿。如前

所述,为避免阻滞后淤血和血肿的形成,注射点需要持续加压。由于该操作需要引出异感,针头创伤带来的胫神经损伤也有可能发生。通过确保进针和退针的动作轻柔和缓慢,可避免针头带来的神经损伤。

（孙晨力　安立新　译）

推荐阅读

Waldman SD: Deep peroneal nerve block at the ankle. In: Atlas of Interventional Pain Management, ed 4. Philadelphia, Saunders, 2015.

踝部腓浅神经阻滞

腓总神经是坐骨神经两条主要分支之一,另一支为胫神经。腓总神经发出感觉支分布于膝关节下段以及小腿上半部后外侧皮肤。腓总神经源自腰4、腰5和骶1-骶2神经根的后支。该神经于腘窝上缘从坐骨神经分出,靠外侧下行至腓骨小头的后方。在该处,诸如石膏和止血带等的使用不当容易导致该神经受压。该神经在外侧下行以及绕经腓骨管时也易受压。腓骨管由腓长肌肌腱的后缘和腓骨本身围成。在腓骨管的远端,该神经分出两条终末支:腓浅神经和腓深神经。这些神经支均易受创伤影响,分别进行阻滞可以作为诊断和治疗的手段。

腓总神经浅支沿下肢伴趾长伸肌继续下行。该神经于踝关节上方分出终末支。这些终末支的神经纤维支配绝大部分的足背侧感觉,除与第一和第二趾间相邻区域外,该区域由腓深神经支配。腓浅神经同样发出感觉支分布于除第一和第二趾间区域外的其余足趾。

体表定位法

在踝部行腓浅神经阻滞时,患者仰卧位,腿稍伸展。嘱患者抗阻力跖屈大脚趾以确认踇伸肌腱的位置。在踝关节皮褶处确定该腱稍中间一点标记并常规皮肤消毒。取25G 1.5英寸的针头通过该点缓慢进针;在注射时,向外踝皮下进针(图324-1)。为保证腓浅神经所有终末支均受到阻滞,需要注入7~8ml 1.0%的不含防腐剂的利多卡因。

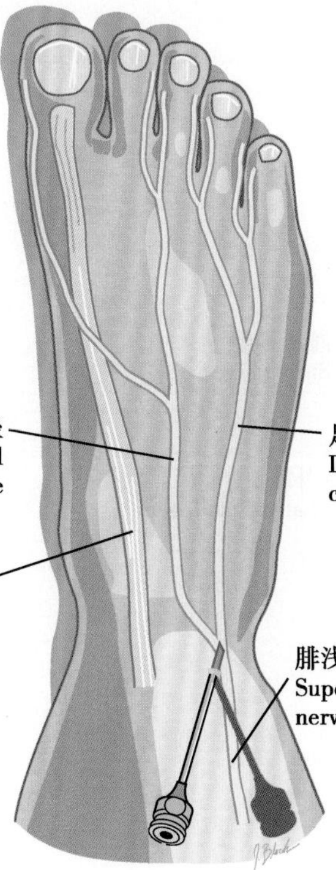

如果患者的疼痛有炎症参与,局麻药液混入80mg的甲泼尼龙缓慢注射。此后每天的阻滞治疗采用同样的进针方式,但甲泼尼龙剂量由初始的80mg改为40mg。药液注入后,需要在注射点加压以减少注射后淤血和血肿的形成。

超声引导技术

进行超声引导下腓浅神经阻滞时,患者侧卧位蜷缩,患肢在上并在两腿间放一折叠毯子。12ml无菌注射器抽取4ml局麻药。如果所治疗的疼痛疾病有炎症参与,则在局麻药中加入40~80mg长效皮质类固醇。高频线阵超声探头置于外踝上方约8cm处横切以获得超声图像。可以看到腓浅神经就位于腓骨和腓骨肌之间(图324-2)。彩色多普勒有助于区分胫前动脉及其正上方的腓浅神经。在超声图像上找到腓浅神经时,就消毒皮肤并取22G 1.5英寸的针头由探头下缘平面内进针。在超声实时引导下调整方向,直到针尖接近腓浅神经。如果针尖位置满意,则小心回抽后在超声实时引导下注射少量局麻药和皮质类固醇以确认针尖靠近腓浅神经。确认针尖位置后,缓慢注射剩余药物。然后撤针,无菌敷料加压包扎并在注射部位放置冰袋。

图324-1 踝部腓浅神经阻滞。From Waldman SD:Atlas of Interventional Pain Management,ed 4. Philadelphia,Saunders,2015.)

足背内侧皮神经
Medial dorsal
cutaneous nerve

足背中间皮神经
Intermediate dorsal
cutaneous nerve

踇长伸肌
Extensor hallucis
longus tendon

腓浅神经
Superficial peroneal
nerve

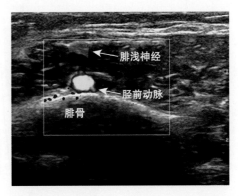

图324-2 彩色多普勒显示踝部腓浅神经和胫前动脉的关系

腓浅神经阻滞主要的副作用为阻滞后淤血和血肿。如前所述,为避免阻滞后淤血和血肿的形成,注射点需要持续按压。由于毗邻腓深神经,在该阻滞操作中很容易发生腓深神经阻滞。

(孙晨力 安立新 译)

推荐阅读

Waldman SD: Superficial peroneal nerve block at the ankle. In: Atlas of Interventional Pain Management, ed 4. Philadelphia, Saunders, 2015.

第 325 章

踝部腓肠神经阻滞

腓肠神经为胫后神经分支。该神经从小腿后方绕过外踝，支配小腿的后外侧、足外侧以及第5足趾和足跟跖面的感觉。由于腓肠神经易因靴子过紧而受压，所以在踝关节处腓肠神经受压称作足靴综合征。

体表定位法

在踝部行腓肠神经阻滞时，患者侧卧位，患肢朝上并稍屈曲。触诊定位外踝后方的骨槽。定位外踝和跟腱之间的区域并常规皮肤消毒。取25G 1.5英寸的穿刺针于该水平向前方外踝进针。缓慢向位于外踝后方骨槽内的腓肠神经进针，直到引出异感（图325-1）。操作前需告知患者可能出现的异感，并嘱患者在出现异感时告知医生"有了"。异感通常在进针深度达0.5~0.75英寸时出现。如果仍未引出异感，退针向头侧调整方向，直到患者出现异感。之后退针1mm，以防患者出现持续性异感。如果无持续性异感，则轻轻回抽后缓慢注入6ml 1.0%不含防腐剂的利多卡因。注意无勿将针刺入神经或血管内。

如果患者的疼痛有炎症参与，局麻药液混入80mg的甲泼尼龙缓慢注射。此后每天的阻滞治疗采用同样的进针方式，但甲泼尼龙剂量由初始的80mg改为40mg。药液注入后，需要在注射点加压以减少注射后淤血和血肿的形成。

超声引导技术

进行超声引导下腓浅神经阻滞时，患者侧卧位蜷缩，患肢在上并在两腿间放一折叠毯子。12ml无菌注射器抽取4ml局麻药。如果所治疗的疼痛疾病有炎症参与，则在局麻药中加入40~80mg长效皮质类固醇。高频线阵超声探头置于外踝后侧的正上方横切以获得超声图像。可以看到小隐静脉就在外踝后方，而腓肠神经就在该静脉后方。用超声探头向小隐静脉施压能够有助于确认腓肠神经，该神经就在小隐动静脉后方（图325-2）。彩色多普勒有助于确认小隐静脉及其相邻的腓肠神经。在超声图像上找到腓肠神经时，就消毒皮肤并取22G 1.5英寸的针头由探头前缘平面内进针。在超声实时引导下调整方向，直到针尖接近腓肠神经。如果针尖位置满意，则小心回抽后在超声实时引导下注射少量局麻药和皮质类固醇以确认针尖靠近腓肠神经而非在神经内。确认针尖位置后，缓慢注射剩余药物。然后撤针，无菌敷料加压包扎并在注射部位放置冰袋。

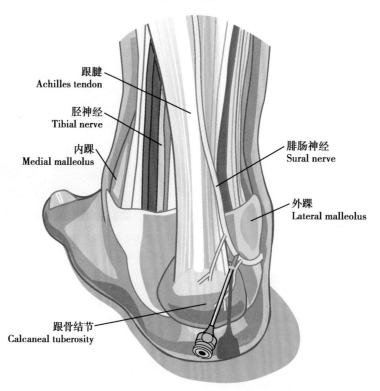

图 325-1　踝部腓肠神经阻滞。（From Waldman SD：Atlas of Interventional Pain Management，ed 4. Philadelphia，Saunders，2015. ）

跟腱　Achilles tendon
胫神经　Tibial nerve
内踝　Medial malleolus
跟骨结节　Calcaneal tuberosity
腓肠神经　Sural nerve
外踝　Lateral malleolus

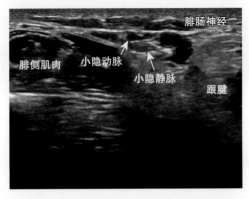

图 325-2　超声图显示踝部的腓肠神经

腓肠神经踝关节阻滞的副作用主要为阻滞后淤血和血肿。如前所述,为避免阻滞后淤血和血肿的形成,注射点需要持续按压。由于该操作需要引出异感,针头有损伤腓肠神经的可能。通过确保进针和退针的动作轻柔和缓慢,可避免针头带来的神经损伤。尽管有增加血肿风险,如果临床确有需求,效益风险比较大,可在抗凝患者进行,采用 25G 或 27G 针头,以保障该技术操作的安全性。

（孙晨力　安立新　译）

推荐阅读

Waldman SD: Sural nerve block at the ankle. In: Atlas of Interventional Pain Management, ed 4. Philadelphia, Saunders, 2015.

第 326 章

踝部跖趾神经阻滞

跖趾神经阻滞主要用于以下两种临床情况：①用于趾神经分布区的挫裂伤、肌腱和骨折修复的外科手术麻醉；②用于关节置换术后及主要涉及足部的外科术后的镇痛。

足部的趾神经的走行与手部的指神经相似，它通过跖骨间隙到达每个脚趾。趾足底神经发自胫后神经，发出分支支配大部分足底的感觉。而足背的感觉主要由腓深神经和腓浅神经的终末支支配。这些神经所支配的感觉区有相当一部分重叠。

行跖趾部神经阻滞时，患者仰卧位，膝下垫枕以使腿稍屈曲。12ml 无菌注射器抽取 3ml 不含肾上腺素的局麻药。

跖神经阻滞

常规皮肤消毒后，取 25G 1.5 英寸的针头从邻近趾骨头处的一点进针（图 326-1）。操作者边缓慢注射，边从足背向足底进针。由于趾足底神经位于屈肌支持带的背面，因而为达到满意的阻滞效果，针需要接近足底面。撤针后为避免血肿的形成需要按压注射点。

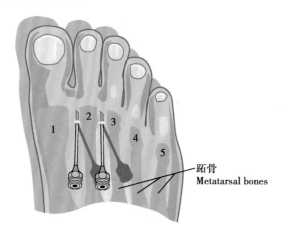

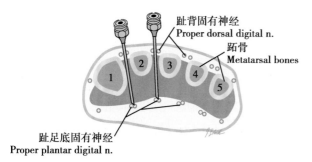

图 326-1　踝关节水平跖神经阻滞。（From Waldman SD：Atlas of Interventional Pain Management，ed 4. Philadelphia，Saunders，2015.）

趾神经阻滞

常规皮肤消毒后，取 25G 1.5 英寸的针头从待阻滞足趾近端处穿刺，向该处趾骨进针（图 326-2）。边缓慢注射，边从足背向足底进针。退出针头，局部按压避免形成血肿。超声引导能够简化这些神经的定位并提高穿刺针位置的准确性（图 326-3）。

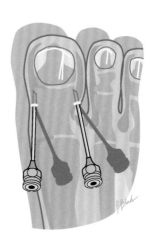

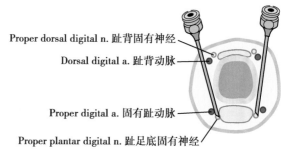

图 326-2　趾神经踝关节阻滞。（From Waldman SD：Atlas of Interventional Pain Management，ed 4. Philadelphia，Saunders，2015）

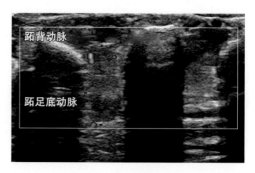

图 326-3　足底动脉彩色多普勒

由于受跖、趾部的周围软组织限制,需要考虑到注药后血供可能受药液机械性压迫。操作医生切勿将大量药液快速注入这些有限区域,否则会发生供血不足甚至坏疽。另外,避免将含有肾上腺素的药液注入该区域,否则可能出现缺血甚至坏疽。

如果临床要求且受益风险比有利,可用于抗凝患者,要采用 25G 或 27G 针头以保障该操作的安全性。为避免阻滞后淤血和血肿的形成,注射点需要持续按压。阻滞后局部冰袋冷敷 10 分钟也可减少阻滞后疼痛和出血的发生。感染尽管很少见,但在跖、趾部神经阻滞中仍有可能发生。

(孙晨力　安立新　译)

推荐阅读

Waldman SD: Metatarsal and digital nerve block at the ankle. In: Atlas of Interventional Pain Management, ed 4. Philadelphia, Saunders, 2015.

第 327 章

膝关节腔注射

半球形的股骨髁与下方的胫骨髁以及前方的髌骨形成膝关节。关节面上被覆透明软骨,易患关节炎。该关节外侧和后方包绕着关节囊以支撑关节。该关节囊前方缺如,取而代之的是髌上囊和髌下囊。膝关节内侧和外侧由股内、外侧肌的肌腱而加强稳定性。后方由腘斜韧带加强稳定性。另外,还有各种囊外韧带加强关节:内外侧副韧带和前方的髌韧带以及后方的腘斜韧带。关节囊内还有各种韧带,增加了关节的强度,包括前交叉韧带和后交叉韧带。

关节囊内衬滑膜。滑膜连接关节软骨并形成许多滑液囊:髌上囊和髌下囊。膝关节由股神经、闭孔神经、腓总神经和胫神经支配。除关节炎外,膝关节还易发生肌腱炎、滑囊炎和韧带、软骨和肌腱的撕裂。

体表定位法

行膝关节腔注射时,患者仰卧位,将毯子卷起并垫于膝关节下方以使膝关节稍屈曲。常规消毒膝关节内侧皮肤。严格无菌操作,将 25G 1.5 英寸的针头连接内含 5ml 0.25% 不含防腐剂的丁哌卡因与甲泼尼龙 40mg 的无菌注射器。定位关节腔的位置,用拇指从该髌骨外缘向内推。由髌骨内缘中点进针至髌骨和股骨髁之间。缓慢进针经过皮肤和皮下组织,穿过关节囊进入关节腔内(图 327-1)。如果触及骨面,退针到皮下并向上调整方向。抵达关节腔内后,轻轻注入药液。在注药的过程应该几乎没有阻力。如果遇到阻力感说明针尖可能位于韧带或肌腱内,应当再稍许向关节腔内进针直到没有明显阻力。然后撤针,无菌敷料加压包扎并在注射部位放置冰袋。

超声引导技术

行超声引导下膝关节腔注射时,患者仰卧位,下肢轻度外旋。常规消毒患侧膝关节皮肤。严格无菌操作,将 22G 3.5 英寸的针头连接内含 3ml 0.25% 不含防腐剂的丁哌卡因与甲泼尼龙 40mg 混合液的无菌注射器。高频线阵超声探头置于膝关节内侧长轴位以找出股骨和胫骨三角形的骨性轮廓(图 327-2)。在股骨和胫骨内侧骨缘间的这个三角形间隙,容易在超声引导下穿刺进入关节腔。可以看到内侧半月板是股骨和胫骨内侧骨缘间一强回声三角形结构。

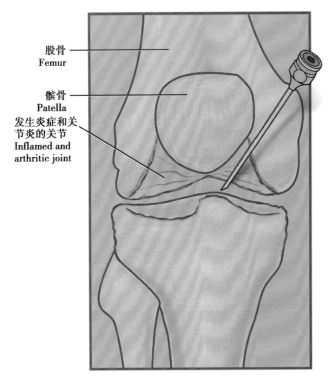

图 327-1 膝关节腔注射治疗。(From Waldman SD:At-las of Pain Management Injection Techniques, ed 3. Philadelphia,Saunders,2013.)

股骨 Femur
髌骨 Patella
发生炎症和关节炎的关节 Inflamed and arthritic joint

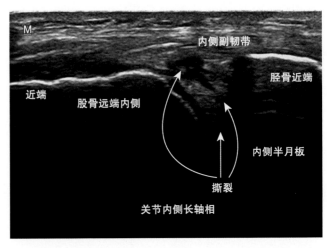

图 327-2 膝关节内侧的长轴超声图。注意内侧半月板的复杂撕裂

膝关节腔注射主要的并发症为感染,但如果严格遵守无菌操作的话,发生率极低。约 25% 的患者主诉治疗后一过性疼痛加剧。此种情况需在操作前告知患者。

(孙晨力 安立新 译)

推荐阅读

Waldman SD: Intra-articular injection of the knee joint. In: Atlas of Pain Management Injection Techniques, ed 4. Philadelphia, Saunders, 2016.

第 328 章

髌上滑囊炎注射技术

髌上滑囊易受急性创伤和反复劳损。急性损伤通常为直接损伤滑囊，见于直接摔倒膝关节着地和髌骨骨折以及膝关节劳损。劳损包括在软的或不平的路面上奔跑或诸如铺地毯这种需要跪着爬地的工作。如果髌上囊的炎症转为慢性，可能发生滑囊的钙化。

髌上滑囊炎的患者常主诉髌骨上方膝关节前方疼痛，一般可向大腿远端放射。患者通常不能下跪或下楼梯。患者可能诉有膝关节活动范围内明显的"卡顿"感，尤其在晨起时。髌上滑囊炎常与膝关节的关节炎和肌腱炎伴发，这些病变常混淆临床诊断。

体格检查可发现膝关节前方髌上压痛阳性。被动屈曲以及主动抗阻力伸展均可引发疼痛。此时突然撤去阻力可明显加剧疼痛。髌上区域可出现肿胀，按压有"泥泞"感。可能感染并出现包括发热和全身不适在内的全身症状以及包括红、肿、痛在内的局部症状。

膝关节平片和超声图像可见滑囊以及包括股四头肌肌腱在内的周围相关结构的钙化，这符合慢性炎症表现。如果怀疑膝关节紊乱、不明性质占位或肿瘤时需辅以磁共振检查。肌电图检查有助于将髌上滑囊炎与股神经病变、腰神经根病以及神经丛病变相鉴别。下述注射治疗技术既可以作为诊断手段也可作为治疗方法。

髌上囊从髌骨下方向上延伸至股四头肌及其肌腱下。该滑囊由小部分的股中间肌固定，称为膝关节肌。股四头肌腱和髌上囊均都会因过度使用、使用不当或直接创伤而发生炎症。股四头肌肌腱是由组成四头肌的四条肌肉形成：股外侧肌、股中间肌、股内侧肌和股直肌。这些肌肉是膝关节主要的伸肌。这些肌腱汇聚合成一条极其强有力的肌腱。髌骨作为股四头肌腱中的籽骨发挥作用，外面包绕着该肌腱纤维并形成髌内、外侧支持带以加强膝关节的稳定性。这些纤维称为扩张器，易拉伤；其固有肌腱易出现肌腱炎。髌上、髌下和髌前滑囊也可同时产生炎症，导致股四头肌腱的功能障碍。

体表定位法

行髌上囊注射时，患者仰卧位，将毯子卷起并垫于膝关节下方以使关节轻度屈曲。常规消毒膝关节内侧皮肤。严格无菌操作，将 25G 1.5 英寸的针头连接内含 2ml 0.25% 不含防腐剂的丁哌卡因与甲泼尼龙 40mg 的无菌注射器。严格无菌操作，定位髌骨内上缘。在其正上方，水平进针滑向股四头肌肌腱正下方（图 328-1）。如果针尖触及股骨，稍退针并向前方调

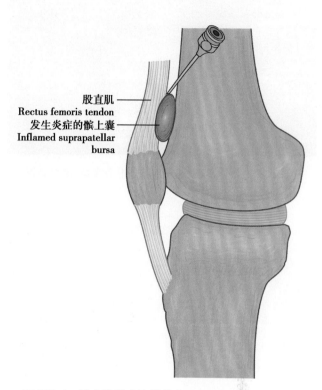

股直肌
Rectus femoris tendon
发生炎症的髌上囊
Inflamed suprapatellar bursa

图 328-1 髌上滑囊炎注射技术。（From Waldman SD：Atlas of Pain Management Injection Techniques, ed 3. Philadelphia, Saunders, 2013.）

整进针方向。当针头恰位于股四头肌腱的下方时，轻轻注入药液。注射应该几乎没有阻力。如果有阻力，则针头可能位于韧带或肌腱内并应稍进针或退针，直到没有明显阻力。然后撤针，无菌敷料加压包扎并在注射部位放置冰袋。

超声引导技术

行超声引导下髌上囊注射时，患者仰卧位，将毛巾卷起并垫于膝关节下方以使关节轻度屈曲。常规消毒髌上囊区皮肤。严格无菌操作，将 22G 1.5 英寸的针头连接内含 2ml 0.25% 不含防腐剂的丁哌卡因与甲泼尼龙 40mg 的无菌注射器。触诊髌骨上极并将高频线阵超声探头置于髌骨上极、股四头肌肌腱及其下的髌上囊长轴切面位置以看到这些结构的强回声边缘（图 328-2）。找出髌上囊肌腱后，穿刺针从距离长轴切面中点约 1cm 处平面外进针并在超声实时引导下调整方向以进入囊腔。然后撤针，无菌敷料加压包扎并在注射部位放置冰袋。

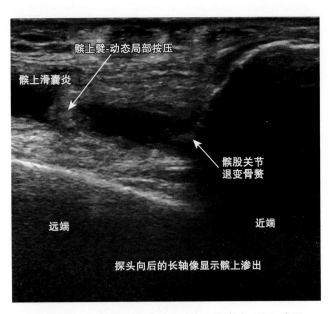

图 328-2　长轴超声影像,显示髌上滑囊炎、髌上襞以及退行性关节炎

膝关节腔内注射主要的并发症为感染,但如果严格遵守无菌操作的话,其发生率应当极低。大约 25% 的患者主诉髌上囊注射后一过性疼痛加剧;此种情况应在操作前告知患者。

(孙晨力　安立新　译)

推荐阅读

Waldman SD: Injection technique for suprapatellar bursitis. In: Atlas of Pain Management Injection Techniques, ed 4. Philadelphia, Saunders, 2016.

髌前囊易受到急性创伤和反复微创伤的损伤。急性损伤通常见于直接损伤滑囊,例如直接跌倒膝关节着地或髌骨骨折、在软的或不平的路面上奔跑所导致的劳损。髌前滑囊炎的病因也可能是由于一些诸如铺地毯或擦地板这些需要爬行或跪着的工作;髌前滑囊炎也叫作"女佣膝"。如果炎症转为慢性,就可能发生滑囊的钙化。

髌前滑囊炎的患者常主诉髌骨前膝关节疼痛和肿胀,疼痛向上和向下放射到膝关节周围。患者通常不能下跪或下台阶。患者可能诉有膝关节活动范围内明显的"卡顿"感,尤其在晨起时。髌前滑囊炎常与膝关节炎和肌腱炎伴发,这些病变常混淆临床诊断。

体格检查可有膝关节前方髌骨上方的压痛。常可出现髌骨周围肿胀和积液。被动屈曲以及主动抗阻力伸展均可引发疼痛。此时突然撤去阻力可明显加重疼痛。髌前囊可能感染并出现包括发热和全身不适在内的全身症状以及包括红、肿、痛在内的局部症状。

膝关节平片和超声图像可见该滑囊以及包括股四头肌腱在内的周围相关组织的钙化,符合慢性炎症改变。怀疑膝关节紊乱、性质不明的占位或肿瘤时需辅以磁共振检查。肌电图有助于区分髌前滑囊炎与股神经病变、腰神经根病变和神经丛病变。下述注射技术既可作为诊断手段也可作为治疗方法。

髌前囊位于膝关节皮下组织和髌骨之间。该滑囊由髌韧带固定。股四头肌腱和髌上囊均易因劳损、不适当活动或直接创伤发生炎症。股四头肌肌腱是由组成四头肌的四条肌肉构成:股外侧肌、股中间肌、股内侧肌和股直肌。这些肌肉是膝关节主要的伸肌。这些肌腱汇成一条强有力的肌腱。髌骨作为股四头肌腱中的籽骨发挥作用,外面包绕着该肌腱纤维并形成髌内、外侧支持带以加强膝关节的稳定性。这些纤维称为扩张器,易拉伤;其固有肌腱易出现肌腱炎。髌上、髌下和髌前滑囊也可同时产生炎症,导致股四头肌腱的功能障碍。

体表定位法

行髌前囊注射时,患者仰卧位,将毯子卷起并垫于膝关节下方以使关节轻度屈曲。常规消毒膝关节表面皮肤。严格无菌操作,将 25G 1.5 英寸的针头连接内含 2ml 0.25% 不含防腐剂的丁哌卡因与甲泼尼龙 40mg 的无菌注射器。严格无菌操作,定位髌骨内缘中点。在其正上方,水平进针经皮下组织滑入髌前囊(图 329-1)。如果针尖触及髌骨,轻轻退针向前方调整方向。当针邻近髌前囊时,缓慢注入药液。注液应几乎没有阻力。注射应该几乎没有阻力。如果有阻力,则针头可能位于韧带或肌腱内并应稍进针或退针,直到没有明显阻力。然后撤针,无菌敷料加压包扎并在注射部位放置冰袋。

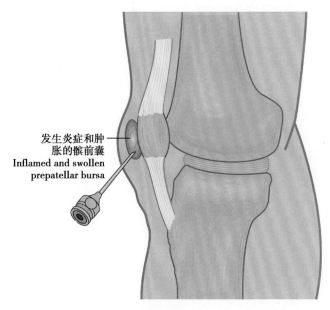

发生炎症和肿胀的髌前囊
Inflamed and swollen prepatellar bursa

图 329-1　髌前滑囊炎注射技术。(From Waldman SD:Atlas of Pain Management Injection Techniques, ed 3. Philadelphia,Saunders,2013.)

超声引导技术

行超声引导下髌前囊注射时,患者仰卧位,将毛巾卷起并垫于膝关节下以使关节轻度屈曲。常规消毒膝关节表面皮肤。严格无菌操作,将 22G 1.5 英寸的针头连接内含 2ml 0.25% 不含防腐剂的丁哌卡因与甲泼尼龙 40mg 的无菌注射器。触诊髌骨,并将高频线阵超声探头置于髌骨及其下的髌前囊长轴切面位置以看到这些结构的强回声边缘(图 329-2)。找出髌上囊肌

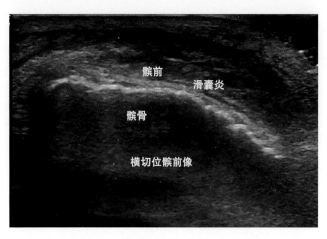

图 329-2　横切位超声图像显示髌前囊

腱后,穿刺针从距离长轴切面中点约 1cm 处平面外进针并在超声实时引导下调整方向以进入囊腔。然后撤针,无菌敷料加压包扎并在注射部位放置冰袋。

该注射治疗主要的并发症为感染,如果严格遵守无菌操作则发生率极低。大约 25% 的患者主诉髌前滑囊注射后一过性疼痛加剧;此种情况需在操作前告知患者。

(孙晨力　安立新　译)

推荐阅读

Waldman SD: Injection technique for prepatellar bursitis. In: Atlas of Pain Management Injection Techniques, ed 4. Philadelphia, Saunders, 2016.

第 330 章

浅层髌下滑囊炎注射技术

髌下囊,易受到急性创伤和反复性微损伤。急性损伤通常表现为直接损伤滑膜囊,见于跌倒膝关节着地和髌骨骨折,以及长跑等导致的膝关节劳损。髌下滑囊炎的病因也可能由于一些诸如铺地毯或擦地板这些需要爬行或跪着的工作。如果炎症转为慢性,就可能发生滑囊的钙化。

髌下滑囊炎的患者常常主诉髌骨下的膝前疼痛和肿胀,疼痛向下放射到膝关节周围。患者通常不能下跪或下台阶。患者可能诉有膝关节活动范围内明显的"卡顿"感,尤其在晨起时。髌前滑囊炎常与膝关节炎和肌腱炎伴发,这些病变常混淆临床诊断。

体格检查可有膝关节前方髌骨下的压痛。常可出现髌骨周围肿胀和积液。被动屈曲以及主动抗阻力伸展均可引发疼痛。此时突然撤去阻力可明显加重疼痛。有时髌前囊可能感染并出现包括发热和全身不适在内的全身症状以及包括红、肿、痛在内的局部症状。

膝关节平片以及超声影像可见该滑囊以及包括股四头肌腱在内的周围相关组织的钙化,符合慢性炎症改变。如果怀疑膝关节滑囊炎、紊乱、性质不明的占位或肿瘤,则需辅以磁共振检查。肌电图检查有助于鉴别股神经病变、腰神经根病以及神经丛病。下述注射技术既可以作为诊断手段也可作为治疗方法。

浅层髌下囊位于膝关节皮下组织和髌骨之间。该滑囊由髌韧带固定。股四头肌腱和浅层髌下囊均易因劳损、不适当活动或直接创伤发生炎症。髌韧带连接髌骨下极和胫骨。组成髌韧带的纤维为股四头肌肌腱的延续。股四头肌肌腱是由组成四头肌的四条肌肉构成:股外侧肌、股中间肌、股内侧肌和股直肌。这些肌肉是膝关节主要的伸肌。这些肌腱汇成一条强有力的肌腱。髌骨作为股四头肌腱中的籽骨发挥作用,外面包绕着该肌腱纤维并形成髌内、外侧支持带以加强膝关节的稳定性。这些纤维称为扩张器,易拉伤;其固有肌腱易出现肌腱炎。

体表定位法

行浅层髌下囊注射时,患者仰卧位,将毯子卷起并垫于膝关节正下方以使关节轻度屈曲。常规消毒膝关节表面皮肤。严格无菌操作,将 25G 1.5 英寸的针头连接内含 2ml 0.25% 不含防腐剂的丁哌卡因与甲泼尼龙 40mg 的无菌注射器。定位髌骨下极中点。在其正下方,与皮面呈 45°进针经皮下组织滑入浅层髌下囊(图 330-1)。如果针尖触及髌骨,则稍退针并向下调整方向。当针头接近浅表髌下囊时,轻轻注入药液。注射应该几乎没有阻力。如果有阻力,则针头可能位于韧带或肌腱内并应稍进针或退针,直到没有明显阻力。然后撤针,无菌敷料加压包扎并在注射部位放置冰袋。

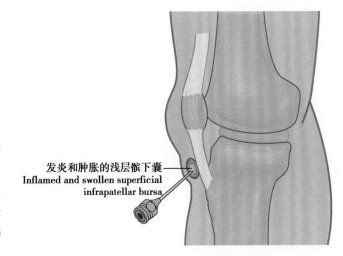

发炎和肿胀的浅层髌下囊
Inflamed and swollen superficial infrapatellar bursa

图 330-1　浅层髌下囊注射技术。(From Waldman SD: Atlas of Pain Management Injection Techniques, ed 3. Philadelphia, Saunders, 2013.)

超声引导技术

行超声引导下浅层髌下囊注射时,患者仰卧位,将毛巾卷起并垫于膝关节下以使关节轻度屈曲。常规消毒膝关节表面皮肤。严格无菌操作,将 22G 1.5 英寸的针头连接内含 3ml 0.25%不含防腐剂的丁哌卡因与甲泼尼龙 40mg 的无菌注射器。触诊髌骨下极,并将高频线阵超声探头置于髌骨下极、髌腱及其下的浅层髌下囊长轴切面位置以看到这些结构的强回声边缘(图 330-2)。找出髌上囊肌腱后,穿刺针从距离长轴切面中点约 1cm 处平面外进针并在超声实时引导下调整方向以进入囊腔。然后撤针,无菌敷料加压包扎并在注射部位放置

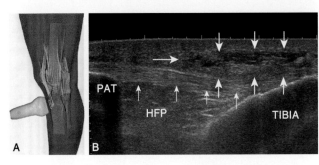

图 330-2　浅层髌下滑囊炎。(A)扫描深浅层髌下囊的正常超声探头位置。(B)长轴位图像显示肿胀的浅层髌下囊(大箭头)。注意正常的髌腱(小箭头)。HFP,髌下脂肪垫;PAT,髌骨;TIBIA,胫骨。(From Craig JG, Fessell D: Ultrasound of the knee. Ultrasound Clin 2012 Oct;7 [4]:475-486.)

冰袋。

该注射主要的并发症为感染，但如果严格遵守无菌操作，则发生率极低。大约 25% 的患者主诉浅层髌下囊注射后一过性疼痛加重；此种情况需在操作前告知患者。

（孙晨力　安立新　译）

推荐阅读

Craig JG, Fessell D: Ultrasound of the knee. Ultrasound Clin 7(4):475–486, 2012 Oct.

Waldman SD: Injection technique for superficial infrapatellar bursitis. In: Atlas of Pain Management Injection Techniques, ed 4. Philadelphia, Saunders, 2016.

第331章

深层髌下滑囊炎注射技术

髌下囊,易受到急性创伤和反复性微损伤。急性损伤通常表现为直接损伤滑膜囊,见于跌倒膝关节着地和髌骨骨折,以及长跑等导致的膝关节劳损。髌下滑囊炎的病因也可能由于一些诸如铺地毯或擦地板这些需要爬行或跪着的工作。如果炎症转为慢性,就可能发生滑囊的钙化。

深层髌下滑囊炎的患者常主诉髌骨下膝前疼痛和肿胀,疼痛向下放射到膝关节周围。患者通常不能下跪或下台阶。患者可能诉有膝关节活动范围内明显的"卡顿"感,尤其在晨起时。髌下滑囊炎常与膝关节的关节炎和肌腱炎伴发,这些病变常混淆临床诊断。

体格检查可有膝关节前方髌骨下的压痛。常可出现髌骨周围肿胀和积液。被动屈曲以及主动抗阻力伸展均可引发疼痛。此时突然撤去阻力可明显加重疼痛。有时髌前囊可能感染并出现包括发热和全身不适在内的全身症状以及包括红、肿、痛在内的局部症状。

膝关节平片和超声显像可见该滑囊以及包括股四头肌肌腱在内的周围相关组织的钙化,符合慢性炎症改变。如果怀疑膝关节紊乱、性质不明的占位或肿瘤时需辅以磁共振检查。肌电图检查有助于鉴别股神经病变、腰神经根病以及神经丛病。下述注射技术既可以作为诊断手段也可作为治疗方法。

深层髌下滑囊位于髌韧带和胫骨之间。该囊由髌韧带固定。股四头肌肌腱和深层髌下囊均易因劳损、不适当活动或直接创伤发生炎症。髌韧带连接髌骨下缘和胫骨。组成髌韧带的纤维为股四头肌肌腱的延续。股四头肌肌腱是由组成四头肌的四条肌肉构成:股外侧肌、股中间肌、股内侧肌和股直肌。这些肌肉是膝关节主要的伸肌。这些肌腱汇成一条强有力的肌腱。髌骨作为股四头肌腱中的籽骨发挥作用,外面包绕着该肌腱纤维并形成髌内、外侧支持带以加强膝关节的稳定性。这些纤维称为扩张器,易拉伤;其固有肌腱易出现肌腱炎。

体表定位法

行深层髌下囊注射时,患者仰卧位,将毯子卷起并垫于膝关节正下方以使关节轻度屈曲。常规消毒髌骨下缘内侧皮肤。严格无菌操作,将25G 1.5英寸的针头连接内含2ml 0.25%不含防腐剂的丁哌卡因与甲泼尼龙40mg的无菌注射器。定位髌骨内下缘。在其正下方,针头与髌骨呈直角刺入,沿髌韧带下方滑向深层髌下滑囊(图331-1)。如果针尖触及髌骨,稍退针并向下调整方向。当针头邻近深部髌下囊时,轻轻注入药液。注射应该几乎没有阻力。如果有阻力,则针头可能位于韧带或肌腱内并应稍进针或退针,直到没有明显阻力。然后撤针,无菌敷料加压包扎并在注射部位放置冰袋。

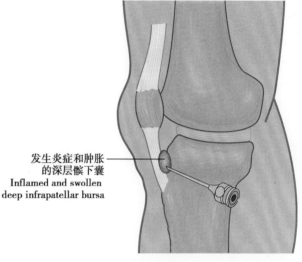

发生炎症和肿胀的深层髌下囊
Inflamed and swollen deep infrapatellar bursa

图331-1 深层髌下滑囊炎注射治疗。(From Waldman SD:Atlas of Pain Management Injection Techniques,ed 3. Philadelphia,Saunders,2013.)

超声引导技术

行超声引导下深层髌下囊注射时,患者仰卧位,将毛巾卷起并垫于膝关节下以使关节轻度屈曲。常规消毒膝关节表面皮肤。严格无菌操作,将22G 1.5英寸的针头连接内含3ml 0.25%不含防腐剂的丁哌卡因与甲泼尼龙40mg的无菌注射器。触诊髌骨下极,并将高频线阵超声探头置于髌骨下极、髌腱及其下的深层髌下囊长轴切面位置以看到这些结构的强回声边缘(图331-2)。找出髌上囊肌腱后,穿刺针从距离长轴切

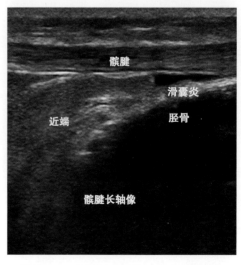

髌腱
滑囊炎
近端
胫骨
髌腱长轴像

图331-2 长轴超声影像显示髌下滑囊炎

面中点约 1cm 处平面外进针并在超声实时引导下调整方向以进入囊腔。然后撤针，无菌敷料加压包扎并在注射部位放置冰袋。

　　该注射主要的并发症为感染，但如果严格遵守无菌操作，则发生率极低。大约 25% 的患者主诉深层髌下囊注射后一过性疼痛加重；此种情况需在操作前告知患者。

（孙晨力　安立新　译）

推荐阅读

Waldman SD: Injection technique for deep infrapatellar bursitis. In: Atlas of Pain Management Injection Techniques, ed 4. Philadelphia, Saunders, 2016.

第 332 章

踝关节腔注射技术

踝关节是由胫骨远端、双髁和距骨之间的铰链式关节。该关节面被覆透明软骨，易发生关节炎。该关节外包致密的关节囊以加强关节的稳固性。关节囊内衬与关节软骨相连的滑膜。踝关节主要由腓深神经和胫神经支配。该关节主要的韧带包括三角韧带、前距腓韧带、跟腓韧带和后距腓韧带，这些韧带对踝关节起到主要的支撑加强作用。踝关节周围的肌肉及其附着的肌腱均易因过度使用和误用而受到创伤和劳损。

体表定位法

行踝关节腔注射时，患者仰卧位并常规消毒患侧踝关节表面的皮肤。严格无菌操作，将 25G 1.5 英寸的针头连接内含 2ml 0.25% 不含防腐剂的丁哌卡因与甲泼尼龙 40mg 的无菌注射器。严格无菌操作，足中立位，定位距骨上方胫腓骨交界处。该关节腔即位于该处的三角中，易于触及。将针头小心刺入皮肤和皮下组织，穿过关节囊进入关节腔(图 332-1)。如果触及骨面，将针头退回至皮下组织，并向上方和稍向内调整进针方向。针进入关节腔后，轻轻注入药液。注液应稍有抵抗感。注射如果有阻力，则针头可能位于韧带或肌腱内并应稍进针或退针，直到没有明显阻力。然后撤针，无菌敷料加压包扎并在注射部位放置冰袋。

超声引导技术

在超声引导下行踝关节注射时，患者处于仰卧位，患侧膝关节微屈以便足部舒适地置于操作台上。常规消毒踝关节表面皮肤。严格无菌操作，将 22G 1.5 英寸的针头连接无菌注射器，内含 1ml 0.25% 不含防腐剂的丁哌卡因与 40mg 甲泼尼龙。在踝关节前方横切位放置高频线阵超声探头。超声图像上可以显示特征性的 V 形的前胫距关节(图 332-2)。确定关节间隙后，穿刺针从距离超声探头末端约 1cm 处采用平面内进针。在超声实时引导下调整方向以进入踝关节腔并缓慢注射药物。注射应该几乎没有阻力。如果有阻力，则针头可能位于韧带或肌腱内并应稍向关节间隙进针，直到没有明显阻力。然后撤针，无菌敷料加压包扎并在注射部位放置冰袋。

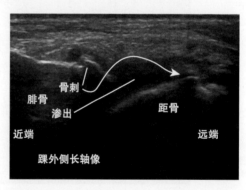

图 332-2 踝关节外侧的纵向超声图像。注意渗出和退行性改变

该注射治疗主要的并发症为感染，但如果严格遵守无菌操作，则发生率极低。大约 25% 的患者主诉踝关节腔注射后一过性疼痛加剧；此种情况需在操作前告知患者。

（孙晨力　安立新　译）

推荐阅读

Waldman SD: Injection technique for intra-articular injection of the ankle joint. In: Atlas of Pain Management Injection Techniques, ed 4. Philadelphia, Saunders, 2016.

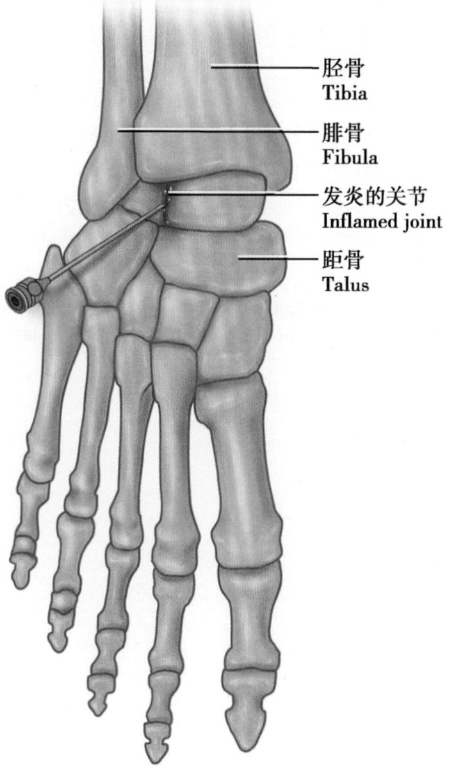

图 332-1 踝关节内注射治疗。(From Waldman SD：Atlas of Pain Management Injection Techniques, ed 3. Philadelphia, Saunders, 2013.)

第 333 章

脚趾关节腔注射技术

每个脚趾关节都有自己的关节囊。这些关节的关节面背覆透明软骨,容易发生关节炎。关节囊内衬与关节软骨相连的滑膜。深横韧带连接五个趾间关节,趾间关节主要由该韧带加强。脚趾关节的肌肉及其附着的肌腱容易因过度使用和误用而受到创伤和磨损。

在进行脚趾关节腔内注射时,患者采用仰卧位,在即将要进行的脚趾关节处的皮肤进行消毒准备。严格无菌操作,将 25G 0.625 英寸的针头连接内含 1.5ml 0.25% 不含防腐剂的丁哌卡因与甲泼尼龙 40mg 的无菌注射器。严格无菌操作,分开患趾以打开关节间隙。确认关节间隙。将穿刺针垂直于伸肌腱旁的关节间隙小心进针,穿过皮肤、皮下组织、关节囊进入关节腔内(图 333-1)。注射应该几乎没有阻力。如果有阻力,则针头可能位于韧带或肌腱内并应稍进针或退针,直到没有明显阻力。然后撤针,无菌敷料加压包扎并在注射部位放置冰袋。超声引导可简化对关节间隙的确认并提高穿刺针位置的准确性(图 333-2)。

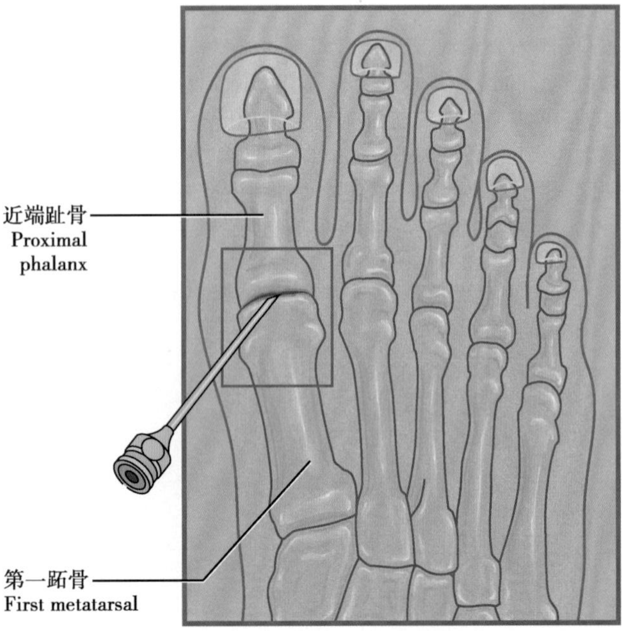

图 333-1 趾间关节腔内注射。(From Waldman SD:Atlas of Pain Management Injection Techniques,ed 3. Philadelphia,Saunders,2013.)

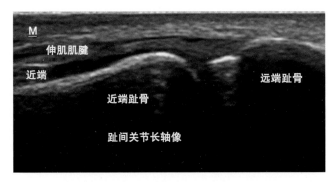

图 333-2 长轴超声图像显示趾间关节间隙

趾间关节腔内注射最主要的并发症就是感染,如果严格无菌操作,则极少发生感染。约 25% 的患者在趾间关节腔注射后会主诉一过性的疼痛加重;操作前应告知患者。

（孙晨力　安立新　译）

推荐阅读

Waldman SD: Injection technique for intra-articular injection of the toe joints. In: Atlas of Pain Management Injection Techniques, ed 4. Philadelphia, Saunders, 2015.

第334章

腰部蛛网膜下腔神经毁损术

腰蛛网膜下腔神经毁损主要用于患有恶性疼痛的患者,这种疼痛局限于1~3个脊髓节段,但对其他保守治疗无效。由于潜在的严重并发症,这种技术很少用于患有慢性良性疼痛的患者,但是谨慎选择病例并仔细分析风险效益比后也可以考虑这种技术。由于该技术对由局限的几根脊神经引起的疼痛最为有效,因此人们发现腰部蛛网膜下腔神经毁损最适合治疗诸如肿瘤侵袭腰神经丛和前列腺或直肠恶性肿瘤转移等引起的下肢痛和下腰背痛。该技术的独特作用是毁损脊神经根的感觉神经部分,同时在理论上尽量保留其运动神经。因此,与目前实行的时间点相比,该技术应该在疾病的早期考虑进行。与腹腔神经丛毁损类似,该技术的性价比高于长期鞘内使用阿片类药物。

Bell-Magendie法则认为,运动神经纤维于脊髓腹侧发出,而感觉神经纤维于脊髓背侧发出。运动和感觉神经纤维的位置不同允许我们选择性损毁感觉神经纤维而保留同一节段的运动神经纤维。与颈椎不同的是,发出腰神经根离开脊髓的节段要高于其离开脊柱的节段。因此,由于神经毁损药液位于发出背根的脊髓的位置,所以医生必须确认实际发出该神经的脊髓节段并在此进行操作,而非在脊神经根离开椎骨的位置操作。

患者采用的体位使背根位置最高,以使诸如酒精这种低比重神经毁损药液流到造成患者疼痛的感觉神经纤维周围,同时避免接触相应的运动神经纤维。如果患者背根位置最低,就选择重比重的毁损药液以使之流向造成患者疼痛的感觉神经纤维,同时避免其流向最高处的运动神经纤维。

应该注意诸如骨骼这种深部组织可能受到不同于支配相应皮肤的脊髓节段的支配。鉴于此,如果考虑患者的疼痛主要是由骨转移引起的,则有必要根据神经分布图来确定患区由哪支脊神经根支配。不根据神经分布图而仅靠疼痛的皮节分布可能导致毁损错误的脊髓节段。

腰部脊髓由3层结缔组织所包绕保护:硬脊膜、蛛网膜、软脊膜。硬脊膜在最外层,由坚韧的弹性纤维组成并形成一个机械屏障保护脊髓。下一层是蛛网膜,与硬脊膜间仅有薄层潜在腔隙并充满浆液。蛛网膜是防止物质扩散的屏障,可以有效地限制硬膜外的药物扩散到脑脊液中。最内层是软脊膜,它是一层血管性的结构组织并为脊髓提供横向支撑。蛛网膜下腔的药物位于蛛网膜和软脊膜之间,但可能是无意中的硬膜下注射。硬膜下注射局麻药的典型表现是出现阻滞不全。

绝大多数成人的脊髓终止于L2节段。但事实上腰蛛网膜下腔神经毁损必须在脊髓背根感觉神经纤维离开脊髓的位置进行,这可能导致穿刺针直接损伤脊髓。

轻比重药液神经毁损技术

腰部蛛网膜下腔神经毁损常在侧卧位下进行。如果患者由于骨转移或呼吸衰竭导致不能头低位平卧,也可以采用坐位或半卧位。当需要进行双侧腰部节段的神经毁损时,偶尔使用俯卧位。尽管俯卧位限制脊柱的旋转,简化了中线定位,但是包括监测和管理气道困难在内的潜在危险影响了该体位的应用。与其他的区域阻滞技术一样,合适的体位对于完成毁损和避免并发症至关重要。不管选择哪种体位,都要仔细注意患者的体位,包括确认中线、避免脊柱旋转以及确保腰椎屈曲,这对成功进行腰蛛网膜下腔神经毁损而言必不可少。

患者采用侧卧位,患侧向上,头下垫枕并且屈曲腰椎但不要旋转。患者向腹部屈曲45°,胸腹部下垫枕,以使患能够者舒适的维持体位30~40分钟以完成操作并进行毁损。在认为的导致患者疼痛的脊神经发出的脊髓节段进行穿刺(图334-1)。如果认为骨质或深部组织结构是患者疼痛的原因,则要通过神经分布图来确定患区感觉由哪根脊神经支配(图334-2)。

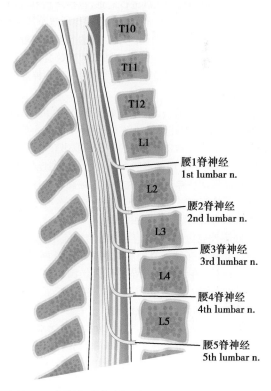

图334-1 腰神经根解剖。(From Waldman SD:Atlas of Interventional Pain Management,ed 4. Philadelphia,Saunders,2015.)

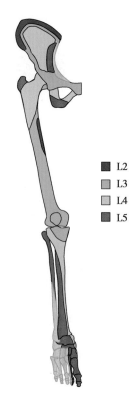

图 334-2　腰神经骨骼支配分布图。（From Waldman SD：Atlas of Interventional Pain Management，ed 4. Philadelphia，Saunders，2015.）

L2
L3
L4
L5

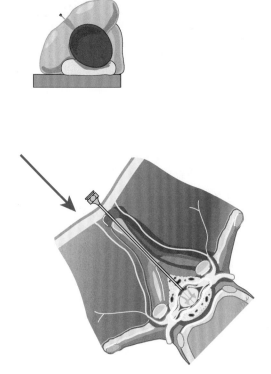

图 334-3　低比重毁损技术中患者和穿刺针的位置。（From Waldman SD：Atlas of Interventional Pain Management，ed 4. Philadelphia，Saunders，2015.）

对选择的脊髓节段的皮肤进行消毒，包括所选节段向上和向下几个节段的皮肤均进行消毒。然后定位所选节段，操作者将示指和中指置于该棘突两侧。然后通过上下移动触诊再次确认棘突间隙。然后通过横向移动触诊上下棘突以定位棘突间隙的中线。不能准确定位中线是腰蛛网膜下腔神经毁损失败的首要原因。

在所选间隙中线的一点，对局部皮肤、皮下组织、棘上韧带、棘间韧带和黄韧带进行局部浸润麻醉。22G 3.5 英寸的带针芯穿刺针由中线穿刺之前麻醉的部位。取出针芯，将润滑充分、内抽不含防腐剂生理盐水的 5ml 玻璃注射器连接穿刺针。保持恒定力度推动活塞，同时非优势手将穿刺针和注射器一起进针。注意保持穿刺针固定以防止患者的突然动作使针穿入脊髓。通过阻力消失法判断硬膜外腔。

进入硬膜外腔后，如果没有血和脑脊液流出，移出针芯并小心推进穿刺针以穿破硬脊膜和蛛网膜进入蛛网膜下腔（图 334-3）。小心不要在无控制的情况下进针，因为有可能损伤脊髓和形成脑脊液漏。

移出针芯后，确认有脑脊液流出。一个装有 1ml 无水酒精的 1ml 注射器连接在穿刺针上。随后分次注射无水酒精，每次 0.1ml（图 334-4）。提醒患者注射数秒钟后会有强烈的烧灼感并会询问患者烧灼感的位置。患者对烧灼感的感知可以使医生确定烧灼的部位是位于患者原疼痛部位还是在其上方或下方，从而据此重新调整穿刺针。患者的言语反馈对于腰蛛网膜下腔毁损的成功至关重要。因此，在脊髓穿刺时和治疗中均不应给予局麻药和静脉镇静药。

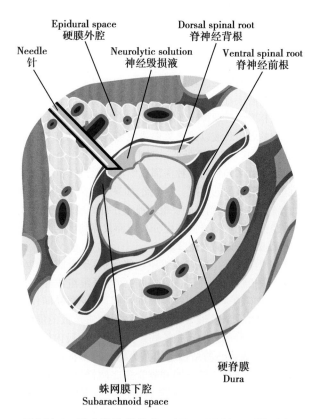

Epidural space
硬膜外腔

Dorsal spinal root
脊神经背根

Needle
针

Neurolytic solution
神经毁损液

Ventral spinal root
脊神经前根

硬脊膜
Dura

蛛网膜下腔
Subarachnoid space

图 334-4　后入路注射技术。（From Waldman SD：Atlas of Interventional Pain Management，ed 4. Philadelphia，Saunders，2015.）

如果注入无水酒精后,烧灼感的定位与患者疼痛的来源一致,分次注射 0.1ml 的无水酒精,总量至 0.8ml,同时每次增加注射时都要确认其效果及副作用。如果烧灼感低于或者高于患者的疼痛平面,撤针并重新调整,再重复上述操作。为了完全缓解疼痛一次毁损数根神经的情况不常见。这可以分次进行,以利于患者体验到无水酒精对疼痛及功能的影响。注射过程结束后,用 0.1ml 不含防腐剂的生理盐水冲穿刺针后拔出。患者再保持手术体位 15 分钟,即背根在上。然后再回到仰卧位。

重比重药液神经毁损技术

酚甘油(6.5%)是最常用的重比重腰蛛网膜下腔神经毁损药物。毁损操作除了体位之外,与前面描述的轻比重技术相同。为了用重比重溶液毁损脊髓背根感觉神经的同时又不毁损相应的腹侧运动神经,患者一定要患侧在下并且向背侧旋转 45°(图 334-5)。将枕头或泡沫楔形垫放置在患者背后以使之舒适地维持该体位 30~40 分钟。像低比重技术时一样,医生分次注射神经毁损液,每次 0.1ml,两次注射间确认效果和副作用(图 334-6)。使用重比重神经毁损液的最主要限制就是患者必须患侧在下,使整个操作过程比使用健侧卧位的低比重药液要更痛苦。

注意技术细节和患者体位可以大大减少绝大多数与腰部蛛网膜下腔神经毁损有关的并发症。即使有最好的技术,腰蛛网膜下腔神经毁损后仍有可能发生运动和感觉功能障碍。应该提前告知患者和家属有可能出现的并发症以确保他们对随后操作的风险效益比有明确的理解。与颈部和上胸段蛛网膜

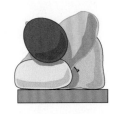

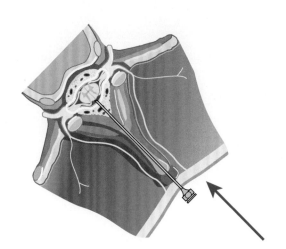

图 334-5　重比重毁损中患者和穿刺针的位置。(From Waldman SD:Atlas of Interventional Pain Management,ed 4. Philadelphia,Saunders,2015.)

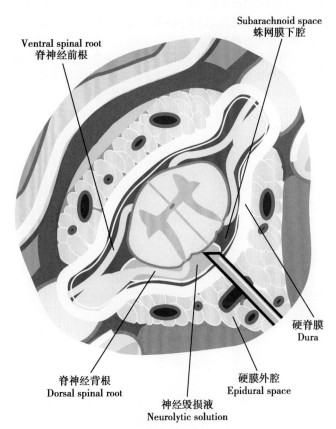

图 334-6　后入路注射技术。(From Waldman SD:Atlas of Interventional Pain Management, ed 4. Philadelphia, Saunders,2015.)

下腔神经毁损相比,腰蛛网膜下腔神经毁损更容易发生肠道和膀胱功能障碍。即使神经毁损操作成功后也可能发生毁损后的感觉减退。这种感觉减退通常表示导致疼痛的神经纤维的毁损不完全。如果感觉减退持续存在,则要再次进行神经毁损。

因为有通过 Batson 静脉丛血行播散的危险,局部感染和脓毒血症是蛛网膜下腔神经毁损的绝对禁忌证。与骶管入路不同,抗凝治疗或凝血异常是腰蛛网膜下腔神经毁损的绝对禁忌,因为有造成硬膜外和蛛网膜下腔血肿的风险。

低血压是腰蛛网膜下腔神经毁损的常见副作用,这是由该操作导致广泛交感神经毁损造成的。预防性肌肉或静脉注射血管收缩剂,同时加快输液有助于避这种潜在的严重副作用。如果确定患者由于严重的系统疾病不能耐受低血压,则诸如腰神经丛神经毁损这种外周区域毁损比腰蛛网膜下腔神经毁损更合适。

也有可能无意间将想要放置到蛛网膜下腔的穿刺针或导管放置到硬膜下腔。如果无法定位硬膜下腔,则可能出现神经毁损液扩散到非责任神经。操作者缓慢进针的时候在感到"噗"的一声穿破硬膜后再稍进针,即可避免该问题。

如果技术得当,则腰蛛网膜下腔神经毁损后穿刺针损伤神经系统导致的并发症并不多见。对脊髓和神经根的直接损伤往往伴有疼痛。如果穿刺的时候发生明显的疼痛,则应当立刻停止操作并确认疼痛的原因以避免损伤其他神经。药物对脊

髓和神经根被膜以及脊髓本身的化学刺激导致的延迟性神经并发症也有相关报道。这种问题往往可以自限,但是一定要和感染源性脑膜炎相鉴别。

尽管蛛网膜下腔感染并不常见,但也是有可能发生的,尤其对那些免疫功能不全的 AIDS 或癌症患者。如果发生硬膜外脓肿,则通常需要紧急外科引流以避免脊髓受压以及不可逆的神经功能缺失。腰蛛网膜下腔神经毁损后发生的脑膜炎可能需要在蛛网膜下腔内给予抗生素。早期诊断和治疗感染对于避免潜在的致命后遗症而言至关重要。

(孙晨力　安立新 译)

推荐阅读

Waldman SD: Lumbar subarachnoid neurolytic block. In: Atlas of Interventional Pain Management, ed 4. Philadelphia, Saunders, 2015.

第 335 章

腰椎间盘造影术

腰椎间盘造影术是一种诊断性操作,主要用于慎重选择的背痛和腰神经根性痛的患者。可能受益于椎间盘造影术的患者包括:①持续性背痛或腰神经根性痛患者且诸如磁共振成像(MRI)、计算机断层扫描(CT)和肌电图这些传统诊断方法不能判断出疼痛原因的患者;②传统诊断方法怀疑腰椎间盘膨出且需要确定是否导致疼痛的患者;③即将接受腰椎融合术且需要确定融合节段的患者;④既往接受腰椎融合术且需要确认融合节段的上下节段是否导致持续疼痛的患者;⑤腰椎间盘突出复发且传统影像技术不能区分瘢痕组织的患者。在所选患者中,医生一定要将从注射本身、所诱发的疼痛、椎间盘造影的影像以及注射局麻药后疼痛缓解的程度联系起来。如果没有将与患者临床症状相关的所有诊断信息仔细关联,则会导致医生错误解释腰椎间盘造影的结果并对临床决策起反作用。

从功能解剖学的观点来看,必须认识到在疼痛的来源中腰椎间盘不同于颈椎间盘。仅由椎间盘突出引起的根性症状更常见于腰部而非颈胸部。原因包括两部分:①腰椎间盘一定要向后外侧突出,才能挤压腰神经根。腰神经根在受到突出的腰椎间盘挤压时,不像颈椎神经根那样受到椎间小关节两侧骨质的保护。②腰部的后纵韧带仅为单层且侧方薄弱。而在侧方腰椎间盘突出挤压神经根更常发生。

腰椎间盘的髓核比颈椎更靠后。凝胶状的腰椎间盘髓核被一致密分层的弹性纤维组织所包绕,即纤维环。纤维环由邻近椎体发出后斜行并呈同心圆排列。这些纤维环层接受各种来源的感觉神经纤维支配。纤维环后方接受窦椎神经的纤维支配,后者还向包括椎间小关节在内的后部结构部分发出感觉神经纤维。椎间盘两侧由脊神经根的纤维支配感觉,而前部由交感链的纤维支配。这些神经纤维是否部分或全部在椎间盘源性疼痛中发挥重要作用备受争议。

腰神经根从脊髓发出并向侧方穿过椎间孔。如果腰椎间盘向后外侧突出,则可能挤压通过椎间孔的腰神经根,从而产生典型的根性症状。如果腰椎间盘向后正中突出,则可以挤压脊髓本身,从而产生包括下肢、肠道和膀胱症状在内的脊髓病变。对腰部脊髓的严重压迫会引起马尾综合征、下肢轻瘫甚至罕见的截瘫。

行椎间盘造影术时就像腰交感神经阻滞一样,患者取俯卧位并在腹下垫枕以使腰椎轻度屈曲。双肺、肋骨、腹主动脉、下腔静脉、双肾、神经根和脊髓的相对位置一定要考虑,而这些解剖在 CT 下都可以最清楚地看到(图 335-1)。通过触诊找出椎间盘上位的椎体棘突。在该点正下方,旁开 1.5 英寸消毒皮肤并在局部浸润麻醉该处皮肤和皮下组织。

将 22G 5 英寸的带针芯穿刺针在 X 线透视或 CT 引导下穿刺该处皮肤并向影像上椎间盘的中心位置进针。接近躯体神

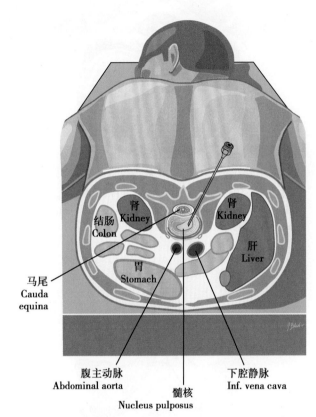

图 335-1　腰椎间盘造影术。(From Waldman SD: Atlas of Interventional Pain Management, ed 4. Philadelphia, Elsevier, 2015.)

经根时,可以引出相应腰神经分布区的异感。如果出现异感,应该退针并稍向头侧调整方向。在 X 线透视和 CT 引导下再逐步进针,注意保持针位于内侧以避免气胸。

随后逐步进针至髓核。要进行连续扫描以防探针完全穿出间盘或穿入脊髓或马尾。操作者一定注意不要使探针过于向外侧而进入胸膜腔或腹膜后间隙。然后,缓慢将 0.2~0.6ml 水溶性造影剂经穿刺针注入椎间盘。

应当注意完好的椎间盘中注射这些剂量会有很强的阻力。同时,也要注意患者在注射期间的疼痛反应。评估患者疼痛的位置和程度以及与患者临床症状的相似程度。与相邻间盘注射的疼痛相比,可以用言语模拟评分帮助患者量化疼痛程度。

正常腰椎间盘造影表现为球形高密度影,偶有后侧方的裂隙也是正常间盘老化的现象(图 335-2)。在受损椎间盘中,造影剂可以流向内层纤维环的裂隙,从而产生一个典型的横断高密度影(图 335-3)。如果裂裂隙延伸到外层,将产生射线

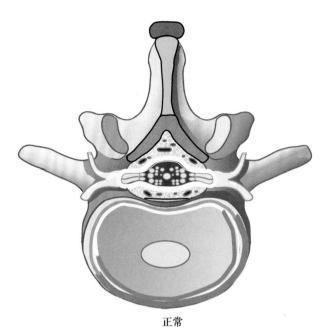

正常

图 335-2 正常的腰椎间盘造影。(From Waldman SD：Atlas of Interventional Pain Management，ed 4. Philadelphia，Elsevier，2015.)

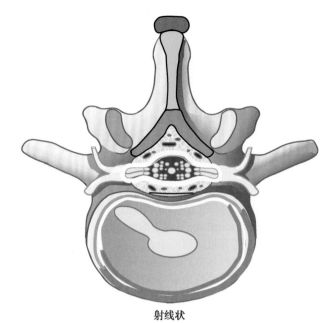

射线状

图 335-4 腰椎间盘造影：纤维环破裂伸延到外层，呈射线状显影。(From Waldman SD：Atlas of Interventional Pain Management，ed 4. Philadelphia，Elsevier，2015.)

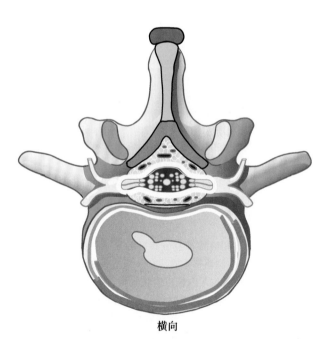

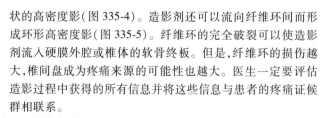

横向

图 335-3 腰椎间盘造影：纤维环内层破裂的横向显影。(From Waldman SD：Atlas of Interventional Pain Management，ed 4. Philadelphia，Elsevier，2015.)

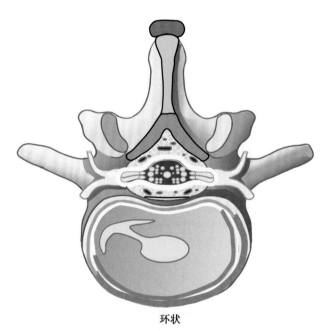

环状

图 335-5 腰椎间盘造影：纤维环间的环状显影。(From Waldman SD：Atlas of Interventional Pain Management，ed 4. Philadelphia，Elsevier，2015.)

状的高密度影(图 335-4)。造影剂还可以流向纤维环间而形成环形高密度影(图 335-5)。纤维环的完全破裂可以使造影剂流入硬膜外腔或椎体的软骨终板。但是，纤维环的损伤越大，椎间盘成为疼痛来源的可能性也越大。医生一定要评估造影过程中获得的所有信息并将这些信息与患者的疼痛证候群相联系。

评估完椎间盘造影之后，必须立即决定是否继续进行邻近

椎间盘造影或将局麻药注入所造影的椎间盘。对那些注射造影剂复制或诱发了临床疼痛的患者而言，椎间盘注射镇痛剂有效。如果在注射造影剂的时候引发疼痛且随后注射局麻药后疼痛又缓解，则可以推论该椎间盘可能是疼痛的来源。一定要记住：如果纤维环破裂，则局麻药可能进入硬膜外腔，从而麻醉分布于邻近间盘的躯体神经和交感神经。一旦发生，那么将会误导在邻近间盘造影获得的信息。

注射完之后，患者观察 30 分钟方可出院。应当提醒患者操作后可能出现的轻微不适，包括棘突旁肌肉疼痛。穿刺部位放置冰块 20 分钟有助于减轻这些副作用。应当告知患者一旦出现发热或其他提示感染的系统症状时随诊。

与椎间盘造影术直接相关的并发症通常是自限性的。尽管罕见，但即使有最好技术，也可能发生严重的并发症。腰椎间盘造影术后最常见的严重并发症就是椎间盘感染，通常称为椎间盘炎。因为椎间盘的血供十分有限，所以这种感染很难根治。椎间盘炎通常表现为椎间盘造影后数天至一周出现的渐进性脊背疼痛。急性期椎间盘感染患者的神经查体没有变化。

硬膜外脓肿在腰椎间盘造影术后罕有发生，通常在 24~48 小时内出现。硬膜外脓肿的临床症状和体征是高热、脊背痛和进行性的神经功能障碍。如果怀疑有椎间盘炎或硬膜外脓肿，则可以进行血和尿的培养、使用抗生素并紧急进行脊柱磁共振成像以进行鉴别。脓肿引流以防止不可逆的神经功能障碍。

除感染的并发症外，腰椎间盘造影后还可能发生气胸。如果在穿刺时使用 CT 引导，则这种并发症很少发生。腰椎间盘造影后的少量气胸常可保守治疗而不用胸腔闭式引流。如果没有使用 CT 引导定位，则可能损伤包括肾脏在内的腹膜后结构。

如果穿刺针完全穿过间盘或太靠外侧，则可能会对神经根和脊髓造成直接损伤。如果在进针的时候使用 CT 间断引导，则这些并发症很少发生。这种由穿刺针对低位腰脊髓和马尾的直接损伤可以引起包括马尾综合征和截瘫在内的神经功能障碍。

（孙晨力　安立新　译）

推荐阅读

Waldman SD: Lumbar discography. In: Atlas of Interventional Pain Management, ed 4. Philadelphia, Saunders, 2015.

第336章

椎体成形术

椎体成形术适用于那些由于许多病理改变导致椎体强度下降的患者。特发性骨质疏松症是目前经皮椎体成形术的最常见适应证。其他适应证还包括药物性骨质疏松症、椎体肿瘤、血管瘤和创伤性椎体压缩性骨折。应当注意的是经皮椎体成形术适用于对薄弱椎体的加固，而无论是否有疼痛。当存在以下情况时预期效果最好：①椎体压缩有限；②骨折<12个月；③病变>12个月，但是放射性骨扫描仍显示放射性高，也就表明是持续活动性疾病。经皮椎体成形术最常用于中下胸段和腰段。

脊柱包括24块椎骨和2块融合骨（骶骨和尾骨）。它的主要作用是支撑身体和负重。它的S形曲度有助于力的传导和增加柔韧性。椎体间通过真性滑膜关节突关节以及椎间盘彼此连接。这些椎间盘起到减震器的作用并有助于将施加于脊柱的垂直外力水平分散。尽管脊柱的每个部位都有细微的解剖差异以利于更好地发挥功能，但是典型的椎骨在结构上具有许多共性。椎体承担了绝大部分施加在脊柱上的重量。椎板呈弓形包绕椎管内后部。

棘突向后发散并作为背部肌肉的附着点。椎间孔允许脊神经根从椎管中穿出。椎小关节可以使脊柱节段间弯曲、伸展和有限的旋转。

进行经皮椎体成形术时，患者俯卧位于放射诊疗台上并通过前后位和侧位相定位拟治疗的椎体。在受累椎体处的皮肤做标记后常规消毒。然后，用局麻药对皮肤和皮下组织进行麻醉。使用22G 3.5英寸的穿刺针在X线透视引导下向受累椎体的椎弓根处垂直穿刺并用局麻药对深部组织和椎弓根处的骨膜充分浸润麻醉。下胸段和腰段椎体使用11G套管针，而中胸段椎体使用13G套管针。套管针在X线透视引导下穿刺之前局麻部位并使针尖触及受累椎体外上1/3的中点位置。

用力将套管针钻入椎弓根。必须注意那些严重骨质疏松的患者，以免过度用力导致椎弓根骨折。针尖牢固地嵌在椎弓根内之后，套管针就在正侧位X线引导下向受累椎体内继续进针。套管针进针至椎体前1/3，该部分承受了绝大多部分的体重（图336-1）。

然后，取一长穿针穿过充满生理盐水的套管针以防止注射造影剂的时候空气进入硬膜外静脉。在持续X线透视下缓慢注射非离子碘酸盐造影剂。造影剂首先会充满椎体，在流入硬膜外和椎旁静脉前表现为一扩散良好的网状高密度影。如果椎体骨折了，造影剂将会从骨折处泄漏。注射造影剂还可以帮助操作者确定终板和椎体后壁是否完整。如果显示套管针在较大的椎体静脉内，则需要继续进针几毫米以避免将

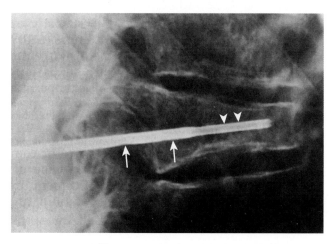

图336-1 注射聚甲基丙烯酸甲酯（PMMA）套管针的正确位置。（From Depriester C, et al：Percutaneous verte-broplasty：indications, techniques, and complications. In：Connors JJ, Wojak JC ［eds］：Interventional Neuroradiolo-gy：Strategies and Practical Techniques. Philadelphia, Saun-ders, 1999, p 355. ）

聚甲基丙烯酸甲酯（polymethyl methacrylate, PMMA）黏合剂注入静脉内。应当避免使用太多的造影剂以免阻碍随后注射PMMA。

在静脉造影和椎体造影完成之后，将套管针注满无菌生理盐水。按照产品说明混合PMMA。绝大多数PMMA包含无菌硫酸钡以作为乳化剂。如果造影剂被血管明显吸收，PMMA应该混合得更具黏稠度。如果造影剂注射时由于骨质致密难以注射或几乎没有血管吸收，则PMMA应该混合得黏稠度更小。然后在X线透视引导下注射PMMA。如果观察到明显的静脉充盈，则操作者应该再等1~2分钟以使注射的PMMA硬化并阻塞静脉。如果PMMA由不完整的终板挤入椎间盘，也可以采用相同的策略。如果注射困难，退针数毫米再缓慢注射。继续操作直至椎体全部充满。通常，必须向对侧椎弓根放置另一根套管针以便椎体完全充满。PMMA在数分钟内变硬。在镇静剂或麻醉剂的作用消失后可以采用坐位且患者术后第二天即可站立。

如果整个过程注意小心操作，则经皮椎体成形术的并发症并不常见。在注射的过程中使用X线透视或计算机断层扫描引导能大大降低血管内和硬膜外注射的风险。误将PMMA注射入椎管内将造成严重的神经并发症。如果小心操作，则这种并发症还是很罕见的（图336-2）。经皮椎体成形术后的严重背痛可能是由其他椎体新发骨折或术中椎弓根骨折所

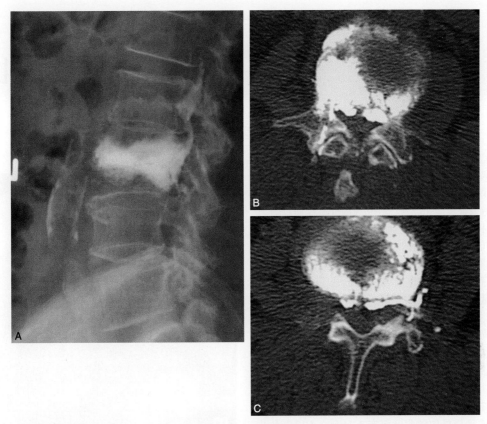

图 336-2　70 岁女性,既往接受 L3 椎体成形术,聚甲基丙烯酸甲酯(PMMA)注射后发生椎管内和椎间孔处的泄漏。A,侧位相显示大量 PMMA 从 L3 手术节段向 L1 节段沿椎管分布。B,L3 椎体 CT 轴位相显示大量 PMMA 进入椎管前方。C,轴位 CT 相显示左侧 L3/4 椎间孔 PMMA 线状高密度影。(From Peh WCG,Gilula LA:Percutaneous vertebroplasty:an update. Semin Ultrasound CT MRI 2005;26[2]:52-64.)

致。PMMA 进入椎间孔会引起新的根性症状,这可能最终需要外科手术来进行减压。尽管感染罕见,但仍可能发生,尤其对诸如长期使用皮质类固醇或癌症存在免疫功能缺陷的患者。

（孙晨力　安立新　译）

推荐阅读

Waldman SD: Percutaneous vertebroplasty. In: Atlas of Interventional Pain Management, ed 4. Philadelphia, Saunders, 2015.

第 337 章

脊髓电刺激

脊髓电刺激方法适用于以下保守治疗无效的慢性疼痛患者：①反射性交感神经萎缩症；②灼痛；③继发于外周供血不足的缺血性疼痛；④神经根病；⑤腰椎术后失败综合征；⑥蛛网膜炎；⑦带状疱疹后遗神经痛；⑧幻肢痛；⑨顽固性心绞痛。因为脊髓电刺激是一种缓解疼痛的可逆性技术，所以绝大多数患者应该在神经毁损前考虑使用这种技术。

拟接受脊髓电刺激置入的患者应该心理状态稳定并且应该已经尝试了所有传统微创治疗方法。另外，患者不应该有药物滥用、用药过量和/或持续药物依赖。患者及其家属必须明确理解脊髓电刺激的优缺点并接受为获得满意镇痛效果所进行的硬件维护和重新编程。

脊髓刺激电极可以经皮穿刺或小的椎板切开放置在硬膜外腔。硬膜外腔的上界是骨膜和硬脊膜在枕骨大孔的融合处。硬膜外腔向下移行为骶尾膜。硬膜外腔前方是后纵韧带而后方是椎板和黄韧带。椎弓根和椎间孔构成硬膜外腔的侧界。C7-T1 水平的颈椎硬膜外腔随曲度而有 3~4mm。L2-L3 水平腰椎硬膜外腔随曲度而有 5~6mm。硬膜外腔内含脂肪、静脉、淋巴组织和结缔组织。脊髓刺激电极可以放置在从颈椎到骶尾区的任意硬膜外腔。

脊髓电刺激电极的放置可以在患者坐位、侧卧位或俯卧位下进行。体位的选择取决于患者能否维持所选体位 30~40 分钟，也就是将电极置入硬膜外腔、定位和打好下隧道所需的时间。因为置入脊髓电刺激电极需要患者的反馈，选择最舒适的体位对减少静脉镇静镇痛剂的使用尤为重要。

中线和电极穿出处的皮肤消毒之后，将 Tuohy 穿刺针在我们需要置入电极水平穿刺进入硬膜外腔。脊髓刺激电极通过穿刺针置入硬膜外腔。脊髓刺激电极容易被穿刺针内壁磨损，从而可能影响刺激电极的绝缘层。这可以在电极穿过穿刺针前将二者用生理盐水浸湿加以避免。

电极进入硬膜外腔之后，在 X 线透视引导下从中线将电极轻柔置入拟刺激的脊髓节段（图 337-1）。用 15G 手术刀在皮肤切一约 0.5cm 的纵行切口，而硬膜外针仍保持原位以免误将电极损伤。必须小心地将穿刺针周围组织完全分离以使刺激电极能够随隧道针在切口中自由移动。沿刺激电极线缓慢退针并拔除。刺激电极通过无菌测试电线连接在脉冲发生器上。进行电刺激实验，而患者描述刺激的类型、定位以及这种刺激模式对患者疼痛影响。理想的情况是患者能够描述疼痛区域所感受到的刺激类型。应该注意有时为了充分缓解患者的疼痛需要置入不止一个电极。

一旦电极位置满意，就将电极和测试电线断开。用可塑隧道针将皮下隧道打到侧腹部，将一个绝缘的延长线穿过隧道。将可塑隧道针弯成侧腹部的形状。用按捏钳将正中切口处的皮肤提起，将隧道针穿入皮下并向侧方进针。当隧道针的尖端

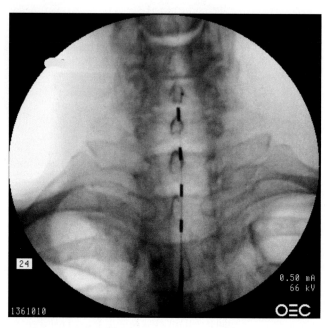

图 337-1　脊髓刺激电极可以植入从颈椎至尾椎任何节段的硬膜外腔

到达侧腹穿出点的位置时，将尖端顶住该处皮肤。用手术刀切开该处皮肤。隧道针带着延长线穿过切口。该入路允许电极的线路呈一直线以降低皮下电极线打结和损坏造成的电刺激器植入失败的概率。电极的远端连接中线切口处延长线的近端。轻轻拉伸延长线的远端以拽出其和电极在中线切口中的多余部分以便于缝合。将延长线连接在脉冲发生器上并进行反复试验刺激以确保患者仍有可接受的刺激模式。一旦获得可接受的刺激模式，缝合中线切口并盖上无菌敷料。进行为期 48 小时的试验刺激并仔细量化患者的功能和疼痛缓解程度。如果试验刺激期的结果满意，则可以进入第二阶段——植入永久性脉冲发生器或射频连接装置。

对于那些在第一阶段为期 48~72 小时脊髓电刺激试验中有效的患者，可以考虑进入第二阶段——植入永久性脉冲发生器。在此之前，医生应该仔细反复评估试验刺激阶段的结果，不仅看回报的疼痛缓解程度还要看功能水平、额外服用镇痛药的剂量以及可能导致永久植入失败的其他心理因素。

脊髓电刺激系统有两种基本类型：①完全植入式电极和脉冲发生器系统；②完全植入电极和与接收器以及体外脉冲发生器。每种系统都各有优缺点，最终系统的选择需要符合患者的具体要求。

脊髓脉冲发生器的植入可以在侧卧位下进行。因为该操

作不需要患者的配合。如果需要患者维持侧卧位 30~45 分钟，则可以给予静脉镇静以便将旧延长线与刺激电极断开并取出。再重新置入一个新的延长线并连接脉冲发生器。

对包括中线切口部位、脉冲发生器的埋置部位和电极出口处在内的皮肤进行消毒，并拆除中线切口的缝线。然后找出脊髓刺激电极和延长线的连接处。在中线切口处小心断开连接，注意不要将脊髓刺激电极拔出。移除硅橡胶套，拧开固定螺丝以便断开延长线和电极。刺激电极和延长线断开后，从皮下隧道抽出延长线。根据植入系统类型，可以通过切断延长线和连接器以将其抽出皮下隧道后丢弃，或者切断皮肤出口以远端的延长线并将近端皮下隧道中延长线从中线切口中搜出后丢弃。两种方法都可能污染手术部位。

延长线拔除后，在前方肋下做一切口要足以容纳脉冲发生

器或接收器。用小弯组织剪分离出一个皮下口袋，口袋必须足以容纳脉冲发生器或接收器，否则这些装置的边缘会穿破皮肤。但是，口袋也不能太大，否则这些装置可能会翻转从而使随后的编程或刺激失效。口袋做成后，必须充分止血，否则很可能形成血肿或感染。充分止血后，将可塑性隧道针从切口口袋中穿向后背重新打开的中线切口。然后将新的无菌的植入式延长线连接在隧道针尾端。将隧道针从中线切口抽回，同时将延长线带回。延长线的近端连接硬膜外刺激电极，远端连接脉冲发生器或接收器。应当套上硅橡胶套。如果刺激系统需要，则缝合连接处。将多余的电极或延长线小心放置在中线切口中(图 337-2)。激活脉冲发生器或接收器以证实刺激系统可以工作。确认后，间断缝合中线切口和容纳脉冲发生器/接收器的口袋切口的皮下组织和皮肤，10~14 天后拆线。

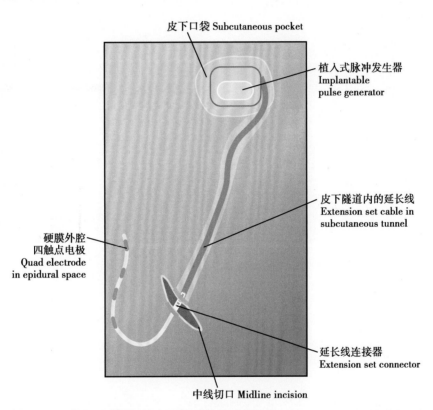

图 337-2 脊髓电刺激器：第二阶段，植入脉冲发生器。(From Waldman SD：Atlas of Interventional Pain Management，ed 4. Philadelphia，Saunders，2015.)

因为可能沿 Batson 静脉丛血行播散，所以局部感染和脓毒血症是脊髓电刺激电极植入硬膜外腔的绝对禁忌证。抗凝或凝血异常增加硬膜外血肿的风险，也是硬膜外电极置入的绝对禁忌证。

确定硬膜外腔时，穿刺针误入硬脊膜的发生概率不到0.5%。如果没有发现穿刺针误穿硬脊膜，则可能发生刺激电极植入硬膜下或蛛网膜下腔。

穿刺针或电极损伤硬膜外静脉可以导致自限性出血，可能出现术后疼痛。硬膜外腔不可控制的出血可以使脊髓受压，从而很快出现神经功能障碍。尽管继发于硬膜外脊髓刺激电极植入的硬膜外血肿所致的明显神经功能障碍极其罕见，但是如果植入脊髓刺激电极后迅速出现了神经功能障碍，则应该考虑到可能发生这种严重并发症。

如果操作得当，那么继发于硬膜外脊髓刺激电极植入的硬膜外血肿导致的明显神经功能障碍并不常见。直接损伤脊髓和/或神经根通常伴有疼痛。如果植入过程中出现明显疼痛，则应当立即停止并明确疼痛原因以避免不必要的神经损伤。

尽管硬膜外腔感染不常见，但仍然可能发生，尤其是对那些存在免疫功能不全的 AIDS 或癌症患者。硬膜外脓肿一旦发生，通常需要紧急进行外科引流以避免脊髓受压和不可逆的神经功能障碍。早期发现和治疗感染对避免潜在致命后遗症至关重要。

尽管与脊髓电刺激早期相比硬件故障的发生率明显下降，但不幸的是，此问题仍然存在。将电极穿过硬膜外穿刺针之前用无菌生理盐水浸湿电极可以避免植入时对电极绝缘层的破坏。电极一旦穿过硬膜外穿刺针针尖就不能回退，因为可能损

坏绝缘层或者切断电极。在将电极连接到延长线或脉冲发生器时，一定注意拧紧所有的固定螺丝以免松动或接触不良。尽管每一个脊髓电刺激系统都不相同，但绝大多数都要求硅橡胶套固定并缝合所有的电极连接处以防止体液渗入造成短路。医生在植入脊髓电刺激系统之前应当仔细阅读产品说明。

（孙晨力　安立新 译）

推荐阅读

Waldman SD: Spinal cord stimulation: stage I trial stimulation. In: Atlas of Interventional Pain Management, ed 4. Philadelphia, Saunders, 2015.

Waldman SD: Spinal cord stimulation: stage II pulse generator implantation. In: Atlas of Interventional Pain Management, ed 4. Philadelphia, Saunders, 2015.

第338章

完全植入式输注泵

完全植入式输注泵的植入适用于临床上将药物输入硬膜外腔或者更常见的蛛网膜下腔的情况：①硬膜外用药以缓解预期生存期数月到数年癌症患者的疼痛；②筛选慢性良性疼痛患者对其他保守治疗无效，椎管内应用试验剂量的阿片类药物可以缓解疼痛；③蛛网膜下腔试验性应用巴氯芬可以有效缓解痉挛患者的痉挛。

完全植入式输注泵的优点包括与穿过皮下隧道的硬膜外导管和储药器/输液港有关的感染的发生率较低。另外，一旦植入输注泵，那么与硬膜外导管相关故障相比，输注系统故障的概率大大降低。完全植入式输注泵的缺点包括植入、随后的药物续充以及拔泵比打皮下隧道穿植入硬膜外导管和储药器/输液港有更高的技术要求。此外，尽管后续使用期间泵内药物、电源和口服药的总费用更低，能够抵消部分最初装泵时的高额费用，但是完全植入式输注泵的花费明显高于硬膜外导管或储药器/输液港。

完全植入式输注泵的植入可以在患者坐位、侧位或俯卧位进行。体位的选择取决于患者能否维持所选体位25~30分钟以植入导管和泵。因为绝大多数接受输注泵植入都是在门诊进行的，所以选择最舒适的体位以减少辅助静脉镇静镇痛药的使用尤为重要。因为在植入过程中特定类型的泵可能需要额外的操作步骤，所以在术前要查阅产品说明。

在对包括隧道和输注泵植入位置在内的皮肤进行消毒之后，将17G的Tuohy穿刺针穿入需要置入导管的硬膜外腔或蛛网膜下腔。将硅橡胶导管穿过Tuohy硬膜外针进入硬膜外腔（图338-1）。硅胶导管沿着穿刺针壁内径拖拽时容易折叠。这可以在放置导管前通过用生理盐水浸湿穿刺针和导管加以避免。

导管进入硬膜外腔或蛛网膜下腔后，再轻柔地前进3~4cm。用手术刀从穿刺点向头尾侧切开约0.5cm，不要拔出穿

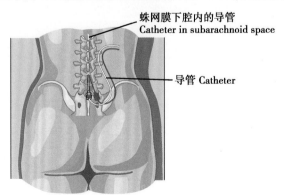

图338-1　穿刺针和导管置入。（From Waldman SD：Atlas of Interventional Pain Management，ed 4. Philadelphia，Elsevier，2015.）

刺针以免损伤导管。小心地将穿刺针周围组织全部游离以使导管随隧道针前进时能够自由通过切口。如果拟植入蛛网膜下腔导管，则在撤针前对穿刺针周围进行荷包缝合以减少由于脑脊液沿导管逆流回输液港口袋而导致水囊瘤形成。然后将穿刺针小心地沿导管回退，直至针尖露出皮肤。抽出导管导丝并将Tuohy针从导管上撤去。将输液港连接在导管的尾端并在回吸后注入少量的不含防腐剂的无菌生理盐水以确定导管通畅。如果导管拟植入硬膜外腔，则通过导管注入1.5%的利多卡因5~6ml以阻滞皮下隧道处的神经节段。这一步骤避免了在皮下隧道处进行浸润麻醉时的疼痛。如果导管植入蛛网膜下腔，则推荐使用含肾上腺素的局部麻醉药。

将可塑隧道针弯成侧腹部的形状。用按捏钳将正中切口处的皮肤提起，将隧道针穿入皮下并向侧方进针。当隧道针的尖端到达右上腹突出点的位置时，将尖端顶住该处皮肤。用手术刀切开该处皮肤。隧道针穿出切口。该入路允许导管呈一直线以降低皮下导管打结造成置管失败的概率。切一足以通过隧道针另一端皮下泵的切口。输液港从导管末端断开并将导管连接隧道针近端。隧道针从第二个切口中拔出，同时将导管沿皮下隧道带出（图338-2）。

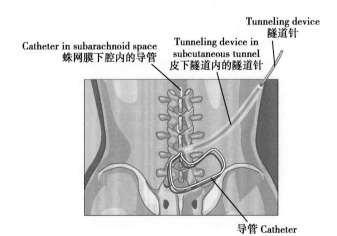

图338-2　退出隧道针。（From Waldman SD：Atlas of Interventional Pain Management，ed 4. Philadelphia，Elsevier，2015.）

用小弯组织剪分离出一个皮下口袋，小心不要损伤导管。口袋必须足以容纳输液泵，否则这些装置的边缘会压破皮肤。但是，口袋一定也不能太大，否则泵可能会翻转从而无法再次注药。口袋做成后，必须充分止血，否则很可能形成血肿或感染。充分止血后，切断远端多余的导管并连接输液泵。用不可吸收线间断缝合固定硅橡胶套管。将泵放入口袋内，注意不要让导管弯曲或打结（图338-3）。双层间断缝合创口，10~14天拆线。

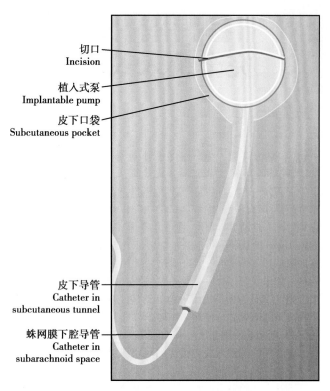

切口
Incision

植入式泵
Implantable pump

皮下口袋
Subcutaneous pocket

皮下导管
Catheter in
subcutaneous tunnel

蛛网膜下腔导管
Catheter in
subarachnoid space

图 338-3　输注泵植入。（From Waldman SD：Atlas of Interventional Pain Management，ed 4. Philadelphia，Elsevier，2015.）

因为可能沿 Batson 静脉丛血行播散，所以局部感染和脓毒血症是硬膜外腔置管的绝对禁忌证。抗凝或凝血异常增加硬膜外血肿的风险，也是硬膜外置管的绝对禁忌证。

确定硬膜外腔时，穿刺针误穿硬脊膜的发生概率不到0.5%。如果没有发现穿刺针误穿硬脊膜，则可能直接导致全脊麻，表现为意识丧失、低血压和呼吸暂停。如果硬膜外腔使用的阿片类药物的剂量误入蛛网膜下腔，则会出现明显的呼吸和中枢神经系统抑制。这也可能是硬膜外腔的穿刺针或导管误入硬膜下腔。如果没发现导管进入硬膜下腔并且注入了硬膜外腔剂量的药物，则症状和体征与蛛网膜下腔注射过量相似，尽管其运动和感觉阻滞可能表现为不一致。

硬膜外腔血管丰富。硬膜外置管过程中，穿刺针或导管进入血管的发生率为 0.5%~1%。这类并发症多见于诸如产妇和巨大腹腔肿瘤的患者，他们的硬膜外血管扩张。一旦导管误入未被发现，局麻药直接进入硬膜外静脉会导致明显的局麻药中毒反应。

穿刺针或电极损伤硬膜外静脉可以导致自限性出血，可能出现术后疼痛。硬膜外腔不可控制的出血可以使脊髓受压，从而很快出现神经功能障碍。尽管继发于硬膜外置管的硬膜外血肿所致的明显神经功能障碍极其罕见，但是如果植入硬膜外导管后迅速出现了神经功能障碍，则应该考虑到可能发生这种严重并发症。

如果操作技术正确，则继发于硬膜外置管的硬膜外血肿所致的明显神经功能障碍并不常见。直接损伤脊髓和/或神经根通常伴有疼痛。如果植入过程中出现明显疼痛，则应当立即停止并明确疼痛原因以避免不必要的神经损伤。

尽管硬膜外腔感染不常见，但仍然可能发生，尤其是那些存在免疫功能不全的 AIDS 或癌症患者。硬膜外脓肿一旦发生，通常需要紧急进行外科引流以避免脊髓受压和不可逆的神经功能障碍。早期发现和治疗感染对避免潜在致命后遗症至关重要。输注泵口袋的感染通常可以通过全身或局部抗生素来治疗，偶尔需要切开引流。必须严密观察患者感染是否沿皮下隧道进入硬膜外腔。一旦发生，应该立即取出整套输注系统。

如果拟植入蛛网膜下腔导管，则脑脊液可能沿导管回流至泵袋形成水囊瘤。这种水囊瘤使续充输注泵变得困难，同时增加感染的机会。置管时在穿刺针周围进行荷包缝合，或置管后在泵袋处加压包扎可以避免水囊瘤的形成。尽管非常罕见，但持续漏脑脊液可能导致皮肤/蛛网膜瘘。

出人意料的是，与完全植入式输注泵有关的主要并发症与再填充药有关，而非植入技术本身。当通过直接连接蛛网膜下腔或硬膜外腔的输液港对泵进行再填充药时，务必谨慎操作以避免致命剂量的阿片类药物或巴氯芬直接进入蛛网膜下腔或硬膜外腔。

（孙晨力　安立新　译）

推荐阅读

Waldman SD: Implantation of totally implantable infusion pumps. In: Atlas of Interventional Pain Management, ed 4. Philadelphia, Saunders, 2015.

热疗镇痛作用的机制远不止单纯的热量对靶组织的局部效应。热量在局部引发以下的生理反应:①增加血流量;②减少肌肉痉挛;③增加结缔组织可延展性;④减少关节僵硬;⑤减少水肿;⑥以及最重要的镇痛(表339-1)。由于痛温觉都通过相同的神经通路传导到更高的中枢,因此可以想象热量在脊髓及其上游都会产生调节作用。此外,与热疗有关的幸福感很可能导致相关的内啡肽和其他神经递质的释放以进一步调节疼痛反应。应该指出的是,虽然不能否认热疗的有效性,但这种治疗方式并非没有副作用。热疗的相对禁忌证总结于表339-2。虽然这些禁忌证不是绝对的,但应当特别注意这些情况是否需要热疗。

表339-1 热疗的生理作用

- 增加血流量
- 减少肌肉痉挛
- 更高的扩展性结缔组织
- 减少关节僵硬
- 减少水肿
- 镇痛

表339-2 热疗的相对禁忌证

- 感觉消失或减退
- 脱髓鞘疾病
- 急性炎症
- 出血性疾病
- 出血
- 恶性肿瘤
- 无法沟通或疼痛反应消失
- 皮肤萎缩
- 缺血
- 瘢痕组织

选择热疗方式

拟对患者疼痛进行热疗辅助时面临各种方法的选择(表339-3)。尽管本章讨论的适应证适用于所有热疗方法,但是每种方法都有其独特的优缺点。这不仅可以决定治疗的成败,也决定了选择错误的方法或适应证时副作用和并发症的发生率(表339-4)。出于实际的考虑,对患者不合适的治疗方式通常会导致无法获得最佳的疗效。

表339-3 热疗方法

- 浅表热疗
  - 依赖于传导的方法
  海克莱特包(加热热敷包)
  循环水加热垫
  化学加热垫
  可重复使用的微波加热垫
  石蜡浴
  - 依赖于对流的方法
  水疗法
  射流疗法
- 深部热疗
  - 依赖于转换的方法
  超声
  短波透热疗法
  微波透热疗法

表339-4 热疗的适应证

- 疼痛
- 肌肉痉挛
- 滑囊炎
- 腱鞘炎
- 胶原血管病
- 挛缩
- 纤维肌痛
- 充血
- 血肿
- 血栓性浅静脉炎
- 反射性交感营养不良

选择治疗方式时,了解每种热疗方式的基本物理特性至关重要。每种加热方式都通过特定的传热物理机制将热量传递到靶组织。根据组织的不同,这些机制可分为传导、对流和转换。传导和对流主要为浅表组织加热,而转换则能够对深层组织加热。因此,选择治疗方式面临的第一个问题就是拟定的靶点是浅表组织还是深部组织。

选择治疗方式的下一步是理解各种传热机制(见表339-3)。临床最常用的传热方式——热敷,是通过热传导将表面的热量转移,诸如海克莱特包、循环水加热垫、化学加热垫、可重复使用的微波加热垫、石蜡浴。水疗和射流疗法通过对流将表面热量传递到靶组织。超声、辐射热、短波透热疗法和微波透热疗法的深部热疗则是通过热转换的方式向靶组织传递热量。通过了解每种热疗的热的传递方式，临床医师可以利用其特性更好地满足患者的需要。具体的热疗方式讨论如下。

浅表热疗方式

热传导传热方式

海克莱特包

如上所述，各种热敷将热量传递到靶组织的机制是热传导。由传导提供的热量是与如下变量成正比：①热传递面积；②热传递的时长；③热敷和靶组织之间的温度差；④浅表组织的热传导性。热传导传递的热量与热量所要穿过的材料与组织的厚度成反比。通过改变这些变量，传递到靶组织的热量可以根据临床情况和患者的舒适度要求增加或减少。

海克莱特包（Hydrocollator packs）是指内含硅胶产品的软韧包裹，可以在水浴中加热到约76.7℃。表面积大和具有柔韧性使之成为治疗腰痛和脊背疼痛理想方法。较小的海克莱特包可用于颈部疼痛的治疗。该包不吸收大量的水，但表面湿润，从而提高了热传导。在患者和海克莱特包之间垫一毛巾，通过厚度调节患者舒适的温度最为简单。维持治疗温度约20~30分钟，以便大面积区域通过浅表加热。为避免烫伤患者，必须在使用前将包中多余的水排出。海克莱特包应放置在患者的上方而非下方以便在太热时可以轻易取出。

循环水加热垫（K-垫）

类似于海克莱特包，循环水加热垫也非常适合治疗腰痛和脊背疼痛。循环水加热垫较海克莱特包更具柔韧性，所以也可以用在肩膀和四肢。循环水加热垫可以恒温调节以便水温恒定，以便相对大面积区域的浅表加热。这赋予了该传热装置两个额外优点：①不同于海克莱特包、热水瓶和微波加热垫会随时间而冷却，循环水加热垫可以为靶组织提供恒定的温度；②恒温控制循环系统通机制改进大大降低了传统的电热垫相关的热损伤风险。尽管循环水加热垫相比电热垫的安全性高，但是由于它们不会自发冷却，所以使用时仍应密切监测和精确定时。

化学加热垫

绝大多数药店都能买到化学加热垫。它们外层包装柔韧内含彼此隔离开的化学药物。当挤捏包装进行混合时，可以造成产热反应，释放的能够为患区浅表组织加热。其他化学加热垫暴露于空气中时通过氧化产热。绝大多数化学加热垫含有铁粉、活性炭、氯化钠和水。虽然价格低廉且使用方便，但化学加热垫加热的温度不稳定，可能造成烫伤。此外，如果外包装破损，则其中的化学物质可对皮肤产生化学刺激。化学加热垫的优点是易携带和不需电源或外部加热。

可重复使用的微波加热垫

微波炉的广泛使用催生了各种可重复使用的加热垫，可以在微波炉里迅速加热。这些产品包括一个由布或塑料制成的外包装袋及其内密封的胶或谷物，这些谷物包括水稻、玉米或小麦。通过热传导为患区浅表组织加热。有些产品添加了芳香剂以增加芳香疗法的理论收益。尽管使用便捷，但这些产品仍存在一些严重缺陷。首先，与微波爆米花相似，由于微波炉加热能力的差异可能会导致过热或加热不足。此外，尚没有简单的方法来验证其实际温度，而且由于微波炉的特性，表面温度可能有明显不一致，所形成的"热点"可能造成严重烫伤。和海克莱特包和其他传热方式一样，它不能持续加热，会自发冷却。

石蜡浴

石蜡浴主要用于治疗类风湿关节炎、退行性关节炎和其他胶原血管疾病（如硬皮病）相关的手部畸形的治疗。它是一种有效的热传导型热疗，能够为患区浅表组织加热。只要在肢体浸泡或使用前检查检查石蜡温度，石蜡浴就相当安全。石蜡通常是在温控加热器中与石油以7∶1的比例混合。患区浸入石蜡浴，然后取消加热以使之凝固。重复该步骤10次。患区铺一保温单约20分钟，然后剥除石蜡并将其放回到温控加热器以便再次使用。如果关节有急性炎症，则通常不使用这种技术；只有在开始使用抗炎药治疗急性炎症后才考虑。

热对流传热方式

水疗

水由于其比热容高而成为患区组织传递热量的一种理想媒介。水疗利用了该物理性质的，它通过持续搅动，用加热到适当温度的水替代与皮肤接触后冷却的水。除了水疗的表面热传递性质，患区或整个身体浸泡在练力浴缸中，利用水的高比重抵消部分重力，从而为镇痛提供另一种潜在的治疗感受。水的按摩作用还可以帮助缓解肌肉痉挛并温和地清创伤口。对于单一肢体的治疗，只要仔细监测，46.1℃的水浴一般耐受良好。全身浸泡时应避免超过38.9℃以免过热。一般来说，多发性硬化症患者应避免浸泡全身，以免诱发永久性神经功能障碍的发生。

射流治疗

射流治疗利用热对流的传热机制。相对于水疗依赖高比热容传热而言，射流治疗依赖于诸如玻璃珠、玉米芯粉这种对热亲和力低的物质和高温（46.7℃）。即用温控热空气加热半流质干燥混合物。患者可以把患侧手、脚或肢体的一部分浸入此混合物内。随着患区加热，出汗增强了热传递，为浅表组织加热。这种方法治疗反射性交感神经营养不良有效，所使用的诸如玻璃珠这种介质可以柔和地进行触觉脱敏。

深层热疗方式

热转化热传递方式

之前讨论过的热传递方式有一个共同点：它们能够使患区浅表组织加热。当深部组织需要热疗时，临床医师有几种方式可以选择。其中临床常用的方式有3种：①超声波；②短波透热疗法；③微波透热疗法。这些方法有一个共同点：如果正确使用，就能够把物理能量安全地转化为热能以加热深层组织。

能影响这些方式最终传递到深层组织的热量的变量包括：①相应的加热模式；②所加热组织的比热容；③影响所加热组织的生理因素。每个变量将单独讨论。相对加热是最终转化为深部组织热能的能量的相对量。为了统一，相对加热模式的常用参照包括皮下脂肪-肌肉交界、肌肉-骨骼交界等。目前,临床上使用的深部加热方式的相对加热方式都各不相同。

组织的比热容也影响深部加热在患区组织中的分布。每种所加热的组织都有各自的比热容。当加热这些组织时,它们的热传导性会随着相对温度变化以达到平衡,从而影响冷热组织间的热交换。

深部加热诱导的生理变化也影响了深部加热在患区组织中的分布。它通过改变加热前的生理因素而发挥作用。例如,在正常条件下,皮肤温度一般低于深层肌肉组织。深部加热将进一步提高肌肉的核心温度,从而增加了皮肤和深部肌肉之间的温度梯度。然而,当肌肉获得深部即热时,肌肉的血流量明显增加。新增的血液温度低于已受热的肌肉,因此相对高比热容的血液作为冷却剂带走了多余的热量而冷却肌肉。这些和其他生理因素的相互作用最终影响温度分布的方式。

超声

超声利用声波向组织传递能量。这些声波的频率远高于人类听觉上限(大约 20 000Hz)。它是通过压电晶体将电能转换成声波。这些声波对组织产生热能和非热能治疗效应,利用这些效应的物理性质可以调整治疗反应,如高温毁损肝恶性肝肿瘤、声透疗法(利用超声使皮质类固醇和抗炎药进入组织)、碎石以及深部组织热疗。

尽管广泛讨论超声疗法所涉及的物理现象超出了本章范围,但对临床医生理解如何使用这种深部热疗治疗疼痛和其他疾病(表 339-4)。我们讨论的目的是提醒大家充分注意到决定超声能量传播的两个重要变量:①声波所波及的组织的吸收能力;②当声波作用在组织的交界处(如肌肉和骨骼)时的声波反射。证实这两个变量使超声波具有了加热深层组织的特性,例如加热深层组织却几乎不加热周围皮肤及皮下组织。

每个变量可以显著地影响声波能量转化为热量。例如,骨骼所吸收的热量是骨骼肌的 10 倍以上,是皮下脂肪的近 20 倍。这意味着与肌肉和脂肪的交界相比,肌肉骨骼交界可以将更多的超声能量转换为热能。同样,超声能量的反射主要发生在肌肉骨骼交界处,而很少发生在肌肉脂肪的交界处。这意味着声波传递的能量的能够穿透皮下组织和肌肉,而大部分产生的热量是声波在肌肉骨骼交界处反射造成的。这种反射的物理性质可以产生极高的温度,如果超声波误用于有金属假肢和大型的金属外科夹的患者,由于这些人工界面反射的超声能量剧增可以导致深部组织的严重热损伤。因此,注意金属植入物是超声波的禁忌证。

为了使声波能有效地达到靶组织,必须将该处的皮肤和超声探头耦合。这是通过一种称为耦合剂的媒介完成的。凝胶和除气水是常用的耦合剂。超声波通常是缓慢移动涂有耦合剂的超声探头来完成传导。探头在患区放置 5~10 分钟。对于诸如踝关节这种不规则的体表区域,可通过将患区浸入除气水中并将超声探头放置在靠近皮肤处但不接触之,然后缓慢在患区上方缓慢移动以间接传递超声波。这种技术被称为间接超声,这需要更高的能量以抵消水对声波的吸收,从而达到类似直接超声所达到的深层加热效果。

超声的适应证总结于表 339-5。肌腱炎和滑囊炎对超声治疗普遍反映良好,退行性关节炎亦如此。虽然关节有急性炎症时通常应避免使用超声波,但在关节内注射皮质类固醇和/或抗炎药物治疗时进行超声治疗是有益的。超声波可用于增强关节主动/被动活动度和拉伸已失去正常活动度的关节以及足底筋膜炎的治疗。

表 339-5　超声波治疗的适应证

- 肌腱炎
- 滑囊炎
- 非急性关节发炎
- 关节强直
- 挛缩
- 退行性关节炎
- 骨折
- 足底筋膜炎

短波透热疗法

短波透热疗法利用电磁无线电波将能量传换到深部组织。正如同超声波一样,人们认为短波透热疗法通过热能机制和非热能机制来发挥其疗效。与短波透热疗法有关的非热能机制主要是通过组织分子暴露于无线电波中产生振动。通过改变短波释放装置的特性,临床医生能够选取想要加热的特定类型组织。通过使用可以产生电磁无线电涡流的电感器,可以选择性加热富含水分的组织,如肌肉组织。通过使用利用电场产热的容量耦合器,可以选择性加热缺乏水分的组织,如皮下脂肪及邻近软组织。无论使用哪一种类型的短波透热,必须不能有金属接触。因此,患者必须去除所有珠宝并且必须在非导电治疗台上接受治疗,如木质平台。此外,有植入式起搏器、脊髓电刺激器、外科植入物和含铜宫内节育器的患者绝不能接受短波透热疗法,以避免过度加热和热损伤。透热疗法对皮下脂肪及邻近软组织加热的能力不是浅表和超声热疗所能企及的,这可能导致临床医生选择短波透热疗法治疗病灶表浅的疼痛疾病和其他疾病。尽管如此,但是透热疗法的禁忌证与超声中所列的相同。

微波透热疗法

微波透热疗法使用 915MHz 和 2 456MHz 频率的电磁无线电波。根据这些波的物理特性及相应的微波天线的尺寸,微波透热疗法有两个独特的临床优势。第一是微波可以被诸如肌肉这种含水量高的组织选择性吸收。这使得微波透热治疗非常适合治疗肌肉和邻近的脂肪的病变。第二是微波比短波更容易聚焦,这可以减少能量泄漏并使加热更有效而局限。

微波透热疗法也有一些临床医师必须了解的独特副作用。首先,微波可以导致白内障。因此,使用微波透热时必须戴防护眼镜。其次,除了短波透热疗法前面列出的注意事项和使用禁忌证外,微波透热疗法还有对水加热的选择性亲和力。因此,该技术不应用于水肿、水疱和多汗症患者,否则可能加热汗珠而烫伤皮肤。

(孙晨力　安立新　译)

推荐阅读

Waldman SD, Waldman KA, Waldman HJ: Therapeutic heat and cold in the management of pain. In: Waldman SD (ed): Pain Management, Philadelphia, Saunders, 2007.

冷敷可能带来局部和远处的生理效应。在局部,冷敷可以导致血管收缩,最终低温导致血管平滑肌麻痹而出现反射性血管扩张。冷敷也可以减缓治疗部位的代谢率并降低肌张力。随着进一步的降温,挛缩也得到了改善。因为降温减缓了神经传导,所以会产生镇痛效果。冷敷应用的适应证总结在表 340-1。

表 340-1　冷敷的适应证

- 疼痛
- 肌肉痉挛
- 急性肌肉骨骼损伤
- 滑囊炎
- 肌腱炎
- 辅助肌肉修复

选择冷敷方式

和热治疗方式的选择一样,合适的冷敷方式对治疗效果好坏至关重要,也有助于将副作用和相关并发症概率最小化。选择冷敷方式的主要决定因素分两大类:①拟接受治疗的部位;②是否由合格的医务人员实施。和热治疗一样,冷敷方式使用不当可能会导致严重并发症(表 340-2)。

表 340-2　冷敷的注意事项和禁忌证

- 感觉缺失或减退
- 缺血
- 雷诺氏现象
- 低温不耐受

冷敷方式

冰袋和冰凌

冰袋和冰凌的高比热容可以使患区快速降温。冰袋简易做法是将融化中的冰和冷水放入塑料自封袋里。利用碎冰和更多的冷水就可以制成冰凌。市场上出售的塑料冷敷袋通常外包一层软织物,包内含凝胶。它可以储藏在冰箱中冷藏或冷冻,随用随取,非常方便。这些冷敷方法灵活,可以在关节或者腰背部使用。皮肤降温迅速,而深部组织的冷却速度主要受皮肤和肌肉间油脂肪层厚度的影响。治疗时间不超过 20 分钟通常很安全。在冰袋/冰凌和患区间垫一块毛巾可以增强耐受性和依从性不适并降低热损伤的发生率。在家中使用时,冷冻豌豆或者谷物可以作为有效而廉价的冰袋来治疗许多疼痛疾病。

涡流冰浴

涡流冰浴主要用于运动损伤,通过持续的水流能够迅速为患肢降温。这些水流不断将皮肤周围的温水用冷水代替。许多患者反映难以长时间耐受充分冷却肌肉所需的温度以达到预期的治疗效果。然而,一些患者发现涡流冰浴要比类似的涡流热疗效果更好。

冰按摩

冰按摩对于诸如背部这种大面积区域的冰敷有效,用塑料或者泡沫塑料杯制冰进行冰按摩可以迅速达到治疗温度,8~10 分钟内即可使皮肤麻木。另外,按摩动作可以产生放松效应并有助于触觉脱敏。对于健康的患者,冰按摩不超过 20 分钟通常是安全的。

蒸发冷却喷雾剂

蒸发冷却喷雾剂的治疗对纤维肌痛相关扳机点的治疗和辅助拉伸相当有效。过去选择氯乙烷喷雾剂;但是,其易燃性和潜在毒性使人们改用氯氟甲烷。虽然有效,但人们认为这些化合物对环境有负面影响。蒸发喷雾剂的使用如下:定位触发点或受影响的肌肉,从约 1m 远的距离喷向靶点并作用大约 10秒钟。单点长时间的使用蒸发剂可能导致热损伤。

化学冰袋

有许多一次性冰袋供家庭和临床应用。化学冰袋是由柔韧的外层及内含两个隔间的内层构成。一个隔间内含水而另一个内含硝酸铵;当挤捏混袋子将两者混合时,通过吸热反应达到降温效果。这些产品无需冷藏,其可塑性使之可以灵活用于关节治疗并且价格便宜。和化学加热包一样,温度不易控制,所以可能出现热损伤、降温不足或不均匀。皮肤暴露于装有化学物质的包裹也可能会引起化学性刺激。

冷热交替浴

冷热交替浴是一种热疗和冷敷相结合的疗法,它可用于治疗反射性交感神经营养不良及其他交感神经的持续性疼痛综合征还有类风湿性关节炎。人们认为它的疗效基于患肢的冷热交替导致神经脱敏。冷热交替浴温度分别是 15.6℃ 和44.3℃。冷热交替浴是先将患肢浸泡在热水中 10 分钟。然后迅速转移到冷水浴中浸泡 3 分钟,再回到热水浴浸泡 5 分钟。该循环重复 4 次。对于痛觉超敏严重的患者,在治疗过程中可能不需要很高的温差。如果要获得最佳的疗效,则冷热浴的应该联合触觉脱敏治疗。

(孙晨力　安立新　译)

推荐阅读

Waldman SD, Waldman KA, Waldman HJ: Therapeutic heat and cold in the management of pain. In: Waldman SD (ed): Pain Management, Philadelphia, Saunders, 2007.

早在 Melzack 和 Wall 的闸门控制理论之前,人们就已经广泛利用感觉刺激来缓解疼痛了。冷热、按摩、烧灼、划痕、艾灸、拔罐等都是非药物镇痛的重要方式。据记载,古埃及人就将电鲇放在疼痛部位来缓解疼痛。人们一定想知道:既然这些电鲇可产生高达 400V 的电流,那么患者是否能够奇迹般地治愈而不用再做其他治疗。

正是 Melzack 和 Wall 通过调控和关闭突触前通路的理论来解释电刺激如何缓解疼痛,而正是这些通路可以将疼痛信号传递到高级中枢。该理论最终为电刺激技术提供了科学基础,该技术迄今已为人们所广泛接受却大打折扣。正是这种推动力重新提起了人们的兴趣:将电流当作"抗刺激剂"或关闭疼痛相关闸门的刺激剂。Shealy 早期对脊髓背柱刺激的研究促使人们探索微创的方式来向神经放电。其结果之一就是经皮神经电刺激(transcutaneous electrical nerve stimulation,TENS)。它最初用于无创筛查以确定接受脊髓电刺激治疗的患者疼痛是否缓解。TENS 易操作和无创的特点使之迅速得以推广。这是这些共性导致了它的过度使用,并且在一定程度上也使其在缓解疼痛的方法中的名声一般。本章讨论 TENS 基本原理,并为临床医生提供实际应用的指导。

TENS 的科学基础

如上所述,门控理论本质上是第一个达成共识的疼痛理论。更早期的理论主要是基于 Cartesian 外周伤害刺激感受传递至中枢神经系统的观点,但不能解释拮抗刺激技术(例如针灸、艾灸和电休克)的外周刺激是如何缓解疼痛的。门控制理论改变了一切。它第一次为科学家、心理学家和医生完美和简洁地解释了外周疼痛是如何产生或阻断的。该理论指出:粗纤维传入刺激和脊髓下行通路可以调节细纤维传入刺激进入胶质,特别是疼痛。所以细纤维传入刺激的脊髓上行通路可以关闭或开放。

很明显门控理论无法解释与 TENS 治疗相关的临床现象。其中,常见的是刺激后持续数小时的麻木和一些患者的镇痛效果延迟出现。这些临床现象的神经生理学基础依然备受争议。目前最流行的另一种解释是内啡肽和脑啡肽释放,尽管 TENS 镇痛效果不能为纳洛酮所拮抗。缺少科学基本原理并不妨碍人们对 TENS 热衷和批判,同时也没有丧失批评家。大多数保险公司都会尽量避免为这一流行的镇痛技术投保。

TENS 的适应证

实际上,所有已知疼痛综合征都可以通过 TENS 进行治疗,因为它操作简单且无副作用。TENS 治疗疼痛疾病的实际

功效很难定论。因为患者可以察觉 TENS 是否在进行刺激导致了真正的双盲安慰剂对照试验很难进行。尽管如此,下面的各类情况至少都值得考虑使用 TENS。表 341-1 总结了目前 TENS 的临床应用情况。

表 341-1　TENS 的适应证

- 急性创伤后疼痛
- 急性术后疼痛
- 肌肉骨骼疼痛
- 周围血管功能不全
- 功能性腹痛
- 神经病理性疼痛

急性疼痛

TENS 可以减少疼痛这一事实已经得到证明。在某些情况下,还减少患者对麻醉镇痛药的需要并改善上腹手术、胸部手术、矫形手术及全髋关节或膝关节置换手术后的肺功能。TENS 也可用于创伤性肋骨骨折及其他急性创伤。无菌电极可放置在撕裂伤或者外科切口附近,这在理论上可以增强疗效。

肌肉骨骼疼痛

TENS 已经成功用于缓解骨质疏所致椎体压缩性骨折的疼痛、关节炎疼痛、扭伤和拉伤。有一些个案报道了 TENS 可以有效治疗保守和手术治疗无效的腕管综合征。该方法的温和性和灵活性使其更适用于慢性疼痛。

周围血管功能不全

早期的报告表明 TENS 不仅能够减少周围血管功能不全的相关疼痛,也可以改善血流。进一步的研究质疑了这一观点,尽管仍有许多个案报道了 TENS 可以改善溃疡面积和治愈溃疡。既然这些疑难患者缺少治疗方法,所以 TENS 在其他方法治疗无效的情况下可以作为一种合理的治疗方案。

腹痛和内脏痛

大多数医生认为 TENS 对慢性腹痛和内脏慢性疼痛的治疗并非特别有效。有些研究人员认为尽管镇痛效果不太理想,但是 TENS 可能对肠道功能有益,也可能改善与阿片类镇痛药相关的顽固性便秘。

神经病理性疼痛

一般来说,TENS 已经证明对大多数神经病理性疼痛无效。这是因为感觉传入神经功能缺失还是因为神经系统的其他变

化影响了 TENS 脉冲传向脊髓尚不清楚。仍有个案报道了 TENS 治疗各种神经病理性疼痛有效,包括带状疱疹后神经痛和糖尿病性多发神经病变。

行为学疼痛

除了安慰剂效应,很少有人建议用 TENS 治疗无器质性病变的疼痛疾病。患者最初的热情可能很快消失,取而代之的是对 TENS 临床使用的手足无措。如果 TENS 没有明确的临床适应证就使用,那么大多情况下是徒劳之举。

TENS 装置

TENS 装置包括可产生各种脉冲和刺激频率的电池供电脉冲发生器、导线以及一套电极。大多数研究人员更喜欢单相方波,它由脉冲发生器产生,能够自动感应由正常和病变皮肤以及电极接触不良所产生的阻抗变化并进行调整。30~100Hz 间的频率对患者最舒适。有些医生建议较低的频率。这可以产生类似于针灸的效果,尽管很多患者觉得这刺激频率不太舒适。这种不适可以通过使用脉冲发生器产生 8~10 个高速脉冲的低频率刺激来缓解。需要导电胶和胶带的可重复使用电极已经为一次性预胶化自粘电极所取代。

如何使用 TENS

如果想达到效果,患者必须完全熟悉 TENS 的基本操作并且清楚电极如何放置。虽然电极的安置无疑是一门艺术而非科学,我的经验是给患者提供电极安置工作的具体参数比让患者自己尝试安放电极更好。临床医生通常应该把电极贴在疼痛部位而且多数情况尽可能在相同的皮节区安置电极。目前常用双通道型,它可以使大范围疼痛区域得到治疗。指导患者使用 TENS 时,用解剖图展示电极安放位置很有用。

由于涉及电流,所以在给患者放置电极前先让患者将电极贴于医生前臂并打开 TENS 进行演示。这一点是很有用的。这就增加了患者的信心并降低了他们对"电击"的焦虑。

电极放置妥当后,应在打开脉冲发生器前指导患者将所有其设置为 0。这有助于避免任何突然的电击感并且让患者慢慢确定的首次感受到刺激信时的感觉阈值。一般来说,2.5~3 倍的感觉阈值对各种疼痛疾病的治疗最有效。90~100Hz 的刺激频率开始通常很好,而且可以调整频率以达到舒适和有效的目的。这样也就让患者可以一定程度上控制自己的治疗。临床医生应该向患者演示 TENS 所致的肌肉收缩以及如何调整装置以使其停止。

TENS 的禁忌证

TENS 是一种非常安全的治疗方法。它没有冷热相关的损伤风险并且没有药理学、神经阻滞、外科手术相关的副作用,因此许多医生和第三方支付者认为 TENS 处于滥用状态就不足为奇了。仍有少数患者在使用 TENS 时可能有风险(表 341-2)。其中包括:①装有心脏起搏器的患者;②明显感觉障碍的患者(如有皮肤破损风险的四肢瘫痪患者和植入药物输注泵的患者);③脊髓电刺激者;④孕妇,因为有流产风险。在颈动脉窦或喉神经附近放置 TENS 电极有迷走性晕厥和喉痉挛的风险。尽管这可能更多的是从理论上讲而非实际情况,但是有些医生仍警告不要如此放置。

表 341-2　TENS 的禁忌证

- 心脏起搏器患者
- 植入药物输注泵患者
- 脊髓电刺激者
- 明显感觉障碍患者
- 孕妇

结论

TENS 作为一种缓解疼痛的方法似乎已经经受住了时间的考验。尽管人们对临床个案报道的热衷和缺乏可论证长期疗效的对照研究之间明显脱节,但是 TENS 是一种能够治疗各种疼痛疾病的可行性选择。既然 TENS 与其他镇痛方法相比有良好的风险收益比和成本效益比,那么它在疼痛的治疗中仍然占有一席之地。

(孙晨力　安立新　译)

推荐阅读

Waldman SD: Transcutaneous nerve stimulation. In: Waldman SD (ed): Pain Management, ed 2. Philadelphia, Saunders, 2012.

针灸是中医最著名的分支。据估计,在中国大约 40% 的医疗属于中医。除了针灸,它还包括推拿、艾灸、拔罐、草药疗法及身心锻炼。现存最早的针灸相关文字可以追溯到公元前 2 世纪。人们认为针灸是由耶稣会传教士带到欧洲,他们将拉丁文表示针的词汇"*acus*"以及表示穿刺的词汇"*puncture*"组合,从而造出了单词"acupuncture"。William Osler 先生在他的经典作品 *Principles and Practice of Medicine* 中记载了针灸治疗坐骨神经痛的方法。

针灸的基本概念源于古代中国的道教,它认为包括人类在内的大自然仅仅是一种宇宙力量的表现。人们认为这种宇宙力量以二极形态存在,两者互相对立。此即阴和阳,两者相互依存,没有阴就没有阳。此外,阴一直与对立的阳相关联。把这种相互依存的关系想象成芝加哥和剩余世界的关系最容易理解。芝加哥在纽约西边,又在西雅图的东边——也就是芝加哥不可能只在东方或者西方,而是根据道教的观点它同时属于东方和西方。

自然万物的阴阳之间流动的是一种生命力,也称为气。在人类中,普遍存在的和动态生命力在一系列通路中流动,即经络。中医认为如果气的流动失衡,则疾病就会出现。人们认为对针灸经络上一个或多个穴位可以调节气的流动以使阴阳达到健康平衡状态。这种穴位有 300 多个。

为了调和中西医的基本理念,关于针灸是如何发挥作用的可以有几种解释(图 342-1)。尽管怀疑者最初认为针灸镇痛不过是安慰效应的另一个例子而已,但研究表明针灸镇痛的效果可以为纳洛酮拮抗,这支持了针灸在人体发挥生理效应的观点。人们认为这种生理学效应是通过脊髓和大脑释放的内啡肽和脑啡肽来介导的,尤其是中脑导水管周围的灰质。研究还表明针灸针穴位能够引起垂体释放促肾上腺皮质激素,继而导致肾上腺皮质醇的释放。

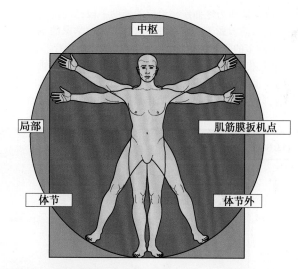

图 342-1　针灸的理论机制。(From An overview of Western medical acupuncture. In：White A, Cummings M, Filshie J [eds]：An Introduction to Western Medical Acupuncture. Edinburgh，Churchill Livingstone，2008，pp 7-16.)

尽管是当今最安全的镇痛技术之一,但是针灸很少引起副作用和并发症。虽然大多数患者在针灸时仅感觉到轻微不适,但是偶然也会有患者主诉疼痛并拒绝进一步治疗。也有报道称未正规消毒的针灸针导致感染以及正在应用血小板抑制剂或者其他抗凝药物的患者针灸后出血。极少有针灸造成深部结构损伤的报道。

（孙晨力　安立新　译）

推荐阅读

Garcia MK, Chiang JS: Acupuncture. In: Waldman SD (ed): Pain Management, ed 2. Philadelphia, Saunders, 2012.

生物反馈作为疼痛疾病治疗的辅助手段已经得到人们的认可。它以前曾属于临床心理学家和临床医学家的范畴。最近,越来越多的临床医生将其用作替代和辅助治疗。早在20世纪60年代,耶鲁大学就对生物反馈进行了最初的研究并发现生物反馈在最初的设计是为了训练患者控制基本自主神经功能的,如心率、血压、皮温、肌肉紧张度和电反应。这常常通

过使用特定装置来完成,而这些装置可以给患者提供所监测生理活动状态在视觉和/或听觉上的实时反馈。理论上,给患者提供这些生理过程的明确反馈可以使他们学会调整这些自主神经反应以使之有利于自身。而这些反馈在外界环境下通常难以察觉。最近,生物反馈已经用于辅助放疗(图343-1)。

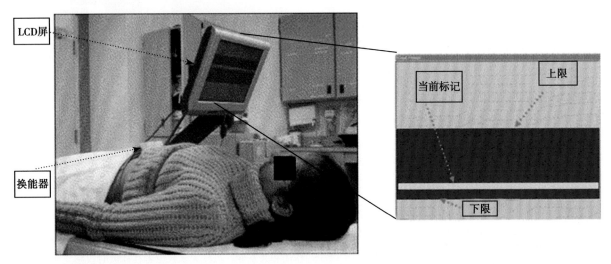

图 343-1　听觉和视-听生物反馈的装备展示了液晶显示屏上视觉生物反馈的主观视角。呼吸信号通过放置于脐与剑突间的换能器来获取。电视屏幕内置扬声器以播放声音指令和进行视听生物反馈。(From George R, et al: Audio-visualbiofeed-back for respiratory-gated radiotherapy:impact of audio instruction and audio-visual biofeedback on respiratory-gated radiotherapy, Int J Radiat Oncol Biol Phys 2006 Jul;65[3]:924-933.)

辅助生物反馈训练的常用仪器包括皮肤热敏电阻温度监控器、肌电图监控器、皮肤电反应监控器和心率监控器(表343-1)。这些装置种类很多,包括用于研究的昂贵的电脑驱动型号和简易的手提家用型号。

表 343-1　常用生物反馈装置

● 热敏电阻温度监控装置	● 皮肤电流反应装置
● 肌电图监测装置	● 心率监测仪

皮肤热敏电阻温度监控器是常用的生物反馈仪器,特别适于家用。皮温生物反馈有助于训练患者增加所监测部位的血流。这种血流的增加伴随皮温升高,可以通过皮肤热敏电阻温度监控器进行监测。因为与压力相关的儿茶酚胺的释放增加可以导致外周血流减少,所以通过训练患者增加外周血流,理论上可以缓解压力。这项技术已经扩展到用于治疗其他会因压力而加重的疾病,如高血压、溃疡、哮喘和头痛。

肌电生物反馈装置也常用于治疗疼痛及其相关的肌痉挛以及其他会因压力而加重的疾病,如哮喘、头痛和溃疡。它还

可以帮助卒中后肌肉功能的康复。肌电生物反馈利用电极来测量肌肉的紧张度,而该装置能提供听觉和/或视觉反馈来帮助训练患者放松所测试的肌肉。这种生物反馈方法常和其他放松方式联合使用。

皮肤电反应生物反馈利用电极来测量汗腺的活动总量。汗腺在患者紧张时会变活跃。所监测二点电反应有助于训练患者放松。这技术对压力相关疾病的治疗有效。

心率监控器用于监测患者的心率。紧张时心率变快。对心率监测的听觉和/或视觉反馈有助于训练患者降低应对压力时的心率。

尽管生物反馈的基本上没有并发症,但是无法弄清患者紧张的潜在原因将会导致结果不理想。总之,生物反馈作为多学科治疗的一部分最有效,而这种治疗方案需要一位精通压力与症状关系的医疗专家来监督。

(孙晨力　安立新　译)

推荐阅读

Rinne C, Andrasik F: Relaxation techniques and guided imagery. In: Waldman SD (ed): Pain Management, ed 2. Philadelphia, Saunders, 2012.

1884 年, Karl Koller 介绍可卡因用于眼科手术的麻醉后, 局麻药成为现代医学整体的一个组成部分。局麻药通过可逆地结合钠通道使其失活从而发挥麻醉作用。钠通道失活导致神经去极化, 可逆性抑制神经冲动的传递。近期研究表明钠通道的开放状态是局麻药的基本作用位点, 局麻药作用于这些开放的钠通道产生所谓的状态依赖性阻滞。

所有局麻药的化学结构相似, 都包括一个亲脂芳香端, 一条中间链, 一个亲水氨基端(图 344-1)。芳香基和氨基的不同决定了临床所见的生理状态下局麻药的特性。根据局麻药分子中间链的不同将局麻药划分为两类: 酯类和酰胺类(见图 344-1)。氨基酰胺类是中间链与芳香基端之间有一个酰胺链, 氨基酯类即中间链与芳香基端有一个酯链。中间链结构的不同导致两类局麻药的显著差异。酯类局麻药在水溶性稳定性差, 能被血浆假性胆碱酯酶快速代谢, 因而似乎可发生罕见的真性过敏反应。酰胺类局麻药有很好的水溶稳定性, 由肝脏的细胞色素 P450 酶代谢, 几乎无真性过敏反应。常用的酯类和酰胺类局麻药列表见表 344-1。

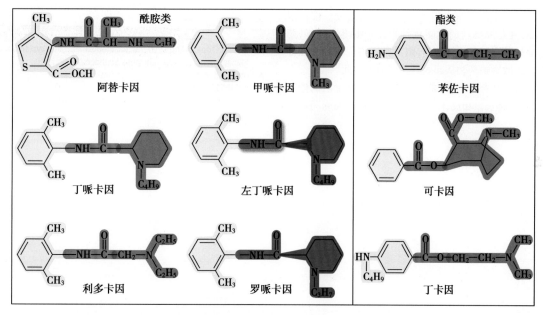

图 344-1　局麻药的基本结构。氨基酰胺类和氨基酯类局麻药。中间连接用红色表示, 黄色代表亲脂侧链, 蓝色表示亲水侧链。甲哌卡因、丁哌卡因、罗哌卡因以光学异构体存在。左丁哌卡因和罗哌卡因的商品为分离的 L-异构体。(From Armstrong K: A primer on local anesthetics for plastic surgery. Clin Plast Surg 2013 Oct; 40 [4]: 515-528.)

表 344-1　一些常用局麻药

化学名	商品名	化学名	商品名
丁哌卡因(布比卡因)	Sensorcaine, Marcaine	甲哌卡因	Carbocaine, Polocaine
2-氯普鲁卡因	Nesacaine	丙胺卡因	Citanest
依替卡因	Duranest	普鲁卡因	Novacaine
左丁哌卡因	Chirocaine	罗哌卡因	Naropin
利多卡因	Xylocaine	丁卡因	Pontocaine

影响局麻药临床特性的变化因素见表344-2。这些因素包括生理 pH 下离子化的百分比、阻滞组织的 pH、脂溶性、蛋白结合力、药物的血管舒张活性、弥散性。这些特性赋予了局麻药独特的临床作用特点,但达到一定程度时,又表现出其毒性的一面。

表 344-2　局麻药临床特性的影响因素

- 生理 pH 下的电离度
- 脂溶性
- 蛋白结合力
- 被阻滞组织的 pH
- 药物的血管舒张活性
- 药物弥散度

局麻药都存在游离和非游离形式,每个局麻药的平衡状态是唯一的,而此平衡状态下的 pH 也是唯一的。常用的局麻药其平衡 pH 范围为 7.6~8.89。生理 pH 下局麻药的非游离部分较多,能够弥散穿过神经膜,阻断钠通道,因而更快地起效。药物注射部位的组织 pH 会影响此平衡,这就解释了为何注射的组织 pH 越低,越难阻滞。

脂溶性是影响局麻药临床特性的一个极为重要的因素,因为90%以上的神经细胞膜都由脂类及脂样结构组成。按一般规律来说,脂溶性与局麻药的效能直接相关。脂溶性越好,药物就能更快地扩散穿过神经细胞膜,阻滞钠通道。局麻药在神经周围组织的扩散影响药物从起效到达峰值的时间。

局麻药的蛋白结合力越高,能更好地结合富含蛋白的钠通道,其作用时间也越长。相反,除可卡因外,所有的局麻药都有舒张血管的作用,此作用加速了局麻药的吸收。在其他影响因素相同的条件下,局麻药的扩血管活性越强,其作用时间越短。给予局麻药的同时加用血管收缩药如肾上腺素或去氧肾上腺素,有助于抵消局麻药的血管舒张作用,可延长药物作用时间。

最后,局麻药的毒性与血内药物浓度峰值直接相关。血内局麻药浓度峰值受许多因素影响,包括药物的化学结构、药物分布、代谢、给药速度、注射组织的血供情况、有无血管收缩、操作技术等。

局麻药吸收入血后按三室模型分布。第一阶段药物快速分布到血流灌注好的组织器官,如肺、肾、肝。第二阶段是局麻药分布到灌注较差的骨骼肌肉和脂肪组织。第三阶段即代谢,酯类局麻药通过血浆中的假性胆碱酯酶代谢,酰胺类局麻药在肝脏内代谢。

局麻药毒性表现主要是由于不慎血管内给药或给药量过多。无论哪种情况发生,中枢神经或心脏最易受影响,也最难治疗。尤其是在大量的局麻药误注入血管时,影响心肌及心脏传导系统,导致发生心律失常和心肌收缩力下降。同时患者在意识丧失或躁动前可能主诉一系列的神经系统不适症状,如口唇舌头麻木、头晕。如不能及时诊断和积极治疗局麻药中毒情况,可能将导致严重的后果,包括缺氧性脑病和死亡等。

（韩雪野　罗芳　译）

推荐阅读

Heavner JE: Topical and systemic local anesthetics. In: Waldman SD (ed): Pain Management, ed 2. Philadelphia, Saunders, 2012.

Armstrong K: A primer on local anesthetics for plastic surgery, Clin Plast Surg 40(4):515–528, 2013 Oct.

虽然临床上高频射频神经消融技术大大取代了化学性神经溶解剂的应用，但是化学性神经溶解剂仍是当代疼痛治疗的一部分。常用的化学性神经溶解剂是乙醇、苯酚、甘油、铵化合物等，还有高渗或低渗溶液（表 345-1 和表 345-2）。

表 345-1　常用的化学神经溶解剂

- 乙醇
- 苯酚
- 甘油
- 铵化合物
- 高渗溶液
- 低渗溶液

表 345-2　乙醇与苯酚用于神经阻滞的比较

	乙醇	苯酚
物理性质	低水溶性	可吸附空气中的水分子
室温下稳定性	不稳定	稳定
浓度	100%	4%~7%
稀释	无	甘油
相对于脑脊液	低比重	高比重
患者体位	侧卧位	侧卧位
附加倾斜	半俯卧位	半仰卧位
疼痛副作用	最高	剂量依赖性
注射感觉	立即出现烧灼样痛	无痛的，温热的感觉
神经溶解发生的时间	立即	15 分钟
脑脊液摄取完成时间	30 分钟	15 分钟
作用完全时间	3~5 天	1 天

Modified From Molloy RE：Chapter 66-Intrathecal and Epidural Neurolysis：Agents Used for Neurolytic Block. In：Benzon HT，Raja SN，Molloy RE，et al［eds］：Essentials of Pain Medicine and Regional Anesthesia, ed 2. Philadelphia，Churchill Livingstone，2005，pp 550-557

乙醇常稀释成 50%~95% 浓度范围使用。完全阻断运动纤维则需要高于此范围的浓度，低于此范围浓度的乙醇可产生不同程度的麻醉效果，但可能对运动纤维的溶解无效。现在，乙醇常用于蛛网膜下腔、腰部交感神经、内脏神经、腹腔神经的阻滞。化学性溶解药已不用于三叉神经的破坏治疗，因其导致的阻断后神经炎，即所谓的"痛性麻木"令人难以接受。有报道用乙醇阻断肋间神经后，发生了阻断后去传入痛。

乙醇使神经组织内的脂质（磷脂、脑苷脂、胆固醇）变性，使脂蛋白、黏蛋白发生沉淀，从而达到破坏神经的目的。这些改变进一步会继发华勒变性。当在蛛网膜下腔内注射乙醇，其相对于脑脊液来说，是个低比重液。少量的乙醇注射在蛛网膜下腔内，主要影响神经根，部分影响后柱和背外侧束。若注射量较大，会导致脊髓本身变性。乙醇注射在交感神经节附近，会破坏神经节细胞体，产生神经节后阻断。

低浓度的苯酚相当于局麻药，高浓度的苯酚可作为神经溶解药。因为苯酚本身有局麻药的作用，其注射痛较乙醇少。苯酚破坏神经的常用浓度为 6%~8%，其可与甘油混合配制成高比重液。苯酚作用于神经组织时，导致浓度依赖性的神经蛋白变性及血管内血栓形成。临床经验认为苯酚与乙醇相比，其神经组织破坏程度较轻，作用时间也较短。苯酚作为化学性神经溶解药，可用于蛛网膜下腔、腰部交感神经、内脏神经、腹腔神经及外周神经的阻滞。

甘油作为神经溶解剂主要用于破坏三叉神经节。甘油已用于治疗三叉神经痛和三叉神经节介导的恶性疼痛。临床经验认为甘油的作用较乙醇更缓和，痛性麻木的发生率较低。而组织学研究表明，将神经暴露于甘油和乙醇，两者的神经破坏性改变是相似的。

包括猪笼草（pitcher plant）提取物在内的铵化合物已成功用于不同程度的神经破坏过程中。临床经验表明，6% 的氯化铵或氨水能延迟性神经阻断，但与乙醇和苯酚相比，其阻断的程度较弱，作用时间较短。铵盐化合物可用于治疗肋间神经痛和感觉异常性股痛。

目前由于 Racz 技术（硬膜外粘连松解术）在临床上得到普遍认同，高渗生理盐水作为神经松解剂使用受到关注。为达到延迟性神经阻滞的目的，可在蛛网膜下腔注射高渗生理盐水。同样道理，用低渗蒸馏水也可以。组织学研究表明，将神经和脊髓节段暴露在高渗生理盐水或低渗蒸馏水时，最终显示神经组织没有真正的破坏，更多的是神经束的渗透膨胀。

（韩雪野　罗芳　译）

推荐阅读

Jain S, Gupta R: Neurolytic agents in clinical practice. In: Waldman SD (ed): Atlas of Interventional Pain Management, ed 2. Philadelphia, Saunders, 2012.

非甾体抗炎药（nonsteroidal anti-inflammatory drugs, NSAIDs）是现今美国常用药物之一。这类药物包括阿司匹林、非乙酰水杨酸，以及大量不断出现的不同的非乙酰水杨酸化合物，它们作为 NSAIDs，其中一个熟知的亚组就是环氧化酶（cyclooxygenase，COX）-2 抑制剂（图 346-1）。这些药已经成为常规镇痛药。

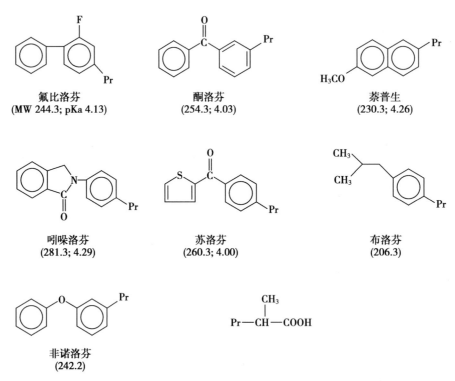

氟比洛芬
(MW 244.3; pKa 4.13)

酮洛芬
(254.3; 4.03)

萘普生
(230.3; 4.26)

吲哚洛芬
(281.3; 4.29)

苏洛芬
(260.3; 4.00)

布洛芬
(206.3)

非诺洛芬
(242.2)

图 346-1　一些常见非甾体抗炎药的结构。（From Pai YF, Liu CY: Capillary electrochromatographic separation of non-steroidal anti-inflammatory drugs with a histidine bonded phase. J Chromatogr A 2002 Dec 27;982[2]:293-301.）

虽然最初假设 NSAIDs 缓解疼痛的成分只是由于其抑制了前列腺素，最近的研究显示至少有一些 NSAIDs 的抗伤害性效应与抗炎的性质是独立的。这章的目的是回顾 NSAIDs 的药理学、可能的作用机制及不良反应。本章还将为临床医生提供这类药物关于安全性和最佳使用时机的实践框架。

前列腺素合成和 NSAIDs 的镇痛作用

最初认为 NSAIDs 的镇痛性质主要是由于其抑制外周前列腺素的合成。在进一步研究这类药物作用与不良反应的过程中，认识到这类药物主要是通过抑制 COX 发挥作用。最近已知的花生四烯酸环氧化酶至少有两种同工酶，即环氧化酶 1（COX-1）和环氧化酶 2（COX-2）。

COX-1 促进前列环素生成，而前列环素激活抗凝血酶原激酶和发挥胃的细胞保护作用。炎症刺激物和细胞因子诱导 COX-2 发挥抗炎反应。NSAIDs 的抗炎症作用似乎是由于抑制了 COX-2，而出现的许多不必要的副作用（例如，胃肠出血）是由于抑制了 COX-1（图 346-2）。因此，从理论上来讲，若药物具有高选择性的 COX-2 效能和更高的 COX-2/COX-1 活性比，其与低 COX-2/COX-1 活性比的药物相比，将更有力的发挥抗炎作用，减少副作用。虽然这个结论是多年基础科学研究得出的结果，并促使生成了大量人们所希望的新型 NSAIDs，但近年罗非考西和其他 COX-2 抑制剂由于其令人意想不到的心血管副作用，被从市场撤销。这一现象引起我们对 NSAIDs 作用理论的质疑，至少提示我们并没有完全明白 NSAIDs 如何作用于不同器官系统及它们之间的相互作用。

虽然早期的讨论对 NSAIDs 如何缓解炎症反应介导的疼痛给出了解释，但并没有完全说明这类药的抗伤害药性，即单个伤害性刺激作用于健康组织而产生的急性疼痛治疗机制。抗炎症作用与抗伤害性刺激作用表面上的不一致称为"分离"。

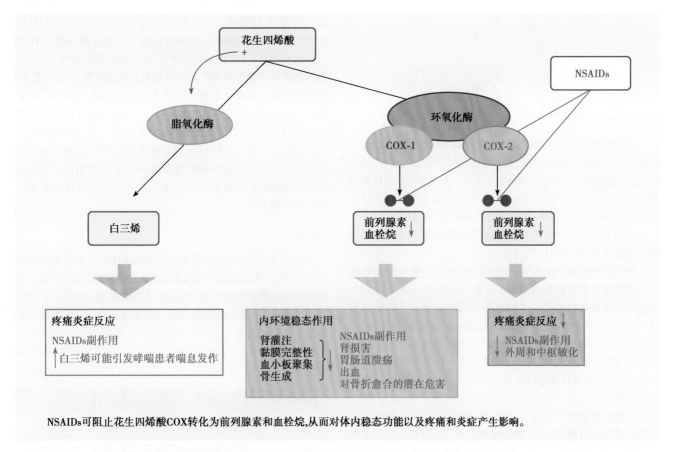

NSAIDs可阻止花生四烯酸COX转化为前列腺素和血栓烷,从而对体内稳态功能以及疼痛和炎症产生影响。

图 346-2　花生四烯酸代谢及非甾体抗炎药(NSAIDs)的作用。(From Wilson-Smith EM:Systemic analgesics in children. Anaesth Intensive Care Med 2010;11[6]:217-223.)

提出"分离"的原因包括:①NSAIDs 缓解疼痛是因为其使炎症诱导的物理化学变化消失;②NSAIDs 似乎通过弱化"中枢致敏"现象发挥中枢疼痛调节机制,其独立于一些外周机制,如前列腺素的合成;③NSAIDs 缓解疼痛的作用与其抑制前列腺素合成的作用关系不大。这些临床发现十分重要,目前成为许多临床研究的主题。

机体的炎症反应

炎症是机体对损伤组织的反应。炎症过程中的许多重要反应都已得到证实,但此过程中这些反应发生的原因、不同化学介质扮演的角色仍不清楚。许多因素决定每个个体炎症反应的程度,如组织损伤的严重程度和个体对炎症反应的能力。组胺通过产生暂时性的血管收缩介导初始炎症反应。随后,前列腺素产生持久的血管舒张,增加血管通透性。除了这些血管反应,细胞也参与炎症反应。炎症反应的地方,补体激活使称为"白细胞三烯"的化学趋向肽释放。这些肽弥散到相邻的毛细血管,使通过的吞噬细胞黏附于内皮组织。这一过程称为"附壁"。这些吞噬细胞插入内皮细胞间的伪足,溶解基底膜(血细胞渗出)。中性粒细胞穿过血管沿着化学趋向肽的浓度梯度到达炎症反应位点。吞噬过程的最终结果是中性粒细胞裂解,细胞内的自由基和溶酶体酶释放到细胞外。这些物质导致组织进一步损伤。

随着炎症反应过程的发展,其他的化学介质,包括补体和白细胞介素 1 刺激骨髓增加淋巴细胞的释放。淋巴细胞、淋巴细胞碎片、损伤组织和血浆在损伤区域累积,呈现一种渗出的表现。这些均表现为急性炎症反应。当这些刺激物被移除或被破坏,炎症反应消退。然而如果机体的防御措施不能清除这些刺激物,炎症反应将由急性转为慢性过程。

抗炎症药物

水杨酸盐

阿司匹林(乙酰水杨酸)是非阿片类抗炎药的原型(图 346-3)。阿司匹林和阿司匹林类药物最常用于镇痛、解热、抑制血小板聚集。为达到抗炎的效果,阿司匹林的剂量必须大于 $3.6g/d$。镇痛剂量的水杨酸血浆半衰期大约 2 小时,抗炎剂量的半衰期为 20 小时以上。

口服水杨酸盐在小肠快速吸收,小部分在胃内吸收。对于阿司匹林碳酸氢钠(缓释阿司匹林),是否能更快起效,有更高的峰浓度或更长的镇痛效果现在尚无定论。然而,缓释泡腾剂内的阿司匹林有效成分与相同剂量的板片相比,能更快地被全身系统吸收,能达到更高的血浆浓度。缓释泡腾剂型对胃肠刺激也较小。食物能延缓水杨酸盐的吸收。

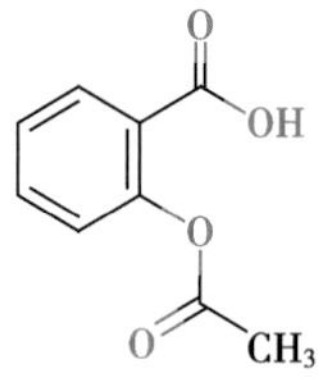

图 346-3 阿司匹林的化学结构

阿司匹林,通过将 COX 乙酰化,减少血栓素(血管收缩作用和刺激血小板聚集)和前列环素(血管舒张和抑制血小板聚集)的形成。低剂量的阿司匹林,60~100mg/d 选择性抑制血小板血栓素合成,不抑制内皮中前列环素的生成。这种选择性的抑制可能解释了低剂量阿司匹林对预防冠状动脉血栓形成效果更好。

大剂量阿司匹林导致的血小板功能障碍持续的时间约为血小板的寿命,即 8~11 天。

阿司匹林抑制血小板聚集的作用未在非乙酰水杨酸药物如三柳胆镁和双水杨酯观察到。这些非乙酰水杨酸药物对有出血倾向或准备行外科手术的患者来说更安全。严重肝功能障碍、维生素 K 缺乏、低凝血酶原血,或血友病的患者禁用阿司匹林,因其抑制血小板易导致出血。有水痘和流感样疾病的儿童也禁用阿司匹林,因为其可能是雷耶综合征发生发展的一个因素。同样,哮喘和鼻息肉患者为避免引起急性过敏反应禁用阿司匹林。

水杨酸盐减少前列腺素生成,可能刺激胃,引起溃疡。因前列腺素抑制胃酸分泌,胃酸能抑制 COX-1。饮酒会加重此问题。为减少这些副作用,水杨酸盐应与食物、牛奶或胃黏膜保护剂共同服食。阿司匹林和阿司匹林类药物蛋白结合率高(80%~90%),降低其他药物的蛋白结合率,如法华林、口服降糖药和氨甲蝶呤。

二氟尼柳

二氟尼柳(Dolobid)是水杨酸加上双氟苯的衍生物。此药的药效学和药动学与水杨酸相似。它最初用于缓解肌肉骨骼痛。与大剂量阿司匹林联用,很少引起耳鸣。二氟尼柳的首次负荷量 1 000mg,此后每 8~12 小时追加 250~500mg。

非乙酰水杨酸

三柳胆镁(Trilisate)和双水杨酯(Disalcid)是两种非乙酰水杨酸衍生物,其与水杨酸家族药物相比,副作用较少。这些药对血小板和胃肠反应影响小。此独特的性质尤其利于化疗诱导的凝集障碍的肿瘤患者。这两种药与乙酰水杨酸相似,都能发挥镇痛和抗炎作用。三柳胆镁水剂更适于无法吞咽的患者。

NSAIDs

虽然学术上这类药包括水杨酸盐和氨基苯酚(对乙酰氨基酚),"NSAIDs"这个名词作为这类化学成分不同药的代名词已被普遍接受,这类药发挥阿司匹林样的镇痛抗炎作用(图 346-3)。小剂量 NSAIDs 发挥镇痛作用,大剂量发挥抗炎作用。许多经典化学结构的 NSAIDs 都有其用处。更多的药物在欧洲和美国仍处于临床试验阶段。虽然这类统称为 COX-2 的药物在

学术上也归为 NSAIDs,他们应被分开考虑。通常,仅仅使用镇痛药未能缓解疼痛,产生毒性作用或出现炎症后才使用 NSAIDs。所有 NSAIDs 在镇痛或抗炎方面似乎都像阿司匹林一样有效,并且可能比阿司匹林引起更少的胃肠副作用,尽管这种关系可能是有剂量依赖性。虽然这增加了患者的费用,但这些特征许多医生在阿司匹林之前选择其他 NSAIDs。所有单个 NSAIDs 的药代动力学都相似。口服给药后,它们都被很好地吸收,并与蛋白质高度结合(大于 90%),并且分布体积较小(小于 0.21/kg)。NSAIDs 很容易渗透到滑液中,浓度约为血液中的二分之一。清除依赖于肝脏向非活性代谢物的生物转化(舒林酸除外,后者被代谢成活性形式),而肾脏排泄量少于药物原型的 5%。

选择

许多 NSAIDs 都各有作用。忙碌的临床医生不需要熟悉每种药,但对每类药中的 1 或 2 种药的临床应用应有所了解。医师要了解每种药的负荷量、达到最大药效的起效时间、给药途径、花费和副作用。非口服给药可能加强药效,如吲哚美辛直肠给药和酮咯酸氨丁三醇肌内注射。医生利用每种药的特点可制订一个个体化的治疗方案。表 346-1 列出选择 NSAIDs 的临床实践建议。

表 346-1	非甾体抗炎药(NSAIDs)的临床实践建议
用药风险、注意事项和禁忌证	
胃肠道	使用 NSAIDs 有引发胃肠道溃疡和出血的风险 有消化性溃疡史、肝功能衰竭患者避免使用 COX-1 介导的 PG 制剂利于胃黏膜保护
肾脏	在低血压和体液不足的状态下,肾保护性 PG 作用的丧失加剧了 GFR 的降低 在预期会有大量失血和体液转移以及中度或重度肾功能不全的情况下,禁忌使用 NSAIDs
哮喘	在 2% 的哮喘儿童中,NSAIDs 会加剧喘息 但是,大多数儿童将从镇痛作用中受益。对以前的 NSAIDs 暴露情况的调查有助于弄清这是否是潜在问题 严重的哮喘、湿疹、多种过敏和鼻息肉慎用
阿司匹林	阿司匹林不用于儿童,因为与 Reye 综合征的发展有关
血小板	血栓烷的减少会减少血小板聚集,增加出血的风险 已知的血小板减少症、凝血障碍或血小板功能异常避免使用 NSAIDs 在不希望增加手术部位渗出的手术(例如神经外科手术和整形手术)中,通常会限制使用 NSAIDs

COX,环氧化酶;PG,前列腺素。

From Hui JL, Wilson-Smith EM: Systemic analgesics in children-update. Anaesth Intensive Care Med 2013 Jun;14[6]:237-244.

由于 NSAIDs 的剂量范围和给药间隔差异很大,医师需仔细地了解所选药物的特点。一般来说,首次剂量应从推荐剂量范围的低值开始,逐渐递加剂量至获得指定的治疗反应和副作用。有指征时可用负荷剂量,尤其在治疗急性疼痛综合征。每当超过推荐的最大剂量,需要极为谨慎。

患者对 NSAIDs 的反应呈典型的多变,具有高的个体化。因而,当某种药足量、足疗程(2~3 周)治疗后,效果仍不佳(抗炎或镇痛),尝试选择其他 NSAIDs 是合理的。若患者需尝试不止一种药物时,在评估疗效时要考虑到患者的药物依从性。NSAIDs 联合其他 NSAIDs 或阿司匹林,只会增加药物的毒性作用而无益处。患者处于疼痛的急性期时,可联合麻醉性镇痛药来达到镇痛的需要。

副作用

NSAIDs 与现今治疗急性疼痛的非阿片类药物相比,其化学结构的多样性决定了它具有极好的耐受性和利弊比。然而,与其他药物相似,NSAIDs 也有副作用,轻的如消化不良、腹泻、便秘,重者危及生命(胃肠出血、肝功能障碍、肾功能不全)。当然,医生需要估计可能出现的副作用及适当的应用这类药物(表 346-2)。

表 346-2　非甾体抗炎药选择指导

- 使用药物前评估患者的肾功能和既往是否有消化道溃疡史
- 决定最佳给药途径
- 确认药物的给药途径是否合适
- 选择熟悉的药物,了解这些药的起效时间和达到峰效应的时间间隔对治疗疼痛综合征是否适当

NSAIDs 也能引起各种肾脏并发症,包括外周水肿、一过性急性肾功能不全、肾小管间质性肾病、高钾血症、肾乳头坏死。目前很少认为吡罗昔康、托美丁,尤其是舒林酸有肾脏副作用。吲哚美辛、布洛芬、非诺洛芬、甲芬那酸、萘普生和双氯芬酸的肾功能副作用发生率较高。前列腺素导致的肾脏副作用,若早期发现并停药即可逆转。单纯靠临床鉴定患者的肾功能是否处于边缘状态是不可能的,因此在用 NSAIDs 治疗前需测血清肌酐水平作为基础参考值。这样无论是对既往有肾脏疾病,服用 NSAIDs 加重肾病的患者,还是既往正常,服用 NSAIDs 后引起肾功能改变的患者,医生都能提高警觉并应付各种病情变化。

一般而言,NSAIDs 应与食物同时服用以减少胃肠副作用。有消化不良和胃肠不适病史的患者在用此类药物时应同时服用胃黏膜保护剂。既往有胃溃疡或出血史的患者,只有在无胃肠副作用的药物无法控制疼痛时,才能考虑使用 NSAIDs。同时必须加服组胺阻滞剂和胃黏膜保护剂,仔细监测患者隐性胃肠出血情况。一旦有情况立即停药。同时用两种或两种以上的 NSAIDs 会增加副作用的发生(像同时用一种 NSAIDs 与一种单纯镇痛药,例如对乙酰氨基酚)。因而,治疗急性疼痛患者时须仔细询问其非处方用药史。

COX-2 抑制剂

如上面提到的,随着逐渐理解了环氧合酶在 NSAIDs 发挥作用和产生副作用过程中所扮演角色,人们认识到 NSAIDs 的大部分副作用是由于其抑制了 COX-1。人们相信如果能改进药物使其更针对 COX-2 活性,将大大提高作用效果且减少副作用。这个理论是正确的,并由此产生了 NSAIDs 的一个新的亚群,称为 COX-2 抑制剂,其具有较少的胃肠副作用。第一个生产的药叫塞来考昔,这是一个巨大的商业化成功,由此促使更多的相似药物出现。不幸的是,随着这些药在临床上的广泛应用,发现这类药虽然胃肠副作用少,但似乎增加了心血管副作用的风险,包括心肌梗死风险的增加。随后许多 COX-2 抑制剂退出了美国的市场。现已阐明此类药的实际风险预测,但此类药是否适用于炎症性关节炎和结缔组织病的患者,仍遭到质疑。

塞来考昔

塞来考昔(Celebrex)是第一个投入临床使用的 COX-2 抑制剂,其作为镇痛抗炎药已被广泛接受。使用此药最初是出于降低胃肠副作用的考虑。虽然其没有完全控制胃肠副作用,但对患者和处方医生来说,仍是一个好的进展。塞来考昔提供 100mg、200mg、400mg 剂量的片剂。首次从口服 100mg(每天 2 次)或单次 200mg 开始。随后在监测肝、肾、胃肠、心血管副作用的同时增加剂量,每日最大剂量为 400mg。更高剂量的塞来考昔建议用于家族性肠息肉病,不推荐用于疼痛治疗。

此药的临床应用反响是肯定的,但随着卒中和心脏异常情况发生率的增加,美国食品药品管理局要求修改美国的处方信息,将此药纳入黑盒子中,以警戒其心血管和胃肠风险。对于能耐受此药的患者由于其副作用风险是否应停药仍不清楚,这类药是否能作为镇痛抗炎治疗的一线药物也无定论。

总结

NSAIDs 是由不同化合物构成的一类药,能有效地用于治疗各种急慢性疼痛。医生必须理解每种 NSAID 的药代动力学,适当的开立处方以满意地缓解疼痛,避免副作用。

(韩雪野　罗芳　译)

推荐阅读

Waldman SD: Nonsteroidal anti-inflammatory drugs and COX-2 inhibitors. In: Waldman SD (ed): Pain Management, ed 2. Philadelphia, Saunders, 2012.

阿片类药物的选择需考虑到药物的许多药理学因素和患者的个体差异。需要重点考虑的因素包括阿片类药物的"弱"和"强"之分、阿片药的分类、不同的毒性、药代动力学的差异，以及作用时间(表 347-1)。常见的阿片类药物及其拮抗剂的化学结构相似(图 347-1)。

众所周知，口服"弱"性阿片类药主要用于缓解轻中度疼

表 347-1　激动型阿片类镇痛药

阿片类药物	剂量	峰效应/h	作用时间/h	毒性和副作用	说明
吗啡	10mg 肌内注射	0.5~0.1	3~6	便秘、恶心、镇静	阿片类药的标准比较；
	20~60mg 口服	1.5~2	4~7	便秘常见；呼吸抑制最严重；尿潴留和瘙痒不常见。	多途径给药。直接释放型改为缓释型，吗啡剂量不变
控释型吗啡	20~60mg 口服	3~4	8~12	同吗啡	阿片类药的标准比较；多途径给药。直接释放型改为缓释型，吗啡剂量不变。
盐酸氢吗啡酮	1.5mg 肌内注射	0.5~1	3~4	同吗啡	多途径给药
	7.5mg 口服	1~2	3~4		
盐酸氧考酮	30mg 口服	1	3~6	同吗啡	
海洛因		0.5~1	4~5	同吗啡	镇痛作用是由于其代谢产物，多半是吗啡；美国不允许使用
酒石酸左啡诺	2mg 肌内注射	0.5~1.5	4~6	同吗啡	半衰期长，开始给药或增加药量时有药物蓄积
	4mg 口服				
盐酸美沙酮	10mg 肌内注射	0.5~1	4~6	同吗啡	由于积累引起的延迟毒性的风险是一个重大问题。剂量应从肠胃外开始，并密切监测
	20mg 口服				
可待因	130mg 肌内注射	1.5~2	3~6	同吗啡	常与 NSAIDs 合用
	200mg 口服				
盐酸丙氧苯	65mg 口服	1.5~2	3~6	同吗啡，剂量过大可能有癫痫发作	毒性代谢产物，去甲丙氧酚；反复给药会导致药物蓄积，在临床治疗剂量此问题不显著；常与 NSAIDs 合用
甲磺酸丙氧基苯	甲磺酸丙氧基苯 100mg/对乙酰氨基酚 650mg 口服	1.5~2	3~6	同盐酸丙氧苯	同盐酸丙氧苯

表 347-1　激动型阿片类镇痛药(续)

阿片类药物	剂量	峰效应/h	作用时间/h	毒性和副作用	说明
氢化可的丁酸酯	氢化可的丁酸酯 10mg/ 对乙酰氨基酚 650mg 口服	0.5~1	3~4	同吗啡	只能与对乙酰氨基酚合用
二氢羟吗啡酮	1mg 肌内注射	0.5~1	3~6	同吗啡	无口服用药
	10mg 直肠给药	1.5~3	4~6		
盐酸哌替啶	75mg 肌内注射	0.5~1	3~4	同吗啡,还有中枢神经兴奋作用 禁止与单胺氧化酶抑制剂合用	不建议用于癌性疼痛的治疗,因有潜在的毒性
	300mg 口服	1~2	3~6		

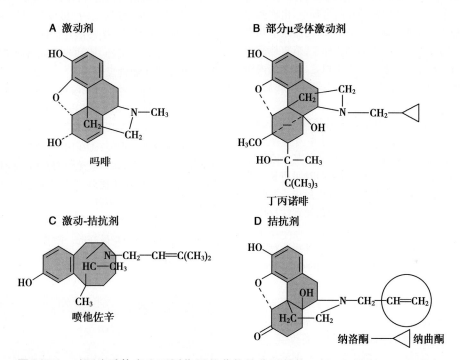

图 347-1　对阿片受体产生不同作用的药物的分子结构。(From Wecker L:Brody's Human Pharmacology,ed 5. St. Louis,2010,Mosby.)

痛,如含有可待因、丙氧酚、氧可酮或二氢可待因等成分的药剂。有时也可用哌替啶和喷他佐辛,但一般不建议使用以上两种药物,其原因将在下文中讨论。

这些药之所以被称为"弱"性阿片类药,是因为除喷他佐辛外,其他所有药物的剂量无上限,此特性是以药理学为基础的。然而,这些药用于治疗的剂量是相对较低的,因为较低剂量的药物即可治疗不能耐受的中度疼痛,同时也是出于其他一些考虑,比如大剂量时的药物毒性(例如,哌替啶或丙氧酚所致的癫痫发作,喷他佐辛的致幻作用,可待因所致的消化道不适),限制了包括对乙酰氨基酚或阿司匹林在内的混合物的有效性(例如,二氢可待因),或出于历史上已被接受的考虑(氧可酮)。对这些药的药效本质上并不弱的认识,提高了治疗的灵活性。如果常用剂量不能控制疼痛,应首先考虑增加药量,而不是换用另一种药物。

在美国,适当的"弱"阿片类药是镇痛阶梯的第二档,其主要与 NSAID 构成复合药物用于疼痛治疗,如 30~60mg 的可待因或 5mg 的氧可酮联用 325mg 的对乙酰氨基酚或阿司匹林。这个复合药物的剂量可增加,一直增至到不能耐受 NSAID 相关危险的剂量。对乙酰氨基酚或阿司匹林的复合药物最大剂量为 3 片/每 4 小时,这个剂量需谨慎服用。

阿片类药可分为受体完全激动型(例如吗啡、氢吗啡酮、美沙酮、左吗南、哌替啶、氧可酮)和受体激动-拮抗型(例如喷他佐辛、环丁甲羟氢吗啡、地佐辛、布托啡诺、丁丙诺啡)。后者的特点即平衡一种或一种以上受体的激动作用和竞争性拮抗作用。在受体相互作用的基础上,阿片类药又再分为受体部分激动型(丁丙诺啡),受体激动-拮抗混合型(喷他佐辛、环丁甲羟氢吗啡、地佐辛、布托啡诺)。

受体激动-拮抗型药物的特点为,躯体依赖性较少,最大效应时产生呼吸抑制,同时也能镇痛。此型药物可逆转受体激动型阿片类药的药效,对受体激动型阿片类药有躯体依赖性的患者,使用此型药物可能会导致戒断综合征。受体激动-拮抗混合亚型药，尤其是喷他佐辛，有显著的致幻作用。以上这些特点，再加上口服剂型的限制，证明受体激动-拮抗型药物不能作为癌性疼痛治疗的首选。舌下含服丁丙诺啡是个例外，由于其给药途径适当以及较长的作用时间，其用于癌性疼痛治疗已被广泛接受。

因而，对于耐受性较好的患者来说，治疗疼痛普遍依靠受体完全激动型药物，如吗啡、氢吗啡酮、美沙酮、左吗南。氧可酮作为一个单独的个体有时也适用。一般不建议用哌替啶，因为此药代谢产物为去甲哌替啶。去甲哌替啶有显著的中枢神经系统毒性，包括肌阵挛、发抖、癫痫发作。

在大多数国家，吗啡是癌性疼痛的一线药物。吗啡的代谢产物为吗啡-6-葡糖醛酸，此代谢产物仍具有活性，经肾脏清除。吗啡-6-葡糖醛酸代谢产物增强母体化合物的临床效果，尤其对肾功能不全的患者来说，其代谢产物的浓度相对较高，更能增强药效。肾功能不全的患者在用吗啡治疗的过程中，出现的呼吸危害主要是由于血浆中代谢产物的水平太高，而血浆中几乎测定不到吗啡量。若肾功能不全患者的状态稳定，慎重地服用吗啡是可以的。若肾功能不全患者的状态不稳定，其血浆内大量的吗啡-6-葡糖醛酸可能会改变药效，造成不可预测的后果，此时应考虑换用另一种阿片类药。

选择药物时最重要的药代动力学参数是药物的半衰期。如果不考虑药物剂量、给药途径，一般需要经过 4~5 个半衰期才能达到稳定的血药浓度。然而对于美沙酮来说，其半衰期很长，蓄积的药物作用可持续一周，若加量则作用时间更长。若不能认识到药物蓄积，将会导致严重的迟发毒性反应。左吗南的半衰期也相对较长，但临床经验认为此药的迟发毒性反应不多见。即使如此，对有药物代谢显著延长，处于药物副作用等潜在危险的患者来说，美沙酮和左吗南都应作为疼痛治疗的二线药物。这样的患者包括：年老的、器官衰竭的（肺、肾、肝、脑）、依从性差或与医生交流困难的。

对于阿片类药的选择，另外一个需要重点考虑的因素是镇痛作用持续的时间。半衰期短的阿片类药，如吗啡和氢吗啡酮，至少每 4 小时服药一次；半衰期最长的阿片类药-美沙酮，一般每 6 小时服药一次，有时服药频率更低。美沙酮的控释剂型可每 8~12 小时服药一次。

简而言之，吗啡、氢吗啡酮、氧可酮可作为某些患者重度疼痛治疗的一线药物。老年人和主要器官功能有障碍的患者，吗啡的使用需慎重，禁用于肾功能不稳定的患者。对年轻、适应性强、无器官衰竭的患者来说，治疗从吗啡开始，或用其他处于"镇痛阶梯"第三档的药物。在决定选择哪种药物时，既往使用此药的经验也应考虑在内。经常在服用直接释放剂型的吗啡后，发现服药频率较少的剂型对患者更有益，因而可考虑用控释型吗啡。

医生应从能产生镇痛作用的最低剂量开始，对重度疼痛相对不能耐受的患者，包括对"弱"阿片类药反应不敏感的患者，可肌内注射 5~10mg 吗啡或同等的阿片类药物。若再增加剂量仍不能控制疼痛，患者需换用另一种药物时，此药的初始剂量应相当于目前同等镇痛剂量的 1/2~2/3。这个降低剂量的建议是希望新换的药能更有效地发挥作用，因为阿片类药之间有不完全的交叉耐药性。为避免此副作用，老年人和有肝肾功能损害的患者甚至应从更低的剂量开始。临床经验认为若换药为美沙酮，需更多的减量，即可能只用目前同等镇痛剂量的 1/3。

同等镇痛剂量的计算是根据普遍认同的阿片类药物相对功效得出的。

逐渐增加剂量是阿片类药物治疗的最重要原则，可以逐渐增加剂量直至达到良好的效果或不能耐受控制副作用时。给予初始剂量后，若疼痛仍然很严重，可将剂量加倍；若疼痛得到部分缓解，可在日剂量的基础上适当加量。介绍一个有用的给药方式，它包括按时给予的固定剂量，再加上"援助"剂量，"援助"剂量约为每日总量的 5%~10%，用于治疗每 1~2 小时"突发"的疼痛。这个给药方式使患者能自我控制镇痛剂量，避免用药量过大，同时也能评估固定剂量的增量。例如，某个患者正在接受每 4 小时 100mg 的吗啡治疗，那么在之前的 24 小时需要 6 次 60mg 的"援助"剂量，即每天至少需额外加服 360mg 的药量；此后，将每 4 小时的固定剂量增至 160mg，同时将"援助"剂量增至 90mg，将其维持在日剂量的 10%，都是合理的。

所有受体激动型药物的"援助"剂量、固定剂量都是相同的，美沙酮是个例外。美沙酮在按时给药的同时，需合用一个半衰期较短的阿片类药，比如吗啡或氢吗啡酮，以避免药物蓄积引起不必要的毒性反应。

疼痛相对持久的患者都应按时给药。同时也要认识到，在一些特定环境下"按需"给药也很重要。"援助剂量"的服用已在上文介绍过了。在某些环境下，"按需"给药而同时并不固定给药是有优点的。例如：①在用阿片类药进行镇痛治疗的初期即不能耐受的患者；②为避免药物蓄积引起毒性危险的美沙酮给药；③伤害性感受快速改变的时候（如放射性骨损伤引起的疼痛），改变剂量也较方便。

医生应选择一个合理的给药途径。如果患者能够吞服并吸收药物，口服给药是最好的。阿片类药的其他给药途径也可以，但治疗患者疼痛的医生应对这些药物最常用的给药途径有所了解（表 347-2）。

表 347-2 给药途径

途径	说明
口服	较常用于癌性疼痛治疗
口腔含服	可用于不能耐受口服的患者，但需小心选择
舌下含服	舌下含服丁丙诺啡有效；舌下含服吗啡存在争议
直肠给药	可用于吗啡、氧吗啡酮和氢吗啡酮。虽然研究较少，通常认为其与口服剂量有相同的镇痛效果
经皮肤	在某些患者中，经皮给予芬太尼是有效的
经鼻	一些药可能有效，目前正在研究中
皮下 　反复推注 　持续输注 　患者自控镇痛 　（PCA）下持 　续输注	目前能行走的输注泵使出院患者能持续输注镇痛药 任何药都能以羟嗪的形式实现

表 347-2　给药途径(续)

途径	说明
静脉内 反复推注 PCA 下持续输注	如果其他给药途径不能用或无法耐受可用此途径。输注对消除剂量作用最有效(例如,峰浓度时的毒性或低浓度时突发疼痛)
硬膜外	适应证为身体较低部位的疼痛,能轻度缓解疼痛,避免阿片类药的全身副作用。根据预期寿命,可以经皮硬膜外置管(从腰区或通往腹部)或连接硬膜外管到皮下开口。可通过皮下泵从鞘内给药
脑室内	很少使用,除非别无选择

临床医生也必须了解相等镇痛剂量。如同上文所提到的,对于相等镇痛剂量的认识,是安全的改变药物和给药途径所必需的。这些比值,是根据药物相对效能的对照单次口服剂量研究得到的,对照药是口服剂量的羟嗪;经其他给药途径时,药物的相对效能仍不清楚,也使患者的治疗复杂化。

要认识到发表的相等镇痛剂量只能作为一个大的指南,所有患者换用新的药物时,剂量一定要降低,因为药物之间有不完全的交叉耐受性。对于老年人或器官衰竭的患者,他们较易诱发副作用,这类患者的药物减量应更多。换用新的药物或改变给药途径后需逐渐增加药量。

许多患者服用阿片类药物都有副作用。甚至,同一个患者,改换另一种药会引起副作用形式及严重程度的改变。如果在逐渐增加药物剂量的时候出现患者不能耐受的副作用,那么建议这类患者应换用另一种阿片类药。对副作用早期适当的处理,可能能增加患者的舒适度,从而进一步增加药物剂量。

常见的副作用包括便秘、镇静和恶心。阿片类药导致的便秘十分常见,许多医生认为服用阿片类药的同时应加服泻药,尤其对老年患者和有便秘易患因素的患者(例如,同时服用有致便秘作用的药物或腹腔内有肿瘤);没有易患因素的年轻患者,可以观察便秘的进展状况,必要时给予治疗。便秘的治疗包括增加纤维摄入,或用下面的治疗方法之一:①渗透性泻药,如枸橼酸镁、氢氧化镁乳剂、枸橼酸钠,每 2~3 天 1 次;②软便药和接触性泻药(番泻叶、双醋苯啶、酚酞),治疗缓慢;③乳果糖,初始剂量 15~30ml,每天 2 次,按需增量,治疗缓慢。治疗的选择是建立在患者需要的基础上。如果出现非短暂性的镇静,可用小剂量的精神兴奋剂右旋安非他命或苯哌啶醋酸甲酯逆转,初始剂量为 2.5~5mg,每天 1 或 2 次,按需要逐渐增量。一些患者能从改变给药间隔或阿片类药中获益。

恶心可用止吐药来控制,比如甲氧氯普胺、丙氯拉嗪、氟哌啶醇或羟嗪。由于对恶心的耐受需要经过 1~2 周,因此在发生恶心症状后,短期内固定服用其中一种止吐药,可有效抑制此副作用,停药后再决定是否仍有治疗的需要。如果有显著的运动性恶心或眩晕,需用抗眩晕药,如美克洛嗪、赛克力嗪、东莨菪碱。若主要症状为胃部胀满感或过早饱食感,则需用能加强胃排空的药物甲氧氯普胺。

阿片类药能产生致幻作用(从梦魇到精神失常不等)、口干、瘙痒或尿潴留(常见于有前列腺病变或骨盆肿瘤的男性)。治疗包括停止服用其他非必需的药物,改换另一种阿片类药,必要时对症治疗(如用抗组胺药治疗瘙痒症)。

耐药性

医生应注意阿片类药物的耐药性。对耐药性最简单的解释,即一种为了维持镇痛效果而增加药量的需要。剂量的增加可能不会影响耐药性,但随着疼痛或心理上不安的加剧,大部分患者需要快速加大药量。的确,如果进行性疾病的临床表现不明显,在增加镇痛药的需求之前,应考虑对肿瘤进行重新评估。

当发生药理上的耐药性时,主要表现为镇痛持续时间的缩短,可通过增加剂量或增加给药频率解决此问题。然而耐药性是无限制的,要想维持镇痛效果,药物的剂量最终可能会极大;比如有报道患者用药量相当于 35 000mg 以上的吗啡剂量。

耐药性常会迅速引起呼吸抑制。在接受阿片类药物慢性治疗的患者,很少发生药物引起的呼吸损害。呼吸症状的发生,大部分是其他一些原因引起的,如肺炎、肺动脉栓塞。接受大剂量阿片类药物的患者可能对拮抗药表现出高度敏感性,此类患者用纳洛酮时需要谨慎,只有出现呼吸抑制症状时才能使用纳洛酮。患者出现呼吸抑制时,缓慢给予稀释的纳洛酮(0.4mg/10ml 盐水)改善呼吸节律。当患者的意识恢复后,经常会伴有严重的戒断综合征和剧烈的疼痛,虽然这些都不是纳洛酮的给药目的。临床上经常需要反复给予纳洛酮。

躯体依赖性是阿片类药的一个药理学特点,定义为突然停药或给予拮抗药后发生的戒断综合征。可能所有的患者经过长期大量的阿片类药物治疗后,都会有躯体依赖性。若停药和用拮抗药(包括激动-拮抗药)前能逐渐减量,即可避免严重的戒断综合征。

相反,成瘾性是一种心理和行为上的综合征,表现为心理上的依赖(药物瘾和迫切想要获得药物)和与药物相关的不正常行为,包括买卖或储藏药物、非医学途径采集药物、未得到批准的增加剂量等。与躯体依赖性不同,很少有证据表明,正常患者通过阿片类药物进行疼痛治疗,会有成瘾性的危险。对成瘾性应积极治疗。

(韩雪野　罗芳　译)

推荐阅读

Koyyalagunta D: The anticonvulsant compounds in clinical practice. In: Waldman SD (ed): Pain Management, ed 2. Philadelphia, Saunders, 2012.

自 50 年前第一次发布将抗抑郁药作为疼痛患者治疗的一部分后,抑郁药用于治疗长期遭受疼痛而处于抑郁状态的患者,被认为是合理的。20 世纪 70 年代早期,Mirsky 和其他人提出新的观点,认为抗抑郁药除了有改变情绪的作用,还有镇痛作用。这一观点经过大量对照试验的验证得到认可。既然抗抑郁药广泛作为疼痛治疗的一线药物,医药公司仍首先将其作为抗抑郁药介绍,这是十分令人奇怪的,它们应作为镇痛药来介绍。这一章综述一些用于疼痛治疗的抗抑郁药,及其临床相关的药理学,为如何使用这类药(包括选用管理和停用)提供一个临床实践指南。

抗抑郁药的分类

这一章将抗抑郁药分为 6 组:①三环类抗抑郁药(tricyclic antidepressants,TCAs);②选择性 5-羟色胺再摄取抑制剂(selective serotonin reuptake inhibitors,SSRIs);③5-羟色胺和去甲肾上腺素再摄取抑制剂(serotonin and noradrenergic reuptake inhibitors,SNRIs);④去甲肾上腺素和特异性 5-羟色胺抗抑郁药(noradrenergic and specific serotonergic antidepressants,NSSAs);⑤去甲肾上腺素再摄取抑制剂(noradrenergic reuptake inhibitors,NRIs);⑥单胺氧化酶抑制剂(monoamine oxidase inhibitors,MAOIs)(表 348-1)。不同类抗抑郁药的特征与 TCAs 相似,本章将分别讨论每类抗抑郁药的独特性质。

表 348-1 抗抑郁药的分类
• 三环抗抑郁药
• 选择性 5-羟色胺再摄取抑制剂
• 5-羟色胺和去甲肾上腺素再摄取抑制剂
• 去甲肾上腺素和特异性 5-羟色胺抗抑郁药
• 去甲肾上腺素再摄取抑制剂
• 单胺氧化酶抑制剂

三环(杂环)类抗抑郁药

TCAs 在临床上用于疼痛治疗是非常值得研究的。它们的名称来源于分子结构,即其组成都有三个环(图 348-1)。中间环的修饰和一端氨基的改变产生了具有不同临床作用的药物。近来在 TCAs 基础上加入第四个环,如三唑酮和阿莫沙平,这些药的出现使此类药物的命名复杂化(图 348-2)。为使命名更为准确,现称这类药物为杂环抗抑郁药。但是,大多数的临床医生忽略药物的真正化学结构,仍沿用 TCAs 这一名称代表阿米替林样药物,将其与 SSRIs 和其他类的抗抑郁药相区别,尤其是 MAOIs。

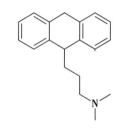

图 348-1 阿米替林的化学结构

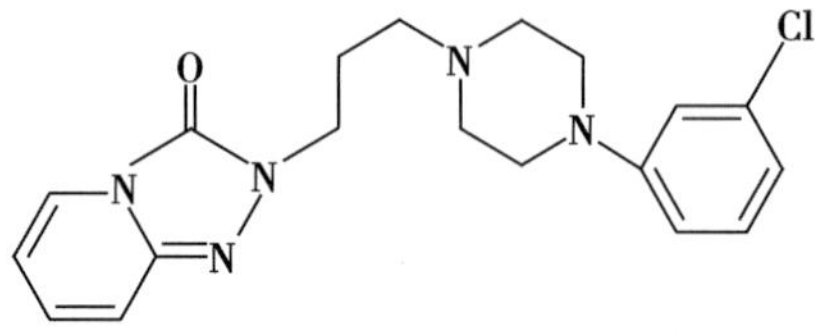

图 348-2 三唑酮的化学结构

作用机制

TCAs 的作用机制是在突触处阻滞 5-羟色胺和去甲肾上腺素的再摄取,改变单胺递质的活性。虽然此类药首次应用时即发挥其药理作用,但大多的临床医生相信,临床上患者疼痛主诉的改善需要 2~3 周的治疗。这种临床上改善的延迟,提示此类药不是单纯的改变单胺递质的活性,可能有更复杂的作用机制存在。一些研究者提出假说,认为这类药的作用机制更像是使紊乱的睡眠形式正常化,最终表现出药物的镇痛特性,而不像是直接作用于单胺递质的活性。

吸收和代谢

TCAs 口服吸收好,与血清蛋白结合。这类药经过快速的肝脏首过代谢,但因其亲脂性,使药物的消除期较长,半衰期为 1~4 天。影响血浆清蛋白或降低肝功能的疾病会改变这类药的血浆浓度。

副作用

TCAs 除了阻滞突触处 5-羟色胺和去甲肾上腺素的再摄取,还与许多其他受体相互作用,因而产生许多不同的副作用(表 348-2)。许多早期的 TCAs,典型的如阿米替林,可作用于毒蕈碱样受体产生显著的抗胆碱能副作用,如口干、眼睛干燥、便秘、尿潴留、心动过速、胃排空障碍和视调节困难。

TCAs 除抗胆碱能的副作用外,还能阻滞 α-肾上腺素能受体,导致直立性低血压。直立性低血压大多由于下肢和内脏静脉血池造成的。这种具有潜在危险的副作用,轻者表现为站立时一过性的轻微头晕,重者表现为近晕厥发作,晕倒可能有发生脑外伤的危险。

其他的副作用包括阻滞 H_2 受体导致胃酸分泌减少和许多

表 348-2	三环类抗抑郁药的常见副作用
• 口干	• 头痛
• 眼睛干燥	• 恶心
• 尿潴留	• 胃肠紊乱/腹泻
• 视力模糊	• 腹痛
• 便秘	• 勃起无能
• 镇静	• 性高潮无能(男性和女性)
• 心律失常	• 性欲缺乏
• 睡眠分离	• 激动
• 体重增加	• 焦虑

令人难受的精神症状。这些精神上的副作用包括做一些生动"多彩"的梦,延长做梦的时间,烦躁不安,偶尔有精神亢进。某些药似乎能增加食欲和体重,也有些药抑制食欲。在评估TCAs 治疗效果时,需询问患者的性欲是否亢进或减退、是否有性功能障碍。在服用三唑酮治疗时,将近 1∶10 000 男性发生阴茎异常勃起,此药特有的这一副作用也需注意。

TCAs 物实现治疗的同时,给予适当的剂量可控制一定的副作用,也可改用有不同副作用的药物,以达到良好的患者依从性。

滥用药物和停药副作用

TCAs 似乎对阿片类、苯二氮䓬类、r-氨基丁酸或 β-肾上腺素受体的影响不显著。无临床证据显示这些药在停药时有成瘾性,但其中某些药会产生一些症状,包括失眠、烦躁不安、精神弱、胆碱能亢进表现,如流涎过多和偶尔胃肠不适。逐渐停药 10~14 天可避免这些副作用的发生。

过量用药

TCAs 的过度用药是一个很严重的问题,如果没有积极治疗,可能会导致死亡。总体来说,治疗疼痛所需的剂量小于治疗重度抑郁所需的剂量,但若药房配了 90 天的处方药量,这时就存在一个剂量过多的问题,如阿米替林 2 000mg 以上是致命的。因此开处方时,药量应控制在 90 天处方药量内。镇静过度至昏迷常伴有心律失常,包括心脏传导的延迟表现为QT 间期延长和异常的心律失常,这些使得 TCA 过量的治疗极具挑战性。TCA 过量能导致更复杂的临床现象,如潜在的癫痫大发作和高胆碱能状态,包括瞳孔散大、尿潴留、口眼干燥和谵妄。由于 TCAs 过量能导致一些潜在的悲惨结果,在急诊科,一旦出现这些症状,必须认真对待,且所有的患者都应怀疑并立即评估是否用药过量,积极准备处理这些威胁生命的症状。

常用三环和四环抗抑郁药

阿米替林

阿米替林是所有抗抑郁药的原型。其镇痛作用已得到广泛研究,并有很多临床经验。阿米替林通过阻滞去甲肾上腺素和 5-羟色胺发挥有效的镇痛作用,同时也导致显著的副作用,包括镇静、静态平衡位,和许多抗胆碱能副作用。对于有心脏传导缺陷的患者应慎用,因其易导致心动过速。对于狭角性青光眼和前列腺肥大的患者禁用此药。尽管此药存在副作用,其作为实现 TCAs 治疗的起点仍是合理的。已证实阿米替林是有效的,花费低,有口服液及片剂可选,能治疗睡眠障碍,剂量灵活,那些享受医疗补助制度或限制药方治疗计划的患者也普遍

能使用此药。由于其镇静的特性,阿米替林的睡前剂量应从10~25mg 开始。逐渐增加此药剂量(10~25mg)至允许的剂量。药量增加的同时需观察副作用有无加重。尤其是随着药量增加,直立性低血压可隐匿的发生,可能发生在患者晚上起床上厕所的时候。若 150mg 的剂量仍不能控制疼痛,患者应换用一种不同的抗抑郁药,最好是其他类的抗抑郁药,或者另一个镇痛辅助药,比如加巴喷丁。如果患者的疼痛得到部分缓解,可逐渐加量直至单次睡前剂量达到 300mg。

地昔帕明和去甲替林

初始 TCA 治疗如果不希望镇静或阿米替林的镇静副作用太大,地昔帕明和去甲替林都是不错的选择。对于主诉乏力或对处于阿米替林直立性低血压副作用危险(比如患者正接受华法林或双香豆素治疗)的疼痛患者,地昔帕明和去甲替林都是很好的第一选择。每天早晨药量为 10~25mg,逐渐加量至最大剂量 150mg。一般用药 50~75mg 治疗 2~3 周后,能缓解疼痛,睡觉时的改善可能更迟。心律失常和易于精神激动的患者应慎用这些药。这些药与皮质类固醇合用,如硬膜外注射皮质类固醇,将加重精神激动症状。

三唑酮

三唑酮特有的副作用,即阴茎异常勃起限制了此药在男性中的应用,但因其有阿米替林样的镇静特性,适用于那些伴有睡眠障碍的疼痛患者。此药无心脏、抗胆碱能和直立性低血压等副作用。首次给药剂量为睡前 75mg,逐渐加量至副作用可接受范围的剂量 300mg。缓解疼痛的常用剂量为 150~200mg。

选择性 5-羟色胺再摄取抑制剂

选择性 5-羟色胺再摄取抑制剂(SSRIs)治疗疼痛的效果不如 TCAs,但其副作用也相对较少,对不能耐受 TCAs 副作用的疼痛患者来说,SSRIs 是一个好的选择,尽管此药价格较昂贵。

作用机制

SSRIs 通过阻滞 Na-K-ATP 泵,选择性地阻滞 5-羟色胺的再摄取,使突触间隙的 5-羟色胺水平升高。此药同时也作用于其他的 5-羟色胺受体,特别是消化道的 5-羟色胺受体,这就解释了用此药治疗时,尤其在治疗初始阶段,常出现消化道的副作用。

吸收和代谢

SSRIs 口服吸收好,首过效应即在肝脏内由肝药酶代谢。此药与其他药竞争肝药酶,升高其他药物的血浆浓度,如双香豆素、地西泮。SSRIs 的血浆消除半衰期相对较长,许多 SSRIs的代谢产物仍有活性,停药后副作用可能会持续较长时间。SSRIs 通过尿便排泄。

副作用

正如上面所提到的,SSRIs 作用于消化道的 5-羟色胺受体,尤其在治疗初期阶段,会产生一系列的副作用,如消化道痉挛、恶心、腹泻等。但随着消化道适应了高 5-羟色胺能环境,这些症状自限性好转。SSRIs 的副作用除表现为消化道症状外,还有中枢神经系统的表现,包括震颤、失眠和兴奋。同时性方面的副作用发生率相对高于 TCAs,如性欲改变、勃起和性高潮困难、射精延迟和性无能等。这些副作用都限制了此药的应用。

SSRIs 的氟西汀用于疼痛治疗时,其增加自杀倾向的观点似乎并不是问题,但与 TCAs 相比,其治疗疼痛的效果较差却是个问题。SSRIs 与 MAOIs 相互作用,产生一系列危及生命的症状,即中枢神经 5-羟色胺能综合征。中枢神经 5-羟色胺能综合征表现为高血压、发热、肌阵挛、癫痫发作。重者有心动过速,甚至心血管性虚脱和死亡。因此,SSRIs 与 MAOIs 从不同时使用,且停 SSRIs 换用 MAOIs,其间至少间隔 10 个半衰期的停药时间。

滥用药物和停药副作用

如 TCAs、SSRIs 似乎对阿片类、苯二氮䓬类、r-氨基丁酸或 β-肾上腺素受体的影响不显著。无临床证据显示这些药在停药时有成瘾性,但其中某些药会产生一些症状,包括精神弱、低 5-羟色胺能表现如便秘,以及其他副作用。逐渐停药 10~14 天可避免这些副作用的发生。

过量用药

总体来说,SSRIs 过度用药的问题没有 TCAs 严重。文献或美国食品药品管理局很少有关于单一使用 SSRIs 过量致死的报道。适度过量达 30 倍每天剂量,表现为无或轻度症状;服食更大剂量的药物也只会导致困倦、震颤、恶心、消化道紊乱、呕吐等症状。若服食超过 75 倍每天用量,会出现较严重的副作用,包括癫痫发作、心电图异常、意识减退等。SSRIs 过量再合用乙醇或其他药物,会加重 SSRIs 的毒性。几乎所有 SSRIs 过量致死的发生都同时服食了其他物质。

常用的选择性 5-羟色胺再摄取抑制剂

氟西汀

氟西汀有胶囊、片剂、水剂可用,常规每天 1 次(晨服)或每天 2 次(早晨和中午)。氟西汀缓释胶囊常规每周一次。(图 348-3)。首次服用氟西汀时,为使此药的副作用降至最低,开始剂量常低于镇痛剂量范围,20mg。然后逐渐加量至 60mg,即既能耐受副作用又能达到治疗要求。氟西汀镇痛的起效时间常为 2~3 周。

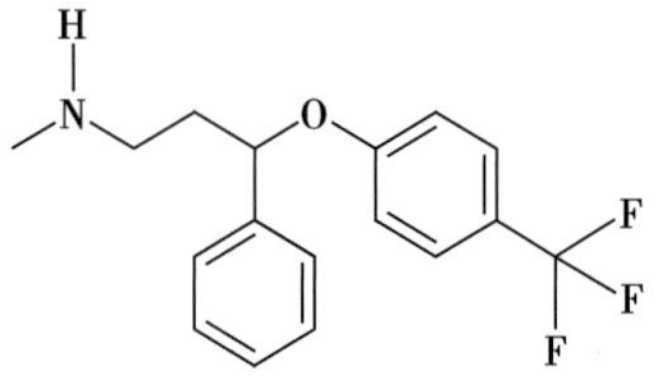

图 348-3 氟西汀的化学结构

帕罗西丁

大多数的患者能耐受帕罗西丁,对于不能耐受 TCAs 的患者来说,帕罗西丁是一个很好的选择。此药有直接释放剂型和控释剂型。一般每天 1 次或每天 2 次(早晨和中午),可将震颤或兴奋的副作用降至最低。有些铁闻称,帕罗西丁与氟西汀相比,其射精方面的副作用发生率较低。帕罗西丁开始剂量为 20mg,然后逐渐加量至 40mg,即既能耐受副作用又能达到治疗要求。

舍曲林

舍曲林有直接释放剂型、胶囊和口服水剂浓缩型可用。患者对此药的耐受性好,一般每天 1 次(晨服),首次剂量为 50mg,逐渐加量至 200mg,即既能耐受副作用又能达到治疗要求。此药适用于有强迫观念与行为的疼痛患者。

5-羟色胺和去甲肾上腺素再摄取抑制剂

文拉法辛

临床对照实验表明文拉法辛有镇痛作用。文拉法辛有一个不同于其他临床常用抗抑郁药的结构(图 348-4)。与 SSRIs 相比,文拉法辛的副作用较少,适用于无法耐受多数辅助镇痛药副作用的患者。文拉法辛和阿米替林一样,对 5-羟色胺和去甲肾上腺素都有影响,无论临床上是否普遍支持,从理论上讲,文拉法辛的镇痛效果应较 SSRIs 强。文拉法辛镇痛的合理初始剂量为 25mg/12h,每周增加 25mg 剂量,至既能耐受副作用又能达到治疗要求。

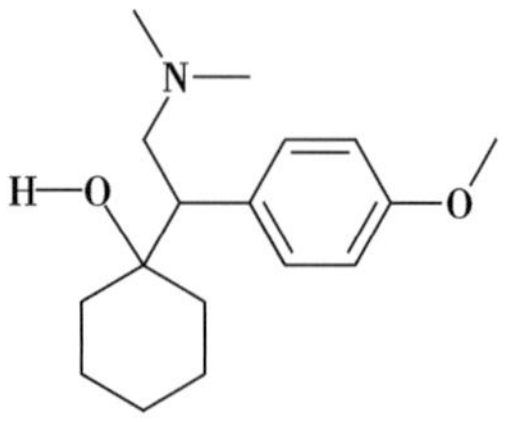

图 348-4 文拉法辛的化学结构

去甲肾上腺素再摄取抑制剂

瑞波西汀

去甲肾上腺素再摄取抑制剂(NRIs)是最新的抗抑郁药,对于其用于镇痛的研究极少。瑞波西汀主要作用于去甲肾上腺素系统,理论上适用于严重无力应变、抑郁和不能耐受地昔帕明或去甲替林的疼痛患者。目前已用于除美国外的 50 多个国家。瑞波西汀初始剂量为 4mg/次,2 次/d,每周加量 1mg,逐渐增至 10mg,即既能耐受副作用又能达到治疗要求。有非对照实验报道,大剂量瑞波西汀会引起令人头疼的射精问题。

单胺氧化酶抑制剂

1951 年异烟肼及其衍生物异丙异烟肼作为抗结核药介绍给人们。人们发现异丙异烟肼能抑制单胺氧化酶,用此药治疗的肺结核患者的情绪较高。这一发现和吩噻嗪类用于现代精神异常的治疗被同时介绍给人们。这类药的广泛应用使人们了解到,其也可用于慢性疼痛患者的治疗,尤其对顽固性头痛有显著疗效。但随着人们对其副作用的认识,限制了此类药物的临床应用。20 世纪 60 年代早期,随着 TCAs 的介绍,除了在一些严重精神异常和反复发作头痛的患者身上仍使用,单胺氧化酶抑制剂(MAOIs)完全弃用。通过芝加哥 Diamond 头痛诊所的 Diamond 及同事的努力,MAOIs 联合 TCAs 用于治疗顽固性头痛的疗效也被肯定。

MAOIs 是一组不同药物构成的,其通过阻滞神经突触的生物胺氧化脱氨发挥作用。由此导致发生动作电位时,突触释放了超出正常量的胺。MAOIs 口服吸收好,主要通过在肝脏内乙酰化代谢。这类药潜在存在肝损害的危险,为避免永久肝损害,服用此药治疗的整个过程中应监测肝功能。即使此类药能有效治疗顽固性头痛,但对于用其他副作用较少的药物治疗疼痛失败的患者来说,其不可预测及严重的副作用限制了此药的使用。用此类药治疗时需严格限制饮食和附加药物。这些限制十分重要,因为许多药物和食物能增强 MAOIs 的肾上腺素能和 5-羟色胺能作用(表 348-3 和表 348-4)。

表 348-3　服用单胺氧化酶抑制剂时的饮食限制

- 贮存时间较长的食物和肉类
- 过熟的水果
- 发酵食品
- 鸡肝
- 酱油
- 烟熏或腌制的肉、家禽、鱼
- 冷制肉片包括大腊肠、意大利腊肠、夏季香肠
- 乙醇饮料(尤其是基安提、雪利酒、甜酒和啤酒)
- 乙醇或低乙醇度的啤酒或葡萄酒
- 沙丁鱼
- 鱼子酱
- 乳酪(尤其是浓或时间长的品种)
- 无花果
- 葡萄干、香蕉
- 嫩滑剂配制的肉
- 肉汁

表 348-4　药物相互作用和 MAOIs

- 抗过敏药(包括滴鼻剂和喷雾剂)
- 食欲抑制剂
- 抗组胺类药(盐酸伪麻黄碱、苯海拉明、氢溴酸右美沙芬、马来酸氯苯那敏、盐酸苯海拉明等)
- 抗精神病药
- 美克洛嗪
- 平喘药
- 异丙托溴铵
- 降压药
- 布克力嗪
- 丁螺环酮
- 可卡因
- 感冒药
- 哌替啶(MAOIs 合用单次剂量的哌替啶可导致死亡)
- 右美沙芬、盐酸奥昔布宁
- 左旋多巴制剂
- 盐酸环苯扎林
- 胰岛素(MAOIs 可能改变胰岛素的需要量)
- 马普替林
- 盐酸赛克力嗪
- 其他 MAOIs
- 枸橼酸奥芬那君
- 丙吡胺胶囊
- 异丙嗪
- 普鲁卡因胺
- 百忧解和其他 5-羟色胺再摄取抑制剂
- 奎尼丁
- 哌甲酯
- 盐酸金刚烷胺制剂
- 卡马西平
- 特美力
- 三环抗抑郁药
- 色氨酸
- 黄酮哌酯制剂
- Wellbutrin

MAOIs,单胺氧化酶抑制剂。

常用的 MAOIs 包括苯乙肼、异卡波肼和反苯环丙胺,它们都非选择性抑制单胺氧化酶,其中苯乙肼最常用于疼痛治疗(图 348-5)。苯乙肼初始剂量为 15mg,晨服。在可耐受副作用且达到治疗效果的条件下,每周可增加剂量 15mg,第二次服药在午间,直至总剂量达到 60mg。此剂量若不能缓解疼痛,在严密监测副作用的条件下,可合用 10mg 阿米替林。苯乙肼不能突然停药,需用 2~3 周以上的时间逐渐停药。

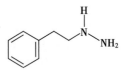

图 348-5　苯乙肼的化学结构

如何将抗抑郁药用于镇痛——临床实践建议

有许多种抗抑郁药,也有许多种方法将抗抑郁药用于治疗疼痛。下面将介绍一种方法,这种方法已被证明对处于不同临床环境,不同疼痛的患者是有效的。

在临床上实现抗抑郁药治疗疼痛的第一步是,向患者解释你治疗的主要症状是疼痛而不是抑郁。患者易误解医生开立抗抑郁药的动机是,医生认为他们是疯狂的,以致需要药物治疗。或者有些患者,误解医生认为其疼痛并不存在,只是他们"想出来"的。将此类药物称为三环镇痛药,并给患者提供说明,反映这个命名是有帮助的。警惕目前药房将每个处方药的书面资料提供给患者,这可能会破坏医生良好的意图。对于那些认为医生开立抑郁药的动机有问题的患者,药剂师应帮助医生,教育患者使其意识到此药有益于治疗疼痛。

第二步是,向患者解释药物不能立即起效,需要经过几周的时间才能明显缓解疼痛。解释你需要从小剂量开始用药,在用药的过程中你可能会增加药量,让患者在出现这类情况时无需惊讶。这将减少患者对"服药过多"的顾虑。药剂师在这一步中能提供很大的帮助。

第三步是,教育患者正常睡眠对健康和缓解疼痛的重要性。尽早告知此类药能加强患者睡眠周期的正常化,有益健康。让患者了解这类药不只是一个"安眠药",其确实能治疗睡眠障碍,最重要的是能治疗疼痛。

第四步是,讨论服药依从性差导致的副作用。大多数此类药都有较好的耐受性,服药都是从小剂量开始,并逐渐缓慢加量。TCAs 的共同副作用如口眼干燥症,可让患者事先吮吸止咳糖刺激唾液分泌来减轻口干症状,睡前用润滑的滴眼液来治疗眼干燥症。这些减轻副作用的方法都有助于改善患者的依从性。告诉患者在治疗的初期他们可能会感到少许"不适",但这些令人讨厌的副作用终将离开,这也有助于疼痛的治疗。

最后一步是,保持积极的态度,认为患者的疼痛可得到缓解。让患者知道调整药物剂量和改用其他药物都是缓解疼痛的需要。最重要的是,医生应传达希望,而不是消极的信息。

(韩雪野　罗芳　译)

推荐阅读

Waldman SD: The antidepressant compounds. In: Waldman SD (ed): Pain Management, ed 2. Philadelphia, Saunders, 2012.

令人惊奇的是,抗惊厥药用于疼痛治疗是由于其异源性。抗惊厥药不像抗抑郁药那样容易分类。抗抑郁药可根据化学结构分类,如三环类抗抑郁药;也可根据作用机制分类,如选择性 5-羟色胺再摄取抑制剂。但是,抗惊厥药仍可泛化性的分类。根据其在治疗疼痛时所起的作用可粗略地分为两类(表 349-1)。第一类药物的主要作用机制是调节电压依赖性的钠通道,第二类药物主要是调节其他的钠通道。下面分别介绍两类抗惊厥药。

表 349-1	用于疼痛治疗的抗惊厥药物基于作用机制的分类
第一类抗惊厥药——调节电压依赖性的钠通道	
• 苯妥英	
• 卡马西平	
• 拉莫三嗪	
• 托吡酯	
第二类抗惊厥药——药物作用机制与电压依赖性钠通道的调节无关	
• 加巴喷丁	
• 硫加宾	
• 丙戊酸	

第一类抗惊厥药——调节电压依赖性钠通道

虽然神经性疼痛的确切机制未完全得到解释,对此类药的泛化推广可能有助于解释抗惊厥药在临床上如何发挥镇痛作用。假设某人的神经性疼痛是由于神经冲动发放异常导致的,不管药物确切的作用机制如何,可以设想药物能调节异常神经冲动发放,即可缓解疼痛,这一设想是合理的。

从概念上来说,第一类抗惊厥药通过提高发放神经冲动的阈值来发挥镇痛作用,这一机制需要处于开放状态的钠通道,要求产生神经动作电位并发放冲动(图 349-1)。虽然将脊髓和中枢神经系统镇痛调节作用过于简单化,但用第一类抗惊厥药时需要更多的阈下刺激才能产生动作电位,且此类药的剂量——反应曲线近似直线。这些观点与我们用抗惊厥药治疗不同疼痛综合征的临床观察相符。此外,牢记抗惊厥药的外周作用机制可能是错误的。所讨论的药物都能透过血-脑屏障,可在外周和更高水平上发挥其他药理作用,如苯妥英能调节钙、钾通道。

专门用于治疗神经性疼痛的抗惊厥药

苯妥英

苯妥英作为现代治疗神经痛的第一个抗惊厥药已有 60 年的历史,它作为镇痛辅助药得到广泛应用(图 349-2)。苯妥英口服吸收好,大部分与蛋白结合,只有约 10% 以游离状态存在。此药经肝脏代谢,小部分随尿排泄。苯妥英有许多剂型,包括不同剂量的直接释放和持续释放口服剂型、水剂、注射剂型。在临床剂量范围内,苯妥英相对无镇静作用,且耐受性较好。表 349-2 概括了苯妥英的副作用,包括眼球震颤、行为改变、周围神经病变、牙龈增生、消化道紊乱、骨软化病、出疹、Stevens-Johnson 综合征、肝功能障碍、恶病质,还有此药独有的一个副作用,即假性淋巴瘤,其在临床上很难与霍奇金淋巴瘤相鉴别。苯妥英的蛋白结合率高,任何与其竞争血浆清蛋白的药物,都可能会增加此药的游离型,从而表现出药物毒性。

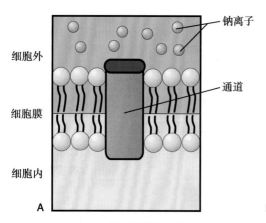
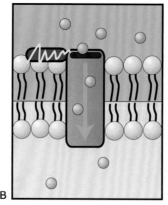
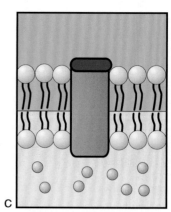

图 349-1 第一类抗惊厥药。(From Waldman SD:Pain Management,ed 2. Philadelphia,Saunders,2012.)

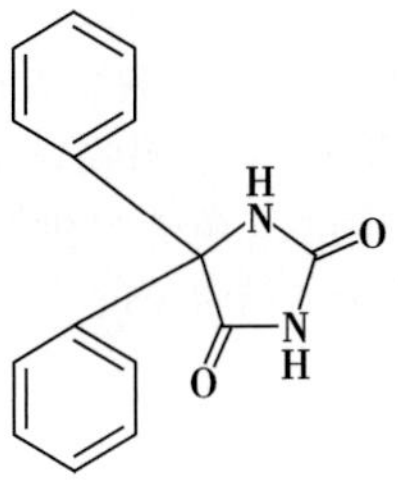

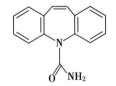

图 349-2　苯妥英化学结构

表 349-2　苯妥英的相关副作用

- 眼球震颤
- 行为改变
- 周围神经病变
- 牙龈增生
- 消化道紊乱
- 骨软化病
- 皮疹
- Stevens-Johnson 综合征
- 肝功能障碍
- 恶病质
- 假性淋巴瘤

用苯妥英治疗神经痛的合理起始剂量是 100mg，睡前服用。1 周后，可加量 100mg，晨服。若患者未出现副作用，可午间加服 100mg。这时，就要监测患者的实验室检查，即血常规和肝功能检查。如果患者能耐受 300mg 的剂量，且疼痛也得到缓解，就以每周加量 30mg 逐渐增至最大剂量 400mg，在此剂量下既可耐受副作用又能达到治疗效果。若 300mg 的剂量不能减轻疼痛，则考虑换另一种抗惊厥药。所有的抗惊厥药，都需缓慢停药以避免反跳作用。

卡马西平

已证实卡马西平能有效治疗各种神经性疼痛综合征，包括糖尿病多发神经病变、三叉神经痛、舌咽神经痛、带状疱疹后神经痛、中枢痛等（图 349-3）。尤其对刺痛和神经病理性疼痛十分有效，如三叉神经痛。有许多非对照研究报道支持，卡马西平治疗其他疼痛也是有效的，包括 HIV 和化疗相关的神经痛。与三环类抗抑郁药化学性相关，卡马西平蛋白结合率高，在肝内代谢。药物葡萄糖苷酸化后，随尿排泄。和苯妥英一样，此药与其他蛋白结合率高的药物相互作用时，例如异烟肼和法华林（双香豆素），会影响其游离药物浓度而致毒性。

图 349-3　卡马西平的化学结构

卡马西平除了提高电压依赖性钠通道的开放阈，还抑制去甲肾上腺素的再摄取，最大地发挥了其中枢作用，即在治疗剂量范围的高值时，有可能导致镇静。除镇静外，卡马西平会产生一系列的中枢神经系统副作用，包括眩晕、共济失调、复视、头晕和视力模糊等。也可能产生消化道副作用及出疹，但最令人担心的副作用是再生障碍性贫血。用卡马西平治疗时应细致系统的监测患者的血液学参数，一般可避免此副作用。表 349-3 列出了用卡马西平治疗的患者推荐的监测。若没有充分监测服用卡马西平的患者状况，后果可能是致死性的。对既往有恶性肿瘤化疗或放疗史的神经痛患者，用卡马西平需谨慎，因为这些患者对卡马西平血液系统副作用极为敏感，患者的血液参数很难恢复正常。

表 349-3　服用卡马西平时的监测项目

1. 服用卡马西平前行全血细胞计数（CBC），生化检查包括肌酐和肝功能检查、尿常规，获得患者的基础状况
2. 治疗 1 周后复查 CBC 和生化
3. 治疗 2 周后复查 CBC 和生化
4. 治疗 4 周后复查 CBC 和生化
5. 治疗 6 周后复查 CBC 和生化
6. 治疗 8 周后复查 CBC，此后每 2 个月复查一次

血常规及肝功能一旦异常立即停用卡马西平。

考虑到卡马西平治疗时高的中枢神经系统副作用发生率，此药应从低剂量 100mg 开始，夜服。随后可增至 100mg，每日 3 次，直至最大剂量 1 200mg。对于那些迫切需要缓解疼痛的患者，如三叉神经痛患者，其疼痛限制了患者食物和水的摄入，建议此类患者住院快速滴定药物以缓解疼痛，同时也较安全。不管药物滴定的速度如何，必须依照表 349-3 进行监测以避免不良后果。同其他抗惊厥药一样，停用卡马西平时需缓慢以避免发生反跳反应。

拉莫三嗪

拉莫三嗪是另一抗惊厥药，它的作用机制是调控电压依赖性钠通道。此药治疗各种神经痛十分有效，包括 HIV 诱发的多发性神经病变、三叉神经痛、卒中后疼痛等。若患者的疼痛性质为刺痛或锐痛，而服用卡马西平无效或不能用卡马西平时，可尝试用拉莫三嗪。口服拉莫三嗪能快速完全吸收，给药后 1.4 ~ 4.8 小时能达到血浆药物浓度峰值。此药与食物同服时，可能药物的吸收会轻度减少，但不影响药物的作用效果。拉莫三嗪的蛋白结合率约为 55%。与其他抗惊厥药不一样，拉莫三嗪的蛋白结合率不受苯妥英、苯巴比妥、丙戊酸治疗浓度的影响，虽然丙戊酸能显著延长拉莫三嗪的血浆半衰期。因此，拉莫三嗪与这些药同时使用时，应减少使用剂量。拉莫三嗪在肝内与葡糖醛酸结合，主要代谢产物是无活性的 2-H-葡糖醛酸共轭体。此代谢产物可通过 beta-葡萄糖苷酸酶水解，在尿中可恢复近 70% 口服剂量的拉莫三嗪。拉莫三嗪的副作用包括偶尔的消化道不适、肝功能异常、中枢神经系统副作用等。此药的中枢神经系统副作用与卡马西平相似，但较轻。拉莫三嗪的皮肤副作用发生率为 10%，轻者皮疹，致命者如 Stevens-Johnson 综合征。严重的拉莫三嗪的皮肤副作用与使用频率过多有关，这种情况需多加注意，一旦有轻度的皮疹或皮肤刺激症状出现需立即停用拉莫三嗪。拉莫三嗪的皮肤副作用大多出现在治疗的第一周。此药无需血液学参数的监测。

拉莫三嗪有不同剂量的咀嚼和口服剂型,使增加药物剂量变得合理简单。用拉莫三嗪治疗神经痛的患者,初始剂量为25mg,睡前服用。随后逐渐增加25mg的剂量,每天2次,直至最大剂量400mg。此药也需缓慢停药以避免反跳反应。

托吡酯

托吡酯用于治疗糖尿病多发神经性病变引起的疼痛是有效的。对于单用三环类抗抑郁药或合用三环类抗抑郁药与抗惊厥药,治疗神经痛没有效果的患者,可选用托吡酯。托吡酯的作用机制认为与调控电压依赖性钠通道和抑制碳酸酐酶相关。托吡酯口服吸收好且不受食物的影响。托吡酯代谢率低,近70%以原形随尿排出。托吡酯有不同剂量的版剂和片剂,容易增加药量。托吡酯初始剂量为25mg,睡前服用。随后每间隔一周增加25mg的剂量,每天2次,直至最大剂量400mg。托吡酯中枢神经系统副作用与卡马西平相似,发生率约为15%。此药也需缓慢停药以避免反跳反应。

第二类抗惊厥药——药物的主要作用机制与调控电压依赖性钠通道无关

加巴喷丁

加巴喷丁是最广泛应用于治疗神经痛的抗惊厥药物之一,已证明其能有效治疗糖尿病多发神经性病变、带状疱疹后神经痛、幻肢痛、脊髓损伤后疼痛等(图349-4)。与 γ-氨基丁酸(gamma-aminobutyric acid,GABA)类似,认为加巴喷丁的作用机制也是调控高电压钙通道和作用于NMDA受体。加巴喷丁耐受性较好,口服吸收率非剂量依赖性,即增加口服药物剂量,吸收的百分比反而降低。加巴喷丁口服剂量3%以下与蛋白结合,此药物代谢可忽略不计。此药以原形从尿中排泄。加巴喷丁初始剂量为100mg,睡前服用。随后每周增加100mg的剂量,每天4次,直至最大剂量3 600mg。此药中枢神经系统副作用与其他抗惊厥药相似但较轻。偶尔消化道副作用包括恶心、消化道不适常发生。此药也需缓慢停药以避免反跳反应。

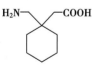

图349-4　加巴喷丁的化学结构

硫加宾

许多非对照研究报道,认为硫加宾对治疗神经痛是有效

的。硫加宾阻滞突触前的GABA再摄取,使更多的GABA作用于突触后膜表面上的受体。一些观察者认为硫加宾尤其对防止神经痛的上扬现象有效。口服吸收好,脂类食物降低此药的吸收率,应避免与药物同服。硫加宾和苯妥英一样,都有高的蛋白结合率,与其他高蛋白结合率的药物同时使用时,易发生药物相互作用。硫加宾在肝内代谢,通过尿和粪便排出体外。硫加宾的治疗初始每日剂量为4mg,随后每隔一周增加4mg的剂量,直至最大剂量56mg。硫加宾的副作用包括头晕、镇静、思维困难、消化道不能耐受等。有报道服用硫加宾可致小便涩痛和血尿。此药也需缓慢停药以避免反跳反应。

双丙戊酸钠

双丙戊酸钠在消化道内代谢为丙戊酸,用于治疗各种神经痛综合征。虽然此药作用机制仍不明确,一般认为双丙戊酸钠的作用效果与其能升高GABA水平有关。双丙戊酸钠口服吸收好,快速分布到体内,血浆蛋白结合率高达90%以上。此药与其他高蛋白结合率的药物同时使用时,易发生药物相互作用。双丙戊酸钠在肝内代谢,经尿排出体外。中枢神经系统副作用与硫加宾相似。有报道服用此药发生致死性的肝脏副作用。患者在服用此药前及整个治疗过程中,都应认真监测肝功能。此药也需缓慢停药以避免反跳反应。

结论

抗惊厥药用于治疗各种神经痛综合征是有效的。与使用抗抑郁药一样,正确的使用抗惊厥药是至关重要的。若患者服用此类药物时,其依从性和满意度水平较高,可避免药物严重副作用的发生。在用抗惊厥药治疗神经痛的患者前,要警记"小剂量开始,缓慢加量"这条准则。医生应经常与患者交流并强调使用这类药的"试验与误差"特点,以避免患者药物依从性差。在此富有挑战性的临床环境中,保持积极乐观的态度能改善治疗效果。

(韩雪野　罗芳　译)

推荐阅读

Waldman SD: The anticonvulsant compounds in clinical practice. In: Waldman SD (ed): Pain Management, ed 2. Philadelphia, Saunders, 2012.

很多疼痛都与肌痉挛有关。常见的骨骼肌疾病(例如肌肉劳损)和中枢神经系统疾病都与肌痉挛有关。在此基础上,包括药物治疗在内的许多治疗方法,其目的都在于减少或解除肌痉挛,其次才是缓解疼痛和改善肌肉功能。虽然存在争议,中枢性骨骼肌松弛药(skeletal muscle relaxants,SMRs)仍是目前最常用的处方药(表350-1)。研究表明,治疗伴有肌痉挛的骨骼肌肉疼痛,这些药作为镇痛辅助药都是有效的,其副作用患者也较能耐受。SMRs导致的嗜睡,以及药物的滥用、依赖性限制了此药的使用。不能将SMRs与外周性肌松药(如箭毒和洋库溴铵)相混淆。外周性肌松药阻滞神经肌肉接头功能,主要用于外科手术麻醉中。

表 350-1　常见的骨骼肌松弛药

药物通用名	药物商品名
卡立普多	Soma
氯苯甘油氨酯	Maolate
氯唑沙宗	Paraflex/Parafon Forte DSC
盐酸环苯扎林	Flexeril
美他沙酮	Skelaxin
美索巴莫	Robaxin
奥芬那君枸橼酸盐	Norflex
替扎尼定	Zanaflex

作用机制

SMRs确切的作用方式仍不清楚,似乎主要是抑制多突触反射。大剂量的SMRs可能是影响单突触反射。动物研究表明,SMRs似乎通过抑制神经元间的活性,阻断脊髓多突触神经元及大脑网状下行结构,从而发挥肌肉松弛的作用。在人类,SMRs似乎不直接松弛骨骼肌肌肉,可能更多的是通过镇静来达到效果,这主要是由于治疗剂量的SMRs抑制了神经元的活性。

骨骼肌松弛药作为镇痛辅助药

SMRs口服吸收良好,起效快,一般1小时内即可起效。一些SMRs可注射给药,药物经此途径起效更快。此药在肝内经过生物转化,代谢产物主要随尿排出体外。每个药的血浆半衰期、作用时间都有显著差异。

临床作用

临床上有大量的关于SMRs的试验,不幸的是,由于实验设计的缺陷使对不同实验结果的解释和比较变得十分困难。设计的缺陷包括疾病选择标准不同,未研究对照的骨骼肌肌肉疾病,疾病严重程度及病程的不同,主观评价患者的治疗反应性。尽管有这些困难,还是能从中得到一个结论。大多数的研究表明,SMRs与安慰剂相比,能更有效地治疗骨骼肌肌肉疾病的急性疼痛和肌痉挛,但对治疗慢性疼痛效果不一致。单独使用SMRs,效果不如使用单纯镇痛药(如阿司匹林、对乙酰氨基酚、NSAIDs)的效果好。然而,当镇痛药合用SMRs,其效果优于两药单独使用的效果。SMRs的药效对照实验不能说明哪种药更好。

副作用

据报道,SMRs最常见的副作用即嗜睡。制药商警告在服用此药时,应禁止做那些需要精神高度集中的活动(如开车、机械生产)。其他的中枢神经系统(central nervous system,CNS)副作用包括头晕、视力模糊、幻觉、幻想、精神兴奋、头痛等。消化道副作用也较常见,包括食欲减退、恶心、呕吐、上腹部不适等。也可发生过敏反应,如皮疹、瘙痒、水肿、过敏症等。SMRs一般不建议用于儿童、妊娠期或泌乳期的妇女。因为SMRs需经过肝脏代谢和肾脏排泄,有肝肾功能损伤的患者用此药需谨慎。SMRs与乙醇或其他CNS抑制药合用时要谨慎,因为这些药有协同作用。过量的SMRs可能会导致显著的药物毒性,表现为CNS的抑制,包括木僵、昏迷、呼吸抑制,甚至死亡。一些SMRs若突然停药,可能会表现出与巴比妥或乙醇相似的停药症状。

潜在的药物滥用

最近认识到SMRs有潜在的药物滥用和依赖性。虽然SMRs的潜在滥用性比安定药或阿片类药要轻,但是医学文献报道其仍有较高的发生率。

SMRs的滥用推测可能主要是由于其能产生镇静作用或有改变情绪的作用。SMRs常与CNS抑制药合用,如阿片类药或乙醇。这样合用可能会延长安定药或阿片类药的作用效果,或者更易造成药物滥用。SMRs的处方比安定药或阿片类药的处方更易获得,且频繁服用SMRs很少遭到怀疑。以上这些都是SMRs滥用的潜在危险因素。因而建议,只有在紧急或短期情况下,可开立 SMRs。对于有或怀疑有药物滥用史的患者,尤其是已服用了其他 CNS 抑制药的患者,要慎用 SMRs。

骨骼肌松弛药

卡立普多

卡立普多是甲丙氨酯(Miltown 和 Equanil)的前体,甲丙氨酯是卡立普多通过肝脏生物转化后生成的三种代谢产物之一。据报道,卡立普多继发的甲丙氨酯使用与觅药行为及停药综合征有关。停药综合征与巴比妥的停药症状相似,包括烦躁不安、焦虑、失眠、食欲减退、呕吐等。严重的停药综合征包括精神兴奋、幻觉、癫痫,很少会致死。由于其有躯体依赖性的可能,长期用卡立普多治疗后应缓慢停药,不应突然停药。卡立普多的特异体质副作用包括乏力、语言紊乱、短暂性视力丧失、共济失调、一过性麻痹等。

卡立普多的起效时间为 30 分钟,血浆半衰期为 8 小时,作用时间为 4~6 小时。此药提供 350mg 的片剂,推荐剂量为 1 片/次,4 次/d。卡立普多能与阿司匹林(Soma 化合物)或与阿司匹林、可待因(Soma-可待因化合物)联合服用。

氯唑沙宗

氯唑沙宗与其他 SMRs 相似,但很少有报道服用此药会导致显著的肝毒性。氯唑沙宗起效时间为 1 小时内,血浆半衰期为 1~2 小时,作用时间为 3~4 小时。此药提供 250mg 和 500mg 两种片剂,推荐成人剂量为 250~750mg/次,3~4 次/d;儿童剂量为 20mg/kg,分 3~4 次服用。

盐酸环苯扎林

盐酸环苯扎林在结构和药理学上,与三环类抗抑郁药(TCAs)具有相关性。像其他的 SMR 药一样,盐酸环苯扎林作用于 CNS,主要作用于脑干水平。像 TCAs 一样,盐酸环苯扎林有抗胆碱能的作用性质,表现为口干、视力模糊、眼压升高、尿潴留及便秘。闭角型青光眼或前列腺肥大的患者慎用此药。如同 TCAs 一样,有心律失常、传导异常、充血性心力衰竭、处于心肌梗死急性恢复期的患者禁用此药。盐酸环苯扎林与单胺氧化酶抑制剂相互作用,两药不能同时使用,停用单胺氧化酶抑制剂 14 天内不能用此药。长期服用盐酸环苯扎林后突然停药,导致停药综合征,包括恶心、头痛、不适等。

盐酸环苯扎林的起效时间为 1 小时内,血浆半衰期为 1~3 天,作用时间为 12~24 小时。此药提供 10mg 的片剂,推荐剂量为 10mg/次,3 次/d;每日剂量达 40mg 需要有医生处方。一种新的控释剂型现已用于临床,其副作用的发生与直接释放剂型相比较少。

美他沙酮

美他沙酮与其他的 SMRs 作用效果相当,副作用也相似,但此药有药物相关的溶血性贫血和肝功能损害的副作用。美他沙酮的肝毒性没有氯唑沙宗的严重。长期服用此药建议监测肝功能。美他沙酮的起效时间为 1 小时,血浆半衰期为 2~3 小时,作用时间为 4~6 小时。此药提供 400mg 的片剂,推荐剂量为 800mg/次,3~4 次/d。

美索巴莫

美索巴莫给药途径有口服、肠外静脉内给药或肌内注射。不推荐皮下注射。口服给药与其他的 SMRs 相似,美索巴莫肠外途径给药会导致注射部位的疼痛、皮肤腐烂和血栓性静脉炎形成。此药快速静脉内注射,会致晕厥、低血压、心动过缓和惊厥。由于有惊厥的危险,癫痫患者不推荐肠外途径给药。

美索巴莫口服给药 30 分钟起效,肠外给药即刻起效。血浆半衰期为 1~2 小时,作用时间未见报道。此药提供 500mg 和 750mg 两种片剂,推荐剂量范围为 4 000~4 500mg/d,分 3~4 次服用。若病情较严重,可在第一个 48~72 小时给药 6~8mg。此药的静脉或肌内注射剂是 10ml 的,浓度 10mg/ml。美索巴莫的片剂常与阿司匹林合用(Robaxisal)。

奥芬那君

奥芬那君是抗组胺药苯海拉明(Benadryl)的类似物,它有抗组胺和抗胆碱能的作用。与其他的 SMRs 不一样,奥芬那君本身有镇痛的作用,有助于缓解骨骼肌肉痉挛患者的疼痛。除了与 SMRs 类似的一些常见副作用外,奥芬那君的抗胆碱能的作用,使其还有口干、尿潴留、视力模糊等副作用。很少见有再生障碍性贫血副作用的报道。奥芬那君和美索巴莫一样,也可静脉内给药或肌内注射。有报道此药肠外给药后引起类过敏反应。奥芬那君口服给药 1 小时起效,肌内注射 5 分钟起效,静脉给药即刻起效。血浆半衰期为 14 小时,作用时间为 4~6 小时。此药提供 100mg 的片剂,推荐剂量范围为 1 片/次,2 次/d。此药的静脉或肌内注射剂是 2mL 的安瓿,含有 60mg 的药物,每 12 小时给药一次。奥芬那君的片剂常与阿司匹林和咖啡因合用(Norgesic 和 Norgesic Forte)。

盐酸替扎尼定

盐酸替扎尼定有中枢性的激动 α-肾上腺素受体的作用。盐酸替扎尼定通过增强运动神经元的突触前抑制来发挥解痉作用。突触前抑制可降低脊髓运动神经元发放冲动的易化性,然而盐酸替扎尼定似乎不直接作用于神经肌肉接头或骨骼肌纤维。此药口服给药吸收好,血浆半衰期约为 2.5 小时。盐酸替扎尼定在肝内代谢,95% 随尿或粪便排出体外。此药提供 2mg 和 4mg 两种片剂。

盐酸替扎尼定的半衰期较短,必须每 6~8 小时给药一次。由于此药有乏力、镇静的副作用,初始剂量最好为 2mg,睡前服用,然后逐渐增加剂量,可每 4~6 天增加一次药量,每次增加 2mg,每 6~8 小时给药一次。住院患者可快速滴定此药。每日最大剂量不应超过 36mg。

治疗肌肉痉挛和僵直的相关药物

另外两种具有肌肉松弛作用的药物,也可用于治疗疼痛患者,即苯二氮䓬类药地西泮和解痉药巴氯芬。第三种药,外周解痉剂丹曲林钠盐,限用于治疗上运动神经元异常导致的慢性痉挛状态。金鸡纳、硫酸奎宁都有助于缓解夜间腿痉挛性痛。每个药将在下面讨论。

地西泮

地西泮是最常用于治疗肌肉痉挛痛的一种苯二氮䓬类药。目前没有研究证明，其他苯二氮䓬类药治疗肌肉痉挛痛的效果优于地西泮。地西泮是一个抗焦虑、抗癫痫、催眠药，它同时还有解痉的作用。

一般认为地西泮的肌肉松弛作用，是由于其增强了 γ-氨基丁酸的作用，而 γ-氨基丁酸介导了脊髓和神经索上的突触前抑制。有大量关于治疗骨骼肌肉疾病的疼痛时，地西泮与安慰剂和其他 SMRs 相比较的研究。总的来说，研究的结果是矛盾的。但地西泮作用优于安慰剂已得到证明，至于是否优于其他 SMRs，研究结果不相一致。研究显示地西泮比其他 SMRs 能更好地缓解焦虑，在对有 CNS 疾病（如脊髓损伤、脑性麻痹）的患者来说，地西泮优于其他 SMRs。地西泮的作用效果与巴氯芬和丹曲林是相似的。由于其镇静、滥用药物和依赖性的副作用，限制了此药在这些疾病的长期使用。

地西泮经消化道吸收好，但也能经静脉或肌内注射。此药经肝内生物转化，随尿排出体外。地西泮脂溶性高，能快速透过血-脑屏障。口服或肠外给药能快速起效。地西泮的血浆半衰期为 20~50 个小时，药物的活性代谢产物的血浆半衰期为 3~200 小时。作用时间变化大，主要依赖于药物分布和消除的速率及范围。

有报道服用地西泮或其他苯二氮䓬类药物时，有滥用药物和药物依赖性的问题。这些问题的发生率仍有争议。药物滥用的问题，根据个体差异、治疗剂量、治疗时间等因素而发生变化。停药综合征多在突然停药后发生，其症状与巴比妥类或乙醇的停药综合征类似，包括焦虑、烦躁不安、失眠、出汗、呕吐、腹泻、震颤和癫痫等。地西泮与其他 CNS 药同时服用时，会产生协同作用。地西泮与双硫仑（Antabuse）或西咪替丁（Tagamet）合用时，其能降低血浆清除率，增加半衰期。

地西泮常见的 CNS 抑制性副作用有镇静、精神行为异常、认知功能障碍、精神错乱、头晕和行为改变等。反常的 CNS 刺激症状也有报道。其他的副作用包括消化道不适、皮疹、恶病质和肝药酶升高。认为此药的肠外给药途径与注射部位的疼痛及血栓性静脉炎相关。尤其对那些身患重病或老年患者来说，静脉和肌内注射能导致更严重的副作用，如心肺疾病、呼吸暂停、低血压、心动过缓和心搏骤停等。

地西泮有 2mg、5mg 和 10mg 三种片剂可用，推荐的缓解骨骼肌肉疼痛的剂量为 2~10mg/次，3~4 次/d。另外也可用 15mg 的缓释胶囊，1~2 个/d。地西泮的肠外剂型有 2mL 或 10mL 的安瓿，浓度为 5mg/ml。推荐静脉或肌内注射剂量为 5~10mg，根据需要可每 3~4 小时注射一次。

巴氯芬

巴氯芬是抑制性神经递质 GABA 的类似物。此药通过抑制脊髓的单突触和多突触传递发挥作用，但一些脊髓上的传递活动仍有。巴氯芬主要用于治疗 CNS 疾病（如脊髓损伤、多发性硬化）相关的痉挛痛。据报道，此药的效果等同或优于地西泮和丹曲林。镇静作用弱于地西泮，副作用的严重度低于丹曲林。巴氯芬可通过鞘内注射来治疗那些对口服治疗不能耐受或无反应的患者的严重痉挛痛。

已发现巴氯芬治疗三叉神经痛也十分有效。由于此药的副作用较少，一些研究者认为巴氯芬应作为治疗三叉神经痛的一线药物。同时服用巴氯芬和卡马西平比单独服用两种药物更有效，此两药同时服用时具有协同作用。但同时副作用也叠加蓄积。据报道，L-巴氯芬与外旋巴氯芬相比，药效更好，副作用更小。

巴氯芬经消化道吸收好，很少在肝内发生生物转化，大部分以原形经肾排泄。作用时间变化较大，从数小时到数周不等。此药的血浆半衰期为 2.5~4 小时。鞘内注射 0.5~1 小时后起效。

巴氯芬常见的副作用有嗜睡、头晕、乏力、混乱、恶心和低血压低等。若从小剂量开始，逐渐增加剂量到理想水平，可将副作用降至最小。突然停药会导致幻觉、精神异常和癫痫，因而此药需缓慢停药。巴氯芬有 10mg 和 20mg 片剂可用。推荐的初始剂量是 5mg/次，3 次/d，服用 3 天后，此后每 3 天增加 5mg 剂量。治疗剂量范围为 40~80mg/d。

丹曲林钠盐

丹曲林钠盐是一种外周性骨骼肌肉松弛剂，其通过影响骨骼肌肌质网的钙离子释放而发挥作用。此药的适应证为上运动神经元疾病（包括脊髓损伤、卒中、多发性硬化和脑性麻痹）相关的肌痉挛。此药也可通过降低代谢亢进这一过程来治疗恶性高热。丹曲林钠盐不用于其他骨骼肌肉疾病疼痛的治疗。

丹曲林钠盐经肠道吸收不完全，其在肝内代谢，主要以代谢物的形式随尿排泄。此药治疗 CNS 相关的痉挛，需要 1 周或更长的时间才能起效。药物血浆半衰期是 8.7 小时。常见的副作用为肌无力、嗜睡、眩晕、抑郁和腹泻，这些副作用可能表现较为严重。严重的特异性体质反应和高敏性肝损伤的发生往往是突发的、致死的。这些副作用较常见于 35 岁以上的女性。丹曲林钠盐有 25mg、50mg 和 100mg 三种片剂。治疗肌痉挛的推荐初始剂量为 25mg，而后逐渐增加剂量至最大剂量 400mg。

硫酸奎宁

硫酸奎宁属于金鸡纳生物碱类，最常用于抗抑郁治疗。许多临床医生认为此药可用于夜间腿痉挛性痛的治疗，虽然这一观点存在争议。硫酸奎宁通过增加骨骼肌不应期，降低运动终板对乙酰胆碱的兴奋性，使肌纤维内的钙离子重新分布，从而发挥作用。此药口服吸收好，在肝内代谢，血浆半衰期为 4~5 小时。

一些人对硫酸奎宁高度敏感，易患威胁生命的血小板减少性紫癜。视力障碍、恶心、呕吐和皮疹等副作用也见有报道。此药可增加地高辛的血药浓度，由于其具有毒箭样的作用，此药可能产生神经肌肉阻滞作用。治疗腿痉挛痛的剂量不常发生金鸡纳中毒反应。此药有 260mg 的片剂，推荐 1~2 片/夜。

总结

中枢性 SMRs 能有效地治疗肌肉骨骼疾病的疼痛，与镇痛药合用效果更佳。此药有助于其他 CNS 抑制药发挥作用。由于镇静等不良反应，以及药物滥用和药物依赖等问题，限制了此药的使用。

地西泮是一种肌肉松弛药,同时也是一种抗焦虑药,但它也有镇静的副作用、药物滥用等问题。巴氯芬主要用于治疗 CNS 损伤所致的痉挛痛,同时也是治疗三叉神经痛的首选药物。

丹曲林钠盐是外周性的肌松药物,用于治疗肌痉挛,不用于治疗其他骨骼肌疾病导致的疼痛。硫酸奎宁是一种抗疟药,主要用于治疗夜间腿痉挛痛。

医生很难评价哪种骨骼肌肉松弛药更好,但在一定的临床环境中,医生应认真的考虑个体差异,在此基础上选择合适的药物。

(韩雪野 罗芳 译)

推荐阅读

Waldman HJ, Waldman KA, Waldman SD: Skeletal muscle relaxants. In Waldman SD (ed): Pain Management, 2nd ed. Philadelphia, Saunders, 2012.

第 351 章
产妇和哺乳母亲的疼痛

由于解剖和生理的变化,怀孕期间常有疼痛发生。通常怀孕期间疼痛处理的首要原则是尽量少使用所有药物,通过安慰及非药物疗法缓解疼痛。从末次月经算起怀孕的最初 10 周至关重要,该时期是胎儿各个器官发育的关键时期。

如需药物治疗,疼痛治疗专家需考虑到药物对母亲和胎儿造成的风险。为了帮助内科医生选择风险最低的药物,美国食品药品管理局(Food and Drug Administration,FDA)对所有批准用药做了风险分级,以期望避免使用那些有致畸或胚胎毒性的高风险药物。表 351-1 列出了疼痛治疗中一些常见药物。由于该系统的主要缺陷为无法提供获益和风险比,以及缺乏有关短暂或意外暴露的风险的有意义的信息,因此 FDA 在 2015 年出台了新的附加说明来解决这些问题(表 351-2)。

表 351-1　基于美国食品药品管理局(FDA)分级的常见疼痛治疗药物在妊娠期的风险分级

FDA 分级	FDA 定义	代表药物
A 级	对照研究表明对胎儿无危害	多种维生素
B 级	人体对照研究表明没有风险,但是动物研究表明有致畸风险	对乙酰氨基酚、芬太尼、氢可酮、美沙酮,哌替啶、氧可酮、吗啡、布洛芬(可能减少羊水的产生,缩窄动脉导管)
C 级	动物非对照研究表明有致畸风险,但无人类对照研究	阿司匹林、酮咯酸、可待因、加巴喷丁、普瑞巴林、利多卡因、普萘洛尔、舒马曲坦
D 级	有危害胎儿的证据,但在某些情况下利大于弊	阿米替林、丙咪嗪、安定、苯妥英
X 级	有危害胎儿的证据,且明确弊大于利	麦角胺

表 351-2　美国食品药品管理局(FDA)新要求的药物附加说明内容

- **怀孕信息**:本部分包含有关怀孕期间使用药物的背景风险的一般说明。包含有关泌乳和对雄性和雌性生殖潜力的影响,包括有关妊娠试验和避孕方法的信息。如果有怀孕登记,该信息将包括在本部分中
- **风险总结**:如果药物能被全身吸收,且怀孕。应提供来自人类、动物和药理学研究的数据,描述胎儿不良结果的风险
- **临床考虑**:本部分将介绍医者在咨询孕妇或在怀孕期间处方药物时可以使用的现有相关信息。本部分内容可能包括怀孕和产后期间的剂量调整、不良反应(母胎和胎儿)以及药物对分娩和分娩的影响
- **数据**:本部分将包括动物和人类研究的信息,这些研究支持先前提出的风险陈述

来源:FDA (2014b) http://www.fda.gov/Drugs/DevelopmentApprovalProcess/DevelopmentResources/Labeling/ucm093307.htm.

Fantasia HC,Harris AL:Changes to pregnancy and lactation risk labeling for prescription drugs. Nurs Women's Health 2015 Jun-Jul;19[3]:266-270.

非甾体抗炎药应用十分广泛,且获取容易,因此一些孕妇在不知道自己怀孕的情况下服用少量布洛芬或萘普生并不少见。幸运的是,并无证据证明服用如此小剂量药物会对孕妇或胎儿产生危害。但是随后妊娠期间长期服用,会导致各种并发症,包括羊水过少和动脉导管狭窄。

阿司匹林给孕妇和胎儿带来许多问题,主要由于其对抑制血小板的抑制作用。口服常规剂量的阿司匹林就有导致硬膜外血肿及围生期出血的可能,同时也增加了胎儿颅内出血的风险。小剂量阿司匹林用于预防心脏疾患时,并未造成应用更大剂量阿司匹林时出现的危害。

对非药物治疗无效的中重度急性疼痛的产妇,短期应用阿片药物视为十分安全的选择,然而长期使用却十分有害。孕妇突然停用阿片药物,尤其在妊娠晚期,会导致子宫内胎儿戒断综合征,甚至引起胎儿宫内死亡。因此,推荐对阿片药物有依赖性的孕妇应该避免急性停用麻醉性镇痛药,直到分娩后。在这种状态下,新生儿通常几乎都对阿片药物有依赖性,并可出现戒断综合征,因此产妇应缓慢逐渐减少阿片药物用量。给未用过阿片药物的产妇使用阿片药物,应注意其有可造成产妇及胎儿呼吸抑制的可能性。

通常认为局麻药利多卡因和丁哌卡因对母亲及胎儿均是

安全的,但是口服美西律却非常危险,除非绝对需要,一般不主张应用。通常认为利多卡因和丁哌卡因复合应用硬膜外是相当安全的,尤其是用于那些对风险小的疼痛治疗无效又无法忍受疼痛的孕妇。

通常怀孕期间应避免应用抗抑郁类药物作为镇痛辅助药。一些选择性 5-羟色胺再摄取抑制剂与新生儿心血管畸形及唇、腭裂相关,三环类抗抑郁药物对妊娠时偏头痛常有缓解作用,但其与一些先天畸形相关,这些药物均应避免应用。

抗惊厥药物用于妊娠期间惊厥症状控制研究十分广泛,这些数据已经被用于推测这类药物用于疼痛治疗、叶酸吸收受损与苯妥英相关,小儿神经管缺陷的发生明显增加很可能与妊娠早期母亲服用卡马西平、丙戊酸药物相关。胎儿乙内酰脲综合征包括智力缺陷、脑过小和生理缺陷,其发生与孕妇服用这些药物相关。一般来说,这类药物禁用于妊娠期镇痛辅助用药。

治疗头疼的药物对母亲和胎儿也存在一些特殊风险。麦角生物碱用于终止偏头痛,妊娠是其绝对禁忌,因其可导致子宫收缩和自然流产的倾向,并对胎儿有致畸作用。舒马曲坦作为一种选择性 5-羟色胺拮抗剂用于终止偏头痛,能增加胎儿畸形的发生率,亦不能用于孕妇。β-受体阻滞剂普萘洛尔作为偏头痛的预防用药已经被广泛接受,比之前提及的治疗头疼的药物更安全,尽管其用于哺乳母亲也许十分安全,但均应谨慎使用。

高脂溶性、低分子量、低蛋白药物结合率、非离子激活状态的药物不仅能透过胎盘,还可通过乳汁分泌。尽管母亲用药量中只有很小一部分经过乳汁分泌,但是仍应考虑这些药物对新生儿造成的影响。像妊娠期一样,哺乳期也应避免使用任何药物,如果哺乳母亲需要服药物时,应尽可能地延长服药及下次哺乳的时间。一般来说,哺乳期应尽量避免应用长半衰期的药物及缓释剂。

（韩雪野　罗芳 译）

推荐阅读

Fantasia HC, Harris AL: Changes to pregnancy and lactation risk labeling for prescription drugs, Nurs Women's Health 19(3):266–270, 2015 Jun-Jul.

Greene MF: FDA drug labeling for pregnancy and lactation drug safety monitoring systems, Semin Perinatol 39(7):520–523, 2015 Nov.

Niebyl JR: Nonanesthetic drugs during pregnancy and lactation. In: Chestnut DH (ed): Obstetrical Anesthesia: Principles and Practice, ed 3. St. Louis, Mosby, 2004.

头痛是小儿的常见病症,到青春期时头痛发作的频率和程度往往都会增加。在青春期之前男孩的头痛发生率更高,而进入青春期后女孩的头痛发生率更高。和成人一样大部分小儿头痛是由于一些良性疾病导致,但有时预示着存在威胁生命的疾病。尽管小儿头痛发生率相对较高,但大多数医生面对头面部疼痛的小儿患者存在恐惧。这源于两个问题:

1. 大多数存在头部和/或面部疼痛的小儿患者体格检查、实验室检查和影像学检查都无阳性发现。医生作出诊断和开始治疗都没有客观依据,与他们评估和治疗其他疾病的科学方法相背离。

2. 医生认识到头部和/或面部疼痛可能预示着存在威胁生命的疾病,忽视了这些症状可能会危及患者生命。

通过对儿童和青少年头面部疼痛常见类型的认识,医生在评估和治疗这些患儿时能做更多工作来缓解他们的焦虑。

小儿头痛患者的评估首先应采集有针对性的头痛病史,相关病史的肯定性回答要给予特别关注。采集有针对性的头痛病史是对头面部疼痛患儿评估最重要的一部分。对于大多数头部和/或面部疼痛患者,医生通过病史,能够认识指向某一诊断的特定证候群。如果没有获得有针对性的头痛病史,不仅可能导致执行无效的治疗方案而且在某些情况下可能漏诊威胁生命的疾病。

医生根据有针对性头痛病史确定患儿是良性还是恶性疾病(图 352-1),如果患儿被确定为良性疾病(即没有威胁生命的疾病存在),可能采取更加保守的治疗方案。如果有针对性的头痛病史预示一个威胁生命的疾病过程,则提示需要更加积极的治疗。

了解以下方面的病史信息不仅可以区分患儿是良性还是恶性疾病,而且可以明确特定诊断。

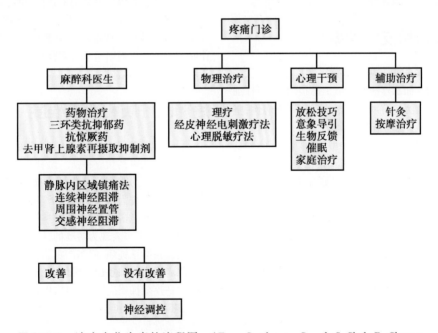

图 352-1　治疗小儿头痛的流程图。(From Santhanam Suresh S, Shah R: Chapter 33-Pediatric Chronic Pain Management. In: Benzon HT, et al [eds]: Practical Management of Pain, ed 5. Philadelphia, Mosby, 2014, pp 449-466.)

长期性

疾病持续的时间确定了最初病史的方向,并在明确良性和恶性疾病方面起重要作用。因此在有针对性的头痛病史中其持续的时间是起始点。一般来说,持续存在5~6年的头痛其本身与进展性威胁生命的神经系统疾病无关。这种情况,更倾向

于考虑自限性疼痛综合征,因此是一个良性疾病。反之,一个突然发作的严重头痛,或者已经稳定多年的头面部疼痛综合征的特征的突然改变,且无其他原因则考虑是恶性疾病导致。这种类型的疼痛表现常被称为"初次或恶化(first or worst)"综合征。符合这种情况的患者应该受到高度的关注,他们的疼痛应被看作是医学急诊。

评估长期性易犯的错误包括:①没有识别长期稳定的头面

部疼痛综合征的不良变化；②缺乏充分的评估而将突然发作的症状错误归类为良性病因（例如，将一个全身金黄色葡萄球菌败血症患者突发严重头痛简单归因为发热而没有排除脑脓肿）；③没有确认被慢性头痛证候群所掩盖的新的症状（例如，将咳嗽时头痛加剧归因为患者的哮喘病而忽视了患者同时患有肾母细胞瘤，这个肿瘤可以转移到大脑导致颅内高压）。

发病年龄

始发于童年在生命第二个 10 年持续存在的头痛大多是血管性头痛。发病较晚的头面部疼痛从统计学上来说更多的是由于心因性或肌肉及骨骼系统疾病，例如紧张型头痛、非神经痛性非典型面痛、纤维性肌痛。

三叉神经痛是一个例外，20 几岁以前很少发病，其发病率到 50~60 岁时才显著增加，除非并发有多发性硬化和颞动脉炎，发病年龄会提前。

在评估有针对性病史中发病年龄这一部分易犯的错误包括两方面：

1. 发病年龄越大患全身性疾病例如高血压、青光眼、卒中和癌症的概率越大；

2. 儿童、青少年和年轻人虽然可能性小，但都有可能患一些全身性疾病，然而不幸的是由于发病年龄的考虑，这些全身性疾病都很少在小儿人群中被怀疑。

疼痛的持续时间和发作频率

疼痛的持续时间和发作频率为临床分级和诊断提供了最佳线索。尽管大多数的头面部疼痛发作似乎都很随机，但仔细地询问病史可能揭示特定类型有助于诊断。对于疑难病例，坚持记录 2~3 个月头痛日记，也将有助于诊断。

通常，血管性头痛和偏头痛的特殊类型如周期性呕吐和良性阵发性眩晕都倾向于阵发性发作，疼痛及其相关症状的持续时间从丛集性头痛和三叉神经痛的数分钟到偏头痛的数小时不等。丛集性头痛在儿童和青少年中非常少见，其发作具有季节性，春秋季发病率高。而器质性病变（如鼻窦疾病、脑肿瘤）引起的头面部疼痛常为持续性，活动例如体位改变和 Valsalva 动作常导致其急性发作。如果潜在的器质性病变没有得到正确地诊断和治疗，随着时间的推移疼痛症状将会加剧。如果疼痛每天发作，可持续数个月到数年，很可能是紧张型头痛或非神经痛性非典型面痛。

发作至达峰时间

掌握了疼痛发作的持续时间和频率再结合疼痛发作到峰值时间有助于进一步缩小诊断的范围。迅速的发作达峰时间（数秒到数分钟）应该高度怀疑器质性病变。应特别注意那些由于 Valsalva 动作和向前弯腰动作加剧的头痛，但丛集行头痛和三叉神经痛是一个例外。

偏头痛在几小时内不断衍变，早期伴随有神经学症状。前面提及的丛集性头痛发作后迅速达到疼痛高峰，而紧张型头痛和非神经痛性非典型面痛从数小时到数天逐渐加剧然后保持

稳定。

通过头面部疼痛发作峰值时间推测诊断时易犯的错误，包括发作到达峰值时间短的综合征（如紧张型头痛）可能诱发一个发作迅速达到峰值的综合征（如偏头痛），导致同时并存的或混合性头痛综合征。

定位

头面疼痛的定位可为患者疼痛综合征的分级和诊断提供额外的信息。定位在特定解剖结构的疼痛应首先考虑这些结构的常见病（如中耳炎、牙疼）。

血管性头痛通常是单侧的，但两侧可以互换不固定。丛集性通常是眼球及其周围疼痛，而偏头痛则是整个头颅都痛。颞动脉炎与全身胶原血管疾病如在小儿和青少年中发病的结节性红斑或皮肌炎相关，其常表现在太阳穴疼痛，但是咀嚼肌痛导致咀嚼暂停掩盖了其疼痛。

紧张型头痛通常是双侧的，但也可只有单侧头痛，往往涉及额部、颞部和枕部。可能并存有颈部不适。常表现为上述区域的束带状紧箍感。

三叉神经痛一般只涉及三叉神经的一个分支（>98%）。如果疼痛定位解剖分布重叠，非神经痛性非典型面部疼痛、牵涉痛、或局部病理性疼痛是一个更为可能的解释。

在评估疼痛部位时易犯的错误，要特别注意那些表现不典型或者定位不明确的疼痛，因为来源于咽喉部和后颅窝肿瘤疼痛很容易被误诊。枕部或者单侧的头痛如果在做 Valsalva 动作时变成了全头痛则暗示可能存在颅内病理性改变，可能是由于颅内压增高的结果。

疼痛的性质和严重程度

尽管不同类型的头疼症状有大量的重叠，有针对性地采集病史还是能获得其相应特征。血管性头痛往往呈搏动性，其强度通常被描述为强烈。丛集性头痛，有更深的厌恶和烧灼感，这种疼痛是被誉为人类所知最严重的疼痛。三叉神经痛通常表现为阵发性电击样疼痛，与非神经痛性非典型面部疼痛形成明显对比，后者多表现为持续的钝疼。紧张型头痛的特点是相同程度的持续性钝痛，偶尔严重恶化。腰椎穿刺有关的头痛特点是患者因直立加重而呈卧位。

评估疼痛性质应注意的是，患者可能患有一种以上的头痛类型，患者主诉的可能是最近或最严重的头痛，尽管它不是这些患者最常见的疼痛类型。这通常是在与主要的紧张型组件共存或混合头痛患者的情况。大部分这种患者是以紧张型头痛为主的混合性头痛。

前驱症状和先兆

这些通常与血管性头痛，特别是偏头痛有关。前驱症状通常先于偏头痛 2~48 小时发作。偏头痛常见的前驱症状是疲劳、兴奋、抑郁、性欲的变化、对某些食物的渴求和异常饥饿。这些前驱症状出现在无先兆的偏头痛发作之前（以前称为普通型偏头痛）或先兆发作之前与有先兆的偏头痛发作相关（以前

称为典型偏头痛)。

先兆的表现为脑功能障碍。大多数先兆的眼部症状来源于枕叶视皮质。可能是由于该解剖区域的局部缺血。先兆其他表现包括嗅觉障碍、感觉和运动功能障碍(表 352-1)。

表 352-1　　常见的先兆症状
眼睛症状
● 眼部黑蒙
● 闪光
● 暗点
● 偏盲
● 幻视
听觉症状
● 幻听
嗅觉症状
● 幻嗅
运动和感觉症状
● 虚弱
● 麻木感

其缺陷在于许多慢性头痛的患者已经接受了慢性头痛相关的症状而不是慢性头痛。这些症状是通过试图缓解疼痛而多次就医的患者身上获得。枕叶的肿瘤可能产生类似偏头痛先兆的症状。这些症状通常比与偏头痛相关的先兆症状更持久。

相关症状

有针对性的病史采集应该包括询问与疼痛有关的其他症状的相关问题。偏头痛时可能出现畏光、畏声、恶心、呕吐、厌恶强烈的气味,以及局部神经功能改变。这些症状也见于其他头痛和面部疼痛综合征。丛集性头痛往往伴随着全部或部分霍纳综合征的症状,包括流泪、流鼻涕及病变侧面部潮红。

蛛网膜下腔出血后会迅速出现脑膜刺激征,同时伴有卒中后的局部神经功能改变。三叉神经痛患者伴有耳鸣或听力损失表明可能存在潜在的脑干肿瘤。三叉神经痛患者出现虚弱、大小便困难、突然视力丧失,暗示可能并发多发性硬化症。

诱发因素

偏头痛可能被以下因素激发:饮食或睡眠习惯改变、含酪胺食品、味精、硝酸盐、运动(例如,驾驶汽车)、酗酒、激素和口服避孕药、疲劳、紧张、月经期、潜在的紧张型头痛、强烈的气味和明亮的阳光。许多儿童和青少年头痛患者会有严重晕车病史。紧张型头痛通常被潜在的环境或生理压力、抑郁、疲劳,以及颈椎疾病诱发。像偏头痛和丛集性头痛可能被乙醇、高海拔,以及扩血管物质诱发。非神经痛性非典型面部疼痛可能是由于压力、磨牙、牙齿活动过度或者劣质的牙科器具。

环境因素

如前所述,通过饮食或皮肤吸收或呼吸道接触血管扩张药物都可能诱发血管性头痛。工作场所的压力、视频直播、工业烟雾、一氧化碳、高海拔、加热和制冷系统释放的空气污染物也被认为是诱发头痛的因素。

家族史

偏头痛是一种家族性疾病。如果父母双方都患有偏头痛,有 70%~75% 的机会他们的孩子将有偏头痛。如果只有父母一方患有疾病,后代的发病率下降到 45%。丛集性头痛、三叉神经痛和非神经痛非典型面部疼痛似乎没有家族性。当把家族史作为有针对性病史采集的一个方面的时候,一个常见的错误是,头痛和面部疼痛往往是后天获得的,这也许可以解释这些症状通过一个家庭的几代人后可能被认为是非家族性的。

妊娠和月经

使用口服避孕药可能会加重偏头痛,也有人担心,这类药物的使用可能会增加偏头痛患者卒中的发病率,特别是有局部神经功能症状先兆的患者。如果患者也是一个吸烟者,这种风险可能会进一步增加。

其他避孕方法通常提供一个更有利的受益风险比率,因此应尽可能避免服用口服避孕药。

在这个方面易犯的错误是认为所有与月经有关的头痛都是血管性头痛。许多患者可能会发作与月经有关的紧张型头痛。

药物和手术史

头痛可能是许多全身性疾病的一个症状。应该注意询问感染情况、既往的恶性肿瘤病史、可能导致头痛的药物的使用情况(硝酸甘油)、创伤史、开颅手术史、最近腰椎穿刺或骨髓活检、眼耳鼻咽喉和颈椎病变、贫血、甲状腺疾病、出境旅行史。注意在食品、睡眠、工作场所和工作的变化。最重要的是环境压力可提供重要的线索。

过去的治疗情况

许多面部疼痛和头痛患者曾尝试各种疗法以减轻疼痛,在评价这些治疗方法成功或失败时,人们可以得出一个结论,治疗的方法可能是有益的,正接受治疗的疼痛综合征的诊断也同样是有益的。

在搜集有针对性病史的这一部分的时候易犯的两点错误:

1. 从剂量、治疗时间和患者的医从性等方面往往无法评估一种治疗方式是否适当。

2. 患者可能尝试多种治疗方案失败后才考虑使用药物。这也可能通过历史调查表现出来,即缓解疼痛有效的唯一药物是被控制的物质。

过去的诊断试验

医师必须评估充分性、有效性、年龄和以往测试的质量,决定是否需要额外的测试,以下因素将提示需要进一步测试:以前稳定的头痛或面部疼痛性质改变、新发的头痛或面部疼痛、可能造成或引起疼痛的新发的系统性疾病或者新的神经病变。

偏头痛等位症

虽然无先兆偏头痛和有先兆的偏头痛经常在儿童及青少年中发作,许多头痛专家认为,存在一组非头痛疾病即偏头痛等位症(migraine equivalents),包括周期性呕吐综合征、良性阵发性眩晕、急性错乱状态。周期性呕吐综合征的特点是反复发作,单独发作,发作间歇期无症状。良性阵发性眩晕的特点是眩晕、头晕、眼球震颤、恶心和呕吐。儿童急性错乱状态的特点是混乱、定向障碍、记忆障碍、构音障碍,甚至反应迟钝。

在获得有针对性的头痛史后,临床医师应执行有针对性的头痛检查。同有针对性的头痛病史一样,有针对性查体的目的是帮助明确诊断。应特别注意发热,这可能表明有感染,或者血压升高及心动过缓,这可能是颅内压高压的先兆。脑神经评估包括对有头痛的患者仔细检查眼底,以及颈部僵硬度评估。同时应该进行运动和感觉检查,以及对患者的意识水平的评价。仔细检查颅骨明确颅脑创伤的迹象,以及皮肤评估确定全身性疾病的皮肤的迹象。

所有的头痛患者都应该进行实验室检查。在头痛伴有不明原因发热的患者应该尽早进行腰椎穿刺进行脑脊液检查以排除中枢神经系统疾病。应该记住,儿童和青少年患链球菌性喉炎可出现极度不适,往往会抱怨头痛和畏光。不明原因头痛而保守治疗无效的患者应该进行磁共振成像和/或电脑断层扫描(表 352-2)。

表 352-2　引起关注的因素
• 最近新的头痛发作("初次")
• 异常的严重新发的头痛("恶化")
• 与神经功能障碍有关的头痛
• 全身疾病(尤其是感染相关性头痛)
• 迅速达到高峰的头痛
• 与活动相关头痛
• 局灶性头痛
• 疼痛类型的突然改变
• 与 Valsalva 动作相关的头痛
• 夜间头痛

（韩雪野　罗芳　译）

推荐阅读

McAbee GN: A review of episodic and chronic pediatric headaches of brief duration, Pediatr Neurol 52(2):137–142, 2015 Feb.

Slover R, Kent S: Pediatric headaches, Advances in Pediatrics 62(1):283–293, 2015 Aug.

Suresh S, Shah R: Pediatric chronic pain management. In Benzon HT, et al (eds): Practical Management of Pain, ed 5. Philadelphia, Mosby, 2014, pp 449–466.

对儿科患者的疼痛评估，我们需要特殊的技能，以确保不对任何正在遭受病痛折磨的儿童增加伤害。婴儿和年幼儿童可能无法用语言表达出他们对痛苦的抱怨，而年龄较大的儿童可能没有足够的语言、词汇或者经验来充分表达出他们的感觉（表 353-1）。认知、行为、情感障碍以及恐惧可能使局面进一步恶化（图 353-1）。照顾者进一步复杂化地对评估儿童的疼痛表现，具有独特的心理视角，而这些可能受到文化和学习行为的影响。观测评估工具和/或更客观的疼痛评估工具例如脸谱等级量表的使用可以帮助临床医生进一步明确个别患者的临床状况。对于早产儿和足月儿，PIPP 量表和 CRIES 疼痛量表已被证明在这个特殊的患者群中观察到疼痛行为与临床具有相关性。从 2 个月到 7 岁的手术患者，FLACC 量表已被证明是在术后疼痛评估的有用工具。

表 353-1	儿童患者不同年龄的疼痛表达
18 个月 ~ 3 岁	儿童能够开始用合适的语言来指出自己是否疼痛
3 ~ 5 岁	儿童能够用语言来描述疼痛的性质、位置、频率和严重程度
学龄期儿童	儿童能更清楚的表述疼痛过程，不存在认知功能障碍的儿童可以运用数字疼痛评分

未经处理或正在遭受的疼痛可能会导致儿童的极端情绪低落和焦虑。在临床中简单的非药物治疗途径或者反复操作例如抽血和注射都可以带给患者疼痛，但这在临床中都是必需的。简单的再保证、分散注意力、积极的鼓励（可以采取贴纸或奖品表扬相结合的形式）都可能有效。与成年人相比尽管继发于慢性疼痛的儿童患者并不普遍，但它必须积极加以管理。癌症、胶原血管疾病、囊性纤维变性、镰状细胞贫血患者不仅需要合适的非药物和药物治疗，而且需要行为支持，以优化他们的幸福感。

对新生儿疼痛药物的应用，重要的是要认识到，虽然新生儿的解剖结构似乎已经完整，但是新生儿的器官系统的功能性发展并非如此。在出生的前 3 个月内（如果新生儿早产更要长），肝脏不能完全代谢如吗啡和局部麻醉剂等许多普通的镇痛药，而且在出生时肾脏的功能性肾小球滤过率下降。新生儿血浆白蛋白量下降可能导致游离药物增加，产生意想不到的副作用和药物毒性。

对乙酰氨基酚对于新生儿来说是一种安全的药物，是便于管理的液体制剂。有趣的是，谷胱甘肽过氧化酶可以结合对乙酰氨基酚、乙酰苯醌亚胺的有毒代谢产物。新生儿似乎由于谷

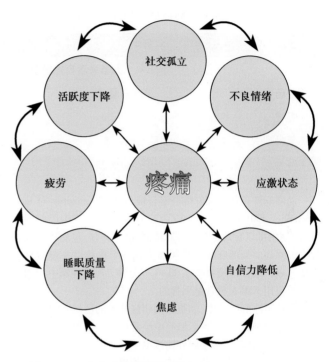

图 353-1 小儿疼痛的恶性循环。（From Anthony KK, Schanberg LE：Pediatric pain syndromes and management of pain in children and adolescents with rheumatic disease. Pediatr Clin North Am 2005 Apr；52［2］：611-639. ）

胱甘肽过氧化酶不断增长对乙酰氨基酚毒性有不同程度的保护水平。口服每日最大剂量建议：对于 34 周的早产儿不超过 45mg/kg，对于小于 10 天的足月儿不超过 60mg/kg，对于儿童不超过 90mg/kg。

新生儿期后非甾体抗炎药是一种合理的安全的对乙酰氨基酚替代品。药代动力学和药效学特点与健康成人类似，与成人相比儿童似乎具有更低的肾病发病率，胃肠道副作用发生率也下降。如果需要注射药物，酮咯酸剂量范围为 0. 25 ~ 0. 5mg/（kg·6h），无负荷剂量。

在新生儿阿片类药物的应用需要特别注意剂量并需要认真地进行临床评估。由于转氨酶功能并不成熟，吗啡和其他阿片类药物例如芬太尼的半衰期实际上增加了一倍。由于肾小球滤过率下降，代谢产物的消除也进一步减慢。阿片类药物在这个特殊的人群的应用更加复杂化，事实是中枢呼吸系统并不成熟对于缺氧或高碳酸血症的生理反馈并不在理想状态，从而导致呼吸困难。

对于轻度至中度疼痛，可待因与对乙酰氨基酚的联合应用通常是一个合理的起始用法。这两种药物最佳的用药方式就是具有有效的协同作用并且安全时，一般给予 10 ~ 15mg/kg 对

乙酰氨基酚和 0.5mg/kg 可待因。对于更严重的疼痛,美沙酮是一个很好的选择,因为它的半衰期长,在慢性痛例如癌痛中使用次数减少。对于体重不足 50kg 的患者,开始剂量为 0.1mg/(kg·4~8h)。对于重量超过 50kg 的患者,起始剂量是 10mg/(4~8h)。

如果不能口服止痛药,静脉注射方法应该优于引起注射痛的肌内注射方法。临床经验告诉我们,孩子们否认他们的疼痛是为了避免挨"一针"。严重急性疼痛(如烧伤、骨折)的起始治疗需要间歇的静注吗啡、氢吗啡酮或芬太尼,而这些药物必须由那些熟悉这类药物在这些特殊人群中药理特性的医师使用。对于急性疼痛的下一步合理疗法就是连续输注麻醉止痛剂,以及患者使用自控镇痛。对于幼儿和儿童吗啡的初始输注速率为 0.025mg/kg。而新生儿所需要的剂量要低得多,而且在使用过程中还需要严密的检测和处理。患者自控镇痛概念通常可以被无认知功能损害的 6~7 岁儿童所接受。对于更小患者的镇痛方式可以改为护士控制镇痛。

儿童患者自控镇痛的常用药物的剂量范围见表 353-2。

表 353-2　儿童患者自控镇痛的剂量

儿童患者自控镇痛的标准剂量(7 分钟锁定时间)			
药物	单次剂量/(μg/kg)	输注速率/[μg/(kg·h)]	4 小时限量/(μg/kg)
吗啡	20	4~15	300
氢吗啡酮	5	1~3	60
芬太尼	0.25	0.15	4

局部麻醉药如局部麻醉药混合液(eutectic mixtures of local anesthetics,EMLA)(例如利多/丙胺卡因或利多/丁卡因的混合液)的使用可以有效地减轻静脉注射、静脉穿刺、包皮环切等过程中的疼痛。局部麻醉要必须渗透到整个皮肤层并覆盖整个操作区域。最佳镇痛效果在 90~120 分钟。所以在家中于预期疼痛前应用 EMLA 软膏是明智的。

区域阻滞麻醉技术,如腹股沟疝修补术的区域阻滞和单次硬膜外注射和骶麻,在术后镇痛中经常应用。如果疼痛预计将持续很长的时间,连续硬膜外输注也可以使用。

总之,所有年龄段的儿童应该得到周到的疼痛管理。在这个特殊的患者人群中如果疼痛没有得到合理的控制,可能会导致不必要的痛苦、焦虑、以及对医生和其他医护人员的终身恐惧。

(韩雪野　罗芳　译)

推荐阅读

Baumbauer KM, et al: Managing chronic pain in special populations with emphasis on pediatric, geriatric, and drug abuser populations, Med Clin North Am 100(1):183–197, 2016 Jan.

Shah R, Sawardekar A, Suresh S: Pediatric acute pain management. In Benzon HT, et al (eds): Practical Management of Pain, ed 5. Philadelphia, Mosby, 2014, pp 304–311.

Suresh S, Shah R: Pediatric chronic pain management. In Benzon HT, et al (eds): Practical Management of Pain, ed 5. Philadelphia, Mosby, 2014, pp 449–466.

第 354 章
老年人疼痛

随着人口老龄化,老年人疼痛的管理变得越来越重要。大量文献显示,老年人疼痛治疗是不充分的,但目前实际指导临床医生管理老年人疼痛文章很少。未能充分诊断和治疗老年患者疼痛会导致睡眠障碍,减少活动,危害社会,产生抑郁,以及不必要的痛苦。

中老年人疼痛有效管理的第一步是执行一个与年龄相关及个体化的疼痛评估。疾病的药物治疗导致的急性器质性脑综合征、

认知障碍、痴呆、预先存在的慢性疼痛都可能导致疼痛评估困难。临床医生也必须意识到听力和视力损害,可能使疼痛评估复杂化。临床医师还必须牢记,没有科学证据支持这一常见的错误观念,即同年代的有认知功能障碍的患者比没有认知障碍的患者痛域更高即更不怕疼。在这种情况下,临床医师应将主观的临床表现(例如,患者是否愁眉苦脸、情绪激动或不安)与更客观的测量方法如Wong-Baker 评分结合起来评估患者的疼痛(图354-1)。

哪个面容能够表明你现在的疼痛?

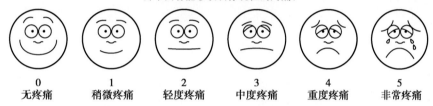

0	1	2	3	4	5
无疼痛	稍微疼痛	轻度疼痛	中度疼痛	重度疼痛	非常疼痛

图 354-1　Wong-Baker 疼痛评分。(Modified from Wong DL, Baker CM; Pain in children; comparison of assessment scales. Pediatr Nurs 1988;14:9-17.)

老年患者疼痛评估的第二步是明确是否存在可能加重其疼痛的合并症。在老年患者中应该重视那些未经治疗的常见疼痛合并症,包括肌肉骨骼疾病,如关节炎、滑囊炎、椎体压缩性骨折和肌腱炎、周围神经病变和其他神经性疼痛、胶原血管疾病(如风湿性多肌痛和颞动脉炎)和纤维肌痛。

老年患者疼痛评估的第三步是明确其共存的抑郁症可能是患者痛苦的一个方面。相关的护理人员或家庭成员提供的患者精神状态的微妙变化,可能提示有抑郁(表 354-1)。如果

表 354-1　老年患者抑郁的征象
• 情绪烦躁
• 阵发性脾气
• 注意力难以集中
• 记忆丧失
• 入睡后易醒
• 失眠
• 体重下降
• 不明原因体重增加
• 无价值感
• 日常生活兴趣和快乐的丧失
• 疲劳
• 全身疼痛
• 自杀意念

未能识别和治疗抑郁症将使主要疼痛的治疗更为困难。

老年患者疼痛评估的第四步是明确会影响患者感知和/或报告疼痛的个体化因素。这些因素包括患者的错误观念(如疼痛是一种衰弱的表现,疼痛是老化的正常表现,疼痛意味着癌症)。其他个体化因素有毫无根据的恐惧止痛药上瘾,以及关于疼痛独特的宗教和文化信仰。如果临床医生和护理人员也存在这些普遍错误观念,那所有这些因素都可能被放大。

详细询问病史,包括患者的医疗和手术史,以及目前使用药物的准确名单,是着手制订一份疼痛治疗方案必不可少的。仔细地评估疼痛的频率、性质、强度、发病高峰以及疼痛的持续时间也是很有用,因为这涉及以前的治疗方法和药物的评估。临床医师应询问使用过的非处方药和/或草药或其他措施,这些措施可能混淆患者痛苦的临床表现或患其他合并症的危险。每一个疼痛病史的采集都应该包括这样的问题,即"在过去的 1 天、1 周、1 个月,你有什么由于疼痛而不能做的吗?"

有疼痛的老年患者体检应包括采取不造成过度痛苦的方法对疼痛部位仔细检查。完整的神经功能检查,包括认知功能损害的评估。

评估患者走动的能力、从坐位到站立的能力、走动不气短或出现心绞痛的能力将有益于制订治疗计划。

由于不同的年龄,肾、肝和心血管正常的生理功能不同,老年人存在用药不足或过度用药特殊风险。这意味着,在老年患

者中使用镇痛药物和辅助镇痛药应个体化用药及密切监测生命体征。

一般情况下,初始剂量的止痛药应减少 25%,然后根据临床情况及副作用慢慢地滴定。如果必须使用强阿片类镇痛药,首选的药物是吗啡。在这一特殊人群应避免哌替啶,由于其代谢产物甲哌替啶会蓄积。

（韩雪野　罗芳 译）

推荐阅读

Ferrell B: Cancer pain in elderly patients. In: Naeim A, Reuben DB, Ganz PA (eds): Management of Cancer in the Older Patient, Philadelphia, Saunders, 2012, pp 153–163.

Gagliese L, Melzack R: Pain in the elderly. In: Wall P, Melzack R, (eds): Wall and Melzack's Textbook of Pain, ed 5. Elsevier Churchill Livingstone, 2006. [online edition].

Malec M, Shega JW: Pain management in the elderly, Med Clin North Am 99(2):337–350, 2015 Mar.

第九篇　疼痛治疗的伦理与法律问题

第355章
知情同意和同意治疗

　　知情同意是患者接受关于治疗的一些必要信息,行使他的法律和伦理权利来选择是否进行由医生推荐疗法的过程。为了达到这样的目的,医患双方的谈话必须包括以下内容:①推荐疗法的性质;②推荐疗法的益处、副作用、危险以及相关的不确定性;③这个疗法可能的改动;④可能的改动的益处、副作用、危险以及相关的不确定性;⑤医生评估患者理解这些信息和作出决定的能力;⑥患者自愿同意进行该疗法(图355-1)。

介入放射性手术操作知情同意谈话清单示例

---

1) 准备

☐ 查看患者的病历,包括相关的实验室检查、影像学资料和其他资料。了解患者的文化背景和人口社会学资料。

☐ 明确患者是否需要翻译或其他沟通帮助。

2) 介绍

☐ 进行自我介绍并说明您在拟行手术操作中的角色。

☐ 鼓励患者积极参与并进行开放式问题交流。

☐ 询问患者的状态、治疗目标和期望。

3) 要点

☐ 就拟行手术操作相关的病情与患者进行交流。

☐ 向患者解释手术操作过程、术者以及预计的手术操作时间。

☐ 告知进行该手术操作患者可能的获益和不进行该手术操作相关的风险。

☐ 告知进行该手术操作的风险,包括手术操作可能无法达到预期目标的风险。

☐ 告知拟行手术操作的替代方案。

☐ 告知术后的预期效果(疼痛的程度和持续时间、恢复时间、日常生活活动的限制、生活质量等)。

4) 评价

☐ 询问患者的问题和疑虑。

☐ 通过"反问"判断患者是否理解。

☐ 与患者一起阅读纸质版知情同意书;可以让患者大声朗读或让患者自己阅读知情同意书。

☐ 为患者留出与家属商量的时间。

☐ 向患者强调患者本人可以决定是否进行该手术操作;确保患者知晓未经他/她的同意不能进行手术操作。

可以让患者了解遵循此清单的副本

图 355-1　知情同意的要素。(From Ripley BA, Tiffany D, Lehmann LS, Silverman SG: Improving the informed consent conversation: a standardized checklist that is patient centered, quality driven, and legally sound. J Vasc Interv Radiol 2015 Nov;26(11):1639-1646.

　　同意治疗,是知情同意不可分割的一部分,也是医生对于患者独立性的法律和道德责任的一部分。同意治疗适用于任何一次医生想要对自己的患者进行的处理,如抽血检查和开始静脉注射药物。实际上就是医生简单地向患者介绍他要做什么,然后后患者表示同意。患者同意使得医生可以对他进行处理否则就是侵权。侵权被定义为一种故意有害或攻击性的对患者的接触。该定义适用于美国50个州。

　　虽然大多数州法令或规定构成足够的知情同意规定,下列内容通常被用于评估是否提供了充足的知情权。第一,该医生是否提供了所有处于类似处境的患者的医生都应提供的类似信息。第二,提供给患者的真实的知情同意是否合适,它取决于提供的信息是否包括所有典型的处于同样处境的患者需要知道的全部信息。第三,在所提供的信息下,医生决定类似的患者是否可以理解这些信息并且做出明智的决定。第三点不仅包括患者能否理解所提供的信息,还包括他能否做出正确的决定。我们必须记住,一个患者的判断力可能有所不同,例如,对于疾病的进展,使用的药物和精神疾病。

如上所述,理论上所有需要接触患者的治疗都需要同意治疗以及知情同意。一般来说,小的操作,如直肠或盆腔检查不需要签知情同意书。然而,任何更加有侵入性或危险的操作(例如,手术、放疗和/或麻醉)通常会填写一份表格表示患者已经收到了必要的信息进行知情同意,以及同意治疗。

如果患者被认为无法提供知情同意,代理决策者必须为他做决定。大多数州的法定提供了一个该类患者的代理决策者的顺序,患者的父母通常被认为是最合适的代理人。在没有任何适当的代理决策者时,医生有责任为患者选择最好的治疗,直到法院可以指定代理决策者。只有在紧急情况比如患者昏迷或没有能力而且没有合适的代理决策者时才可以忽略知情同意。

(韩雪野　罗芳　译)

推荐阅读

Requarth JA: Informed consent challenges in frail, delirious, demented, and do-not-resuscitate adult patients. J Vasc Interv Radiol 2015 Nov; 26(11): 1647–1651.

Sachs GA: American Geriatrics Society Position Statement on Informed Consent. Available from http://onlinelibrary.wiley.com/doi/10.1111/j.1532-5415.1998.tb04551.x/epdf.

第 356 章
患者保密原则

医生为患者保密的职责来源于医护提供者和患者之间的信托关系。虽然信托这个概念常使人联想到涉及金钱、股票或债券的商务关系，实际上它存在于任何时候。如果一个人觉得可以信任和依赖某人，他相信这个人会保护他的个人利益和/或为他谋取最佳利益，也许在医患关系中没有什么比信托关系更重要的了。

医生被认为处于比患者更有利的地位，这是因为他们的知识、教育背景和社会地位。可能最重要的原因是社会大众普遍预期医生会很重视他与患者的保密责任。这种信任使得患者与医生分享他们最机密的、最亲密的、最尴尬的事情而不担心这些秘密会外泄。如果患者与医生说实话，这种信任的期望和保密的环境是必不可少的。

为患者保密的义务会阻止医生向其他人（如患者的亲戚、雇员、家庭成员或媒体）透露患者的私人信息。这种保密义务包括不揭露机密的信息，避免了信息不被批准就被外泄的情况发生。

在美国，这种保密责任已经被写入一个叫作 HIPAA（Healthcare Insurance Portability and Accountability Act）的联邦法律，又称 1996 年的医疗保险可能性和责任法案及该法律后续的修改。这个法律的规定，已成为众所周知的隐私规则，允许和禁止保密信息的使用（被称为该法案下的保护健康信息），明确了对不遵守该法案的人的惩罚方式。还有很重要的一点是，保护健康信息不仅仅包括一个患者告诉他的医生的信息，还包括有关于患者健康的别的任何信息和有关于医疗费用的细节问题。该法案还规定了无论是医生还是指定的保护实体都有义务去保护患者的隐私。这些保护实体包括医院、手术中心、化验室、影像中心、保险公司和可能会获得这些信息的商业伙伴。

与患者保密同样重要的是卫生保健、伦理学家和法律专家们提出的医生为患者保密的几种例外。一般而言，这些例外是由于为患者保密会比揭露这些秘密造成更大的伤害。大多数州已经提供了法律，允许患者的机密信息的公布。允许并且需要将患者的保密信息透露给患者以外的人的情况发生在以下例子中，如医生确信患者可能伤害别人或继续保密可能危害到公共福利，像一个患者患有传染性疾病，如肺结核或艾滋病毒（图 356-1）。

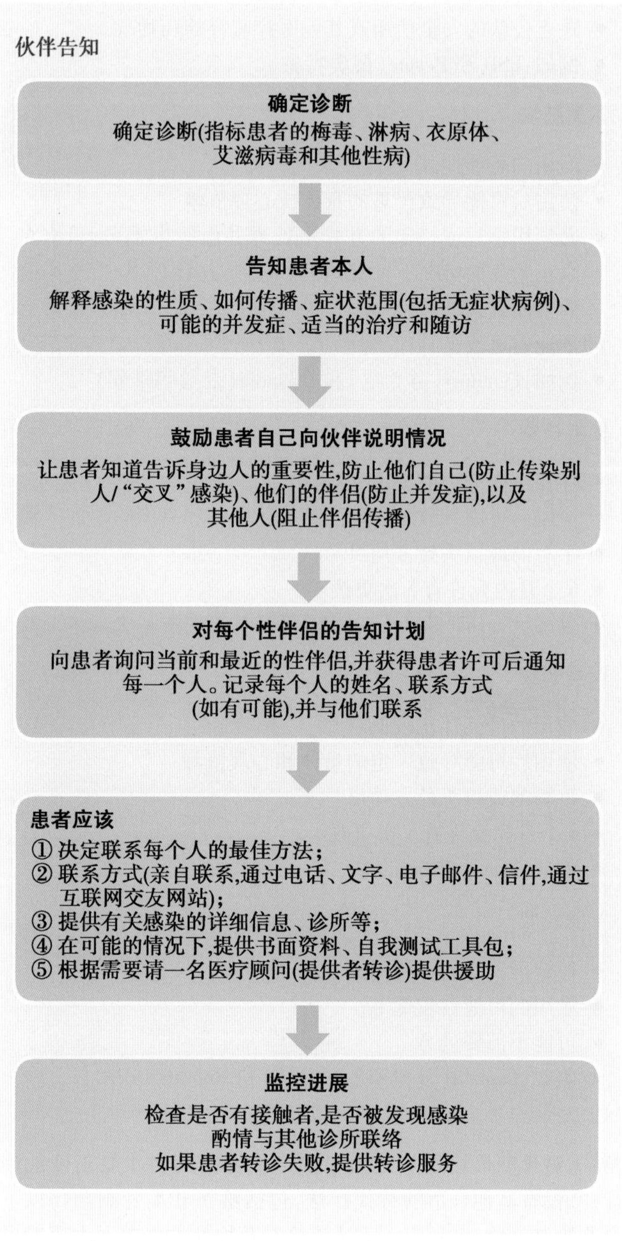

（韩雪野　罗芳　译）

推荐阅读

HHS Standards for Privacy of Individually Identifiable Health Information; Final Rule: 45 CFR Parts 160 and 164.

Wilson JF: Health Insurance Portability and Accountability Act privacy rule causes ongoing concerns among clinicians and researchers. Ann Intern Med 2006 Aug 15; 145(4):313–316.

伙伴告知

确定诊断
确定诊断(指标患者的梅毒、淋病、衣原体、艾滋病毒和其他性病)

↓

告知患者本人
解释感染的性质、如何传播、症状范围(包括无症状病例)、可能的并发症、适当的治疗和随访

↓

鼓励患者自己向伙伴说明情况
让患者知道告诉身边人的重要性，防止他们自己(防止传染别人/"交叉"感染)、他们的伴侣(防止并发症)，以及其他人(阻止伴侣传播)

↓

对每个性伴侣的告知计划
向患者询问当前和最近的性伴侣，并获得患者许可后通知每一个人。记录每个人的姓名、联系方式(如有可能)，并与他们联系

↓

患者应该
① 决定联系每个人的最佳方法；
② 联系方式(亲自联系，通过电话、文字、电子邮件、信件，通过互联网交友网站)；
③ 提供有关感染的详细信息、诊所等；
④ 在可能的情况下，提供书面资料、自我测试工具包；
⑤ 根据需要请一名医疗顾问(提供者转诊)提供援助

↓

监控进展
检查是否有接触者，是否被发现感染
酌情与其他诊所联络
如果患者转诊失败，提供转诊服务

图 356-1　伙伴告知的内容——建议流程。（From Ward H, Bell G: Partner notification. Medicine 2014 Jun; 42［6］: 314-317.）

在美国,现行的关于管制药物的处方管理规定都来源于 1970 年的联邦管制药物法案(Controlled Substances Act)。联邦政府希望通过这个法案提供统一的、全套的关于管制药物处方的法律指导。这个法案承认一些管制药物对公众来说比另外一些要更危险,并介绍了临床有用的药物列表。由于处方控制药物滥用的流行,最近这一列表发生了改变,使开具氢可酮变得更加困难(图 357-1)。

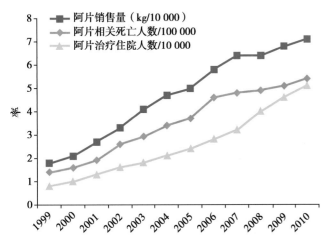

图 357-1　1999—2010 年阿片类处方销售和阿片类相关治疗入院过量与死亡的比较。(From National Center for Health Statistics,Centers for Disease Control [CDC] WONDER Database 2014;DEA Automation of Reports and Consolidated Orders System;Substance Abuse and Mental Health Services Administration [SAMHSA] Treatment Episode Data Set [TEDS].)

这个管制药物列表上 Ⅱ 类到 Ⅴ 类药物被视为已批准应用于临床的药物,Ⅰ 类药物被认为还没有明确的临床应用指征(表 357-1)。这个法案允许将管制药物用于治疗疼痛,但特定限制了长期使用限制药物来防止化学依赖。

这个法案还要求那些管制药物的处方有一个由药品监督机构登记(Drug Enforcement Agency)的注册号,通常被称为 DEA 号码。许多州还要求除了联邦政府登记的 DEA 号码外有一个单独的州的 DEA 号码。该法案要求只有那些拥有有效的 DEA 号码,并且位于管制药物列表上的药物才可以被开处方,这类处方必须用永久性墨水书写并且在开出处方的当日由处方者签上日期和姓名。一般说来,医生处方管制药物时不能过期书写。

卫生和人类服务部部长提出了以上这些要求以外的紧急情况。这些紧急情况下医生可以给药师下达口头处方,它们包

表 357-1　管制药物分类表

Ⅰ 类药物

- 滥用的可能性高
- 目前美国没有将其用于医疗目的
- 缺乏公认的安全使用或其他医疗监督的药物
- 例如:LSD 和 Peyote(佩奥特碱)

Ⅱ 类药物

- 滥用的可能性高
- 使用后可能导致严重的身体或心理依赖
- 必须用手写或打印的方式来处方并由医生签名;只有在真正紧急的情况下才能进行口头处方且必须在 72 小时内书面确认
- 不能有更改
- 例如:Fentanyl(芬太尼)和 Dilaudid(二氢吗啡酮)

Ⅲ 类药物

- 存在滥用的可能性
- 使用后可能导致中等程度的身体依赖和高度的心理依赖
- 手写的或口头处方均可
- 6 个月内允许有 5 次更改
- 例如:Fiorinal 和 Tylenol #3(羟苯基乙酰胺)

Ⅳ 类药物

- 滥用的可能性比较低
- 使用后可能导致一定的身体和心理依赖
- 手写的或口头处方均可
- 6 个月内允许有 5 次更改
- 例如:Xanax 和 Valium

Ⅴ 类药物

- 符合国家和地方使用的常规
- 滥用的可能性较低
- 可能不需要处方
- 例如:Lomotil(复方苯乙哌啶片)和 Robitussin AC

括:①对预期最终用户必须立刻给予管制药物才能正确地治疗;②没有其他合适的替代疗法,包括给予 Ⅱ 类管制药物以下的非管制药物;③医生在下达该管制药物处方之前不大可能提供手写处方。这些紧急情况也要求药剂师做出合理的努力来识别处方医师,如果药剂师不认识处方医生的话。医生和药剂师都必须清楚地记录该紧急情况的医学理由。另外,根据管制

药物处方法案,这个处方医师必须提供一个手写的处方,记录符合规定的使用该药物的理由。

(韩雪野　罗芳　译)

推荐阅读

Compton WM, Boyle M, Wargo E: Prescription opioid abuse: problems and responses. Prev Med 2015 Nov: 80:5–9.

Hilliard PE: The prescription opioid abuse crisis in america: current prescribing patterns, impact on public health, and the role of the anesthesiologist. Adv Anesth 2015; 33(1):175–189.

McAllister MW, Aaronson P, Spillane J, et al: Impact of prescription drug-monitoring program on controlled substance prescribing in the ED. Am J Emerg Med 2015 Jun; 33(6):781–785.

药物转用(diversion)被定义为非法滥用或分发处方药或将合法处方药用于非预期目的,包括转售、娱乐用途或成瘾治疗。表 358-1 概述了常见的药物转用手段。这些手段包括:

表 358-1	常见的药物转用手段
转用手段	**定义**
卖处方药	出售合法获得的处方药的患者和其他个人
医生购买	诱惑多名医生利用各种虚假借口开出管制药物处方
非法互联网药店	打着合法药店的幌子,在没有处方的情况下向个人提供受管制物质,并通过逃避国家许可要求和标准的非法网站跨越国家和国际边界销售
药物盗窃	盗窃可能发生在处方药供应链的任何一个步骤,从制造商到患者,或者从亲戚、朋友或保健专业人员(例如护士、医生、药剂师和其他提供者)
处方笺盗窃伪造	打印或窃取处方纸以撰写欺诈性处方或更改处方以获取未经授权的处方药数量
非法处方	提供不必要的处方或开出比医学上所需要的数量更多的片剂或胶囊剂-通常称为"药丸厂"

- 卖合法药物的患者
- 药物盗窃
- 合法药店非法销售
- 患者骗医生开处多个处方
- 处方笺盗窃和伪造
- 持照从业人员非法处方

虽然所有处方药都可能被转用,但某些类别的药物最有可能转用,国家药物滥用研究所确定了处方药最常被滥用的处方药。其中包括:

- 阿片类药物
- 合成代谢类固醇
- 巴比妥类
- 苯二氮䓬类
- 兴奋剂
- 致幻剂

在美国,1970 年的联邦管制药物法案明确规定,提供者有责任防止药物转用。该法令和随后的修正案要求规定受控物质的提供者在编写药品报表时应遵循许多技术要求,包括:

- 发行日期
- 患者姓名
- 患者地址
- 药品名称
- 剂量
- 数量
- 标记
- DEA 号码
- 签名

还要求药物提供方遵守一些实质性要求,其中包括确保任何受控处方都是:

- 为了合法的医疗目的
- 在他或她的专业治疗的正常过程中去使用
- 不用于药物维持
- 不用于成瘾治疗
- 不从供应商处直接发药
- 用于治疗急性戒断长达 48 小时

防止滥用和转用的合理步骤

减少转用可能性的此类合理步骤包括进行仔细的病史询问和体格检查,以确定是否存在合法的医疗目的来开出受控物质,评估药物错用、滥用和/或转用的可能性,使用尿液药物筛查来验证药物的依从性,并在国家处方数据库中检查多位医生提供的类似处方的证据(如果有)。提供者还应实施以下程序,以减少错用、滥用和/或转用药物的可能性:

- 保护使用处方笺。
- 除非国家法律要求披露,保密 DEA 或许可证号码。
- 确保处方书写清楚,以尽量减少伪造的可能性。
- 使用电子处方,来取缔纸质处方。

- 遵守严格的管控政策并教育办公室人员。
- 使用国家处方药监测方案（Prescription Drug Monitoring Programs，PDMPs），在补充或添加新药之前监测患者处方。
- 与药剂师或其他医疗专业人员以及药房经理沟通，并在发现可疑行为时与他们协调。

- 将需要疼痛管理或处方控制药治疗的疑难患者转介至专业机构。

推荐阅读

Federal Controlled Substances Act 21 CFR 1306.04.

复习题

1. 颞动脉炎的特征是：
   a. 女性发病率是男性的 3 倍
   b. 颌跛行
   c. 颞动脉压痛和硬化
   d. 沉降速率显著提高
   e. 以上均是

2. 颈丛深支
   a. 支配真声门的关闭
   b. 从第一、二、三和四颈神经的初级纤维腹侧分支发出
   c. 仅有运动神经支配
   d. 发出分支支配膈神经
   e. b 和 d

3. 一名 46 岁的男性患者主诉：在挖掘一个大花园后，肩膀疼痛严重。患者肩部触诊和活动时均有严重疼痛，并感觉肩膀肿胀和"沉重"。予患者行超声检查，如下图所示，患者可能为：
   a. Ludington 综合征
   b. 三角肌下滑囊炎
   c. 肱二头肌远端肌腱撕裂
   d. 感染性心内膜炎斑块
   e. 以上都不是

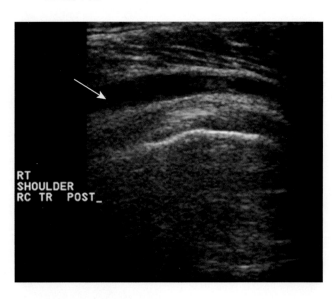

4. 下图颞动脉横断面超声提示：
   a. 寨卡病毒感染
   b. 维生素 A 中毒

   c. 颞动脉炎
   d. 高血压脑病
   e. 以上均错

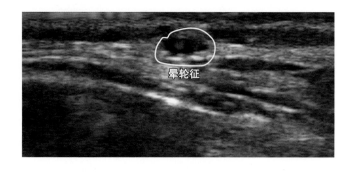

晕轮征

5. 下列哪种疾病可以引起眼球运动障碍：
   a. 脑肿瘤
   b. 动脉瘤
   c. 颅内压增高
   d. 脑脊液压力降低
   e. 以上均是

6. 动眼神经功能紊乱的临床症状包括：
   a. 严重面部疼痛
   b. 瞳孔反射失活
   c. 内直肌内转作用减弱
   d. b 和 c
   e. 以上均是

7. 第四对脑神经是：
   a. 脊髓副神经
   b. 滑车神经
   c. 三叉神经
   d. 舌咽神经
   e. 眶上神经

8. 滑车神经麻痹将导致的临床症状为：
   a. 眼球无法向下转动
   b. 眼球无法向上转动
   c. 眼球无法向内侧转动
   d. b 和 c
   e. a 和 c

9. 引起三叉神经病变的最常见疾病是：
   a. 周围神经病
   b. 沃勒变性
   c. 烟雾病
   d. 三叉神经痛

e. 以上均否

10. 三叉神经痛:
a. 以突发性疼痛为特征
b. 2%~3%的患者以多发硬化为特征
c. 常由颅内血管畸形引起
d. 疼痛剧烈
e. 以上均是

11. 展神经麻痹的最常见原因是:
a. 糖尿病所致的微动脉病变
b. 裂谷热
c. 开角型青光眼
d. 闭角型青光眼
e. 以上均否

12. 患者展神经(第六对脑神经)麻痹将不能够:
a. 使眼球向受累侧移动
b. 分辨气味
c. 缩瞳
d. 耸肩
e. 以上均否

13. 面神经由以下哪种类型的神经纤维构成:
a. 特殊内脏运动纤维
b. 一般内脏运动纤维
c. 特殊感觉传入纤维
d. 一般躯体感觉纤维
e. 以上均是

14. 影响面神经最常见的功能失常是:
a. 三叉神经痛
b. 痛性肥胖病(Dercum 病)
c. 拉姆齐·亨特综合征(Ramsay Hunt 综合征)
d. 特发性面神经麻痹(贝尔麻痹)
e. 以上均否

15. 可以表明前庭蜗神经功能异常的临床表现是:
a. 舌后三分之一疼痛
b. 眩晕
c. 听力丧失
d. b 和 c
e. 以上均否

16. 影响舌咽神经最常见的功能失常是:
a. 三叉神经痛
b. 舌咽神经痛
c. 拉姆齐·亨特综合征
d. 特发性面神经麻痹
e. 以上均否

17. 与舌咽神经功能相关的包括:
a. 与恐惧有关的口腔干燥
b. 嗅到食物香味后分泌唾液
c. 三分之二味觉
d. 耳郭的感觉
e. 以上均是

18. 迷走神经分布支配:
a. 耳后皮肤、鼓膜外侧黏膜表面、咽及外耳道
b. 咽、食管、气管、腹部及胸腔感觉
c. 主动脉弓的压力感受器及主动脉小球的化学感受器的信息
d. 喉固有肌
e. 以上均是

19. 表明迷走神经功能受损的临床症状为:
a. 声音嘶哑
b. 瞳孔不等
c. 吞咽困难
d. a 和 b
e. a 和 c

20. 副神经脊髓根功能失常临床表现为:
a. 患侧胸锁乳突肌肌力降低
b. 患侧肋间肌肌力下降
c. 患侧斜方肌肌力下降
d. a 和 c
e. a 和 b

21. 以下哪项不是舌下神经受损的临床症状:
a. 舌固有肌肌力下降
b. 伸舌向患侧偏移
c. 当舌下神经长时间受损后,受累侧舌固有肌萎缩
d. 健侧抬肩无力
e. 以上均是

22. 枕大神经:
a. 是第二和第三对颈神经外周分支
b. 支配从颅顶向后的中线位的头皮
c. 可导致枕部神经痛的神经
d. 以上均是
e. 以上均否

23. 蝶腭神经结主要发出分支分布到:
a. 半月神经节及三叉神经
b. 颈动脉丛
c. 面神经
d. 颈上神经节
e. 以上均是

24. 颈丛浅支:
a. 控制真声门的关闭
b. 从第一、二、三和四颈神经的初级纤维腹侧分支发出
c. 仅有运动神经支配
d. 支配胰腺外分泌部
e. 以上均是

25. 一名 52 岁女性,醒来时有严重的胸前疼痛,并伴有皮肤疱疹,如下图所示,最可能的诊断是:
a. 银屑病
b. 接触性皮炎
c. 急性带状疱疹
d. 体癣
e. 痛性肥胖病

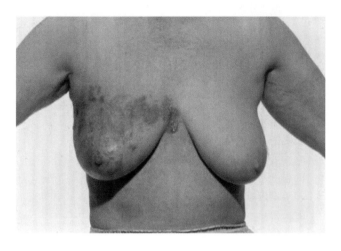

26. 星状神经节是：
    a. 位于椎动脉起始部后方
    b. 由初级特殊运动纤维组成
    c. 由颈下神经节与 T1 神经节在 C7 椎椎体前混合组成
    d. 属于腹腔神经丛
    e. 以上均是

27. 位于星状神经节前方的结构是：
    a. 皮肤
    b. 皮下组织
    c. 胸锁乳突肌
    d. 颈动脉鞘
    e. 以上均是

28. 以下关于颈椎的表述正确的是：
    a. 有 7 个颈椎
    b. 第一颈椎叫寰椎
    c. 第二颈椎叫枢椎
    d. 横突孔保护并允许椎动静脉的通过
    e. 以上均是

29. 在少数患者的第七颈椎发现的退化的残遗的结构称作：
    a. 绒毛膜绒毛
    b. 颈肋
    c. 施莫尔（Schmorl）结节
    d. 籽骨
    e. 以上均否

30. 以下关于颈椎间盘的表述正确的是：
    a. 作为脊柱颈段震动吸收的主要结构
    b. 防止邻近的神经结构受到冲击
    c. 使颈部运动更协调一致
    d. 防止穿越颈部的血管受到冲击
    e. 以上均是

31. 颈椎间盘的底部和顶部叫作：
    a. 纤维连接
    b. 髓核
    c. 端面板
    d. 犁骨
    e. 以上均否

32. 由纵横交错的纤维组织的构成的颈椎间盘外部结构称为：
    a. 环面
    b. 髓核
    c. 端面板
    d. 犁骨
    e. 以上均否

33. 椎间盘中间的含水的黏多糖胶冻样物质被称为：
    a. 环面
    b. 髓核
    c. 端面板
    d. 犁骨
    e. 以上均否

34. 一名 52 岁的男性主诉第一脚趾急性发作痛，患病脚趾如下图片。患者无发热，有脚趾红斑，触摸较热，活动疼痛，最有可能的诊断是：
    a. 痛风
    b. 退行性关节炎
    c. 小趾囊炎
    d. 爪趾
    e. 以上均否

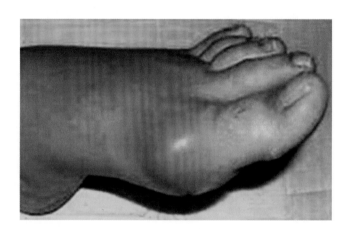

35. 脑脊液由什么吸收：
    a. 阿尔芭被膜
    b. 松果体
    c. 蛛网膜粒
    d. 泪腺
    e. 以上均是

36. 颈部的硬膜外隙由什么固定：
    a. 骨膜与脊髓硬膜在枕骨大孔处紧密融合
    b. 后纵韧带的前部
    c. 椎板及黄韧带的后部
    d. 椎弓根及椎间孔侧面
    e. 以上均是

37. 颈硬膜外隙包括：
    a. 脂肪
    b. 动静脉
    c. 淋巴
    d. 结缔组织
    e. 以上均是

38. 下面哪项关于颈平面关节的叙述是错误的:
    a. 较下的颈平面关节的神经支配来自一个椎体水平
    b. 寰枢及寰枕关节对于其他颈平面关节来说是独一无二的
    c. 较下的颈平面关节的神经支配来自二个椎体水平
    d. 较下的颈平面关节是真关节,因为它们之间滑膜相连
    e. 以上均错

39. 以下哪种结构对稳定颈椎结构有帮助:
    a. 项韧带
    b. 棘间韧带
    c. 棘上韧带
    d. 黄韧带
    e. 以上均是

40. 较小的上四胸椎与以下哪种结构有共同特征:
    a. 颈椎
    b. 胸椎
    c. 腰椎
    d. 骶椎
    e. 以上均否

41. 较大的下四胸椎与以下哪种结构有共同特征:
    a. 颈椎
    b. 胸椎
    c. 腰椎
    d. 骶椎
    e. 以上均否

42. 前十个胸椎之间的不同之处是:
    a. 椎间孔
    b. 肋骨的关节面
    c. 蛛网膜粒
    d. 无终板
    e. 以上均是

43. 在多数患者中,以下哪种结构处于 T4 皮节水平:
    a. 乳头
    b. 颈静脉切迹
    c. 星状神经节
    d. 脐
    e. 以上均否

44. 在多数患者中,以下哪种结构处于 T10 皮节水平:
    a. 乳头
    b. 颈静脉切迹
    c. 星状神经节
    d. 脐
    e. 以上均否

45. 在多数患者中,以下哪种结构处于 T12 皮节水平:
    a. 乳头
    b. 颈静脉切迹
    c. 髂嵴
    d. 脐
    e. 以上均否

46. 臂丛是由哪些神经的前支构成的:
    a. C5 神经
    b. C6 神经
    c. C7 神经
    d. C8 和 T1 神经
    e. 以上均是

47. 臂丛偶尔会接收来自哪支神经的前支:
    a. C2 神经
    b. C4 神经
    c. T2 神经
    d. b 和 c
    e. 以上均是

48. 臂丛可以细分成:
    a. 根
    b. 干
    c. 分支及束
    d. 终末分支
    e. 以上均是

49. 损伤肌皮神经后的临床表现是:
    a. 屈肘时无痛无力
    b. 肘旋后时无痛无力
    c. 前臂桡侧感觉局部缺失
    d. 以上均是
    e. 以上均否

50. 肌皮神经起始于:
    a. 臂丛神经外侧束
    b. 臂丛神经后束
    c. 臂丛神经内侧束
    d. 以上均是
    e. 以上均否

51. 尺神经支配的感觉分布区是:
    a. 手背尺侧
    b. 小指的背侧及环指的尺侧半
    c. 小指的掌侧及环指的尺侧半
    d. 以上均是
    e. 以上均否

52. 尺神经:
    a. 起始于臂丛神经内侧束
    b. 由 C6 到 T1 脊神经根构成
    c. 走行于腋动脉的前下方
    d. 以上均是
    e. 以上均否

53. 正中神经的感觉分布区是:
    a. 手掌面皮肤的一部分
    b. 拇指、示指、中指的掌侧面,环指的桡侧半
    c. 示指、中指的远端背面及环指桡侧半
    d. 以上均是
    e. 以上均否

54. 正中神经:
    a. 起始于臂丛神经的外侧束及内侧束
    b. 由 C5-T1 脊神经纤维构成
    c. 走行于腋动脉的前上方
    d. 以上均是
    e. 以上均否

55. 一名 43 岁男性主诉左膝后肿胀,体检发热,患侧的腘窝可见一个平滑的肿块,触诊患者有轻微疼痛,超声检查显示为囊性肿块,最可能的诊断是:
    a. 脓肿
    b. 腓总神经鞘瘤
    c. 膝关节坐骨神经卡压
    d. 膝关节胫神经卡压
    e. Baker 囊肿

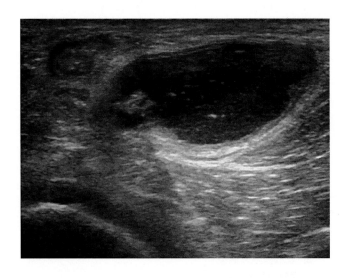

56. 桡神经:
    a. 起源于臂丛的后束
    b. 由 C5-T1 脊神经纤维构成
    c. 位于腋动脉的后下方
    d. 以上均是
    e. 以上均否

57. 桡神经绕行肱骨干部损伤后,典型表现是:
    a. 所有的腕伸肌及指伸肌瘫痪或麻痹
    b. 前臂旋后肌瘫痪或麻痹
    c. 手掌部及桡侧 3 个半手指背侧麻木
    d. 以上均是
    e. 以上均否

58. 以下哪项关于肩关节的表述是正确的:
    a. 肱骨头与关节窝相关节
    b. 是真关节
    c. 是人类最常脱位的关节
    d. 以上均是
    e. 以上均否

59. 肩锁关节由什么构成:
    a. 锁骨的远端及肩峰的前内面
    b. 肱骨头与关节窝
    c. 胸锁间隙
    d. 第一肋与脊椎的关节
    e. 以上均否

60. 三角肌下囊主要位于:
    a. 肩峰从侧面延伸至三角肌及关节囊的中间
    b. 肩胛骨

c. 肩胛上切迹
d. 以上均是
e. 以上均否

61. 肱二头肌:
    a. 使前臂旋前
    b. 屈曲肘关节
    c. 受肌皮神经支配
    d. 有长头和短头
    e. 以上均是

62. 形成肩旋套的肌肉有:
    a. 冈上肌
    b. 冈下肌
    c. 小圆肌
    d. 肩胛下肌
    e. 以上均是

63. 组成肩旋套的肌肉及其相应的筋膜与肌腱:
    a. 主要作用是维持肩关节在大范围及多种运动中保持稳定
    b. 帮助吞咽
    c. 过度使用或不当使用会造成撕裂
    d. a 和 c
    e. 以上均否

64. 冈上肌:
    a. 是肌腱套中最重要的一块肌肉
    b. 保持肩关节稳定
    c. 与三角肌一起在肩关节通过使肱骨头靠近关节窝而使上肢内收
    d. 由肩胛上神经支配
    e. 以上均是

65. 冈下肌:
    a. 保持肩关节稳定
    b. 与小圆肌一起在肩关节旋转上肢
    c. 由肩胛上神经支配
    d. 以上均是
    e. 以上均否

66. 喙突下囊位于:
    a. 关节囊与喙突之间
    b. 颈静脉切迹下
    c. 肋胸关节处
    d. 肋脊角
    e. 以上均否

67. 一名 45 岁男性患者腕部有枪伤,患者发现小指及无名指头持续无力伴麻木。患者拒绝物理治疗。在受伤 6 个月后的体格检查中,受伤手指挛缩如下图所示,最有可能受伤的神经是:
    a. 星状神经节
    b. 尺神经
    c. 正中神经
    d. 桡神经
    e. 以上都不是

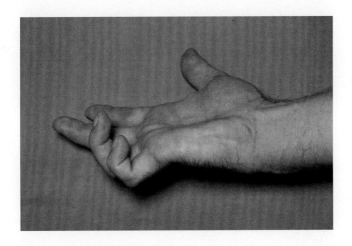

68. 一个典型的肋间神经的四个分支包括：
    a. 灰色交通支无髓鞘节后纤维
    b. 后皮支
    c. 外侧皮支
    d. 前皮支
    e. 以上均是

69. 第十二对肋间神经一般被认为是：
    a. 肋下神经
    b. 后皮支
    c. 外侧皮支
    d. 前皮支
    e. 以上均是

70. 第一胸神经节与颈下神经节融合有助于形成：
    a. 半月神经节
    b. 奇神经节
    c. 星状神经节
    d. 以上均是
    e. 以上均否

71. 腹腔神经丛节前纤维主要由什么神经发出：
    a. 内脏大神经
    b. 内脏小神经
    c. 内脏最小神经
    d. 以上均是
    e. 以上均否

72. 腰神经节一般大约位于什么水平：
    a. 第五肋间静脉
    b. 胸6
    c. 第一腰椎
    d. 第三腰椎
    e. 以上均否

73. 腹腔神经丛是
    a. 膈脚前
    b. 膈脚后
    c. 膈脚上
    d. 胸廓内
    e. 以上均否

74. 腹下神经丛上部位于以下哪项之前：
    a. L1
    b. L4
    c. T12
    d. 胃大弯
    e. 以上均否

75. 腹下神经发出交感神经到：
    a. 盆腔脏器
    b. 食管
    c. 盆腔脏器
    d. a和c
    e. b和c

76. 腰交感链和神经节位于：
    a. 在腰椎椎体的前侧缘
    b. 位于腹腔
    c. 椎管内
    d. 在相应的脊神经根内
    e. 以上均否

77. 腹腔位于什么前侧方：
    a. 小肠
    b. 腰交感链
    c. 结肠
    d. 以上均是
    e. 以上均否

78. 内脏大神经起源于：
    a. T5-T10 神经根
    b. C7-T2 神经根
    c. 星状神经节
    d. 以上均是
    e. 以上均否

79. 内脏小神经起源于：
    a. T10-T11 神经根
    b. C7-T2 神经根
    c. 星状神经节
    d. 以上均是
    e. 以上均否

80. 内脏最小神经起源于：
    a. T11-T12 神经根
    b. C7-T2 神经根
    c. 星状神经节
    d. 以上均是
    e. 以上均否

81. 肘关节由以下哪些组成：
    a. 肱骨
    b. 尺骨
    c. 桡骨
    d. 以上均是
    e. 以上均否

82. 肘关节过度活动或不适当活动最常造成哪种滑囊炎：
    a. 鹰嘴滑囊
    b. 肘骨间囊
    c. 鹅足滑囊

d. b 和 c

e. a 和 b

83. 鹰嘴滑囊位于：

a. 在肘后方的尺骨鹰嘴突与其相应的皮肤之间

b. 在肘窝的动脉外侧

c. 在肘窝的动脉内侧

d. 在肱二头肌下

e. 以上均否

84. 肘骨间滑囊：

a. 在肘前方

b. 在过度或不当活动后会得炎症

c. 可能会被感染

d. 如果炎症慢性化,可能会钙化

e. 以上均是

85. 在肘部,桡神经位于什么之间：

a. 肱骨外上髁与桡神经沟

b. 肱三头肌的筋膜与肌肉

c. 肱二头肌的筋膜与肌肉

d. 以上均否

e. 以上均是

86. 肘管：

a. 包绕腋动脉及神经

b. 由鹰嘴突及肱骨内上髁组成

c. 包绕桡动脉及神经

d. a 和 b

e. b 和 c

87. 前骨间神经：

a. 发出运动神经支配前臂屈肌

b. 容易因为异常的韧带、肌肥大、直接损伤造成神经卡压

c. 是正中神经的分支

d. 以上均是

e. 以上均否

88. 前臂外侧皮神经：

a. 是肌皮神经的延续

b. 在神经从侧面进入肱二头肌筋膜的时候容易受到卡压

c. 在途经头静脉后方时发出掌支沿前臂桡侧缘行走

d. 支配前臂掌侧外侧半的皮肤感觉

e. 以上均是

89. 腕关节可进行的运动：

a. 屈伸

b. 内收外展

c. 旋前旋后

d. 以上均是

e. 以上均否

90. 腕关节由哪些关节组成：

a. 桡尺远侧关节

b. 桡腕关节及尺腕关节

c. 近腕关节

d. 腕骨间关节

e. 以上均是

91. 三角纤维弹性软骨(关节盘)：

a. 大致位于尺骨远端、新月骨、三角骨之间

b. 由非常强韧的纤维弹性纤维组成

c. 作用与椎间盘相似,作为腕部冲击能量的主要吸收者并且作用与韧带相似,稳定桡尺远端关节

d. 只有很少的血液供应并且伤后修复不好

e. 以上均是

92. 腕尺管：

a. 在豌豆骨与钩状骨之间的空隙,尺神经血管走行其间

b. 也被认为是腕管

c. 也被认为是 guyon 管

d. a 和 b

e. a 和 c

93. 腕管：

a. 由腕骨构成 3 个面并且由腕横韧带覆盖

b. 经行桡神经

c. 经行正中神经

d. a 和 b

e. a 和 c

94. 除正中神经外,腕管内还经行：

a. 许多屈肌腱鞘

b. 血管

c. 淋巴管

d. 以上均是

e. 以上均否

95. 掌腕关节：

a. 有滑囊的鞍状关节

b. 有滑囊的屈戌关节

c. 是在不规则骨与掌骨底之间的关节

d. a 和 b

e. a 和 c

96. 手指的腕掌间关节：

a. 是在腕骨与掌骨之间的有滑囊的平面关节

b. 同时也允许掌骨基底部之间相关节

c. 有滑囊的屈戌关节

d. a 和 b

e. a 和 c

97. 掌指间关节：

a. 有滑囊的椭圆形关节

b. 在趾骨近基底部与掌骨头部之间的关节

c. 有滑囊的屈戌关节

d. a 和 b

e. a 和 c

98. 指间关节：

a. 有滑囊的屈戌关节

b. 有滑囊的平面关节

c. 是指骨间的关节

d. a 和 b

e. a 和 c

99. 坐骨神经：

a. 分布于下肢远端及足部,除了小腿及足的内侧部位,这两个部位由隐神经支配

b. 是体内最大的神经

c. 起源于 L4-S1 神经根

d. 以上均是

e. 以上均否

100. 一名 34 岁男性患者主诉中指剧烈疼痛,寒冷刺激可加重。患者否认外伤史,体格检查可见甲床下变色和指甲隆起,如下图所示。将患者手指浸入冷水中会产生剧痛,最可能的诊断是:

a. 甲下血肿

b. 马方综合征

c. 指甲真菌疹

d. 血管球瘤

e. a 和 c

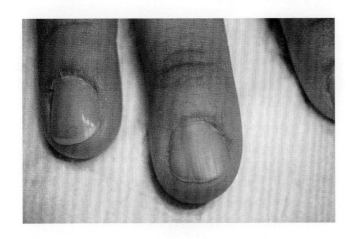

101. 腰丛

a. 位于腰大肌内

b. 由前四对腰脊神经根纤维组成,在一些患者也接受来自第十二胸神经

c. 构成的神经位于相应椎体横突的前方

d. 组成的神经最后分支为很多末梢神经

e. 以上均是

102. 股神经:

a. 神经分布到大腿及小腿上半前部

b. 由 L2-L4 脊神经后支构成

c. 神经根在腰大肌处汇合并从髂腰肌外侧下行至髂窝

d. 发出运动神经纤维到髂肌、缝匠肌、股四头肌、耻骨肌

e. 以上均是

103. 股神经

a. 从腹股沟韧带下方进入大腿

b. 在穿经腹股沟韧带下方时紧靠股动脉外侧

c. 与股动静脉一同被股环包裹

d. 发出感觉神经支配膝关节及大腿前部皮肤

e. 以上均是

104. 股外侧皮神经:

a. 由 L2、L3 脊神经的后支构成

b. 出腰大肌后,在髂前下棘平面走行于紧贴髂腹股沟神经的侧下方,之后分为前后支

c. 前支只有少量传导感觉的皮神经,分布前外侧大腿的

皮肤

d. 后支传导从股骨大转子水平到膝关节水平的大腿外侧皮肤的感觉

e. 以上均是

105. 股外侧皮神经受损后的表现为

a. 感觉异常性股痛

b. 髂腹股沟神经痛

c. 生殖股神经痛

d. 股神经痛

e. 以上均否

106. 髂腹股沟神经:

a. 是 L1 脊神经的分支,在有些患者 T12 脊神经也参与构成

b. 经行路线弯曲,从起始的 L1 水平有时是 T12 体神经水平进入髂窝

c. 向前于髂前上棘水平穿腹横肌

d. 其中下段在与精索共同穿越腹股沟环与腹股沟管时,可能与髂骨下神经发生联系

e. 以上均是

107. 髂腹股沟神经受损表现为:

a. 感觉异常性股痛

b. 髂腹股沟神经痛

c. 生殖股神经痛

d. 股神经痛

e. 以上均否

108. 髂腹下神经受损表现为:

a. 感觉异常性股痛

b. 髂腹下神经痛

c. 生殖股神经痛

d. 股神经痛

e. 以上均否

109. 生殖股神经受损表现为:

a. 感觉异常性股痛

b. 髂腹股沟神经痛

c. 生殖股神经痛

d. 股神经痛

e. 以上均否

110. 髂腹下神经:

a. 是 L1 神经的分支,在有些患者也接受来自 T12 神经的纤维

b. 从起始的 L1 水平有时是 T12 体神经水平进入髂窝,其经行路线弯曲

c. 延续到腹前,在穿出腹横肌进入腹横肌与腹外斜肌之间是分为前支与外侧支

d. 以上均是

e. 以上均否

111. 髂腹股沟神经:

a. 发出侧支传导臀后外侧皮肤感觉

b. 前支在邻近髂前上棘处穿经腹外斜肌,传导耻骨以上的腹部皮肤感觉

c. 在经行过程中可能会与髂腹股沟神经发生联系,因此

髂腹下神经与髂腹股沟神经的感觉分布区域是多变的

d. 以上均是

e. 以上均否

112. 生殖股神经:

a. 是 L1 神经的分支,在有些患者也接受来自 T12 神经的纤维

b. 从 L1 起始,也可以从 T12 或 L2 起始,至髂窝的经行路线弯曲

c. 在腰大肌前方斜行下降,在 L3、L4 水平浅出至腹表面

d. 以上均是

e. 以上均否

113. 生殖股神经:

a. 在紧邻腹股沟的上方分为生殖支与股支

b. 在男性,生殖支经腹股沟深环穿腹股沟管支配提睾肌与阴囊皮肤

c. 在女性,生殖支与圆韧带同行,支配同侧的大阴唇与阴阜

d. 在男性与女性,股支由髂外动脉外侧下行,在腹股沟韧带的后方进入股鞘,在鞘内位于股动脉外侧,神经支配股上三角

e. 以上均是

114. 闭孔神经:

a. 是支配髋关节的主要神经

b. 起源于 L2-L4 神经的后支

c. 从腰大肌中部穿出,下降至骨盆,在骨盆与闭孔血管一同穿闭孔进入大腿,分为前支与后支

d. 以上均是

e. 以上均否

115. 闭孔神经前支:

a. 关节支传导髋关节的感觉

b. 运动支支配浅部内收肌

c. 皮支分布大腿中部远端

d. 以上均是

e. 以上均否

116. 闭孔神经后支:

a. 运动支支配深部内收肌

b. 关节支支配膝关节后部

c. 运动支支配浅部内收肌

d. a 和 b

e. a 和 c

117. 奇神经节:

a. 在骶尾关节的下方的尾骨前方

b. 是交感链最后的联合结构

c. 神经纤维从腰骶的交感与副交感神经中来

d. 以上均是

e. 以上均否

118. 胫神经:

a. 是坐骨神经两大延续神经之一

b. 支配小腿后部、足跟部、足跖面的中部的感觉

c. 在腘窝上缘从坐骨神经分出,在腘窝中线位下降

d. 在腓肠肌两头之间继续下降,深入比目鱼肌

e. 以上均是

119. 胫神经:

a. 在跟腱与内踝之间经行,分为足底内侧支与足底外侧支

b. 传导足跟及足中部感觉

c. 运动支支配拇长伸肌

d. a 和 b

e. a 和 c

120. 在跟腱与内踝之间激惹胫神经的表现为:

a. 前跗管综合征

b. 后跗管综合征

c. 拇指僵硬

d. 感觉异常性股痛

e. 以上均否

121. 腓总神经:

a. 是坐骨神经两大延续支之一

b. 支配膝关节下部以及小腿上部的后侧及外侧皮肤感觉

c. 起源于 L4、L5 神经后支及 S1、S2 神经根

d. 在腘窝上缘从坐骨神经分出,在腓骨头后外侧下降

e. 以上均是

122. 坐骨滑囊:

a. 在臀大肌与坐骨结节之间

b. 在腹股沟韧带与髋臼之间

c. 在阔筋膜张肌与股骨大转子之间

d. 以上均是

e. 以上均否

123. 髋关节:

a. 是球窝关节

b. 由股骨头与杯状的髋臼组成

c. 股骨头除了中间的一小块区域为了让韧带附着,其他区域都有透明软骨覆盖

d. 以上均是

e. 以上均否

124. 臀肌滑囊:

a. 在臀大肌、臀中肌、臀小肌及这些肌肉与其深面的骨质之间

b. 在腹股沟韧带与髋臼之间

c. 在阔筋膜张肌与股骨大转子之间

d. 以上均是

e. 以上均否

125. 转子滑囊:

a. 在股骨大转子与髂胫束之间

b. 在腹股沟韧带与髋臼之间

c. 在阔筋膜张肌与股骨大转子之间

d. 以上均是

e. 以上均否

126. 骶髂关节:

a. 有滑囊(可动)关节

b. 青年时期比老年时期活动范围大

c. 在成年人,上三分之二的关节面纤维化更厉害

d. 在女性的骨盆,这个关节活动性更大,以应对怀孕及分娩的需要

e. 以上均是

127. 骶髂关节:

a. 有几个节段的神经纤维密集地分布于此(L3-S1)

b. 受到刺激后可能会有腰椎间盘病变症状相似

c. 有肌肉附着于此关节周围,如(臀大肌、肌腱),当它们受压时可能会导致臀部、坐骨神经区疼痛

d. 以上均是

e. 以上均否

128. 膝关节:

a. 由股骨和胫骨构成的关节

b. 是滑囊关节

c. 不是真关节

d. 以上均是

e. 以上均否

129. 一名56岁女性在周末马拉松比赛中出现持续性髋关节疼痛。患者无发热,主诉行走和上下楼梯时疼痛,超声检查可见积液,如下图所示。初步治疗应考虑:

a. 连续阿片类药物

b. 非甾体抗炎药

c. 硬化疗法

d. 以上均是

e. 以上均否

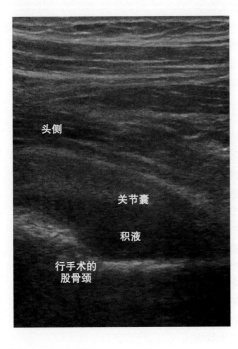

130. 髋关节的主要屈肌是:

a. 股二头肌

b. 腓肠肌

c. 缝匠肌

d. 股薄肌

e. 以上均是

131. 髌前囊:

a. 在皮下组织与膝盖骨之间

b. 在腹股沟韧带深面

c. 在腹股沟韧带浅面

d. 在鹅足滑囊深面

e. 以上均否

132. 髌上囊:

a. 从膝盖骨下延伸出来到股四头肌及其肌腱下

b. 在腹股沟韧带深面

c. 在腹股沟韧带浅面

d. 在鹅足滑囊深面

e. 以上均否

133. 髌下囊:

a. 髌骨与髌韧带之间

b. 在腹股沟韧带深面

c. 在腹股沟韧带浅面

d. 在髌下凹深面

e. 以上均否

134. 髌下浅囊:

a. 在皮下组织与髌韧带之间

b. 在腹股沟韧带深面

c. 在腹股沟韧带浅面

d. 在髌下凹深面

e. 以上均否

135. 鹅足囊:

a. 在缝匠肌、股薄肌、半腱肌的联合腱与胫骨内侧之间

b. 在腹股沟韧带深面

c. 在腹股沟韧带浅面

d. 在髌下凹深面

e. 以上均否

136. 髂胫束囊:

a. 在股骨外侧髁与髂胫束之间

b. 在腹股沟韧带深面

c. 在腹股沟韧带浅面

d. 在髌下凹深面

e. 以上均否

137. 髂胫束:

a. 是阔筋膜延续到胫骨外侧髁的部分

b. 在股骨外上髁处可以向前或向后摩擦

c. 可以刺激其下的髂胫囊

d. 以上均是

e. 以上均否

138. 胫腓远端关节:

a. 胫腓骨远端构成的屈戌关节仅可以允许很小的运动,距骨提供行走时所需的背屈与跖屈

b. 由内外侧平衡棒稳定其结构,平衡棒从距骨侧面延伸以保证踝关节的稳定与不滑动

c. 由内侧的三角韧带、前距腓韧带、后距腓韧带、及外侧跟腓韧带加强

d. 以上均是

e. 以上均否

139. 距跟关节：

a. 在距骨与跟骨之间

b. 可以使踝关节更大范围运动,弥补由于距骨的关节面与内外侧平衡棒造成的活动限制

c. 允许大约30°的关节内翻

d. 允许15°~20°的外翻,这将可以使足在不平坦路面行走

e. 以上均是

140. 三角韧带：

a. 有两层

b. 上部连于内踝

c. 深层向下连于距骨体

d. 浅层连于距骨内侧面、跟骨载距突及足舟骨结节

e. 以上均是

141. 距腓前韧带

a. 起于外踝上部止于距骨外侧面

b. 上附着于内踝

c. 深层下附着于距骨内侧结节

d. 浅层连于距骨内侧面、跟骨载距突及足舟骨结节

e. 以上均是

142. 前跗管：

a. 由屈肌支持带、跗骨、孔隙韧带组成

b. 是压迫胫神经的位置

c. 经行胫后动脉、一些屈肌腱

d. 以上均是

e. 以上均否

143. 腓神经深支：

a. 与胫动静脉一同下降,神经支配第一和二趾及其邻近结构的网状纤维

b. 发出运动神经支配趾伸肌

c. 在经行踝致密浅筋膜时可以被卡压,称为前跗管综合征

d. 以上均是

e. 以上均否

144. 跟腱：

a. 是体内最致密、最强韧的韧带,但仍然容易断裂

b. 是腓肠肌的肌腱

c. 从小腿中部起始延续至跟骨附着于其后部,在跟骨附着部容易有炎症

d. 在下部较细,在跟骨附着处上约5cm处是其最细点

e. 以上均是

145. 跟滑囊：

a. 在跟腱、胫骨基底部、跟骨后部之间

b. 很少有炎症

c. 在跟腱、胫骨基底部、跟骨后部上

d. 以上均是

e. 以上均否

146. 跟滑囊：

a. 过度使用或不当使用可能会发生炎症

b. 在前跗管内

c. 受跟腱影响可能会发生炎症

d. a 和 b

e. a 和 c

147. 脊髓背面的纵向的浅凹槽称为：

a. 前正中裂

b. 后正中沟

c. 中央管

d. 终丝

e. 以上均否

148. 脊髓腹侧面的纵向深沟称为：

a. 前正中裂

b. 后正中沟

c. 中央管

d. 终丝

e. 以上均否

149. 颈膨大：

a. 含有支配上肢、上肢带骨的中间神经元以及从颈段以下来的神经纤维(如胸、腰、骶)

b. 包含膝状神经节

c. 包含加赛神经节

d. 以上均是

e. 以上均否

150. 腰膨大包括：

a. 含有支配下肢、骨盆的中间神经元以及从腰段以下来的骶神经纤维

b. 膝状神经节

c. 加赛神经节

d. 以上均是

e. 以上均否

151. 脊髓末端逐渐变细称为：

a. 颈膨大

b. 腰膨大

c. 腹下神经丛

d. 脊髓圆锥

e. 以上均否

152. 脊髓圆锥在：

a. 骶骨第三部分

b. 骶骨裂孔

c. 第一腰椎水平

d. 椭圆孔

e. 以上均否

153. 脊髓末端最终系于：

a. 终丝

b. 骶骨裂孔

c. 第一腰椎

d. 椭圆孔

e. 以上均否

154. 背根神经节：
    a. 含有与感觉有关的神经元
    b. 含有与运动有关的神经元
    c. 含有 Gasser 神经节的起源
    d. 以上均是
    e. 以上均否

155. 脊神经前根主要是：
    a. 感觉神经元
    b. 运动神经元
    c. 副交感神经节
    d. 以上均是
    e. 以上均否

156. 脊神经根：
    a. 是包含感觉与运动的混合神经
    b. 由腹、背侧神经根共同组成
    c. 由椎间孔出椎管
    d. 以上均是
    e. 以上均否

157. 在脊髓中央的 H 形结构主要由什么构成：
    a. 神经元胞体和胶质细胞构成的灰质
    b. 神经元胞体和胶质细胞构成的白质
    c. 结缔组织
    d. 血管及淋巴组织
    e. 以上均是

158. 背侧根由感觉神经纤维组成，腹侧根由运动神经纤维组成是根据什么：
    a. Herring-Brewer 法则
    b. Mason-Dixon 法则
    c. Bell-Magendie 法则
    d. Marbury-Madison 法则
    e. 以上均否

159. 第一对脊神经是 C1 神经，它们：
    a. 在颅与第一颈椎之间
    b. 在第一和第二颈椎之间
    c. 出颈静脉孔
    d. 出枕骨大孔
    e. 以上均否

160. 最后一对颈神经经行第七颈椎与第一胸椎之间，被称为：
    a. C7
    b. C8
    c. 颈丛
    d. 星状神经节
    e. 以上均否

161. 第一对胸神经 T1 存在于：
    a. 在第七颈椎下方
    b. 在第一胸椎下方
    c. 穿出颈静脉孔
    d. 穿出枕骨大孔
    e. 以上均否

162. 每条脊神经都有三层结缔组织被膜，包括：
    a. 神经外膜
    b. 神经束膜
    c. 神经内膜

    d. 以上均是
    e. 以上均否

163. 白支：
    a. 经行内脏运动神经纤维至邻近的与交感链有关的自主神经节
    b. 经行感觉神经纤维
    c. 经行有髓神经纤维
    d. a 和 c
    e. b 和 c

164. 反射：
    a. 是在一系列变化中保持平衡，而对特定刺激做出的快速无意识的反应
    b. 可以在脊髓水平得到控制
    c. 可以被大脑控制
    d. 以上均是
    e. 以上均否

165. 后柱经行：
    a. 精细触觉纤维
    b. 压力觉纤维
    c. 振动觉纤维
    d. 本体感觉纤维
    e. 以上均是

166. 第一级神经元将上肢神经末梢上传的触觉、压觉、振动觉、本体感觉信息经背根及什么上传至中枢神经：
    a. 星状神经节
    b. 楔束
    c. 加赛神经节
    d. 薄束
    e. 以上均否

167. 第一级神经元将下肢神经末梢上传的触觉、压觉、振动觉、本体感觉信息经背根及什么上传至中枢神经：
    a. 星状神经节
    b. 楔束
    c. 加赛神经节
    d. 薄束
    e. 以上均否

168. 后柱的二级神经元纤维在离开延髓后立即越过中线到达对侧脑干，经过什么继续上传信息：
    a. 带状的内侧丘系
    b. 带状的外侧丘系
    c. 星状神经节
    d. 三叉神经核
    e. 以上均否

169. 从左踇趾传来的精细触觉纤维投射到：
    a. 身体同侧的皮质初级感觉中枢
    b. 身体对侧的皮质初级感觉中枢
    c. 身体同侧的额叶
    d. 身体对侧的额叶
    e. 以上均否

170. 脊髓丘系的传导通路：
    a. 在脑干水平经白质前束交叉至对侧丘脑
    b. 通过白质前连合交叉至对侧脊髓前外侧部
    c. 在同侧脊髓腹侧面上行

d. 在同侧脊髓背侧面上行

e. 以上均否

171. 脊髓丘系前束经行：

a. 痛温觉纤维

b. 振动觉纤维

c. 粗触觉纤维

d. 本体感觉纤维

e. 以上均否

172. 脊髓丘系外侧束经行：

a. 痛温觉纤维

b. 振动觉纤维

c. 粗触觉纤维

d. 本体感觉纤维

e. 以上均否

173. 锥体系由什么构成：

a. 皮质脑干束

b. 皮质脊髓侧束

c. 皮质脊髓前束

d. 以上均是

e. 以上均否

174. 有接近 85% 的初级运动神经元轴突经延髓交叉至对侧进入脊髓的：

a. 皮质脊髓侧束

b. 皮质脊髓前束

c. 内侧丘系

d. 前丘系

e. 以上均否

175. 有接近 15% 的初级运动神经元轴突不经延髓交叉至对侧而仍在脊髓的同侧下行至：

a. 皮质脊髓侧束

b. 皮质脊髓前束

c. 内侧丘系束

d. 前丘系束

e. 以上均否

176. 锥体外系是由一些神经中枢及相关传导束组成的，主要是起协调及处理：

a. 潜意识的控制运动

b. 泌汗运动神经调控

c. 调控血管收缩神经

d. 以上均是

e. 以上均否

177. 锥体外系的处理中枢发出纤维调控一系列过程，包括：

a. 到初级运动中枢，调控锥体系的活动

b. 调控脑神经对视、听、平衡输入觉的反应

c. 下行至前庭脊髓束、顶盖脊髓束、红核脊髓束、网状脊髓束

d. 以上均是

e. 以上均否

178. 小脑的功能包括：

a. 处理并整合锥体系、椎体外系统的功能

b. 维持姿势调节肌肉的紧张度

c. 处理本体感受器的信息

d. 以上均是

e. 以上均否

179. 交感链神经节：

a. 负责胸腔、胸壁、腹壁、头、颈、四肢的交感活动

b. 在脊柱的两侧

c. 在脊柱的每一侧，平均一般有 3 个颈神经节、11~12 个胸神经节、3~5 个腰神经节和 4 或 5 个骶神经节

d. 在尾骨，两侧交感链汇合构成了一个融合的神经节，称为奇神经节

e. 以上均是

180. 有髓的交感神经纤维出脊神经根：

a. 可能会进入同一节段的交感链神经节，与其发生突触联系

b. 可能会随交感链上升或下降，在与脊神经根不同节段的交感链神经节发生突触联系

c. 可能仅从交感链穿过而不与交感链神经节发生联系，而与最终与同侧神经节或肾上腺髓质发生突触联系

d. 以上均是

e. 以上均否

181. 自主神经系统的交感部分的最大特征为：

a. 集中

b. 分散

c. 是回荡回路

d. 超短轴突纤维

e. 以上均否

182. 交感相关神经节：

a. 常位于降主动脉前侧方

b. 包括腹腔神经节

c. 包括上、下肠系膜神经节

d. 发出节后纤维支配腹腔脏器的交感神经分布

e. 以上均是

183. 交感神经纤维主要分布在肾上腺髓质的中央：

a. 释放肾上腺素与去甲肾上腺素到肾上腺素质的毛细血管床

b. 使没有交感节后纤维支配组织上的肾上腺素及去甲肾上腺素受体能够受到交感兴奋性刺激

c. 受交感节前纤维刺激，并没有与交感链神经节形成突触联系

d. 以上均是

e. 以上均否

184. 自主神经系统的副交感神经：

a. 节前神经元和神经核位于中脑，脑桥和延髓

b. 自主神经核位于 S2-S4 灰质的侧角

c. 节前纤维与第三、七、九和十对脑神经共行，并在睫状神经节、蝶腭神经节、耳状神经节、下颌下神经节发生突触联系

d. 短的节后纤维控制靶器官的副交感活动

e. 以上均是

185. 刺激副交感神经的结果是：

a. 副交感节前神经元释放乙酰胆碱刺激烟碱能神经元

b. 刺激毒蕈碱受体

c. 抑制毒蕈碱受体

d. 以上均是

e. 以上均否

186. 自主神经系统的特征是：

a. 单根神经纤维分布

b. 相互不关联神经分布

c. 是相互拮抗性的双机制神经分布

d. 有所有轴突类型

e. 以上均是

187. 痛觉感受器：

a. 皮肤外层

b. 血管壁

c. 骨膜

d. 关节囊

e. 以上均是

188. 痛觉感受器被刺激后,感受器的第一反应是向中枢神经系统传递信息,感知的结果是：

a. 钝痛

b. 慢性痛

c. 快痛

d. 联络性痛

e. 以上均否

189. 快痛信息由什么传递：

a. C 纤维

b. A_δ 纤维

c. 白质联合

d. 灰质连合

e. 以上均是

190. 慢痛信息由何传递：

a. C 纤维

b. A_δ 纤维

c. 白质联合

d. 灰质连合

e. 以上均是

191. C 纤维：

a. 厚髓鞘纤维

b. 单纯交感纤维

c. 无髓鞘纤维

d. 只有在骨盆中有

e. 以上均否

192. 痛温冲动通过什么传递到中枢：

a. 脊髓丘脑侧束

b. 脊髓丘脑前束

c. 触觉小体

d. 以上均是

e. 以上均否

193. 机械性刺激感受器包括：

a. 触觉感受器

b. 压力感受器

c. 本体感受器

d. 以上均是

e. 以上均否

194. 压力感受器最常见于：

a. 主动脉及颈动脉

b. 膀胱及输尿管

c. 呼吸系统

d. 消化系统

e. 以上均是

195. 封闭式触觉感受器包括：

a. 触觉小体

b. 环层小体

c. Ruffinian 小体

d. 以上均是

e. 以上均否

196. 非封闭式感受器包括：

a. Merkel 盘

b. 游离神经末梢

c. 毛根神经丛

d. 消化系统

e. 以上均是

197. 本体感受器位于：

a. 肌梭

b. 高尔基腱器官

c. 关节囊

d. 韧带

e. 以上均是

198. 特殊本体感受器包括：

a. 肌梭感受器

b. 触觉小体

c. 高尔基腱感受器

d. a 和 b

e. a 和 c

199. 主要的化学感受器位于：

a. 延髓

b. 颈动脉体

c. 主动脉体

d. 以上均是

e. 以上均否

200. 在延髓的化学感受器对什么变化作出反应：

a. 脑脊液中氢离子浓度

b. 脑脊液中蛋白质浓度

c. 脑脊液中二氧化碳浓度

d. a 和 b

e. a 和 c

201. 兴奋现象；

a. 主要是由神经调节肽调控的

b. 神经调节肽可以提高痛觉信息的传入

c. 主要是在脊髓水平发生

d. 提高对痛觉的感知

e. 以上均是

202. 神经调节肽包括：

a. P 物质

b. 生长抑素

c. 血管活性肠肽

d. 基因相关降钙素肽

e. 以上均是

203. 两侧大脑半球由什么分开：

a. 中央纵裂

b. 大脑外侧裂

c. 中央后回

d. 中央前回

e. 壳核

204. 大脑处理传入感觉信息的主要区域位于:
    a. 中央纵裂
    b. 大脑外侧裂
    c. 中央后回
    d. 中央前回
    e. 壳核

205. 大脑处理传出运动命令的主要区域位于:
    a. 中央纵裂
    b. 大脑外侧裂
    c. 中央后回
    d. 中央前回
    e. 壳核

206. 中枢白质由什么构成:
    a. 无髓鞘纤维
    b. 有髓纤维
    c. 神经节细胞胞体
    d. 小直径的交感纤维
    e. 以上均是

207. 左侧大脑半球的中央前回的传出运动纤维控制:
    a. 身体右侧
    b. 身体左侧
    c. 身体两侧
    d. 以上均是
    e. 以上均否

208. 边缘系统的功能组成包括:
    a. 建立情感的基线水平
    b. 行为动机
    c. 协助记忆及回忆
    d. 通过潜意识及无意识自动的联系并协调大脑皮质关于情感意识方面的功能
    e. 以上均是

209. 身体左侧的感觉传入冲动被什么接受:
    a. 右侧中央后回
    b. 左侧中央后回
    c. 左右两侧的中央后回
    d. 以上均是
    e. 以上均否

210. 抑制疼痛神经冲动可能也会由刺激什么产生:
    a. 第三脑室及中脑导水管旁灰质
    b. 膀胱三角
    c. 肺血管
    d. 以上均是
    e. 以上均否

211. 腹后侧部的腹核主要是什么纤维的中继站:
    a. 精细触觉
    b. 痛觉
    c. 温度觉
    d. 压力及本体感觉
    e. 以上均是

212. 后核有什么组成:
    a. 丘脑后结节
    b. 外侧膝状神经

c. 内侧膝状神经节
    d. 以上均是
    e. 以上均否

213. 丘脑核团包括:
    a. 外侧神经核及内侧神经核
    b. 前神经核
    c. 腹侧神经核
    d. 后神经核
    e. 以上均是

214. 丘脑位于:
    a. 嗅脑
    b. 脑脚
    c. 中脑
    d. 间脑
    e. 以上均否

215. 丘脑下部功能包括:
    a. 升高或降低体温
    b. 促使抗利尿激素的释放,使肾对水的流失控制更严格
    c. 促使催产素的释放,收缩子宫、前列腺,并刺激乳腺细胞
    d. 协调昼夜节律
    e. 以上均是

216. 丘脑下部功能包括:
    a. 调节自主功能包括血压、心率、呼吸
    b. 调节与疼痛、愉悦、发怒、性冲动有关的自主躯体运动神经活动
    c. 协调复杂的神经内分泌系统与垂体间相互作用
    d. 调节有意识与无意识的行为,包括饥饿与口渴
    e. 以上均是

217. 中脑的结构包括:
    a. 红核
    b. 黑质
    c. 上下丘
    d. 网状激活系统
    e. 以上均是

218. 脑桥包含以下哪些结构:
    a. 呼吸调节中枢
    b. 第五至第八对脑神经的感觉和运动核
    c. 传递并处理从小脑经大脑脚到达脑桥的信息的核团
    d. 含有将信息从脊髓带入脑的上行纤维,从脑带入脊髓的下行纤维,从一侧大脑半球带入另一侧的横行联络纤维
    e. 以上均是

219. 长吸中枢和呼吸调节中枢控制:
    a. 有意识的呼吸
    b. 自主呼吸
    c. 心率
    d. 以上均是
    e. 以上均否

220. 将身体各种运动进行分类、延迟或调解,以维持自身平衡的位于延髓的重要的核团有:
    a. 呼吸节律中枢
    b. 心血管中枢

c. 橄榄核

d. 薄束核及其附近核团

e. 以上均是

221. 紧张性头痛的临床特征包括

    a. 有时候双侧或单侧疼痛包括前面、侧面或局部区域

    b. 带状无搏动性疼痛或箍紧感

    c. 与颈部症状有关

    d. 疼痛经过数小时的进展之后就会变成持续性稳定性痛

    e. 以上均是

222. 以下关于紧张性头痛哪项是正确的:

    a. 紧张性头痛无任何先兆

    b. 存在严重的睡眠障碍

    c. 女性发病率高于男性

    d. 以上均是

    e. 以上均否

223. 紧张性头痛的有效治疗措施包括:

    a. 三环类抗抑郁药

    b. 颈部固醇类硬膜神经阻滞

    c. 生物反馈

    d. 以上均是

    e. 以上均否

224. 预防偏头痛的有效措施包括:

    a. β-受体阻滞药

    b. 钙通道阻断剂

    c. 非甾体抗炎药

    d. 丙戊酸

    e. 以上均是

225. 治疗偏头痛的失败的风险主要是:

    a. 止痛剂后反弹性头痛

    b. 外周血管缺血

    c. 冠状动脉缺血

    d. 以上均是

    e. 以上均否

226. 偏头痛的临床表现与症状包括:

    a. 一侧严重头痛

    b. 恶心及呕吐

    c. 苍白

    d. 畏光及畏声

    e. 以上均是

227. 与环境氛围有关的偏头痛无痛性神经症状包括:

    a. 布-希二氏收缩

    b. Cullen 征

    c. 特殊氛围

    d. 以上均是

    e. 以上均否

228. 丛集性头痛的临床表现与特征包括:

    a. 严重眼球后疼痛及颞侧头痛

    b. 剧烈的钻痛

    c. 单侧

    d. 霍纳综合征及鼻溢液

    e. 以上均是

229. 有效的治疗丛集性头痛的措施包括:

    a. 泼尼松

    b. 蝶腭神经节阻滞

    c. 碳酸锂

    d. 二甲麦角新碱

    e. 以上均是

230. 相对于偏头痛与紧张性头痛,丛集性头痛的独有特点是:

    a. 女性患者为主

    b. 常合并镰状细胞贫血症

    c. 男性患者为主

    d. 发作至高峰的时间长

    e. 以上均否

231. 一名 37 岁的肥胖女性患者患有严重的头痛和畏光。行眼底检查如下图,下列哪项符合该患者的眼底检查:

    a. 丛集性头痛

    b. 视盘水肿

    c. 紧张性头痛

    d. 止痛剂后反跳性头痛

    e. 以上均否

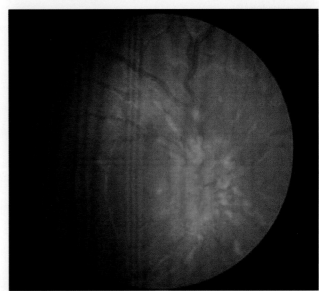

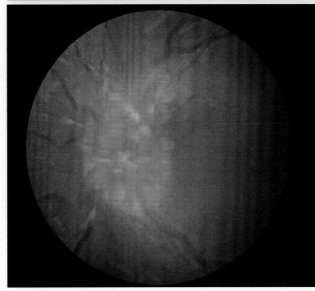

232. 假性脑瘤的诊断标准包括：
    a. 提示颅内压升高的症状和体征,包括视乳头水肿
    b. 强化与非强化的脑磁共振及 CT 成像均正常
    c. 腰椎穿刺显示脑脊液压力升高
    d. 脑脊液化学指标、培养及细胞学正常
    e. 以上均是

233. 视乳头水肿的典型患者：
    a. 为女性
    b. 极为肥胖
    c. 在 20 到 45 岁之间
    d. 诉头痛
    e. 以上均是

234. 与假性脑瘤有关的药物包括：
    a. 维生素
    b. 四环素
    c. 萘啶酸
    d. 皮质类固醇
    e. 以上均是

235. 与假性脑瘤有关的临床紊乱包括：
    a. 贫血
    b. 内分泌病
    c. 血液恶病质
    d. 慢性呼吸功能不全
    e. 以上均是

236. 导致眼痛的常见原因包括：
    a. 结膜炎
    b. 角膜擦伤
    c. 青光眼
    d. 葡萄膜炎
    e. 以上均是

237. 硬膜穿刺后疼痛的必要条件是：
    a. 体位性头痛
    b. 发热
    c. 单侧
    d. 以上均是
    e. 以上均否

238. 三叉神经痛的原因包括：
    a. 听神经瘤
    b. 胆脂瘤及骨畸形
    c. 动脉瘤及血管瘤
    d. 被畸形或弯曲血管压迫
    e. 以上均是

239. 三叉神经痛治疗药物包括：
    a. 卡马西平
    b. 巴氯芬
    c. 加巴喷丁
    d. 以上均是
    e. 以上均否

240. 三叉神经痛的外科治疗包括：
    a. 三叉神经阻滞
    b. 半月神经节甘油注射

    c. 加赛半月神经节放射治疗
    d. 三叉神经根减压
    e. 以上均是

241. 以下哪项是颞动脉炎的特征：
    a. 耳鸣
    b. 视乳头水肿
    c. 颌跛行
    d. 反射消失
    e. 以上均否

242. 颞动脉炎是：
    a. 患者年龄一般为 60 多岁
    b. 有近 50% 的患者合并有风湿性多肌痛
    c. 女性发病率是男性的三倍
    d. 患者几乎均是白种人
    e. 以上均是

243. 有近 90% 的颞动脉炎的患者哪项指标显著升高：
    a. 血红蛋白
    b. 血沉
    c. 尿酸
    d. 以上均是
    e. 以上均否

244. 耳痛的常见原因包括：
    a. 外耳的脓肿和/或蜂窝织炎
    b. 外耳炎
    c. 中耳炎
    d. 脑膜炎
    e. 以上均是

245. 累及膝状神经节、外耳道、外耳的带状疱疹称为：
    a. Boerhaave 综合征
    b. 无疹型带状疱疹
    c. 眼神经区带状疱疹
    d. 小儿脊髓灰质炎
    e. 以上均否

246. 耳的神经支配来自：
    a. 面神经
    b. 舌咽神经
    c. 下颌神经的耳颞支
    d. 岩浅神经
    e. 以上均是

247. 鼻痛的常见原因是：
    a. 感染,包括毛囊炎
    b. 异物
    c. 恶性肿瘤
    d. 以上均是
    e. 以上均否

248. 面中部疼痛可能的原因是：
    a. 鼻窦炎
    b. 面颅骨髓炎
    c. 鳞状细胞癌
    d. 鼻咽炎
    e. 以上均是

249. 耳部、面中部、喉部疼痛可能的原因是：
    a. 鼻咽肿瘤
    b. 深部感染，包括咽后脓肿
    c. 牙髓感染
    d. Eagle 综合征
    e. 以上均是

250. 枕大神经：
    a. 从第二颈神经背侧支分出
    b. 有少量从第三颈神经分出
    c. 与枕动脉一起穿上项脊下筋膜
    d. 支配后部头皮的中分一直到颅顶
    e. 以上均是

251. 枕小神经：
    a. 起源与第 2、3 颈神经前根支
    b. 在胸锁乳突肌后缘较高位置穿出，分出皮支支配头皮后外侧部及耳郭表面皮肤
    c. 相对容易被局麻药与皮质类固醇混合剂阻断
    d. 以上均是
    e. 以上均否

252. 颈神经根病变最好使用多途径治疗，包括：
    a. 热疗与深镇静性按摩
    b. 非甾体抗炎药
    c. 骨骼肌肌松药
    d. 使用麻醉药与皮质类固醇颈神经硬膜外阻滞
    e. 以上均是

253. 与颈神经根病变相似的疼痛综合征包括：
    a. 单纯颈痛
    b. 颈滑囊炎及颈纤维肌炎
    c. 关节炎
    d. 颈髓、颈神经根、颈神经丛、颈神经功能紊乱
    e. 以上均是

254. 颈神经根病变的原因有：
    a. 椎间盘移位
    b. 椎管狭窄及骨赘生物形成
    c. 肿瘤
    d. 感染
    e. 以上均是

255. 患有颈神经根病变的患者可能会出现：
    a. 皮节分布区疼痛
    b. 麻木
    c. 无力
    d. 神经反射消失
    e. 以上均是

256. 患者患有哪个颈神经根病变的时候会将受累的上肢置于头顶以减轻病痛
    a. C5
    b. C6
    c. C7
    d. C8
    e. 以上均否

257. 颈紧张可发生于：

    a. 颈痛
    b. 皮节分布区疼痛
    c. 髓鞘病
    d. 以上均是
    e. 以上均否

258. 颈紧张性痛：
    a. 常从枕部开始
    b. 以非皮节形式向肩及肩胛下区放射
    c. 颈及肩部运动可加重疼痛
    d. 经常伴随头痛及影响睡眠
    e. 以上均是

259. 颈紧张的体格检查可能出现的阳性体征是：
    a. 椎旁肌肉及斜方肌触诊敏感
    b. 椎旁肌肉及斜方肌痉挛
    c. 颈椎运动范围减小
    d. 上肢神经功能检查正常
    e. 以上均是

260. 颈紧张最好是哪些治疗手段同时进行：
    a. 热疗及深部镇静按摩的物理疗法
    b. 非甾体抗炎药
    c. 骨骼肌松弛药
    d. 局麻药加皮质类固醇阻滞颈椎小关节
    e. 以上均是

261. 颈胸滑囊炎患者可表现为：
    a. 位于下颈部及上胸部定位不确定的钝痛
    b. 从中线到邻近椎旁的非神经根性痛
    c. 患者使用颈托固定头及受累的滑囊及韧带
    d. 下颈部及上胸部的屈伸可使疼痛加重
    e. 以上均是

262. 可以诊断纤维肌痛的特异性征象是：
    a. 杯状细胞
    b. 肌触痛点
    c. Δ 细胞
    d. β 细胞
    e. 以上均否

263. 颈胸滑囊炎最好是多种治疗同时进行，包括：
    a. 热疗及深部镇静按摩物理治疗
    b. 非甾体抗炎药
    c. 肌松药
    d. 局麻药及皮质类固醇合剂注射颈胸滑囊
    e. 以上均是

264. 颈椎肌痛最好是多种治疗同时进行，包括：
    a. 消除肌触痛点的治疗
    b. 三环类抗抑郁药
    c. 肌触痛点注射
    d. 以上均是
    e. 以上均否

265. 颈小关节的神经支配来自：
    a. 同脊椎节段的神经纤维背侧支
    b. 同脊椎节段的神经纤维腹侧支
    c. 上-脊椎节段神经纤维的背侧支

d. a 和 b

e. a 和 c

266. 颈椎小关节综合征是一组证候群,包括:

a. 头、颈、肩、上肢近端的非皮区放射性疼痛

b. 钝痛且性质不明

c. 可以是单侧或双侧痛

d. 颈椎屈伸、侧弯可加重疼痛

e. 以上均是

267. 颈椎小关节综合征最好是多种治疗方法同时治疗,包括:

a. 以热疗方式为治疗方法的物理治疗

b. 非甾体抗炎药

c. 肌松药

d. 局麻药与皮质类固醇合剂的颈椎小关节内注射

e. 以上均是

268. 胸神经根痛的常见原因包括:

a. 椎间盘移位

b. 椎管狭窄及骨赘生物形成

c. 肿瘤及感染

d. 椎体压缩性骨折

e. 以上均是

269. 患有胸神经根痛的患者可能会有

a. 相应皮区疼痛

b. 麻木及感觉异常

c. 无力

d. 上腹部神经反射消失

e. 以上均是

270. 胸髓病变主要是由于:

a. 中线位的胸椎间盘脱位

b. 椎管狭窄

c. 脱髓鞘病

d. 肿瘤或感染(极少)

e. 以上均是

271. 肋间神经痛最好是多种治疗方法同时进行,包括:

a. 三环类抗抑郁药

b. 非甾体抗炎药

c. 加巴喷丁

d. 局麻药及皮质类固醇合剂的肋间神经注射

e. 以上均是

272. 肋间神经痛的体格检查会发现:

a. 患者努力使肩固定于中线位,以使关节稳定

b. 伸、收肩关节,深呼吸,上抬上肢都会使疼痛加重

c. 胸肋关节及肋间肌可能会被触痛

d. 患者可能也会诉关节运动时有咔嗒感

e. 以上均是

273. 胸骨柄关节综合征的患者体格检查会有:

a. 患者努力使肩固定于中线位,以使关节稳定

b. 伸、收肩关节,深呼吸,上抬上肢都会使疼痛加重

c. 胸骨柄关节可能会感觉热并有炎症

d. 耸肩可能也会造成疼痛

e. 以上均是

274. 胸椎压缩性骨折的症状包括:

a. 深呼吸、咳嗽、后背运动会加重疼痛

b. 触诊损伤的椎体可以引出疼痛及椎旁肌的痉挛

c. 损伤后损伤椎体骨折线表面的血肿及瘀斑

d. 腹腔内肠痉挛及剧痛导致椎旁肌紧张,由此可造成患者行走及肺功能受损

e. 以上均是

275. 胸椎椎体压缩性骨折后疼痛初始治疗措施包括:

a. 单纯止痛药加非甾体抗炎药合剂,如果剧痛也可以用鸦片类药物

b. 局部的冷敷或热敷对椎体压缩性骨折的症状改善有益

c. 使用矫正器,如 CASH 支架

d. 使用局麻药及皮质类固醇合剂行胸硬膜外阻滞

e. 以上均是

276. 患有腰神经根痛的患者会主诉:

a. 在受累的神经根分布区疼痛、麻木、刺痛感、感觉异常

b. 受累肢体无力及不协调

c. 肌肉痉挛、背痛以及臀部疼痛

d. 体格检查会发现神经反射改变,一侧神经反射改变

e. 以上均是

277. 腰神经根病变最好是多种方法同时治疗,包括:

a. 热疗方式的物理治疗

b. 非甾体抗炎药

c. 肌松药

d. 受累的腰或尾部硬膜外注射局麻药与皮质类固醇合剂

e. 以上均是

278. 一名来自斯堪的纳维亚的患者主诉小指和中指的功能逐渐丧失并伴有外观缺陷,这名患者的可能的诊断是:

a. 桡神经麻痹

b. 椎管狭窄

c. 血管球

d. Dupuytren 挛缩

e. 以上均否

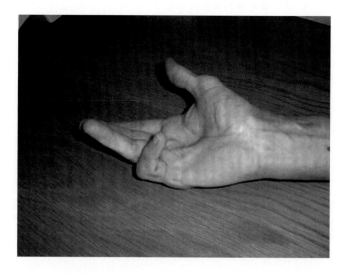

279. 患有腰髓或马尾综合征的患者会有

a. 不同程度的下肢无力

b. 肠综合征

c. 膀胱综合征

d. 以上均是

e. 以上均否

280. 尾骨痛的患者会有：

    a. 随着尾骨活动,尾骨疼痛的部位会加重

    b. 尾骨活动可能会导致直肠感觉异常

    c. 直肠检查会发现肛提肌、尾骨肌、梨状肌感觉僵硬,触诊这些肌肉会引起严重痉挛

    d. 为不使尾骨痛加重,患者可能会使用一侧臀部坐,以避免尾骨受压

    e. 以上均是

281. 以下哪些疾病可能会和尾骨痛有相似的症状：

    a. 主要累及直肠及肛门原发病变

    b. 骶尾部的原发肿瘤或转移瘤

    c. 痉挛性肛部疼痛

    d. 骨盆及骶骨不完全性骨折

    e. 以上均是

282. 痉挛性肛部痛的患者区别于尾骨痛患者的鉴别方法是：

    a. 尾部移动时疼痛不会增强

    b. 尾部移动时疼痛会增强

    c. 便中带血

    d. a 和 c

    e. 以上均否

283. 交感反射性营养障碍的特征为：

    a. 面部灼痛

    b. 支配汗腺神经改变

    c. 缩血管改变

    d. 皮肤营养改变

    e. 以上均是

284. 面部反射性交感营养不良的临床特征常与什么混淆：

    a. 起源于牙齿的疼痛

    b. 起源于鼻窦的疼痛

    c. 非典型面痛

    d. 三叉神经痛

    e. 以上均是

285. 典型的硬膜穿刺后头痛的特征性症状是：

    a. 当患者由水平位变为直立位时头痛迅速发作

    b. 当患者仰卧位时,持续性头痛

    c. 患者变为水平位时,头痛减轻

    d. a 和 b

    e. a 和 c

286. 硬膜穿刺后头痛不经治疗可能引起：

    a. 舌咽神经痛

    b. 持续性脑神经麻痹

    c. 血清钾升高

    d. 血清钠升高

    e. 以上均否

287. 治疗舌咽神经痛的药物包括：

    a. 卡马西平

    b. 巴氯酚

    c. 加巴喷丁

d. 以上均是

e. 以上均否

288. 舌咽神经痛的外科治疗包括：

    a. 舌咽神经阻断术

    b. 舌咽神经放射治疗

    c. 神经根微血管减压术

    d. 以上均是

    e. 以上均否

289. 痉挛性斜颈的类型包括：

    a. 强直型痉挛性斜颈

    b. 慢性痉挛性斜颈

    c. 强直/慢性痉挛性斜颈

    d. 以上均是

    e. 以上均否

290. 臂丛病变的患者会主诉：

    a. 放射到锁骨上区及上肢的放射痛

    b. 由于肿瘤侵犯导致的位于深部的、单一的神经炎性痛

    c. 颈及肩部活动可使疼痛加重

    d. 以上均是

    e. 以上均否

291. 臂丛病变的常见原因是：

    a. 由于颈肋或异常肌肉压迫神经丛

    b. 肿瘤侵犯神经丛,如肺上沟癌综合征

    c. 神经丛的直接损伤,如牵拉伤或撕脱伤

    d. 炎症原因,如 Parsonage-Turner 综合征、放射后臂丛病

    e. 以上均是

292. Adson 操作有助于诊断胸廓出口综合征,此操作是：

    a. 让患者颈部伸展及头向患侧转斜时触诊患侧桡动脉搏动

    b. 在腕关节处阻塞尺桡动脉

    c. 强直性屈曲颈椎

    d. 主动的受累肢体掌侧向下

    e. 以上均否

293. 胸廓出口综合征的症状和体征包括：

    a. 放射到尺神经分布区的上肢感觉异常

    b. 受累肢体的疼痛及共济失调

    c. 受累上肢水肿变色

    d. 在少数病例会有静脉或动脉血栓症

    e. 以上均是

294. 胸廓出口综合征的特有症状可以被一系列方法检查出来,包括：

    a. Adson 检查

    b. 抬高上肢加压试验

    c. Allen 检查

    d. a 和 b

    e. a 和 c

295. 治疗肺上沟瘤时以下哪项侵入性止痛措施是有用的：

    a. 臂丛阻滞

    b. 神经背根入髓区切断

    c. 臂丛放射治疗

d. 脊髓前侧柱切断术

e. 以上均是

296. 治疗肺上沟瘤的药物包括:

a. 加巴喷丁

b. 卡马西平

c. 巴氯酚

d. 阿片类止痛剂

e. 以上均是

297. 患有肺上沟瘤综合征的患者会主诉:

a. 放射到锁骨上窝、上肢的神经痛

b. 最初的上胸部及下颈部皮肤痛是由于肿瘤从臂丛下侵入臂丛

c. 颈部及肩部活动会使疼痛加剧

d. 在一些患者会有 Horner 综合征

e. 以上均是

298. 肺上沟瘤综合征:

a. 是由于肿瘤从肺尖向臂丛局部生长所致

b. 常累及第一、二和八颈神经,并造成一系列经典的临床症状,如上肢剧痛,在有些患者中还有 Horner 综合征

c. 常造成第一和二肋骨破坏

d. 以上均是

e. 以上均否

299. 网球肘也称为:

a. 内上髁炎

b. 外上髁炎

c. 桡管综合征

d. 旋前肌综合征

e. 以上均否

300. 以下哪种疼痛可能会被误诊为网球肘:

a. 桡管综合征

b. 旋前肌综合征

c. C6-C7 神经根病变

d. a 和 b

e. a 和 c

301. 治疗网球肘的有效措施是:

a. 非甾体抗炎药

b. 局部热敷及冷敷

c. 理疗

d. 局麻药及皮质类固醇合剂注射外上髁

e. 以上均是

302. 患有网球肘的患者会主诉:

a. 疼痛局限于外上髁

b. 疼痛为持续性,在屈腕时加重

c. 由于握力不够导致不能端咖啡或拿不起锤子

d. 做网球肘检查时会有疼痛

e. 以上均是

303. 高尔夫肘也被认为是:

a. 内上髁炎

b. 外上髁炎

c. 桡管综合征

d. 旋前肌综合征

304. 以下哪种疼痛情况可能被误诊为高尔夫肘

a. 桡骨综合征

b. 痛风、关节炎、滑囊炎

c. C6-C7 神经根病变

d. a 和 b

e. b 和 c

305. 有效治疗高尔夫肘的措施包括:

a. 非甾体抗炎药

b. 局部热敷及冷敷

c. 理疗

d. 局麻药及皮质类固醇合剂痛点注射

e. 以上均是

306. 患有高尔夫肘的患者会诉:

a. 疼痛局限于内上髁

b. 疼痛为持续性,在屈腕时加重

c. 由于握力不够导致不能端咖啡或拿不起锤子

d. 做高尔夫肘检查时会有疼痛

e. 以上均是

307. 肘管综合征是由于:

a. 桡神经前臂骨间后支被卡压

b. 桡神经前臂骨间前支被卡压

c. 桡神经前臂骨间外侧支被卡压

d. 桡神经前臂骨间内侧支被卡压

e. 以上均否

308. 桡神经在桡神经管内被卡压原因包括:

a. 桡骨头前方异常纤维带

b. 压迫神经的异常血管

c. 桡侧腕短伸肌的锋利腱边缘

d. 以上均是

e. 以上均否

309. 桡管综合征的临床症状包括:

a. 肘外侧痛

b. 疼痛位于伸肌深群

c. 疼痛可能会放到近端及远端的上臂及前臂

d. 以上均是

e. 以上均否

310. 以下哪种疼痛可能被误诊为桡管综合征:

a. 网球肘

b. 旋前肌综合征

c. C5-C6 神经根病变

d. a 和 b

e. a 和 c

311. 在肘部尺神经被卡压也被称为:

a. 迟缓型尺神经麻痹

b. 肘管综合征

c. 尺神经炎

d. 以上均是

e. 以上均否

312. 尺神经在肘部被卡压时体格检查可能会发现:

a. 在肘部尺神经上有压痛

b. 在尺神经通过处叩击时,蒂内尔征阳性

c. 受尺神经支配的前臂及手肌无力

d. 小指尺侧感觉消失

e. 以上均是

313. 前臂前骨间综合征造成的疼痛及肌无力是由于:

　　a. 正中神经在肘部的旋前圆肌、指长浅屈肌肌腱下受卡压

　　b. 异常血管

　　c. 炎症造成

　　d. 以上均是

　　e. 以上均否

314. 前臂前骨间综合征的临床表现为:

　　a. 在前臂近端及腕深部的剧痛

　　b. 前臂轻微活动既感到剧痛

　　c. 因为拇长屈肌及指深屈肌麻痹,不能够用拇指及示指加持物体

　　d. 以上均是

　　e. 以上均否

315. 以下哪项关于鹰嘴滑囊炎的表述是正确的:

　　a. 鹰嘴滑囊炎可能是由于反复地激惹滑囊或严重的外伤或炎症

　　b. 鹰嘴滑囊位于肘部后方的尺骨鹰嘴突与皮下组织之间

　　c. 鹰嘴滑囊可以是一个,在一些患者也可以是作为自然分割的连续的一系列的滑囊

　　d. 由于过度使用或不当使用可使这些滑囊发生炎症、变大、在少数情况下可并发感染

　　e. 以上均是

316. 以下哪项关于鹰嘴滑囊炎的表述是正确的:

　　a. 患有鹰嘴滑囊炎的患者会因为肘部的任何运动,特别是伸展时,而感到疼痛、肿胀

　　b. 尺骨鹰嘴滑囊炎的疼痛部位位于鹰嘴区,肘上区常有相关的疼痛

　　c. 在体格检查时,鹰嘴区及肿胀的滑囊区常有压痛,有时这个区域可以扩大

　　d. 肩部被动伸展及抵抗弯曲时会造成疼痛,是由于有压迫位于滑囊

　　e. 以上均是

317. 腕管综合征是临床上最常见到的神经卡压症状,常由哪种压迫造成:

　　a. 正中神经通过腕管时

　　b. 桡神经通过腕管时

　　c. 尺神经通过腕管时

　　d. 正中神经通过腕 Vesuvian 管时

　　e. 以上均是

318. 腕管综合征的常见原因包括:

　　a. 屈肌腱鞘炎

　　b. 风湿性关节炎

　　c. 怀孕

　　d. 淀粉样变或其他占位性病变,在正中神经通过腕管时危及正中神经

　　e. 以上均是

319. 腕管综合征表现是:

　　a. 疼痛、麻木、感觉异常、手及腕部相应的无力

　　b. 疼痛、麻木、感觉异常、以及放射到大拇指、示指、中指、环指桡侧半的相应无力

　　c. 疼痛、麻木,以及由于卡压放射到前臂的感觉异常

　　d. 以上均是

　　e. 以上均否

320. 腕管综合征的特征及症状是:

　　a. 腕部正中神经上 Tinel 征阳性

　　b. Phalen 征阳性

　　c. 拇指对抗无力

　　d. 鱼际低平

　　e. 以上均是

321. 感觉异常性手痛由于什么被压迫造成:

　　a. 腕部桡神经皮支

　　b. 腕部正中神经皮支

　　c. 腕部尺神经皮支

　　d. 腕部桡神经运动支

　　e. 以上均否

322. 桡骨茎突狭窄性腱鞘炎是由于:

　　a. 拇长收肌、拇长屈肌的肌腱在桡骨茎突水平炎症肿胀

　　b. 拇长收肌、拇长伸肌的肌腱在桡骨茎突水平炎症肿胀

　　c. 拇短展肌、拇长伸肌的肌腱在桡骨茎突水平炎症肿胀

　　d. 以上均是

　　e. 以上均否

323. 掌腱膜挛缩症状及体征包括

　　a. 沿屈肌腱行的纤维硬化结节

　　b. 跨越掌指关节最终到达近端指间关节的纤维紧张带

　　c. 伸指受限

　　d. 相应的正常手指屈曲

　　e. 以上均是

324. 掌腱膜挛缩:

　　a. 被认为有遗传学基础

　　b. 大多发生于北斯堪的纳维亚人的后裔

　　c. 与掌部创伤有关

　　d. 可能与糖尿病、酒精中毒、慢性巴比妥类药物使用有关

　　e. 以上均是

325. 掌腱膜挛缩疼痛及功能缺失的非外科治疗包括:

　　a. 非甾体抗炎药

　　b. 包括热疗及一系列运动在内的物理疗法

　　c. 夜间固定受累手指,可能有助于缓解症状

　　d. 在掌腱膜挛缩部位注射局麻药及皮质类固醇合剂,可能有助于缓解掌腱膜挛缩症状

　　e. 以上均是

326. 与糖尿病神经干病变相似的疾病是:

　　a. 麻风病

　　b. 莱姆病

　　c. HIV

　　d. 神经中毒

　　e. 以上均是

327. 与糖尿病神经干病变相似的疾病是：
    a. 重金属中毒
    b. 化疗后神经损伤
    c. 包括进行性神经性腓骨肌萎缩症在内的遗传性神经病变
    d. 维生素缺乏
    e. 以上均是

328. 与糖尿病神经干病变相似的疾病是
    a. 肉状瘤
    b. 淀粉样变性
    c. 肋间神经痛
    d. 腹内及胸内病变
    e. 以上均是

329. 糖尿病神经干病变的治疗包括：
    a. 抗惊厥药物
    b. 抗抑郁药物
    c. 抗心律失常药物
    d. 严格控制血糖
    e. 以上均是

330. 可以减轻糖尿病神经干病变相关疼痛的药物是：
    a. 辣椒素
    b. 利多卡因乳剂
    c. 利多卡因皮肤可吸收药贴
    d. 以上均是
    e. 以上均否

331. 痛性非化脓性肋软骨肿胀症状及体征：
    a. 第 2、3 胸肋关节疼痛肿胀
    b. 第 2、3 胸肋关节附近肋间肌肉疼痛
    c. 肩内收时疼痛增加
    d. 受累的胸肋关节活动时有咔哒感
    e. 以上均是

332. 治疗痛性非化脓性肋软骨肿胀相关的疼痛及功能缺失包括：
    a. 非甾体抗炎药
    b. 局部热敷、冷敷
    c. 使用肋骨弹性绷带
    d. 使用局麻药、类固醇合剂胸肋关节局部注射
    e. 以上均是

333. 胸廓切开术后综合征的原因包括：
    a. 直接手术损伤对于肋间神经或皮神经信息传递的影响
    b. 肋骨牵开器造成的肋骨骨折
    c. 由于受到牵拉的直接压迫，肋间神经压迫性神经病变
    d. 肋椎关节处的肋间神经牵拉损伤
    e. 以上均是

334. 胸廓切开术后综合征的治疗包括：
    a. 非甾体抗炎药及一般止痛剂
    b. 抗抑郁及抗癫痫类药物
    c. 局部冷、热敷
    d. 局麻药及皮质类固醇合剂局部注射疼痛部位
    e. 以上均是

335. 乳房切除术后综合征的治疗包括：
    a. 非甾体抗炎药及一般止痛药
    b. 抗惊厥药和抗抑郁药
    c. 局部冷敷、热敷
    d. 局麻药及皮质类固醇合剂局部注射肋间神经及胸膜神经
    e. 以上均是

336. 以下哪项关于带状疱疹的表述是正确的：
    a. 是由水痘带状疱疹病毒感染引起的带状疱疹
    b. 胸神经根是急性带状疱疹的最常见发生部位
    c. 无免疫宿主对水痘带状疱疹病毒的感染的临床症状是水痘
    d. 在水痘带状疱疹病毒感染的初次病程中，病毒侵袭到胸神经背根并长期存在
    e. 以上均是

337. 以下哪些患者比正常人更容易得带状疱疹：
    a. 淋巴瘤患者
    b. 使用皮质类固醇的患者
    c. 使用化疗或免疫治疗的患者
    d. 放疗患者
    e. 以上均是

338. 急性带状疱疹的初期治疗包括：
    a. 交感神经阻滞
    b. 抗病毒治疗
    c. 阿片类止痛药
    d. 辅助止痛药包括加巴喷丁、抗抑郁药
    e. 以上均是

339. 疱疹后神经痛的初治包括：
    a. 交感神经及体神经阻滞
    b. 加巴喷丁
    c. 阿片类止痛药
    d. 辅助止痛药包括抗抑郁药、抗抑郁合剂
    e. 以上均是

340. 初期评价硬膜外脓肿应包括：
    a. 血及尿培养
    b. 即时 CT 和/或 MRI
    c. 脊髓 X 线摄影，如果没有 CT 或 MRI 设备，抑或影像检查不典型
    d. 以上均是
    e. 以上均否

341. 脊体滑脱：
    a. 是腰脊柱退行性病变
    b. 女性发病率较高
    c. 大多见于 40 岁之后
    d. 由于关节盘及小关节面的退行性病变导致一椎体从另一椎体上滑移
    e. 以上均是

342. 在脊体滑脱中：
    a. 上面的椎体较下面的椎体移向前方
    b. 一个椎体相对于另一椎体的移位一般会导致椎管狭窄
    c. 一般都会有相应的椎管狭窄及后背痛
    d. 有时上一椎体较下一椎体向后移位，常导致椎间孔变小
    e. 以上均是

343. 强直性脊柱炎又称：
    a. 胫骨粗隆骨软骨病

b. Marie-Strümpell 病
c. Osgood-Weber-Rendu 病
d. Dubin-Johnson-Sprint 病
e. 以上均否

344. 强直性脊柱炎
a. 有近 90% 的患者组织相容性抗原 HLA-B27 阳性,而一般人群约 7% 为阳性
b. 男性发病率比女性高 3 倍
c. 一般在 30 岁后出现症状
d. 很少在 40 岁后发病
e. 以上均是

345. 强直性脊柱炎最好是多种方法同时治疗,包括:
a. 为维持功能的锻炼、热敷、深部镇静按摩在内的理疗
b. 非甾体抗炎药及肌松药
c. 氨基水杨酸
d. 局麻药与皮质类固醇合剂的骶或腰硬膜外阻滞
e. 以上均是

346. 一名 55 岁男性在尝试举起一大瓶起泡酒时,听到砰的一声巨响,上臂近端急性疼痛并出现异常肿胀。该患者的可能诊断是:
a. 肱二头肌肌炎
b. 吃生猪肉后寄生虫感染
c. 肱二头肌近端肌腱断裂
d. 异位钙化综合征
e. 肱二头肌远端肌腱断裂

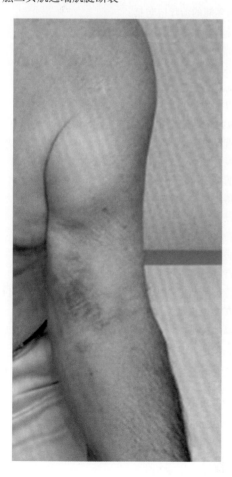

347. 急性胰腺炎的患者会有以下症状:
a. 由于低热及血容量减少导致的心动过速及低血压
b. 皮下脂肪皂化
c. 肺部并发症包括可能影响呼吸的胸膜腔积液、胸膜痛
d. 弥漫性腹肌紧张及腹膜征阳性
e. 以上均是

348. 出血性胰腺炎的可以有
a. 脐周瘀斑(卡伦征)
b. 胁肋部瘀斑(特纳征)
c. 惊吓反射消失
d. a 和 b
e. a 和 c

349. 下列哪项试验室检查是急性胰腺炎的必要条件:
a. SGOT 升高
b. SGOT 降低
c. 血清淀粉酶升高
d. 血钙升高
e. 以上均否

350. 急性胰腺炎的常见原因包括:
a. 酒精
b. 胆石
c. 病毒感染
d. 药物
e. 以上均是

351. 急性胰腺炎的常见原因包括:
a. 代谢原因
b. 结缔组织疾病
c. 胆总管壶腹部被肿瘤阻塞
d. 遗传
e. 以上均是

352. 慢性胰腺炎的常见原因是:
a. 酒精
b. 囊性纤维化
c. 胰腺恶性肿瘤
d. 像 α-抗胰岛素不足的遗传原因
e. 以上均是

353. 以下哪项可造成与髂腹股沟痛相似的症状与体征:
a. 腰丛神经损伤
b. 侵犯腰丛的肿瘤
c. 糖尿病神经病变
d. 髂腹股沟神经炎症
e. 以上均是

354. 髂腹股沟神经痛相关的症状及体征有:
a. 感觉异常、灼痛、有时有放射到阴囊或阴唇,或大腿上部的下腹部麻木
b. 疼痛并不放射到膝以下
c. 弯腰时疼痛加剧
d. 前屈位,像滑雪新手姿势
e. 以上均是

355. 生殖股神经痛体格检查可以发现:
a. 生殖股神经分布区感觉缺失,包括大腿内侧、阴囊基

部、大阴唇

  b. 腹壁前肌肉无力

  c. 在生殖股神经穿经腹股沟韧带下方的位置刺激,可以引出蒂内尔征

  d. 前屈位,像滑雪新手姿势

  e. 以上均是

356. 感觉异常性股痛是由于什么受卡压造成:

  a. 股外侧皮神经

  b. 股神经

  c. 坐骨神经

  d. 髂腹下神经

  e. 以上均否

357. 感觉异常性股痛的症状和体征包括:

  a. 在髂前上棘处股外侧皮神经上有压痛

  b. 在股外侧皮神经穿经腹股沟位置处蒂内尔征阳性

  c. 股外侧皮神经分布区感觉缺失

  d. 以上均是

  e. 以上均否

358. 椎管狭窄性疼痛一般表现的特征为当行走时,腿及骨盆疼痛无力,又被认为是:

  a. 伪跛行

  b. 神经源性跛行

  c. 血管源性跛行

  d. a 和 b

  e. 以上均否

359. 椎管狭窄患者会主诉:

  a. 在行走、站立、仰卧时,腿部疼痛并感劳累

  b. 当取弯腰位、坐位时疼痛及疲劳感消失

  c. 伸展脊柱时也将会引起或加重症状

  d. 在受累的皮节可能会有无力或反射改变

  e. 以上均是

360. 椎管狭窄患者可能会有脊髓或马尾神经症状,这时会有:

  a. 症状开始时可以是潜伏的

  b. 患者可能会有神经症状

  c. 患者可能会有肠道症状

  d. 有脊髓或马尾神经症状的时候,应该考虑神经外科紧急处理

  e. 以上均是

361. 与椎管狭窄症状相似的疼痛有:

  a. 后下背牵拉痛

  b. 腰滑囊炎及腰纤维肌炎

  c. 腰骶部脊柱关节炎症

  d. 腰脊髓、神经根、神经丛及神经紊乱,包括糖尿病股神经痛

  e. 以上均是

362. 与蛛网膜炎疼痛相似的疼痛包括:

  a. 脊髓肿瘤

  b. 包括脑膜及脊髓内容物的感染

  c. 腰脊髓及神经根紊乱

  d. 颈或腰神经丛紊乱

  e. 以上均是

363. 蛛网膜炎患者会主诉:

  a. 受累神经根分布区疼痛

  b. 受累神经根分布区麻木、刺痛、感觉异常

  c. 在受累肢体无力、共济失调

  d. 反射改变

  e. 以上均是

364. 慢性睾丸痛的常见阴囊外原因包括:

  a. 尿道结石

  b. 腹股沟疝

  c. 髂腹股沟神经及生殖股神经卡压

  d. 腰椎及神经根病变

  e. 以上均是

365. 慢性睾丸痛的常见内部原因包括:

  a. 肿瘤

  b. 附睾炎

  c. 阴囊积水

  d. 精索静脉曲张

  e. 以上均是

366. 导致外阴疼痛的常见外部病理情况是:

  a. 除了阴户外的盆腔内容物恶性肿瘤

  b. 侵犯腰神经丛、马尾或下腹神经丛的肿瘤

  c. 髂腹股沟神经及生殖股神经痛

  d. 牵拉神经痛

  e. 以上均是

367. 外阴疼痛的治疗应包括:

  a. 非甾体抗炎药

  b. 抗抑郁药

  c. 泌尿道病变及真菌感染的经验治疗

  d. 心理评定

  e. 以上均是

368. 导致痉挛性肛部痛的疾病包括:

  a. 直肠炎

  b. 炎性肠病

  c. 前列腺炎及前列腺痛

  d. 痔疮

  e. 以上均是

369. 痉挛性肛部痛:

  a. 病因不明

  b. 特征是阵发性直肠痛存在间歇性无痛期

  c. 特征与丛集性头痛相似,持续数周或数年后自行好转

  d. 在女性更常见

  e. 以上均是

370. 耻骨炎的症状及特征包括:

  a. 在耻骨联合上方的压痛

  b. 大腿内侧放射痛

  c. 跛行步态

  d. 耻骨炎的 X 线表现为骨质腐蚀、硬化、耻骨联合变宽

  e. 以上均是

371. 耻骨炎:

  a. 女性发病率更高

b. 40 岁之后发病

c. 常在膀胱、前列腺、腹股沟手术之后,被认为是由于出血扩散至并感染到相应的缺乏血管的耻骨联合

d. 可以在没有明显刺激原因及感染的情况下发病

e. 以上均是

372. 梨状肌综合征是由于什么受压迫造成的

a. 梨状肌压迫坐骨神经

b. 梨状神经受梨状肌压迫

c. 腓总神经受梨状肌压迫

d. 胫神经受梨状肌压迫

e. 以上均是

373. 梨状肌综合征的体格检查可以发现

a. 坐骨结节区压痛

b. 在坐骨神经经行梨状肌处叩击蒂内尔征阳性

c. 梨状肌腹坚硬,肿痛

d. 受累的臀肌、肢体远端肌肉无力、萎缩

e. 以上均是

374. 梨状肌综合征针对疼痛及功能缺失的最初治疗包括:

a. 非甾体抗炎药加理疗

b. 局部冷热敷可能有益

c. 避免可能使症状加重的任何动作

d. 在梨状肌水平注射局麻药及皮质类固醇合剂

e. 以上均是

375. 髋关节炎的常见原因包括:

a. 骨关节炎

b. 风湿性关节炎

c. 外伤后关节炎

d. 以上均是

e. 以上均否

376. 髋关节炎的次常见原因包括:

a. 绒毛结节性滑膜炎

b. 胶原蛋白血管病

c. 莱姆病

d. 感染

e. 以上均是

377. 关节炎应该多途径治疗,包括:

a. 非甾体抗炎药

b. 理疗

c. 局部冷热敷

d. 关节内局麻药及皮质类固醇注射

e. 以上均是

378. 股神经病变是由于股神经受哪种卡压所致:

a. 肿瘤

b. 腹膜后血肿

c. 脓肿

d. 以上均是

e. 以上均否

379. 其他可以导致股神经病的原因包括:

a. 在股神经穿经腹股沟韧带时过度牵拉或在臀部折曲造成牵拉伤

b. 外科手术或心导管介入时直接损伤

c. 糖尿病

d. 以上均是

e. 以上均否

380. 幻肢体的治疗应包括:

a. 神经封闭

b. 辅助止痛药应包括抗惊厥药

c. 辅助止痛药应包括抗抑郁药

d. 应用冰袋和/或经皮刺激

e. 以上均是

381. 患者患有转子滑囊炎:

a. 常诉与坐骨神经痛相似的放射到腿的臀外侧痛

b. 诉局限于大转子区域痛

c. 诉睡眠受干扰

d. 在髋关节不同运动情况下,可能会诉尖锐,被抓住样感,特别是首次活动时

e. 以上均是

382. 转子滑囊炎的治疗应包括:

a. 非甾体抗炎药

b. 理疗

c. 局部冷敷及热敷

d. 在转子换囊炎周围注射局麻药及皮质类固醇合剂

e. 以上均是

383. 膝关节炎的常见原因是:

a. 骨关节炎

b. 风湿性关节炎

c. 外伤后关节炎

d. 以上均是

e. 以上均否

384. 膝关节炎的次常见原因是:

a. 绒毛结节性滑膜炎

b. 胶原蛋白血管病

c. 莱姆病

d. 感染

e. 以上均是

385. 膝关节炎应多种途径治疗,包括:

a. 非甾体抗炎药

b. 理疗

c. 局部冷、热敷

d. 局麻药及皮质类固醇关节内注射

e. 以上均是

386. 患有腘窝囊肿的患者,体格检查时会发现:

a. 会发现在腘窝中线位囊肿

b. 会经历在蹲坐或行走时症状加重的过程

c. 经历持续性并以实质性为特征的疼痛

d. 可能会经历自然破裂的过程,小腿会有和血栓静脉炎相似的发红并色素沉着

e. 以上均是

387. 大部分腘窝囊肿患者都患有:

a. 甲亢

b. 风湿性关节炎

c. 膝上滑膜炎

d. 以上均是

e. 以上均否

388. 膝关节滑囊容易受：

   a. 急性损伤及连续不断的微小损伤

   b. 可能会作为一独立的滑液囊存在也可以作为连续一系列的小囊存在

   c. 急性损伤的形式包括：由于跌倒、打击而直接膝关节，或从侧方、胫骨平台、腓骨近端损伤而累及滑囊

   d. 在慢性炎症损伤中会有钙化过程

   e. 以上均是

389. 膝上滑囊炎患者会主诉：

   a. 疼痛位于膝盖前部上方

   b. 疼痛会放射到大腿远端前侧

   c. 屈膝或下楼梯功能缺失

   d. 在膝关节做不同运动时，有尖锐、被抓住样感，特别是在首次发病时

   e. 以上均是

390. 膝上滑囊炎也被称为：

   a. 女仆膝

   b. Marie-Strümpell 病

   c. 关节鼠

   d. Dubin-Johnson-Sprint 病

   e. 以上均否

391. 膝滑囊炎治疗应包括：

   a. 非甾体抗炎药

   b. 理疗

   c. 局部冷热敷

   d. 炎症滑囊注射局麻药及皮质类固醇

   e. 以上均是

392. 患有鹅足滑囊炎患者：

   a. 在膝关节内侧疼痛

   b. 在足外翻及膝关节外旋时，患者疼痛增加

   c. 特别是包含曲、伸旋转膝关节的运动会导致疼痛加重

   d. 休息及热可缓解

   e. 以上均是

393. 前跗管综合征表现为：

   a. 足背部疼痛、麻木、感觉异常

   b. 第一足背间区放射痛

   c. 疼痛可能也会放射到邻近的踝关节前卡压区

   d. 夜间足痛与腕管综合征夜间痛相似

   e. 以上均是

394. 跗管综合征是由何种卡压造成：

   a. 腓深神经在其经行踝浅筋膜下时

   b. 胫神经在其经行踝浅筋膜下时

   c. 腓浅神经在其经行踝浅筋膜下时

   d. 腓肠神经在其经行踝浅筋膜下时

   e. 以上均否

395. 前跗管综合征常见原因包括：

   a. 腓深神经在其经行踝浅筋膜下时直接损伤

b. 严重、急速跖屈

c. 穿过紧的鞋子

d. 蹲坐并弯曲向前

e. 以上均是

396. 后跗管综合征表现为：

   a. 足底疼痛、麻木、感觉异常

   b. 足屈肌无力，蚓状肌无力导致足不稳

   c. 夜间足痛与腕管综合征夜间痛相似

   d. 以上均是

   e. 以上均否

397. 后跗管综合征是由何种卡压所致：

   a. 腓深神经在其经行踝浅筋膜下时

   b. 胫后神经在其经行后跗管时

   c. 腓浅神经在其经行踝浅筋膜下时

   d. 腓肠神经在其经行踝浅筋膜下时

   e. 以上均是

398. 导致后跗骨管综合征的常见原因包括：

   a. 胫后神经在经行后跗管时直接损伤

   b. 胫后血管血栓性静脉炎

   c. 风湿性关节炎

   d. 以上均是

   e. 以上均否

399. 跟腱炎的治疗应包括：

   a. 非甾体抗炎药

   b. 局麻药及皮质类固醇合剂注射跟腱

   c. 冷敷及热敷

   d. 避免可以触发跟腱炎的动作

   e. 以上均是

400. 跟腱炎的原因包括：

   a. 踝关节过度使用或使用不当

   b. 突发行走或行动停止

   c. 跟腱拉伸不当

   d. 以上均是

   e. 以上均否

401. 与跟腱炎有关的症状及体征是：

   a. 足跟部疼痛

   b. 被动休息

   c. 跟腱运动时有响声或停滞

   d. 由于疼痛拒绝跖屈

   e. 以上均是

402. 跖骨痛的症状及体征包括：

   a. 压迫跖骨头可以造成疼痛

   b. 在第 2、3 跖骨头处形成增厚的角质层

   c. 有防痛步态

   d. 由于韧带松弛及足横弓扁平导致足部呈扁平外表

   e. 以上均是

403. 其他与跖骨痛相似的病理过程包括：

   a. 痛风

   b. 跖骨隐性骨折

c. 跖骨肿瘤

d. 籽骨炎

e. 以上均是

404. 足底筋膜炎的症状及体征包括：

a. 当足部由非负重状态变为行走时,走第一步时疼痛最重

b. 久站或长时间步行都会造成疼痛加重

c. 足跟结节内侧有压痛

d. 在背屈足趾造成足底筋膜紧张后,从足跟向前足触诊足底筋膜,可造成疼痛加重

e. 以上均是

405. 足底筋膜炎：

a. 以足底跟骨表面的痛及压痛为特征

b. 女性发病率高出男性两倍

c. 可以是全身性炎症的一部分,如风湿性关节炎、莱特综合征、痛风

d. 与肥胖和/或穿家居鞋或赤脚有关

e. 以上均是

406. 足底筋膜炎的治疗应包括：

a. 非甾体抗炎药

b. 穿可以给足够支持的鞋

c. 局部冷热敷

d. 局麻药及皮质类固醇合剂局部注射炎症筋膜

e. 以上均是

407. 复杂区域疼痛综合征(CRPS)：

a. 可以分为 CRPS 1 型及 CRPS 2 型

b. 女性发病率更高

c. 在四五十岁高发

d. 以上均是

e. 以上均否

408. CRPS 1 型及 CRPS 2 型有一系列共同的症状及体征,包括：

a. 诱发痛及痛觉过敏

b. 自发性痛觉过敏

c. 自主神经功能失常,包括泌汗及血管收缩改变

d. 水肿及营养改变

e. 以上均是

409. 治疗 CRPS 有效地治疗手段包括：

a. 交感神经阻滞

b. 脊髓刺激

c. 加巴喷丁

d. 抗抑郁药

e. 以上均是

410. 在核素成像骨扫描的 3 个时期,异常包括：

a. 在灌注成像 30 秒时,影像可见受累躯体部分匀质的单侧高灌注

b. 在血池像的 2 分钟,受累躯体部分匀质的单侧高灌注

c. 一般在灌注后 3 小时的矿化像摄同侧同位素摄取像

d. 以上均是

e. 以上均否

411. 风湿性关节炎：

a. 是最常见的结缔组织病

b. 发病原因未知

c. 可以在任何年龄发病,青少年的疾病变种称为 Still 病

d. 女性发病率是男性 2.5 倍

e. 以上均是

412. 风湿性关节炎的早期症状包括：

a. 易疲劳

b. 不适

c. 肌痛

d. 厌食及无力

e. 以上均是

413. 风湿性关节炎的早期症状包括：

a. 不明确的晨僵

b. 对称性关节疼痛及颜色改变

c. 腱鞘炎

d. 纺锤状关节渗出物

e. 以上均是

414. 风湿性关节炎最常累及的关节是：

a. 腕关节

b. 膝关节

c. 指骨

d. 足骨

e. 以上均是

415. 风湿性关节炎的经典关节改变是：

a. 尺侧偏

b. 桡侧偏

c. 驼背畸形

d. Legg-Perthes 畸形

e. 以上均否

416. 风湿性关节炎的关节外表现有：

a. 腕管综合征

b. 贝克囊肿

c. 葡萄膜炎及虹膜炎

d. 类风湿性皮下小结

e. 以上均是

417. 类风湿性关节炎的治疗包括：

a. 非甾体抗炎药

b. 皮质类固醇

c. 夜间夹板固定

d. 关节保护

e. 以上均是

418. 对于类风湿性关节炎有效的疾病改良型药物包括：

a. 甲氨蝶呤

b. 金制剂

c. 青霉胺

d. 磺胺类药剂

e. 以上均是

419. 患有类风湿性关节炎的患者的实验室检查一般会发现：

a. 正细胞正色素性贫血

b. 血沉加快

c. 类风湿凝集因子升高

d. C 反应蛋白升高

e. 以上均是

420. 系统性红斑狼疮的症状及体征包括：

a. 多发性关节炎

b. 蝶形皮疹

c. 局灶性脱发

d. 口腔溃疡

e. 以上均是

421. 系统性红斑狼疮的关节外表现包括：

a. 脉管炎

b. 胸膜炎及肺炎

c. 心肌炎、心内膜炎、心包炎

d. 肾小球性肾炎及肝炎

e. 以上均是

422. 系统性红斑狼疮的血液副作用包括：

a. 全血细胞减少症

b. 血小板减少

c. 白细胞减少

d. 高凝状态

e. 以上均是

423. 具有系统性红斑狼疮很高诊断价值的实验室检查是：

a. 高水平的 C 反应蛋白

b. 高水平的抗核抗体

c. SGOT/SGPT 比例倒置

d. 以上均是

e. 以上均否

424. 系统性硬化硬皮病是一种以什么为特征的病因不明的疾病：

a. 皮肤及结缔组织弥漫性纤维化

b. 血管损伤

c. 关节炎

d. 食管、胃肠道、肾、心、肺异常

e. 以上均是

425. 关于系统性硬化硬皮病正确的是：

a. 严重程度及病程个体间差异很大

b. 硬皮病女性发病率是男性 4 倍

c. 在 30 岁之前及 50 岁之后发病率较低

d. 暴露于污染的烹饪油、聚氯乙烯、二氧化硅是发病的危险因素

e. 以上均是

426. 患有硬皮病的患者在发病初期会发生：

a. 与肿胀有关的指端疼痛、变形,运动范围减小(指端硬化病)

b. 与雷诺氏现象有关

c. 多关节痛及吞咽困难

d. 皮肤纤维化

e. 以上均是

427. 与下图相符合的诊断是：

a. 耳郭钙质沉着

b. 雷诺现象

c. 中耳炎

d. 风疹

e. Ramsey Hunt 综合征

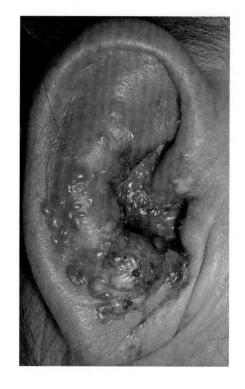

428. 关于多肌炎的以下表述正确的是：

a. 多肌炎比风湿性关节炎、系统性红斑狼疮、硬皮病少见

b. 疾病是以肌肉炎症为特征的,经历肌肉退后到萎缩的过程

c. 有多种类型的多肌炎,包括皮肌炎,其特征是简单的多肌炎加上明显的皮肤改变

d. 女性发病率是男性的两倍

e. 以上均是

429. 多肌炎与以下哪项发病率增加有关：

a. 隐匿性恶性肿瘤

b. 儿童时期热疹

c. 儿童时期接种含汞疫苗

d. 以上均是

e. 以上均否

430. 多肌炎发病时症状及体征包括

a. 红疹

b. 一般表现的症状是肌无力,在开始时一般累及肢体近端的肌肉比累及远端肌肉更常见

c. 肌痛及多关节痛

d. 与病毒感染相似的发热性疾病

e. 以上均是

431. 具有以下哪项体征可以诊断为皮肌炎：

a. Schacher 线

b. 蝶形皮疹

c. 眶周紫红色

d. Cullen 征

e. 以上均否

432. 治疗多肌炎的免疫抑制类药物包括：

a. 甲氨蝶呤

b. 环孢霉素

c. 咪唑硫嘌呤

d. 环磷酰胺

e. 以上均是

433. 风湿性多肌痛是一种病因不明的疾病：

　　a. 主要在 60 岁后发病

　　b. 女性发病率是男性的 2 倍

　　c. 可能合并颞动脉炎

　　d. 可能会合并近端肌肉无力

　　e. 以上均是

434. 风湿性多肌痛有一系列特征性骨及肌肉病变,包括：

　　a. 颈、胸、骨盆深部痛

　　b. 晨僵

　　c. 关节痛

　　d. 静止后僵硬(凝胶现象)

　　e. 以上均是

435. 与风湿性多肌炎本身有关的症状包括：

　　a. 不适

　　b. 发热

　　c. 厌食

　　d. 体重减轻及抑郁

　　e. 以上均是

436. 中枢性痛的常见原因包括：

　　a. 丘脑出血及梗死

　　b. 脑干血管畸形、梗死、出血

　　c. 脑外伤

　　d. 脑肿瘤

　　e. 以上均是

437. 与中枢性疼痛有关的丘脑部分是

　　a. 腹后部

　　b. 腹前部

　　c. 后外侧部

　　d. 前背部

　　e. 以上均是

438. 中枢性痛的常见原因包括：

　　a. 多发性硬化

　　b. 脊髓炎症及感染

　　c. 脊髓空洞症

　　d. 脊髓肿瘤

　　e. 以上均是

439. 常用于治疗中枢性痛的药物有：

　　a. 抗抑郁及安定药

　　b. 抗惊厥药物

　　c. 止痛药

　　d. 局部麻醉药和抗心律失常药

　　e. 以上均是

440. 一般被接受,用于治疗中枢性痛的侵入性治疗手段有：

　　a. 脊髓刺激

　　b. 脑深部及运动皮质刺激

　　c. 脊髓切开术

　　d. 损伤背根入髓处

　　e. 以上均是

441. 常与转换性障碍有关的症状及体征包括：

　　a. 无力

　　b. 非随意运动

　　c. 感觉障碍

　　d. 假性癫痫

　　e. 以上均是

442. 常与转换性障碍有关的症状及体征包括：

　　a. 失明

　　b. 失聪

　　c. 失声

　　d. La bell 淡漠

　　e. 以上均是

443. La bell 淡漠：

　　a. 是一种对与转换性障碍有关的躯体证候的严重及影响缺乏适当的关注

　　b. 是一种与完全拒绝心理问题有关的,这些心理问题是与转换性障碍的躯体困难有关的

　　c. 可以在有病理基础的神经功能紊乱上发生

　　d. 以上均是

　　e. 以上均否

444. 转换性障碍可以分为：

　　a. 躯体形式障碍

　　b. 焦虑性神经病

　　c. 抑郁性神经病

　　d. 以上均是

　　e. 以上均否

445. 与转换性障碍相关的躯体症状包括：

　　a. 受意识控制

　　b. 不受意识控制

　　c. 由于器质性损害或疾病

　　d. 以上均是

　　e. 以上均否

446. 孟乔森(Munchausen)综合征的患者：

　　a. 知道他们的虚谈症

　　b. 不知道他们的虚谈症

　　c. 常与病态人格有关

　　d. a 和 b

　　e. a 和 c

447. 孟乔森综合征的患者：

　　a. 不能获得明显的原始的好处

　　b. 不能获得明显的继发的好处

　　c. 常创造虚构的疾病,但表现出真实的症状和体征

　　d. 知道自己所处位置

　　e. 以上均是

448. 热损伤的治疗应包括：

　　a. 热伤的分级评估

　　b. 身体二度烧伤总面积的评估

　　c. 清洁创伤

　　d. 清除坏死组织

　　e. 以上均是

449. 严重烧伤患者需补液治疗,补液原则是根据:
    a. 派克兰公式
    b. 尿量
    c. 生命体征
    d. 以上均是
    e. 以上均否

450. 电击伤类型包括:
    a. 低电压损伤
    b. 高电压损伤
    c. 雷电伤
    d. 以上均是
    e. a 和 b

451. 与雷电伤有关的特殊的皮肤表现是:
    a. Lichtenberg 征象
    b. Sturge-Weber 征
    c. 不同颜色皮肤发红征
    d. 皮肤划纹症
    e. 以上均否

452. 高导电率的组织包括:
    a. 神经
    b. 动脉
    c. 静脉
    d. 以上均是
    e. 以上均否

453. 脊髓灰质炎后的症状和体征包括:
    a. 新出现的不对称性的与原始感染无关的肌无力
    b. 新出现的肌萎缩
    c. 肌痛
    d. 关节痛
    e. 以上均是

454. 脊髓灰质炎后遗症的症状和体征包括:
    a. 全身疲劳
    b. 呼吸吞咽困难
    c. 中枢导致睡眠障碍
    d. 对低温耐受力减低
    e. 以上均是

455. 与脊髓灰质炎后遗综合征相似的疾病有:
    a. 侧索硬化
    b. 颈椎病
    c. 炎性肌病
    d. 甲状腺功能减退
    e. 以上均是

456. 多发性硬化:
    a. 女性高发
    b. 很少在 20 岁前发病
    c. 高加索人发病率高
    d. 以上均是
    e. 以上均否

457. 多发性硬化更常发生于:
    a. 热带气候
    b. 温带气候

    c. 西半球
    d. a 和 b
    e. b 和 c

458. 多发性硬化的经典病理表现是:
    a. 大疱性类天疱疮
    b. 斑
    c. 高尔基体
    d. 夏科-莱登结晶
    e. 以上均否

459. 以下可以加重多发性硬化的是:
    a. 热餐
    b. 大运动量
    c. 热水浴
    d. 以上均是
    e. 以上均否

460. 多发性硬化的常见临床表现包括:
    a. 视神经炎
    b. 横贯性脊髓炎
    c. 核间性眼肌瘫痪
    d. 疼痛及感觉异常
    e. 以上均是

461. 多发性硬化常累及的组织包括:
    a. 视神经
    b. 小脑室周白质
    c. 脑干及基底节
    d. 脊髓
    e. 以上均是

462. 急性典型的吉兰-巴雷综合征的典型体格检查可以发现:
    a. 反射消失
    b. 反射亢进
    c. 提睾反射亢进
    d. 对光反射亢进
    e. 以上均否

463. 与急性典型的吉兰-巴雷综合征有相似的症状的是:
    a. 多发硬化
    b. 重金属中毒
    c. 有机磷中毒
    d. 炎性肌病
    e. 以上均是

464. 有助于确诊急性典型的吉兰-巴雷综合征的检查是:
    a. 脑脊液蛋白
    b. 脑脊液细胞计数
    c. 脊神经增强
    d. 以上均是
    e. 以上均否

465. 急性典型的吉兰-巴雷综合征的并发症包括:
    a. 血栓静脉炎
    b. 呼吸不足
    c. 心律失常
    d. 自主神经功能障碍
    e. 以上均是

466. 镰状细胞贫血最常发生于祖先来自何何地的人群：
    a. 撒哈拉以南非洲
    b. 地中海沿岸
    c. 印度
    d. 中东
    e. 以上均是

467. 计算机断层扫描引导腹腔神经丛阻滞,造影剂应置入：
    a. 主动脉前
    b. 肾内
    c. 腿部
    d. a 和 b
    e. b 和 c

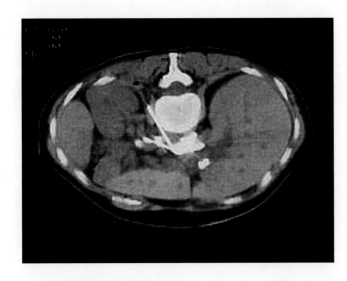

468. 镰状细胞贫血病并发症包括：
    a. 血管闭塞急症
    b. 脾隔离综合征
    c. 再生障碍性危象
    d. 脾切除术
    e. 以上均是

469. 镰状细胞贫血的治疗包括：
    a. 使用非甾体抗炎药减轻较缓和的疼痛
    b. 使用阿片类药物减轻剧痛
    c. 吸氧
    d. 锌及羟基脲
    e. 以上均是

470. 药物依赖：
    a. 是一种需要不断使用某种物质来维持内环境动态平衡的一种生理状态
    b. 常与成瘾相混淆
    c. 可能由于非传统意义上的成瘾药导致,如抗高血压药、抗抑郁药、β-受体阻断剂等
    d. 可以分为心理与生理两种类型
    e. 以上均是

471. 药物耐受：
    a. 是由于随着时间的推移,机体对药物的作用发生了一定的适应而造成药效或多或少下降的一种生理现象

    b. 可以使药物的作用仅表现出有益于治疗的方面
    c. 可只影响药物的副作用
    d. 可影响药物的治疗作用及副作用两方面
    e. 以上均是

472. 在成瘾现象中,被认为参与的中枢有
    a. 中脑边缘通路
    b. 中脑腹侧三叉神经区
    c. 前额叶皮质
    d. 伏核
    e. 以上均是

473. 参与成瘾现象最多的神经递质是：
    a. 多巴胺
    b. MDMA
    c. 乙酰胆碱
    d. 以上均是
    e. 以上均否

474. 安慰剂的反应是：
    a. 患者在给予虚假治疗后,出现镇痛的心理及行为反应
    b. 患者在给予虚假治疗后,心理及行为疼痛存在反应
    c. 在 75% 的给予虚假治疗的患者中反应
    d. a 和 c
    e. b 和 c

475. 对安慰剂的反应可能受什么影响：
    a. 患者对疼痛感知能力的不同
    b. 患者与给药医师之间的互动
    c. 患者对疼痛缓解的期待
    d. 以上均是
    e. 以上均否

476. 反安慰剂作用是：
    a. 患者在给予虚假治疗后,出现镇痛的心理及行为反应
    b. 患者在给予虚假治疗后,出现疼痛的心理及行为反应
    c. 患者对疼痛缓解的期待
    d. 以上均是
    e. 以上均否

477. X 线盒由什么构成：
    a. 一个不透光结构
    b. 控制给予射线剂量的控制板
    c. 在胶片的两侧有两个图像增强板
    d. 在两侧有银卤化胶边的迈拉薄套
    e. 以上均是

478. 典型的 X 线机真空管将能量转换成：
    a. X 线光子
    b. 热
    c. γ 射线
    d. 光谱蓝光端的可视光线
    e. 以上均否

479. 对 X 线光密度最高的组织是：
    a. 骨
    b. 肌肉
    c. 脂肪
    d. 动脉

e. 以上均否

480. 一般用于静脉内给药的放射性核素包括:

a. 镓-67

b. 碘-123

c. 铟-111

d. 碘-131

e. 以上均是

481. 将放射性核素带到特定的组织的物质称为

a. SPECT 扫描

b. γ粒子

c. 示踪

d. β粒子

e. 以上均否

482. 在临床上一般给予放射性药品的途径,包括:

a. 静脉内

b. 吸入

c. 口服

d. 以上均是

e. 以上均否

483. 各组织都有一定的放射性密度,代表它们相应的 X 线光子密度变薄,称为:

a. 像素

b. 亨斯菲尔德单位

c. 三维像素

d. 亮度色标原子序数

e. 以上均否

484. 在 CT 扫描结束前的数据处理中,将各区域的特定的 CT 薄片分到小体积的各位置,称为:

a. 像素

b. 亨斯菲尔德单位

c. 三维像素

d. 亮度色标原子序数

e. 以上均否

485. 放射密度高的组织如骨在 CT 成像上一般表现为:

a. 白

b. 黑

c. 灰

d. 以上均是

e. 以上均否

486. 何种患者在给予顺磁性造影剂钆的时候应谨慎:

a. 脑瘤

b. 抽搐

c. 肾衰

d. 造血系统恶性肿瘤

e. 以上均是

487. MRI 依赖什么成像:

a. X 线光子

b. 氢质子释放出来的能量

c. γ射线

d. 电离辐射

e. 以上均否

488. 椎间盘造影术并发症包括:

a. 椎间盘炎

b. 硬膜外脓肿

c. 神经组织损伤

d. 气胸

e. 以上均是

489. 椎间盘造影的指征有:

a. 椎间盘源性痛的诊断

b. 判断是否是由椎间盘引起的疼痛,在正常或模棱两可的图像患者

c. 帮助决定哪个脊椎阶段需融合

d. 以上均是

e. 以上均否

490. 与肌病相关的症状包括:

a. 对称性的近端肌无力

b. 发热

c. 肌痛

d. 一般感觉检查

e. 以上均是

491. 与肌病有关的疾病包括:

a. 多肌炎

b. 急性酒精中毒

c. 甲状腺功能减退

d. 库欣病

e. 以上均是

492. 与周围神经病变有关的疾病包括:

a. 糖尿病

b. 肾病

c. 自身免疫性疾病

d. HIV/AIDS

e. 以上均是

493. 程度中等的外周神经病变的经典神经传导检查会发现:

a. 神经传导速度减慢

b. 神经传导速度加快

c. 重复刺激下会有 Kondrake 现象发生

d. 以上均是

e. 以上均否

494. 神经丛病变的原因包括:

a. 先天性神经丛病变

b. 肿瘤

c. 血肿及脓肿

d. 创伤

e. 以上均是

495. 视觉诱发电位有利于诊断:

a. 多发硬化

b. 视神经异常

c. 眼及视路的炎症状况

d. 涉及眼及视路的肿瘤

e. 以上均是

496. 脑干听觉诱发电位有利于诊断:

a. 多发硬化

b. 听神经瘤

c. 脑桥小脑脚肿瘤

d. 与听觉通路相关的卒中

e. 以上均是

497. 体感诱发电位有利于诊断:

a. 脊髓空洞症

b. 脊髓肿瘤

c. 多发硬化

d. 亨廷顿舞蹈症

e. 以上均是

498. 诱发电位检查:

a. 与肌电图相似的神经生理学检测

b. 将记录电极与脑电图相似的安放在头皮上

c. 使用计算机去平衡"定时锁"信号及噪声信号

d. 以上均是

e. 以上均否

499. 在视觉诱发电位中的最高峰称为:

a. P100 峰

b. P200 峰

c. P300 峰

d. 反向潜伏峰

e. a 和 d

500. 评价成人疼痛严重程度的一维疼痛评估工具有:

a. 视觉模拟量表

b. 数字疼痛强度量表

c. 语言描述量表

d. 以上均是

e. 以上均否

501. 用于评估成人疼痛程度的多维度评估方法包括:

a. McGill 疼痛问卷表

b. 简明疼痛调查表

c. 疼痛回顾评估卡

d. 多因素影响和疼痛调查

e. 以上均是

502. 用于儿童的疼痛程度的评估方法包括:

a. CRIES

b. COMFORT

c. Wong-Baker 脸谱量表

d. Oucher 量表

e. 以上均是

503. 寰枕关节:

a. 并非真正意义上的关节

b. 该关节使头部前屈和后仰的活动范围为 35°

c. 位于脊髓后柱的前方

d. 以上均是

e. 以上均否

504. 寰枕关节神经阻滞的并发症包括:

a. 穿刺针损伤脑干

b. 局麻药血管吸收造成的共济失调

c. 血管内注射局麻药造成的继发性癫痫

d. 以上均是

e. 以上均否

505. 寰枢关节:

a. 并非真正的关节

b. 该关节允许头部屈曲和伸展的活动度约有 10°,但其水平面上的旋转超过 60°

c. 其形态的固定完全依赖于韧带的固定

d. 以上均是

e. 以上均否

506. 寰枢关节神经阻滞的并发症包括:

a. 穿刺针损伤脑干

b. 局麻药血管吸收造成的共济失调

c. 血管内注射局麻药造成的继发性癫痫

d. 以上均是

e. 以上均否

507. 蝶腭神经节阻滞的并发症包括:

a. 鼻衄

b. 直立性低血压

c. 误入血管

d. 误行上颌神经阻滞

e. 以上均是

508. 蝶腭神经节又称:

a. Meckel 神经节

b. 半月神经节

c. 翼腭神经节

d. a 和 c

e. 以上均是

509. 枕大、小神经阻滞的并发症包括:

a. 枕动脉损伤

b. 穿刺针误入枕骨大孔

c. 误行血管内注射

d. 以上均是

e. 以上均否

510. 行枕大、小神经阻滞时重要的标记是:

a. 颈脊

b. 眶上孔

c. 枕动脉

d. a 和 c

e. 以上均是

511. 半月神经节的感觉分支包括:

a. 眼支

b. 上颌支

c. 下颌支

d. 以上均是

e. 以上均否

512. 进入半月神经节包括:

a. 卵圆孔

b. 圆孔

c. 上颌孔

d. 翼腭孔

e. 以上均否

513. 半月神经阻滞的并发症和副作用包括：
    a. 角膜麻痹
    b. 巩膜下血肿的形成
    c. 蛛网膜下腔阻滞
    d. 动脉损伤
    e. 以上均是

514. 半月神经节损伤的严重并发症包括：
    a. 麻醉致组织炎症
    b. 长期麻木
    c. 痛性感觉缺失
    d. 以上均是
    e. 以上均否

515. 半月神经节损伤的方法包括：
    a. 注射苯酚
    b. 注射甘油
    c. 球囊压迫神经节
    d. 射频毁损
    e. 以上均是

516. 经冠状窝行三叉神经阻滞的并发症和副作用包括：
    a. 局麻药误入血管
    b. 血肿形成
    c. 咬肌肌力下降
    d. 由于本体感觉丧失造成的面部两侧不对称
    e. 以上均是

517. 下列包括运动和感觉功能的三叉神经分支包括：
    a. 眼神经
    b. 上颌神经
    c. 下颌神经
    d. b 和 c
    e. 以上均否

518. 眶上神经：
    a. 发出额神经纤维
    b. 是三叉神经的眼神经的一个分支
    c. 发出纤维到达头皮的顶端，支配前额、上眼睑和头皮前侧的感觉
    d. 以上均是
    e. 以上均否

519. 眶下神经：
    a. 发出额神经纤维
    b. 是三叉神经的眼神经的一个分支
    c. 支配前额、鼻梁和上眼睑内侧部分的感觉
    d. 以上均是
    e. 以上均否

520. 眶下神经阻滞的并发症：
    a. 如穿刺针进入眶下孔可压缩或损伤眶下神经
    b. 血肿
    c. 误入血管
    d. 以上均是
    e. 以上均否

521. 颏神经：
    a. 起源于下颌神经

b. 在第二磨牙水平经颏孔穿出下颌骨
    c. 皮支支配下唇、下颌和相应的口腔黏膜
    d. 以上均是
    e. 以上均否

522. 与颞下颌关节功能障碍有关的肌肉包括：
    a. 颞肌
    b. 咬肌
    c. 翼外肌
    d. 翼内肌
    e. 以上均是

523. 行颞下颌关节神经阻滞时，如果穿刺针置于关节处时，以下哪些神经可能会被阻滞：
    a. 三叉神经
    b. 面神经
    c. 脊髓副神经
    d. 舌下神经
    e. 以上均否

524. 经口腔外行舌咽神经阻滞的体表标志是：
    a. 冠状切口
    b. 犁骨
    c. 颞骨茎突
    d. 颞下颌关节
    e. 以上均否

525. 舌咽神经阻滞的并发症包括：
    a. 误入血管内
    b. 颈内静脉损伤
    c. 颈动脉损伤
    d. 误行迷走神经阻滞
    e. 以上均是

526. 迷走神经：
    a. 包含运动核感觉纤维
    b. 发出运动纤维支配咽肌并且发出喉上神经和喉返神经两个分支
    c. 支配后颅窝的硬脑膜，外耳道后方，鼓膜下部，声带下方的喉黏膜的感觉
    d. 其纤维分布至心脏，肺和大血管
    e. 以上均是

527. 迷走神经阻滞的主要并发症包括：
    a. 损伤颈内动脉和颈内静脉，形成血肿
    b. 局麻剂误入血管
    c. 阻滞迷走神经的运动支喉上神经和喉返神经，造成发音障碍和吞咽困难
    d. 迷走神经阻滞造成的反射性心动过速
    e. 以上均是

528. 脊髓副神经：
    a. 起源于疑核
    b. 两神经根同迷走神经共同出颅颈静脉孔
    c. 含有脊神经前后根纤维，发出运动神经纤维支配胸锁乳突肌上部肌肉
    d. 与颈丛一同发出神经纤维支配斜方肌
    e. 以上均是

529. 副神经阻滞的并发症包括：

a. 误行硬膜下、硬膜外或蛛网膜下神经阻滞

b. 误行喉返神经阻滞

c. 误行舌咽神经阻滞

d. 血肿和瘀斑

e. 以上均是

530. 膈神经：

a. 起源于第4颈神经腹侧初级纤维,并联合第3、5颈神经

b. 在锁骨下动静脉处出颈根部进入纵隔

c. 在右侧与腔静脉一同走行,发出运动神经纤维支配右侧膈肌

d. 在左侧与迷走神经一起下行,发出运动神经纤维支配左侧膈肌

e. 以上均是

531. 膈神经阻滞的并发症包括：

a. 误行硬膜下、硬膜外和蛛网膜下神经阻滞

b. 误行喉返神经阻滞

c. 如患者有呼吸系统疾病可造成呼吸窘迫

d. 血肿和瘀斑

e. 以上均是

532. 面神经：

a. 支配头部的感觉和运动

b. 与面神经感觉支一起起源于脑干的脑桥下部

c. 经茎乳孔出颅底

d. 出颅底后向下走行,然后向前穿过腮腺,发出纤维支配面部表情肌

e. 以上均是

533. 因中间神经在离开脑桥时易受压,产生的"三叉神经痛样综合征"被称为

a. 膝状神经痛

b. 翼管神经痛

c. 蝶腭节神经痛

d. Morton 神经痛

e. 以上均否

534. 颈浅神经丛：

a. 从第一、二、三和四颈神经的初级腹侧分支发出上升支及下降支,分别支配相应相应的区域

b. 含有感觉及运动纤维

c. 其中最重要的运动神经是膈神经,并发出运动神经纤维到副神经支配椎旁肌及颈深肌群

d. 发出除第一颈神经外的重要的皮神经感觉支,分布到下颚下部、颈、锁骨上窝处皮肤

e. 以上均是

535. 颈浅丛阻滞的并发症包括：

a. 误行硬膜下、硬膜外和蛛网膜下腔阻滞

b. 误行喉返神经阻滞

c. 原有呼吸系统疾病可引起呼吸窘迫

d. 血肿和瘀斑

e. 以上均是

536. 颈深神经丛：

a. 从第一、二、三和四颈神经腹侧初级分支发出,各分支分别发出上升支及下降支分别到上下行神经

b. 包含运动及感觉神经,其中最重要的运动神经是膈神经

c. 也发出运动神经纤维至副神经支配椎旁肌及颈深肌群

d. 发出重要的感觉神经与颈深神经丛的终末感觉纤维一同加入耳大及枕小神经

e. 以上均是

537. 颈浅丛阻滞的并发症包括：

a. 误行硬膜下、硬膜外和蛛网膜下腔阻滞

b. 误行喉返神经阻滞

c. 原有呼吸系统疾病可引起呼吸窘迫

d. 血肿和瘀斑

e. 以上均是

538. 左、右喉返神经：

a. 起源于迷走神经,经不同途径到达喉和气管

b. 右祥在无名动脉下之后上升至气管与食管之间的外侧沟中,到达喉下部

c. 左祥在主动脉弓下之后上升至气管与食管之间的外侧沟中,到达喉部

d. 支配除环甲肌之外的喉固有肌,并支配声带以下的喉黏膜

e. 以上均是

539. 双侧喉返神经阻滞可导致：

a. 舌后三分之二麻木

b. 双侧声带麻痹

c. 声带以上喉部麻木

d. 以上均是

e. 以上均否

540. 星状神经节阻滞的主要并发症和副作用包括：

a. 霍纳综合征

b. 吞咽困难,喉部吞咽感觉异常

c. 气胸

d. 误行血管内注射

e. 以上均是

541. 行星状神经节阻滞时误将喉返神经阻滞可能导致：

a. 声音嘶哑

b. 吞咽困难

c. 咳嗽困难

d. 以上均是

e. 以上均否

542. 行星状神经节阻滞时误将颈上交感神经节阻滞将导致：

a. 对侧声带麻痹

b. 同侧声带麻痹

c. Horner 综合征

d. 以上均是

e. 以上均否

543. 星状神经节：

a. 位于颈长肌前面

b. 位于第七颈椎和第一胸椎横突前方

c. 由第七颈椎和第一胸椎交感神经节融合而成

d. 以上均是

e. 以上均否

544. 星状神经节：
    a. 位于椎动脉前内侧
    b. 位于颈总动脉和颈内静脉内侧
    c. 位于气管和食管的外侧
    d. 以上均是
    e. 以上均否

545. 行星状神经节阻滞时穿刺针放置不当可引起：
    a. 误行硬膜外腔阻滞
    b. 误行硬膜下腔阻滞
    c. 误行蛛网膜下阻滞
    d. 局麻药误入血管
    e. 以上均是

546. 星状神经节射频毁损术的并发症包括：
    a. 中轴神经永久性损坏
    b. 永久性喉返神经麻痹
    c. 气胸
    d. 颈动脉或颈内静脉损伤
    e. 以上均是

547. 每个脊椎小面关节：
    a. 接受两脊髓节段的神经纤维
    b. 接受同节段脊神经的背根或上一节段脊神经的背根分支
    c. 有相应节段脊神经背侧分支发出内侧支分布到关节的凸面
    d. 有内侧分支,由 C4-C7 神经构成
    e. 以上均是

548. 脊椎小面关节阻滞的并发症包括：
    a. 脊髓损伤
    b. 椎动脉损伤
    c. 局麻药误入血管内
    d. 误行硬膜下,硬膜外或蛛网膜下腔阻滞
    e. 以上均是

549. 穿刺针进入颈椎硬膜外腔需经过的韧带包括：
    a. 项韧带
    b. 棘突间韧带
    c. 黄韧带
    d. 以上均是
    e. 以上均否

550. 颈椎硬膜外神经阻滞的并发症包括：
    a. 脊髓损伤
    b. 感染
    c. 局麻药误入血管
    d. 误行硬膜下或蛛网膜下腔阻滞
    e. 以上均是

551. 选择性颈神经根阻滞包括：
    a. 将穿刺针置于神经孔外行神经根阻滞
    b. 类似于经椎间孔行颈椎硬膜外腔神经阻滞
    c. 当颈神经根被阻滞时会有感觉异常
    d. 以上均是
    e. 以上均否

552. 臂丛：

    a. 由 C5-C8 及 T1 脊神经前根混合组成
    b. 可能也含有 C4 和 T2 脊神经纤维
    c. 组成的神经由外侧出颈椎后与锁骨下动脉一起向外下走行
    d. 先经斜角肌间隙向外侧穿出,继而在锁骨后方行向外下进入腋窝
    e. 以上均是

553. 行臂丛神经腋窝阻滞时,可将下列哪些神经阻滞：
    a. 正中神经
    b. 桡神经
    c. 尺神经
    d. 肌皮神经
    e. 以上均是

554. 肩胛上神经：
    a. 由 C5 和 C6 神经根发出的纤维组成,部分患者接受来自 C4 神经根发出的纤维
    b. 从臂丛向后和向下自肩胛上切迹通过喙锁韧带下方
    c. 与肩胛上动脉和静脉伴行通过肩胛上切迹
    d. 发出感觉纤维支配肩关节并支配冈上肌和冈下肌
    e. 以上均是

555. 肩胛上神经阻滞的并发症包括：
    a. 损伤肩胛上神经
    b. 局麻药误入血管
    c. 气胸
    d. 以上均是
    e. 以上均否

556. 桡神经：
    a. 由 C5-T1 脊神经根发出的纤维组成
    b. 在上臂行于肱三头肌内侧头和长头之间,发出运动支支配肱三头肌并发出感觉纤维支配上臂
    c. 在肱骨外上髁前外侧向下伴桡动脉走形,下行至手背部支配手背桡侧半皮肤和桡侧三个半手指近节背面的皮肤
    d. 发出数个运动神经分支,支配前臂伸肌
    e. 以上均是

557. 正中神经：
    a. 由 C5-T1 及神经根发出的纤维组成
    b. 在臂部随肱动脉走行
    c. 在肘部行于肱二头肌内侧和肱动脉之间
    d. 在前臂发出许多运动分支支配前臂屈肌肌肉
    e. 以上均是

558. 正中神经的终末分支的感觉分布至：
    a. 掌面部分皮肤
    b. 掌面拇指、示指、中指和无名指桡侧半掌面皮肤
    c. 示指、中指和无名指桡侧中、末节指骨背面的皮肤
    d. 以上均是
    e. 以上均否

559. 尺神经：
    a. 由 C6-T1 脊神经根发出的纤维组成
    b. 沿肱动脉内侧下行
    c. 在肘部走行于尺骨鹰嘴与肱骨外上髁之间

d. 向下行于尺侧腕屈肌和指深屈肌之间、尺动脉内侧继续下降到达腕部

e. 以上均是

560. 尺神经:

a. 在腕横纹近端1cm处分为掌皮支和背皮支

b. 背皮支分布于手背尺侧和小指、无名指尺侧半背面的皮肤感觉

c. 掌皮支支配手掌尺侧面远端皮肤和小指、无名指尺侧掌面的皮肤感觉

d. 以上均是

e. 以上均否

561. 在肘部行尺神经阻滞时,需格外小心因为:

a. 避免永久性麻木

b. 在通过尺神经沟时由致密纤维带包裹

c. 此处神经易受卡压

d. 以上均是

e. 以上均否

562. 在腕关节处行桡神经阻滞时:

a. 穿刺针应垂直插入桡侧腕屈肌肌腱外侧

b. 穿刺针在桡骨茎突水平桡动脉内侧垂直进针

c. 应缓慢进针,以免损伤桡神经

d. 应避免局麻药误入血管

e. 以上均是

563. 在腕部行正中神经阻滞时:

a. 穿刺针应于掌长肌腱内侧垂直进针

b. 穿刺针应于腕关节横纹处垂直进针

c. 穿刺针应缓慢进入,以免损伤正中神经

d. 应小心避免局麻药误入血管

e. 以上均是

564. 在腕部行尺神经阻滞时:

a. 穿刺针向尺侧腕屈肌桡侧进针

b. 应在茎突水平进针

c. 进针应缓慢以免损伤尺神经

d. 应避免局麻药误入血管

e. 以上均是

565. 指神经:

a. 从正中神经及桡神经起源,拇指神经还包含桡神经浅支成分

b. 向前经掌骨入掌,当到达手掌末端时分为掌支与背支

c. 在它们与支配手指大部分感觉的掌指神经共行经掌骨时分支,并在指动静脉的腹外侧走行

d. 在它们与含有尺桡神经纤维并支配位于近端指间关节以内指背的指背小神经一同经过掌骨时分支

e. 以上均是

566. 与多发性硬化症相似的疾病有:

a. 肌萎缩

b. Guillain-Barré综合征

c. 脑微小血管疾病

d. 中枢神经系统感染

e. 以上均是

567. 静脉局部麻醉的副作用有:

a. 注射部位静脉炎,尤其是使用酯型局麻剂

b. 服用阿司匹林患者可出现止血带远端淤血

c. 止血带松弛造成大量局麻药进入血管

d. 以上均是

e. 以上均否

568. 行静脉局部麻醉需注意的因素包括:

a. 局麻药总剂量可以安全控制

b. 止血带的大小

c. 止血带使用时间的长短

d. a和c

e. b和c

569. 肩关节的主要韧带包括:

a. 关节囊前方的肱韧带

b. 肱骨粗隆间的肱横韧带

c. 喙突至肱骨大结节间的喙肱韧带

d. 以上均是

e. 以上均否

570. 肘窝:

a. 位于肘关节前面

b. 外侧为肱桡肌

c. 内侧为旋前圆肌

d. 其内有正中神经通过

e. 以上均是

571. 肘关节囊阻滞的并发症包括:

a. 正中神经损伤

b. 感染

c. 误入血管

d. 以上均是

e. 以上均否

572. 腕关节可以:

a. 屈曲

b. 伸展

c. 内收和外展

d. 环转

e. 以上均是

573. 腕关节阻滞的并发症包括:

a. 尺神经损害

b. 感染

c. 误入血管

d. 以上均是

e. 以上均否

574. 桡尺关节下端:

a. 是含有滑液的枢轴关节

b. 是尺骨圆头与尺骨桡侧切迹之间的关节

c. 允许前臂内旋和外旋

d. 主要由前后骨间神经支配

e. 以上均是

575. 腕掌关节:

a. 是腕骨和掌骨间的平面关节

b. 使5个掌骨底连接在一起

c. 属于微动复关节,使小指的腕掌关节拥有最大的活

动度

d. 优化手的握持功能

e. 以上均是

576. 掌指关节：

a. 是一个椭圆形的滑车关节

b. 其主要作用用来优化握手功能

c. 可以前屈、后伸、外展以及内收

d. 由关节囊包裹整个关节，如果关节脱臼可引起关节损伤

e. 以上均是

577. 正中神经：

a. 在尺腕掌侧韧带下方通过

b. 穿过腕管

c. 支配手掌桡侧半皮肤，拇指、示指、中指和无名指桡侧半掌面皮肤及相应手指的掌指关节掌面皮肤的感觉

d. 支配示指、中指和无名指桡侧中、末节指骨背面的皮肤的感觉

e. 以上均是

578. 腕管：

a. 其三面由腕骨包绕

b. 有腕横韧带固定

c. 是神经压迫最常见的部位

d. 以上均是

e. 以上均否

579. 腕管内有：

a. 正中神经

b. 一些屈肌腱鞘

c. 血管

d. 淋巴管

e. 以上均是

580. 腕管内神经阻滞的并发症包括：

a. 感染

b. 疼痛增强

c. 损伤正中神经

d. 误入血管

e. 以上均是

581. 尺骨管：

a. 是封闭性空间

b. 其边界一侧为豆状骨，另一侧为钩骨

c. 在此处易发生尺神经压迫症状

d. 以上均是

e. 以上均否

582. 尺骨管包含：

a. 尺神经

b. 尺动脉

c. 肌腱

d. a 和 b

e. 以上均是

583. 硬膜外神经阻滞的并发症包括：

a. 脊髓损伤

b. 感染

c. 误入血管

d. 误行硬膜下或蛛网膜外阻滞

e. 以上均是

584. 中胸段硬膜外阻滞最佳穿刺进针入法是：

a. 正中入法

b. 正中旁入法

c. 创新穿刺法

d. 前入法

e. 以上均否

585. 胸段硬膜外阻滞的绝对禁忌证包括：

a. 局部感染

b. 脓毒症

c. 抗凝

d. 以上均是

e. 以上均否

586. 胸椎旁神经：

a. 经各自椎体的横突下出椎间孔

b. 出椎间孔，胸椎旁神经发出回返支支配脊髓韧带、脑脊膜和相应的椎体

c. 通过白交通支的节前纤维以及灰交通支的节后纤维与胸交感神经干相接

d. 分成前后两支

e. 以上均是

587. 胸椎旁神经：

a. 发出向后的分支支配背部皮肤、肌肉及小关节

b. 发出向前的分支进入肋骨下的肋沟，称为肋间神经

c. 走行于第十二胸神经下方的分支，被称为腹肋缘下神经

d. 以上均是

e. 以上均否

588. 行胸椎旁神经阻滞时，下列被阻滞的包括：

a. 椎旁神经的前支

b. 椎旁神经的后支

c. 支配相应脊椎韧带、脑脊膜和椎骨的回返支

d. 各个椎旁神经的交感成分

e. 以上均是

589. 胸部椎旁神经阻滞的并发症包括：

a. 气胸

b. 感染

c. 脊神经根损伤

d. 脊髓损伤

e. 以上均是

590. 胸椎小关节：

a. 由相邻椎骨的上下关节面组成

b. 是由滑膜和关节囊组成的真性关节

c. 神经支配丰富

d. 易受关节炎改变和加速/减速损伤后创伤

e. 以上均是

591. 每个胸椎小关节：

a. 受相邻脊神经支配

b. 受同位脊神经的背支支配

c. 受上位脊神经的背支支配

d. 以上均是

e. 以上均否

592. 胸部椎旁神经阻滞的并发症包括：

a. 气胸

b. 感染

c. 损伤脊神经根和脊髓

d. 误行硬膜外、硬膜下或蛛网膜下神经阻滞

e. 以上均是

593. 胸交感神经的节前纤维：

a. 伴随胸椎旁神经出椎间孔

b. 发出回返支支配脊髓韧带、脑脊膜和相应的椎骨

c. 通过白交通支的节前纤维与胸交感神经干相连接

d. 通过灰交通支的节后纤维与胸交感神经干相连接

e. 以上均是

594. 胸交感神经节前纤维支配：

a. 冠脉系统

b. 汗腺

c. 皮肤立毛肌

d. 心神经丛

e. 以上均是

595. 每个肋间神经的四个主要分支包括：

a. 第一支是灰色交通支的节后纤维组成，与交感神经相衔接

b. 第二支是后皮支，支配椎旁的肌肉和皮肤

c. 第三支是侧皮支，支配胸部和腹壁皮肤感觉

d. 第四支是前皮支，支配胸部和腹壁皮肤的中部

e. 以上均是

596. 肋间神经阻滞的并发症：

a. 局麻药误入血管

b. 感染

c. 气胸

d. 以上均是

e. 以上均否

597. 胸膜间神经阻滞的并发症包括：

a. 局麻药误入血管

b. 感染

c. 气胸

d. 以上均是

e. 以上均否

598. 胸锁关节阻滞的并发症包括：

a. 局麻药误入血管

b. 感染

c. 气胸

d. 大血管损伤

e. 以上均是

599. 胸锁关节：

a. 是有滑液腔的滑动关节

b. 由锁骨胸骨端、胸骨柄和第一肋软骨构成

c. 胸锁韧带和肋锁韧带从前后加强此关节

d. 受锁骨上神经和支配锁骨下肌的神经的双重支配

e. 以上均是

600. 胸锁关节后的大动脉和大静脉包括：

a. 左颈总动脉

b. 头臂静脉

c. 右头臂动脉

d. 以上均是

e. 以上均否

601. 胸锁关节的运动肌肉为：

a. 前锯肌使锁骨向前运动

b. 菱形肌和斜方肌使锁骨向后运动

c. 胸锁乳突肌、菱形肌和肩胛提肌使锁骨向上运动

d. 胸小肌和锁骨肌使锁骨向下运动

e. 以上均是

602. 肩胛上神经：

a. 起源于由 C5 和 C6 神经根发出神经纤维组成的臂丛神经，在部分患者可有 C4 神经根发出的神经纤维加入

b. 从臂丛神经下后方绕行经锁骨韧带经肩胛上切迹行于锁骨韧带下方

c. 经肩胛上切迹时与肩胛上动脉伴行

d. 发出大量分支支配肩关节的感觉，并支配两组肩部回旋肌、冈上肌和冈下肌

e. 以上均是

603. 胸锁关节腔内阻滞的并发症：

a. 误入血管

b. 感染

c. 气胸

d. 局麻药中毒

e. 以上均是

604. 胸肋关节内神经阻滞的并发症包括损伤：

a. 肺

b. 食管

c. 气管

d. 心脏

e. 以上均是

605. 肋间神经前皮支：

a. 经腹直肌横面穿过腹壁筋膜

b. 穿过腹壁筋膜后向前走行支配前胸壁

c. 在穿透腹壁筋膜时需通过一坚韧的纤维环，此处神经易卡压

d. 与腹壁动脉和静脉同时穿透腹壁筋膜

e. 以上均是

606. 胸肋关节注射的并发症包括：

a. 误入血管

b. 感染

c. 气胸

d. 腹腔内脏器损伤

e. 以上均是

607. 内脏神经阻滞的并发症包括：

a. 胸导管的损伤

b. 大血管的损伤

c. 气胸

d. 腹腔脏器的损伤

e. 以上均是

608. 内脏神经阻滞的并发症包括误行：

a. 硬膜外注射

b. 硬膜下注射

c. 蛛网膜下注射

d. 误入血管

e. 以上均是

609. 内脏神经阻滞的并发症包括：

a. 腹腔脏器损伤

b. 误入椎间盘

c. 关节盘炎

d. 肾和输尿管损伤

e. 以上均是

610. 行内脏神经阻滞时如果穿刺针进针太靠前会发生：

a. 穿刺针尖端会穿透前部组织

b. 内脏神经未被阻滞

c. 腹腔内脏器可能会被损伤

d. 以上均是

e. 以上均否

611. 腹腔神经丛阻滞的禁忌证包括：

a. 凝血障碍

b. 患者行抗凝治疗

c. 局部感染

d. 以上均是

e. 以上均否

612. 腹腔神经丛阻滞的副作用包括：

a. 血压过低

b. 增加肠道蠕动

c. 腹泻

d. 以上均是

e. 以上均否

613. 腹腔神经丛的主要节前神经起源于：

a. 内脏小神经

b. 内脏神经

c. 内脏大神经

d. 以上均是

e. 以上均否

614. 腹腔神经节：

a. 数目从 1 个到 5 个不等,直径从 0.5cm 到 5cm 不等

b. 位于主动脉的前方及前侧方

c. 位于左侧的神经节总比其相对应的右侧神经节要低一个椎体的水平

d. 不管是左侧还是右侧,均位于第一椎体水平、腹主动脉下方

e. 以上均是

615. 腹腔神经丛支配：

a. 食管远端

b. 胃和十二指肠

c. 小肠

d. 升结肠和横结肠近端

e. 以上均是

616. 腹腔神经丛支配：

a. 肾上腺

b. 胰腺

c. 肝和脾

d. 胆道系统

e. 以上均是

617. 当行腹腔神经阻滞时,后方进针方式：

a. 内脏神经更易被阻滞

b. 针尖易触及主动脉

c. 可能发生腰椎神经阻滞

d. a 和 b

e. a 和 c

618. 髂腹股沟神经阻滞的并发症包括：

a. 腹腔脏器穿孔

b. 出血

c. 血肿形成

d. 感染

e. 以上均是

619. 用于髂腹股沟神经阻滞的体表标志是

a. 髂前上棘

b. 髂前上棘内侧 2 英寸处

c. 髂前上棘内侧 2 英寸处下的 2 英寸处

d. 以上均是

e. 以上均否

620. 髂腹股沟神经提供感觉分布至：

a. 大腿内侧上部的皮肤

b. 阴茎根

c. 男性的阴囊

d. 女性阴阜和阴唇

e. 以上均是

621. 髂腹下神经的感觉分布至：

a. 臀后皮肤

b. 耻骨上皮肤

c. 男性阴囊

d. a 和 b

e. b 和 c

622. 生殖股神经支配：

a. 提睾肌

b. 股骨三角前上部的皮肤

c. 同侧大阴唇

d. 同侧阴阜

e. 以上均是

623. 腰交感神经阻滞的并发症包括：

a. 感染

b. 关节盘炎

c. 腹腔内脏器损伤

d. 误入血管

e. 以上均是

624. 腰交感神经阻滞可能发生穿刺针误行：

a. 蛛网膜下腔注射

b. 硬膜下腔注射

c. 硬膜外注射

d. 以上均是

e. 以上均否

625. 腰椎椎旁神经：

 a. 从它们相应椎体横突下方的椎间孔穿出

 b. 发出回旋支返回相应的椎间孔收集棘间韧带、脑膜、相应椎骨的感觉信息

 c. 分为前支与后支，后支向后走行，沿途发出分支支配小关节、肌肉及背部皮肤

 d. 分为后支与更大前支，其向外下走行进入腰肌深部

 e. 以上均是

626. 腰丛的组成：

 a. 第一、二和三腰椎的椎旁神经

 b. 第三、四和五骶神经

 c. 第十二胸椎椎旁神经

 d. a 和 b

 e. a 和 c

627. 腰丛的神经支配：

 a. 腹壁下侧

 b. 腹股沟

 c. 部分外生殖器

 d. 部分下肢

 e. 以上均是

628. 腰神经背支内侧支神经阻滞的并发症包括：

 a. 感染

 b. 误入硬膜下腔注射

 c. 误入蛛网膜下腔

 d. 误入硬膜外腔

 e. 以上均是

629. 腰椎小关节：

 a. 由邻近的上下椎体关节面构成

 b. 是有滑膜及真关节囊的真关节

 c. 容易受到由于变速引起的关节改变及创伤

 d. 以上均是

 e. 以上均否

630. 各腰椎小关节：

 a. 接受 2 个椎体平面的神经支配

 b. 接受来自同一椎体平面及上一椎体平面的神经纤维

 c. 可行内侧支或关节内支阻滞

 d. 以上均是

 e. 以上均否

631. 经腰椎椎间孔行硬膜外腔阻滞的并发症包括：

 a. 脊髓损伤

 b. 神经根损伤

 c. 误入动脉血管

 d. 以上均是

 e. 以上均否

632. 腰椎硬膜外腔阻滞的并发症包括：

a. 误入血管

b. 感染

c. 脊髓损伤

d. 意外硬脊膜刺穿

e. 以上均是

633. 腰椎硬膜外阻滞的并发症包括：

 a. 硬膜下注射

 b. 硬膜外注射

 c. 蛛网膜下注射

 d. 以上均是

 e. 以上均否

634. 脊髓解剖：

 a. 在成人终于 L2 水平

 b. 在婴幼儿终于 L4 水平

 c. 周围有脑脊液包绕

 d. 以上均是

 e. 以上均否

635. 蛛网膜下腔进针位置错误的常见原因是：

 a. 未能确定正中线

 b. 低估了穿刺针进入蛛网膜下腔的长度

 c. 穿刺针进针点离脊椎正中线太远

 d. 以上均是

 e. 以上均否

636. 蛛网膜下腔阻滞的并发症包括：

 a. 感染

 b. 脊髓损伤

 c. 神经根损伤

 d. 血压下降

 e. 以上均是

637. 蛛网膜下腔神经阻滞的禁忌证：

 a. 局部感染

 b. 脓毒血症

 c. 抗凝状态

 d. 凝血病

 e. 以上均是

638. 骶管内包含：

 a. 血管和脂肪

 b. 终丝

 c. 骶神经根

 d. 尾神经

 e. 以上均是

639. 骶管硬膜外神经阻滞时穿刺针的进针点是：

 a. 圆孔

 b. 骶裂孔

 c. 卵圆孔

 d. Munro 孔

 e. 以上均否

640. 骶管硬膜外神经阻滞的并发症：

 a. 误入蛛网膜下腔

 b. 感染

 c. 误入血管

d. 损伤包绕骶骨和尾骨周围的组织

e. 以上均是

641. 错误的骶硬膜外阻滞的进针部位包括：

a. 骶骨外的皮下组织

b. 骶骨骨膜下

c. 进入骶尾韧带

d. 从骶骨进入盆腔

e. 以上均是

642. 硬膜外粘连松解术的适应证包括：

a. 周围纤维化

b. 感染后造成的硬膜外瘢痕

c. 腰椎间盘突出

d. 椎体压缩性骨折

e. 以上均是

643. 硬膜外粘连松解术的并发症包括：

a. 持续感觉缺失

b. 排便排尿困难

c. 性功能障碍

d. 感染

e. 以上均是

644. 骶神经根发出：

a. 支配肛门外括约肌和提肛肌的运动神经

b. 支配肛门直肠区域的感觉神经

c. 支配膀胱和尿道的内脏神经

d. 支配外生殖器的感觉神经

e. 以上均是

645. 骶神经根阻滞的并发症和副作用包括：

a. 误入血管

b. 冠脉系统损伤

c. 感染

d. 排便排尿障碍

e. 以上解释

646. 腹下丛神经阻滞的并发症包括：

a. 骶血管损伤

b. 骨盆内脏损伤

c. 马尾损伤

d. 感染

e. 以上均是

647. 腹下丛神经阻滞的并发症包括误行：

a. 硬膜下注射

b. 硬膜外注射

c. 蛛网膜下注射

d. 以上均是

e. 以上均否

648. 奇神经节阻滞的并发症：

a. 直肠瘘形成

b. 感染

c. 马尾损伤

d. 以上均是

e. 以上均否

649. 阴部神经阻滞的并发症：

a. 直肠瘘的形成

b. 感染

c. 阴部神经和阴部动脉的损伤

d. 误将局麻药注入阴部神经的血管和阴部动脉中

e. 以上均是

650. 阴部神经：

a. 由 S2、S3、S4 的神经纤维组成

b. 经梨状肌和尾骨肌之间走行

c. 与阴部内动脉和神经伴行经坐骨大孔出骨盆

d. 沿着坐骨棘内侧经坐骨神经小孔重新进入骨盆

e. 以上均是

651. 阴部神经分支到：

a. 直肠下神经，支配肛门括约肌及肛周部位

b. 会阴神经，其支配阴囊或大阴唇的后三分之二及泌尿生殖三角肌肉

c. 阴茎或阴蒂背神经，收集阴茎或阴蒂背侧的感觉信息

d. 以上均是

e. 以上均否

652. 骶髂关节：

a. 由骶骨及髂骨的关节面构成

b. 承受躯干的重量，因此易造成关节劳损及关节炎

c. 神经分布来自于 L3-S3 神经根，其中 L4 和 L5 占主要部分

d. 姿势及负荷改变所造成作用于关节上的力量改变时，可以造成关节非常微小的运动变化

e. 以上均是

653. 骶髂关节注射的并发症及副作用包括：

a. 感染

b. 损伤坐骨神经

c. 注射后疼痛增加

d. 以上均是

e. 以上均否

654. 髋关节的神经支配来自：

a. 股神经

b. 闭孔神经

c. 坐骨神经

d. 以上均是

e. 以上均否

655. 髋关节的主要韧带包括：

a. 髂股韧带

b. 耻股韧带

c. 坐骨股韧带

d. 髋臼横韧带

e. 以上均是

656. 坐骨囊注射的并发症及副作用包括：

a. 感染

b. 坐骨神经损伤

c. 注射后疼痛加剧

d. 以上均是

e. 以上均否

657. 坐骨滑囊炎的原因包括：

a. 滑囊的直接损伤

b. 过度使用综合征

c. 久坐

d. 在沙地或不平道路上跑动

e. 以上均是

658. 臀肌滑囊位于什么之间：

    a. 臀大肌

    b. 臀中肌

    c. 臀小肌

    d. 以上均是

    e. 以上均否

659. 腰肌滑囊注射相关的并发症包括：

    a. 股神经损伤

    b. 股静脉损伤

    c. 股动脉损伤

    d. 感染

    e. 以上均是

660. 腰肌滑囊炎的患者体格检查会发现：

    a. 在腹股沟下方的大腿上部有压痛点

    b. 在大腿处被动弯曲受累下肢可以造成疼痛

    c. 在大腿处被动内收受累下肢可以造成疼痛

    d. 在大腿处被动诱导受累下肢可以造成疼痛

    e. 以上均是

661. 髂耻滑囊位于什么之间：

    a. 腰肌

    b. 髂肌

    c. 髂耻隆起

    d. 以上均是

    e. 以上均否

662. 行髂耻滑囊阻滞时,穿刺针触碰到下列哪些神经时可引起感觉异常：

    a. 股神经

    b. 坐骨神经

    c. 髂神经

    d. 腓总神经

    e. 以上均否

663. 股骨粗隆滑囊炎的患者常主诉：

    a. 臀部疼痛向肢体下端放射

    b. 行走时紧迫感

    c. 患侧卧位入睡困难

    d. 步行上楼困难

    e. 以上均是

664. 行转子囊神经阻滞时,穿刺针触碰下列哪条神经可引起感觉异常：

    a. 股神经

    b. 坐骨神经

    c. 髂神经

    d. 腓总神经

    e. 以上均否

665. 转子滑囊炎的患者体检时可出现：

    a. 大腿外侧压痛

    b. 感觉缺失

    c. 患肢主动伸展时疼痛

    d. 以上均是

    e. 以上均否

666. 感觉异常性股痛是由于损伤下列哪种神经：

    a. 股神经

    b. 坐骨神经

    c. 股外侧皮神经

    d. 腓总神经

    e. 以上均否

667. 异常性股痛患者体格检查时可发现：

    a. 位于髂肌的腹股沟管起始处的髂肌处的股外侧皮神经处有压痛

    b. 在股外侧皮神经经行腹股沟管处叩击 Tinel 征阳性

    c. 股外侧皮神经分布区感觉缺失

    d. 无运动缺失

    e. 以上均是

668. 下列可引起感觉异常性股痛的是：

    a. 戴宽皮带

    b. 静坐时间较长

    c. 长期深蹲

    d. 束腰过紧

    e. 以上均否

669. 梨状肌综合征的症状为：

    a. 坐骨神经分布区疼痛

    b. 坐骨神经分布区麻木感

    c. 坐骨神经支配无力

    d. 坐骨神经支配区感觉异常

    e. 以上均否

670. 梨状肌综合征是由梨状肌卡压下列哪种神经造成的：

    a. 股神经

    b. 坐骨神经

    c. 股外侧皮神经

    d. 腓总神经

    e. 以上均否

671. 采用 Winnie 3 合 1 技术行腰丛神经阻滞经腰肌入路的并发症和副作用包括：

    a. 股神经损伤

    b. 股静脉损伤

    c. 股动脉损伤

    d. 感染

    e. 以上均是

672. 腰丛神经阻滞经腰肌入路的并发症和副作用包括误行：

    a. 硬膜下腔阻滞

    b. 硬膜外腔阻滞

    c. 蛛网膜下腔阻滞

    d. 以上均是

    e. 以上均否

673. 股神经阻滞的并发症和副作用包括：

    a. 股神经损伤

b. 股静脉损伤

c. 股动脉损伤

d. 感染

e. 以上均是

674. 股神经的运动支分配至：

a. 缝匠肌

b. 股四头肌

c. 耻骨肌

d. 以上均是

e. 以上均否

675. 股神经的感觉支配至

a. 膝关节

b. 大腿前面的皮肤

c. 大腿内侧的皮肤

d. 以上均是

e. 以上均否

676. 闭孔神经阻滞的适应证：

a. 闭孔神经卡压

b. 髋部疼痛

c. 减轻内收肌痉挛,保护会阴

d. 协助髋关节手术后理疗

e. 以上均是

677. 闭孔神经阻滞的并发症和副作用包括：

a. 闭孔神经创伤

b. 闭孔静脉损伤

c. 闭孔动脉损伤

d. 感染

e. 以上均是

678. 坐骨神经：

a. 是体内最大的神经

b. 在骶骨前方的梨状肌前面构成的神经根混合在一起

c. 穿过梨状肌下孔经股骨大转子出骨盆

d. 经股骨小转子后位于股骨后内侧

e. 以上均是

679. 下列哪些是股神经的分支：

a. 胫神经

b. 腓总神经

c. 股四头肌小神经

d. a 和 b

e. b 和 c

680. 胫神经支配：

a. 小腿后面

b. 足跟

c. 足底内侧

d. 以上均是

e. 以上均否

681. 胫神经：

a. 是坐骨神经在腘窝发出的分支

b. 在腘窝靠内侧下行

c. 在膝部位于腘窝结缔组织下,此位置不易行神经阻滞

d. 穿经腓肠肌两头之间,到达比目鱼肌深面

e. 以上均是

682. 隐神经：

a. 是股神经最大的感觉分支

b. 是 L3 和 L4 神经根发出的分支

c. 与股动脉伴行穿过收肌管

d. 在股骨内侧髁发出终末感觉分支

e. 以上均是

683. 隐神经感觉支配至：

a. 内踝

b. 小腿内侧

c. 足弓内侧

d. 以上均是

e. 以上均否

684. 腓总神经：

a. 是坐骨神经的分支

b. 发自 L4、L5 以及 S1 和 S2 神经根的后支

c. 在腘窝上发自坐骨神经

d. 沿腓骨头后侧下降

e. 以上均是

685. 腓总神经：

a. 沿腓骨头后侧下降,因而易受压迫

b. 易受石膏挤压

c. 易受止血带挤压

d. 以上均是

e. 以上均否

686. 在脚踝处行腓总神经阻滞时,感觉异常可发生在：

a. 第一足趾第二足趾之间的皮肤

b. 外踝

c. 内踝

d. 第五足趾远端

e. 以上均是

687. 腓浅神经浅支：

a. 与趾长伸肌一同下行

b. 在踝关节上发出终末分支

c. 发出终末分支支配除拇趾与第一足趾周围的皮肤(由腓深神经支配)以外的足部皮肤

d. 支配除拇趾与第一足趾之间皮肤(由腓深神经支配)以外的足部皮肤

e. 以上均是

688. 腓肠神经：

a. 是胫后神经分支

b. 经行小腿后部绕行外踝发出神经收集小腿后外侧、足外侧、第五足趾、足跟跖面的感觉信息

c. 在踝水平受卡压可造成靴状综合征

d. 以上均是

e. 以上均否

689. 与跖趾神经阻滞相关的并发症是：

a. 感染

b. 局部注射大剂量局麻药导致血管受压

c. 由于使用含有肾上腺素的局麻药导致血管收缩

d. 以上均是

　　　e. 以上均否
690. 膝关节易发展为:
　　　a. 关节炎
　　　b. 滑液囊炎
　　　c. 韧带断裂
　　　d. 软骨断裂
　　　e. 以上均是
691. 髌上肌腱炎的形成是由于:
　　　a. 不当使用
　　　b. 过度使用
　　　c. 直接创伤
　　　d. 以上均是
　　　e. 以上均否
692. 上髌骨滑液囊炎症状包括:
　　　a. 髌骨上区肿胀
　　　b. 髌骨上区触诊压痛
　　　c. 膝关节被动屈曲时疼痛
　　　d. 膝关节伸展时疼痛
　　　e. 以上均是
693. 上髌骨滑液囊炎的患者常常主诉:
　　　a. 膝前痛
　　　b. 疼痛放射至大腿远端
　　　c. 上楼梯时疼痛
　　　d. 无法下跪
　　　e. 以上均是
694. 髌前滑囊炎的症状包括:
　　　a. 发热
　　　b. 不适
　　　c. 皮肤发红
　　　d. 肤色改变
　　　e. 以上均是
695. 髌前滑囊:
　　　a. 过度使用和创伤时易形成滑液囊炎
　　　b. 位于皮下组织下方
　　　c. 位于髌骨下方
　　　d. 髌骨韧带固定
　　　e. 以上均是
696. 髌骨下滑囊炎患者体检时:
　　　a. 髌区触诊疼痛
　　　b. 滑囊周围肿胀和积液
　　　c. 被动屈曲膝关节时疼痛
　　　d. 主动伸展膝关节时疼痛
　　　e. 以上均是
697. 髌骨下滑囊炎的体征包括:
　　　a. 发热
　　　b. 不适
　　　c. 皮肤发红
　　　d. 肤色改变
　　　e. 以上均是
698. 髌韧带是下列哪些韧带的延续:
　　　a. 股骨转子

　　　b. 股四头肌腱
　　　c. 髌囊
　　　d. 以上均是
　　　e. 以上均否
699. 踝关节韧带包括:
　　　a. 三角肌韧带
　　　b. 距腓前韧带
　　　c. 腓韧带
　　　d. 距腓后韧带
　　　e. 以上均是
700. 蛛网膜下腔神经阻滞的并发症包括:
　　　a. 穿刺针引起的脊髓损伤
　　　b. 穿刺针引起神经根损伤
　　　c. 脑膜化学刺激
　　　d. 脊髓和神经根的化学刺激
　　　e. 以上均是
701. 蛛网膜下腔阻滞的并发症包括:
　　　a. 运动障碍
　　　b. 感觉缺失
　　　c. 感染
　　　d. 排便和排尿功能障碍
　　　e. 以上均是
702. 蛛网膜下腔阻滞的副作用和并发症包括:
　　　a. 血压过低
　　　b. 误行硬膜外阻滞
　　　c. 误行硬膜下阻滞
　　　d. 以上均是
　　　e. 以上均否
703. 用重比重液行蛛网膜下腔阻滞时,患者的体位是:
　　　a. 患侧向上
　　　b. 患侧向下
　　　c. 屈曲体位
　　　d. a 和 b
　　　e. b 和 c
704. 行蛛网膜下腔阻滞时,患者的体位是:
　　　a. 患侧向上
　　　b. 患侧向下
　　　c. 仰卧位
　　　d. a 和 b
　　　e. b 和 c
705. 椎间盘造影术的禁忌证包括:
　　　a. 机体处于抗凝状态
　　　b. 凝血病
　　　c. 脓毒血症
　　　d. 注射部位感染
　　　e. 以上均是
706. 腰椎间盘造影术的并发症:
　　　a. 关节盘炎
　　　b. 硬膜外脓肿
　　　c. 脊髓损伤
　　　d. 神经根损伤

e. 以上均是

707. 腰椎间盘造影术的并发症包括：

    a. 感染

    b. 气胸

    c. 肾损伤

    d. 大血管损伤

    e. 以上均是

708. 椎体成形术的适应证包括：

    a. 骨质疏松引起的椎体压缩性骨折

    b. 椎体肿瘤

    c. 椎体血管瘤

    d. 外伤性椎体压缩性骨折

    e. 以上均是

709. 以下哪些情况采用椎体成形术后效果良好：

    a. 椎体压缩有限

    b. 骨折发生时间小于 12 个月

    c. 如果骨折时间大于 12 个月，但放射性核素扫描骨折为热图像，预示可以治疗

    d. 以上均是

    e. 以上均否

710. 椎体成形术的并发症包括：

    a. 骨水泥误入血管

    b. 骨水泥蔓延到椎管内

    c. 骨水泥蔓延到椎间孔

    d. 术中椎弓根骨折

    e. 以上均是

711. 脊髓刺激试验的适应证包括：

    a. 反射性交感神经萎缩和灼热

    b. 周围血管功能不全继发的缺血性疼痛

    c. 神经根病

    d. 难治性背痛综合征

    e. 以上均是

712. 脊髓刺激试验的适应证包括：

    a. 蛛网膜炎

    b. 疱疹后神经痛

    c. 患肢痛

    d. 顽固性心绞痛

    e. 以上均是

713. 脊髓刺激试验的禁忌证包括

    a. 脓毒血症

    b. 进针点部位感染

    c. 抗凝状态

    d. 凝血病

    e. 以上均是

714. 脊髓刺激试验的并发症包括：

    a. 感染

    b. 脊髓损伤

    c. 神经根损伤

    d. 硬膜外血肿

    e. 以上均是

715. 植入式输液泵的适应证包括：

    a. 生命期限为数月至数年的癌痛患者行硬膜外药物管理

    b. 遭受慢性疼痛的患者使用脊髓阿片类药物后疼痛减轻的患者以及保守治理无效的患者

    c. 蛛网膜下腔使用巴氯芬减少患者痉挛的发生

    d. 以上均是

    e. 以上均否

716. 治疗性超声的适应证

    a. 腱炎

    b. 滑液囊炎

    c. 非活动性关节炎

    d. 关节僵硬

    e. 以上均是

717. 治疗性超声的适应证：

    a. 痉挛

    b. 退化性关节炎

    c. 骨折

    d. 足底筋膜炎

    e. 以上均是

718. 蛛网膜下腔阻滞的禁忌证包括：

    a. 抗凝状态

    b. 凝血病

    c. 脓毒症

    d. 穿刺针进针部位感染

    e. 以上均是

719. 热辐射治疗的适应证：

    a. 疼痛

    b. 肌肉痉挛

    c. 滑液囊炎

    d. 腱鞘炎

    e. 以上均是

720. 热辐射治疗的适应证：

    a. 胶原血管疾病

    b. 肌肉痉挛

    c. 肌痛

    d. 充血

    e. 以上均是

721. 热辐射治疗的适应证包括：

    a. 血肿吸收

    b. 浅表血栓性静脉炎

    c. 反射交感性营养不良

    d. 以上均是

    e. 以上均否

722. 依赖于热传导的保温方式有：

    a. 水对照包

    b. 循环式保温毯

    c. 化学生热垫

    d. 石蜡浴

    e. 以上均是

723. 依赖于能量转换的保温方式有：

    a. 超声

    b. 短波透热疗法

c. 微波透热疗法

d. 以上均是

e. 以上均否

724. 热辐射治疗的相对禁忌证：

a. 瘢痕组织

b. 感觉缺失

c. 脱髓鞘疾病

d. 急性炎症

e. 以上均是

725. 热辐射治疗的相对禁忌证：

a. 出血异常

b. 出血

c. 恶性疾病

d. 对疼痛无反应或不能表达

e. 以上均是

726. 热辐射治疗的生理效应：

a. 增快血流

b. 减少肌肉痉挛

c. 增加结缔组织的伸展性

d. 以上均是

e. 以上均否

727. 热辐射治疗的生理效应：

a. 缓解关节僵硬

b. 减少水肿

c. 痛觉缺失

d. 以上均是

e. 以上均否

728. 降温治疗的禁忌证包括：

a. 缺血

b. 感觉缺失或不敏感

c. 无法耐受低温

d. 雷诺氏病

e. 以上均是

729. 感冒治疗的适应证为：

a. 疼痛

b. 肌肉痉挛

c. 滑液囊炎

d. 腱炎

e. 以上均是

730. 经皮电神经刺激器的禁忌证：

a. 起搏器

b. 脊髓刺激器

c. 感觉缺失患者

d. 孕妇

e. 以上均是

731. 经皮电神经刺激器的适应证：

a. 急性创伤后疼痛

b. 急性术后疼痛

c. 周围血管功能不全

d. 以上均是

e. 以上均否

732. 经皮神经刺激的适应证：

a. 功能性腹痛

b. 骨骼肌疼痛

c. 神经性疼痛

d. 以上均是

e. 以上均否

733. 生物反馈器的类型：

a. 心率监测器

b. 肌电图检测器

c. 皮肤电反应检测器

d. 恒温检测器

e. 以上均是

734. 局麻药的影响因素包括：

a. 生理 pH 的电离程度

b. 脂溶性

c. 与蛋白结合的亲和力

d. 以上均是

e. 以上均否

735. 局麻药的影响因素包括：

a. 阻滞被阻滞的 pH

b. 药物产生血管扩张的能力

c. 药物的渗透性

d. 以上均是

e. 以上均否

736. 局麻药共有的结构是：

a. 终端胺

b. 中间链

c. 芳香尾

d. 以上均是

e. 以上均否

737. 神经破坏药包括：

a. 乙醇

b. 苯酚

c. 铵化合物

d. 高渗性和低渗性溶液

e. 以上均是

738. 乙醇用于三叉神经阻滞的严重并发症是：

a. 痛觉缺失

b. 蜂窝织炎

c. 白色念珠菌感染

d. 以上均是

e. 以上均否

739. 酒精作用于神经,可发生以下哪种情况：

a. 脑苷脂变性

b. 磷脂变性

c. 脂蛋白变性

d. 黏蛋白变性

e. 以上均是

740. 相对于蛛网膜下腔的脑脊液,乙醇是：

a. 等比重液

b. 高比重夜

c. 低比重液

d. 射线难以透过的液体

e. 以上均否

741. 非甾体抗炎药的主要机制是抑制:

a. 环加氧酶

b. 细胞因子

c. C 反应蛋白 1

d. C 反应蛋白 2

e. 以上均是

742. 阿司匹林的作用:

a. 抑制血小板聚集

b. 解热

c. 镇痛

d. 抗炎

e. 以上均是

743. 下列镇痛药中,心血管副作用的发生率较高的是:

a. 阿片类

b. 阿司匹林

c. COX-2 抑制剂

d. 非水杨酸类阿司匹林抑制药

e. 以上均否

744. 常用的骨骼肌松弛剂包括:

a. 美索巴莫

b. 环苯扎林

c. 奥芬那君

d. 替扎尼定

e. 以上均是

745. 安定类药物延长以下哪些肌松药的作用时间:

a. 美索巴莫

b. 环苯扎林

c. 奥芬那君

d. 替扎尼定

e. 以上均是

746. 服用单胺氧化酶抑制剂时避免服用的药物是:

a. 哌替啶

b. 抗组胺类药

c. 可卡因

d. 许多抗精神病药

e. 以上均是

747. 服用单胺氧化酶抑制剂时避免服用的药物是:

a. 过期乳酪

b. 基安蒂红葡萄酒

c. 无花果

d. 熟透的水果

e. 以上均是

748. 服用单胺氧化酶抑制剂时避免食用的食物是:

a. 熏肉

b. 鸡肝

c. 酱油

d. 陈肉

e. 以上均是

749. 服用单胺氧化酶抑制剂时避免食用的食物是:

a. 鱼子酱

b. 肉汁

c. 香蕉

d. 葡萄干

e. 以上均是

750. 三环类抗抑郁药的副作用是:

a. 镇静

b. 心律失常

c. 口腔干燥

d. 眼球干燥症

e. 以上均是

751. 三环类抗抑郁药的副作用是:

a. 便秘

b. 尿潴留

c. 性快感缺失

d. 阳痿

e. 以上均是

752. 第一类抗惊厥药,药理机制是通过控制电压依赖性钠通道的包括:

a. 苯妥英

b. 卡马西平

c. 拉莫三嗪

d. 托吡酯

e. 以上均是

753. 第二类抗惊厥药,药理机制是通过控制电压依赖性钠通道的包括:

a. 加巴喷丁

b. 托吡酯

c. 丙戊酸

d. 以上均是

e. 以上均否

754. 苯妥英钠的副作用包括:

a. 眼球震颤

b. 肝功能障碍

c. 皮疹

d. Stevens-Johnson 综合征

e. 以上均是

755. 苯妥英钠的副作用包括:

a. 肝功能障碍

b. 牙龈增生

c. 周围神经炎

d. 骨软化

e. 以上均是

756. 下列抗惊厥药可区分假性淋巴瘤和霍奇金淋巴瘤的是:

a. 卡马西平

b. 苯妥英

c. 加巴喷丁

d. 苯巴比妥

e. 以上均是

757. 阿片类镇痛药的给药途径包括:

a. 经直肠给药

b. 经口给药

c. 舌下含服

d. 经皮给药

e. 以上均是

758. 阿片类镇痛药的副作用包括：

a. 恶心

b. 便秘

c. 精神副作用

d. 皮肤瘙痒

e. 以上均是

759. 促进药物向胎盘转移的因素包括：

a. 脂溶性高

b. 分子量

c. 蛋白结合力低

d. 以化合物形式存在的活性成分

e. 以上均是

760. 促进药物向母乳转移的因素包括：

a. 脂溶性高

b. 分子量低

c. 蛋白结合力低

d. 以化合物形式存在的活性成分

e. 以上均是

761. 苯妥英钠的致畸作用包括：

a. 影响叶酸吸收

b. 乙内酰脲综合征

c. 小头颅，小下颌，头颅畸形

d. 以上均是

e. 以上均否

762. 老年人常见的抑郁症状是：

a. 失眠

b. 愤怒和烦躁

c. 体重下降

d. 不明原因体重增长

e. 以上均是

763. 老年人常见的抑郁症症状是：

a. 疲劳

b. 频繁觉醒

c. 注意力不集中

d. 日常活动难以兴奋

e. 以上均是

764. 与新生儿麻醉药使用有关的生理因素包括：

a. 转氨酶系统发育不成熟

b. 肾小球滤过率下降

c. 呼吸中枢受体发育不成熟

d. 以上均是

e. 以上均否

765. 下列止痛剂可用于儿童是：

a. 对乙酰氨基酚

b. 吗啡

c. 可待因

d. 酮咯酸

e. 以上均是

766. 下列临床疾病可被诊断为偏头痛的是：

a. 周期性呕吐综合征

b. 良性阵发性眩晕

c. 急性精神错乱

d. 以上均是

e. 以上均否

767. 在诊断患者头痛时，需考虑的因素包括：

a. 首发疼痛或最严重疼痛

b. 做 Valsalva 动作时，头痛加重

c. 发热性头痛

d. 与神经功能障碍有关的头痛

e. 以上均是

768. 嗅脑的结构包括：

a. 嗅觉细胞

b. 嗅觉上皮

c. 嗅球

d. 嗅束和嗅区

e. 以上均是

769. 下列关于视神经的陈述哪项是正确的？

a. 是第二对脑神经

b. 包含特殊的传入神经纤维

c. 视神经纤维在视交叉处进入对侧视束

d. 经过视束和视觉辐射，视觉信息经视神经传至枕叶

e. 以上均对

770. 下列哪些全身疾病可以导致视力障碍？

a. 糖尿病

b. 高血压

c. 维生素 A 缺乏

d. 维生素 B$_{12}$ 缺乏

e. 以上均是

771. 以下哪项不属于脑神经？

a. 三叉神经

b. 嗅神经

c. 闭孔神经

d. 迷走神经

e. 脊副神经

772. 脑膜由 3 层组织构成，包括：

a. 软脑膜

b. 蛛网膜

c. 硬脑膜

d. 阿尔芭被膜

e. a,b,c

773. 阻滞正中神经：

a. 在腕部经常发生异常

b. 在肘部经常发生异常

c. 与腕管综合征相似

d. 以上均是

e. a 和 c

774. 肋间神经起源于：

a. 星状神经节

b. 起始于胸椎旁神经

c. 腹腔神经丛

d. 以上均是

e. 以上均否

775. 坐骨神经的分支包括：

a. 胫神经

b. 腓总神经

c. 奇神经节

d. a 和 b

e. a 和 c

776. 膝关节的伸肌主要是：

a. 拇长伸肌

b. 由四头肌腱连接膝盖骨的股四头肌

c. 拇短伸肌

d. 以上均是

e. 以上均否

777. 腰髓病变主要是由于：

a. 腰椎间盘中线位突出

b. 椎管狭窄

c. 肿瘤或感染(很少)

d. 以上均是

e. 以上均否

778. 胰腺炎的典型症状是

a. 轻微到严重的腹痛

b. 放射到胸部及胁肋部的持续的,难忍的上腹痛

c. 仰卧位腹痛加剧

d. 恶心、呕吐、厌食

e. 以上均是

779. 系统性硬化性硬皮病的 CREST 综合征的特征是：

a. 钙质沉着症

b. 雷诺现象

c. 食管功能失调

d. 肢端硬化病及毛细血管扩张

e. 以上均是

780. 镰状细胞病可由以下哪种情况引起：

a. 血红蛋白病

b. 肾功能异常

c. 卟啉代谢紊乱

d. 以上均是

e. 以上均否

参考答案

1. e	49. d	97. d	145. a
2. e	50. a	98. e	146. e
3. b	51. d	99. d	147. b
4. c	52. d	100. d	148. a
5. e	53. d	101. e	149. a
6. d	54. d	102. e	150. a
7. b	55. e	103. e	151. d
8. e	56. d	104. e	152. c
9. d	57. d	105. a	153. a
10. e	58. d	106. e	154. a
11. a	59. a	107. b	155. b
12. a	60. a	108. b	156. d
13. e	61. e	109. c	157. a
14. d	62. e	110. d	158. c
15. d	63. d	111. d	159. a
16. b	64. e	112. d	160. b
17. e	65. d	113. e	161. b
18. e	66. a	114. d	162. d
19. e	67. b	115. d	163. d
20. d	68. e	116. d	164. d
21. d	69. a	117. e	165. e
22. d	70. c	118. e	166. b
23. e	71. d	119. d	167. d
24. b	72. c	120. b	168. a
25. c	73. a	121. e	169. b
26. c	74. b	122. a	170. b
27. e	75. c	123. e	171. c
28. e	76. a	124. a	172. a
29. b	77. b	125. a	173. d
30. e	78. a	126. e	174. a
31. c	79. a	127. d	175. b
32. a	80. a	128. a	176. a
33. b	81. d	129. b	177. d
34. a	82. e	130. e	178. d
35. c	83. a	131. a	179. e
36. e	84. e	132. a	180. d
37. e	85. a	133. a	181. b
38. a	86. b	134. a	182. e
39. e	87. d	135. a	183. d
40. a	88. e	136. a	184. e
41. c	89. d	137. d	185. d
42. b	90. e	138. d	186. c
43. a	91. e	139. e	187. e
44. d	92. e	140. e	188. c
45. c	93. e	141. a	189. b
46. e	94. d	142. d	190. a
47. d	95. e	143. d	191. c
48. e	96. d	144. e	192. a

193. d	244. e	295. e	346. e
194. e	245. e	296. e	347. e
195. d	246. e	297. e	348. d
196. e	247. d	298. d	349. c
197. e	248. e	299. b	350. e
198. e	249. e	300. e	351. e
199. d	250. e	301. e	352. e
200. e	251. d	302. e	353. e
201. e	252. e	303. a	354. e
202. e	253. e	304. e	355. e
203. a	254. e	305. e	356. a
204. c	255. e	306. e	357. d
205. d	256. c	307. a	358. d
206. b	257. a	308. d	359. e
207. a	258. e	309. d	360. e
208. e	259. e	310. a	361. e
209. a	260. e	311. d	362. e
210. a	261. e	312. e	363. e
211. e	262. b	313. d	364. e
212. d	263. e	314. d	365. e
213. e	264. d	315. e	366. e
214. d	265. e	316. e	367. e
215. e	266. e	317. a	368. e
216. e	267. e	318. e	369. e
217. e	268. e	319. d	370. e
218. e	269. e	320. e	371. e
219. b	270. e	321. a	372. a
220. e	271. e	322. b	373. e
221. e	272. e	323. e	374. e
222. d	273. e	324. e	375. d
223. d	274. e	325. e	376. e
224. e	275. e	326. e	377. e
225. d	276. e	327. e	378. d
226. e	277. e	328. e	379. d
227. c	278. d	329. e	380. e
228. e	279. d	330. d	381. e
229. e	280. e	331. e	382. e
230. c	281. e	332. e	383. d
231. b	282. a	333. e	384. e
232. e	283. e	334. e	385. e
233. e	284. e	335. e	386. e
234. e	285. e	336. e	387. b
235. e	286. b	337. e	388. e
236. e	287. d	338. e	389. e
237. a	288. d	339. e	390. a
238. e	289. d	340. d	391. e
239. d	290. e	341. e	392. e
240. e	291. e	342. e	393. e
241. c	292. a	343. b	394. a
242. e	293. e	344. e	395. e
243. b	294. d	345. e	396. d

397. b	448. e	499. a	550. e
398. d	449. d	500. d	551. d
399. e	450. d	501. e	552. e
400. d	451. a	502. e	553. e
401. e	452. d	503. d	554. e
402. e	453. e	504. d	555. d
403. e	454. e	505. d	556. e
404. e	455. e	506. d	557. e
405. e	456. d	507. e	558. d
406. e	457. e	508. d	559. e
407. d	458. b	509. d	560. d
408. e	459. d	510. d	561. d
409. e	460. e	511. d	562. e
410. d	461. e	512. a	563. e
411. e	462. a	513. e	564. e
412. e	463. e	514. c	565. e
413. e	464. d	515. e	566. e
414. e	465. e	516. e	567. d
415. a	466. e	517. c	568. d
416. e	467. a	518. d	569. d
417. e	468. e	519. e	570. e
418. e	469. e	520. d	571. d
419. e	470. e	521. d	572. e
420. e	471. e	522. e	573. d
421. e	472. e	523. b	574. e
422. e	473. a	524. c	575. e
423. b	474. a	525. e	576. e
424. e	475. d	526. e	577. e
425. e	476. b	527. e	578. d
426. e	477. e	528. e	579. e
427. e	478. b	529. e	580. e
428. e	479. a	530. e	581. d
429. a	480. e	531. e	582. d
430. e	481. c	532. e	583. e
431. c	482. d	533. a	584. b
432. e	483. b	534. e	585. d
433. e	484. c	535. e	586. e
434. e	485. a	536. e	587. d
435. e	486. e	537. e	588. e
436. e	487. b	538. e	589. e
437. a	488. e	539. b	590. e
438. e	489. d	540. e	591. d
439. e	490. e	541. d	592. e
440. e	491. e	542. c	593. e
441. e	492. e	543. d	594. e
442. e	493. a	544. d	595. e
443. d	494. e	545. e	596. d
444. a	495. e	546. e	597. d
445. b	496. e	547. e	598. e
446. e	497. e	548. e	599. e
447. a	498. d	549. d	600. d

601. e	646. e	691. d	736. d
602. e	647. d	692. e	737. e
603. e	648. d	693. e	738. a
604. e	649. e	694. e	739. a
605. e	650. e	695. e	740. c
606. e	651. d	696. e	741. a
607. e	652. e	697. e	742. e
608. e	653. d	698. b	743. c
609. e	654. d	699. e	744. e
610. d	655. e	700. e	745. c
611. d	656. d	701. e	746. e
612. d	657. e	702. d	747. e
613. d	658. d	703. b	748. e
614. e	659. e	704. a	749. e
615. e	660. e	705. e	750. e
616. e	661. d	706. e	751. e
617. e	662. a	707. e	752. e
618. e	663. e	708. e	753. d
619. d	664. b	709. d	754. e
620. e	665. d	710. e	755. e
621. d	666. c	711. e	756. b
622. e	667. e	712. e	757. e
623. e	668. e	713. e	758. e
624. d	669. e	714. e	759. e
625. e	670. b	715. d	760. e
626. e	671. e	716. e	761. d
627. e	672. d	717. e	762. e
628. e	673. e	718. e	763. e
629. d	674. d	719. e	764. d
630. d	675. d	720. e	765. e
631. d	676. e	721. d	766. d
632. e	677. e	722. e	767. e
633. d	678. e	723. d	768. e
634. d	679. d	724. e	769. e
635. d	680. d	725. e	770. e
636. e	681. e	726. d	771. c
637. e	682. e	727. d	772. e
638. e	683. d	728. e	773. e
639. b	684. e	729. e	774. b
640. e	685. d	730. e	775. d
641. e	686. a	731. d	776. b
642. e	687. e	732. d	777. c
643. e	688. d	733. e	778. e
644. e	689. d	734. d	779. e
645. e	690. e	735. d	780. a

（徐瑾　张一强　王保国　译）

52检